放射医学国家一流本科专业资助
放射医学与辐射防护国家重点实验室建设项目
江苏高校优势学科建设工程四期项目
苏州大学研究生优秀教材培育项目资助
"四方共建"苏州大学苏州医学院专项支持
苏州大学放射卫生学虚拟教研室建设项目

放射卫生学

主　编　涂　彧　孙全富

编　者（以姓氏笔画为序）

万　骏　苏州大学

刘　兵　山东省卫生健康委员会执法监察局

孙　亮　苏州大学

孙全富　中国疾病预防控制中心辐射防护与核安全医学所

李　蓉　中国人民解放军陆军军医大学

陈　娜　苏州大学

陈大伟　吉林大学

拓　飞　中国疾病预防控制中心辐射防护与核安全医学所

袁　龙　中国疾病预防控制中心辐射防护与核安全医学所

高　锦　苏州大学

涂　彧　苏州大学

崔凤梅　苏州大学

秘　书　薛惠元　尹禹臣

人民卫生出版社
·北　京·

图书在版编目（CIP）数据

放射卫生学 / 涂彧，孙全富主编. -- 北京 ：人民
卫生出版社，2025. 1. -- ISBN 978-7-117-37327-2

I. R14

中国国家版本馆 CIP 数据核字第 2025TX2977 号

人卫智网	www.ipmph.com	医学教育、学术、考试、健康，
		购书智慧智能综合服务平台
人卫官网	www.pmph.com	人卫官方资讯发布平台

放射卫生学
Fangshe Weishengxue

主　　编：涂　彧　孙全富
出版发行：人民卫生出版社（中继线 010-59780011）
地　　址：北京市朝阳区潘家园南里 19 号
邮　　编：100021
E - mail：pmph @ pmph.com
购书热线：010-59787592　010-59787584　010-65264830
印　　刷：人卫印务（北京）有限公司
经　　销：新华书店
开　　本：787 × 1092　1/16　印张：39
字　　数：949 千字
版　　次：2025 年 1 月第 1 版
印　　次：2025 年 2 月第 1 次印刷
标准书号：ISBN 978-7-117-37327-2
定　　价：148.00 元

打击盗版举报电话：**010-59787491**　**E-mail：WQ @ pmph.com**
质量问题联系电话：**010-59787234**　**E-mail：zhiliang @ pmph.com**
数字融合服务电话：**4001118166**　**E-mail：zengzhi @ pmph.com**

主编简介

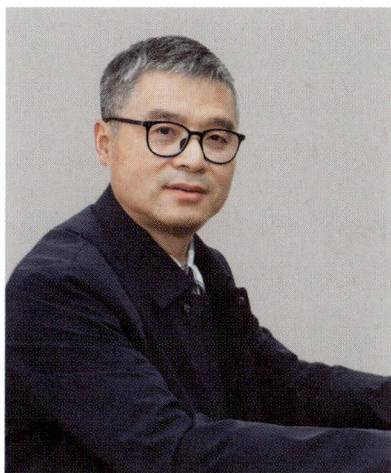

涂彧

涂彧,苏州大学教授,博士生导师。长期从事放射卫生教学、科研与科技服务。主要在医用电离辐射防护、环境放射性水平、辐射测量、辐射流行病等方面开展研究。同时在核技术利用、核与辐射建设项目职业安全与职业病危害因素检测与评价等方面做了一些探索。

主要社会兼职:中华预防医学会放射卫生专业委员会常委,江苏省预防医学会放射卫生与防护专业委员会副主任委员,国家卫健委放射卫生标准委员会委员,中国医学装备协会医用辐射装备防护与检测专业委员会副主任委员,中国辐射防护学会核医学分会副理事长,中国卫生监督协会第二届放射防护器材与防护工程专业委员会常委,中国计量协会医学计量专业委员会常委,《中华放射医学与防护杂志》编委,《辐射防护》编委,国家环境保护培训师资库成员。

自2020年以来,主持科研项目有:国防科工局核能开发项目1项,国自然核技术创新联合基金1项,国自然面上项目1项;科技部重点专项课题1项;发表学术论文50余篇;参与国家职业卫生标准编制2项,立项建设2项;主持团体标准编制3项;主编《简明放射医学》《核与辐射事故医学救援与应急管理》《医学放射防护学教程》等书籍。

主编简介

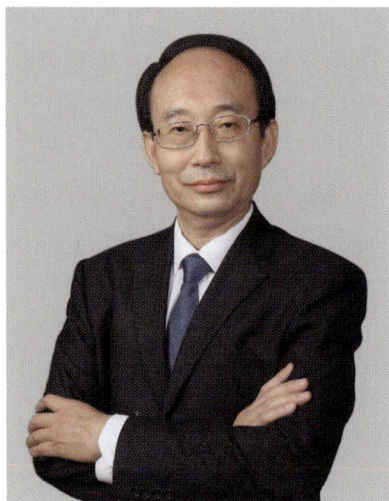

孙全富

孙全富,研究员,博士生导师,中国疾病预防控制中心放射卫生学首席专家,中国疾控中心辐射安全所副所长、所长。

长期从事电离辐射健康效应人群研究和放射卫生管理工作。致力于广东阳江高本底地区和高氡暴露健康效应人群研究,在医疗照射水平、放射卫生信息化建设、放射卫生监测以及核电站周围居民健康卫生监测、非铀矿工氡暴露防治、放射性肿瘤归因判断应用,以及放射卫生法规标准制修订等方面做了一些工作。

主要社会兼职:中华医学会放射医学与防护委员会候任主任委员,中国辐射防护学会副理事长及放射卫生专业委员会分会理事长,第八届卫生健康标准委员会放射卫生标准专业委员会主任委员,ICRP 第一委员会委员,《中华放射医学与防护杂志》主编等。

序 一

1895年伦琴发现X射线,开创了人类社会核与辐射技术应用新纪元。诚如一切事物均具有两面性,核与辐射技术也不例外。近130年的发展历程,它为人类社会的进步和经济的发展带来了巨大的利益,但同时,电离辐射对生命健康产生不同程度的危害,也对人类生存环境造成一定的负面影响。为了更好地利用核与辐射技术造福人类,保护放射工作人员和公众免受或少受电离辐射照射的影响,放射卫生学应运而生,并随着人类对电离辐射的认识和应用不断深入和扩展,放射卫生学获得长足的发展。在国际放射防护委员会(ICRP)和国际原子能机构(IAEA)等国际组织的引领及放射卫生与防护研究学者的共同努力下,放射卫生学现已形成了比较完整的学科体系,包括诸如放射防护目的、放射防护原则和放射防护措施等等,以指导世界各国的各种各样的辐射实践活动。

我国的放射卫生事业起步于20世纪50年代的国家重大战略"两弹一星"工程及医用电离辐射的兴起,与我国核技术利用和核能事业的发展,尤其是20世纪中叶的核试验息息相关,发展于20世纪60年代中期,因核试验要求,当时放射卫生的主要目标是与放射医学一起开展急性放射病诊断方法、治疗手段和预防措施研究并实施。到20世纪80年代,随着我国放射诊疗的快速发展与核电的兴起,各地对放射卫生机构的功能作了相应调整,主要为临床放射诊疗、放射卫生服务、放射卫生监督等方向培养学生和开展相关研究。

进入21世纪,随着物理、化学、核技术、计算机科学、纳米技术、分子生物学、人工智能等学科的发展,极大地促进了放射卫生学的发展。尤其是在急性放射损伤的预防、诊断、治疗,辐射剂量学与生物剂量学在放射诊疗上的应用,辐射流行病学调查与评价,核与辐射事故医学应急等方面取得了迅猛发展。原有的放射卫生学教材已不能反映近期放射卫生学科领域的最新进展和成果,影响了放射医学专业人才培养的质量。经过各方努力,苏州大学和中国疾病预防控制中心辐射防护与核安全医学所组织放射卫生行业相关教师和专家,参考原有教材,重新编写放射卫生学教材,供国内放射医学专业本科学生及研究生使用。相信这一教材的出版,必将有利于我国放射医学专业人才的培养,也必将为我国的国家安全、人民健康、核能建设、社会进步和经济发展发挥积极作用。

中国科学院院士

柴之芳

2024年3月

序　二

放射卫生学是研究电离辐射对人类健康的影响及其防护与管理措施的综合性学科，是我国传统的五大卫生学之一，是公共卫生与预防医学的重要二级学科，也是放射医学的重要组成部分。放射卫生事关受到医疗照射的亿万患者与受检者的安全与健康，事关数百万受到电离辐射职业照射的放射工作人员的安全与健康，更与每一个人都会暴露的公众照射以及核辐射卫生应急密切相关。

随着我国社会经济的发展，核辐射技术和核能应用发展迅猛。目前，每年开展 8 亿~9 亿人次的放射诊疗，约占医疗服务人次的十分之一，占全球放射诊疗的五分之一，放射诊疗的安全与防护受到广泛关注。有 10 余万家放射工作单位，接受人工辐射源的放射工作人员数量接近 100 万人，还有大量在工作过程中受到职业照射的高氡暴露矿工，以及受宇宙射线照射的航空机组人员等，职业照射的安全与防护工作地位重要。我国大陆地区 8 个省份有 55 个核电机组在运行，23 个机组在建，到 2035 年我国将成为世界上数一数二的核电大国，核卫生应急地位的特殊意义重大。此外，我国室内氡浓度不降反升，导致的疾病负担值得高度关注，控制工作亟待加强。

放射卫生工作事关人民群众的身体健康和生命安全，事关我国的国际声誉和国内社会安定，是建设"健康中国"事业不可或缺的重要一环。经过多年持续努力，放射卫生法规标准体系不断健全，医用辐射防护工作水平显著提升，放射工作人员每年接受的有效剂量呈显著的降低趋势，矿工高氡暴露预防控制工作得到越来越多的重视，核辐射事故卫生应急队伍和能力建设取得明显成效。全国疾控体系各级放射卫生技术机构正在积极贯彻落实疾病预防控制事业高质量发展的各项要求，急需引进和培养大批放射卫生人才，特别是青年人才。全国有以苏州大学等为代表的 9 所放射医学/放射卫生本科院校，专职从事放射卫生工作的专业技术人员超过万人。放射卫生人才培养和能力建设面临良好的发展机遇。

为加强院校与疾控体系的合作，苏州大学苏州医学院放射医学与防护学院和中国疾病预防控制中心辐射防护与核安全医学所强强联手，组织专家联合编著了《放射卫生学》。相对于其他同类图书，本书更注重理论与实践的结合，理论上将国际放射医学与防护发展进程、最新科研成果和国家放射卫生相关法律法规标准及时纳入，实践上着重介绍了各类放射防护与检测的实际操作。

相信本书的出版，将对我国放射医学院校和全国疾控体系各级放射卫生技术机构专业人才培养和专业能力提升起到重要的推进作用。

中国疾病预防控制中心主任、中国工程院院士

沈洪兵

2024 年 3 月

序 三

　　1964年10月16日，人迹罕至的罗布泊升腾起令国人振奋的蘑菇云。在党和政府的伟大决策和英明领导下，一代共和国的建设者用热血和汗水，在不到十年的时间，创立了我国"两弹一星"工程的一座历史丰碑。在此背景下，我国的核工业相关的各个专业、学科也得到了迅猛的发展。为保障核工业人身体健康服务的放射医学专业也顺势建立。表现之一就是1964年国务院将苏州医学院划归第二机械工业部（现中国核工业集团）领导，并设立放射医学专业，以培养预防和治疗放射性损伤的专门医学人才。放射卫生学是放射医学专业的核心课程，是研究电离辐射对人体健康的影响及其防护与管理措施的综合性学科，其目标是在核与辐射技术应用过程中，确保工作人员和公众的安全与健康。

　　在科学技术飞速发展的今天，放射卫生学作为一门重要的交叉学科，正逐渐彰显其在放射医学、公众健康中的关键作用。它与电离辐射剂量学、核物理学、放射化学、生物学、环境生态学、辐射检测技术、放射毒理学、辐射流行病学等多种学科交叉互融、协同发展。本书涉及的知识内容十分丰富。总论部分包括电离辐射的来源、放射防护体系、内外照射防护措施等内容；各论部分包括电离辐射在工业、医疗、核工业、国防等领域应用中的防护要求，以及卫生监督、职业健康监护、核安全文化等管理要求。这些内容紧跟现代核与辐射技术国家发展和社会民生应用的实践，并将国际原子能机构-IAEA、国际放射防护委员会-ICRP等国际组织的最新知识、最新概念展现出来，真正做到为电离辐射技术的应用保驾护航。

　　放射卫生学是一个理论与实践相结合的学科，放射卫生学的研究不仅局限于理论层面，更强调实践中的应用。本书理论层面有放射防护体系和防护措施的介绍，实践层面有辐射监测、职业病危害评价的操作训练。本书编写团队由从事放射卫生学教学高校教师和中国疾控中心一线的放射卫生专家组成，有着丰富的教学经验和实践经验。相信，本书的出版，将有益于放射医学专业课程教学和疾控中心放射卫生从业人员专业知识水平的提升。

中国工程院院士

2024年3月

前　言

放射卫生学（radiological health）是研究电离辐射对人体健康有害影响及其综合防护措施的学科。随着伦琴 1895 年发现 X 射线，贝可勒尔 1896 年发现铀的放射性，电离辐射在人类社会的进步与发展过程中扮演着越来越重要的角色。人们在应用电离辐射的实践过程中，逐渐认识到放射卫生的重要性，并且在跨越了三个世纪的电离辐射应用的实践中，一步步积累着放射卫生经验，逐步确立和完善电离辐射防护的目的、原则、标准和措施。放射卫生学应运而生，并不断发展完善。

我国的放射卫生工作始于 20 世纪 50 年代新中国电离辐射医学应用的兴起和"两弹一星"工程的开展，经历了从 20 世纪 50—60 年代围绕放射诊疗应用和 20 世纪 60—70 年代围绕核试验放射防护和损伤救治，转变到当前围绕核与辐射技术和平利用情况下的放射工作人员、接受放射诊疗患者和公众的健康防护。随着放射卫生事业的发展，我国的放射卫生学学科水平也得到了不断的提升，放射卫生学与放射卫生工作相辅相成、共同促进。

苏州大学是"放射医学国家重点学科"和"放射医学与辐射防护国家重点实验室"所在地，中国疾病预防控制中心辐射防护与核安全医学所是我国放射卫生级别最高的技术支持机构，两单位都有责任对全国放射卫生领域专业人才培养作出自己的贡献。为此，两家单位联手组织富有理论知识和实践经验的专家教授和相关单位的知名学者参与编写此书。

全书共 18 章，可分为五个知识模块。第一至四章为总论，介绍电离辐射来源、放射防护体系和内外照射防护措施；第五至九章为各论，介绍各类电离辐射实践过程中的放射卫生与防护要求；第十至十二章为监测与评价，介绍射线监测技术和电离辐射设备、设施及工作场所的各类评价；第十三至十六章为监督与管理，介绍放射工作人员职业健康管理、放射卫生监督和事故应急、辐射流行病学调查；第十七、十八章为近年来新的拓展领域，介绍核安全文化和电离辐射实践环节非人类物种的保护。

在编写过程中，编委会密切关注国内外放射防护新动向、新内容、新进展、新成果，融入了国际放射防护委员会（ICRP）、国际原子能机构（IAEA）等国际组织公开出版物中的最新内容，以及有关我国放射卫生相关法律法规和标准的最新资料。这些都是本教材"新"的体现。同时力争理论结合实际，如在介绍完放射防护体系后，直接进入医用电离辐射防护、工业应用的防护和核工业防护的介绍，使得理论与实践的结合在防护措施中得以具体且灵活地体现。

本教材可供放射医学专业大学生和研究生"放射卫生学"专业课使用，也可供医学类专业学生选修和放射卫生工作人员进修学习使用。

限于水平和时间，书中难免有不妥之处，恳请读者批评指正。

编者

2024 年 3 月

目 录

第一章

电离辐射来源

学习目的 与 要 求

了解宇宙射线和陆地辐射的组成,影响室内照射和室外照射大小的因素;氡及其短寿命子体的健康危害;放射性物质在大气、水体和土壤等环境介质中的动态过程。掌握天然辐射(天然本底辐射)、原生放射性核素、α潜能浓度、平衡因子、平衡当量氡浓度、关键群体、浓集系数、锶单位的定义;天然辐射对人体产生的年有效剂量,氡及其短寿命子体所占的份额及剂量;人工辐射的类型,医用辐射的地位;放射气溶胶地面沉积的机理,水体中放射性物质污染程度的评价指标;电离辐射的来源。

电离辐射的来源,可分为天然辐射和人工辐射两大类。来自天然辐射源的照射,即地球上和宇宙中的天然放射性物质产生的电离辐射,称天然辐射(natural radiation)。自古以来人类就受到天然存在的各种电离辐射源的照射,这种照射称天然本底辐射(natural background radiation)。天然本底辐射由四种基本要素组成:①宇宙射线的照射;②地球γ辐射的外照射;③体内放射性核素引起的内照射;④氡及其短寿命子体引起的内照射。来自人工辐射源或加工过的天然辐射源的电离辐射(ionizing radiation),称人工辐射(artificial radiation)。

由于天然本底辐射的特点是它涉及世界的全部居民,并以较恒定的剂量率为人类所接受,所以可以将天然本底辐射水平作为基线,以此衡量人工辐射源照射的变化,故对天然本底辐射水平的研究是人们关注的重要课题。天然辐射是人类所受辐射照射的最主要来源,人类实践和自然演变均可使其发生变化。自然演变引起的天然本底辐射变化常较缓慢。人类实践,特别是近代工业,有可能使天然本底辐射在短时间内发生变化。研究天然本底辐射水平,可将它作为一种与人工源照射相比较的基线,又可作为一种公众可接受的附加照射的度量指标。

天然辐射源和人工辐射源的存在,造成放射性物质在大气、水、土壤、空气、植物、动物等构成的人类生活环境中不断地扩散、沉积、吸附、迁移。人体通过吸入、食入、皮肤接触、直接外照射等途径,受到放射性物质的照射。这就是放射性物质在环境中的动态过程。

第一节   天然辐射源

天然辐射源包括来自空间的宇宙射线,来自地球的 γ 射线,空气、土壤、岩石、动植物、食物和水中的宇生放射性核素和原生放射性核素。辐射的主要类型是 μ 子、γ 射线、α 和 β 粒子等。对人类产生照射的主要形式是外照射、食入和吸入。

一、宇宙射线

(一)宇宙射线的来源和剂量

1. 来源   空间产生的初级粒子进入地球大气层后,其高能粒子与大气中的氮、氧、氩等原子核发生相互作用,产生许多次级粒子。最初常产生的是中子、质子和介子,其次是电子、光子和 μ 子,这些次级粒子辐射通常称作宇宙射线(cosmic ray)。这些高能反应称散裂反应。其中,μ 子是海平面宇宙射线的主要成分。在地球表面外,μ 子很容易成为人类受照射最重要的天然辐射源。除此之外,电子是主要的电离辐射源。

宇宙射线来自地球外层空间的辐射,是由各种不同来源、不同能量的带电粒子组成。根据来源不同,可将宇宙辐射分为以下几种。

(1)捕获粒子辐射分为捕获质子和捕获电子:捕获质子对低地球轨道载人任务的照射较为重要。捕获电子对地球上的照射较为重要,它存在于两个区域:一个是距地球赤道 2.8 倍地球半径范围内,另一个是在距地球赤道 2.8 倍地球半径范围以外,此区电子的能量和强度较大,能量可达数兆电子伏。

(2)太阳粒子辐射组成成分与以上类似:这些粒子辐射是太阳产生的,太阳是一个稳定平衡、发光的气体球。然而,它的大气层却由于太阳磁场的干扰而处于局部的激烈活动中,从而导致了太阳大气层的各种爆发活动。太阳活动主要表现在太阳黑子、光斑、谱斑、耀斑和日珥等变化现象。太阳活动的平均周期为 11 年,在活动周期内有时会出现伴随着火焰的大规模喷射事件,称作太阳事件。粒子的能量在 1~100MeV 之间,或者更高,这在低地球轨道上很重要。对于磁场以外的载人任务来说,更重要的是大约 10 年一次的特大太阳事件。

(3)银河宇宙射线包括质子和重离子:对地球上和飞机中的照射有极其重要的放射卫生学意义,它是在太阳系以外产生的,但对其来源及过程了解得还不很清楚。能量大约在 $10~10^5$MeV 之间,它受下列因素的影响:一是太阳活动在太阳系内部引起的磁场变化的影响,在太阳弱活动期,其强度最大;二是地球附近受地磁场影响,地磁场能使某些粒子无法达到大气层,但从地磁赤道到南北两极之间,地磁场的这种影响作用逐渐减弱。

2. 宇宙射线对人类产生的剂量及影响因素   影响因素主要是海拔高度、地磁纬度和屏蔽效应等,太阳干扰等因素不超过 5%。

(1)直接电离成分:宇宙射线产生的剂量率随海拔高度的增加而增加,在 1.5km 内缓慢增加,2km 后迅速上升,20km 后基本恒定。地磁场对地球大气层顶部的宇宙射线有抑制作用,高能带电粒子趋向地磁场两极处,导致地磁赤道处的宇宙射线强度和剂量率最小,接近地磁两极处的宇宙射线强度和剂量率最大,这就是地磁纬度效应。建筑物也可屏蔽一部分宇宙射线,屋顶的屏蔽因子是 0.8。

(2) 间接电离成分:主要是中子。中子产生的剂量率随高度的增加而增加更快,随太阳周期变化较大,而且在海平面处也存在显著的纬度效应。1991 年,国际放射防护委员会(International Commission on Radiological Protection,ICRP)对辐射权重因数作了修改,考虑到中子能谱,这些使来自中子的有效剂量增加约 50%。

联合国原子辐射效应科学委员会(United Nations Scientific Committee on the Effects of Atomic Radiation,UNSCEAR)2000 年报告引用了不同海拔高度上宇宙射线剂量率的计算公式如下。

$$\dot{E}_I(z) = \dot{E}_I(0)\left[0.21e^{-1.649z} + 0.79e^{0.4528z}\right]$$ 　　　式 1-1

式中:

$\dot{E}_I(z)$ ——宇宙射线产生的有效剂量率,单位为 μSv/a;

$\dot{E}_I(0)$ ——海平面处有效剂量率,单位为 240μSv/a;

　　z ——高度,单位为 km。

目前已注意到在飞机飞行高度和外太空的宇宙射线对人体的贡献,故空勤人员和宇航员受到的宇宙辐射均已被国际组织列为职业照射的范围。例如,法国对 2 万余名民航飞行员与空乘人员的监测结果发现,其在 2011 年的年度人均受照剂量约为 2mSv,成为该国受职业照射剂量最高的职业类别。考虑到建筑物对电离成分的屏蔽和世界人口随海拔高度的分布,宇宙射线产生的人口加权平均年有效剂量为 380μSv,由于空中旅行造成人均年有效剂量为 2μSv。

(二) 宇生放射性核素

宇宙射线与大气层或地球表层的生物圈、岩石圈的原子核,通过不同的核反应而产生的放射性核素,称宇生放射性核素。其中最重要的四种是:^{3}H、^{7}Be、^{14}C、^{22}Na,人类受它们照射最重要的形式是体内摄入,最主要的途径是通过消化道摄入。其中 ^{14}C 引起内照射的剂量最大,年有效剂量为 12μSv,其他核素产生的照射量可忽略不计。对大多数人来说,由宇宙射线引起的人体受照剂量,以室内的外照射最重要,而宇生放射性核素产生的剂量相当小。

大气中 ^{14}C 浓度相当恒定,主要来自宇宙射线中的中子与氮原子作用产生的天然辐射源。大气层核试验停止后,大气中 ^{14}C 的放射性比活度逐渐下降,当今人工辐射源中的 ^{14}C 主要来自核燃料循环。碳是所有生命现象中最基本的元素,参与地球上大部分生物地球化学过程。^{14}C 与碳的稳定性同位素结合在一起,使在大气中形成的 ^{14}C 也进入到碳循环中。人体内 ^{14}C 浓度随大气中 ^{14}C 浓度的变化而变化。

氚是氢的放射性同位素,既是天然放射性核素,又是人工放射性核素。天然存在的氚是由高能宇宙射线(中子和质子)与大气中的氮和氧相互作用产生的,但其量甚微($10^{17} \sim 10^{18}$ 个氢原子,1 个氚原子)。核爆炸试验和人工核裂变的释放(核电站与核燃料后处理厂等)是环境中氚的主要来源。环境中主要以氚化水(HTO,大于 99%)形式存在。工业排放物中的氚虽有少量是以气体的形态存在,但化学性质不稳定(较强的氧化性),在潮湿的空气中能较快地转变成氚化水形态。此外人体吸收氚化水的能力约比 HT 大 4 个量级,所以在辐射环境监测中,氚的监测一般仅考虑氚化水形态。

二、陆地辐射

陆地辐射的 γ 外照射主要来源于土壤和建筑材料中原生放射性核素。所谓原生放射性核素,是指自从有地球以来就存在于地壳里的天然放射性核素,它们都是半衰期与地球年龄相近的长寿命核素。引起外照射的主要有 ^{40}K($T_{1/2}$ 为 $1.28 \times 10^9 a$),^{238}U 系($T_{1/2}$ 为 $4.47 \times 10^9 a$),^{232}Th 系($T_{1/2}$ 为 $1.41 \times 10^{10} a$),次要的有 ^{87}Rb($T_{1/2}$ 为 $4.7 \times 10^{10} a$)和 ^{235}U($T_{1/2}$ 为 $7.04 \times 10^8 a$)。人类由吸入、食入等途径接受着这些核素发射的 γ 射线、β 粒子和 α 粒子的照射,根据射线来源与人体的相互位置关系,这些照射可分为两种类型:外照射(external irradiation)和内照射(internal irradiation)。

(一) 外照射

1. 室外照射 在室外,人体受到的 γ 辐射很大一部分来自砖、石及土壤表面。辐射水平的高低,主要取决于 ^{40}K、^{238}U 系、^{232}Th 系等核素在土壤、岩石、建筑材料等中的浓度高低,即取决于当地的地质情况。土壤中核素浓度又取决于形成土壤的母岩类型。

影响室外照射的因素:①高度,在一定高度范围内,放射性核素产生的 γ 外照射剂量率随高度的增加而减少,且变化基本相同。②地区,由于地层中放射性物质的含量不同,不同地区地层的 γ 外照射剂量率可能有较大的变化。③土壤含水量和覆盖雪层,土壤中的水分越多,覆盖的雪层越厚,对辐射的屏蔽作用就越强,剂量率就越低。但 ^{238}U 除外,因屏蔽作用越强,其衰变后产生的氡气逸出量减少,故土壤中的剂量率上升。④空气中氡及其子体浓度变化,使剂量率也随之变化。一般认为对总 γ 辐射照射量率来说,这种变化可忽略。

在自然界中,水是转移放射性物质的主要介质,它包括海域、江河、水库及主要的湖泊,水面 γ 辐射水平均低于地面。道路建设属于人类的一项实践活动,有时会降低 γ 辐射水平,有时会提高 γ 辐射水平,这完全取决于筑路材料中天然放射性核素的含量,各种道路的 γ 辐射水平变化范围很大。

2. 室内照射 一般认为,与来自矿床和土壤的贡献相比,建筑材料对室内总剂量的贡献是很小的,尽管也有报道把建筑材料作为主要的贡献者。但同一地区,室内 γ 辐射水平的差异主要与建筑材料中天然放射性核素的含量有关,这取决于它的种类和产地。不同建筑材料所致的平均剂量率也不一样,其中花岗岩、浮石、凝灰岩、砖和混凝土中较高,灰泥和水泥较低,木材和用作隔热材料的石棉、硅石棉中比活度很低。对北京的古老园林进行测量发现,大理石所致剂量率是所有建筑材料中最低的,甚至低于木材所致剂量率。

建筑材料既是辐射源,也是防止室外辐射的屏蔽物。如在木屋和轻型预制件房屋中,这种源效应可忽略不计,而墙壁对室外辐射源的屏蔽效果也不大,以致室内空气吸收剂量率不一定低于室外;相反,在砖石或混凝土建造的整体房屋中,室外的 γ 射线被墙有效地吸收,在一定程度上起到屏蔽室外辐射的作用。室内吸收剂量率主要取决于建筑材料中天然放射性核素的放射性比活度,如以大理石作为地面的室内空气吸收剂量率远低于室外。长期以来,对同一所建筑物,空气剂量率的变化被认为是土壤湿度变化和覆盖雪层影响的结果。

原国家质量监督检验检疫总局颁布的 GB 6566—2010《建筑材料放射性核素限量》中对建筑材料的放射性水平限值给出了具体规定。在该标准中按照 I 类民用建筑、II 类民用建筑分别对建筑主体材料、建筑装修材料中放射性核素的含量进行了规定。对建筑主体材料中天然放射性核素 ^{226}Ra、^{232}Th 和 ^{40}K 的放射性比活度同时满足 $I_{Ra} \leqslant 1.0$,$I_\gamma \leqslant 1.0$;对空心率大于 25% 的建筑主体材料中天然放射性核素 ^{226}Ra、^{232}Th 和 ^{40}K 的放射性比活度同时满足 $I_{Ra} \leqslant 1.0, I_{\gamma} \leqslant 1.3$。如果住房建筑材料中的放射性核素超标或者过高,那么产生最大危害的是建筑材料中 ^{226}Ra 释放的子体—氡。氡作为一种广泛存在的天然辐射源,与其子体一起对人产生辐射剂量,占天然辐射源总辐射剂量中的 50% 左右。

3. 其他 UNSCEAR 1988 年报告中用系数 0.7Sv/Gy 将空气中吸收剂量转换成有效剂量,这个系数指的是成年人的;1993 年又就儿童和婴儿接受的陆地 γ 射线照射提出了相应的系数。就全世界平均说来,假设室内居留因子为 0.8,有了这两个数值,可结合室外(57nGy/h)和室内(80nGy/h)的陆地 γ 射线照射量估计每年全世界人口加权算术平均值为 0.46mSv。

20 世纪 80—90 年代,我国卫生部和国家环保局分两次大规模调查了天然辐射对我国居民产生的人均年有效剂量,后来在原估算和评价的基础上,根据一些新的资料进行适当的补充和修正,得出我国居民所受天然外照射年有效剂量为 0.857mSv,与世界平均值(0.854mSv)接近,这一结果也为 UNSCEAR 所接受。为了确保公众健康和辐射环境安全,2007 年国家环保局建立了国家辐射环境监测网,开展的监测覆盖了辐射环境质量监测、国家重点监管的核与辐射设施周围环境监督性监测和核与辐射事故应急监测。

另外,我国学者提出了用平衡的观点研究辐射水平变化的必要性,人为活动可导致居民所受辐射剂量的增加,也可使居民所受辐射剂量减少,如中国居民在 1988 年,乘飞机使所受集体剂量增加 3.6×10 人·Sv,但乘轮船火车和汽车则使集体剂量减少 5.36×10^2 人·Sv。

环境 β 粒子的外照射,主要影响辐射环境监测,是环境监测的重要组成部分。β 粒子外照射对全身各器官引起的剂量通常比对皮肤受到的剂量大约低两个数量级,在室内环境下的情况也是相似的。对土壤的计算结果表明,空气中来自 β 粒子的吸收剂量率在地表处与来自 γ 射线的吸收剂量率在数值上是相近的,但是在高出地表 1m 处,它减少到后者的 20%。

另外,世界上还有极少数地区室外空气吸收剂量率明显超出正常本底辐射水平范围,称为高本底地区(表 1-1)。我国广东省阳江市也是因含钍的独居石而成为高本底地区。

表 1-1 国外天然辐射高本底地区

国家	地区	区域特征	人口/人	剂量率/(nGy·h^{-1})
巴西	Guarapari	独居石砂,沿海地区	73 000	90~170(街道)
				90~90 000(海滩)
	Mineas Gerais and Goias Pocos de Caldas Araxa	火山侵入岩石	350	110~1 300
				平均 2 800
印度	喀拉拉邦	独居石砂,沿海地区 200km×0.5km	100 000	200~4 000
				平均 1 800
伊朗	拉姆萨尔	泉水	2 000	70~17 000
	马哈拉			800~4 000
意大利	奥维多城	火山土壤	21 000	平均 560

(二)除氡之外的内照射

人体内长寿命天然放射性核素的内照射是天然本底照射的第二个基本要素,这种照射来源于吸入和摄入天然放射性核素,下面对 ^{40}K、^{238}U 系、^{232}Th 系分别加以讨论。

1. **^{40}K** ^{40}K 是经由食入途径进入体内所造成的内照射剂量中最主要的天然辐射源,大部分剂量是由 β 粒子引起的。但作为生命必需元素的钾还受到体内平衡的严密控制,其含量为恒定值,故食物成分的改变对人体内照射剂量的影响很小。^{40}K 在体内主要分布器官是红骨髓,成人年有效剂量是 165μSv,儿童和婴儿约为 185μSv。

2. **^{238}U 系** ^{238}U 系又分为 5 个子系:①^{238}U 到 ^{234}U;②^{230}Th;③^{226}Ra;④^{222}Rn 到 ^{214}Po(^{222}Rn 及其短寿命子体);⑤^{210}Pb 到 ^{210}Po(^{222}Rn 的长寿命子体)。以下重点讲述几个重要的放射性核素。

(1)^{226}Ra:天然镭经由吸入途径进入人体的主要来源是悬浮在地表空气中的土壤粒子,年吸入量约为 0.01Bq。食物是摄入和血液吸收的重要来源,进入体内的镭有 70%~90% 存积在骨中,其余部分几乎均匀分布在软组织中。镭在生物体内的代谢类似钙。

(2)^{222}Rn 及其短寿命子体详见本节之三。

(3)^{210}Pb 和 ^{210}Po(^{222}Rn 的长寿命子体):它们都是内照射剂量的主要贡献者。因烟草中含有 ^{210}Pb 和 ^{210}Po,故吸烟者吸入量增加,对不吸烟者,饮食是人体内 ^{210}Pb 和 ^{210}Po 的重要来源,如水生生物、鱼、肉、软体动物内 ^{210}Pb 和 ^{210}Po 含量较高,北极区食驯鹿肉者摄入 ^{210}Pb 和 ^{210}Po 的量也很高。

3. **^{232}Th 系** 以 ^{232}Th 为首的一些核素,也是放射系中半衰期最长的核素。

(1)^{232}Th:土壤中 ^{232}Th 的放射性活度和 ^{238}U 及其子体 ^{230}Th 大致相等。地表空气中 ^{232}Th 主要来自再悬浮土壤粒子。生物对钍的吸收很少,人体胃肠对钍的吸收更少,故天然 ^{232}Th 经由食入途径进入人体的量可以忽略。

(2)^{228}Ra:人体内 ^{228}Ra 主要来自 ^{228}Ra 的直接食入,而不是体内 ^{232}Th 的衰变,对 ^{228}Ra 来说,食入途径较吸入途径更为重要。

总之,^{238}U 系和 ^{232}Th 系这两系中的放射性核素在体内不受自身稳定控制,它们的内照射剂量能反映出人体的摄入量。由于 ICRP 72 号出版物对剂量系数的修正,原生铀系和钍系核素所致内照射剂量估算值已由 1993 年报告书的 52μSv 更新为 160μSv。

ICRP 已开发出一种年龄相关的呼吸道、消化道模型及环境中重要核素的全身生物学行为模型,用这些模型可计算公众成员通过吸入和食入单位活度核素所造成的待积有效剂量。

表 1-2 列出了不同种类食物中天然放射性核素的参考活度,表 1-3 列出了食物和空气中天然放射性核素的有关参数,表 1-4 列出了天然放射性核素世界平均年摄入量和待积有效剂量。

表 1-2 不同种类食物中天然放射性核素的参考比活度

食物种类	比活度/(MBq·kg⁻¹)							
	^{238}U → ^{234}U	^{230}Th	^{226}Ra	^{210}Pb → ^{210}Po	^{232}Th	^{228}Ra	^{228}Th	^{235}U
奶制品	1	0.5	5	50	0.3	5	0.3	0.05
肉制品	2	2	15	70	1	10	1	0.05
粮食制品	20	10	80	150	3	60	3	1.0
叶菜蔬菜	20	20	50	30	15	40	15	1.0
根和果	3	0.5	30	30	0.5	20	0.5	0.1
水	1	0.5	0.5	5	0.05	0.5	0.05	0.04

表 1-3 食物和空气中天然放射性核素的有关参数

放射性核素	食入		吸入	
	转移入血分数	剂量系数 /(μSv·Bq⁻¹)	可溶性类别	剂量系数 /(μSv·Bq⁻¹)
^{238}U	0.05	0.025	Y	30
^{234}U	0.05	0.03	Y	30
^{230}Th	0.000 2	0.07	Y	50
^{226}Ra	0.2	0.2	W	2
^{210}Pb	0.2	1	D	2
^{210}Po	0.1	0.2	D	1
^{232}Th	0.000 2	0.4	Y	200
^{228}Ra	0.2	0.3	W	1
^{228}Th	0.000 2	0.07	Y	100
^{235}U	0.05	0.03	Y	30
^{231}Pa	0.001	2	W	200
^{227}Ac	0.001	2	W	300

表 1-4 天然放射性核素世界平均年摄入量和待积有效剂量

种类	放射性核素	平均年摄入量 /Bq	待积有效剂量 /μSv
原生放射核素	^{40}K	—	165
	^{87}Rb	—	6.0
	^{238}U	4.9	0.25
	^{234}U	4.9	0.28
	^{230}Th	2.5	0.59
	^{226}Ra	19	8.0
	^{210}Pb	32	34
	^{210}Po	55	95
	^{232}Th	1.3	0.36
宇生放射性核素	^{228}Ra	13	21
	^{228}Th	1.3	0.24
	^{235}U	0.21	0.011
	^{3}H	500	0.01
	^{7}Be	1 000	0.03
	^{14}C	20 000	12
	^{22}Na	50	0.15

UNSCEAR 1993 年报告中,将成年人、儿童和婴儿的摄入量数据转换成待积有效剂量,以便表明摄入量随年龄不同而产生不同的效应。同时还给出了食物参考消费量和 ICRP 参考呼吸率,以此确定食物和空气中的参考放射性浓度。对于成年人、儿童和婴儿,采用的分配分数分别为 0.65、0.3 和 0.05,来估计经食入的平均年龄加权摄入量和相关的有效剂量,主要的核素是 ^{210}Pb 和 ^{210}Po。也列入了关于吸入的类似资料,主要核素是 ^{210}Pb。ICRP 72 号出版物(1996 年)已对这些出版物中的 91 种核素推荐了通过食入、吸入所致待积有效剂量年龄依赖剂量系数,并给定年龄(可用范围)为 3 月龄(0~1 岁),1 岁(1~2 岁),5 岁(2~7 岁),10 岁(7~12 岁),15 岁(12~17 岁)及成人(≥17 岁)。

1990 年和 1992 年,有学者对我国 12 类主要食品中 6 种主要放射性核素年摄入量及所致待积有效剂量重新进行了估计。结果表明,对我国正常地区居民食入待积当量剂量贡献最大的是蔬菜(40%),其次是水产品(29.6%),谷类(19.4%),肉类(2.9%),薯类(2.7%)及干豆类(2.2%),其余各类均小于 2%。在食入所致的待积当量剂量中,人工放射性核素只占 3% 左右,而天然放射性核素(忽略 ^{14}C 和 ^{3}H)约占 97%。按其贡献顺序依次为 ^{40}K、^{210}Pb、^{210}Po、^{226}Ra、^{14}C,其余核素贡献均小于 1%。在综合各方面情况的基础上,我国居民摄入主要天然放射性核素(包括 ^{40}K)引起的内照射剂量,成人、儿童和婴儿分别约为 375μSv、318μSv、399μSv。总的来说,不同天然放射性核素所致居民剂量的相对贡献,U 系核素占 56%,Th 系核素占 14%,K 系核素占 13.8%。

关键群体在天然辐射的研究中具有重要意义。所谓关键群体(critical group),是指在评价个人所受照射时,选出各因素差异较小的具有某些特征的成员,使他们受到的照射高于群体中的其他成员,他们受到的照射可用以量度该实践所产生的个人剂量的上限,这样的群体叫关键群体。高本底地区,如印度喀拉拉邦的沙滩地区,很多食物如谷物产品、叶菜类、根菜类和水果、牛奶中的天然放射性核素都超过了一般地区的参考数值,通常超过几个数量级。在瑞典等国的北极地区,地衣中蓄积有大量的 ^{210}Po,这样使以地衣为饲料的驯鹿,其肉中的 ^{210}Po 含量较高,而食用驯鹿肉的萨米人摄入总量很高。芬兰南部地区的居民食用从底岩中打井的井水,井水中天然放射性核素非常高,超过一般参考活度几个数量级。

我国广东省阳江市,因土壤中含独居石,导致其环境本底水平是其他地区的 2 倍。多年来对这个高本底辐射地区(high background radiation area,HBRA)的人群进行辐射流行病学调查,HBRA 居民所受外照射年平均照射量率为 330mR,全身内外照射年有效剂量当量为 6.4mSv,对照地区(control area,CA)相应为 114mR 和 2.4mSv。对本底辐射以外的环境和宿主可能致癌与致突变因素的研究表明,根据对 HBRA 17 年累积 1 008 769 人年和 CA 995 070 人年的癌症死亡率调查,HBRA 13 425 名和 CA 13 087 名儿童遗传性疾病和先天性畸形的检查,以及外周血淋巴细胞染色体分析和免疫功能测定结果,未观察到 HBRA 电离辐射对居民健康有不良影响,HBRA 癌症死亡率低于 CA。天然放射性高本底地区汉族人群中 O6-甲基鸟嘌呤 DNA 甲基转移酶(O6-methylguanine DNA methyltranferase,MGMT)基因 5′ 侧翼区和第一编码区 6 个遗传多态性位点及其单体型(域)分布;长期暴露于天然高本底辐射,会增加外周血淋巴细胞染色体易位率和非稳定性畸变率,导致人端粒长度变短,但未发现居民端粒长度与累积受照剂量明显的剂量效应关系;外周血、痰样本中 *HSP70* 表达有一定降低,尚不能判断长期低剂量辐射与 *HSP70* 表达高低的关系,应综合分析其对高本底辐射暴露人群产生的健康风险。

三、氡及其衰变子体

氡及其衰变子体照射是人体受天然辐射源照射的第四个要素,是人体受天然辐射的主要来源,吸入氡和钍射气子体所致平均年有效剂量为1.3mSv,约占天然辐射的54%。它有别于其他三个基本要素,因为在通常情况下的照射差别显著,最重要的照射形式是吸入空气中 ^{222}Rn 的短寿命衰变产物。

(一) 简况

自然界中,氡的天然放射性同位素有3个(^{222}Rn、^{220}Rn、^{219}Rn),它们分别来源铀系、钍系和锕系。下面列出了3个放射系的简化衰变链。通常把这三种天然放射性气体统称为射气。它们的半衰期极不相同,^{219}Rn 的半衰期仅为3.96s,且 ^{235}U 的天然丰度较低,故 ^{219}Rn 的卫生学意义不大。尽管 ^{220}Rn 的半衰期也很短(55.6s),但地球物质中 ^{232}Th 的放射性相当强;^{222}Rn 的半衰期较长(3.825d),有较大的卫生学意义。在氡的子体中,半衰期比氡短的子体称为氡的短寿命子体,例如 ^{218}Po、^{214}Pb、^{214}Bi;半衰期比氡长的子体称为氡的长寿命子体,如 ^{210}Pb 和 ^{210}Po。

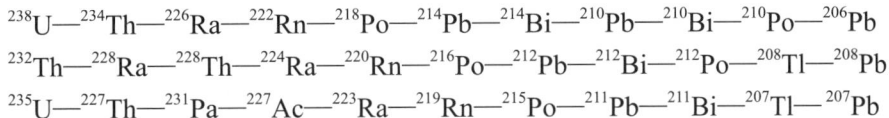

$$^{238}U—^{234}Th—^{226}Ra—^{222}Rn—^{218}Po—^{214}Pb—^{214}Bi—^{210}Pb—^{210}Bi—^{210}Po—^{206}Pb$$
$$^{232}Th—^{228}Ra—^{228}Th—^{224}Ra—^{220}Rn—^{216}Po—^{212}Pb—^{212}Bi—^{212}Po—^{208}Tl—^{208}Pb$$
$$^{235}U—^{227}Th—^{231}Pa—^{227}Ac—^{223}Ra—^{219}Rn—^{215}Po—^{211}Pb—^{211}Bi—^{207}Tl—^{207}Pb$$

(二) 氡的来源

^{222}Rn 的唯一来源是 ^{226}Ra 的衰变,^{226}Ra 的多少取决于自然界 ^{238}U 的含量。^{238}U 是自然界广泛存在的微量元素。人类的生产实践改变了铀在自然界的分布,造成了氡来源的多样化。

1. 大地释放　地壳中的铀在全世界范围的平均含量为2ppm,相应的土壤中 ^{226}Ra 含量为25Bq/kg,是空气中的 $10^4\sim10^6$ 倍,一般15cm深土层内的氡可释放出来,导致地球表面氡的平均析出率为 $1.6\times10^{-2}Bq/(m^2\cdot s)$。地表面氡析出率受许多因素影响,主要有:①气压,大气压力变化10%,析出率则反方向变化1倍;②湿度,潮湿土壤比干燥土壤的氡析出率高,但超过一定程度,析出率急剧下降,因为水分堵塞了氡原子析出的通道。世界上不同地区氡的析出率差异很大。

2. 海洋释放　海水中也含有 ^{226}Ra,海洋表面氡的平均析出率为 $7\times10^{-5}Bq/(m^2\cdot s)$,海面空气中的氡浓度比陆地上至少低2个数量级。因为海洋附近的氡浓度受风向的影响,当风从海上吹向陆地时,氡浓度下降,反之则增高。

3. 植物和地下水的载带　由于植物的新陈代谢作用会增加氡的释放,如栽种谷物的土地,氡的析出率是那些没栽种谷物的3倍。地下水会把地壳深处的氡带到地表面而释放到大气中。

4. 核工业的影响　核燃料生产过程中,采矿、水冶是释放氡的主要环节,矿井内积累的氡若不加过滤地排放到环境,可使局部地区氡浓度增加。水冶中95%的 ^{230}Th、99%的 ^{226}Ra 进入尾矿堆,形成人工氡气堆。不加覆盖的尾矿氡析出率,为土壤中氡析出率的1 000倍,对其周围的环境影响显著。

5. 煤的燃烧　煤中铀的平均含量一般为3~10ppm,灰量以70%计,则灰中铀含量浓缩,煤灰便成人工氡气源。煤灰中的放射性活度以 ^{238}U 半衰期衰减,几乎是永不消失的氡气源。

6. 磷酸盐矿石中的铀含量高,尤以海生磷酸盐矿石中为最,80% 的磷酸盐作为肥料撒在土壤上,其氡析出率不亚于尾矿堆。磷酸盐的副产品石膏通常作为建筑材料,无疑会增加室内的本底照射。

7. 天然气产生于含碳矿床,含碳矿床和铀矿共生。天然气在贮存和流动过程中与地下气田周围岩石释放的氡气相混合,在管道输入过程中氡的放射性衰变掉一部分,燃烧过程中氡便释放到室内,然后进入环境。

8. 建筑物释放 建筑材料中含有一定量的 ^{226}Ra,因而地板、墙壁、天花板等都产生一定量的氡气,其中一部分进入室内,并在通风和扩散作用下进入环境。

(三)影响氡浓度的因素

1. 室外氡浓度 一般认为,室外氡浓度是由来自地面的辐射通量密度和氡在大气中的弥散决定的。室外空气中的 ^{222}Rn 来自土壤,其在空气中的浓度及变化也取决于源、析出率和气象因子三要素。陆地物质中 ^{220}Rn 和 ^{222}Rn 的产生取决于存在的 ^{224}Ra 和 ^{226}Ra 的比活度。

影响室外氡及其子体的浓度因素较复杂,主要有:①昼夜变化,主要由大气稳定度的变化引起。一般是早晨或上午最高,下午最低。②季节性变化,主要由气团环流模式引起,地区不同,季节性变化也有差异。③温度和湿度,水的存在使氡的释放增加,但随含水量的增加,这种趋势随之逆转。温度上升也使氡的释放增加。④气象条件,晴天,上午、下午氡子体 α 潜能浓度有显著性差异;阴雨天上、下午无显著性差异。大雨对空气中氡子体的冲刷效应也会使地表空气吸收剂量率增高,雾天明显偏高,大风天最低。⑤高度,大气中氡在对流层内随高度的增加而减少,在测量中多选择成人呼吸带高度(1.5m)作为测量高度。

2. 室内氡浓度 在室内吸入氡产生的剂量取决于当地的地质情况、住房结构及使用情况。引起室内氡浓度高的原因有:①土壤中存在高活度水平的天然放射性核素,氡从下面土壤的流入是住房中氡浓度高的主要原因;②采用含较高水平天然放射性的建筑材料;③地理环境上的干扰;④地下水中含有高水平氡(包括矿泉,多孔岩地下层渗漏,用富含矿物质的水)及地下水位的下降导致氡析出增加;⑤开采活动。

影响室内氡性质,包括氡浓度、氡子体的总 α 潜能浓度、平衡因子和未结合氡子体份额的因素,可分为以下三类。

(1)场所位置:包括周围环境、地区地质构成及该位置的纬度和高度。氡浓度随纬度不同而变化,可能是因局部地质、大气条件或建筑物的设计所致。高层建筑,若自然通风,则随楼层层数增加,氡浓度随之降低;若系统通风(空调),氡浓度不受楼层数影响。

(2)建筑物特征:包括热交换方法、建筑物的材料和年龄、墙壁涂料和地板覆盖物。

(3)气象学参数:包括雨雪雾、相对湿度、压力、温度和风速等。沉降也受当地旋风和空气运动影响。通风率差异也是影响氡及其子体浓度的主要原因之一。另外,发现供水将氡带到室内,释放出射气,使氡进入机会上升。静止的水通过分子扩散慢慢除掉氡,但搅动和加热使水释放射气加速并转移到空气中。

(四)重要概念

度量空气中氡子体的危险程度,既可用单位体积空气中所有的各种氡子体的原子数或放射性活度表示,也可用 α 潜能浓度、平衡当量氡浓度表示。

1. α 潜能浓度(alpha potent concentration) 指的是单位体积空气中氡(或 Tn)子体衰变完(^{222}Rn → ^{210}Pb,^{220}Rn → ^{208}Pb),所释放出的 α 射线总能量。单位是 MeV/L,室内外氡

及其子体潜能浓度的累积频率分布遵从对数正态分布规律。

2. 平衡当量氡浓度（$X_{eq,Rn}$，$X_{eq,Tn}$）（equilibrium equivalent radon concentration）　指与实际大气中的氡短寿命子体（或 Tn 子体）所相当的与氡的短寿命子体（或 Tn 子体）达到放射性平衡时的氡（或 Tn）的放射性浓度，单位是 Bq/L。平衡当量氡浓度除以空气中实际存在的氡浓度，其商用平衡因子 F 表示。

3. 平衡因子 F（equilibrium factor）　是空气中实际存在的氡（或 Tn）子体的总 α 潜能（$X_{a,Rn}$）与该空气中跟氡（或 Tn）浓度达到放射性平衡时的氡（或 Tn）子体总 α 潜能（$X_{eq,Rn}$）之比，故称为平衡因子。

$$F = X_{eq,Rn}/X_{a,Rn}$$　　　　　式 1-2

平衡因子 F 的室外值有季节性变化，变化规律和氡的变化趋势是一致的。室内季节值的变化不明显。不同国家和地区测得的 F 值虽有差异，但差异不大，有人测得的我国 F 值大部分波动在 0.5 以下，由此可知 F 值是一个稳定的量。假若已知此值，测得氡浓度乘以该值，可计算出氡的平衡当量浓度，或已知平衡当量氡浓度，除以平衡因子 F 值，可计算出氡浓度。

4. 工作水平（working level，WL）　把每升空气中任意组成的氡的短寿命子体（或 Tn 子体）衰变时所释放出 1.3×10^5MeV α 总潜能，称为一个工作水平。铀矿山中还常用工作水平月（WLM）单位，它表示氡子体浓度为 1WL 情况下暴露 170h（即每月工作时间）的累积 α 潜能浓度。

5. 氡发射系数（radon emission coefficient）　从单位质量物质颗粒中发射或逃逸出来的氡平衡活度（C_{Rn}）与该物质中 ^{226}Ra 衰变产生的氡活度之比称为氡发射系数。氡从岩石、土壤等表面进入某一空间的量与氡在该物质内的发射系数有关，各种物质均有表征本身特征的氡发射系数，但氡发射系数又随温度、湿度、压力等许多因素的变化而变化。如矿石样品的氡发射系数随含水量的增加而增加，石煤、碳化砖样品的氡发射系数随温度的上升而增加。

（五）氡对人体的作用

氡对人体既有益处，又有不利之处。含氡量大于 111Bq/L 的温泉被命名为医疗温泉，利用温泉或浴室中的氡来缓解、治疗疾病已有百年历史，在东欧、日本、苏联尤为盛行。氡在一定程度上有调节人体血管机能和提高造血机能的作用，可增强各种代谢，具有脱敏、消炎、镇静、止痛等作用，可用以治疗关节炎、皮肤病、神经官能症和高血压等疾病。同时由于水中氡的释放，也给疗养院的工作人员带来一定的剂量负担。世界卫生组织（World Health Organization WHO）将氡及其子体列为 19 种致癌物质之一。

当人们进入含氡浓度高的环境中，30~40min 后吸入与呼出的氡达到平衡。离开此环境 1h 后，体内氡排除 90%，但其子体都被呼吸系统截留，在局部不断沉积，氡子体造成大支气管上皮细胞的剂量可以是同时吸入氡的 1 000 倍，此处也是发生肺癌的主要部位。世界卫生组织将氡及其子体列为 19 种致癌物质之一。研究结果表明，吸入过量氡子体会使肺癌发病率升高。根据世界卫生组织的统计，氡已成为仅次于吸烟的第二个肺癌诱发因素，可能的剂量效应关系目前倾向于肺癌发病率是累积剂量的线性函数关系的观点。当氡子体产生的照射量低于 300~500WLM 时，肺癌发病率与累积剂量呈线性关系，且剂量效应曲线（直线）过原点，即辐射诱发肺癌是一个没有阈值的随机过程。

未结合型氡子体是引起肺癌的主要原因。所谓未结合型氡子体是指 ^{222}Rn 刚生成的 Ra A 原子（$^{218}_{84}$Po）在与器物表面或与空气中固有的凝聚核结合之前,以单原子形式自由存在一段时间,这种子体被称为未结合型氡子体。未结合型氡子体在空气中寿命不长,很快与凝聚核结合在一起,就成了结合型氡子体。氡及其子体在肺组织中的剂量取决于未结合型氡子体 α 潜能在氡子体总 α 潜能浓度中所占的份额 f_p,随着 f_p 值的增加,肺部剂量也增加。

（六）氡迁移的机制

决定氡进入居室数量多少的机制,主要包括对流和扩散。

1. 对流由土壤和房屋底部的压力差引起:主要由两种机理构成,即风吹在建筑物上和建筑物内部加热造成的负压。其他如大气压变化和机械通风引起的变化,也可能对氡进入居室数量多少有重要意义。

2. 扩散由土壤和室内底部氡浓度梯度引起:扩散对氡进入室内有显著的贡献。地板中的小洞和裂缝有利于氡的渗入。另外,还有通过开着的门、窗和通风装置及外框架上的缝隙渗入,以及从水和天然气中转移等机制。

（七）控制氡浓度的措施

目前多数国家建议的室内氡浓度水平控制值大多是:对已有住房的行动水平为 200Bq/m^3,对新建住房设计水平为 100Bq/m^3。UNSCEAR 1993 年报告认为可以在浓度超过 400Bq/m^3 时,采取降低氡浓度的行动。按 IBSS（International Basic Safety Standards for Protection Against Ionizing Radiation and for the Safety of Radiation Sources,IBSS）的规定,涉及居室氡的慢性照射的优化行动水平应在空气中 ^{222}Rn 平均浓度为 200～600Bq/m^3,涉及工作场所中氡的慢性照射的补救行动水平是平均年浓度为 1 000Bq/m^3。根据我国现有法规的要求,若新建民用建筑地域的土壤氡浓度大于 20 000Bq/m^3 或土壤表面氡析出率大于 0.05Bq/（m^2·s）,则需采取相应的防氡工程措施,以降低建筑物的室内氡浓度。

GB/T 16146—2015《室内氡及其子体控制要求》分别依据 ICRP 第 65 号出版物（1993）和 ICRP 关于氡的辐射防护声明（2009）,给出了室内氡及其子体的剂量约束值和室内氡浓度控制值,对已建住宅行动水平为 300Bq/m^3,对新建住宅目标水平为 100Bq/m^3（表 1-5）。该值与 ICRP 和 WHO 最新的标准要求一致。

表 1-5　室内氡及其子体的剂量约束值和室内氡浓度控制值

	室内氡及其子体剂量约束值 /(mSv·a^{-1})	室内氡浓度控制值 /(Bq·m^{-3})
新建住宅目标水平	3	100
已建住宅行动水平	10	300

需要说明的是,已建住宅行动水平 300Bq/m^3 对应的有效剂量约为 10mSv。该值与为全世界范围内天然照射典型高值（1~10mSv/a）一致,远低于组织反应的阈值 100mGy,因此,即便住宅内的氡浓度达到 300Bq/m^3,也不会导致与确定效应相关的反应而损害健康。但从辐射防护最优化的角度出发,需要采取补救和防护行动以降低氡浓度。

降低室内氡浓度的方法很多,主要归纳为:①土壤减压,或防止室内负压,或室内增压,采用转换建筑物与土壤之间压差方向,来减少氡的来源。可利用小风扇从地板下面,或在住宅下面（或接近于）有孔地区,或在悬浮地板下面空间内抽出氡。②提高地基阻力,以降低氡的逸出或处理建筑材料以减少氡的析出。③除掉氡源,可能只对供水及像底土一类的固体物质才是可行的。④提高室内通风率,降低氡及其子体浓度,如过滤,或增加室内空气流动。⑤使用屏蔽法阻止氡的进入,如覆盖暴露的土壤,密封裂缝和开口。这些措施中,提高室内通风率是最简单易行且效果明显的方法。因为氡从地下、墙壁向室内空气扩散的过程缓慢,只要室内外保持一定的空气交换,室内氡浓度水平就会降低。有资料表明,室内氡浓度达到 $200Bq/m^3$ 的房屋,早晚各通风半小时以上,氡浓度可以降到 $20Bq/m^3$。

在 UNSCEAR 1993 年报告中,^{220}Rn 及其子体产生的照射量约为氡及其子体的 6%,它产生的有效剂量约为 $75\mu Sv$。但有关 ^{220}Rn 及其子体浓度的数据还很少。近年来已有学者逐渐认识到研究 ^{220}Rn 及其子体对居民照射的必要性。因我国土壤和建材中 ^{232}Th 含量偏高,房屋大多是砖木、砖混和泥土房结构,以及一些矿中 ^{232}Th 的含量较高,有必要对 ^{220}Rn 及其子体引起重视。

四、工业活动增加的天然辐射

天然辐射一直存在,仅就平均而言,数百年来世界天然辐射水平变化不大。但因人为活动而导致天然存在的放射性物质的活度浓度增加或放射性核素分布发生了变化,使得工作场所或周围环境的辐射水平升高,从而引起公众辐射照射的增加。利用某些天然材料或工艺生产过程中废弃的含有天然放射性核素的物质作为建筑材料和农用肥料,如常见的有矿渣、煤灰制砖和混凝土砌块,用天然磷矿物作为肥料。因这些材料中含有的天然放射性核素通常比木材、沙子和土壤中的含量要多,故会使一些居民由于住房或食用农产品而引起附加的天然辐射。

工业上使用许多含有天然放射性的不同类型原材料,这些原料被开采、运输以及加工,以便使用。伴随的后果是放射性核素进入空气和水体,最后对公众形成照射。UNSCEAR 2000 年报告将工业活动增加的照射主要分为磷酸盐加工、金属矿石加工、铀矿开采、锆砂、钛色素生产、化石燃料、石油和天然气提取、建材、土化合物、废金属工业。UNSCEAR 1993 年报告中指出:加工工业导致的人均年有效剂量从 17nSv 到 $20\mu Sv$,并且在关键群体组高达 1mSv。使天然辐射照射增加的工业活动涉及到大量的含有天然放射性核素的原材料。这些生产厂向空气和水中的排放,对于副产品及废物的利用,是使一般公众照射增加的主要途径。对于典型的工业和排放,照射主要发生在紧靠工厂的地方。当地球物质或其工业产品及副产品含有的天然放射性核素浓度高于平均水平时,其开采和加工会给公众带来附加的天然辐射。地球物质的开采和加工每年产生的人均有效剂量估计为 $20\mu Sv$。应当对人为活动引起的天然辐射照射增加加以控制。

五、天然辐射的剂量贡献

联合国原子辐射效应科学委员会(UNSCEAR)2000 年向联合国大会提交的报告书,给出了世界范围各类天然辐射照射所致公众年有效剂量。全世界范围天然辐射照射所致平均有效剂量为 2.4mSv/a(典型范围为 1~10mSv),其中氡射气吸入内照射的有效剂量为 1.15mSv/a,约占到总剂量的 52%;由宇宙射线和陆地 γ 引起的外照射剂量为 0.87mSv/a,约占 36%;除氡以外的其他天然放射性核素的内照射剂量为 0.30mSv/a,约占 12%。我国公众现在所受天然照射平均有效剂量为 3.1mSv/a,高于同期世界平均值 2.4mSv/a(表 1-6)。

表 1-6　公众所受天然辐射照射年有效剂量

单位:mSv

射线源			中国	世界
外照射	宇宙射线	电离成分	0.26	0.28
		中子	0.10	0.10
	陆地 γ 辐射		0.54	0.48
内照射	氡及其短寿命子体		1.56	1.15
	钍射气及其短寿命子体		0.185	0.10
	^{40}K		0.170	0.170
	其他核素		0.315	0.120
总计			3.13	2.40

第二节　人工辐射源

人类除受到天然辐射源的照射外,在实践活动中还受到人工辐射源的照射。人工辐射是来自人工辐射源或加工过的天然辐射源的照射,也包括民事和军事核技术应用中产生的辐射。当今世界主要的人工辐射源有核爆炸、核能生产、医用辐射和民用消费品等,在范围和程度上以大气层核爆炸试验对环境的污染尤为严重。

一、核爆炸

核爆炸(neuclear explosion)分为空中爆炸、地面(或地下)、水面(或水下)爆炸,对广大居民影响最大的是空中爆炸(或大气层爆炸)。核爆炸后,放射性沉降物中大量短寿命核素主要在爆炸后初期造成局部地区的放射性污染;进入对流层的长寿命核素,则造成全球性放射性污染。对人体产生照射的核素以进入对流层的长寿命核素为主。地面上沉降物的多少取决于核爆炸方式、TNT 当量、次数、地理纬度和气象条件等因素。

沉降物中对人体危害较大的核素主要是 ^{131}I、^{90}Sr、^{137}Cs 等。放射性核素对人体的照射,可以是食入或吸入的内照射,主要核素有 ^{14}C、^{137}Cs、^{90}Sr、^{106}Ru、^{144}Ce、^{3}H、^{131}I、^{239}Pu、^{240}Pu、^{241}Pu、^{55}Fe、^{241}Am、^{90}Sr 等;也可以是外照射,主要核素有 ^{137}Cs 和短寿命核素 ^{95}Zr、^{106}Ru、^{140}Ba、^{144}Ce、^{103}Ru、^{141}Ce 等。从 1945 年至今,全世界已经公布的核爆炸试验有千余次,主要集中在北半球,其中有 543 次是在大气层中进行的。从 1963 年以来,由于仅仅偶尔在大气层进行核爆炸试验,所以由沉降物引起的全球人均年有效剂量负担由 140μSv 减为 2000 年的 5μSv,后者主要是 ^{14}C、^{137}Cs、^{90}Sr 等残留在环境中的放射性核素所致。我国在 1995~2009 年对部分环境的植物、水体以及大气进行监测,发现与 1983~1990 年相比,环境中的放射性核素有 ^{238}U、^{232}Th、^{228}Ra、^{40}K,人工核素 ^{90}Sr 和 ^{137}Cs,均在正常范围波动,未监测到显著的变化,未发现短寿命的裂变核素。这说明近几十年内未受新的污染,大气降尘中的人工核素 ^{90}Sr 和 ^{137}Cs 含量稳定,但仍高于地表土壤浓度,且沉降高峰在多雨季节,说明人工核素来自大气高层空间,受降雨、气流等气象因素影响大。

二、核能生产

核能生产(nuclear energy production)涉及整个核燃料循环的一系列工业流程,在核能生产的各个环节,难免会有少量放射性物质排放到环境中,释放出的放射性物质大部分半衰期较短,仅能造成局部环境污染,但长寿命核素能扩散到很远的地方,如 ^{14}C、^{129}I、^{3}H、^{85}Kr 等。

对核电生产,据估计到 2050 年可达到 10 000GW,给世界居民造成的人均照射剂量不超过天然辐射剂量的 1%。核设施周围关键群体组受照剂量稍高,年均有效剂量为 100~200μSv,相当于天然本底辐射的 5%~10%。我国居民所受天然辐射的年平均剂量为 2 400μSv,核设施周围关键群体组所受年剂量,80% 小于天然本底辐射水平的 1/10,最大也不超过全国天然本底辐射水平的 1/2。评价范围内居民的总集体当量剂量为 23man·Sv,比居住在煤渣砖石建筑物内居民所受年集体剂量低两个数量级,比非核设施或人为活动产生的集体剂量小。

三、医用辐射

医用辐射(medical exposure)所涉及的范围包括:①作为医学诊断与治疗的一个组成部分,个人在此过程中所受到的照射;②知情并愿意在诊断或治疗过程中帮助扶持或使之舒适的人所受的照射(不是职业照射);③生物医学研究计划中的志愿者所受的照射,不包括个人所受的其他源的照射,如诊治别人时的散射线照射,不包括任何工作人员的职业照射。

医用辐射在公众所受到的人工辐射源照射中居首位,全世界应用电离辐射进行疾病诊断所引起的年集体有效剂量大约为天然辐射源引起的 20%,即平均年有效剂量约为 0.4mSv。为此,医用辐射应用如下防护体系:①医用辐射的正当性;②医用辐射防护的最优化;③医用辐射的剂量限值。一般说来,不应对医用辐射设置剂量限值,因为使用辐射的决定是根据患者个人情况做出的;但对某些常用的诊断过程,应采用由适当的专业机构或审管机构制定的剂量约束值或调查水平。它们的应用应有灵活性,对涉及志愿照射的科研和临床研究,为了辐射防护的最优化,也应设置剂量约束值。

以往常有这种情况:某项诊治实践,就其本身是具有正当理由的,但还有可获得同样诊断信息或治疗效果而危害更小的其他非辐射方法,如 B 超或其他少受辐射的方法,因此就考虑可供选择的其他方法来处理,这是不尽妥当的。现在可把均具有正当性的各种不同方案列入被选清单,由更高层次通盘判断选择。

总体上,医用辐射的变化趋势是:一是受检人数逐年增加,二是因技术装备的不断改进,做同样项目的检查所受到的照射逐年有所降低。两种趋势综合,表现为医用辐射集体剂量的年变化幅度缩小。

四、工业应用的辐射

辐射源按行业分,主要分布在医疗、建材、冶金、辐照、石油开采、炼油、育种、珠宝制造、农产品、科研、水务、采矿、卷烟、电子、电力、造纸、机械制造、木材、塑料、质检等 19 个行业。工业应用的辐射领域包括辐照灭菌、无损检测,工程管理包括厚度计、密度计、料位计。农业应用包括品种改良、害虫防治、食品辐照等。科学应用包括 X 线结构分析、科学反应跟踪、物质迁移的追踪、微量元素分析和年代测定。这些应用属于工业辐射的范畴。根据国家相关标准,如 HJ 785—2016《电子直线加速器工业 CT 辐射安全技术规范》、GBZ 117—2022《工业探伤放射防护标准》等进行辐射防护。职业照射者的个人剂量按照 GB 18871—2002 的相关规定进行管理。

五、其他领域应用的辐射

民用消费品,如辐射发光产品中的夜光钟表、电子和电气器件、静电消除器、烟雾探测、含铀或钍的汽灯纱罩和某些光学透镜等,都含有天然或人工放射性核素,如 ^{226}Ra、^{147}Pm、^{3}H、^{85}Kr、^{232}Th、^{210}Po 和 ^{230}Th 等。这些消费品在人们的长期使用中,会给人体带来一定的照射剂量,但剂量都比较小。

作用于人体的各种人工照射,以医疗照射的剂量贡献最大,用于诊断目的(不包括治疗)的医用辐射造成的全世界平均有效剂量约为 0.4mSv/a,相当于天然本底辐射平均年有效剂量的 20%,或相当于 70d 的天然本底辐射。表 1-7 给出了全球人口由各种辐射源引起的照射剂量的比较,为了对辐射照射水平有一个完整的了解,在此表中还列入了职业照射等非环境辐射所致的照射水平。

表 1-7　全球人口天然和人工源所致年均个人有效剂量

源	个人年均有效剂量 /mSv	照射剂量范围和变化趋势
天然本底	2.4	典型范围为 1~10mSv,这与具体地点的环境有关,也有相当多的人口所受辐射剂量达到 10~20mSv
医学检查	0.4	剂量范围在 0.04mSv(最低健康医疗水平)和 1.0mSv(最高健康医疗水平)之间
大气层核试验	0.005	已从剂量最高的 1963 年的 0.15mSv 逐渐降低,北半球相对较高,南半球相对较低
切尔诺贝利事故	0.002	已从剂量最高的 1986 年的 0.04mSv(北半球平均值)逐渐降低,事故现场附近仍较高
核能生产	0.000 2	随着核能计划的发展而增加,但又随着技术的完善而降低
职业照射	0.6	包括核燃料循环、辐射工业应用、国防活动、辐射医学应用、教育等造成的辐射在内的均值

第三节　放射性核素在环境中的行为

放射性物质在环境中的动态,受许多复杂因素的影响。人依赖动物、植物、水、大气和土壤等维持生存,气候对人类的活动也有很大影响。下面我们讲述放射性物质在大气、水、土壤中的动态迁移过程及对人类的影响(图 1-1)。

一、大气

放射性烟云和沉积在地面的放射性核素,可能造成对人畜的直接外照射。放射性核素沉积在耕作区及水源中时,可因污染植物或水源,而造成人和动物的食入内照射。人又以动

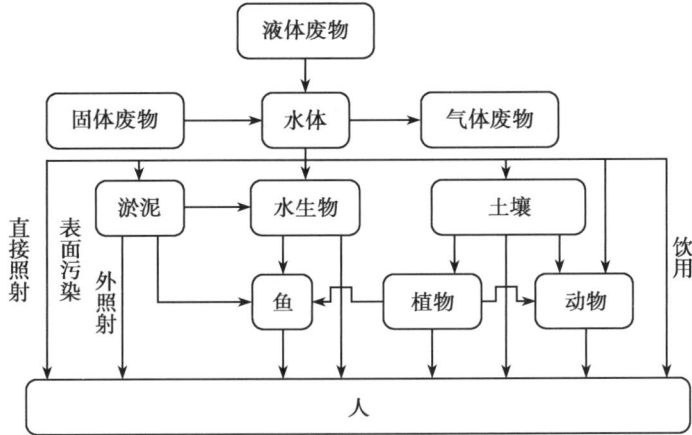

图 1-1 放射性核素经环境介质对人体的照射途径

物为食,使放射性核素部分转移到人体。人类同时生活在大气环境中,如同浸没在空气中,活度相当高的放射性微粒导致人体的浸没外照射。人畜吸入污染的空气而导致吸入内照射(图 1-2)。

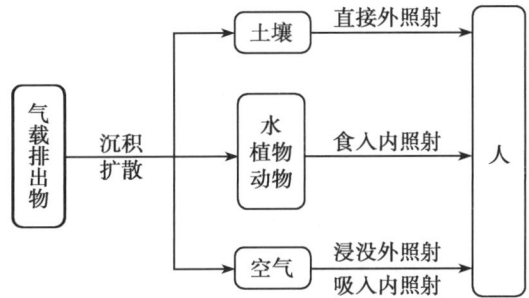

图 1-2 放射性物质在大气中的动态

(一)放射性气体和气溶胶在大气中的扩散

放射性气体和气溶胶在大气中的扩散实际上是一种湍流和对流运动,在这种运动状态下,分子或颗粒因其不规则的随机运动而得以稀释扩散。与人类活动关系最为密切的大气层,是距地表 1~2km 以内,尤其是几百米以内的大气,它对大气运动的影响是十分强烈的。人为产生的大部分空气污染物是在该层中迁移扩散的。影响大气扩散的因素包括:①地貌;②风向量(风向及风速);③大气层的温度结构;④天气类型;⑤排放条件。

对天气类型,传统方法采用的是帕斯奎尔稳定度分类(Pasquill stability classes),它是根据日照、云量、风速的不同组合,将大气稳定度分成以下六种类型:A 类,强不稳定;B 类,不稳定;C 类,弱不稳定;D 类,中性;E 类,弱稳定;F 类,稳定。

(二)放射性气溶胶的地面沉积

放射性气溶胶可迁移到环境的介质中,与介质相互作用,形成受体,另一方面,又可发生地面沉积。气态放射性物质的滞留时间取决于释入大气中的纬度、季节和高度,其耗减过程与重力沉降、干沉积、结合到雨滴中和降雨冲洗等有关。物质本身的理化特性,如粒径大小、理化形态都会影响清除速率。地面沉积的机理有以下几方面(图 1-3)。

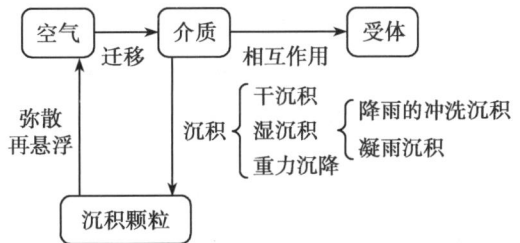

图 1-3 放射性气溶胶地面沉积机理

1. 重力沉降 粒径较大的气溶胶颗粒因重力作用而自然沉降到地面,沉降速度与颗粒密度成正比,球形颗粒比不规则形状的颗粒沉降速度大。

2. 干沉积   当湍流运动的气团围绕致密表面流动时,其中的悬浮颗粒因向表面碰撞,与表面之间的静电引力、吸附、化学反应及扩散等机制,向表面沉积,这种非重力沉降称为干沉积。

3. 湿沉积   放射性烟云在成雨层以下通过时,下降的雨点将气溶胶颗粒淋洗到地面,大气中的污染物浓度得以降低,这一过程称为降雨的冲洗沉积;放射性烟云在比成雨层更高的空中通过时,气溶胶颗粒可以成为水蒸气冷凝成雨的核心而得以沉积,称为凝雨沉积。以上两种沉积方式合称湿沉积,大气中的亚微米颗粒大都通过这两种过程得以去除。

4. 沉积颗粒的再悬浮   由于风的作用,沉积在地面上的放射性颗粒可能重新扬起而污染大气。

(三)核爆炸裂变产物在大气中的动态

核爆炸产物与一般放射性气态物质对大气的污染不同。核爆炸后裂变产物、剩余的裂变物质和结构材料在高温中气化,火球迅速上升扩展,气态物质逐渐冷凝成各种气溶胶颗粒,一段时间后,较大的放射性气溶胶粒子因重力作用在距爆心几百公里范围沉降,这称为局部放射性沉降。

较小的微米级气溶胶颗粒注入对流层后,主要在同一半球同一纬度范围内绕地球几圈后沉降,称对流层放射性沉降。这些产物因重力沉降、干沉积、降雨的冲洗沉积和凝雨沉积而沉降在地面。

亚微米级的微小气溶胶粒子进入平流层,沿地球纬度方向迁移,形成世界范围内的沉降,称全球性放射性沉降。这种沉降主要发生在同一半球内,气态核素的极微小颗粒有可能进行两个半球内的相互转移。其污染程度在不同纬度地带是不同的,在同一纬度基本相同。同时,在经度方向又有扩散作用存在,低层大气中核爆炸裂变产物浓度最大的区域位于南北纬 25º~35º 之间的范围,地面沉积量最大的区域位于南北纬 40º~50º 之间的范围。

二、水体

水中的放射性物质既可弥散到水中,又可沉积在底泥中。含有放射性物质的水,被陆上动物及水生物食用,或者被用来灌溉农作物,使部分放射性物质转移到陆上动植物及水生物中;同时,沉积在底泥中的放射性物质可被水生物食入或吸收。当人食用污染的动植物及水生物或饮用污染水时,放射性物质就转移到人体内,造成了对人体的放射性污染。以下重点讲述水底对水体放射性浓度的调节作用和水生物对放射性物质的吸收。

水体中放射性物质主要来源于放射性废水的排放。水中的固体放射性废物或大气中的放射性沉降物沉降在水中(包括地面径流及露头于河床或湖底的地下水),也是其来源(图1-4)。

(一)水底对水体放射性浓度的调节作用

1. 悬浮物的沉降   悬浮物颗粒因凝集作用而沉降,一些原先呈溶解状态的放射性污染物,或被吸附在悬浮物颗粒上,或直接转化为固态而沉到水底。

2. 底质对放射性核素的吸着   主要是放射性核素在底质间隙中的扩散及在底质上的吸着。悬浮物颗粒及吸附有放射性物质的水生物残骸的沉积及底质的吸着作用,使得水底成为放射性核素的一个巨大"贮存库"。

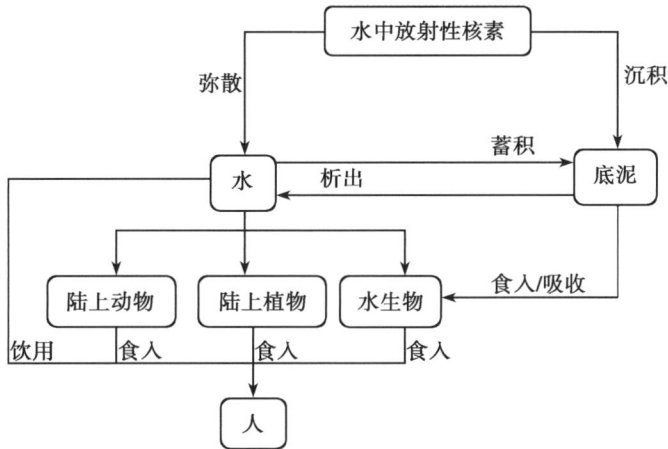

图 1-4 放射性物质在水体中的动态

3. 底质引起的再污染 水底对水体放射性浓度的调节作用取决于蓄积和析出两个因素,实际上是交换过程的两个方向。长期受纳放射性废水的水体,底质达到了吸着平衡;当废水停止排入或介质条件(pH)发生变化时,底质与水之间的交换平衡遭到破坏,吸着在底质上的污染物离子会解吸下来再次进入水中,水的放射性浓度远高于本底水平,底质成了水体的继发性污染源。

(二)水生物对放射性物质的吸收

水体中的放射性物质,部分被水生物吸收,大部分水生植物对放射性核素的吸收很快达到平衡,但解吸过程相当完全,相当迅速,故对间断排入的放射性废水,水生植物对于改变水体的放射性污染没有很大意义。只有连续将废水排进水生植物相当茂盛的水体中,水生植物才可能蓄积大量的放射性物质。

各种水生物对放射性物质的吸收能力,可能用浓集系数来表达,见下列公式。

$$Kc = \frac{Ce_1}{Ce} \qquad \text{式 1-3}$$

式中:

Kc——水生物的浓集系数;

Ce_1——吸收平衡时水生物的放射性比活度,单位为 Bq/kg;

Ce——吸收平衡时水的放射性浓度,单位为 Bq/L。

淡水生物中矿物成分比海水生物中低,浓集系数比海洋生物大,对放射性物质的吸收能力也大。

水生物对放射性物质的吸收,降低了水中的放射性浓度,使其成为放射性物质的"贮存库",同时也是一个继发性污染源,成为人类食物链污染的一个重要环节。水生物的放射性污染对人类的意义,取决于核素在生物体内的分布部位,如蛤蜊科、牡蛎科、扇贝科等,浓集较大量的 ^{90}Sr,主要集中在人类不食用的甲壳内,这种污染对人类的意义不大;而 ^{65}Zn、^{60}Co一般浓集于海产品的可食用组织内,对人类的影响较大。

作为某种放射性核素的生物学指标,应选择对该种核素浓集系数最大的生物,如放射性碘是核试验早期的主要污染核素,海带含碘量高,生长期长,生长地固定,海带对放射性碘的浓集系数在 2 500~8 600 之间,平均为 5 780,因此把海带作为放射性碘的生物学指标是十分理想的。

（三）评价指标

水、水生物及底质的放射性污染有重大的卫生学意义,这三者用其放射性浓度或放射性比活度（单位体积或单位质量内所含某种核素的放射性,单位为 Bq/L 或 Bq/kg）与本底水平对照,来评价放射性物质引起污染的程度。

因水体中放射性物质本身含量甚微,不足以改变水体的感官性状、pH 及盐类成分,更不会生成浮膜或增加悬浮物含量,一般也不会影响水的细菌学指标及有机污染的自净能力。对受纳放射性废水的水体进行总体放射卫生评价,要求对废水的排放量加以控制,使关键群体组的剂量负担不超过相应的容许水平。

除了地表水外,放射性物质还通过各种途径污染地下水,放射性物质在地下水中的迁移,一般比其在地面水中的迁移缓慢。因此,从卫生学观点来看,放射性废物的地下处置比贮存于地表或排入地面水体更为安全。但当含水层出现裂隙,或有地下取水或渗水设备存在时,地下水中放射性物质的扩散量和速度还是很可观的,必须给予充分的重视。

三、土壤与岩石

放射性物质在地面上的沉积、放射性废物的地下水处置、使用含有放射性物质的废水灌溉农田,可导致放射性物质对土壤的污染,这是土壤中放射性物质的主要来源。空气中放射性物质沉积于叶片（直接沉积）或沉积在土壤中的放射物质通过农作物的根部吸收,转移至农作物中,人和陆生动物食入农作物,人又以陆生动物为食,造成了放射性物质转移至人体（图 1-5）。

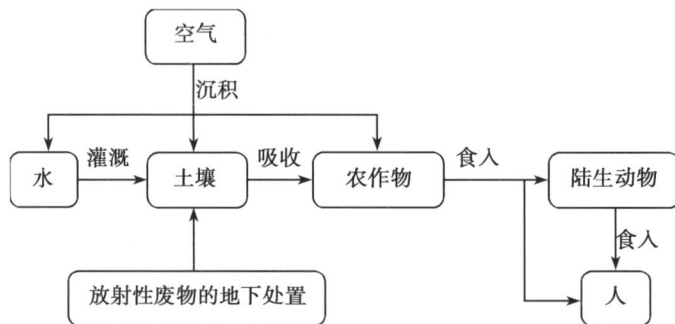

图 1-5　放射性物质从土壤向人体转移的过程

（一）放射性物质在土壤中的吸附和迁移

以溶液形式进入土壤的放射性核素,在土壤中停留有三种可能状态:①因与土壤黏粒组分次铝硅酸盐发生阳离子交换作用而吸附于土壤颗粒;②以氧化物或氢氧化物的形式形成沉淀;③与土壤中的有机物螯合。这决定了它们在沉积地点停留时间的长短及被植物摄取的程度。

一种离子在土壤中穿透程度取决于它的化合价。多价离子与黏粒结合牢固,其穿透程度较小,但降雨量、排水状况、耕作状况、土壤性质等对放射性核素在土壤中的迁移也有很大影响。土壤性质为腐殖土时,^{90}Sr 在 0~35cm 土壤内 3 年间平均存在量 90% 以上;而砂质土,^{90}Sr 在 35~50cm 的最下层也有 20% 以上存在,50cm 以下也有相当数量的转移。

(二)放射性物质在地表植物的蓄积

1. 放射性物质在植物叶部的沉积　放射性核素在叶部沉积,使其直接进入食物链而越过土壤这一环节,故与之相比,根部摄取是一个相当缓慢的过程。叶部的沉积过程,与以下因素有关:①核素的衰变,即半衰期的长短。半衰期短的核素,如 ^{131}I 通过根部摄取的机会很小,通过叶部沉积的可能性大。②植物的生长季节,在作物收获前一段时期或放牧季节,这种沉积的危害最大。③植物的生长情况,生长较快的牧草对叶部的沉积有一定稀释作用。④其他,如雨水中的冲刷,污染叶片枯死坠落等,都可使污染程度降低。

2. 放射性物质通过根部的摄取　影响放射性物质通过根部摄取的因素很多,核素与土壤颗粒结合的牢固程度,是植物对各种核素摄取明显差别的主要原因,吸着越牢固,植物的摄取就越小,反之则越大。核素的化学形式也影响根部摄取,植物从土壤中摄取各种元素的量和速度相对顺序为:Sr>I>Ba>Cs,Ru>Ce>Y,Pm,Zr,Nb>Pu。

土壤的质地及 pH 也影响根部的摄取。如砂粒的吸附容量小,放射性核素与砂粒的结合不如黏粒牢固,所以在土壤污染水平较高的情况下,生长在砂性土地上的燕麦对 ^{90}Sr 的摄取高于在黏性土地里生长的燕麦。植物对 ^{90}Sr 的摄取随土壤 pH 的上升而增大,在 pH 为 6~6.5 时最大,后面就呈平台期。

植物在新陈代谢过程中对某种核素的需要程度也影响根部的摄取。不同种类植物的根系在土壤中的穿透深度不同,对核素的摄取程度也不同。

通过根部摄取进入植物的放射性核素,可能进入植物地上器官,也可能滞留于根部,因其化学状态、代谢行为以及不同植物的生物特性而异。

(三)放射性物质在动物体内的蓄积和排出

进入植物的放射性物质,通过食入途径,进入动物体内,造成了放射性核素在动物体内的蓄积。如长期在核企业附近放牧的牛羊,其体内含有相当数量的放射性核素,其中主要是 ^{90}Sr。进入机体的 ^{90}Sr,90% 存在骨中,约 4% 存在肌肉中,另约 6% 在其他各种组织器官中。^{137}Cs 和 ^{40}K 可进入动物肌肉等软组织中,^{90}Sr 和 Ca 等易进入骨组织中,^{239}Pu 可蓄积在甲壳纲动物体内,^{210}Po 在海产品中浓集。

动物在摄入放射性物质的同时,自身还进行新陈代谢,一部分放射性核素可通过呼吸、排泄物及乳汁等途径排出体外,如 ^{90}Sr 主要随粪、尿从动物体内排出。

(四)放射性物质通过食物链向人体的转移

放射性物质进入植物和动物的体内后,人类以动植物为食,造成食物链的污染而向人体转移。人体摄入天然放射性核素所致的照射剂量还与居民的饮食结构有关,有些国家以肉类和奶制品为主,有些国家居民以植物性食品为主,而植物性食品中天然放射性核素含量高于动物性食品,故居民通过内照射摄入的剂量比前者更多。目前对 ^{90}Sr、^{137}Cs、^{131}I 在食物链的迁移研究较多。

1. ^{90}Sr　常用锶单位(strontium unit,SU)作为样品被 ^{90}Sr 污染程度的度量单位。1SU 相当于 1g 钙中含有 0.037Bq 的 ^{90}Sr,不同样品的 SU 值会有很大差别。这表明某一新陈代谢过程对 ^{90}Sr 及钙的甄别程度,常用观察比(OR)来表示。

$$OR_{样品-前体} = \frac{SU_{样品}}{SU_{前体}}$$　　　　式1-4

如奶牛对 ^{90}Sr 及 Ca 的甄别程度,可用 OR$_{牛奶-牧草}$ 来表示,若 OR$_{牛奶-牧草}$=0.14,牧草中 ^{90}Sr 的含量为 3.7Bq/g Ca,则牛奶中 ^{90}Sr 含量为 0.52Bq/g Ca。

在 ^{90}Sr 通过食物链向人体转移的整个过程中,最有价值的观察比是 OR$_{人骨-食物}$,其数值与人的膳食习惯有关,以谷物、蔬菜为主要食物的人群通过食物链摄入 ^{90}Sr 的量比以奶制品、肉食为主要食物的人群要高得多。

降低放射性物质通过食物链向人体转移造成的内照射剂量,所采取的措施有:①加强清洗;②发生核事故时,大量销毁污染食物,禁止食用;③药物促排;④设法降低土壤中的放射性 ^{90}Sr 活度,施加钙,如在土壤中施用石灰、石膏、化肥等。

2. ^{137}Cs　常用铯单位(cesium unit,CU)来表示 ^{137}Cs 在食物链中的迁移变化情况。1 个铯单位相当于 1g 钾中含 0.037Bq 的 ^{137}Cs。

^{137}Cs 污染食物的主要途径是在植物叶部的沉积,牛奶是膳食中 ^{137}Cs 的重要来源。由于停止大气核试验,近十年大气中的 ^{137}Cs、^{90}Sr 浓度逐年下降,但仍高于地表土壤浓度。^{90}Sr 的沉降高峰是每年第三季度,^{137}Cs 沉降高峰是第一季度。10 年来 ^{90}Sr 的沉降总量是 10.2Bq/m^3,^{137}Cs 的沉降总量是 13.1Bq/m3,辐射影响很小。另外可能由于切尔诺贝利核电站事故的原因,我国一些地区在 1987—1988 年发现自来水中 ^{137}Cs、^{90}Sr 浓度出现短暂升高,总 β 比活度达 210mBq/L。

3. ^{131}I　^{131}I 半衰期较短,约为 8d,故根部对 ^{131}I 的摄取可不考虑,沉积在牧草上的 ^{131}I 可被牛、羊直接摄取而进入牛奶、羊奶及奶制品中。奶类样品的污染水平是羊奶大于牛奶,牛奶又大于人奶。虽然牛羊同在野外放牧,摄入 ^{131}I 的途径相同,但羊乳腺对 ^{131}I 的亲和力高于牛乳腺;人乳腺对 ^{131}I 的亲和力虽比牛羊都大,但人类的饮食主要以库存粮食和其他食品为主,并不是以受污染的奶制品为主。^{131}I 进入人体的途径以食入为主,吸入为辅,对甲状腺的危害最大。

4. 氚　生物样品中,氚分别分布在水和有机化合物中,分布在水中的氚通常称为组织自由水氚(TFWT),而有机化合物中的氚称为有机结合氚(OBT)。动植物与环境之间可进行氚化水的交换,但当氚与碳结合形成不可交换的有机结合氚,将比氚化水在动植物体内滞留的时间长得多,因此对总剂量贡献也比较大。

动物体内的氚化水主要通过两个途径摄入:一是通过饮用水;二是通过动物食物中的水。食物中的水包括食物中的水分和食物消化分解代谢产生的氚。氚进入动物或人体后,氚化水在数分钟与体液达到平衡。尽管有机结合氚在体内滞留可长达 40d,但大多数氚在体内滞留时间为 10d 左右。

四、生物体

在正常本底地区,陆生植物的吸收剂量率是 0.07~0.80μGy/h(0.6~7.0mGy/a),主要由吸取地下水中所含 ^{222}Rn 造成的。陆地动物中吸收剂量率最高的是那些居住在地下洞穴中的动物。在这种情况下,粗略估算出因 ^{222}Rn 及其衰变产物造成肺部的吸收剂量率为 0.25μGy/h,因组织中吸收氡和外部照射造成的均为 0.09μGy/h。

在水生环境中,^{210}Po 是辐射剂量的主要来源,某些海洋动物生殖腺的吸收剂量率达到每小时几微戈瑞。无论是对陆地环境还是对水生环境,α 辐射对天然本底剂量率都有显著贡献;陆地环境 α 辐射主要来源显然是 ^{222}Rn 及其短寿命产物,而水生环境的主要来源则是 ^{210}Po。

人类实践使很多局部地区受到的附加辐射增加,但这种增加是缓慢而连续的,吸收剂量率一般不大于 100μGy/h。附加照射大于正常天然辐射本底范围。大多数情况下,这些附加照射并未对野生动物、植物产生明显影响。但严重事故之后,在生物个体和种群中可观察到损伤,而且可能因持续的慢性照射增加,在群落和生态系统中出现长期效应。生物体是环境的一部分,如某些植物和动物是食物链中的一环,是放射性核素向人类转移的来源之一,是一种潜在的内照射辐射源。生物体本身也受到累积的放射性核素的内照射,以及环境中有机和无机成分的污染所造成的外照射。但无论是在陆地环境中还是水生环境中,天然动、植物群落中也存在长期的恢复(包括自然再生作用和个体从周围受影响较小的地带迁入)及补偿性行为等。

五、我国环境辐射水平概况

我国辐射环境监测工作起步于 20 世纪 80 年代,经过近三十多年的发展,已基本建成了由国家、省级、部分地市级组成的三级监测机构,建立了具有相当水平和能力的应急监测队伍。2007 年,国家环境保护部建立了国家辐射环境监测网,该监测网络是以生态环境部(国家核安全局)为中心,以各省辐射环境监测机构为主体,涵盖部分地市级辐射监测机构的监测网络。在日常工作中,辐射环境监测网络最主要的内容是开展全国辐射环境质量监测、重点核与辐射设施监督性监测、核与辐射事故预警监测和应急监测,以便弄清污染源现状、环境质量现状及其变化趋势、潜在的辐射环境危险。监测方式有连续测量和定期测量,除了环境 γ 辐射水平外,其他环境样品主要测量一些与核设施运行有关的关键核素,如 ^3H、^{14}C、^{90}Sr、^{137}Cs 等。监测内容或采样样品包括:①环境 γ 辐射:连续 γ 辐射空气吸收剂量率的测量,通过固定的监测站自动测量。②空气:在大气环境中采集空气样品以及气溶胶、沉降物、降水等。③水:包括地表水、地下水、饮用水和海水等。④水生生物:包括鱼、虾类、螺蛳类、牡蛎、海蜇等。⑤陆生生物:主要是食物链上的食品,如大米、蔬菜、鲜奶、肉类等,采样时会参考当地的膳食结构来选取。⑥土壤及岸边沉积物等。截止到 2016 年,我国辐射环境质量监测的国控点包括 151 个辐射环境自动站、328 个陆地辐射点、474 个水样监测点、359 个土壤监测点、85 个电磁辐射环境监测点,基本覆盖了中国大陆主要地级及以上城市、主要江河湖泊、重要的国际河流(界河)和近海海域等。

(一) 2011—2016 年我国环境辐射水平概况

2013—2016 年,我国原国家环保部(现为生态环境部)每年公开发布年度《全国辐射环境质量报告》。重点报告了我国运行核电厂周围辐射环境监督性监测结果,包括秦山、大亚湾、田湾、红沿河、阳江、宁德、福清、防城港和昌江核电站,各种环境介质中的人工放射性核素 ^{90}Sr 和 ^{137}Cs,主要为 20 世纪大气层核试验和切尔诺贝利核事故残留。虽然核电厂的运行,引起周围部分环境介质样品中氚活度浓度升高,部分空气样品中 ^{14}C 活度浓度有所升高,采集的部分牡蛎样品中监测到极微量的 ^{110m}Ag,但对公众健康的影响可忽略不计。

我国学者徐茗荟等以国家辐射监测网监测数据为基础,通过查阅相关资料、整理、归类和总结,从空气吸收剂量率、空气、水、土壤等方面对 2011—2015 年全国环境天然辐射水平监测数据进行分析和总结。2011—2015 年,自动站空气吸收剂量率的年均值范围为 88~92nGy/h,累积剂量测得空气吸收剂量率的年均值范围为 97~99nGy/h,空气、水和土壤中天然放射性核素活度浓度均在日常涨落范围内。资料表明自动站连续空气吸收剂量率、地级及以上城市累积剂量测得的空气吸收剂量率处于当地天然本底涨落范围内,气溶胶和沉降物中天然放射性核素活度浓度处于本底水平,江河水、湖(库)水、海水及土壤中天然放射性核素活度浓度在日常涨落范围内,且与 1983—1990 年全国环境天然放射性水平的调查结果处于同一水平。

(二) 2017 年以后我国环境辐射水平概况

2017—2023 年,国家生态环境部以国家辐射环境监测网的数据为基础,对全国辐射环境质量监测结果进行了分析和总结,2021 年前每年发布《全国辐射环境质量报告》,为核与辐射安全监管提供科学依据和技术支撑。根据我国生态环境部《中国生态环境状况公报(2023 年)》的报道,2016—2023 年,我国环境电离辐射水平处于本底涨落范围内,环境 γ 辐射剂量率自动监测结果保持稳定,年均值范围为 85.5~88.5nGy/h,处于当地天然本底涨落范围。空气中天然放射性核素活度浓度处于本底水平,人工放射性核素活度浓度未见异常。长江、黄河、珠江、松花江、淮河、海河、辽河七大流域和浙闽片河流、西南诸河、西北诸河及重要湖泊(水库)水中天然放射性核素活度浓度处于本底水平,人工放射性核素活度浓度未见异常。地下水中总 α 和总 β 活度浓度符合 GB/T 14848—2017《地下水质量标准》的Ⅲ类标准。城市集中式饮用水水源地水中总 α 和总 β 活度浓度符合 GB 5749—2022《生活饮用水卫生标准》。近岸海域海水中天然放射性核素活度浓度处于本底水平,人工放射性核素活度浓度未见异常,其中 ^{90}Sr 和 ^{137}Cs 等人工放射性核素活度浓度远低于 GB 3097—1997《海水水质标准》。海洋生物中 ^{90}Sr 和 ^{137}Cs 等人工放射性核素活度浓度远低于 GB 14882—1994《食品中放射性物质限制浓度标准》。土壤中天然放射性核素活度浓度处于本底水平,人工放射性核素活度浓度未见异常。

六、案例:日本福岛第一核电站事故后放射性核素在环境中的行为

2011 年 3 月 11 日,因地震、海啸等,日本福岛第一核电站发生了严重的核事故,即福岛核事故。事故导致大量的放射性物质释放到环境中,通过周边地区不同环境介质中放射性核素的分布,可以了解放射性核素在环境中的动态规律(图 1-6)。

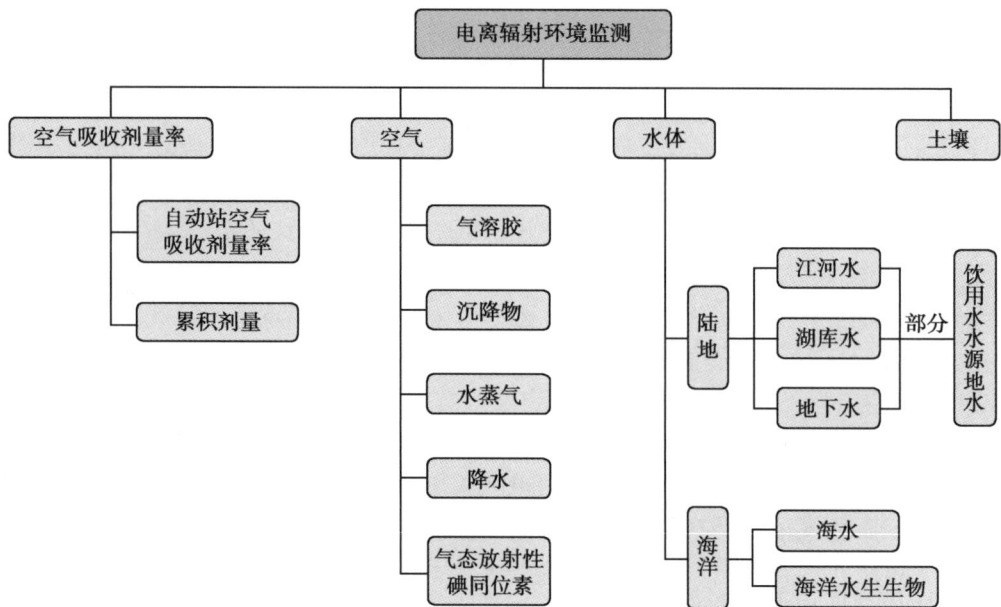

图 1-6 电离辐射环境监测对象示意图

(一) 事故后空气中放射性核素的分布

日本福岛核事故应急监测期间,北京大气气溶胶样品的测量结果显示,从2011年3月28日开始,陆续在样品中检测出放射性核素;在4月2日(事故后22d)的样品中,^{131}I、^{134}Cs和^{137}Cs浓度已分别达到1 720μBq/m^3、247μBq/m^{3}和289μBq/m^3,在同年11月份,未检测到空气中的放射性核素。

在中国香港,香港天文台于2011年3月26日在空气样品中首次检测到微量人工放射性核素^{131}I,3月29—30日,在京士柏监测到的空气样品^{131}I辐射量最高,约830μBq/m^3,且4月14日以后未检出^{131}I。此外,4月8—9日、4月12—13日京士柏空气样本中也监测到极其微量的^{137}Cs。

在中国台湾,于2011年3月30日和4月4日起陆续在台湾南部和北部地区空气样品中检测出微量的^{131}I和^{137}Cs,其中总的最大浓度为2 000μBq/m^3,于4月26日和6月24日后再未检出。

韩国原子能安全技术院(Korea Institute of Nuclear Safety,KINS)于4月4日宣布在12个地区空气样品中检测出放射性碘,部分地区检测出放射性铯。北美和北欧多国先后测得微量放射性核素,但浓度十分低。

从以上结果我们可以看出,各核素中以^{131}I含量为最高,表明福岛核事故后到达我国的放射性物质主要是易挥发的^{131}I、^{134}Cs和^{137}Cs等裂变产物,以碘核素为主。而其他周边地区空气中均不同程度检测到微量的放射性核素,且可检出时间均不长,随着检测地点与事故地点的距离增加,其比活度峰值也呈逐步降低的趋势。

(二) 事故后水中放射性核素的分布

在北京地区的24份水样(含饮用水、海水和雨水)中,仅4月1日收集的雨水样品中测得微量^{131}I,其活度浓度为2.08Bq/L。4月21和22日收集的2个雨水样品中均未检出放射性核素^{131}I和^{137}Cs,所有采集的饮用水及海水中均未检出^{131}I和^{137}Cs异常。

以上结果显示,事故后放射性核素在水体中扩散的速度远不及在空气中的扩散速度。而雨水对空气中放射性物质有明显的加速沉降作用,可加快放射性物质从空气中向水体和地表的转移。

(三) 事故后土壤和农产品中放射性核素的分布

2011年4月中上旬,对北京地区5份蔬菜生长地的土壤样品检测结果显示:有2份菜地的表层土壤中测出了^{131}I,其比活度分别为1.82Bq/kg和0.59Bq/kg。在同时期进行的生物样品(含蔬菜、牛奶、海产等)检测中,仅部分蔬菜检测出极其微量的^{131}I(0.55~2.68Bq/kg),而经清洗后的蔬菜平行样本中则未检出^{131}I。该结果说明蔬菜上的放射性核素仅分布于表面,主要来自空气和雨水带来的放射性核素沉降,在短时间内,土壤中的放射性核素暂未被摄入蔬菜内。

日本本土的农产品受放射性物质污染情况则较明显。3月23日,日本茨城县的牛奶及蕃芫茜,以及福岛县11种蔬菜,被检出放射性都超出安全水平。7月18日,日本超市所售卖的菠菜、茶叶、牛奶和鱼类都被验出辐射超出安全水平。8月21日,日本茨城县的糙米被检出含放射性物质铯。12月6日,日本明治乳业婴儿奶粉同样被检出含放射性物质铯。

综上,从福岛核事故后放射性核素在环境中的动态分布可以看出,放射性物质在环境中的动态是一个复杂的过程,受诸多因素的影响,只有了解其规律,才能客观认识和评价其监测结果的意义。国家疾控中心拓飞等开展了福岛核事故期间我国部分地区环境样品中人工放射性核素的含量测量,评价事故对我国的放射性污染程度。采集大气气溶胶、水、生物、土壤等样品共计 118 个,采用高纯锗(HPGe)谱仪分析样品中 ^{131}I 和 ^{137}Cs 等人工放射性核的活度浓度。结果在大气气溶胶样品中陆续检测到了微量 ^{131}I、^{137}Cs、^{134}Cs、^{136}Cs,其中 4 月 2 日的活度浓度分别达到 $1720\mu Bq/m^3$、$247\mu Bq/m^3$、$289\mu Bq/m^3$ 和 $23\mu Bq/m^3$;在 1 份雨水样品和 2 份表层土壤样品中,均检测出极微量的 ^{131}I,比活度分别为 2.08Bq/L,1.82Bq/kg 和 0.59Bq/kg;4 月 2—13 日采集的 18 份蔬菜样品中,均检测出极微量的 ^{131}I,含量为 0.55~2.68Bq/kg。牛奶、饮用水、海水和海产品中均未检出异常浓度的 ^{131}I 和 ^{137}Cs。使用以上监测数据,根据世界卫生组织(WHO)、日本食品安全委员会等给出的剂量估算模式,结合我国相关参数,初步进行了保守估算。结果表明,在年膳食量为 43kg 的条件下,按公众成人连续吃这样的菠菜 1 个月计算,所致年待积有效剂量仍极其微小(≤150nSv),仅为公众年剂量限值(1mSv)的万分之几,不会对健康造成影响。这表明,福岛核事故期间,我国的部分环境样品测到了极微量的人工放射性污染,但其对公众所致待积有效剂量极其微小,不会影响公众健康。2012 年,我国学者汪越对福岛核事故所致我国公众的辐射剂量进行了分析,福岛核事故对我国环境造成污染的放射性核素有 3 种: ^{131}I、^{137}Cs、^{134}Cs,放射性核素释放对中国公众所致的辐射剂量主要来自空气浸没外照射、食入内照射、吸入内照射以及地表沉积物外照射四种照射途径。以原环境保护部发布的实测数据(全国主要城市的辐射水平)为依据,运用剂量估算模型,就福岛核事故对我国不同省份公众所致辐射剂量进行计算。结果分析表明,福岛核事故对中国幼儿、少年和成人的年有效剂量最大值分别为 $1.13\mu Sv$、$1.09\mu Sv$ 和 $0.75\mu Sv$。与天然本底辐射每年对公众的平均年有效剂量约 2.4mSv 相比,来自福岛核事故的人工放射性核素所致中国公众的辐射剂量远低于天然本底辐射所致,未对中国境内公众健康产生影响。

(李　蓉)

思 考 题

1. 名词解释　天然本底照射、原生放射性核素、α 潜能浓度、平衡因子、平衡当量氡浓度、浓集系数、锶单位、关键群体。
2. 电离辐射的来源主要有哪些?
3. 当今世界主要存在的人工辐射有哪些? 公众所受到的人工辐射中占首位的是哪一种?
4. 影响放射性物质在大气中扩散的因素有哪些?
5. 试述放射气溶胶地面沉积的机理。
6. 水体中放射性物质污染程度的评价指标有哪些?
7. 以福岛核电站事故为例,综合分析放射性核素在环境中的动态。

参考文献

[1] 联合国原子辐射效应科学委员会.电离辐射源与效应[R].北京:原子能出版社,1995.
[2] 姜庆寰,李明生.福岛核事故的辐射剂量以及对公众成员的健康影响[J].中国医学装备,2017,14(6):137-140.
[3] 张瑜,杨维耿.浅议福岛核事故后我国的辐射环境监测[J].环境监测管理与技术,2013,25(5):7-10.
[4] 拓飞,徐翠华,张京,等 . 日本福岛核事故期间环境放射性水平的监测[J]. 中华放射医学与防护杂志,2012,32(2):120-125.

第二章
放射防护体系

了解放射防护发展历史与我国放射卫生事业的发展历程;了解放射防护量相关国际制单位;了解我国放射卫生法规与标准的情况概况。熟悉与放射卫生、放射防护相关的国际组织机构及其职责;熟悉电离辐射标志种类及其含义与应用;熟悉放射防护相关的量和单位;熟悉电离辐射的健康效应;熟悉辐射实践及其分类、辐射干预及其分类。掌握放射防护的目的、放射防护三原则及其在各类辐射实践过程中的灵活应用;掌握放射工作场所的选址与分区原则及其应用。

放射防护体系是指与放射防护相关联的若干客观事物与主观意识相互联结而构成的整体,它是对所有辐射实践实施放射防护的行动指南,其目标是提供适宜的保护人类及其后代健康和环境安全的防护标准,而不过分限制有益的引起辐射照射的人类实践活动。由此明确,放射防护的目的是通过对电离辐射实践进行管理和控制,使辐射剂量保持在有关阈值以下,以防止确定性效应(即有害的组织反应)的发生,并保证采取所有合理的措施,减少诱发随机性效应,使随机效应的危险降低到可合理达到的程度。通过制定放射防护原则、提出放射防护要求、采取各种防护措施,实现对个人剂量的约束,保证人员健康和环境安全。

第一节　放射防护发展简史

1895年11月8日,伦琴发现了X射线,紧随其后的是1896年贝可勒尔发现了铀的放射性,1898年居里夫妇从沥青矿中提炼出强放射性核素镭,人类自此进入了电离辐射应用时代。但当时的人们并不知道电离辐射存在生物损伤效应,只是在以后不断地辐射实践中,连续出现人员的放射损伤后,才逐渐开始注意并立足于研究放射损伤及其预防,放射防护的研究紧随电离辐射的应用而发展。

一、国际放射防护的历史进程

虽然早期人们在放射性研究和应用电离辐射源实践中逐步认识到电离辐射对人体有危害,并采取了一些简单的防护,例如采用适当的屏蔽防护措施,并且取得了一定的效果,但是当时与辐射剂量测量和防护标准相关的知识并不充足。

1902 年,W. Rolins 试图找到 X 射线引起皮肤损伤的界限剂量,就以软 X 射线照射胶片底片 7min 而无曝光现象作为对人体无害的界限剂量。于是他提出将照射使人体体表皮肤出现红斑的剂量,定义为"皮肤红斑剂量(skin erythema dose)",作为软 X 射线引起人体皮肤损伤的界限剂量。这是人类放射防护史上最早的对辐射危害定量的表示方法。如果将"皮肤红斑剂量"换算成后来的以伦琴为单位的照射量,则相当于每天接受 10~20 伦琴的 X 射线照射剂量。

1925 年,美国人 A. Mutscheller 利用电离室测量 X 射线并把空气的电离程度与红斑量相联系,结果表明,X 射线工作者在 30 个工作日内受到不超过皮肤红斑量 1/1 000 的照射(相当于后来的每天 0.2 伦琴)时对人体无害。同年,他在伦敦举行的第一届国际放射学大会(International Congress of Radiology,ICR)上提出"耐受剂量(tolerable dose)"的概念。在这次 ICR 会议上设立了国际辐射单位与测量委员会(International Commission on Radiation Units & Measurements,ICRU),会议强调需要加强与辐射单位和测量相关的国际合作。

1928 年,在斯德哥尔摩举行了第二届 ICR 会议,会议把伦琴(R)定为电离辐射的国际单位。会议决定成立放射防护委员会。同年,国际 X 射线和镭防护委员会(International Xray and Radium Protection Committee,IXRPC)诞生。这年,IXRPC 举行了第一次会议,目的是研究暂定的防护标准。1931 年,IXRPC 第二次会议讨论了引入"耐受剂量"的可能性。同年,美国的 X 射线和镭防护咨询委员会(NCRP 前身)采用了 A. Mutscheller 的换算值 0.2R/d。1934 年,IXRPC 第三次会议正式接受了"耐受剂量"这一概念,并建议以 0.2R/d 作为个人受照剂量的剂量界限。

1937 年,IXRPC 第四次会议,讨论了耐受剂量,并明确了以伦琴为单位时实际剂量和屏蔽物厚度之间的关系。

1950 年,IXRPC 在伦敦召开的会议上更名为 ICRP(International Commision on Radiological Protection),同时发表了 1950 年建议书。这份建议书主要是以美国国家辐射防护委员会(National Committee on Radiation Protection,NCRP)从 1946 年到 1950 年所准备的有关内外照射源辐射防护的许多资料为基础。建议书的主要内容是:①以最大容许剂量(maximum permissible dose,MPD)取代"耐受剂量"。建议职业照射人员个人全身照射的 MPD 为 0.3R/周。这比 0.2R/d 每周工作 5d 的"耐受剂量"标准,降低了约 2/3。②给出了 11 种放射性核素的最大容许人体负荷量(maximum permissible body burden,MPBB)的概念。③提出该MPD 值适用于所有的辐射照射。

1954 年,ICRP 在其建议中指出,"容许剂量(permissible dose)"是指按照现有的知识,在人的一生中任何时期都不会造成可被感知的躯体损伤的电离辐射剂量。所谓"被感知的躯体损伤"是指"任何人感到身体不适或由医学权威认为对个人的健康和幸福不产生有害的损伤或影响"。建议对造血器官、性腺和眼晶状体的 MPD 为 300mrem/周,对皮肤为 600mrem/周。与 1950 年的建议相比,无本质变化。此时尚未考虑遗传效应。建议还指出,对公众成员长期受照射的,其 MPD 取职业照射人员 MPD 的 1/10,并制定了上百种放射性核素在空气和水中的最大容许浓度(maximum permissible concentration,MPC),对计算方法做了一些阐述。

1958 年,ICRP 第 1 号出版物发表。考虑到核燃料工业的迅速发展和电离辐射源的广泛应用,该出版物指出,有必要对容许剂量提出严格的建议。建议指出,"个人容许剂量"是指"长时间内的累积剂量或一次受照的剂量",这个剂量不足以产生严重的躯体损伤或遗传损伤;或者引起健康影响是轻微的,可以被受照者本人或专业医生接受的。建议中指出,职业照射人员个人受全身均匀照射的最大容许剂量不能超过 5rem。按每年工作 50 周计,这个剂量相当于 0.1rem/周,相当于 1954 年建议值的 1/3。建议同时指出,个人在连续 13 周内受到的累积照射剂量不能超过 3rem。这些剂量不包括天然本底辐射照射和医疗照射的受照剂量。建议指出,非职业照射人员的受照剂量的 MPD 不能超过职业照射人员 MPD 的 1/10。1958 年以后,ICRP 重视了对遗传效应的研究。

1959 年,ICRP 公布了第 2 号出版物。在这个出版物中,根据 MPD 值为 5rem 导出了大约 250 种放射性核素的 MPBB,并给出了放射性核素在空气中和水中的 MPC。ICRP 1958 年的出版物虽然经过对 1959 年出版物的补充和对后来 1962 年建议书的修订,但其基本内容没有重大改变。

1965 年,ICRP 在其报告中指出,"辐射防护的目的是防止辐射的急性效应,并把晚发效应的危险性限制到可以接受的水平"。目的在于限制个人的躯体效应(发生在受照射者本身的辐射有害健康效应,包括全身效应和局部效应)和全体人群的遗传效应。建议中,除了对职业照射个人规定了最大容许剂量以外,还对群体和个人有计划的照射推荐使用"剂量限值"(dose limit)一词。

1977 年,ICRP 公布了其第 26 号出版物。在这个出版物中,对其过去的建议进行了全面修订,把辐射危害分为非随机性效应(后来改称"确定性效应",现也称"有害的组织反应")和随机性效应,给出了单位剂量诱发随机性效应的危险度和某些器官的危险度系数,提出了放射防护三项基本原则,明确了放射防护的目的。此出版物还废除了名词"最大容许剂量",代之以"剂量限值";废除了名词"紧要器官",代之以"关键器官(critical organ)",此外增加了"关键人群组(critical groups)""关键核素(critical nuclide)"和"关键途径(critical exposure pathway)"几个名词;废除了"最大容许体负荷"的名词,代之以放射性核素"摄入量限值(limits of intake)"。ICRP 第 26 号出版物建议,职业照射人员个人的年剂量限值为 50mSv,眼晶状体和其他单个器官或组织的年剂量当量限值分别为 150mSv 和 500mSv;一次特殊照射中受照剂量不能大于 100mSv,一生中的受照剂量不能大于 250mSv;孕妇和 16~18 岁学生及学徒工的受照剂量每年不能超过 15mSv,年龄小于 16 周岁者按公众成员个人的年剂量限值控制。对公众成员个人的年剂量限值为 5mSv;公众成员个人的任何单个器官或组织受照射的年剂量当量限值为 50mSv;公众成员个人摄入的放射性核素年摄入量限值为职业照射人员个人年摄入量限值的 1/50。

1990 年,ICRP 第 60 号出版物问世。在这个出版物中,ICRP 根据其第 26 号出版物发表后,世界各国在十几年间于放射生物学、电离辐射剂量学和放射防护学等多学科的科学研究成果,以及来自(并非全是)日本核爆 86 500 名幸存者的辐射流行病学调查结果,确认了归因于辐射照射诱发实体癌的发生概率与 10 多年前相比升高了 3 倍。通过比较研究以后,ICRP 在第 60 号出版物中建议将原来对职业照射人员个人的年有效剂量限值 50mSv 降到 20mSv;公众成员个人的年有效剂量限值确定为 1mSv;并根据这一新建议在 ICRP 第 61 号出版物中给出了"工作人员放射性核素摄入量限值"。第 60 号出版物中同时给出了单位辐射剂量诱发随机性效应危险总概率和概率系数,以及宫内受照射的辐射危险系数。至于确定性效应和遗传效应,自 ICRP 第 26 号出版物发表至第 60 号出版物发表的 10 多年间,这些方面的认识没有明显变化。但是,在放射防护中应用的辐射量和单位方面有明显改变。虽然保留了剂量当量这一辐射量,可是新给出一些辐射量,其中有当量剂量(equivalent dose)和辐射权重因子(radiation weighting factor)、有效剂量(effective dose)(取代有效剂量当量)、待积有效剂量(committed effective dose)和集体有效剂量(collective effective dose)等。以辐射危险概率取代辐射危险度。建议用有效剂量描述个体危害,以集体有效剂量描述群体的总危害,不主张单独用有效剂量度量事故危害。给出了针对辐射剂量或危险概率的剂量约束概念和豁免准则及水平。放射防护体系的三项基本原则没有改变。

2007 年,ICRP 的新建议在其第 103 号出版物中体现,新建议在过去的基础上,既有许多更新,又有基本保留,并力求清晰阐明如何将委员会的建议书应用于各种电离辐射照射源和接受照射的个人。"为防止电离辐射照射对人和环境的有害效应而提出一个适当的防护水平,但又不过分限制可能与照射相关的有利的人类活动"。为此,参考有关归因于电离辐射照射的健康危害的科学资料是必要的前提,但是对于放射防护在社会和经济等方面的价值判断也必须考虑在内。

2014 年,由国际原子能机构(IAEA)牵头,欧洲委员会、联合国粮食及农业组织、国际劳工组织、经济合作与发展组织、泛美卫生组织、联合国环境规划署和世界卫生组织共同编制的新版《国际辐射防护和辐射源安全基本标准》发布。这一新的放射防护基本标准,在传承原有放射防护体系的框架下,有着许多的新的理念的输入。其最大的变化就是确立了人类辐射实践过程中的三大照射情况,即:计划照射情况(planned exposure situation)、应急照射情况(emergency exposure situation)和既存照射情况(existing exposure situation)(有时译为现存照射情况)。新的基本标准纳入了 ICRP 第 103 号出版物的思想,原则上适用于来自任何"源"的所有电离辐射照射。新的基本标准明确指出,来自任何"源"的所有辐射实践,必须是通过合理的手段对各种照射来源以及所导致个人受照射剂量的情况可控,才能全部贯彻实施。而有些照射是不可能合理控制或无法控制的,比如自然环境中氡的照射,另有一些照射属于控制是不合理的,比如镅-241 烟雾报警器,因此遵照有关法规,可以排除在外,或者准予豁免。新的基本标准通过广泛调研评判有关电离辐射健康效应的文献,认为不需要对放射防护体系做根本性改变,保留了放射防护三原则(实践的正当性、防护的最优化和个人剂量限值)作为放射防护体系的核心,继续采取按不同照射对象区分的照射类型(职业照射、医疗照射和公众照射)。新的基本标准进一步充实了放射防护体系,并将这个完整体系重新安排,具体应用于各种电离辐射源所产生的照射和个人所受到的照射。新的基本标准中的一个重要更新点是,把所有辐射实践依照"源"的状态,分为计划照射情况、应急照射情况和既存照射情况。这样一来,新体系就聚焦在,根据放射防护三原则,针对新划分的三类不同照射情况中的三种不同照射类型具体实施放射防护。

2020 年以来,随着现代核与辐射技术的快速发展和广泛应用,一种新的理念逐渐渗透到放射防护体系中。人们在对任意的辐射实践进行正当性判断时,传统的综合利弊分析得到保留,但还应当在此之外,增加伦理与道德的考虑,这一考虑目前尚未以正式文字的形式体现在任何组织的出版物中。

综上所述,1950 年以前的放射防护着眼点是防止急、慢性躯体放射损伤效应,防护对象主要是 X 射线工作者和用镭治疗病人的医务工作者,即职业照射人员,剂量限值是以天或周为周期。这个时间人们对辐射危害认识程度不深(表 2-1)。从 1950 年到 1965 年,防护对象不只限于职业照射人员,还考虑到公众成员;不仅单纯考虑外照射,还考虑到限制放射性核素的摄入量,提出了最大容许体负荷的概念。这十多年来,人们对辐射危害和防护的认识有了长足的发展。但是,对辐射危害的定量研究还很不全面,深度也不够。自 1965 年以后,特别是自 1977 年以来,人们对辐射危害和防护研究上了一个新的平台,不仅在躯体效应和遗传效应方面,而且在细胞水平和分子水平方面对辐射危害有了更深的认识。进入 21 世纪,计算机技术、人工智能的发展,使得在辐照剂量的微剂量学方面、防护体系和辐射危害定量研究中形成了一系列新概念,对放射防护理论的更新与发展起到实质性推动作用,促进了核与辐射技术安全应用的快速发展。

表 2-1　早期人类活动有关电离辐射的科学发现及辐射损伤发现的大事记

时间/年	科学发现及活动	有报道的辐射效应和损伤事件
~140	煤矿工	德国-捷克厄尔士-克鲁什内山脉矿区的"高山病"(Bergkrankheit)的记载
1789	克拉普罗特发现铀元素	
1828	贝尔塞柳斯发现钍元素	
1841	佩里戈提炼出高纯度铀	
1879		明确厄尔士-克鲁什内山脉矿区的"高山病"为肺癌
1895	伦琴发现 X 射线	出现 X 射线引起的皮肤损伤
1896	贝可勒尔发现铀的放射性	发现射线对生物组织的作用
1898	居里夫妇发现钍的放射性及元素钋、镭	
1899	卢瑟福发现 α 及 β 射线	
1900	维拉尔发现 γ 射线	
1901		出现镭射线引起的皮肤损伤
1902		出现电离辐射致癌的报道
1912	韦克多·汉斯发现宇宙射线	
1913		开始有关于放射防护的建议
1919	发现人工核反应	
1921		猜测"高山病"为氡所引起
1920—1930		放射学家的"职业性贫血"、发光涂料工人的"镭下巴"、骨肉瘤、白血病、病理性骨折等的报道与研究;有些国家设立了防护委员会或类似组织

续表

时间/年	科学发现及活动	有报道的辐射效应和损伤事件
1925	第一届国际放射学大会,成立了 ICRU(国际辐射单位与测量委员会,最初为国际 X 射线单位委员会)	
1927		发现 X 射线可引起果蝇的基因突变
1928	第二届国际放射学大会,成立了国际 X 射线与镭防护委员会[IXRPC,现国际放射防护委员会(ICRP)]	
1931	查德威克发现中子	
1932		美国一企业家因服用被宣传为有神奇功能的镭药水(^{226}Ra 和 ^{228}Ra 量均达毫居里级)死亡,引起学术界对镭毒性的深入研究
1934	约里奥·居里夫妇用钋的 α 射线轰击铝箔,发现了铝箔具有放射性	
1939	发现裂变反应	
1942	实现自持连锁裂变反应	开始组织较大规模的专业放射防护队伍
1950	第六届国际放射学会议,ICRP、ICRU 恢复活动	开启放射防护新纪元

二、我国放射卫生的发展历程

我国的放射卫生工作起步于 20 世纪 50 年代。为配合国家"两弹一星"工程,一批放射医学与防护相关科研院校先后成立,如军事医学科学院放射与辐射医学研究所、卫生部工业卫生实验所、中国医学科学院放射医学研究所、白求恩医科大学预防医学系、苏州医学院工业卫生系、第二机械工业部第七研究所等。经过几代人的共同努力,中国的放射卫生工作取得了显著的成绩。回顾我国放射卫生发展历史,大致可以分为四个阶段。

(一)起步阶段(20 世纪 50 年代)

我国放射卫生起步于国防事业的需求及解决我国 X 射线诊断和镭疗的广大医学工作者的防护需要。新中国成立初期,陆续选派学者赴苏联学习进修放射医学与防护等专业知识,随后在几所大专院校和科研院所成立相应领域的教研室和实验室,培养了学科相关领域专业人才,促进了我国放射卫生学科的萌芽。

这一时期我国放射卫生学的建设基本上是照搬苏联模式。鉴于当时冷战序幕已经拉开,国际局势风云变幻,中央决定大力加强核能的研究与应用,20 世纪五六十年代,国家分多批次派出了包括放射医学与防护在内的核能领域优秀科研人员到苏联进行学习与交流,后来这些人员绝大多数都成了我国放射卫生领域的专家和学科带头人,他们学成回国后为我国培养了大批放射卫生专业技术人才,在我国核试验中的放射卫生防护、事故伤员救治以及和平利用核能、核技术下的公众健康等方面做出了突出的成绩。

20 世纪 50 年代中后期,随着我国核工业发展规划的落实,1956 年国家将同位素应用研究列入我国十二年科技发展规划,1958年我国第一座原子反应堆回旋加速器投入运行并开始生产放射性同位素。随着国防事业的发展,围绕着我国的核武器试验,职业性的放射卫生防护、辐射生物效应、放射性监测和公众防护日益得到重视,这些需求,极大地推动了我国放射卫生学科的发展。1958年,卫生部颁布《使用放射性的工业企业、实验室卫生防护(草案)》,1959年,卫生部等有关部门共同组成放射防护医学领导小组,负责全国原子能科学事业的防护、放射性同位素在医疗卫生方面的推广、干部培养和科学研究工作,随后各省区卫生厅局成立放射防护医学专管机构,中国医学科学院成立放射医学研究所。

(二) 快速发展阶段(20世纪60—70年代)

1960年,国务院批准发布《放射性工作卫生防护暂行规定》(简称《暂行规定》),这也是我国放射防护领域第一部国家法规性文件,《暂行规定》的发布,极大地推进了我国放射卫生事业的发展。其后,卫生部、国家科委、二机部等部委相继制定并发布了有关同位素管理、工作人员管理、医疗照射管理、食品卫生管理及核工业卫生管理的若干单项规定,其中《电离辐射最大容许量标准》《放射性同位素工作的卫生防护细则》和《放射性工作人员的健康检查须知》三个技术文件一直使用到20世纪70年代中叶。

20世纪60年代,伴随我国"两弹一星"工程的需要,国家提出加快放射医学与放射卫生人才培养的要求,众多的医学院校设立了放射医学专业或开展放射医学与防护的研究。1960年4月,吉林医科大学组建了代号为"工业卫生"的放射医学专业(吉林医科大学1978年更名为白求恩医科大学,2000年并入吉林大学);1960年8月,北京医学院建立时称"第一专业"的放射医学专业(北京医学院1985年更名为北京医科大学,2000年并入北京大学);1962年上海市工业卫生研究所在上海第一医学院成立(研究所1985年更名为上海医科大学放射医学研究所,2000年随之并入复旦大学并改名复旦大学放射医学研究所);1962年12月,苏州医学院划归二机部,次年组建工业卫生系(现放射医学与防护学院)并积极筹备以"工业卫生"名号招收放射医学与防护专业学生(苏州医学院2000年并入苏州大学)。当然,值得一提的是,早在1955年第三军医大学就成立了"医学防护教研室",开展防原和防化的教学与研究工作,并由此发展成"全军复合伤研究所"。目前苏州大学和吉林大学的放射医学专业依旧具有强大的全国影响力。

随着"两弹一星"工程的开展,尤其是1964年10月16日,中国自行制造的第一颗原子弹在新疆罗布泊爆炸成功,这是中国成功进行的第一次核试验。解放军总后勤部成立了效应大队,参与生物效应研究。效应大队由军事医学科学院(包括各军医大学)、卫生系统(包括来自原农业部等单位)和后勤技术装备研究院(包括各军、兵种)从事生物效应研究的人员组成。原卫生部的任务侧重于核爆炸对公众的损伤及防护对策研究,解放军总后勤部的任务侧重于核武器对军事人员的损伤及防护对策研究。参试人员大部分来自各省(自治区、直辖市)卫生系统医学研究院所、高等医学院校、医疗机构、卫生防疫等单位。主要开展核损伤特点及诊断治疗、核防护及救治组织、核物理参数的测量和监测、下风向地区的医学和剂量学调查、全国放射性落下灰监测、放射性落下灰理化性质研究以及放射性落下灰监测方法等方面研究。这一时期,我国放射卫生工作得到了快速的发展,研究工作领域涉及生物效应动物试验研究、辐射监测与剂量学研究、公众防护等方方面面,全国主要省份防疫站、相关学校积极参与了相关科学研究和放射卫生监测与公众防护工作,极大地带动了我国放射卫生学科在辐射生物效应、放射性监测和公众防护方面的研究,并培养了一大批放射卫生专业人才,推动了放射卫生的学科建设,为后续放射卫生学科在全国环境放射性本底调查、医疗照射、公众照射和职业照射防护与科学研究以及核与辐射事故卫生应急准备与响应等方面的发展奠定了重要的工作和人才基础。

(三) 平稳推进阶段(20 世纪 80—90 年代)

随着改革开放的步伐,国家工作重点逐步转移到经济建设中来,放射卫生工作任务也转变为以卫生防护、核安全、核环保三大任务为主的放射医学与防护研究工作,基础科学研究和调查工作得到加强,各种学术团体恢复活动。在改革开放战略思想指引下,我国放射卫生工作不断深化改革,着力扩大对外开放,使科研领域的对外协作和学术交流从无到有、从小到大地逐渐蓬勃开展起来。

1980 年,卫生部组织成立全国卫生标准技术委员会。1981 年在全国卫生标准技术委员会下,设立放射病诊断标准分委员会和放射卫生防护标准分委员会,从体制上明确了放射卫生相关标准的编制工作。随后原卫生部制定和颁布了一系列与医用辐射防护、放射病救治相关的标准和法规,开展了放射卫生相关各领域的科学研究工作,促进了我国新时期放射卫生学科发展。

随着改革开放的加深和经济发展的加快,一大批放射诊疗新技术、新设备涌现并得到推广应用,放射诊疗的质量控制与质量保证日益受到关注与重视。这一时期,在 WHO、IAEA等国际组织支持和帮助下,我国放射卫生工作也跟着转型,开始了对医用电离辐射设备的质量控制与质量保证、标准剂量刻度、性能检测等工作进行研究并加以推广,并成了放射卫生工作的重心。在 1984 年和 1996 年两次开展了我国医疗照射水平调查工作。这些工作的开展,有效地推动了我国放射卫生学科在医疗照射领域的建设与发展,积累了宝贵的经验,为21 世纪放射卫生工作的腾飞奠定了扎实的工作基础。

1980 年中华医学会成立放射医学与防护学分会,并于 1981 年创办了《中华放射医学与防护杂志》;其间中国核学会成立了辐射防护分会,《辐射防护》杂志也随之创办。20 世纪80 年代中叶,白求恩医科大学和苏州医学院均获得放射医学硕士和博士授予权,放射医学完整的本科 - 硕士 - 博士人才培养体系建成。由原卫生部设立于苏州医学院的"全国放射卫生与防护进修班"开始于 1983 年,之后每年均有举办,历经 40 余年延续到现在,为我国放射卫生事业培养了大批优秀的专业人才。

(四) 腾飞阶段(21 世纪)

进入 21 世纪,随着 2001 年 10 月《中华人民共和国职业病防治法(简称《职业病防治法》)、2002 年 10 月 GB 18871—2002《电离辐射防护与辐射源安全基本标准》、2003 年 6 月《中华人民共和国放射性污染防治法》(简称《放射性污染防治法》)、2005 年 9 月《放射性同位素与射线装置安全和防护条例》、2006 年 1 月卫生部《放射诊疗管理规定》等一系列法律法规、条例标准的发布,我国放射卫生终于一步一步走上法制化轨道,放射卫生工作有法可依、有法必依的局面逐渐形成。

随着 GB 18871—2002《电离辐射防护与辐射源安全基本标准》的发布,放射防护基本标准得以改变,特别是其中对从事放射工作的人员所受职业照射的剂量限值有了较大的变化,放射卫生防护标准及其体系得到了进一步修改和完善,在对原有标准全面复审、清理和评价的基础上,相关部门逐步通过标准的制定、修订或整合,使有关放射卫生防护的国家职业卫生标准不断丰富,2006 年前后集中发布了 30 多项有关放射卫生防护的新的国家职业卫生标准。

标准的制定、修订和不断完善,有效地规范了电离辐射应用的行为,提高了放射卫生与防护水平。为切实维护、保障和提高我国公众、患者和广大放射工作人员的健康,放射卫生领域出现了以工作带动学科发展,以学科发展促进工作的新局面,国家相继开展了全国放射诊疗基本情况调查,启动实施了医用辐射安全监测网工作,制定、修订了一系列放射诊疗设备质量控制和防护检测方面的标准,开展了国家科技支撑计划课题和卫生行业科研专项,有力地推动了我国医用辐射防护的科研水平。

21世纪的中国,核电事业进入快速发展的新时期,核电站及其流出物的检测成为放射卫生工作一个重要的内容。与此同时核与辐射技术在工、农业生产和医疗、科研等领域得到了更加广泛的应用。然而电离辐射是把双刃剑,在造福于人类的同时,核与辐射事件也时有发生。伴随放射卫生学科的发展,国家核与辐射卫生应急体系建设得到不断完善和加强,并开展了一系列有关核与辐射卫生应急的技术准备工作,成功地组织了多起重大事件的卫生应急响应,主要有:2004年的山东 ^{60}Co源放射事故处置,2005年的哈尔滨 ^{192}Ir放射事故处置,2006年的英国 ^{210}Po放射事件中受影响的中国公民医学处置,2008年的山西 ^{60}Co源事故处置,2009年的河南杞县放射源卡源事件处置,2011年的日本福岛核电站事故应对,朝鲜2006年10月9日至2017年9月3日进行的六次核试验应急监测,2014年的南京放射源丢失事故处置。在这些核与辐射事件的卫生应对和处置中,既涵盖了放射卫生学科相关领域如生物剂量检测、辐射剂量估算、医学救治处理,又有对公众心理干预和风险沟通等方面的拓展。

21世纪的中国,进入了放射卫生机构建设和人才培养的鼎盛期。2003年以来,全国建立了17家核辐射损伤救治基地,其中2个国家级,15个省级,承担相应辖区内核事故与辐射事故辐射损伤人员的现场医学救援、院内医疗救治和医学随访,以及人员所受辐射照射剂量的估算和健康影响评价等任务。到2007年,全国从事放射卫生相关工作的机构共有4 431家,设置在各级疾控的放射卫生机构1 964家,设置在职防院所的放射卫生机构50家,设置在其他机构的放射卫生机构89家,放射卫生专业人员数共计7 200多人。2010年卫生部监督局为中国疾病预防控制中心辐射防护与核安全医学所、中国医学科学院放射医学研究所、吉林大学和苏州大学四家单位授牌为卫生部放射卫生培训基地,四家培训基地为我国大批次的放射卫生工作人员的培训提供了专业技术保障。同时,相关大专院校或科研院所在放射卫生专业人才培养的层级上也有了较大的提升。2018年我国放射医学与放射卫生领域唯一的省部共建国家重点实验室"放射医学与辐射防护国家重点实验室"落户苏州大学,这极大地提升了我国放射卫生与放射防护的科研水平。

三、与放射防护相关的国际组织

电离辐射自发现到现在,经历了近130年的发展历史,核与辐射技术的应用早已渗透到社会发展和人们生活的方方面面。趋利避害是人类发展的总的指导思想,人类的各类辐射实践也不例外。为了适时做好在追求辐射实践利益的同时,规避或是降低电离辐射带来的风险,人们便成立了各种组织机构,研究电离辐射的应用与防护,指导各类辐射实践在有效的安全范围开展。目前国际著名的与放射防护相关的组织机构有国际放射防护委员会(International Commission on Radiological Protection,ICRP)、国际原子能机构(International Atomic Energy Agency,IAEA)、联合国原子辐射效应科学委员会(United Nations Scientific

Committee on the Effects of Atomic Radiation, UNSCEAR)、国际辐射单位与测量委员会（International Commission on Radiation Units and Measurements, ICRU)、美国国家辐射防护与测量委员会（National Council on Radiation Protection & Measurements, NCRP）等。

（一）国际放射防护委员会

ICRP 1928 年成立于斯德哥尔摩，是国际公认的负责推荐放射防护标准的权威性的国际机构，世界各国都根据 ICRP 的最新建议修订自己的放射防护标准。ICRP 的前身是国际 X 射线和镭防护委员会（International X-ray and Radium Protection Committee, IXRPC)，在 1928 年斯德哥尔摩召开的第二次国际放射学（International Congress of Radiology, ICR）会议后成立。第二次世界大战期间，IXRPC 暂停了所有活动，二战后首次国际放射学大会于 1950 年再次在伦敦举行，此次会议 IXRPC 更名为 ICRP。

ICRP 是一个公益性的学术团体，旨在为公众利益推动放射防护科学的发展，特别是就电离辐射防护的所有方面提供建议和指导。由来自 30 多个国家的 250 多位全球公认的放射防护相关的科学、政策和实践专家组成。ICRP 包括主委员会、科学秘书处、第一委员会、第二委员会、第三委员会、第四委员会及任务小组。与其他学术团体一样按照学科特长选聘委员，并且逐届改选制度可以保证其连续性和防止僵化，如有必要还会聘请一些委员以外的专家。ICRP 现任主席为德国学者维尔纳·鲁姆（Werner Rühm）。

ICRP 总部办公室位于加拿大首都渥太华，也是科学秘书处的所在地。科学秘书处负责 ICRP 的日常事务；第一委员会负责审议辐射从亚细胞级别到人类和生态系统各级的效应，包括诱发癌症、遗传性和其他疾病、组织或器官功能受损和发育缺陷，并评估对保护环境和人类的影响；第二委员会制定剂量学方法，以评估内部和外部辐射照射，包括参考生物动力学和剂量学模型以及参考数据和剂量系数，用于保护人类和环境；第三委员会讨论电离辐射用于医学诊断、治疗、生物医学研究以及兽医时对个人和未出生儿童的保护；第四委员会就委员会关于以综合方式对所有暴露情况提出的保护人类和环境的建议适用情况提供咨询意见。委员会的大部分工作，特别是编制发表在《委员会年鉴》上的报告，是由各工作组完成的。

在拟备建议时，ICRP 充分利用了其他机构如 UNSCEAR 等的研究成果，这样其所推荐的基本防护要求才能不脱离实际，既有实际指导意义又切实可行。它会在考虑基本原则和定量基础之上制定适当的辐射防护措施，但会将根据各自国家需要制定具体咨询建议、实践法规或条例的责任留给各国环境保护机构。各国主管部门应当依据国情决定是否使用 ICRP 的推荐及拟定如何实施的细则。ICRP 的推荐首先出发点要公正、立足于全人类利益；要忠于科学，充分反映先进的科学成果；立论要审慎，要充分认识到现有知识的不足可能会制约迫切的防护需求；推荐或建议要切实可行，充分考虑社会、科学等因素，并且要根据知识和技术的进步适时地更新，但需要保持稳定性，不能出现中断；表述要明确不能产生歧义。就目前成效来看，ICRP 的活动是十分有效且成功的。

从 1929 年开始，ICRP 就开始制定并出版发行与辐射防护相关的出版物，至 1959 年发行了八种，1959 年后，开始为出版物编上序号，至 2024 年 9 月出版物序号已编至 154 号（*Optimisation of Radiological Protection in Digital Radiology Techniques for Medical Imaging*）。其中大多数涉及放射防护的特定领域，但也有少数出版物，即所谓的基本建议，描述了整个放射防护系统。放射防护系统的基础是目前对辐射暴露和影响的科学认识和价值判断。这些价值判断考虑了社会期望、道德规范和应用系统所获得的经验。随着对科学和社会期望的理解的不断发展,放射防护系统也在不断发展。此外,这些建议继续考虑到电离辐射在医学和其他领域的新用途,以帮助确保在所有情况下都有足够的安全水平。这些出版物已成为指导各国政府制定本国放射防护相关法规与标准的依据。

ICRP 与其他对放射防护有兴趣的组织一直保持正式合作关系,包括订立特定协议,或给予与 ICRP 任务有关的组织特别联络的职责。委员会可邀请与委员会有正式关系的机构的代表出席委员会的特别会议,提供专业意见。还可以邀请代表作为 ICRP 任务组的成员,他们的专业知识对小组达到期望的目标至关重要。委员会定期举行高层会议,邀请与委员会有正式关系的组织的高级代表与委员会主席和主要成员会面。

ICRP 的网站是:http://www.icrp.org/。

(二)国际原子能机构

IAEA 是一个同联合国建立关系,并倡导世界各国政府在原子能领域进行科学技术合作的机构。1954 年 12 月,第九届联合国大会通过决议,要求成立一个专门致力于和平利用原子能的国际机构。1956 年 10 月,来自世界 82 个国家的代表举行会议,通过了旨在保障监督和和平利用核能的《国际原子能机构规约》(以下简称《规约》)。1957 年 7 月,规约正式生效。同年 10 月,国际原子能机构召开首次全体会议,宣布机构正式成立,总部设在奥地利首都维也纳。1984 年,中国政府向机构递交了接受《规约》的接受书,成为正式成员国。

IAEA 的宗旨是致力于谋求加速和扩大原子能对全世界和平、健康及繁荣的贡献,确保由其本身,或经其请求,或在其监督或管制下提供的援助不用于推进任何军事目的。IAEA 定期报告向联合国大会和联合国安全理事会提供报告。2005 年 10 月 6 日因"防止核能被用于军事目的,并确保最安全地和平利用核能",诺贝尔和平奖颁给了 IAEA 及时任总干事穆罕默德·巴拉迪。

IAEA 是核领域的主要出版物发行者。它有近万份科学和技术出版物,包括国际安全标准、技术指南、会议记录和科学报告,涵盖了 IAEA 的所有工作层面,重点包括核能、放射治疗、核安全与保障等。出版物系列包括:安全标准系列、核能源系列、核安全系列、国际法系列、技术报告系列、人类健康系列。这些出版物和 ICRP 的一样,指导着各国的相关活动,如 1996 年安全丛刊第 115 号《关于防止电离辐射和辐射源安全的国际基本安全标准》,是各国制定本国放射防护基本标准的蓝本,我国的 GB 18871—2002《电离辐射防护与辐射源安全基本标准》在许多方面就是等效采用其基本内容。根据相关学科的发展和成果,2014 年基本标准得到了更新并再次发布。当然,其发布占比最大的还是核电站、核设施、核安全、核事故等领域。

1. IAEA 现任总干事拉斐尔·格罗西,组织机构包括大会、理事会和秘书处。

(1) IAEA 大会:由国际原子能机构的全部成员国的代表组成,每年召开一次会议,一般在 9 月,为期一周。大会下设全体委员会和总务委员会,后者兼有证书委员会的职能。

(2) IAEA 理事会:由 35 国组成的理事会为该组织最高执行机构,其中 13 个为指定理事国,22 个为选举理事国,选举理事国由大会选出。指定理事国由世界核技术(包括原材料生产)最先进国家(10 个)和 1 有关地区最先进国家(3 个)担任,任期一年。但事实上除了西欧(不包括英、德、法)和拉丁美洲两个地区的指定理事国有轮流担任的情况外,其他指定理事国都是常任的,因为这些国家每年都被指定为理事国。中、英、法、俄、美均为指定理事国。选举理事国按地区平衡分配的原则由大会选举产生,每年改选一半,任期两年。理事会于每年举行四次会议。

（3）IAEA秘书处：由总干事领导下的专业人员和工作人员组成，总干事由理事会任命、大会批准，任期四年。6名副总干事负责6个独立的部门：政策制定办公室、技术援助及合作司、核能和核安全司、行政管理司、研究和同位素司以及保障监督司。此外还设有三个研究单位：塞伯斯道夫实验室（奥地利）、的里雅斯特国际理论物理研究中心（意大利）、国际海洋放射性实验室（摩纳哥）。

2. IAEA的职能

（1）收集下述方面的资料并传播给缔约国和成员国：①发生核事故或辐射紧急情况时可提供的专家、设备和材料；②可用来应对核事故或辐射紧急情况的方法、技术和研究成果。

（2）收到请求时在下述任何方面或其他适当的方面向缔约国或成员国提供援助：①发生核事故和辐射紧急情况时编拟应急计划以及适当的法规；②为处理核事故和辐射紧急情况人员制定适当的培训方案；③发生核事故或辐射紧急情况时转达援助请求及有关的资料；④拟订适当的辐射监测方案、程序和标准；⑤对建立适当的辐射监测系统的可行性进行调查；⑥发生核事故或辐射紧急情况时向缔约国或请求援助的成员国提供为初步评估事故或紧急情况而拨出的适当资源；⑦在出现核事故或辐射紧急情况时为缔约国和成员国斡旋。

为获得并交换有关的资料和数据而与有关的国际组织建立并保持联络，并将这些组织的清单提供给缔约国、成员国和上述各组织。

鉴于国际原子能机构的法定和法律职责、经验以及久经考验的基础设施，理应由国际原子能机构作为联合国系统内一切涉及辐射安全的活动，包括那些与外层空间活动有关的活动的参照点。此外，国际原子能机构致力于在《援助公约》和《规约》为其规定的职责范围内，利用各种资源来促进、便利并支持缔约国之间的合作。

IAEA的网站是：htp://www.iaea.org/。

（三）联合国原子辐射效应科学委员会

20世纪50年代以来，由于美苏大量进行核武器试验。人们因此加大了电离辐射对于人和环境影响的关注，对电离辐射的来源、分布、辐射水平及其生物学效应等资料进行收集、分析和研究。1955年，在联合国第10届大会上，通过了建立联合国辐射效应科学委员会（UNSCEAR）的议案。联合国授予这个委员会负责收集各成员国和相关机构提供的有关报告，结合电离辐射水平和效应可用的文献，加工汇编形成报告，并不定期公开出版的权利。委员会的秘书处设在维也纳国际中心。最初，UNSCEAR由阿根廷、埃及、瑞典、苏联、英国、美国等15个国家组成，1973年增加了联邦德国、印尼、秘鲁、波兰和苏丹为成员国，中国于1986年由联合国大会邀请加入。

出席UNSCEAR会议的除了各成员国的科学代表和顾问团以外，还包括其他一些机构的代表，如联合国环境规划署（UNEP）、国际辐射单位与测量委员会（ICRU）、世界卫生组织（WHO）、国际原子能机构（IAEA）、国际癌症研究机构（IARC）、国际放射防护委员会（ICRP）等。并且会邀请一些专家共同参加呈交联合国报告的准备工作。

作为有关电离辐射水平和效应的世界权威性机构，UNSCEAR的评价一直被世界各国和各个组织作为评价辐射危险和采取防护措施的科学基础。评价的范围包括各种（民用的和军用的，天然的和人工的）电离辐射照射。联合国大会每年都要对委员会的工作进行评价。1958年和1962年委员会向联合国大会提交的两份重要报告，对人类所受到的电离辐射水平和可能的效应做出了综合性评价,为禁止大气核武器实验的部分禁试条约谈判提供了基础。委员会系统评价了全球和区域公众照射、职业照射和医疗照射的水平和趋势,定期地对1945年原子弹爆炸幸存者和其他受照人群组的辐射健康效应进行科学的评估,这些评价为各国和各机构(如 IAEA、ICRP、WHO)制定辐射防护政策提供了科学基础。在切尔诺贝利事故发生以后,UNSCEAR 就一直参与辐射照射和健康效应的评价。委员会最终得到的结论是:切尔诺贝利放射性沉降影响的地区,甚至影响最大的地区也不必担心辐射对健康的影响。20 世纪 90 年代末 21 世纪初,委员会关注了冷战时期遗留的放射问题,评价了武器生产和试验残存物的影响,以及辐射遗传效应。近年来,低剂量辐射生物效应、公众照射、职业照射以及一些核素的内照射也得到了更多的关注。自 2011 年福岛核事故后,UNSCEAR 也给予了高度关注并且不断跟进研究报告。

委员会不制定政策,也不向政府或区域或国际机构提供建议。然而,许多政府和相关机构选择参考委员会的科学评估来制定自己的政策,例如在医疗保健、公众和环境保护、应急准备、污染土地补救以及与电离辐射在所有潜在应用中的使用有关的决定等方面。

委员会的任务是评估和报告电离辐射照射的水平、影响和风险。UNSCEAR 的报告以科学为基础,对政策保持中立。这些报告可能需要客观地处理与应用特定政策有关的科学和技术因素。

委员会主席团成员包括委员会主席、三名副主席和一名报告员,任期两年,任何人任职时间不得超过六年。主席团成员从具备履行主席团成员职责所需的能力、经验和才能的代表和副代表中选出,并适当考虑到地域分配。当委员会的工作方案侧重于一个可能有争议的科学问题时,委员会在选举主席和副主席以及对开展工作具有重要意义的任何其他职能时,将尽力谨慎行事,以避免任何实际的或感觉到的利益冲突。现任委员会主席是华裔加拿大科学家陈晶博士。

主席团成员共同组成委员会主席团。上一任主席、委员会秘书和副秘书是主席团的顾问。委员会的代表、他们的副代表和顾问以及委员会作为一个整体,在履行职责时保持高度的道德标准,委员会的管理方式促进具有高度科学诚信的公正评价。

在 UNSCEAR 的各项工作中,最重要的一部分就是经过调研和分析各国和各机构的数据并进行分析,最终形成报告书。UNSCEAR 报告书集中体现了委员会的工作成果。不定期正式出版发行的报告书通常由正文和科学附件两大部分组成,其中正文是向联合国大会的报告,总结了委员会现有的结论;科学附件详细述评委员会结论所依据的现有文献资料以及分析程序等,具有很好的权威性,可作为相关学科非常宝贵的科技文献。随着科学技术的不断更新和知识的积累,关于电离辐射对人与环境的影响的认知在不断深化,因而 UNSCEAR 报告书的更新很有意义。委员会自 1958 年向联合国递交了第一份报告书,此后每隔一段时间或者重大核事故后,委员会都会形成客观性的情况报告书,这些报告书是综合性的,也有少数几份报告书是单就少数专题进行评述。每份报告书往往要经过数次UNSCEAR 会议讨论通过。现在每年召开一次委员会全会。自 1972 年起,每份报告书都有单独的书名并公开出版发行,有意者可向设在日内瓦和纽约的联合国出版物销售处联系购买,也可从委员会网站 www.unscear.org 免费下载。

(四) 国际辐射单位与测量委员会

ICRU 是国际上公认的权威学术组织,其前身是 1925 年于伦敦召开的第一届国际放射学大会(ICR)上成立的"国际 X-射线单位委员会"。ICRU 专门研究提出关于电离辐射量与单位,以及有关电离辐射量的测量和应用方面的技术报告,致力于收集、评价与电离辐射测量及剂量学问题有关的最新数据和技术资料,并在下述几方面提出最可供当前使用的建议:电离辐射与放射性的量及其单位;在临床放射学与放射生物学中测量和应用这些量的恰当方法;应用这些方法中为保证一致性所需的物理数据。ICRU 工作范围所涉及的主要技术领域包括:电离辐射量和单位,相关理论方面问题,有关因子、放射治疗、放射诊断、核医学、放射生物学、放射防护、放射化学、放射性、X 射线与 γ 射线和电子的放射物理,以及中子和重粒子的放射物理等。2001 年起委员会以《ICRU 杂志》(Journal of the ICRU,国际标准期刊号:ISSN 1473226691)形式出版年度报告,每年一卷,由英国牛津大学出版社(Oxford University Press,OUP)出版发行。委员会与美国全国辐射防护委员会以及其他国际组织保持密切联系。ICRU 的技术报告不仅提出了各种电离辐射量和单位的定义、测量以及应用方面的有关原则,而且是放射诊断、放射治疗、核医学以及各行各业放射实践中所有电离辐射剂量学问题的指南。

（五）国际辐射防护协会

IRPA 是辐射防护领域的学术性非营利性国际组织,成立于 1965 年 6 月,该协会由美国保健物理学会创立,提供和支持国际辐射防护协会的讨论会议,国际代表大会是国际辐射防护协会最重要的会议,自 1966 年以来每四年举行,出席全体大会的代表名额按各成员学会的会员人数由协会章程规定。该协会致力于为从事辐射防护工作的人员提供国际交流与合作的平台,包括科学、医药、工程、技术及法律等相关学科,以保护人类及其环境免受电离辐射和非电离辐射的危害,从而推动辐射能和核能的开发和利用。其具体目标包括:鼓励在全世界范围内建立辐射防护学会,使其成为辐射防护人员实现国际合作的手段;准备和支持讨论辐射防护问题的国际会议;鼓励并致力于出版辐射防护的国际出版物;鼓励辐射防护所依据的相关学科的研究与教育;鼓励通过相关国际组织建立和评审辐射防护标准和建议。该协会成员是各成员国家的辐射防护学会、保健物理学会或放射防护学会的会员,各成员学会在本国所关心的事务上仍保留自主权。该协会同其他国际组织,特别是制定标准的国际组织建立有合作关系。协会的出版物是各界大会的会议文集和 IRPA 通报。

四、电离辐射标志

人类无法通过自身感觉去感知电离辐射的存在,因此在存在电离辐射的场所,必须设置图形标志,以告知人们电离辐射的存在,提醒人们远离辐射场所。依据我国电离辐射防护基本标准,即 GBZ 18871—2002,我国现行的电离辐射警示标志分为两种,一种是电离辐射标志(图 2-1),另一种是电离辐射警告标志(图 2-2)。电离辐射标志通常张贴在放射性物质的外包装及其盛放容器、放射源及射线装置的外表面等处。电离辐射警告标志通常张贴在放射性工作场所控制区的出入口、通道、门及门楣等醒目之处。

2007 年国际原子能机构、国际标准化组织

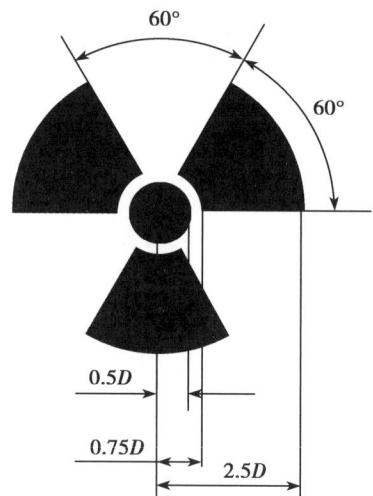

图 2-1　电离辐射标志

注:电离辐射标志为黑色,D 为圆心直径

(International Organization for Standardization,ISO)联合宣布启用一种新的放射性警示标志(图 2-3),这个新增标志主要用于按 IAEA 分类的第Ⅰ、Ⅱ、Ⅲ类密封放射源。旨在向广大公众更加形象和醒目地警示电离辐射的潜在危险,警告人们当接近有较大潜在危险的放射源时应快速远离。这是为了尽可能让公众更直观了解与认知电离辐射危险,以有利于努力避免或者减少公众受到有较大危险性放射源的意外伤害。目前我国还没有等效引进和采纳这种警示标志。

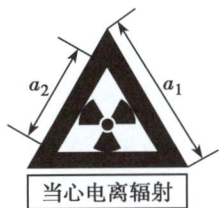

图 2-2 电离辐射警告标志
注:电离辐射警告标志背景为黄色,正三角形边框及电离辐射标志图形为黑色,"当心电离辐射"用黑色粗等线体字。正三角形外边 a_1=0.034L,内边 a_2=0.700a1,L 为观察距离

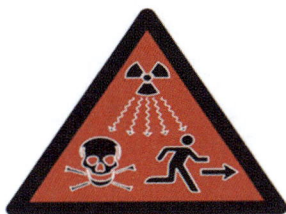

图 2-3 IAEA、ISO 新增警告标志
注:新增标志由传统三叶形电离辐射标志不断发射的电离辐射、骷髅头和奔跑的人等三部分整合在红底黑边三角形内组成

第二节 放射防护相关的量和单位

放射性测量、电离辐射剂量测量和放射防护评价等均涉及辐射的量和单位,辐射的量和单位的种类繁多,使用复杂,要更好地理解放射防护,就必须了解放射防护相关的量和单位。

一、放射性活度与比活度

放射性活度是指一定量的放射性核素在一个很短的时间间隔内发生的核衰变数除以该时间间隔之商,可用公式表示为,

$$A = -\frac{dN}{dt} = \lambda N = \lambda N_0 e^{-\lambda t} = A_0 e^{-\lambda t}$$

式 2-1

式中:

A 和 A_0——分别是 t 时刻和初始时刻的放射性活度;

λ——为衰变常数。放射性活度的国际单位制单位是贝可勒尔(Bq),以前的单位是居里(Ci)。

它们之间的关系可表示为:

$$1Ci=3.7\times10^{10}Bq=3.7\times10^4MBq=3.7\times10GBq=3.7\times10^{-2}TBq$$

放射性比活度是指单位质量放射源的放射性活度,其单位是 Bq/g。放射性比活度是衡量放射性物质纯度的指标。任何核素的放射源不可能全部由该种核素组成,而是被浓度大得多的相同元素的稳定同位素所稀释,还可能含有与放射性元素相化合的其他元素的一些

稳定同位素,还会有衰变子核。含其他核素少的,放射性比活度就高,反之则低。

二、比释动能和比释动能率

比释动能(K)是指不带电粒子(中子、光子)在与物质相互作用过程中,向次级带电粒子转移的能量,是描述不带电粒子把多少能量传给了带电粒子的量。

$$K = \frac{dE_{tr}}{dm}$$ 式 2-2

式中:

dE_{tr}——是由不带电粒子在质量为 dm 的无限小体积内释放出来的所有带电粒子初始动能之和(即转移能)。

比释动能的国际制单位是 J /kg,专名为戈瑞(gray),符号为 Gy。

比释动能率($\dot{K}$)是单位时间的比释动能的增量。

$$\dot{K} = dK/dt$$ 式 2-3

比释动能率的国际制单位是 Gy/s。

三、吸收剂量与吸收剂量率

吸收剂量(D)是指电离辐射向无限小体积内授予的平均能量除以该体积内物质的质量而得的商:

$$D = \frac{dE}{dm}$$ 式 2-4

式中:

dE——电离辐射授予物质的平均能量;

dm——为接受辐射能物质的质量。

也可以说,D 是电离辐射给予单位质量物质的平均授予能。

吸收剂量的国际制单位是:J/kg,专用名称:戈瑞(gray),符号:Gy。1Gy 等于 1kg 被照射物质吸收 1J 的辐射能量。

吸收剂量率($\dot{D}$)是单位时间的吸收剂量的增量

$$\dot{D}(t) = dD/dt$$ 式 2-5

吸收剂量率单位是 Gy/s。

吸收剂量适用于带电粒子、非带电粒子与任何物质之间的相互作用所发生的能量转移。

四、器官剂量

虽然受照物质中每一点,都有其特定的吸收剂量值,但是出于放射防护目的,作为可以接受的近似方法,常取某一段时间内,较大组织体积中吸收剂量的平均值。一个器官、组织 T 在某一范围内的平均吸收剂量 $\overline{D_T}$,定义为:

$$\overline{D_T} = \int_V D(x,y,z)\rho(x,y,z)\,dV \Big/ \int_V \rho(x,y,z)\,dV$$ 式 2-6

式中:

V——相关器官、组织范围的体积；

$D(x,y,z)$——该范围内质量密度为 $\rho(x,y,z)$ 的 (x,y,z) 点处的吸收剂量值。

在实际工作中,平均吸收剂量,常见写作 D_T,单位是 Gy。这一平均吸收剂量,能否代表相关器官、组织或某个组织范围内所有部分的吸收剂量,还取决于许多因素。

五、当量剂量与当量剂量率

器官、组织 T 的当量剂量(equivalent dose) H_T 是以各自辐射权重因子 w_R 修正后,相关辐射对特定器官、组织 T 的剂量总和,亦即:

$$H_T = \sum w_R \cdot D_{T,R} \qquad\qquad 式2\text{-}7$$

式中:

$D_{T,R}$——器官、组织 T 或其特定靶区范围内,由辐射 R 产生的平均吸收剂量;

w_R——与入射到人体或滞留于人体的放射性核素发出的第 R 种辐射相应的,辐射权重因子。

在放射防护关心的低剂量范围内,w_R 与剂量、剂量率无关,仅用于随机性健康危害的评价,表 2-2 为 ICRP 推荐的辐射权重因子。

表 2-2　ICRP 推荐的辐射权重因子 w_R

ICRP(2007)		ICRP(1991,供比较)	
辐射类型	w_R	辐射类型	w_R
光子、电子、μ 子	1	光子、电子、μ 子	1
质子、带电的 π 介子	2	中子:	
α 粒子、裂变碎片、重原子核	20	>20keV	5
中子		10~100keV	10
$w_R\begin{cases}2.5+18.2\times\exp\left\{-\dfrac{\left[\ln\left(E_n\right)\right]^2}{6}\right\}, E_n<1MeV\\[4mm]5.0+17.0\times\exp\left\{-\dfrac{\left[\ln\left(2E_n\right)\right]^2}{6}\right\},1MeV\le E_n\le 50MeV\\[4mm]2.5+3.25\times\exp\left\{-\dfrac{\left[\ln\left(0.04E_n\right)\right]^2}{6}\right\}, E_n>50MeV\end{cases}$		100keV~2MeV	20
		2~20MeV	10
		>20MeV	5
		质子　能量 >2MeV	5
		α 粒子、裂变碎片、重原子核	20

放射防护评价中,当量剂量 H_T 的意义在于,对于特定器官 T,无论对它造成照射的是何种辐射,只要当量剂量 H_T 值相同,该器官蒙受随机性效应的影响程度大致相仿。

当量剂量率单位:Sv/s。

六、有效剂量

有效剂量 E 是指全身受到均匀照射或不均匀照射时,将不同组织当量剂量($H_{T,R}$)与组织权重因数相乘后之和,表达式为:

$$E = \sum_T w_T \cdot H_T = \sum_T w_T \cdot \sum_T w_R \cdot D_{T,R} \qquad \text{式 2-8}$$

式中:

w_T——与器官、组织 T 相应的组织权重因子;它是依器官、组织随机性效应的辐射敏感性,对器官当量剂量施加修正的一个因子。

w_T——实质是全身各器官均匀受到相同当量剂量照射时,个人受到的随机性健康危害中,T 器官所占的份额。

w_T——数值来源于辐射所致癌症发生、死亡的流行病学调查,以及对辐射遗传学研究资料的分析和判断。

w_T——代表的是年龄范围很宽、男女两性的平均值,且认为:w_T 值,与辐射的类型和能量无关。表 2-3 是 ICRP 1991 年、2007 年给出的组织权重因子值。

有效剂量 E 的国际制单位是:J/kg,专用名称:希沃特(sievert),符号:Sv(希)。

表 2-3　ICRP1991、2007 年给出的组织权重因子 w_T

组织或器官	ICRP 1990 年推荐值	ICRP 2007 年推荐值
红骨髓、结肠、肺、胃	0.12	0.12
乳腺	0.05	0.12
其余组织	0.05[a]	0.12[b]
性腺	0.20	0.08
膀胱、食道、肝、甲状腺	0.05	0.04
骨表面、脑、唾液腺、皮肤	0.01(没有规定脑和唾液腺)	0.01

注:a,只规定 10 个组织进行计算。

b,分男女各选择 13 个组织。

放射防护评价中,有效剂量 E 的意义在于,放射防护关注的低剂量率、小剂量范围内,无论哪种照射情况(外照射、内照射、全身照射抑或局部照射),只要有效剂量值相等,人体蒙受的随机性健康危害,程度大致相仿。

七、待积当量剂量

待积当量剂量 $H_T(\tau)$ 指单次摄入的放射性物质在其后的 τ 年内对所关心的器官或组织所造成的总剂量累积值。即:

$$\dot{H}_{T,(t)} = \int_{t_0}^{t_0+\tau} \dot{H}_{T,(t)} \, \mathrm{d}t \qquad \text{式 2-9}$$

式中:

t_0——为摄入放射性物质的时刻;

$\dot{H}_{T,(t)}$——为单次摄入 R 类放射性物质后,在 t 时刻对器官或组织(T)造成的当量剂量率;

τ——为摄入放射性物质之后经过的时间,未对 τ 规定时,对成年人 τ 取 50 年,对于儿童的摄入要算至 70 岁。积分时间定为 50 年,是与放射性职业人员终身工作时间相对应的。

待积当量剂量的国际制单位是:J/kg,专用名称:希沃特(sievert),符号:Sv(希)。

八、待积有效剂量

待积有效剂量 $E(\tau)$ 是经组织权重因子 w_T 计权修正后,受照人体相关器官、组织的待积当量剂量值的总和:

$$E(\tau)=\sum w_T \cdot H_T(\tau)$$ 式 2-10

式中:

τ 的取值与上述"待积剂量当量"同。

内照射情况下,人体蒙受的随机性健康危害的程度,与待积有效剂量成正比。

待积有效剂量的国际制单位是:J/kg,专用名称:希沃特(sievert),符号:Sv(希)。

九、集体剂量与集体有效剂量

集体剂量是群体所受的总辐射剂量的一种表示,定义为受某一辐射源照射的群体的成员数与他们所受的平均辐射剂量的乘积。

集体有效剂量(S)是对于一给定的辐射源受照群体所受的总有效剂量,定义为:

$$S = \sum_i E_i \cdot N_i$$ 式 2-11

式中:

E_i——群体分组 i 中成员的平均有效剂量(Sv);

N_i——该分组的成员数。

集体剂量与集体有效剂量的单位为人·希[沃特](人·Sv)。

十、剂量当量

剂量当量 $H(r)$ 是指辐射场中某一点处的吸收剂量 $D(r)$ 与该点处辐射品质因子 $Q(r)$ 的乘积:

$$H(r)=Q(r)\cdot D(r)$$ 式 2-12

剂量当量的国际制单位是 J/kg,专用名称:希沃特(sievert),符号:Sv(希)。

剂量当量 $H(r)$ 与器官当量剂量 H_T 的本质差别在于:

剂量当量 $H(r)$ 是与辐射场中所关注的一点(r)处(也可以是人体组织中的一点)的吸收剂量关联的,对吸收剂量施加修正的是品质因子 $Q(r)$,剂量当量是可以测量的一个指标,因而可在放射防护监测中使用。

当量剂量 H_T 则是与器官、组织相关体积内的平均吸收剂量关联的,对吸收剂量施加修正的是辐射权重因子 w_T;当量剂量无法直接测量,仅用于评价、比较辐射照射的健康危害程度。

应注意:剂量当量只用于常规的放射防护场合,切不用于已造成大剂量急性照射的事故情况。

十一、周围剂量当量

周围剂量当量 $H^*(d)$ 是,对辐射场内所关注的一个点 r 定义的。若设备的方向响应是各向同性的,则在辐射场 r 点处仪器的读数,将反映与 r 点相应的齐向扩展场在 ICRU 球 (ICRU sphere) 中,对着齐向场方向的半径上,深度 d 处的剂量当量,且两者存在一一对应的数值关系。

辐射场 r 点处的周围剂量当量 $H^*(d)$ 是与 r 点实际辐射场相应的齐向扩展场在 ICRU 球中,对着齐向场方向的半径上,深度 d 处的剂量当量。

周围剂量当量 $H^*(d)$ 的单位取 Sv。用于测量 $H^*(d)$ 的仪器,应具有各向同性的方向响应,并且应该用周围剂量当量 $H^*(d)$ 的数值对仪器读数进行校正。

通常,周围剂量当量 $H^*(d)$ 用于强贯穿辐射的监测;关心的深度 d 取 10mm,此时,周围剂量当量便记作 $H^*(10)$。仪器测得的周围剂量当量 $H^*(10)$,常可作为仪器所在位置上,人体有效剂量的合理估计值。

十二、定向剂量当量

定向剂量当量 $H'(d,\Omega)$,也是对辐射场内所关注的一个点 r 定义的。

若监测仪的方向响应是等方向的,则在辐射场 r 点,对于从任一方向入射的辐射,仪器读数将反映:与 r 点相应的扩展场在 ICRU 球中,指定 Ω 方向的半径上,深度 d 处的剂量当量;两者存在一一对应的数值关系。

辐射场 r 点处的定向剂量当量 $H'(d,\Omega)$ 是与 r 点实际辐射场相应的扩展场在 ICRU 球中,指定 Ω 方向的半径上,深度 d 处的剂量当量。

定向剂量当量 $H'(d,\Omega)$ 的单位取 Sv。用于测量 $H'(d,\Omega)$ 的仪器,应具有等方向的方向响应,并且应该用 $H'(d,\Omega)$ 的数值对仪器读数进行校正。

通常,定向剂量当量 $H'(d,\Omega)$ 用于弱贯穿辐射的监测。如若关注皮肤的照射,d 取 0.07mm,定向剂量当量记作 $H'(0.07,\Omega)$;若关注的是眼晶状体,d 则取 3mm,定向剂量当量记作 $H'(3,\Omega)$。

对于低能 X、γ 射线,β 射线,电子束,仪器测得的定向剂量当量 $H'(0.07,\Omega)$ 或 $H'(3,\Omega)$,可作为仪器所在位置上,人体皮肤或眼晶状体当量剂量的合理估计值。

十三、个人剂量当量

用于个人辐射监测的实用量是,个人剂量当量 $H_p(d)$,它是对人体定义的一个量。个人剂量当量 $H_p(d)$ 的定义是:人体指定一点下,深度 d(mm) 处,软组织的剂量当量。个人剂量当量 $H_p(d)$ 的单位仍然用 Sv。

可以用一个佩在人体表面适当位置的探测器(个人剂量计)测量个人剂量当量 $H_p(d)$。测量个人剂量当量 $H_p(d)$ 的探测器,应覆盖相应厚度 d 的组织替代物(例如,有机玻璃或塑料)。用于测量个人剂量当量 $H_p(d)$ 的个人剂量计应有:等方向的方向响应。

论及个人剂量当量 $H_p(d)$ 的数值时,必须同时说明相关的深度 d,对强贯穿辐射,取 10mm,弱贯穿辐射,取 0.07mm,分别记作 $H_p(10)$ 和 $H_p(0.07)$。

放射防护评价中 $H_p(10)$ 可用作有效剂量的估计值;$H_p(0.07)$ 则用作局部皮肤当量剂量的估计值。罕见情况下,可能用到与 d=3mm 相应的个人剂量当量 $H_p(3)$,以此作为眼晶状体当量剂量的估计值。

个人剂量当量 $H_p(d)$ 是指人体软组织指定一点,深度 d(mm) 处,软组织的剂量当量。

个人剂量当量的国际制单位是 Sv。

可以用一个佩在人体表面适当位置的探测器(个人剂量计)测量个人剂量当量 $H_P(d)$。对强贯穿辐射,个人剂量当量 $H_P(d)$ 的深度 d 取 10mm,弱贯穿辐射,取 0.07mm,分别记作:$H_P(10)$ 和 $H_P(0.07)$。

在放射防护评价时:$H_P(10)$ 用作有效剂量的估计值;$H_P(3)$ 作为眼晶状体当量剂量的估计值;$H_P(0.07)$ 则用作局部皮肤当量剂量的估计值。

十四、放射防护中使用的剂量体系

图 2-4 表示,放射防护中使用的剂量学量的体系。

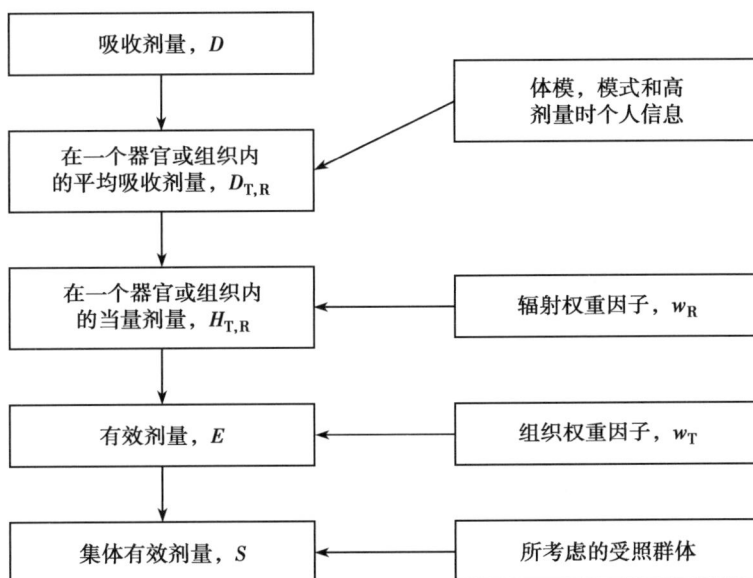

图 2-4 放射防护中使用的剂量体系

十五、国际制单位的倍数和分数单位

用于构成十进倍数和分数单位的 SI 词头如表 2-4 所示。

表 2-4 用于构成十进倍数和分数单位的 SI 词头

因数	词头名称		符号
	英文	中文	
10^{24}	yotta	尧[它]	Y
10^{21}	zetta	泽[它]	Z
10^{18}	exa	艾[可萨]	E
10^{15}	peta	拍[它]	P
10^{12}	tera	太[拉]	T

续表

因数	词头名称		符号
	英文	中文	
10^9	giga	吉［咖］	G
10^6	mega	兆	M
10^3	kilo	千	k
10^2	hecto	百	h
10^1	deca	十	da
10^{-1}	deci	分	d
10^{-2}	centi	厘	c
10^{-3}	milli	毫	m
10^{-6}	micro	微	μ
10^{-9}	nano	纳［诺］	n
10^{-12}	pico	皮［可］	p
10^{-15}	femto	飞［母托］	f
10^{-18}	atto	阿［托］	a
10^{-21}	zepto	仄［普托］	z
10^{-24}	yocto	幺［科托］	y

资料来源:卢玉楷.简明放射性同位素应用手册［M］.上海:上海科学普及出版社.

第三节 电离辐射的健康效应

电离辐射作用于人体后,其能量传递给机体的分子、细胞、组织和器官所造成的形态和功能的后果,称为辐射生物效应。在较大剂量的辐射全身照射后,机体的几乎所有系统、器官和组织均可发生形态和功能的改变,从而导致有害的健康后果。ICRP 在 60 号出版物讨论电离辐射生物效应时,用四个等级来区分电离辐射对人体的影响程度,分别是:变化、损伤、损害和危害。"变化(change)":照射后出现形态和功能的改变,可能对机体有害也可能无害;"损伤(damage)":某种程度的有害变化,但对受照个体未必都是有害的;"损害(harm)":临床上可观察到的有害效应,如有害的组织反应等;"危害(detriment)":因受某种射线照射,受照个体及其后代最终所经受的总伤害。

在同等剂量的辐射作用下,人体各组织所产生的损伤效应的严重程度有较大的差异,这主要与各种组织的辐射敏感性(radiosensitivity)有关。所谓辐射敏感性是指细胞、组织、机体或任何生物体对辐射作用的相对敏感程度。人体各种组织或器官的辐射敏感性大致可分为四类(表 2-5)。

表 2-5　人体各种组织或器官的辐射敏感性

辐射敏感性	组织和器官
高度敏感	淋巴组织(淋巴细胞和幼稚淋巴细胞),胸腺(胸腺细胞),骨髓组织(幼稚的红细胞、粒细胞和巨噬细胞),胃肠上皮(尤其是小肠隐窝上皮细胞),性腺(睾丸和卵巢的性细胞),胚胎组织
中度敏感	感觉器官(角膜、晶状体、结膜),内皮细胞(主要是血管、血窦和淋巴管的内皮细胞),皮肤上皮,唾液腺,肾、肝、肺组织的上皮细胞
低度敏感	中枢神经系统,内分泌腺(性腺除外),心脏
不敏感	肌肉组织,软骨及骨组织,结缔组织

　　电离辐射对人体或生物可能产生的生物效应,因照射剂量、剂量率、作用方式、机体状态和环境等因素的变化而有所不同。放射生物效应所涉及的内容是放射生物学的重要组成部分,是放射损伤防治和肿瘤放射治疗的理论根据,也是放射医学和放射卫生学的生物学基础。

　　根据放射防护的需要,按效应的发生机制,ICRP 将放射生物效应分为确定性效应(或有害的组织反应)和随机性效应。

（一）确定性效应

　　确定性效应(deterministic effect),或称有害的组织反应(harmful tissue reaction,deterministic effect)。确定性效应是电离辐射照射诱发细胞死亡导致的组织器官损伤。超过一定阈值,辐射会损害组织和/或器官的功能,并可能产生急性效应,例如皮肤发红、脱发、辐射烧伤或急性辐射综合征(acute radiation syndrome,ARS)。在较高剂量和较高剂量率下,这些影响更为严重。例如,急性放射综合征的剂量阈值约为 1Sv(1 000mSv)。在某些情况下,确定性效应可通过照射后程序进行修改,包括生物反应调节剂。机体组织或器官受到电离辐射作用后,有足够多的细胞被杀死或不能繁殖和发挥正常功能(细胞的丢失率 > 补偿率)从而丧失器官的功能的过程。因此确定性效应可以定义为:由电离辐射诱发的一类生物效应,效应的严重程度(不是发生率)与所受剂量的大小有关,并且存在着一个明显的阈剂量,在这剂量以下不会出现有害效应。确定性效应是特殊组织所独有的,如白细胞减少、眼晶状体的白内障、皮肤红斑脱毛及生殖细胞损伤引起生育力的损害等。确定性效应都是躯体效应,只造成受照个体本身组织或器官的损伤。在 ICRP 第 60 号出版物发表之前,确定性效应被称为非随机性效应(non-stochastic effect)。

　　由于组织或器官丢失了大量的细胞,临床上可查出该组织或器官的严重功能性损伤。这种效应的严重程度与剂量有关,且有一定阈剂量,一般为 0.5Gy/y,持续照射时为 0.4Gy/y。当低于阈剂量时,由于细胞丢失较少,不会出现组织或器官的功能损伤,即损伤的概率为零;当高于阈剂量时,照射剂量越大损伤越严重,发生此种效应的概率也越高,很快达到 1,即 100%。由于不同组织的辐射敏感性不同,辐照后发生确定性效应的阈值也有明显的差异,见表 2-6,表 2-7,表 2-8,表 2-9。

表 2-6　急性和慢性照射导致成人出现确定性效应（致畸效应除外）的大概剂量阈值（ED₀）

组织	效应	急性照射的 ED_0/Gy	慢性照射的 ED_0/(Gy·a^{-1})
全身	早死	1.5	
	早期临床症状（例如恶心、呕吐）	0.5	
骨髓	早死	1.5	
	造血功能抑制	0.5	>0.4
肺脏	早死	6	
	肺炎（非致死性损伤）	3~5	
皮肤	红斑	3	
	干性脱屑	<5	
	湿性脱屑	15	
	坏死	50	
甲状腺	甲状腺功能减退症	5~10	
眼晶状体	可检出的混浊	0.5	>0.1
	视力障碍（白内障）	2~10（低 LET 辐射） 1~2（高 LET 辐射）	>0.15（低 LET 辐射）
睾丸	暂时不育	0.15	>0.4
	永久不育	3.5	>2
卵巢	暂时不育	0.65	>0.2
	永久不育	2.5~6	>0.2
胎儿	畸形	0.1（胎儿吸收剂量）	

资料来源：International Atomic Energy Agency. Health surveillance of persons occupationally exposed to ionizing radiation：guidance for occupational physicians，safety reports series No. 5［R］. Vienna：IAEA，1998.

表 2-7　人体受到小剂量射线照射后早期临床表现

受照剂量 / Gy	早期临床症状	血液学变化
<0.1	无症状	血象基本上在正常范围内波动
0.1~0.25	基本无症状	白细胞数变化不明显，淋巴细胞数可有暂时性下降
0.25~0.50	个别人（约 2%）出现轻微症状：头晕、乏力、食欲缺乏、睡眠障碍等	白细胞和淋巴细胞数略有减少
0.50~1.00	少数人（约 5%）出现轻度症状：头晕、乏力、不思食、失眠、口渴等	淋巴细胞、白细胞和血小板数轻度减少

表 2-8　人体受低 LET 全身均匀急性照射诱发综合征和死亡的特定辐射的剂量范围

全身吸收剂量 / Gy	造成死亡的主要效应	照后死亡时间 / d
3~5	骨髓损伤	30~60
5~15	胃肠道及肺损伤	10~20
>15	神经系统损伤	1~5

资料来源：引自 ICRP，1991. 1990 Recommendations of the International Commission on Radiological Protection. ICRP Publication 60. Ann. ICRP 21（1-3）. 表 BG2.

1）脉管膜及细胞膜损伤在大剂量情况下尤其重要。

表 2-9　放射性不孕症阈剂量值

照射类型	受照器官	暂时不孕	永久不孕
急性照射/Gy	睾丸	0.15	3.5~6.0
	卵巢	0.65	2.5~6.0
慢性照射/(Gy/a)	睾丸	0.40	2.0
	卵巢	>0.2	

资料来源:中华人民共和国国家卫生和计划生育委员会.职业性放射性性腺疾病诊断:GBZ 107—2015［S］北京:中华人民共和国国家卫生和计划生育委员会,2015.

一般来讲,超过阈剂量的值越大,确定性效应的发生率越高,且严重程度越重。因此,全身或任何组织或器官受到电离辐射,均可发生不同类型、不同程度的确定性效应。任何特定的确定性效应均受到多种因素的影响,这些因素中影响最大的是受照射的严重程度、发生此效应的年龄和受照人员的生理状态。对于大多数确定性效应来说,当照射是以低剂量率积累时,不能较准确地预计严重程度与照射剂量之间的关系时,必须确保人员在其一生中或全部工龄期间、任何一个组织、器官所受到的电离辐射的累计当量剂量均应低于发生确定性效应的剂量阈值。

随着对辐射生物效应认识的不断提高,人们已经意识到,无论是早期组织反应还是延迟组织反应,均可受到不同生物反应修饰因子的影响。ICRP 第 1 委员会(生物效应)从组织损伤反应的动态过程及整体综合因素考虑,提出有害的组织反应概念,以取代 ICRP 第 60 号出版物中的确定性效应概念。受辐射作用产生的组织损伤及其引发的不同器官特异性表现,称为有害的组织或器官反应,是一定数量细胞功能丧失的结果。有害的组织反应是在某特定组织受照射后,发生在一群关键细胞的辐射损伤反应,表现为严重的功能障碍或死亡,而在转变为有关临床表现前,这些损伤必须持续存在或发展。早期组织反应发生在照射后的数小时至几周,可来源于细胞渗透和组织胺释放的炎症反应,如出现红斑,继而细胞丧失,即发生黏膜炎、上皮组织脱落反应。延迟组织反应,可由靶组织损伤直接引发后果,如迁移性照射使血管闭塞而导致的深部组织坏死;也可是早期的继发反应,如严重的表皮脱落和慢性感染而导致的皮肤坏死,黏膜溃疡导致的小肠狭窄,以及肝和肺组织的纤维化反应。组织和器官反应随剂量而变化,同时表现在发生率和严重程度,而且存在人群的个体差异性。一般来说,分割照射、低剂量率迁移性照射的损伤要低于急性照射。有调查显示,慢性照射引起免疫功能抑制的阈值为 0.3~0.5Gy/y。ICRP 第 1 委员会根据相关研究报道,确定在 1% 的受照个体中产生某一特定的效应或组织/器官反应的辐射剂量为剂量阈值,即 γ 射线全身照射后 1% 的病变发生率或死亡率的剂量阈值。

(二)随机性效应

随机性效应(stochastic effect)是辐射诱发的健康效应。其发生概率随辐射剂量的增加而增加,而效应(如果发生)的严重程度与辐射剂量大小无关。可能是躯体效应或遗传效应,其发生一般无阈剂量水平。包括各种实体癌和白血病等。当机体的防御机制不健全时,这种变异的子细胞克隆可能导致恶性病变,即发生癌症;其发生癌症的概率(不是严重程度)随照射剂量的增加而加大,而严重程度与照射剂量无关,不存在阈剂量。在随机性效应中,照射剂量与其效应的发生概率之间存在着线性无阈的关系。全身受到均匀照射时发生癌症的

总危险概率系数为 $165 \times 10^{-4} Sv^{-1}$，此值乘以人体各组织的权重因子，即获得各组织的发生癌症的危险概率系数，如性腺、乳腺、肺脏、红骨髓、甲状腺和骨表面发生恶性肿瘤的危险概率系数分别为 49、25、20、20、5 和 5 ($\times 10^{-4} Sv^{-1}$)。对于宫内照射，儿童期发生癌症的危险概率增加与整个妊娠期间的宫内照射有关，每毫戈瑞的危险概率系数是 1/5 000 ($0.02Sv^{-1}$)。

随机性效应是一种"全"或"无"的效应。辐射致癌就是典型的一种随机性效应。如果电离辐射所致细胞变异发生在生殖细胞(精子或卵子)，基因突变的信息会传递给后代，产生的这种随机性效应成为遗传效应。因此，随机性效应可以是躯体效应(辐射诱发癌症)，也可以是遗传效应(损伤发生在后代)。众所周知，人类不可避免地受到生存环境中的天然辐射和各种人工辐射的照射，放射工作人员即使在最优化的放射防护条件下，在从事伴有电离辐射的实践活动时，也将受到比公众高得多的不可避免的剂量照射。随机性效应之所以不能防止，就在于这种效应与受照剂量之间呈线性关系，没有剂量阈值。所以，只有在辐射防护方面采取一些防护措施和方法，才能使这种效应的发生概率降到可以接受的水平。

从辐射防护的需要考虑，根据 ICRP 按剂量 - 效应关系将电离辐射生物效应分为确定性效应和随机性效应。在辐射防护的研究和实践中，应尽可能降低随机性效应的频度和防止确定性效应的发生，以达到减少机体损伤的目的。确定性效应和随机性效应是电离辐射生物学效应的不同表现形式，它们之间有着内在的必然联系，也存在着特异性差异，见图 2-5。这两类效应，共同构成放射防护的生物学理论依据。评价确定性效应，最适宜的量是器官或组织的吸收剂量，不管何种类型的电离辐射或吸收介质，均可应用。评价随机性效应，表示个人危险度的量是全身的有效剂量，但在有可能发生急性损伤的大剂量照射时，不宜采用。

(三) 宫内受照

宫内受照(irradiation in uterus)是指由受精卵着床到新生儿出生之前在子宫内所接受的照射，对胚胎和胎儿的效应既有确定性效应，又有随机性效应。依靠人体模型的研究，在妊娠的后半期，子宫剂量和胎儿组织剂量相当一致。但值得注意的是，在妊娠的前半期，胚

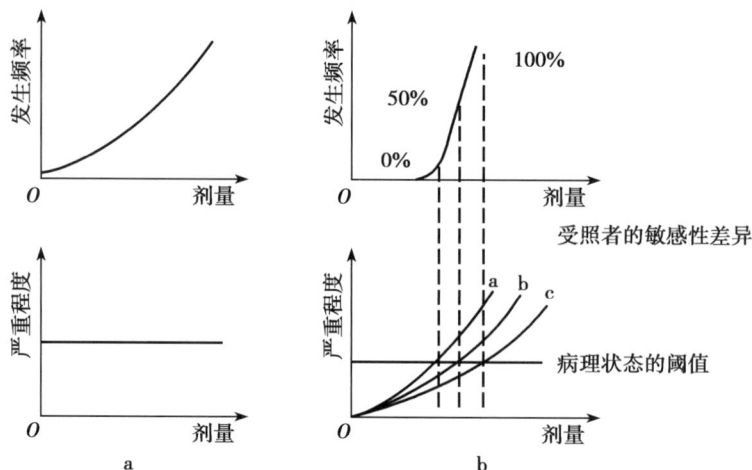

a. 随机性效应；b. 确定性效应。

图 2-5　随机性效应和确定性效应的剂量 - 效应关系的特征性差异

资料来源：ICRP，1984. Nonstochastic Effects of Ionizing Radiation. ICRP Publication 41. Ann. ICRP 14 (3).

胎和胎儿被大量液体围绕,此时使用子宫剂量会略为高估胎儿发育组织的吸收能量。所以,胎儿受到的外照射剂量一般可根据辐射的类型、穿透能力、照射方向和母亲的体表剂量等资料估算。如果能估算出子宫的剂量,能较为可靠地估计胚胎或胎儿的剂量。至于放射性核素进入母亲体内后,胚胎和胎儿的吸收剂量,取决于放射性核素构成的化合物的物理和化学性质,易溶于水的或离子状态的化合物很容易穿过胎盘到达胚胎和胎儿体内,造成内照射剂量。另外值得注意的是,放射性碘核素不仅能通过胎盘进入胚胎和胎儿体内,而且还会蓄积到胎儿的甲状腺中,胎儿甲状腺吸收并蓄积放射性碘核素的量与胎儿的发育程度密切相关,越是接近出生时,蓄积放射性碘核素的量越高。

胚胎和胎儿比出生后的个体对辐射更为敏感。在受照射的母体子宫内胚胎和胎儿,可导致胚胎死亡和出生后的先天性畸形和智力迟钝等效应。发生辐射效应的类别取决于受照时间。胚胎早期易导致胚胎死亡;受孕后第3周起进入器官形成期,易导致器官的畸形;进入胎儿期(即第8周起),脑组织的发育对辐射最为敏感,此时受照会导致小头症畸形、严重智力迟钝和智商下降,这些后果在对日本广岛和长崎原子弹爆炸受照妊娠妇女的调查中得到证实。孕妇受到射线照射后,应参考以下几点考虑是否终止妊娠:①胎儿受照剂量小于100mGy,可能不会发生辐射诱发的畸形,诱发儿童期癌症或白血病的终生危险度约为1/170,在医学上不能作为终止妊娠的正当理由。②当胎儿受照剂量在100~500mGy时,如果胎儿在胎龄8~15周内受照,有可能测到智商降低的危险,应当在告知父母其危险性后,由他们自己做出决定。③如果胎儿受照剂量超过500mGy,而且是在受精后3~16周受到的照射,有较大的机会发生生长迟缓和中枢神经系统损伤,尽管胎儿仍有可能存活,还是应该让父母知道存在高危险度。因此,加强妊娠妇女的防护,特别是职业妇女受照的防护是十分重要的,1990年ICRP第60号出版物建议,妇女在妊娠过程中下腹部照射不应超过2mSv。

另外,人们还按其效应发生的时间分为近期效应和远后效应;按效应发生在受照者,还是发生在受照者后代,分为躯体效应和遗传效应。近期效应指电离辐射作用于生物机体后,在照射后短期(数周内)就出现的生物效应,如急性放射病和急性放射性皮肤烧伤。远后效应指电离辐射作用于生物机体后,在照射后6个月以后才出现的生物效应,如眼白内障和癌症。躯体效应是电离辐射作用于生物机体后发生在受照者本身的损伤效应,如急性放射病、辐射诱发的癌症;遗传效应是电离辐射作用于生物机体后发生于受照射者后代的损伤效应。

人们关心辐射照射引起的健康危害,希望知道承受多大的何种照射会产生多大程度的何种效应,以便考虑在不得不利用和接触各种辐射源的情况下需要在防护上付出多大代价,使这些效应降低到什么水平才是可以接受的;同时也希望知道假如已经发生某种健康危害,如何判断它是否可能或有多大可能来源于既往的照射。为了上述这些目的,应该对不同照射引起的不同效应的危险(risk)在定性的基础上进行定量估计,即危险估计。危险是一个用于表示与实际照射或潜在照射有关的危害、损害的可能性或伤害后果等的多属性量,它与诸如特定有害后果可能发生的概率及此类后果的大小和概率等量有关。当某种有害健康的效应发生概率与辐射剂量成正比时,其比例因子称为危险度或危险系数(risk coefficient)。危险系数只适用于符合线性假说的随机性效应,如辐射致癌、辐射遗传危害的估计。危险系数概念的提出,使辐射危害评价得以实现定量、相加和对比,以便为选定辐射防护剂量限值提供生物学依据,是评价辐射对健康危害的重要参数。实际上危险系数是指单位剂量照射引起的危险,通常以接受1Sv(或1Gy)照射后每百万人口中每年或终生的超额风险发生例数表示(例数·10^{-6}Sv,或例数·a·10^{-6}Sv)。

第四节　放射防护目的

从放射防护的角度,电离辐射导致的机体出现有害的组织反应和随机性效应理论,共同构成防护电离辐射危害的理论基础。这种危害不仅仅发生在受照者本人,也可能会发生在受照者的后代,人们可以通过一系列的防护手段,降低辐射危害,但不能完全消除辐射危害。基于这一现象,放射防护研究必须回答这样的问题:既然不可以完全消除电离辐射的危害,那么放射防护有什么作用? 辐射危害降低到什么程度才能够被认为是安全的? 放射防护的目的是什么? 在回答这些问题之前,应该明确两个概念——辐射实践和辐射干预。

一、辐射实践

辐射实践又称实践(practice),定义为任何引入新的照射源或照射途径,或扩大受照人员范围,或改变现有的照射途径,从而使人们受到照射或受到照射的可能性或受到照射的人数增加的人类活动。具体可以是:①源的产生和照射,或放射性物质在医学、工业、农业或教学与科学研究中的应用,包括与涉及或可能涉及辐射或放射性物质照射的应用有关的活动;②核能的生产,包括核燃料循环中涉及或可能涉及辐射或放射性物质照射的各种活动;③还包括某些加以控制的涉及天然源照射的实践等。如果用一句话来描述实践的话,实践是指使总的辐射照射增加的受控人类活动。

人类辐射实践的内容极其丰富、形式纷繁多样。为了有效地指导各类实践活动,ICRP、IAEA 等国际组织依据在实践过程中源的状态和受到照射的人的不同,将辐射实践进行了梳理,明确了辐射实践的照射情况和照射类型。根据实践中源的状态,将辐射实践分为计划照射情况、应急照射情况和既存照射情况。根据实践中受照人员的不同,将辐射实践分为职业照射、医疗照射和公众照射。

(一) 辐射实践的照射情况

ICRP 的 2007 年建议书的放射防护体系部分把实践中照射的情形进行了细致的条理化整理。在各类实践过程中会涉及许多源,这些源可大致归纳为三种状态:其一是为开发、生产和应用的目的,经计划慎重选择引进的受控正常运行的源(如各种具有正当性的辐射实践);其二是在计划运行过程中,因操作失误、设备故障、自然灾害等或恶意事件而演变成的处于失控状态的源;其三是早已存在的源(如天然源、核与放射性污染事故发生多年以后曾受到放射性污染的地区等)。因而基于上述情况的特性就依次出现了计划照射情况、应急照射情况和现存照射情况,导致个人、人群组或公众受到照射。个体或多个个体可能受到单一源的照射,也可能受到多个源的照射,但总有一个起主导作用的源。

1. 计划照射情况　计划照射情况(planned exposure situation)是指那些在照射发生之前可以对放射防护进行预先计划的,以及那些可以合理地对照射的大小和范围进行预估的照射情况。包括那些已按 ICRP 以前建议中的实践进行适当管理的源和情况。在引入一项计划照射情况时,应当考虑与放射防护相关的所有方面。包括设计、建造、运行、退役、废物管理、以前占用的土地和设施的恢复,并将考虑潜在照射及正常照射。在设施或源的正常运行条件下,包括在可能发生的能够保持在控制条件之下的小的意外事件情况下,受到或预计会受到的照射,被称为正常照射(normal exposure)。计划照射情况也包括对患者的医疗照射,以及患者的抚育者和照顾者受到的照射。一旦紧急情况已得到控制,计划情况的防护原则也适用于与现存和应急照射有关的计划工作。计划照射情况的建议与辐射实践的正常作业和医学防护的那些建议,没有实质性变化。所有类型的照射都可能在计划照射情况中发生,即:职业照射、公众照射和医疗照射。

计划照射情况在设计与开发时应当对偏离正常作业条件可能引起的潜在照射有适当的重视。应当对潜在照射评价和辐射源安全与安保的相关问题给予应有的关注。辐射实践活动必然会产生辐射照射。产生的照射分为两种:一种是可以预期会发生的某一确定水平的照射,即正常照射;另一种是预期不一定发生的照射。然而由于偏离了计划的操作程序和事故,也可存在计划之外的照射,称为潜在照射(potential exposure)。潜在照射是指有一定把握预期不会受到但可能会因源的事故或某种具有偶然性质的事件或事件序列(包括设备故障和操作错误)所引起的照射。

潜在照射和异常照射是同一类照射。异常照射指当辐射源(如核电站)失去控制时,工作人员和公众所接受的可能超过为他们所规定的正常情况下的剂量限值的照射。异常照射可分为事故照射和应急照射。潜在照射与正常运行时计划操作引起的照射之间常是相互联系的,它是潜伏在计划照射情况之下的,在某些情况下可能由正常照射演变成异常照射。例如,在正常运行期间降低照射的行动可能增加潜在照射的概率;对长寿命废物进行贮存而不是进行弥散,可以降低排放引起的照射,但将会增加潜在照射。为了控制潜在照射,需要进行某些监督和维修活动。这些活动可能会增加正常照射。

因此说,计划照射情况是能够在启动有关活动之前进行防护和安全准备,能够从一开始就限制相关照射及其发生的可能性。在计划照射情况中,控制照射的主要办法是进行设施、设备和操作程序的良好设计以及开展培训,以此避免某种程度照射的发生。

2. 应急照射情况　应急照射情况(emergency exposure situation)是指由于事故、恶意行为或任何其他意外事件的结果所引起的照射情况,这种照射情况需要立即采取行动,以避免或减轻不利后果。必须在应急照射情况发生之前考虑预防措施和缓解行动。但是,一旦实际产生应急照射情况,只有通过实施防护行动才能减少照射。如果一些不可忽视的意外事件导致源的失控,可能会造成较高的照射剂量,此时需要采取紧急防护行动以避免或降低有害后果。与"正常照射"相比较,由辐射源失控而引起的照射被称为异常照射,异常照射包括应急照射和事故照射。前者是在辐射事故中,为抢救生命、防止伤害或制止事故扩大而采取的紧急行动中,自愿接受的照射;后者则因事故使工作人员受到的非自愿的、意料之外的照射。

对应急照射情况而言,未采取防护措施时,应急照射情况下预期所受的剂量被称为预期剂量;在采取所有的防护措施后,应急过程中依然存在的剂量称作剩余剂量;采取防护行动所减少的剂量称为可防止剂量。由此可知,预期剂量是剩余剂量和可防止剂量的和。即使在设计阶段已经采取了所有合理的措施降低潜在照射的概率和后果,但仍可能需要对这些照射考虑有关的应急准备和响应。应急照射情况是意外情况,对此可能要求实施紧急防护行动,也许还需要实施更长时间的防护行动。在这种情况下,可能会发生公众成员或工作人员的照射,以及环境污染。照射可能是由几个途径独立作用或同时作用而导致的,照射可能是非常复杂的,放射危害可能伴随其他危害(化学的、物理的、生物的等)。因为潜在的应急照射情况是可以预先评价的,所以应当对响应行动做出计划,其准确度或高或低,取决于所考虑的装置或情况的类型。然而,因为实际的应急照射情况本来就是不可预测的,所以必要的防护措施的准确类型是不可能预先知道的,只需灵活地逐步适应实际情况的需要。由于存在有多个、独立、同时,并随时间变化的照射途径的可能性,在实施防护措施时应着重于所有途径可能导致的总照射。因此必须制定一个总体防护规划,这个防护规划通常包括评估放射情况和实施不同防护措施。在应急照射情况的演变期间,这些措施很可能随时间而发生变化,而当应急照射情况可能影响到明显不同的地理区域时,这些措施则可能随地点而发生变化。

在应急照射情况下,当短时间内可能会达到高水平剂量时,应当特别关注对严重的确定健康效应的预防。在重大应急情况下,基于健康效应的评价是不充分的,必须对社会、经济和其他后果给予应有的考虑。另外一个重要的目标是,在实际可行的范围内,准备恢复被认为是"正常"的社会和经济活动。在应急情况的计划中,最优化过程应当应用参考水平。应急情况下最高的计划剩余剂量的参考水平,典型值在 20~100mSv 范围内。总体防护策略中的预期剩余剂量与该策略适宜性初始评估中的参考水平进行比较。在计划阶段,应当拒绝不能把剩余剂量降到低于参考水平的防护策略。一旦应急照射情况已经发生,如果实际情况需要这些紧急行动,就可以自动地投入实施。紧随一个立即行动决策之后,可以评估预期剩余剂量的分布,参考水平可作为评价防护策略的有效性以及需要修正或采取附加行动的基准。高于或低于参考水平的所有照射都应当进行防护的最优化,应当对高于参考水平的照射给予特别关注。当为一个特定的应急照射情况制定防护策略时,可能需要区分要求采取特殊防护措施的一些不同人群。例如,为鉴别所考虑照射的程度,重要的是距离一个应急照射情况的始发点(即一个装置,一个应急地点)的距离,这对确定防护措施的类型和紧急程度也是重要的。考虑到受照射人群的多样性,防护措施的计划应当以在不同人群中设立的代表性个人受到的照射为基础。当应急情况发生后,计划的防护措施应逐步调整,以最佳适应所有受照射人群的实际情况。同时必须对孕妇和儿童给予辐射防护与安全的特别关注。

应对应急照射的应急计划(根据需要和实际情况,应急计划可简可繁)应发展至可以处理所有该情况下可能的情景的程度。一个(国家的、地方的或特定装置的)应急计划的制订是一个多步骤的反复过程,它包括评估、计划、资源分配、培训、演习、监察及修订。

辐射应急响应计划应当整合到综合危害应急管理计划之中。假如发生了一个应急照射情况,那么第一项工作就是判明应急情况的性质。初始响应应当以灵活的方法按照应急计划执行。最初实施的防护策略将是应急计划中针对特定相关事件情景所描述的对策,它是作为计划阶段的一部分根据通用最优化制定的。一旦应急计划的措施开始实施,应急响应的特点在于评议、计划和执行的迭代循环。随着时间推移,应急响应不可避免地从信息匮乏逐渐发展为信息丰富的过程,预期的防护措施和受影响的相关事物也会显著增加。应急照射情况有三个阶段:早期阶段(可以分为报警和可能的释放阶段),中期阶段(以任何释放的停止和释放源再次得到控制为开始)和晚期阶段。在任何阶段,决策者都必然会无法了解到照射相关的完整情况:对未来的影响、防护措施的有效性以及其他因素中受到直接或间接影响的结果,因此,一个有效的响应必须随着其影响的定期评议灵活地推进。这也必须将对应急照射情况所导致的长期污染视为一种既存照射情况。

3. 既存照射情况　是指在需要就实施控制的必要性作出决定时业已存在的照射情况。

现存照射情况包括天然本底辐射照射情况,还包括未受监管控制的以往实践产生的或应急照射情况发生后余留的残留放射性物质所导致的照射情况,其所造成的照射是典型的持续照射。从放射防护的角度,更需要关注的是那些可控天然源照射情况。当然以往事故或事件所造成环境中的长寿命放射性残留物的持续照射,也属于现存照射情况。现存照射情况引起公众的持续照射,其剂量率通常保持不变,是近乎恒定的,也可能在若干年期间内缓慢下降。

那些不得不采取控制决策时就已经存在的照射情况,可能会产生足够高的照射,对此应当采取放射防护行动,或至少需要考虑采取放射防护行动。典型的例子是住宅和工作场所中的天然氡,以及天然存在的放射性物质。对涉及现存的人工照射情况做出放射防护决策可能也是必要的,例如,来自未按照放射防护体系管理的操作引起的放射性释放所导致的环境中的放射性残留物,来自一个事故或一个放射事件的放射性污染土地。也还有一些现存照射情况,减少照射的行动显然是没有理由的,比如正常工况下医院核医学含碘废水的排放。至于现存照射的哪些成分无需进行控制,监管机构需要作出判断。这一判断取决于源或照射的可控性,以及主要的经济、社会和文化状况。当然,这种情况还包括了放射源的排除和豁免。

现存照射情况可能是很复杂的,可以涉及多个照射途径,通常产生从很低到(极个别情况下)几十毫希沃特宽范围内的年个人剂量分布。这些情况常常包括住宅,例如氡照射情况,以及受照射个人生活习性决定的照射水平的多种情况。另外一个例子是长期污染地区个人照射的分布,它直接受居民饮食习惯的差异的影响。照射途径的多样性和个人生活习惯的差异性将导致照射水平难以控制。

ICRP 建议,参考水平(用个人剂量规定)应当与为实施现存照射情况下照射的最优化过程一起使用。其目的是实施最优化的防护策略或循序渐进的一系列这类策略,这将把个人剂量降低到参考水平之下。然而,低于参考水平的照射是不容忽视的;也应对这些照射情况进行评价,以查明防护是否已达到最优化,或是否还需要采取进一步的防护措施。最优化过程的终点必不能固定在事先规定的水平,防护最优化水平将取决于具体的情况。确定特定情况的参考水平的法律地位是监管机构的责任。当防护行动已经实施时,参考水平也可用作评价防护策略有效性的准则。在现存照射情况下,参考水平的应用和最优化过程结果的个人剂量分布随时间的演变如图 2-6 所示。

现存照射情况的参考水平通常应当设定在 1~20mSv 范围内。在现存照射情况下的个人应当知道相关的照射情况以及降低受照剂量的措施。当个人生活方式是照射的关键环节时,还必须对相关个人进行辐射监测、评价及教育与培训。例如在核事故或辐射事件之后,生活在污染的土地上的人们受到照射是这类照射的典型情况。为现存照射情况制定参考水平所考虑的主要因素是,控制这种照射情况的可行性,以及过去类似情况下的管理经验。在大多数的现存照射情况下,把照射降低到接近或近似视为"正常"情况的水平既是受照射个人的愿望,也是行政管理部门的愿望。这特别适用于人类行动产生的物质引起照射的情况,即天然辐射残留物和事故污染。

(二) 辐射实践的照射类型

此处述及的辐射实践的照射类型一般是指源自人工辐射的实践活动,ICRP 早在第 60 号出版物的建议中,依据照射的对象不同,将照射分为职业照射、医疗照射、公众照射。

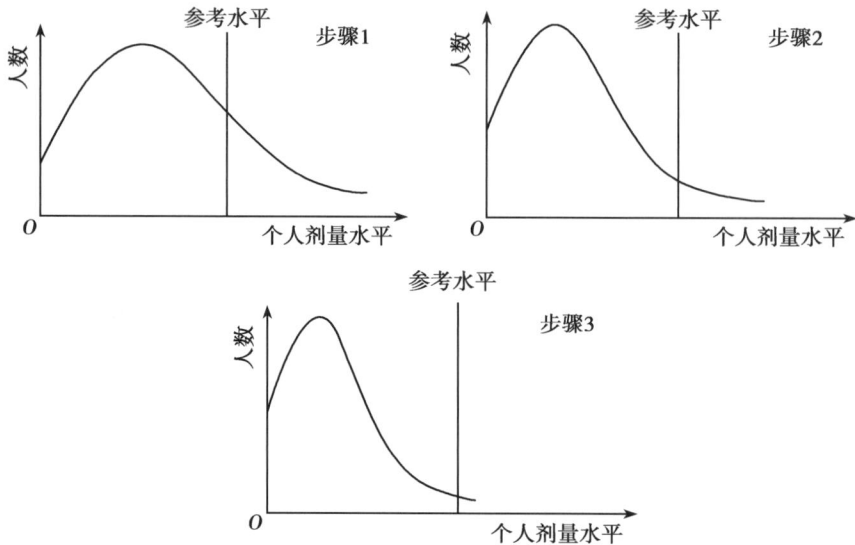

图 2-6 现存照射情况下参考水平的应用和最优化过程结果的个人剂量分布随时间的演变

1. 职业照射 除了国家有关法规和标准所排除的照射,以及根据国家有关法规和标准予以豁免的实践或源所产生的照射,工作人员在其工作过程中所受的所有照射,被称为职业照射(occupational exposure)。ICRP 把职业照射定义为工作人员由于他们的工作受到的辐射照射,ICRP 注意到,通行的职业照射的定义包括在所有在工作中遭受到的有害物质的照射,而不问其来源。然而,辐射无处不在,直接应用上述定义势必将所有工作人员归纳至放射防护的管理。所以,ICRP 使用术语"职业照射"仅限于正常工作场合中,运营管理者可以合理承担责任的情况下发生的照射。排除照射以及来自豁免实践或豁免源的照射通常不计入职业照射。

雇主、许可证持有者对职业工作人员的放射防护负主要责任。如果工作人员从事的工作中包含或可能包含不在他们的雇主控制之下的源,那么源的许可证持有者和雇主应通力合作、互通信息,另外如有必要,应在工作场所促进适当的防护。ICRP 将工作人员定义为任何专职、兼职或临时性受雇于雇主从事放射工作的人员,这些人员应该清楚关于职业放射防护的权利和义务。自主经营者既是雇主又是工作人员。涉及医用电离辐射的工作人员属职业照射。雇主、许可证持有者很重要的一项职责是保持对辐射源的控制,以及对受到职业照射工作人员的控制。

对职业照射的工作区域按照防护的等级和要求进行划分,是实现职业照射防护的重要手段。为了达到此目的,ICRP 推荐对工作区域实行分类,而不是对工作人员实行分类。要求正式划定工作场所中置有放射源的区域,以有助于对源的控制。采用两种指定场所:控制区和监督区。控制区是这样一个规定的区域,在控制区内需要或可能需要采取特殊的防护措施或安全规定,以在正常工况下控制正常照射,或阻止污染的蔓延,以及预防或限制潜在照射的范围。处于工作场所"控制区"内的工作人员应当掌握足够的信息并经过特殊的培训,以形成一个明确可辨认的群体。需要经常地对这些工作人员在工作场所遭受到的辐射照射进行监测,偶尔他们也需要接受特殊的医学监护。监督区指应不断对其工作条件加以检查,但通常无需额外采取防护措施的区域。控制区经常处于监督区内,但并非必须处于监督区内。

职业照射的几种特殊情况

1) 妊娠或哺乳期放射工作人员 在职业照射的控制上没有理由区分性别,如果一个女性工作人员声明(即通知雇主)已妊娠,则必须附加考虑保护胚胎或胎儿的防护措施,对妊娠妇女工作中的防护方法应为胚胎或胎儿提供与公众成员完全相似的保护。如果母亲在声明妊娠之前所受到的照射是在 ICRP 建议的防护体系内,那么,上述防护政策就足以实现这种保护。一旦雇主得知职工妊娠,就必须考虑对胚胎或胎儿进行附加保护。自声明妊娠之日起,妊娠工作人员的工作环境应该能够确保在余下的孕期内胚胎或胎儿受到的附加剂量不超过 1mSv。对胚胎或胎儿的剂量的限制,并不意味着妊娠妇女需要完全避免与射线或放射性物质接触,或者必须阻止其进入特定的辐射区域或在有射线或放射性物质的区域内工作。但的确意味着雇主需要仔细检查孕妇的受照情况。必要时应改变妊娠妇女的工作环境,以保证她们在妊娠期内事故照射的可能性和放射性物质的摄入量非常低。

2) 航空和太空照射 ICRP 建议将在商用喷气式飞机的运行和宇航中受到的宇宙射线的照射属于职业照射的一部分,对于频繁飞行的乘客所受到的照射,不必按职业照射控制。因此,宇宙射线所带来的职业照射实质上只需考虑机组人员。唯一可行的监管措施是通过控制飞行时间和航线的选择来控制个人照射。有些特殊的宇宙射线照射情形,如太空旅行中的照射,剂量可能相当大,这时采取某些类型的防护措施是有必要的。考虑到这类照射属于特殊情况,应当单独处理这些照射。

3) 氡的照射 我国国家标准 GB 18871—2002 将以下情况的天然源照射对工作人员的照射也列入职业照射:工作人员因工作需要或因与工作直接有关的原因而受到的氡的照射,无论这种照射是否高于或低于工作场所中氡持续照射补救行动水平(^{222}Rn500~1 000Bq/m³);工作人员在工作中虽不经常受到氡的照射,但所受照射的程度高于工作场所中氡持续照射情况补救行动水平(^{222}Rn≥1 000Bq/m³),这一类来自天然源产生的职业照射对象,更多情况下只是针对矿工,并不包括高氡环境中的公众。

人类的各种实践活动,包括在核燃料循环不同阶段的工作,在医学、科研、工业、农业和国防活动中使用辐射源和 X 射线设备,以及职业性接触含有浓缩的天然放射性核素的物质等,均可能发生职业照射。职业照射的分类见表 2-10。

表 2-10 职业照射的分类及其代号

照射源	职业分类及其代号
核燃料循环	铀矿开采 1A 铀矿水冶 1B 铀的浓缩与转化 1V 燃料制造 1D 反应堆运行 1E 燃料后处理 1F 核燃料循环研究 1G
医学应用	诊断放射学 2A 牙科放射学 2B 核医学 2C 放射治疗 2D 介入放射学 2E 其他 2F
工业应用	工业辐照 3A 工业探伤 3B 发光涂料工业 3C 放射性同位素生产 3D 测井 3E 加速器运行 3F 其他 3G
天然源	民用航空 4A 煤矿开采 4B 其他矿藏开采 4C 石油和天然气工业 4D 矿物和矿石处理 4E 其他 4F
其他	教育 5A 兽医学 5B 科学研究 5C 其他 5D

资料引自:GBZ 128—2019《职业性外照射个人监测规范》。

2. 医疗照射　医疗照射（medical exposure）是指诊断与治疗疾病、照顾或抚育患者（包括不一定患病的受检者）的人员，健康、保健体检的被检者，以及生物医学研究中的志愿者所接受的医用电离辐射源的照射。在受到医疗照射的群体中，国内外对于因诊疗疾病受到照射的患者尤为关注。ICRP的2007年建议中把医疗照射特别加以限定，称为患者的医疗照射。医疗照射实践属于计划照射情况。但由于其有特殊的一面，又需要与其他计划照射情况不同的防护方案。患者的医疗照射的特殊性表现为：①患者和被检者从自身诊疗疾病或保健体检的目的出发而受到的照射是自愿地、有意识接受的照射；②照射所带来的利益与潜在危险在同一个个体身上体现；③这一类照射是显著不均匀的，只限身体有限部分，其剂量大小因人、因照射方式、照射部位和照射频率变化较大。

医疗照射实践具有一定独特性质，医疗照射旨在给患者以直接利益，因此需要有与其他计划照射情况不同的放射防护方案。尤其在放射治疗中，高剂量照射的生物学效应，如杀死细胞，对治疗癌症和其他疾病来说是有益的。因此，ICRP的这些建议在电离辐射的医学应用方面需要单独的指导。医疗照射主要是实施与接受放射诊断检查、介入程序或放射治疗的人员（患者），其他照顾或者抚育患者的人员也会受到照射。这些人员通常包括家庭成员和亲密朋友，可能在诊断过程中，在患者接受放射性药物后，或在近距离治疗期间接近患者。出院患者有时也会对一般公众成员造成照射，但这类照射一般剂量很小。此外，生物医学研究中的志愿者往往经历与患者相似的涉及电离辐射的医学诊疗程序。

医疗照射中的放射防护体系与其他两类照射（职业照射和公众照射）之间存在重要差异，这些差异包括：①在患者应用辐射防护三原则时，利益与危险都被患者接受，患者所受剂量主要根据医疗需要来决定。剂量约束不适用于患者，尽管在职业照射和公众照射中使用剂量约束很重要，但对患者的照射需要进行其他的管理标准，ICRP的73号报告推荐了使用诊断参考水平，并在支持导则2中给出了进一步的指导，GB 18871—2002《电离辐射防护与辐射源安全基本标准》中也给出了诊断指导水平。②不建议对患者个人实施剂量限制，因为这可能影响到患者的诊断或治疗的效果，使弊大于利。因此，重点在于医疗程序的正当性和对抚育者和照顾者的防护最优化。

参与医疗照射的医师和其他卫生专业人员，应始终遵守放射防护三原则，接受包括电离辐射防护学、物理学和放射生物学的基本原理培训。最终对患者的医疗照射负责的是医师，因此医师应当熟知所采用程序的危险与利益。医疗照射中对患者的外照射，一般只关心身体的有限部位，医务人员充分了解照射野中正常组织的剂量是非常重要的。在此种情况下必须谨慎，以避免患者发生有害的组织反应。

用于患者照射计划和危险-利益评估的相关剂量学量是当量剂量或受照组织的吸收剂量。有效剂量用于患者照射的评价是受到严格限制的，在对医疗照射进行定量评价时必须考虑这一点。在比较不同诊断程序的剂量大小、同类技术和方法在不同医院及国家的应用，及相同医疗检查中不同技术的使用时，有效剂量都是非常有用的。然而，对于患者的照射计划，以及就危险-利益评估来讲，当量剂量或受照射组织中的吸收剂量才是恰当的量。当器官和组织只是部分受照，或接受非常不均匀照射时（尤其是 X 射线诊断这种情况），采用有效剂量来评价和解释患者的医疗照射是不科学的。在使用任何电离辐射医学应用程序之前，确定女性患者是否妊娠是非常重要的。由于发育中的胚胎或胎儿对电离辐射的敏感性，对妊娠期间的医疗照射的可行性和效能需要给予特殊的考虑。

核医学诊断程序结束后,很少需要对公众进行防范,但有些核医学治疗程序,尤其是涉及 ^{131}I 的核医学治疗程序可对其他人员产生较高剂量的照射,特别是那些参与陪护和照顾患者的人。因此,对在医院或家中抚育或照顾这些患者的人员需要单独考虑。评价抚育者和照顾者的剂量约束情况,使用 ICRP 给出的剂量约束值:每次急性暴露不超过 5mSv。ICRP 将所有生物医学研究中志愿者的受照归于医疗照射这一类别中,对他们的剂量限制是合适的,ICRP 给出了不同情形下的剂量约束简要总结:如果对社会的利益是较小的,剂量限值是小于 0.1mSv;如果利益居中,剂量限值为 0.1~1.0mSv;利益较大,剂量限值为 1~10mSv;利益相当大,剂量限值是大于 10mSv。

3. 公众照射　公众照射(public exposure)是指除职业照射和患者医疗照射之外的其他公众所受到的辐射照射。公众照射可来自多种源,如人类的各种辐射实践,包括大气层核试验及核事故。尽管天然源的照射是公众受照剂量的最大来源,但不能就此轻视较小的又比较容易控制的人工源对公众产生的照射。就每个源来讲,又可对多个个体产生照射。出于保护公众的目的,ICRP 使用了"关键人群组"一词,来表征人群中所受高剂量照射的人员。为更确切表述公众中受高剂量辐射照射的那些人,ICRP 的 2007 年建议推荐使用"代表性个人"(又称"代表人")来代替早期建议使用"关键人群组"的概念,并在 ICRP 第 101 号出版物(2006 年)中给出了"代表人"的相关特征。必须指出,针对怀孕工作人员的胚胎和胎儿的照射应当作为公众照射管理。

公众成员所受的辐射源的照射,包括获准的源、豁免的源等所有辐射实践所产生的照射和在干预情况下受到的照射,但不包括职业照射、医疗照射和当地正常天然本底辐射的照射。公众广义而言,指除职业受照人员和医疗受照人员以外的任何社会成员。但对于验证是否符合公众照射的人员的年剂量限值而言,则指有关关键人群组中有代表性的个人。公众照射来源于一系列辐射源,各种各样的天然源和人工辐射源造成公众成员的照射。

在计划照射情况下,ICRP 继续推荐公众照射应当低于源相关的约束值,并通过优化程序和应用剂量限值进行控制,公众照射的约束值必须小于公众剂量限值,并且要由国家监管机构规定。对于放射性废物处置造成的公众照射,ICRP 建议一年内不超过约 0.3mSv。关于长寿命放射性废物的计划处置,ICRP 在其第 81 号出版物中给出了详细的阐述。在 ICRP 第 82 号出版物中,在长寿命放射性核素有计划排放到环境的情况下,考虑到任何合理的组合和累积,计划评价应当考虑环境中的累积是否可能会导致放射物质剂量超过约束值。在这里,这些考虑是不可能验证的或是无法确定的,因而把一年内 0.1mSv 的剂量约束值应用于长寿命人工放射性核素固有的成分所致剂量。在涉及天然放射性物质的计划照射情况下,这种限制是不合理,也是不做要求的。为了确保持续实践引起的年剂量累积不会导致未来剂量限值被超过,可以使用剂量负担。这是来自一个事件最终可能会产生的总剂量,例如一个计划活动一年内放射性废物排放引起的剂量。对于涉及长寿命天然放射性核素这种特殊情况,例如采矿和水冶活动,剂量限值可以具有某些灵活性。

二、辐射干预

辐射干预又称干预(intervention),是指任何旨在减小或避免不属于受控实践的或因事故而失控的源所致的照射或照射可能性的行动,如发生严重的核事故后,把人群从事故地区撤离,对污染地区进行去污等属于干预。实践与干预是涉及辐射照射的两大人类活动。干预与实践不同,干预的目的是降低或者避免业已存在的照射或照射的可能性。干预活动开始之前,照射就已经存在。照射或照射可能性是启动干预活动的直接原因。干预活动不必符合正常运行情况下辐射防护标准,干预活动必须采用干预情况下的防护标准来进行评价。

根据不同的照射情况,干预又分为应急照射情况下的干预和持续照射情况(即既存照射情况)下的干预。应急照射情况下的干预是要求采取紧急的防护行动来减少或避免照射,这种情况包括:①已启动应急计划或应急程序的事故和紧急情况。②监管部门或干预组织所确定的需要干预的任何其他暂时性照射情况。持续照射的干预要求采用补救行动(并不紧急的)来减少或避免持续照射,这种情况包括:①天然辐射照射,如室内或工作场所高浓度氡产生的照射。②由以前的事件中所采取的防护行动已经终止后留下的放射性残留物(如事故造成的放射性污染)的照射,以前未获得严格审管而进行的实践和使用放射源而造成的放射性残留物的照射。③监管部门或干预组织确定需要干预的任何其他持续照射。

按照 ICRP 建议,对于干预的放射防护体系,其一般原则是:①正当性,干预应当利大于害,即干预必须是正当的。②最优化,干预的形式、规模及持续时间应当谋求最优化。此外,由于应急照射的特殊性,还把"应尽所有可能的努力来防止严重的确定性健康效应"作为应急照射下干预的首要原则。③干预的剂量准则,即干预的行动水平,以明确在应急照射情况和持续照射情况下人员的撤离与隐蔽。

1. 干预的正当性　只有根据对健康保护和社会、经济等因素的综合考虑,预计干预的利大于弊时,干预才是正当的。在干预情况下,为减少或避免照射,只要采取防护行动或补救行动是正当的,则应采取这类行动。所谓防护行动是指为避免或减少公众成员在持续照射或应急照射情况下的受照剂量而进行的一种干预。而补救行动是指在涉及持续照射的干预情况下,当超过规定的行动水平时所采取的行动,以减少人员可能受到的照射剂量。在应急照射情况下,如果任何个人所受的预期剂量(指若不采取防护行动或补救行动,预期会受到的剂量,而不是可防止的剂量;这里的可防止的剂量是指采取防护行动所减少的剂量,即不采取防护行动的情况下预期会受到的剂量与在采取防护行动的情况下预期会受到的剂量之差)或剂量率接近或预计会接近可能导致严重损伤的阈值,则采取防护行动总是正当的。在持续照射情况下,如果剂量水平接近或预计会接近国家标准规定值时,则无论在什么情况下采取防护行动或补救行动总是正当的。只有当放射性污染和剂量水平很低,不值得花费代价去采取补救行动,或是放射性污染非常严重和广泛,采取补救行动花费的代价太大,在此两种情况时,采取补救行动不具有正当性。

2. 干预的最优化　为减少或避免照射而要采取的防护行动或补救行动的形式、规模和持续时间均应是最优化的,即在通常的社会和经济情况下,从总体上考虑,能获得最大的净利益,也就是说,最优化过程是指决定干预行动的方法、规模及时间长短以谋取最大的利益。简单地讲,弊与利之间的差额用同样的量表示,例如代价,包括心理上"忧虑"的社会代价在内,对每一项所采取的防护行动应为正值,而且在计划这项行动的细节中应使其达到最大值。干预的代价不仅是用金钱表示的代价,有些防护或补救措施可能带来非放射学危险或严重社会影响。例如,居民短期离家未必花费很多钱,但可能使家庭成员暂时分离而造成"焦虑",长期撤离或永久移居既要很费钱,而且有时也会带来精神创伤。在考虑进行干预的许多情况中有不少是长期存在的,不要求紧迫行动。其他由事故引起的情况,如果不采取即时措施就可能造成严重照射。做出在应急情况下的干预计划应作为正常运行手续中的不可少的一部分。

3. 干预的剂量准则 干预有两种情况,需要针对这两种情况,建立实施干预的剂量准则。在应急照射情况时,实施干预的剂量准则为:①急性照射的剂量行动水平:器官或组织受到急性照射,在任何情况下预期都应进行干预的剂量行动水平。例如全身(骨髓)受到急性照射,两天内预期吸收剂量 1Gy,对其他器官或组织的剂量行动水平都需作详细规定。②应急照射情况下的通用优化干预水平和行动水平:通用优化干预水平用可防止剂量表示,即当可防止剂量大于相应的干预水平时,则表明需要采取这种防护行动。在确定可防止剂量时,应适当考虑采取防护行动时可能发生的延误和可能干扰行动的执行或降低行动效能的其他因素。应在应急计划中根据标准所规定的准则给出对应需采取的防护行动(包括隐蔽、撤离、碘防护、临时避迁和永久再定居)的不同的干预水平。在持续照射情况时,实施干预的剂量准则有:①器官或组织受持续照射时,任何情况下预期都应进行干预的剂量率行动水平,例如性腺受到持续照射吸收剂量率为 0.2Gy/a,对其他器官也作了相应规定。②在大多数情况下,住宅中氡持续照射的优化行动水平应在年平均活度浓度为 ^{222}Rn 200~400Bq/m^3 范围内。其上限值用于已建住宅氡持续照射的干预,其下限值用于对待建住宅氡持续照射的控制。工作场所中氡持续照射情况下补救行动的行动水平是在年平均活度浓度为 ^{222}Rn 500~1 000Bq/m^3 范围内。达到 ^{222}Rn 500Bq/m^3 时宜考虑采取补救行动,达到 ^{222}Rn 1 000Bq/m^3 时应采取补救行动。

4. 干预行动水平(intervention action level) 针对应急照射情况或持续照射情况所制定的可防止剂量水平,当这种水平被达到时,应考虑采取相应的防护措施或补救行动。器官和组织受到急性照射时,任何情况下都应进行干预的剂量水平,相当于发生确定性效应的阈剂量,所以这些剂量水平实质是以预期剂量表示的干预水平。只要预期剂量超过这些水平,干预总是正当的。适用于紧急防护行动的通用优化干预水平如下。

(1)隐蔽:预计在 2 天内可防止剂量为 10mSv。决策部门也可建议在较短时间内和在较低干预水平下进行隐蔽,或者为便于执行下一步防护措施,也可以将隐蔽的干预水平适当降低。

(2)临时撤离:预计在不超过 1 周的时间里可防止剂量为 50mSv。当能迅速和容易完成撤离时,决策部门可建议在较短时间内、在较低干预水平下开始撤离,而在撤离有困难时,采用更高的干预水平可能是合适的。

(3)碘防护:服用稳定碘后甲状腺的可防止待积吸收剂量为 100mGy。

(4)临时避迁:适用于较长期防护行动,开始和终止的通用干预水平分别是 1 个月内 30mSv 和 10mSv。

(5)永久再定居:如果预计 1 年或 2 年之内月累积剂量不会降低到 10mSv 水平以下,或当预计终生剂量可能会超过 1Sv 时,应考虑实施永久再定居。

对于事故和饮水的控制,采用与干预水平相对应的另一个量,即通用行动水平。通用行动水平是针对持续照射或应急照射情况所制定的剂量率水平或污染核素的活度浓度水平,当这种水平被达到时,应考虑采取相应的补救行动或防护行动。应用时,应将对应核素组的通用行动水平值独立于该组中各核素活度的总和,见表 2-11。

表 2-11　急性照射的剂量行动水平

器官和组织	2 天内器官或组织的预期吸收剂量/Gy
全身(红骨髓)	1
肺	6
皮肤	3
甲状腺	5
眼晶状体	2
性腺	3

5. 食品行动水平　食品行动水平(food action level)是指将对不同核素组分别给出的水平值单独应用于相应核素组中各种核素的活度的总和。需要时,应在应急计划中规定停止和替代特定食品与饮水供应的行动水平。如果不存在食品短缺和其他强制性的社会或经济因素,则停止和替代特定食品与饮水供应的行动水平应根据准则确定。应将所确定的行动水平应用于可直接食用的食品和经稀释或恢复水分后再食用的干燥的或浓缩的食品。在某些情况下,如果有食品短缺或其他重要的社会或经济因素考虑,可以采用数值稍高一些的优化的食品与饮水行动水平。但是,当所使用的行动水平高于标准所给出的行动水平时,则采取行动的决策必须经过干预的正当性分析和行动水平的最优化分析。对于消费数量很少的食品,如香料,由于它们在人们的全部膳食中所占的份额很小,造成的个人照射增加也很小,因此,可以采用比主要食品高 10 倍的行动水平。食品的通用行动水平见表 2-12。

表 2-12　食品的通用行动水平

放射性核素	一般消费食品/(kBq·kg^{-1})	牛奶、婴儿食品和饮水/(kBq·kg^{-1})
^{134}Cs、^{137}Cs、^{103}Ru、^{106}Ru、^{89}Sr	1	1
^{131}I	1	0.1
^{90}Sr	0.1	0.1
^{241}Am、^{238}Pu、^{239}Pu	0.01	0.001

我们应当可以明确,首先不能将辐射诱发的确定性效应和随机性效应相提并论。确定性效应存在阈剂量,对任何人,只要其器官、组织受到的辐射照射的剂量达到相应的剂量阈值,必然出现确定性效应(有害的组织反应),而且确定性效应的严重程度也必然随着受照剂量的增加而加重。所以,在所有的辐射实践中,只要把人员受照剂量控制在器官或组织相应阈剂量以下,就完全可以避免有害的确定性效应发生,把确定性效应的发生概率降低到零。这说明,通过有效的放射防护,可以完全避免确定性效应的发生。与确定性效应不同,随机性效应不存在剂量阈值,它的出现是由于单个细胞受电离辐射后出现的变异,这种变异不仅不能够被机体识别,还会通过细胞分裂的方式传给下一代细胞,甚至通过性细胞传给下一代个体,因此随机性效应不能完全被避免。在小剂量和低剂量率照射条件下,随机性效应和剂量之间呈线性关系,没有阈剂量,随机性效应一旦发生,其后果的严重性与辐射剂量无关。目前,在放射防护方面只能采取有效的措施或方法把随机性效应的发生概率限制到可以接

受的水平,这个水平大约相当于职业人员的正常死亡率。由此说明,通过有效的放射防护,不能完全消除随机性效应的发生,只能降低其发生概率,这个概率被接受的范围就是职业人员的正常死亡率。

综上所述,放射防护的目的就是:针对所有的辐射实践,采取有效的干预行动,在使用电离辐射过程中,尽量避免有害的确定性效应的发生,降低随机性效应的发生概率,使之达到可以接受的水平。电离辐射是柄双刃剑,人们在从事电离辐射相关的实践中获得利益,但也存在潜在照射的风险,放射防护的目的一旦确立,放射防护的任务也随之明朗。放射防护的任务就是既要促使人类进行的有益的辐射实践活动,推动核与辐射技术的利用和发展,又要最大限度地预防和减少由电离辐射造成的对人类健康的危害和对环境安全的影响。

第五节　放射防护原则

任何量的电离辐射都会带来相应的辐射危险,鉴于人们从事这些电离辐射活动是为了获取其中的利益,为此不得不接受一定的风险。因此,在放射防护的保驾护航下,人们的电离辐射实践活动必须围绕着放射防护的目的进行,为了达到这一目的,ICRP 制定了由辐射实践正当性、放射防护最优化和个人剂量限值的放射防护原则。由这三项原则构成的放射防护体系已为各国际相关组织及绝大多数国家所采纳。

ICRP 在 103 号出版物中,给出了实践和干预情况下的防护原则,这些原则是防护体系的基础,同时提出了一套用于计划照射情况、应急照射情况以及现存照射情况的原则。在放射防护三原则中,两项原则(实践正当性原则和防护最优化原则)是源相关的,适用于所有照射情况,一项原则(剂量限值原则)是个人相关的,适用于计划照射情况。

实践正当性原则是指任何改变照射情况的决定都应当是利大于弊。这意味着通过引入新的辐射源、减少现存照射或降低潜在照射的危险,人们能够取得足够的个人或社会利益以弥补其引起的损害。

防护最优化原则是指在考虑了经济和社会因素后,遭受照射的可能性、受照射人员数目以及个人所受剂量的大小均应保持在可合理达到的尽可能低的水平。这意味着在主要情况下防护水平应当是最佳的,取利弊之差的最大值。为了避免这种优化过程的严重不公平的结果,应当对个人受到特定源的剂量或危险需要加以限制(剂量约束或危险约束以及参考水平)。

个人剂量限值原则涉及的是受控源职业照射和公众个人受照剂量,是个人相关的,它适用于除医疗照射外的计划照射情况。是除了患者的医疗照射之外,任何个人受到来自监管源的计划照射的剂量之和不能超过 ICRP 推荐的相应限值。图 2-7 说明在计划照射情况下运用个人剂量限值与在所有情况下对单个源运用约束或参考水平之间的概念差异。

一、实践正当性

任何一项辐射实践,在开展之前均需要综合考虑此实践实施后带来的利益和存在的风险。正当性原则是源相关的,为实现对源的控制,减少辐射实践对职业人员和公众的照射,在引入伴有辐射照射的任何实践之前,都必须经过正当性判断。

根据 ICRP 的建议,正当性可以定义为:对于任何一项实践活动,必须权衡利弊,只有在考虑了社会、经济和其他相关因素之后,引入的实践对个人或社会带来的利益足以弥补其可

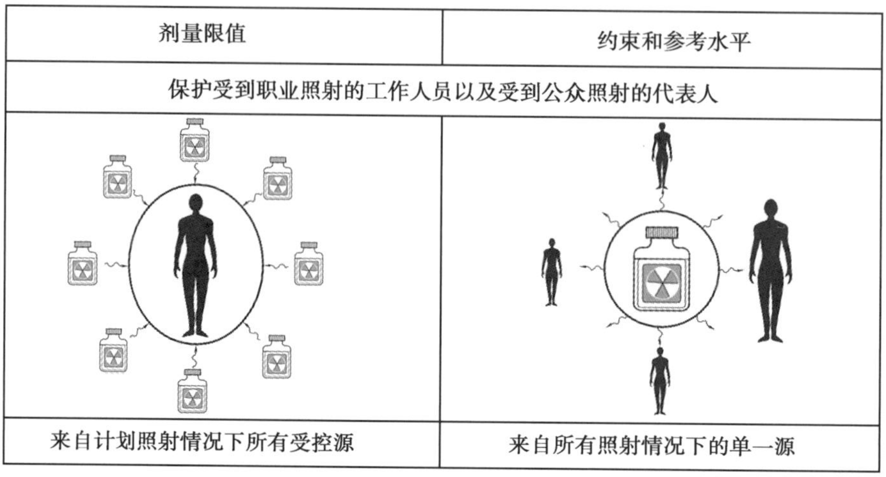

图 2-7　保护工作人员和公众成员的剂量限值与剂量约束以及参考水平的对比

能引起的辐射危害时,该实践才是正当的。若引进的某种实践活动不能带来超过代价的纯利益,则不能采用此种实践。当然所考虑的后果不限于辐射危害,还包括该活动的其他危险、代价及利益。辐射危害有时只是全部危害中的一小部分。因此,正当性远远超越了放射防护的范围。正是由于这些原因,正当性的净利益应当为正值。在所有可行的各种方案中选出最佳方案,已超出了放射防护部门的职责范围。

在正当性原则应用于职业照射和公众照射时,有两种不同的判断方法,它取决于是否可以直接控制源。第一种方法用于引入新的活动,在这里对放射防护预先进行了计划且可以对源采取必要的行动。要求只有当计划的照射对受照射个人或社会能够产生净利益以抵消它带来的辐射危害时才可以引入。必须注意,当有新信息、新技术等出现时,该辐射实践的正当性需要重新审视判断。第二种方法用于主要通过改变照射途径的行动而非直接对源施加作用能够控制照射的情况。在现存照射情况和应急照射情况下,正当性原则用于决定是否采取行动以避免进一步的照射。任何降低剂量的决定,都可能会带来不利因素,必须要由做出这种决定带来的利益大于危害来证明其是正当的。在两种方法中,政府或国家管理部门具有判断正当性的责任,以确保最广泛意义上的国家和社会整体利益,因而不必对每个个人有益。然而,用作正当性判断的信息可能包括许多方面,可能是由政府部门以外的用户或其他组织或人员告知的。同样,正当性判断将经常通过公众磋商过程告知,进行正当性判断的依据之一就是相关源的大小。正当性包含很多方面,不同的组织将会参与且负有责任。在这样的背景下,放射防护是进行重要决策过程的一个依据。

在对医疗照射进行正当性判断时,决定权经常是归于专业人员,而非政府部门。医疗照射的主要目标是照射给患者带来纯利益,采用某一特定医疗程序的正当性就成了从业医师的责任。医生经周密权衡认为使用某一放射诊疗程序会给患者带来净利益,那么这种专业上的判断就构成了使患者接受这种照射的正当理由。因此医疗机构开展放射诊疗,工作人员的执业条件十分重要。他们必须经过放射卫生防护专业培训,熟知所采用的程序及该程序的危险与利益。GB 18871—2002《电离辐射防护与辐射源安全基本标准》指出:医疗照射实践及其用源的申请者,在申请书中应说明执业医师在辐射防护方面的资格;或承诺只有具备有关法规规定的或许可证中写明的辐射防护专业资格的执业医师,才允许开具使用其源的检查申请单或治疗处方。

对一项实践的正当性判断,可以分为三个层次,下面以医用电离辐射为例加以说明。第一层次,众所周知,医疗照射是最大的人工辐射类型,医用电离辐射涉及的人群最为广泛。伦琴发现 X 射线以后,最早的应用就是医学诊断。因此,在判断医用电离辐射这一类辐射实践的正当性时,在相当长的一段时间内,无法用一种或几种其他非电离辐射实践完全替代医用电离辐射的诊断,在这一层次,电离辐射的医学应用具有绝对的正当性。第二层次,对于某一类已有的放射诊疗技术,现代技术的快速发展则有可能使其被新技术取代,比如在 20 世纪 50—60 年代盛行的对孕妇腹部进行 X 射线检查来监测胎儿生长发育,当时具有正当性,而今这类检查已经被 B 超替代,在孕妇与胎儿的非紧急情况下,甚至禁止使用 X 射线检查,在这个层次,医疗照射的技术出现了替代者,正当性出现了逆转。第三层次,对具体的患者-受检者,接受放射诊疗时,须根据其自身的情况,逐一对其进行严格的正当性判断。

随着社会的发展、技术水平和技术应用多样性的提高,正当性判断所考虑的综合因素也越来越多了。20 世纪 90 年代,在辐射实践过程中,非人类物种的保护被纳入了辐射实践利弊分析的框架中。进入 21 世纪,对一项等待实施的辐射实践进行辐射实践正当性判断时,除考虑传统的经济、社会、环境和非人类物种等因素之外,还应当考虑其带来的对社会伦理、公众心理的影响。比如福岛核污染水的排放,应当顾及社会舆情与周边居民的心理反应,但实际情况并非如此,因而导致一系列的公众反应甚至国际舆论。

在很多情形下,一些辐射实践被认定为非正当照射,除非情况特殊,IAEA 颁布的《国际电离辐射防护与辐射源安全基本安全标准》规定以下与辐射相关的实践都被认为是不正当的:①通过在食物、饲料、饮料、化妆品或在由人食入、吸入或经皮摄入或施用于人的任何其他商品或产品中有意添加放射性物质,或者通过活化,导致放射性活度增加的实践。②涉及在商品或消费品如玩具和私人珠宝或装饰品中轻率地使用辐射或放射性物质的实践,这些实践通过有意添加放射性物质或通过活化导致放射性活度增加。③作为一种艺术形式或为宣传目的进行的辐射人体成像。④在未查询临床症状情况下,为了职业、健康保险或法律目的而开展的放射检查,除非此检查预期能够为被检查个人的健康提供有用的信息,或能够为重要的犯罪调查提供证据。这意味着必须对获得的影像进行临床评估,否则照射就不是正当的。⑤对无症状的人群组进行涉及辐射照射的医学筛选检查,除非对受检查个人或整个人群的预期利益足以弥补经济和社会成本(包括辐射危害)。应当考虑筛选程序检查疾病的可能性,对查出疾病给予有效治疗的可能性,以及对于某些疾病,控制这些疾病给整个社会带来的利益。

二、放射防护最优化

放射防护最优化(optimization of radiation protection)是指对于来自一项实践中的任一特定源的照射,应使防护与安全最优化,使得在考虑了经济和社会因素之后,个人受照剂量的大小、受照射的人数以及受照射的可能性均保持在可合理达到的尽量低的水平(as low as reasonably achievable,ALARA)。因此,在许多场合,最优化原则也被称为 ALARA 原则。这种最优化应以该源所致个人剂量和潜在照射危险分别低于剂量约束和潜在照射危险约束为前提条件(治疗性医疗照射除外)。

　　放射防护最优化的过程,可以从直观的定性分析一直到使用辅助决策技术的定量分析,但均应以适当的方法将一切有关因素加以考虑,以实现下列目标:一是相对于主导情况确定出最优化的防护与安全措施,确定这些措施时应考虑可供利用的防护与安全选择以及照射的性质、大小和可能性;二是根据最优化的结果制定相应的准则,据以采取预防事故和减轻事故后果的措施,从而限制照射的大小及受照的可能性,包括定量和定性的方法,对于一些具体的设计问题和运行检查计划,通常可以主要采用定量的方法。对于涉及公众以及受照范围较广的问题,难以采用定量的方法。当然,在采用定性的方法时,对其中的某些具体问题也可以采用定量的方法。实施方法是在经过正当性判断后,对一切必要照射的防护设计,也包括放射实践中运行过程的最优化。使受照剂量保持在可合理达到的最低水平,但又不是盲目追求无限制地降低剂量,甚至以降至本底水平为目标,否则,所增加的高额防护费用与所降低的有限剂量相比得不偿失。运行过程的最优化主要是辐射实践中工艺技术的改进和工作人员技术熟练程度的提高,尽量减少一切不必要的受照过程。

　　放射防护最优化原则与正当性原则均为源相关,与剂量限值不同,剂量限值仅仅能够在正常情况下应用,而最优化可在所有情况下应用,包括正常情况、应急情况和可控制的现存情况,剂量约束是最优化过程的上限。最优化涉及个人所受剂量、受照射的人数以及可能存在但不一定发生的照射(即潜在照射)。最优化也包括核安全文化的培育、放射性废物最小化的执行和利益相关者的参与等。

　　只要一项实践被判定为正当的并予采纳,就需要考虑如何有效地使用资源来降低该实践对职业人员和公众的照射与危险。放射防护最优化的本质是在付出代价与所获得净利益之间进行权衡,求得以尽量小的代价获得尽量大的利益。ICRP第26号出版物中指明了进行这种分析的一种简单的方法。

　　对一项含有辐射照射的实践,其正当性和最优化条件可用以下数学方程来帮助分析。

　　令:

　　B代表所产生的纯利益;V代表该项事业的价值(即毛利益);P代表该项事业所用的基本生产代价;X代表用于放射防护而付出的代价;Y代表该项事业带来的辐射危害代价;S为集体有效剂量(人·Sv)。

　　当利益与代价能用同一尺度表示时,则有:

$$B=V-(P+X+Y)=(V-P)-(X+Y) \qquad 式2\text{-}13$$

式中:

　　V、P——是与辐射照射无关的参数;

　　X、Y——都是集体有效剂量(S)的函数(图2-8)。

　　正当性条件就是纯利益B>0,即:

$$(V-P)>(X+Y) \qquad 式2\text{-}14$$

最优化条件(即使引进的实践获得净利益达到
最大):

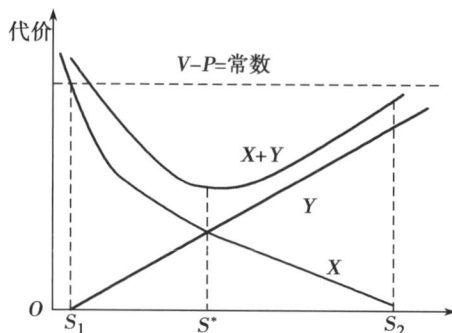

图2-8　正当性与最优化示意图

$$\therefore \frac{\mathrm{d}B}{\mathrm{d}S} = \frac{\mathrm{d}}{\mathrm{d}S}(V-P) - \frac{\mathrm{d}}{\mathrm{d}S}(X+Y) = 0 , \therefore \frac{\mathrm{d}}{\mathrm{d}S}(X+Y) = 0 , \quad \frac{\mathrm{d}X}{\mathrm{d}S} + \frac{\mathrm{d}Y}{\mathrm{d}S} = 0 \qquad \text{式 2-15}$$

集体剂量 S 对应于（X+Y）的最低点的值 S^*，可写成

$$\left(\frac{\mathrm{d}X}{\mathrm{d}S}\right)_{S^*} = -\left(\frac{\mathrm{d}Y}{\mathrm{d}S}\right)_{S^*} \qquad \text{式 2-16}$$

式中：

表示减少单位集体有效剂量（人·Sv）所耗去的防护费用，必须与降低 1 人·Sv 而减少的危害相抵消。满足要求就是把辐射剂量保持在"可合理达到的尽可能低的水平"。

防护最优化并非辐射剂量的最小化，而是对辐射危害和保护个人可利用资源仔细地进行权衡，最优化就是通过持续、反复的过程，寻求达到防护的最佳水平（如选择和实施主要情况下的最佳防护方案等）。放射防护最优化应在计划的立项阶段就予以考虑，它贯穿于实践或设施的选址、设计、操作、运行和退役的全过程，并应定期审核，以确定是否需要调整。最优化是一个具有前瞻性的反复过程，旨在防止或降低未来的照射。

三、个人剂量限值

个人剂量限值是放射防护基本原则的重要组成部分。对在受控源实践中个人受到的有效剂量或当量剂量规定的不得超过的数值，称为个人剂量限值。为了有利于管理操作，通常在基本剂量限值基础上还制定了辅助的剂量限制标准。GB 18871—2002《电离辐射防护与辐射源安全基本标准》是我国的现行放射防护标准。现行防护标准是一本防护文件，从内容上看，它大体包括两个部分：行为准则和剂量限值。行为准则包括在辐射源开发、应用实践活动中人们应当负的责任和应当遵守的规则及要求；剂量限值是在实践中对职业照射人员个人和公众成员个人规定的不能超过的受照剂量的数值。ICRP 1990 年建议与 2007 年建议中剂量限值的数值没有变化，我国基本标准（GB 18871—2002）与 ICRP 及国际标准是一致的。

以下是我国基本标准，基于 GB 18871—2002，对于受控实践正常运行情况下职业照射和公众照射剂量限值表述。其中的各项条款都是国家强制性的，在任何的辐射实践中都必须遵守。

（一）职业照射剂量限值

应对任何工作人员的职业照射水平进行控制，使之不超过下述限值：①由审管部门决定的连续 5 年的年平均有效剂量（但不可做任何追溯性平均），20mSv；②任何一年中的有效剂量，50mSv；③眼晶状体的年当量剂量，150mSv；④四肢（手和足）或皮肤的年当量剂量，500mSv。

对于年龄为 16~18 岁接受涉及辐射照射就业培训的学徒工和年龄为 16~18 岁在学习过程中需要使用放射源的学生，应控制其职业照射使之不超过下述限值：①年有效剂量，6mSv；②眼晶状体的年当量剂量，50mSv；③四肢（手和足）或皮肤的年当量剂量，150mSv。

在特殊情况下，剂量限值可进行如下临时变更。

1. 依照审管部门的规定，可将剂量平均期破例延长到 10 个连续年；并且，在此期间，任何工作人员所接受的年平均有效剂量不应超过 20mSv，任何单一年份不应超过 50mSv；此外，当任何一个工作人员自此延长平均期开始以来所接受的剂量累计达到 100mSv 时，应对这种情况的原因进行审查。

2. 剂量限制的临时变更应遵循审管部门的规定，但任何一年内不得超过 50mSv，临时

变更的期限不得超过 5 年。

值得注意的是,以下是 2014 年以 IAEA 领衔相关国际组织制定的《国际辐射防护和辐射源安全基本安全标准》计划照射情况下职业照射的剂量限值,这种改变仅表现在成人职业照射的眼晶状体。

对于年龄在 18 岁以上的工作人员的职业照射,剂量限值为:①连续 5 年以上年平均有效剂量 20mSv(5 年内 100mSv),并且任何单一年份内有效剂量 50mSv;②连续 5 年以上眼晶状体接受的年平均当量剂量 20mSv(5 年内 100mSv),并且任何单一年份内当量剂量 50mSv;③一年中四肢(手和脚)或皮肤接受的当量剂量 500mSv。对于已通知怀孕或正在哺乳期的女性工作人员的职业照射进行额外限制。

对于年龄在 16~18 岁正在接受涉及辐射的就业培训的实习生的职业照射和年龄在 16~18 岁在学习过程中使用源的学生的照射,剂量限值为:①一年中有效剂量 6mSv;②一年中眼晶状体接受的当量剂量 20mSv;③一年中四肢(手和脚)或皮肤接受的当量剂量 150mSv。

(二)公众照射剂量限值

任何实践使公众中有关关键人群组的成员所受到照射的平均剂量估计值不应超过下述限值:①年有效剂量,1mSv;②特殊情况下,如果 5 个连续年的年平均剂量不超过 1mSv,则某一单一年份的有效剂量可提高到 5mSv;③眼晶状体的年当量剂量,15mSv;④皮肤的年当量剂量,50mSv。

剂量限值不适用于医疗照射患者的探视或陪护者(例如,并非他们的职责,明知会受到照射却自愿帮助护理、支持和探视、慰问正在接受医学诊断或治疗的患者的人员)。但是,应对患者的探视或陪护者所受的照射加以约束,使他们在患者诊断或治疗期间所受的剂量不超过 5mSv。应将探视摄入放射性物质的患者的儿童所受的剂量限制于 1mSv 以下。这可以理解为公众照射的特殊情况。

剂量限值不适用于医疗照射,也不适用于无任何主要负责方负责的天然源的照射。剂量限值包括在规定期间内外照射引起的剂量和在同一期间内摄入放射性核素的内照射引起的待积剂量之和。同样,剂量限值不适用于应急照射情况。但在应急照射情况结束承担恢复和重建作业的人员应视为职业受照人员,并应按正常的职业放射防护标准进行防护,他们所受到的照射不应超过职业剂量限值。正像 GB 18871—2002 所指出的,"一旦应急干预阶段结束,从事恢复工作(如工厂与建筑物修理,废物处置,或厂区及周围地区去污等)的工作人员所受的照射则应满足本标准第 6 章(即职业照射)所规定的有关职业照射的全部具体要求。"

剂量限值是随着人们对电离辐射损伤的认识和对自身健康要求不断提高而发生变化的,在一百多年的时间里,这一限值从推荐采纳到强制遵守,不断严格化,见表 2-13。

表 2-13   剂量限值的变化

年份	发表者	数值	换算成每天的剂量率/(mSv/d)	名称
1902	W. Rolins	胶片照射 7min 未能曝光的剂量	100mSv/d	对人无害剂量
1925	A. Mutscheler	皮肤红斑剂量的 1/100	2mSv/d	耐受剂量

续表

年份	发表者	数值	换算成每天的剂量率/（mSv/d）	名称
1931	英国 X 射线与镭防护委员会	0.2R/d	2mSv/d	耐受剂量
1934	国际 X 射线与镭防护委员会	0.2R/d	2mSv/d	耐受剂量
1936	美国 X 射线与镭防护委员会	0.1R/d（高压 X 射线装置普及、重视对造血器官的影响）	1mSv/d	耐受剂量
1950	国际放射防护委员会	0.3R/周（重视对造血器官的影响）	0.5mSv/d	最大允许剂量
1954	国际放射防护委员会	0.3R/周（15rem/a，除造血器官外，还考虑眼晶状体和性腺）	0.5mSv/d	最大允许剂量
1958 1959 年修改 1962 年修改	国际放射防护委员会	5（18 岁以上）rem 3rem/13 周 0.5rem/a（公众）	0.38mSv/d （0.014mSv/d） 0.17mSv/d	最大允许累积剂量 最大允许剂量 允许限值
1965	国际放射防护委员会	5rem/a（职业照射） 0.5rem/a（公众）	（0.014mSv/d）	最大允许剂量 剂量限值
1977	国际放射防护委员会	50mSv/a（职业照射） 5mSv/a（公众）	0.17mSv/d 0.017mSv/d	有效剂量当量限值 有效剂量当量限值
1990	国际放射防护委员会	20mSv/a（职业照射） 1mSv/a（公众） 150mSv/a（职业照射：眼晶状体） 500mSv/a（职业照射：皮肤、手和）	0.05mSv/d （0.003mSv/d）	有效剂量限值 有效剂量限值
2014	国际原子能机构	20mSv/a（职业照射：眼晶状体） 2014 年其余限值同 1990 年 ICRP	0.05mSv/d	当量剂量

四、防护原则的实施过程

　　辐射防护三原则中，正当性判断有三个层次，防护最优化的方法多种多样，剂量限值要结合照射情况。防护三原则是放射防护体系的组成部分，三者相互形成、相互制约、相互影响。一项辐射实践，如果正当性判断没有通过，则该项实践就无法得到实施，其最优化防护和个人剂量限值也就成了无本之木、无源之水而无从谈起。一项正当性得到通过的辐射实践，如果在实施过程中不进行有效的放射防护，其安全性就将无法得到保证，或者在实施过程中需要付出更多的防护代价，这种代价包括经济投入和个人的受照剂量。个人剂量限值，是辐射实践顺利进行的抓手，一项正当采取了良好的防护的辐射实践，要对其进行客观的评价，其遵守的原则就是个人剂量限值。

　　直观分析法、多因素分析法、代价 - 利益分析法和决策分析法等，都是对正当的辐射实践实施最优化防护的可供选择的方法。大多数防护最优化方法倾向于强调对社会及全体受照人口的利益与危害。但利益与危害不大可能在社会中以相同的方式分配，因而最优化可能在某一个个人与另一个个人之间引起相当大的不公平。为缩小或限制这种不公平，可以在最优化过程中对特定源使个人受到的剂量或危险加以限制，ICRP 引入了源相关的约束概念。但由于照射情况不同,这种限制和约束的称谓也不同。对于计划照射情况,个人可能遭受的剂量与源相关的限制称剂量约束;而对于潜在照射,这种源相关的概念为危险约束;对于应急照射和现存照射情况,源相关的限制是参考水平。不难看出,剂量约束、参考水平和危险约束与放射防护最优化一同用于对个人剂量的限制,剂量约束、危险约束和参考水平是衡量最优化不可分割的一部分,约束为最优化过程提供了一个期望的上限。剂量约束和参考水平与防护最优化一同用于对个人剂量的限制。其目标是保证剂量不超过或保持在这一水平,接下来的目标是在考虑到经济和社会因素后,将所有的剂量降低到可达到的合理范围内尽量低的水平。ICRP 对计划照射情况(除患者的医疗照射外)这一剂量水平的限制沿用了术语"剂量约束";对应急照射和现存照射情况,则采用术语"参考水平"进行描述。诊断参考水平已经在医学诊断(即计划照射情况)中应用,以表明在常规条件下患者的剂量水平或某个特定的影像程序所注射的活度,对于该诊疗手段是异常的高还是低。如果有问题,则需要启动一个地区性复查,以确定防护是否已经得到了充分的优化,或是否需要采取纠正措施。选定的剂量约束或参考水平数值依赖于所考虑照射的条件,无论是剂量和危险约束还是参考水平都不代表"危险"与"安全"的分界线,也不表示改变个人相关健康危害的梯级。表 2-14 列出了 ICRP 在 2007 年 103 号出版物中报告防护体系中不同类型的剂量限制与照射情况、照射类型的关系。

表 2-14　ICRP 103 号报告防护体系中不同照射情况、照射类型的剂量限制

		辐射实践		
		职业照射	公众照射	医疗照射
照射情况	计划照射情况	剂量限值	剂量限值	诊断参考水平[a]
		剂量约束	剂量约束	剂量约束[b]
	应急照射情况	参考水平[c]	参考水平	不适用[c]
	现存照射情况	不适用[e]	参考水平	不适用[d]

注:[a] 患者。

[b] 仅指抚育者、照顾者及生物医学研究志愿者。

[c] 长期的恢复作业应作为计划中的职业照射的一部分。

[d] 不适用。

[e] 在受影响区域内长期从事补救工作或从事延续性工作所接受的照射应作为计划中的职业照射的一部分,即使辐射源是"现存"的。

(一) 剂量约束

剂量约束(dose constraint)是在非医疗照射情境下,为计划中的辐射实践活动针对特定源所预先设定的个人剂量限制,其量化指标即为剂量约束值。设定该值的目的是剔除所有可能导致个人剂量高于剂量约束值的防护方案,它是对该源进行防护最优化时的预期剂量上限,是进行放射源防护最优化时的约束条件。剂量约束值与具体的辐射源相关,是在对特定源进行防护和安全最优化过程中的约束条件,体现了防护的基本标准,而非最佳状态。

剂量约束所指的照射,是在受控源的预期运行过程中,任何关键人群组通过所有照射途径所累积接受的年剂量总和。ICRP 和 IAEA 已为此提供了通用的约束值建议。在实际应用中,审管部门和运行管理部门需根据具体情况,选择适宜的剂量约束值,这些数值通常低于 ICRP 的推荐值。当对给定源选择约束值时,应考虑源和相应环境的特征。

剂量约束值在辐射防护实践中发挥着重要作用,无论是在规划任务、执行任务,还是在辐射防护实践的设计实施和设备制造过程中,它都是进行放射防护最优化的重要依据。因此,应针对不同照射情况和源的特性分别设定剂量约束值。同时,因为剂量约束值是与源相关的,所以应明确界定与剂量约束值有关的源。

在应用剂量约束时,首先需要准确识别被照射个人类型,包括患者、职业人员和公众。他们各自所受的照射类型分别为医疗照射、职业照射和公众照射。医疗照射通常出于患者自愿,其利益和危害主要集中于患者本身,所以医疗照射通常是单独处理的。在控制区工作的职业人员虽非完全自愿接受照射,但他们通常经过充分的培训和告知,是一个特定的受照人群。而一般工作人员,如管理人员和支持人员,则更适合纳入公众照射的范畴。在采用核医学方法治疗患者时,医院或家庭中的支持人员需要单独考虑,其相应的剂量约束应比一般公众严格。

剂量约束值的设立旨在设定一个个人剂量值的上限,该值由特定源、装置中的源组、实践活动、或特定类型工业中的任务或操作组合所决定。在针对这些源、实践或任务进行放射防护最优化的过程中,这一上限被视为可接受的安全界限。根据具体情况,剂量约束值可表示为单次剂量或特定时间段内的累积剂量。若工作人员暴露于不同源或多种任务所产生的辐射之下,则必须确保严格遵守相应的剂量限值,以保障其安全与健康。

在引入实践时,对工作人员和公众成员的照射需遵循个人剂量约束值,这些约束值等同于个人剂量限值,具体为:工作人员为 20mSv/a,公众成员为 1mSv/a。然而,在防护设计的过程中,不能简单地把这些剂量约束值视为目标值。防护最优化的过程将确定一个低于这些约束值的可接受的剂量水平,这个经过优化的剂量水平才是设计防护行动时的预期结果。

GB 18871—2002 中的"放射性残存物持续照射的剂量约束"这一部分指出,"剂量约束值通常应在公众照射剂量限值 10%~30%(即 0.1~0.3mSv/a)的范围之内"。对于职业照射,剂量约束值是一个用来限制选择范围的个人剂量数值,确保在最优化过程中仅考虑那些预期剂量低于约束值的选择。而对于公众照射,剂量约束则代表着公众成员从某一特定可控源的计划作业中所能接受的年照射剂量上限。必须强调,剂量约束值并非监管限值,不应用作或被理解为强制性的规定标准。

(二) 危险约束

在计划照射情况下,可能存在不是计划发生的照射,即潜在照射,危险约束(risk constraint)是指对于潜在照射的相应的源相关的约束。在评估辐射实践的正当性和最优化原则时,应当对潜在照射危险予以充分考虑。在单个不安全状况的发生概率及其所致剂量中,可能存在很大的不确定性。因此,通常采用通用的危险约束值是适当的。

危险约束与剂量约束一样,都是与源相关的概念,其原则在于确保所有获准实践中潜在照射所致的个人危险与正常照射剂量限值所对应的健康危害保持在同一数量级水平。对职业照射来说,20mSv/a 是个上限值,显然不能直接用于评估潜在的危险。鉴于在估计不安全状况的概率及其所致剂量时存在的不确定性,ICRP 建议采用通用的危险约束值。在 ICRP 剂量限值体系得到实施且防护得到最优化的情况下,根据既往正常职业照射的普遍情况,工作人员的平均个人年职业照射有效剂量可达 5mSv。因此,对于工作人员的潜在照射,ICRP 推荐每年 $2×10^{-4}$ 的通用危险约束值,该值相当于平均职业年剂量 5mSv 的致死癌症概率。对于公众的潜在照射,ICRP 推荐每年 $1×10^{-5}$ 的危险约束值。

在 ICRP 第 64 号出版物中,提出了基于辐射安全考虑可以选择的年概率范围(表 2-15),

这些数值可以代表典型的危险约束值。然而,应当明确的是,这些约束主要针对的是个人潜在照射,不能涵盖可能引起的社会影响等其他后果。因此,对于复杂的潜在照射情况,需要进行多属性分析。危险评估技术应用于危险约束控制时,主要可分为确定论评价方法和概率论评价方法,两种方法相互补充,而非相互排斥。从 20 世纪 70 年代以来,概率安全分析已经取得了显著进展,并成为核工业等领域评估风险的最有用工具。

近年来,其应用范围已扩展至装有放射性同位素的医用和工业装置。例如,美国 NRC已制定了相关计划,并开展了放射治疗装置危险评价等工作。对于一些简单的装置,人因素尤为重要,因此制定并执行严格的质量保证计划是确保安全的关键。由于概率评价在预测不太可能发生的初因事件时有很大的不确定性,因而在估算总概率时应持谨慎态度。在许多情况下,为了决策目的,独立考虑事件发生概率及其所致剂量往往可以得到更多的信息。

对于大型核装置,监管机构可以针对选定的潜在照射情景,规定相应的设计基准事故预防与缓解的剂量准则。这些准则的制定会充分考虑事故发生的概率,并确保对于潜在照射的剂量控制,是从危险约束值中合理推导出来的。除了医疗照射情况外,对于任何特定实践中的辐射源,其剂量约束和潜在照射危险约束都必须严格遵循审管部门的规定或认可标准,并不能超过可能引发剂量限值和潜在照射危险限值超标的阈值。需要特别强调的是,剂量约束、危险约束以及参考水平所设定的数值,均不是用来直接划分"危险"与"安全"的绝对标准,超过这些数值也并不意味着一定会对个人健康造成危害。

表 2-15　基于辐射安全考虑可以选择的年概率范围

事件	概率
产生的剂量可作为正常照射的一部分的事件	$10^{-1} \sim 10^{-2}$
仅产生随机效应但高于剂量限值的事件	$10^{-2} \sim 10^{-5}$
可产生某种确定性辐射效应剂量的事件	$10^{-5} \sim 10^{-6}$
可导致人员死亡结果的事件	$<10^{-6}$

(三) 参考水平

参考水平(reference level)是在应急照射情况或现存照射情况下设定的一个剂量、危险或活度浓度的标准。若实际数值高于这个水平,则不应允许照射发生;若低于这个水平,则可以继续执行防护与安全的最优化方案。对于计划照射情况下的职业照射而言,参考水平不是剂量限值,而是为优化人员受照剂量而设定的某一剂量限值的一个比例或份额。

参考水平值的选择取决于照射实践的具体情况。在放射防护实践中,任何可测量的量都可以建立参考水平。一旦超过该水平,就应采取相应的措施,如数据记录、调查原因与后果,甚至进行必要的干预。为避免无效工作和更有效地利用资源,常用的参考水平包括记录水平、调查水平、干预水平等。对于与职业照射直接相关的前两个水平,在应急照射或可控的现存照射情境下,不论是计划内允许发生的照射,还是已经发生并已采取初步防护行动的照射,若经测量或评价后发现其剂量高于相应的参考水平,都应进一步优化防护行动,努力降低照射剂量到参考水平以下。考虑到应急照射的特殊性,ICRP 建议将参考水平的最大值设为 100mSv(无论是急性照射还是 1 年内的有效剂量)。ICRP 将参考水平分为 3 个层次:第一层次,年有效剂量小于或等于 1mSv;第二层次,年有效剂量大于 1mSv 至小于或等于

20mSv,第三层次,年有效剂量大于 20mSv 至小于或等于 100mSv。

1. 记录水平 记录水平(recording level)是审管部门规定的一个数值,用于衡量工作人员接受照射的剂量或摄入量。一旦达到或超过这一数值,监测结果就应被记入其个人受照记录中。个人监测的记录水平为年当量剂量限值或年摄入量限值的 1/10,一般取值 1mSv。ICRP 建议,即使监测结果低于记录水平,仍可将监测结果记录到个人剂量档案。对于外照射的个人剂量监测,其记录水平应当根据监测周期来确定,但不能低于 1mSv。然而,实际上目前很多机构将其仪器的测量下限作为记录水平。这是因为有时在集体剂量计算以及最优化分析中需要保存所有记录以供参考。对个人来说,如果涉及赔偿问题,任何高于此水平的监测结果都具有重要意义并须记录在案,而低于此水平的监测结果可被忽略。

2. 调查水平 调查水平(investigation level)是由放射防护部门制定的,用于判断是否启动某项辐射相关调查的阈值。它可以是剂量当量、摄入量或单位面积的污染水平等。当某个被测量的量高于此水平时,就认为有必要进一步调查其原因和后果。调查水平是放射防护管理的重要工具,应在工作的计划阶段就将其明确,并可以根据运行经验进行修改。在实际应用中,调查水平的量值一般为剂量或摄入量,但这些量有时用起来不方便。因此,通常会采用更加容易测量的数值,如作业场所的剂量率、空气中放射性物质的浓度,或者放射性物质的体内滞留量或尿中的排泄量。这些量值被称为导出水平。

调查水平在放射防护监测中具有重要作用。审管当局可以为了审管目的建立通用的个人剂量调查水平。调查水平可设定为与个人或工作环境相关的任何实际可测量的量。放射防护计划中应规定这些量,以帮助控制有关操作和受照情况。如果调查水平被超过,则应对防护和安全措施进行评审,以找出原因。这种评审有时需要确定是否需要进一步引入新的放射防护和安全措施,来改善现有的放射防护条件。

对于个人监测,调查水平采用年剂量基本限值的 3/10,一般取值 5mSv。空气污染检测仪的报警阀设定值可用于启动对空气污染原因的调查。个人剂量和摄入量的调查水平可根据预期的个人剂量水平来设定,通常是某一时间周期内的剂量限值的一个份额。工作场所的监测可涉及剂量率、污染水平以及放射性气溶胶的测量等方面。工作场所的调查水平应根据预测水平和运行经验来制定。通常为导出空气浓度(DAC)的某一份额。根据剂量限值的某一份额导出的表面污染水平也有助于指明某次测量的意义,这些数值经常起到调查水平的作用,可揭示放射防护条件的变差情况。

对从事特殊操作的工作人员或者在特定工作场所工作的人员,可以制定特定的调查水平。应通过管理措施确定调查的责任人,并事先明确调查的目的、涉及的行动以及每个调查水平的具体数值。调查水平的应用范围包括:①对可疑受照的情况的调查;②对剂量测量结果的核实;③评估现有工作条件下超出剂量限值或调查水平的概率;④确定拟采取的纠正行动。

3. 干预行动水平(intervention action level) 针对应急照射情况或持续照射情况所制定的可防止剂量水平,当这种水平被达到时,应考虑采取相应的防护措施或补救行动。这种在应急照射或持续照射情况下,为降低非受控源或事故失控源对人员产生的照射剂量而采取的行动被称为"干预"。当达到干预水平时,对于持续照射情况,应当采取补救措施;对于应急照射情况,应当采取防护措施。在计划照射情况下,职业照射个人监测的干预水平通常设定为 20mSv。这意味着,如果职业照射中个人年有效剂量数值超过 20mSv,将需要进行干预行动,包括但不限于移开辐射源、改变照射途径、缩短操作时间、增加防护要求等措施,以降低受照剂量,保证工作人员健康。有关此主题的更为详细的信息,请参考本书第二章第四节"二、辐射干预"部分。

综上所述,个人在从事相关实践活动时接受的辐射照射必须始终遵守剂量限值的规定。在潜在照射的情况下,则应遵守特定的危险控制准则。这些措施旨在确保个人不会暴露于正常情况下被认定为不可接受的辐射危险之中。然而,并非所有的辐射源都能在其源头得到有效的控制,所以,在设定剂量限值之前,应该先确定哪些源可以被视为"有关的源"。

实践正当性和放射防护最优化与辐射源紧密相关,它们共同确保放射源的使用和安全防护措施既正当又适宜。相较之下,个人剂量限值则直接聚焦于个人在职业照射和公众照射环境中的受照剂量,所以个人剂量限值与人相关。正当性是最优化过程的前提,个人受照剂量限值是最优化剂量的约束条件。个人剂量限值是不可接受的辐射剂量范围的下限,旨在避免发生确定性效应。然而,需要注意的是,不能把个人剂量限值直接用作防护设计和人员工作安排的依据。任何将个人剂量限值作为防护设计和人员工作安排的出发点,并在实践中力求接近个人剂量限值的做法,或是把个人剂量限值作为评价防护设施的主要标准的做法,都是对放射防护三原则的误解。评价防护设施是否有效,应该以其是否实现了防护最优化为标准,而不是简单比较是否超过了个人剂量限值。当然,无论如何,个人剂量限值都是不允许超过的值。

五、豁免

豁免(exemption)是指在某些情况下,由于源或实践产生的辐射照射(包括潜在照射)水平较低或产生辐射照射的可能性太小,审管部门同意免除对其部分或全部的审管控制。这通常是因为这些源或实践可能产生的剂量被认为太小,不需要授权使用,或已是防护的最优化选择而不需要进一步考虑其剂量或风险的实际水平。当实践和实践中的源经确认符合规定的豁免要求或水平,并经审管部门同意后,它们就可以被豁免。如果某项辐射实践经判断是正当的,且能满足豁免准则的要求,以及审管部门根据豁免准则规定的豁免水平要求,那么该实践和实践中的源可以被免除审管部门对其实施的管理控制,不作为辐射实践对待。

(一)豁免准则

因为被豁免的实践或源对个人造成的辐射危险足够低,所以没有必要再对它们实施管理;同样,被豁免的实践或源引起的群体辐射危险也足够低,通常情况下不值得再对它们实施管理控制。被豁免实践和源具有其固有安全性,能持续满足上述两项要求。

如果经过审管部门确认,在任何实际情况下,下列豁免准则都能得以满足的话,就可以不作更进一步考虑而对实践或实践中的源予以豁免:①被豁免的实践或源必须保证任何公众成员在一年内受到的有效剂量预计仅为 $10\mu Sv$ 量级或更低;②实施这些实践在一年内引起的集体有效剂量不大于 1 人·Sv,或防护最优化评价结果表明豁免是最优选择。

(二)可豁免的源与豁免水平

依据豁免准则,下列各种实践中的源经过审管部门认可以后,可以被豁免。

(1)辐射发生器和电子管件(如显像用阴极射线管),只要它们符合下列条件并具有审管部门认可的型式:①正常运行操作条件下,在距设备的任何可达表面 0.1m 处引起的周围剂量当量率或定向剂量当量率不超过 1pSv/h;②产生辐射的最大能量不大于 5keV。

(2)对于放射性物质,若符合以下要求,也可获得豁免。即,在进行实践的场所内任何时间段存在的特定核素的总活度,或在实践中使用的特定的活度浓度,均不得超过审管部门规定的豁免水平。GB 18871—2002 附录 A 中给出的放射性核素的豁免活度浓度和豁免活度,是根据某些可能受限的照射情景、模式和参数推导得出的,只能作为申报豁免的参考。在审查豁免申请时,审管部门会根据实际的情况逐例审查,并可能在某些情况下采用更严格的豁免标准。在应用 GB 18871—2002 附录 A 中给出的豁免水平时,必须注意以下几点。

1) 这些豁免水平原则上只适用于组织良好和人员训练有素的工作场所,主要涵盖小量放射性物质和源在工业、实验室或医学领域的应用,例如:将小量非密封放射性物质溶液装入容器内,作为工业示踪剂;利用小的密封点状源刻度探测器;作为低活度气体核素的医学应用等。

2) 对于未被排除的、天然放射性豁免核素的应用,只限于将天然放射性核素引入到消费品中,或者是将它们(如 ^{226}Ra、^{210}Po)作为一种放射源使用,或者是利用它们(如钍、铀)的元素特性等情况。

3) 对于一种以上的放射性核素,仅当各种放射性核素的活度或活度浓度与其相应的豁免活度或豁免活度浓度值之比值的和小于 1 时,才可能考虑给予豁免。

4) 除非有关的照射已经被排除,否则对较大批量放射性物质,即使其活度浓度低于豁免水平,也需要由审管部门进一步评估。

5) 严格禁止为了申报豁免而采用人工稀释等方法降低放射性活度浓度。

豁免是有条件的,不能仅考虑核素产生的剂量是否低于 $10\mu Sv/a$。在确定豁免值时,需要综合考虑放射性源项的物理化学形态、科学技术因素以及社会因素。只有在遵守审管部门规定的前提下(例如与放射性物质的物理或化学形态有关的条件,以及与放射性物质的使用或处置有关的条件)时,才能获得有条件的豁免。

第六节　放射工作场所选址与分区

实施或开展辐射实践的场所即是放射工作场所,由于电离辐射是一种特殊的职业病危害因素,它的存在对职业人员和公众都会构成一定的辐射健康风险。因此在辐射实践实施之前的设计阶段,应当首先选择恰当的场址,并对工作场所内部进行合理布局,这是遵守防护最优化原则的措施之一。有关非密封源工作场所的分级,请参见本书第 4 章。

一、选址原则

在进行一般放射工作单位的选址时,应优先考虑远离居民区和公众聚集区,且人迹罕至的地方。对于操作非密封放射性物质的场所,在单位内部应尽量选择偏僻区域,并尽可能设置在独立的建筑物内。如果与其他部门合建,则应选择无人员长期居住的建筑物的底层或一端,并与非放射工作场所进行隔离,同时放射性物质应设有单独的出入口。

当为含有大量放射性物质和可能造成这些物质大量释放的源选择场址时,应综合考虑可能影响该源的辐射安全的各种场址特征和可能受到该源影响的场址特征,并考虑实施场外干预(包括实施应急计划和防护行动)的可行性。在确定装置和设施(如医院和制造厂)内的小型源的位置时,应全面考虑以下因素:①可能影响该源的安全和保安的因素;②可能影响该源引起职业照射和公众照射的因素,包括通风、屏蔽以及与人员活动区的距离等;③考虑了上述因素后,工程设计上的可行性。

二、分区

雇主、许可证持有者很重要的一项职责是保持对辐射源的控制,以及对受到职业照射工作人员的安全的控制。为了达到此目的,ICRP 要求必须正式划定工作场所中置有放射源的区域,以有助于对源的控制。ICRP 对涉及辐射实践的放射工作场所采用两种指定场所分类:控制区和监督区。我国 GB 18871—2002 采用了 ICRP 的这一建议,要求任何一项涉及辐射实践的放射工作场所都应分为控制区和监督区,并进行合理布局,以便于辐射防护管理和职业照射控制。

(一) 控制区

控制区(controlled area)是一个明确规定的区域,在该区域内,必须采取特殊的防护措施或遵守专门的安全规定。这些措施和规定旨在确保在正常工作条件下对正常照射的有效控制,阻止污染的扩散,并预防和限制潜在辐射照射的范围。处于工作场所"控制区"内的工作人员应当掌握足够的信息并经过特殊的培训,以形成一个明确可辨认的群体。对这些工作人员,须定期对其在工作场所受到的辐射照射进行监测,并在某些情况下,进行特殊的医学监护。确定控制区的边界时,应考虑预计的正常照射的水平、潜在照射的可能性和大小,以及所需要的防护手段与安全措施的性质和范围。对于范围比较大的控制区,如果其中的照射或污染水平在不同的局部变化较大,需要应用不同的专门防护手段或安全措施,则可根据需要再划分出不同的子区,以方便管理。

根据 GB 18871—2002 的规定,对于辐射工作场所的控制区,注册者、许可证持有者应:①采用实体边界划定控制区;采用实体边界不现实时也可以采用其他适当的手段。②在源的运行或开启只是间歇性的或仅是把源从一处移至另一处的情况下,采用与主导情况相适应的方法划定控制区,并对照射时间加以规定。③在控制区的进出口及其他适当位置处设立醒目的电离辐射警告标志,并给出相应的辐射水平和污染水平的指示。④制定职业防护与安全措施,包括适用于控制区的规则与程序。⑤运用行政管理程序(如进入控制区的工作许可证制度)和实体屏障(包括门锁和联锁装置)限制进出控制区;限制的严格程度应与预计的照射水平和可能性相适应。⑥按需要在控制区的入口处提供防护衣具、监测设备和个人衣物贮存柜。⑦按需要在控制区的出口处提供皮肤和工作服的污染监测仪、被携出物品的污染监测设备、冲洗或淋浴设施以及被污染防护衣具的贮存柜。⑧定期审查控制区的实际状况,以确定是否有必要改变该区的防护手段或安全措施或该区的边界。

(二) 监督区

监督区(supervised area)即未被确定为控制区的区域,在其中通常不需要专门的防护手段或安全措施,但需要经常对职业照射条件进行监督和评价。控制区经常处于监督区内,但并非必须处于监督区内。

根据 GB 18871—2002 的规定,注册者、许可证持有者应:①采用适当的手段划出监督区的边界;②在监督区入口处的适当地点设立表明监督区的标牌;③定期审查该区的条件,以确定是否需要采取防护措施和做出安全规定,或是否需要更改监督区的边界。

第七节 我国放射卫生法规与标准

放射防护法律体系通常包括由全国人大常委会颁布的法律、国务院发布的行政法规、国务院有关部门制定的部门规章和一系列技术导则、标准等。自 20 世纪 60 年代初起,我国便逐步建立了适合国情的放射卫生防护法规体系和标准体系。这些法规和标准在保障人类健康、保护环境和推动放射性同位素与射线装置的广泛合理应用方面,发挥了极为重要的作用。

一、放射卫生法律法规

国家和地方人民政府发布的有关放射卫生防护的法律、法规、部门规章和文件是卫生行政执法的法律依据,广义上可以统称为放射卫生法规。放射卫生法规是放射卫生防护监督的法律依据,是放射工作人员、监督执法人员、相关专业技术人员必须遵守的行为规范。卫生行政部门与卫生监督机构对贯彻实施放射卫生法规负有监督管理职责,应用核与辐射技术的放射工作单位对本单位执行放射卫生法规承担主要法律责任。

我国的放射卫生防护工作起始于 20 世纪 50 年代中期。1956 年国家将放射性同位素的应用研究列入十二年科技发展规划。1960 年,国务院批准发布了《放射性工作卫生防护暂行规定》,这是我国第一部放射卫生防护法规,为保护放射工作从业人员的健康起到了巨大的作用。《放射性工作卫生防护暂行规定》发布后,国务院有关部委参考国际上放射卫生防护管理的措施和经验,相继制定并发布了《电离辐射最大容许量标准》《放射性同位素工作的卫生防护细则》《放射性工作人员的健康检查须知》三个技术文件。这些构成了我国最早的电离放射防护法规标准体系。

1987 年国务院发布《关于加强放射性同位素和射线装置放射防护管理工作的通知》后,进一步加快了放射卫生法规的制定进度。为提高法规的针对性和可行性,基本做到为每一种类型放射工作都制定了相应的规定,并有相应的标准配套实施。

1989 年国务院发布了《放射性同位素与射线装置放射防护条例》,标志着我国的放射卫生防护管理步入了法制化、规范化的轨道,使该项工作得到了进一步加强。在 1989 年至1999 年期间,国务院卫生行政部门根据该条例,陆续制定和修订了多项部门规章和规范,形成了较为完善的法律体系。

1999 年以后,随着我国社会主义市场经济的建立和发展,计划经济时代制定的规章中部分内容已不适应卫生体制改革与发展中行政执法的要求。遵照《国务院关于全面推进依法行政的决定》等文件精神,卫生部结合卫生立法与卫生监督体制改革,并考虑到我国加入WTO 的需要,开始对放射卫生管理规章进行清理和修订。2001 年发布的《放射工作卫生防护管理办法》《放射事故管理规定》和《放射防护器材与含放射性产品卫生管理办法》就是修订后发布的放射卫生管理规章。

2001 年发布的《中华人民共和国职业病防治法》是适应新形势、保护劳动者职业健康和相关权益的重要法律,也是进行职业卫生和放射卫生管理的主要依据。为了贯彻实施《中华人民共和国职业病防治法》,卫生部组织制定了《国家职业卫生标准管理办法》(卫生部令第 20 号)、《职业健康监护管理办法》(卫生部令第 23 号)、《职业病诊断与鉴定管理办法》(卫生部令第 24号)、《职业卫生技术服务机构管理办法》(卫生部令第 31 号)、《建设项目职业病危害分类管理办法》(卫生部令第 49 号)等职业卫生管理规章,并于 2002 年后陆续发布。《中华人民共和国职业病防治法》及其配套的职业卫生管理规章的调整范围包括放射卫生防护的内容,其相应条款规定了对职业性放射性疾病的防治要求,为放射卫生防护管理提供了有力的法律支撑。

2005 年 9 月,国务院令第 449 号公布了《放射性同位素与射线装置安全和防护条例》。

卫生部于 2006 年 1 月 24 日发布了《放射诊疗管理规定》(卫生部令第 46 号),2007 年 6 月 3 日发布了《放射工作人员职业健康管理办法》(卫生部令第 55 号)。

中央机构编制委员会办公室于 2010 年 10 月 8 日下发了《关于职业卫生监管部门职责分工的通知》(中央编办发〔2010〕104 号),该文件重新规定了卫生、安全监管、人力资源和社会保障和工会等部门或机构在职业卫生监督管理方面的职责。随后,依据此通知的规定,国家安全监管总局于 2011 年 5 月 20 日发出了《国家安全监管总局关于做好职业卫生检测评价技术服务机构资质认定和监督管理工作的通知》(安监总安健〔2011〕79 号)。

除国务院卫生行政部门外,其他行政部门也根据各自管理工作需要制定了与职业健康与生产安全相关的规章,这些规章中的部分条款也是职业卫生和放射卫生法律体系中的组成部分。2019 年,随着国家安全监督管理总局的撤销,与职业病相关的放射工作岗位的人员防护监管职责被重新划分给了国家卫生健康委员会。

我国现行放射卫生法律法规体系如图 2-9 所示。《中华人民共和国职业病防治法》(简称《职业病防治法》)与《中华人民共和国放射性污染防治法》(简称《放射性污染防治法》)是放射卫生管理所依据的重要法律,其中规定了放射卫生管理方面的基本原则和要求,构成了该领域的法律基础,《放射性同位素与射线装置安全和防护条例》是针对放射性同位素与射线装置的安全和防护问题制定的行政法规。《中华人民共和国突发事件应对法》(简称《突发事件应对法》)为包括核与辐射事件在内的所有突发事件的预防、应急准备和处置提供了应当遵循的原则。

二、放射卫生标准

国际标准化组织(ISO)的国家标准化管理委员会(Technical Committees,TC)一直致力于标准化概念的研究。该组织先后以"指南"的形式给"标准"的定义作出统一规定:标准是由一个公认的机构制定和批准的文件,它对活动或活动的结果规定了规则、导则或特殊值,供共同和反复使用,以实现在预定领域内最佳秩序的效果。按适应范围不同,标准可分为国际标准、国家标准、地方标准、行业标准和团体标准。例如,《国际辐射防护和辐射源安全基本安全标准》隶属于国际原子能机构的《安全标准丛书》中的 GSR Part 3,是国际标准;GB

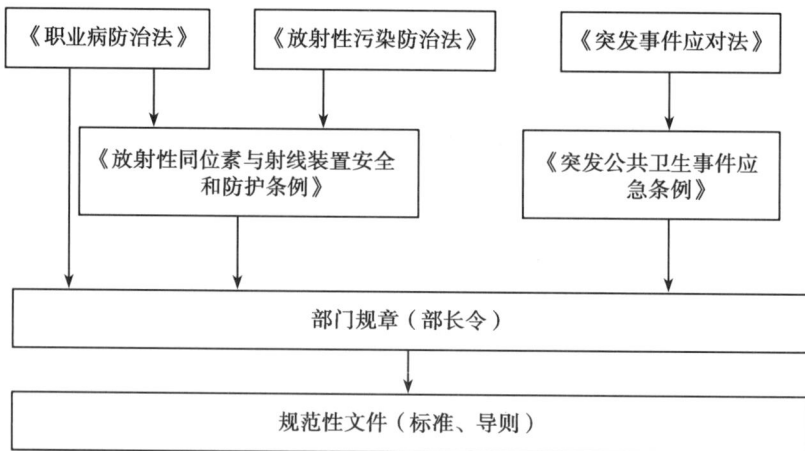

图 2-9　我国现行放射卫生法律法规体系

18871—2002《电离放射防护与辐射源安全基本标准》是我国电离辐射领域现行放射防护的国家基本标准。

我国的放射卫生标准建设起始于 20 世纪 60 年代。当时,技术标准是和行政法规融为一体并以法规或技术文件的形式发布实施的。1960 年国务院发布了《放射性工作卫生防护暂行规定》,卫生部与国家科委组织根据该规定同时制定并发布了《电离辐射的最大容许量标准》《放射性同位素工作的卫生防护细则》和《放射性工作人员的健康检查须知》三个技术文件。1974 年由国家计划委员会、国家基本建设委员会、国防科学技术委员会和卫生部联合发布的 GBJ 8—74《放射防护规定》是我国第一部采用国家标准编号的放射卫生防护标准。1979 年国务院颁布的《中华人民共和国标准化管理条例》推动了卫生标准研制工作的发展,1981 年卫生部成立了第一届全国卫生标准技术委员会,在该委员会和相关单位的组织下,标准研制工作进展迅速。1984 年 GB 4792—1984《放射卫生防护基本标准》得以发布(现已废止)。值得一提的是,在 1984—1988 年间,由于历史原因,GB 4792—1984《放射卫生防护基本标准》和 GB 8703—1988《辐射防护规定》两个国家放射防护基本标准并存(现均已废止)。到 2002 年,围绕《放射卫生防护基本标准》《辐射防护规定》等基本标准,我国已相继制定并发布了近百部涉及放射防护、辐射源安全、环境保护和辐射计量等方面的标准,形成了较为完备的放射防护标准体系。2001 年《职业病防治法》发布后,卫生部门依法将 43 项涉及职业照射的原放射卫生国家标准及时转化为国家职业卫生标准,并于 2002 年重新发布。我国的放射防护标准不仅采纳了国际先进标准的基本内容,还结合了本国国情,确保职业照射的剂量限值与 ICRP 建议书保持一致。2003 年 4 月 1 日开始实施的基本标准 GB 18871—2002《电离辐射防护与辐射源安全基本标准》等效采用了国际原子能机构安全丛书第 115 号出版物《国际电离辐射防护与辐射源安全的基本安全标准》的主要技术要求。近 10 年来,放射卫生标准研制和修订的步伐明显加快,特别是在医用放射防护领域。为适应我国放射诊疗技术的快速发展,一大批涉及 X 射线影像诊断、放射治疗与核医学诊疗的放射卫生标准相继发布并实施。

我国现行的国家层面的放射卫生标准分为九大类,即:基础标准(包括基本标准等)、职业照射、医疗照射、公众照射、应急准备与响应、检测规范与检测方法、防护设施与器材、管理(包括医用设备和技术准入)和其他。截至 2023 年 6 月,我国卫生防护标准体系中,放射卫生防护标准(含放射病诊断标准)共计 133 项。这个标准体系主要由三种类型的标准组成:①国家标准,现行有效的国家标准有 21 项,其中强制性标准 8 项(编号为 GB),推荐性标准 13 项(编号为 GB/T);②国家职业卫生标准,现行有效的国家职业卫生标准 84 项,其中强制性标准 37 项(编号为 GBZ),推荐性标准 47 项(编号为 GBZ/T);③卫生行业标准,现行有效的卫生行业标准 29 项,其中强制性标准 11 项(编号为 WS),推荐性标准 18 项(编号为 WS/T)。这些标准的制定和发布机构各不相同:国家标准由标准化主管部门组织制订并发布;卫生行业标准由卫生行政主管部门组织制订并发布;而国家职业卫生标准,依据《职业病防治法》,由卫生部门组织制订并公布。

2015 年国务院发布了《深化标准化工作改革方案》(国发〔2015〕13 号),将政府主导制定的标准整合精简为 4 类,分别是强制性国家标准、推荐性国家标准、推荐性行业标准以及推荐性地方标准;市场自主制定的标准被划分为团体标准和企业标准。政府主导制定的标准侧重于保障基本需求,市场自主制定的标准侧重于提高竞争力。为了配合这一新型标准体系,还建立了完善的标准化管理体制。根据国务院 13 号文件要求,国家质量监督检验检疫总局、国家标准化管理委员会 2016 年制定了《关于培育和发展团体标准的指导意见》,明确了团体标准的合法地位。

团体(association)是指具有法人资格,且具备相应专业技术能力、标准化工作能力和组织管理能力的学会、协会、商会、联合会和产业技术联盟等社会团体。团体标准由团体按照团体确立的标准制定程序自主制定发布,供社会自愿采用。在标准管理上,政府不对团体标准设立行政许可,而是由社会组织和产业技术联盟自主进行标准的制定与发布,并通过市场竞争实现优胜劣汰。国务院标准化主管部门则同国务院有关部门合作,共同制定团体标准发展指导意见和标准化良好行为规范,以便对团体标准进行必要的规范、引导和监督。在工作推进层面,会选择市场化程度高、技术创新活跃且产品类标准较多的领域,先行开展团体标准试点工作。同时,也支持将专利融入团体标准中,以推动技术的进步。

在国家鼓励推动团体标准发展的背景下,国内多个与放射卫生相关的学术机构,如中华预防医学会、中华医学会、中国核学会、辐射防护学会以及中国卫生监督协会等,相继开展了放射卫生团体标准的制定与修订工作。团体标准的一大特点就是机动、灵活、快速,能够针对社会新发、突发需求,迅速组织专业人员制定或修订出适应社会需要的规范化标准文本。例如,在新冠疫情防控期间,为了满足临时安装的 CT 方舱及其检查过程中的放射防护需求,中国卫生监督协会在 2020 年仅用了几个月的时间,就迅速发布了 T/WSJD 006—2020《CT 方舱放射防护要求》,为疫情防控期间的放射防护工作提供了急需的规范化指导。再如,为了规范辐射流行病学调查工作,中国核学会在 2018 年推出了 T/CNS 7—2018《辐射流行病学调查技术规范》。这些团体标准的加入,极大地丰富了我国的放射卫生标准体系,推动了我国放射卫生事业的发展。

(涂 彧,孙全富,陈 娜)

思 考 题

1. 人类放射防护发展经历了哪些历程?
2. 辐射实践类型与辐射照射情况之间有什么内在联系与区别?
3. 放射防护目的与原则之间有什么关系?
4. 女性放射工作人员怀孕期间如何执行个人剂量限值?
5. 为什么将陪护人员受到的照射列为医疗照射? 如何对其进行正当性判断?
6. 应急照射情况下的行动水平与持续照射下的行动水平有何不同?
7. 在对职业人员进行个人剂量监测时,该如何灵活应用参考水平?
8. 参考水平分几个层次? 如何在实践中应用?
9. 我国罗布泊地区发现大量极易开采的钾资源,在开采过程中应注意哪些事项?

参考文献

[1] 涂彧. 放射卫生学[M]. 北京:原子能出版社,2014.
[2] 涂彧,曹建平. 简明放射医学[M]. 北京:人民卫生出版社,2022.
[3] 刘晓冬,涂彧,陈大伟. 放射卫生与放射医学[M]. 北京:高等教育出版社,2023.
[4] 中国科学技术协会. 中国公共卫生与预防医学学科史[M]. 北京:中国科学技术出版社,2020.
[5] 郑钧正. 刍论我国的放射防护学科建设[M]. 北京:原子能出版社,2016.

第三章
外照射防护

学习目的
与 要 求

　　本章的主要内容包括外照射防护的理论、原则、方法和一般定量手段。全章分为五节,分别涉及辐射源项、辐射场、射线的衰减和吸收、外照射防护基本措施和屏蔽厚度计算。在知识点的分布上,辐射源项和辐射场起基础作用,射线的衰减和吸收是核心内容,防护基本措施和屏蔽计算均属于应用范畴。本章的学习目的和基本要求是掌握外照射防护的原则、措施、方法,了解常见辐射源项,熟悉辐射场的要素和主要定量指标,掌握带电粒子和不带电粒子在物质中的衰减特征和定量描述指标,掌握简单的屏蔽厚度计算方法,具备基本的外照射防护应用能力。

　　带电粒子或不带电粒子通过与物质相互作用产生离子对或离子群的过程,称为电离事件。带电粒子直接与物质相互作用,称为直接过程(也称初级过程);带电粒子或不带电粒子与物质作用产生次级带电粒子,继而由这些次级带电粒子与物质相互作用,称为间接过程(也称次级过程)。在辐射防护领域,能在生物物质中产生离子对的带电粒子或不带电粒子,称为电离辐射(ionizing radiation),简称辐射(radiation)。放射源是采用放射性物质制成的辐射源的通称,是可以通过发射电离辐射或释放放射性物质而引起辐射照射的一切物质或实体,习惯上将无损探伤、放射治疗、辐射处理所用的高活度或高射线发射率的放射源称为辐射源(radiation source),简称源(source)。体外辐射源对人体的照射,称为外照射(external exposure)。

　　放射源可以分为密封源、非密封源和射线装置。其中,非密封源与内照射关系更为密切,前已述及,在此不作过多说明。下面各节将分别详细讨论密封源和射线装置,以及针对它们产生的辐射所应采取的相应的防护措施。

第一节　辐 射 源 项

辐射源项包含放射源(可分为密封源、非密封源)、射线装置和反应堆。与外照射相关的主要是密封源、射线装置和反应堆。密封在包壳里的或紧密地固结在覆盖层里并呈固体形态的放射性物质,称为密封源(sealed source)。密封源的包壳或覆盖层应具有足够的强度,使源在设计使用条件、正常磨损条件下,以及在可预见的极端事件条件下,均能保持密封性能,防止放射性物质泄漏。射线装置(irradiation installation)是指安装有粒子加速器、X 射线机等能产生高强度辐射场的一种构筑物或设施。正确设计的构筑物可以提供屏蔽和其他防护,并设有用以防止人员误入高强度辐射区的安全装置(如联锁装置)。射线装置包括外射束辐射治疗用装置、商品消毒或保鲜用装置以及某些工业射线照相装置等。

一、放射源

密封源在工业、农业、医疗、科研等很多方面都发挥很重要的作用,目前可以利用的放射性核素有 100 多种,制成的密封源种类就更多,相应的分类方式也多种多样。按照辐射类型的不同,可以将密封源分为 α 源、β 源、γ 源、低能光子源和中子源等;按照几何形状的不同,可以将密封源分为点状源、线源、平面源和圆柱源等;按照活度的不同,可以将密封源分为检验源、参考源、标准源和工作源等;按照用途的不同,可以将密封源分为辐射探测器刻度(校正)源、辐射仪表用源、离子发生器用源、放射性探井源、工业照相源、医疗用源和 γ 辐照装置用源等。

密封源的设计主要涉及源芯的设计、源壳的设计和包装容器的设计。源芯指密封源中含有放射性物质的部分;源壳包绕源芯,是用于防止放射性物质泄漏的一种保护壳;包装容器是为了防止或减少运输过程中辐射的泄漏,保证源在运输过程中的安全,保护公众和运输人员的安全与健康,保护环境。密封源的设计必须满足其使用要求,源的各种技术参数、操作环境和使用环境等都必须遵守相关的国际标准和国家标准。

下面将按照密封源辐射类型的不同简单介绍各种密封源的密封结构、辐射特性和安全性能,以便在工作中能够正确选择并安全合理地使用密封源。

(一)密封源的原理与应用

1. α 辐射源　常用的 α 辐射源有 ^{210}Po、^{235}U、^{238}U、^{238}Pu、^{239}Pu、^{237}Np、^{241}Am 和 ^{242}Cm 源等。这里有几种方法可以将它们制成密封源:①这些 α 辐射源均为金属元素核素,可用电镀法分别将它们沉积在金属托片上,表面再镀以约 0.3mm 纯金薄层,或者覆以约 1mg/cm² 的云母片作为保护层;②可将粉末状的 α 放射性物质包在银或银钯合金基质中经过粉末冶金后轧制成箔片,再在表面镀以纯金保护层;③镭、钍和铀等元素可以作为陶瓷、搪瓷或玻璃的组分,经过高温熔融后成为一体,这样 α 放射性物质就被牢牢地固定在非放射性物料中,再在表面覆以透明覆盖层,即成为密封 α 辐射源。

常用的 α 辐射源活度较低,同时产生的 α 粒子的能量通常低于 7MeV,这样的 α 粒子在空气中的射程小于 6cm。人体皮肤的角质层厚度(~7mg/cm²)能吸收掉能量高于 7.5MeV 的 α 粒子。因此,通常不考虑 α 粒子对人体的外照射危害。

α 辐射源在生活和工业中应用较广,主要作为烟雾探测器、静电消除器和放射性避雷器等离子发生器的源,也作为 α 能谱分析的参考源,以及作为 α 放射性活度测量时刻度探测器的标准源。α 离子感烟探测器的基本工作原理,是利用 ^{241}Am 放出强度较为稳定的 α 粒子,而 α 粒子较强的电离能力使得电离室内的空气电离为正、负离子,形成非常微弱的电流。在没有烟雾颗粒的时候,由于 α 粒子的强度稳定,电流基本保持恒定。当烟雾颗粒进入电离室时,会阻挡 α 射线并缩短其射程,从而降低电离能力。这导致外电离室内产生的正负离子数减少,进而使外电离室内的电流强度发生变化,触发报警信号。放射性静电消除器则是利用 α 放射源比电离值高,能形成高密度的离子云,当它靠近带静电荷的物体时,就能中和掉物体表面静电荷。这种装置特别适用于易燃、易爆、不准用明火的环境。

2. β 辐射源　β 辐射源包括 β$^-$ 辐射源和 β$^+$ 辐射源,β$^+$ 密封辐射源不常见,在这里主要介绍 β$^-$ 辐射源。以下把 β$^-$ 辐射源简称作 β 源。常用的 β 源有 ^{3}H、^{14}C、^{22}Na、^{45}Ca、^{55}Fe、^{58}Co、^{60}Co、^{63}Ni、^{85}Kr、^{90}Sr-^{90}Y、^{106}Ru-^{106}Rh、^{137}Cs、^{144}Ce、^{147}Pm 和 ^{204}Tl 源等,这些核素均属富中子核素。与释放 α 粒子的核素不同,这些核素释放出的 β 粒子能量并不恒定,而是有一个分布范围,但是每种核素释出的 β 粒子最高能量却是恒定的。对于不同的核素,可以采取不同的方法将它们制成密封源。对于 ^{3}H 和 ^{14}C 核素,可以制成有机玻璃 β 源;对于具金属特性的核素,如 ^{55}Fe、^{60}Co、^{63}Ni、^{137}Cs、^{147}Pm 和 ^{204}Tl 等,可以用电镀法分别将它们沉积在低原子序数金属托片上,再外加保护层密封;对于 ^{85}Kr,可以直接密封在容器中使用;对于 ^{90}Sr、^{106}Ru 和 ^{147}Pm 等粉末状化合物,可以将其包在银基质中经过粉末冶金后轧制成箔片,再切成需要的形状,经过密封处理后制成 β 平面密封源。

相对于 α 粒子,β 粒子的穿透能力要强得多,在能量相同情况下,大约是 α 粒子的 100 倍。能量大于 70keV 的 β 粒子即可穿透人体皮肤角质层厚度。除个别能量较低的 β 源以外,对于 $E_{b,max} \geq 0.3MeV$ 且操作量 $\geq 5MBq$,以及 $E_{bmax} \leq 0.3MeV$ 且操作量 $\geq 50MBq$ 的情况,必须采取简单的防护措施,且在任何情况下都不可裸手接触 β 源。

β 源核素衰变时,常伴有 γ 辐射或形成其他光子,只有少数核素,如 ^{3}H、^{14}C、^{32}P、^{35}S、^{45}Ca、^{90}Sr 和 ^{90}Y 等是纯 β 辐射源。

入射带电粒子在原子核近旁经过时,由于与原子核发生库仑相互作用而获得加速度,同时会发射电磁辐射,即所谓的轫致辐射。β 粒子与周围的物质相互作用会产生轫致辐射,而轫致辐射的穿透能力比 β 粒子强得多。因此,应用 β 源时不能忽视对轫致辐射的防护,有时甚至需要将其作为主要防护对象;即使是纯粹的 β 辐射核素,应用时也要注意减少其产生的轫致辐射对人体造成的外照射。

T 时间内,进入到辐射场以 r 点为球心的单位截面积小球的累计粒子数称为粒子注量,由于辐射源(例如,放射源)的性质可能随时会变。因此,一段时间 T 内,到达辐射场某一位置 r 的累计粒子数并非以恒定速率递增。为了解粒子注量、需要用到:特定时刻 t 的"粒子注量率(particle fluence rate),$\Phi^{\cdot}(t,r)$",其表示粒子注量在单位时间内的增量。

吸收剂量是基本的剂量学量,定义为涉及一段时间(T)内电离辐射向单位质量物质转移或授予的辐射能量,因此,它们的单位都是:J/kg,专门名称 —— 戈瑞(gray),国际代号:Gy。一段时间内剂量学量的数值并非以恒定速率递增,因此需了解与相关剂量学量相应的速率量:任一时刻 t,单位时间内相关剂量学量值的增幅,与其相应的速率量,即称"吸收剂量率"。

图 3-1 给出了 β 粒子分别在水和空气中的注量率/剂量率与 β 粒子最大能量之间的关系。

β 辐射源主要用作 β 放射性活度测量和 β 能量响应刻度探测器探测时的参考源和工作源,以及用作测量薄层物质厚度的核子计源和色层分析仪的离子发生器的源。核辐射厚度计分为两类。一类是利用射线穿透被测材料时被吸收而发生强度变化来测量厚度的;另一类是利用核辐射线的反散射原理,射线穿过物质时发生散射现象,当散射角超过 90° 时便产生反散射,而反散射强度与材料厚度有关,测出从材料反散射的射线强度即可测出厚度。

3. γ 辐射源 由发射 γ 光子的放射性核素制成的辐射源为 γ 辐射源。常用的 γ 辐射源有 ^{24}Na、^{60}Co、^{124}Sb、

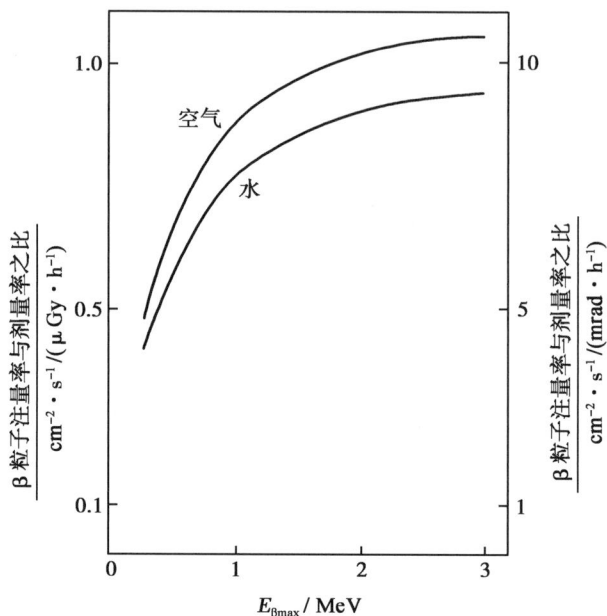

图 3-1 β 粒子分别在水和空气中的注量率/剂量率与 β 粒子最大能量之间的关系

^{241}Am 等。对于 γ 源的制作,按活度不同,主要分为如下两种:低活度的 γ 辐射源用双层或单层不锈钢包壳密封;高活度的 γ 辐射源则用双层不锈钢包壳密封。

γ 射线的穿透性比 α 粒子和 β 粒子都要强很多,作为电中性的光子,其与物质的作用机制也与 α 粒子和 β 粒子不同。其穿透能力一般强于相同能量下的 α 粒子和 β 粒子,对于有实用价值的 γ 辐射源,在任何情况下,都应当采取适当措施防护,不可直接使用。

中、低活度的密封 γ 辐射源主要用作核子计源、γ 照相源和间质治疗及腔内治疗源。高活度的密封 γ 辐射源主要用作 ^{60}Co 治疗机用源或作为大、中型工业辐照装置用源。下文以 ^{60}Co 治疗机、伽马刀(gamma knife)和工业辐照装置为例说明 γ 辐射源的应用

(1)^{60}Co 治疗机:^{60}Co 治疗机由机头、机架、平衡锤、准直器、治疗床、控制台和其他附属设备组成。机头作为治疗机的核心部件,由铅或贫化铀制作的源容器、滑塞式或转轮式源位控制器、射野灯等多种部件构成,具体见图 3-2。

^{60}Co 是钴的放射性核素之一,其半衰期是 5.27 年,属于 β$^-$ 衰变体,衰变时放出能量高达 315keV 的高速电子成为 ^{60}Ni,与此同时会放出两束 γ 射线,其能量分别为 1.17MeV 及 1.33MeV,因为两个能量相近,一般取其平均值,记作 1.25MeV。图 3-3 为 ^{60}Co 的衰变纲图。这里主要应用其衰变时放出的 γ 射线,讨论防护问题时,也主要是针对 γ 射线。

(2)伽马刀:伽马刀(gamma knife)是立体定向放射外科(stereotactic radiosurgery)的主要治疗手段,它基于立体几何定向原理,将多个钴源产生的伽马射线聚焦于靶点,使用 ^{60}Co 产生的伽马射线进行一次性大剂量的聚焦照射,使靶区组织发生局灶性的坏死或功能改变,从而达到治疗疾病的目的。

治疗时先用立体定位系统对病灶进行定位。通过 CT、MRI 对病灶进行断层扫描显示出病灶与坐标系各参照点的相对位置。再根据先进的图像处理技术与重建算法,再现病灶靶

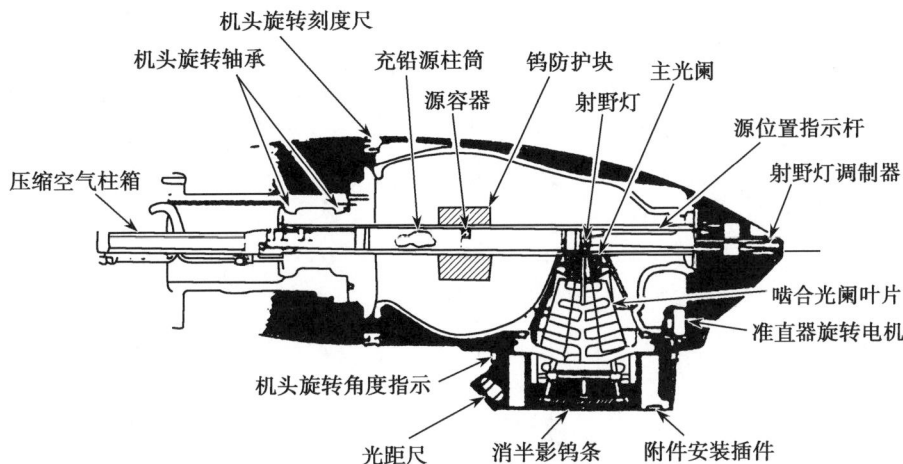

图 3-2　^{60}Co 治疗机机头基本构成示意图

区以及周围组织的三维形态。之后由放射治疗计划系统（treatment planning system，TPS）系统指定治疗计划，根据处方剂量计算需要使用的源个数、源的相对位置以及照射时间等信息，再由操作人员打开相应的准直器进行定量的照射。

　　使用的源通过加工 ^{59}Co 得到，辐照前的 ^{59}Co 源芯采用金属状的镀镍钴柱、钴粒或钴片，化学纯度不低于 99.5%。表面镀镍层的纯度不低于 99.5%，镍层厚度为 5~40μm。辐照后的 ^{60}Co 源芯应结构完整，表面光洁，镀镍层无脱落，比活度应符合伽马刀源的装线要求。伽马刀源的内、外包壳材料应采用耐腐蚀性、可焊接性和机被性能优良的奥氏体不锈钢，其成分组成应符合 GB/T 20878—2007 的要求。放射源的泄漏量与表面可去除放射性污染量应小于 200Bq，每个伽马刀源端面辐射输出量率与整套伽马刀源端面辐射输出量率平均值的偏差不超过 10%。

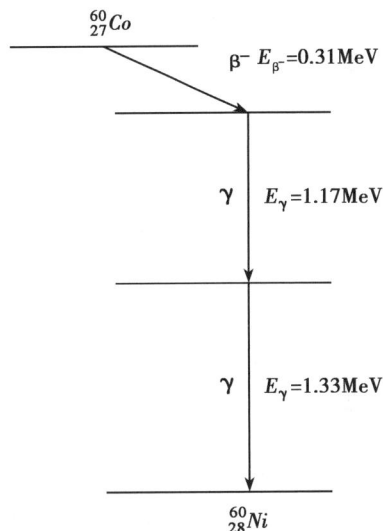

图 3-3　^{60}Co 的衰变纲图

　　（3）工业辐照装置：工业辐照装置采用两种类型的辐射源——放射性同位素和加速器。使用的放射性同位素有 ^{60}Co、^{137}Cs 等，目前以 ^{60}Co 放射源最为常用，它们主要产生 γ 射线；加速器类主要是电子束加速器。γ 射线辐照装置或粒子加速器等工业辐照装置在医疗用品消毒、食品保鲜、消灭昆虫、辐射育种或聚合物合成与改性等方面得到广泛应用。

　　1）辐照装置的用途：辐照装置的辐射照射可以对构成物质的原子或分子产生电离作用，破坏分子键，产生的离子可能自由地进行新的结合并形成另外的分子。所以辐射照射本身可以成为化学反应中的"催化剂"。此外，某些物质经过辐射照射以后能发生性能改变，产生新的对人类有益的特性。例如，经过辐射照射以后的聚乙烯发生交联效应，能够具有好的延展性。工业辐照装置对人类日常生活中直接可见的益处是可用于食品的保鲜或保藏，以及对医疗用品的消毒等。辐射照射可以消灭食品中的细菌、昆虫及其他有害生物。

2）辐照装置的类型：γ辐照装置按γ放射源的贮源和照射方式可分为以下几种。

a）固定源室湿法贮存γ辐照装置：是一种可以控制人员进入的辐照装置，在不使用时，其放射源被放在贮源水井内，源是被充分屏蔽的；使用时，源被提升到辐照空间，此时，借助于辐照室入口控制系统，使人员不能进入该辐照空间。本章将讨论的γ辐照装置的防护与安全，是针对这类辐照装置展开的。对于使用较低活度的γ辐照装置的防护与安全问题，在此基础上适当修改后同样适用。

b）固定源室干法贮源γ辐照装置：是一种可以控制人员进入的辐照装置。其放射源装在由高密度稳定材料（例如铅金属）构成的干容器（或干井）内。在不使用时，源是被充分屏蔽的；使用时，源被提升到辐照空间，此时，借助于辐照室入口控制系统，使人员不能进入该辐照空间。

c）自屏蔽式辐照装置：此类辐照装置的放射源完全封闭在一个用固体材料制作的干容器内，并且处于屏蔽状态。辐照室的结构和体积设计成使人员不可能接近放射源，也不可能进入正在进行辐照的空间。此类辐照装置的放射源贮存在充满水的水井内不移动，因而始终处于屏蔽状态，被辐照的物品移动到水下接受照射。这实际上是限制了人员接近放射源，也使人员不可能进入正在进行的辐照空间。

（4）工业γ射线探伤：工业γ射线探伤（以下简称"γ探伤"），是利用放射性核素发射的γ射线进行金属结构的无损检测的实践活动。一定强度的γ射线穿透金属构件后辐射强度明显，会在事先布设的感光胶片中成像。如果穿过的是裂缝或空腔，由于透过的辐射没有明显减弱必然会在感光胶片显影以后显示出裂隙或在空隙处出现较黑的图像，这样就能够发现金属构件内部结构的缺陷。γ射线探伤人员摄取的射线照相底片是一种可以永久保存的照相记录，它是工业产品质量保证的一部分。

γ射线探伤应根据被检测物体的特点选用相应能量和活度的γ放射源及其设备。这里所说的"能量"是指γ射线穿透物质的能力，它必须足够强以贯穿被检查的物体；而"活度"则是指放射源释放辐射的强度。如果使用的辐射强度太高，不仅会使感光胶片显影模糊不清、全片过黑，从而降低裂隙或空腔影像的清晰度，还会要求采取更为严格的安全防护措施，并可能需要扩大划定的限制区域。如果辐射强度过低，则需较长的照相时间，会增加操作人员的受照剂量，需要采取的安全防护措施的时间也就随之延长。目前，γ探伤所使用的放射源通常为 ^{192}Ir、^{75}Se 和 ^{60}Co 等，根据被检测物体的材料特性，也可以采用其他γ放射源。

1）γ射线探伤机按其源容器的可移动性可分为P、M和F三类。①P类：便携式γ探伤机，源容器便于人工搬运且质量不超过50kg。②M类：移动式γ探伤机，源容器借助适当的工具能轻易移动。③F类：固定式γ探伤机，源容器是固定安装的或只能在某一特定区域内移动。

2）γ射线探伤机按结构形式可分为Ⅰ、Ⅱ和其他共三类。①Ⅰ类：照相时源组件不需要离开源容器，可分为转动型和屏蔽闸型。②Ⅱ类：照相时源组件需要通过遥控操作经输源管送到曝光头，又被称为投射式γ照相设备，是目前应用最广泛的照相设备。③其他类：Ⅰ类和Ⅱ类以外的其他形式的γ射线探伤机。

4. 低能光子源　由发射低能γ射线和发射低能X线的放射性核素，或利用β辐射与靶物质相互作用产生的轫致辐射做成的源，统称为低能光子源。常见的发射低能光子的核素有 ^{55}Fe、^{57}Co、^{109}Cd、^{125}I、^{153}Gd、^{170}Tm、^{210}Pb、^{238}Pu、^{241}Am 和 ^{244}Cm 等。表3-1中列出了可用的轫致辐射源。制备低能光子源可以用电镀法、陶瓷法和搪瓷法。此外，对于 ^{210}Po、^{238}Pu 和 ^{241}Am 等核素，可以将它们的稳定化合物压入铝箔内；对于 ^{90}Sr、^{147}Pm、^{153}Gd 和 ^{241}Am 等核素，可以将它们的粉末状化合物与铝粉混合均匀后压制成源芯;用活性炭来吸附 ^{85}Kr,用树脂来吸附 ^{125}I,用镀在钨、钼或不锈钢托片上的钛(钪或锆)膜来吸附 ^{3}H,然后再作密封处理。为便于输出低能光子,密封源应设有由不锈钢、铝、铍或塑料膜制作的薄窗。

表 3-1　可用作低能光子源的韧致辐射源

核素/靶物质	半衰期/a	有用能量范围/keV
^{3}H/Z$_r$	12.35	3~12
^{147}Pm/Al	2.62	12~45
^{85}Kr/C	10.73	25~80
^{90}Sr-^{90}Y/Al	28.6	60~150

低能光子源主要用作 X 射线荧光分析用源和薄层物质厚度计、密度计的核子计用源,以及作为刻度 γ 射线探测器用的标准源。核子密度计采用射线透射原理,以非接触的方式对密封罐、管道内各种流体、半流体或混合物的密度(浓度)进行在线实时测量;射线在被测材料中的穿透、反射和被吸收等行为只与被测材料中的组成成分的所有原子的原子核的质量相关,不同材料对射线的吸收不同,根据检测到的穿过被测物体后的射线,即可得到被测物体的密度。

5. 中子辐射源　中子辐射源是指能够产生中子的装置,它是进行中子核反应、中子衍射等中子物理实验的必要设备。中子辐射源包括同位素中子源、加速器中子源和反应堆中子源。中子辐射源的种类较多,制备方式也多样。^{252}Cf 自发裂变的中子产额很高,作为放射性的金属元素,可以把 ^{252}Cf 电沉积或烧结在铂铱合金上,或者把 ^{252}Cf$_2$O$_3$ 直接封装在铂铱合金包壳内,再用双层不锈钢包壳密封,就成为锎中子源。利用 α 粒子与轻元素的(α,n)反应,也可制成具有不同能谱的中子源,其一般是将 α 辐射体与铍、硼、氟和锂等轻元素混合均匀后压制成的,外面用双层或三层的不锈钢或铂铱合金包壳密封。常用的(α,n)反应中子源有 ^{226}Ra-Be、^{210}Po-Be、^{238}Pu-Be、^{239}Pu-Be、^{241}Am-Be 和 ^{242}Cm-Be 中子源等。利用高能 γ 射线与铍(或氘)的(γ、n)反应也可制成中子源。但(γ,n)反应中子源的应用较少,这种中子源是将发射高能光子的 γ 源(如 ^{24}Na、^{124}Sb、^{226}Ra 等)装在圆柱形或球形的铍靶(或氘靶)中心,使其可获得近似单能的中子。

中子不带电,同时又是高线性能量传递(linear energy transfer,LET)粒子,中子与物质的相互作用主要发生在原子核上。因此,操作中子源时要特别注意对中子的防护,并认真考虑对其外照射的防护问题。任何情况下都不允许直接用手触摸中子源。

中子辐射源广泛应用于石油地质勘探、辐射育种、活化分析、湿度测量和科学研究等不同领域,其也作为中子探测器的刻度用源。

(二)密封源的泄漏检查

1. 泄漏检查的基本要求　密封源是否能保持其密封性将直接影响到密封源的安全和使用,确保在任何情况下密封源都有完好的密封性是极其重要的。国际标准化组织(International Organization for Standardization,ISO)规定了密封放射源的一般要求和分级,还依据分级的不同,规定了在制作过程中对其抗温度、抗外压、抗冲击、抗振动、抗穿刺和抗弯曲等六方面进行检验的标准。关于密封源分级标准和各级密封源的质量检验指标与方法,可以查阅 GB 4075—2009《密封放射源　一般要求和分级》。根据控制类型和密封源的类型,至少选择以下所介绍的 GB/T 15849—1995《密封放射源的泄漏检验方法》中所推荐的检验方法中的一种进行检验;在对密封源进行一种以上的泄漏检验时,为了进行沾污检查通常还要进行最终擦拭检验;通过检查,如果密封源符合表 3-2 规定的限值,就确认它是密封的;如果不同方法的测量水平不完全一致,其结果将取决于测量设备和程序;在大多数情况下,当不可浸出的固体内容物泄漏率为 10 $(\mu Pa \cdot m^3)/s$ 和可浸出的固体、液体和气体的内容物泄漏率为 0.1 $(\mu Pa \cdot m^3)/s$ 时,可以认为与 2kBq 的放射性活度释放限值相当;不管内容物的性质如何,在温度为 25℃ 的干燥空气中,相对真空度等于或低于 $10^3 Pa$,且内外压差为 $10^5 Pa$ 时,出现等于或大于 $10^{-2} (\mu Pa \cdot m^3)/s$ 的泄漏率表示不密封。

除了定期检查外,在进行任何检验之前,都必须将密封源彻底清洗,并进行仔细的目视检查;检验使用的一切设备必须进行适当的维护,并定期进行校准;在检验场所,无论哪次检验,都应尽可能地规定下列参数:压力,温度,密封源的体积与某些泄漏检验使用的检漏小室的体积以及浸没被检验密封源使用的液体体积之间的比例因子;擦拭检验在一般情况下不应作为泄漏检验方法,只有对某些特殊类型的源(如薄窗源)进行定期检查,且在没有其他更合适的检验方法的情况下才使用擦拭检验法。

在通常情况下,用更精确的已校准的装置进行最终测量之前,应该先用常用的沾污测量装置(如盖革 - 米勒计数管)立即核查擦拭检验或液体浸泡检验样品,以确定是否有明显沾污。常用的检验方法可以分为两种,即放射性检验法和非放射性检验法,内容见表 3-2,详细内容查阅 GB/T15849—1995。

表 3-2　不同检验方法的探测阈值和限值

	检验方法	探测阈值活度/Bq	限值/kBq	
			不可浸出内容物	可浸出内容物或气体内容物
放射性检验法	热液体浸泡检验	10~1	0.2	0.2
	沸腾液体浸泡检验	10~1	0.2	0.2
	液体闪烁液浸泡检验	10~1	0.2	0.2
	射气检验	4~0.4	—[a]	0.2 $(^{222}Rn/12h)$
	液体闪烁射气检验	0.4~0.004	—[a]	0.2 $(^{222}Rn/13h)$
	湿式擦拭检验	10~1	0.2	0.2
	干式擦拭检验	10~1	0.2	0.2
非放射性检验法		标准氦泄漏率/$(\mu Pa \cdot m^2 \cdot s^{-1})$		
	氦检验	$10^{-2} \sim 10^{-4}$	1	10^{-2}
	氦加压检验	$1 \sim 10^2$	1	10^{-2}
	真空鼓泡检验	1^b	1	—[c]
	热液体鼓泡检验	1^b	1	—[c]
	气体加压鼓泡检验	1^b	1	—[c]
	液氮鼓泡检验	10^2	1	10^{-2}
	水加压检验	水的质量/μg		
		10	50	—[c]

注:[a] 不适用;

[b] 这些探测限值仅适用于良好观察条件下的单次泄漏;

[c] 不够灵敏。

2. 泄漏检查的方法的选择　当密封源从生产厂供货之后,每隔一定时间就需要进行检验,以检查这些密封源是否有泄漏。检验的周期随着密封源的类型、设计和工作环境的不同而变化。这些检验方法不需要和生产密封源使用的检验方法相同。重要的一点是考虑密封源使用的环境以及它在有效使用期内可能造成的各种危险。对于含有放射性核素的密封源的生产,可以按照各种密封源的设计和工艺,从表 3-3 中选定最合适的泄漏检验方法。应当注意的是进行定期检验时必须保证控制辐照水平在可以接受的限值内。

表 3-3　与制造工艺有关的泄漏检验方法的选择

源的类型	生产源使用的检验		确定源的分级使用的检验	
	首选	次选	首选	次选
A 含放射性物质的密封源	浸泡	擦拭	浸泡	擦拭
A1 单层薄窗源				
(例如烟雾探测器)				
A2 低活度标准源				
A3 计量,射线照相和近距离射线治疗用的单层或双层密封源(^{3}H 和 ^{224}Ra 除外)	浸泡 氦检验	鼓泡	浸泡 氦检	鼓泡
A4 单层或双层密封的 ^{226}Ra 和其他气体源	射气检验	浸泡	射气检验	浸泡
A5 远距离治疗用的双层密封源和高活度的辐照源	氦检验	浸泡 擦拭	浸泡 氦检验	鼓泡
B A3、A4 和 A5 型的模拟密封源			浸泡 氦检验	鼓泡

二、射线装置

(一) 射线装置的原理与应用

射线装置在人们现代生活中起着极其重要的作用,其影响已经深入到生活的各个方面。医疗、工业、农业、科研等都离不开射线装置,在某些方面,人们甚至对辐射装置的依赖性越来越大。常见的射线装置包括 X 射线机、工业辐照装置、医用电子直线加速器和工业探伤装置等。

1. X 射线机　X 射线机是一种用来产生 X 射线的设备,可以分为工业用 X 射线机和医用 X 射线机。其中,工业用 X 射线机可以根据产生射线的穿透性分为硬 X 射线机和软 X 射线机,硬 X 射线的穿透性要大于软 X 射线。用于理化检测的衍射分析仪等属于软 X 射线机,而用于大、厚材料的检测的是硬 X 射线机。

医用 X 射线机主要用于放射诊断。各种医用诊断 X 射线设备按照其主机高压变压器的工作频率可以划分为低频 X 射线机(50Hz)、中频 X 射线机(400~20kHz)、高频 X 射线机(大于 20kHz)等。如果按照医用诊断 X 射线设备的功能区分,最基本的则可以划为 X 射线摄影与透视两大类,而这两种功能可以在同一台设备上实现,许多医用诊断 X 射线设备具有一机多功能(附加配备不同装置的外围设备)的特性。例如消化道检查的 X 射线机,既是 X 射线透视机,又可以进行实时的点片摄影;又如 X 射线螺旋 CT 机,虽然主要进行断层扫描摄影,但利用其快速连续扫描、快速图像重建和连续图像显示的技术,就可以实现 CT 图像的实时显示功能,这实际上已经将 CT 机的应用范围扩展到了 X 射线 CT 透视检查。至于摄影 X 射线机,可再细分为普通摄影、体层摄影、间接荧光缩影、高电压摄影、软 X 射线摄影等等。还有其他专门用于移动场合的床边 X 射线机、手术用 X 射线机(一般其支架采用 C 形臂结构并且配有电视系统的车载式设备)、牙科 X 射线机、体外碎石 X 射线机等特殊用途的专用 X 射线机。当然还可进一步加上按传统模拟成像与数字化成像两类不同成像模式的分类。使用管电压大于 50kV 的 X 射线治疗机,应当安装有效的联锁装置,避免人员在 X 射线机工作时间进入治疗室。对于管电压低于 50kV 的治疗机,X 射线管头组装体泄漏辐射在距屏蔽罩 5cm 处任何地方的空气吸收剂量率不应大于 1mGy/h。对于管电压为 50~100kV 的治疗机,距焦点 1m 处的空气吸收剂量率不应大于 1mGy/h。对于管电压在 150~500kV 的治疗机,在任意距其屏蔽罩和附属设备表面 5cm 处的 $10cm^2$ 面积上的空气吸收剂量率不应当大于 300mGy/h;任意距焦点 1m 处的 $100cm^2$ 面积上空气吸收剂量率不应当大于 10mGy/h。

(1) X 射线机中 X 射线的产生机制:对于 X 射线的产生,有两种机制。①当入射带电粒子在原子核近旁经过时,由于与原子核间的库仑相互作用,粒子会获得加速度。在这个过程中,粒子会发射电磁辐射,这就是韧致辐射。韧致辐射是连续能谱的 X 线辐射。实际上,任何种类的带电粒子在与物质相互作用时,都会或多或少地产生这种能量辐射,尤其在轻带电粒子与重核相互作用时,这种情况更加明显。这就是 X 射线机中电子与靶物质相互作用产生连续能谱 X 射线的机制,韧致辐射构成了 X 射线机的辐射的主要部分。②入射带电粒子在与核外电子相互作用时会发生电离或激发。在这个过程中,内壳层的轨道电子或者脱离原子核的束缚成为自由电子;或者跃迁到外壳层,此时就会有外壳层的轨道电子进入内壳层来填补空缺。电子在内外壳层之间的势能差会以光子的形式释放,这种光子的能量等于电子在两个壳层之间的势能差,对于特定的物质,这个势能差有特定的值,由此产生的光子构成了相应物质原子的特征 X 射线,任何类型的带电粒子在与物质相互作用时都会有特征 X 射线产生。

X 射线机依据上述 X 射线产生原理制作。X 射线机中产生的特征 X 射线只占总 X 射线的小部分,其主要是利用韧致辐射产生的 X 射线。在管电压相同的情况下,产生的 X 射线的量正比于 $(Z/m)^2$,式中,Z 为靶材料的原子序数,m 为带电粒子的质量,X 射线机中专指电子的质量。

(2) X 射线机的基本结构:X 射线机由 X 射线管、高压发生器、控制系统和辅助设备组成。

X 射线管是 X 射线机的核心部件,现在所使用的热阴极电子 X 射线管,其基本原理是利用阴极的热发射电子束,在高压电场的作用下高速飞向阳极靶面,靶面受电子轰击,产生 X 线,由阳极、阴极和玻璃壳体组成,见图 3-4。阳极由阳极体和靶面组成。阳极体由导热性良好的铜棒构成,它支撑靶面并及时将靶处产生的热能传递给冷却系统,这一点很重要,因为高速运动的电子绝大部分(90% 以上)的能量在靶处转化为热能,仅有小部分能量转化为 X 射线的辐射能,若导热性能不好将严重影响 X 射线管的使用寿命和工作的稳定性;靶面由金属钨或金属钼制成,作为电子轰击的靶,X 射线在这里产生。阴极由灯丝和阴极罩构成。灯丝是金属钨丝,在加热情况下产生电子,为产生 X 射线提供热电子。阴极罩可以固定灯丝和聚焦电子,在这种情况下电子轰击的靶点(焦点)小,可以产生强的 X 射线,有利于诊断。在玻璃壳体外面套着金属屏蔽罩,以防止 X 射线泄漏并保护玻璃壳体;与靶面相对

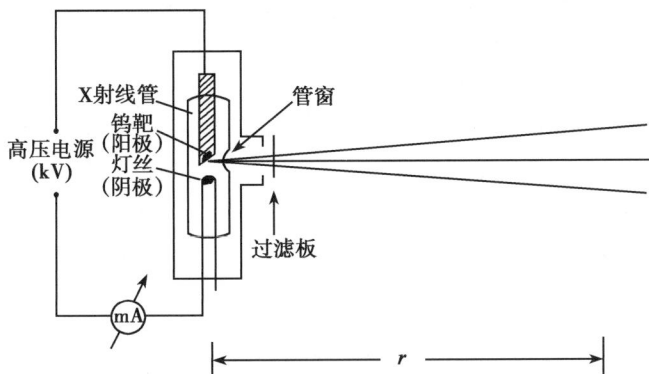

图 3-4　X 射线管及 X 射线产生机制

的屏蔽罩处是 X 射线的输出窗口,X 射线由管窗通过固有过滤板经准直器射向照射野。X 射线管、遮光器或集光筒及其连接部件总称为 X 射线管头组织体。在医学上 X 射线管用于诊断和治疗,按其用途的不同可分为诊断管和治疗管;按诊断管靶面材料不同分为钨靶管和钼靶管,相比于钨靶管,钼靶管的管电流小、管电低,适合作乳腺等软组织摄影诊断 X 射线源;按阳极的可动性不同把 X 线管分为固定阳极管和旋转阳极管。在工业技术方面 X 射线管用于材料的无损检测、结构分析、光谱分析和底片曝光等。

高压发生器主要是为 X 射线管提供高压电源,产生预定高压电传输至 X 射线管的阴极与阳极之间,用来加速电子。高压电源有两种:单相电源和三相电源。中、小型 X 射线机多用单相电源;大型 X 射线机一般用三相电源,因为对于大型 X 射线机来说,其容量大、附加设备多,单相电源不能满足其需要。控制系统是技术员与 X 射线机交互的平台,是为了保证 X 射线机能够安全正常地工作。辅助设备是 X 射线机的外围设备,作为 X 射线机的重要组成部分,是为了保证 X 射线机能够更好地实现其功能,不同用途的 X 射线机的辅助设备有很大的差异。

(3) X 射线机的重要参数

1)总过滤:X 射线管产生的 X 射线中包含两种成分,分别是轫致辐射和特征 X 射。前者是主要成分,其 X 射线的能谱是连续谱,能量在从 0 一直到最大值都有分布,而在工作中,并不需要低能的部分,而且这些低能部分的射线甚至会影响工作的质量,因此,通常在 X 射线输出窗口处设置一块一定厚度的铝、锡或铜片,用以滤掉不需要的低能 X 射线。这块过滤板称为 X 射线机的固有过滤,不同用途的 X 射线机的固有过滤材质有区别,厚度也有差异。对 X 射线的有用射束的进一步过滤,称为"附加过滤"。固有过滤和附加过滤厚度的总和称为总过滤,单位为毫米或者厘米(需说明滤过使用种金属,如 cmAl、mmCu 等)。通常,X 射线机在出厂时已在 X 射线管壳上标注了永久的总过滤。

2)管电流:供 X 射线管阴极灯丝的电流,称为管电流,用 mA 表示。X 射线产生的量(光子数)取决于管电流。当管电压恒定时,管电流越大,灯丝温度就越高,发射的电子数目也就越多,产生的 X 射线量就越多。通常用管电流的毫安值与曝光时间之积表示 X 射线的量,单位为 mA·s。X 射线产生量的大小与曝光时间成正比。

3)峰值电压:施加于 X 射线管两极的电压,称为管电压,用电压单位 kV 表示。X 射线机产生的X射线的品质取决于其管电压的大小。当管电流恒定时,管电压越高,灯丝产生的热电子在靶的正高压电场作用下获得的能量就越大,轰击靶面时产生的X射线的穿透能力就越强。这些X射线最大能量在数值上等于管电压的峰值电压(kilovolt peak,kVp)。所以,通常以kVp表示X射线的品质。可以把X射线的品质理解为X射线的穿透能力,穿透能力强的X射线品质好。不同的kVp,在离X射线源1m处的空气吸收剂量率随着总过滤的不同而变化,见图3-5。

X射线管需要将交流高压电整流成直流高压电,根据整流方式不同,可以分为自整流、单相全波整流、三相六峰全波整流和三相十二峰全波整流等,相同的kVp条件下不同管电压波形产生的X射线性质也不相同。在相同的kVp条件下,低波形发生器的X射线管产生穿透能力强的X射线占的份额比高波形发生器的大。在相同的kVp条件下,自整流、单相全波整流、三相六峰全波整流和三相十二峰全波整流的X射线管产生的X射线量(光子数)依次增大。

4)半值厚度(half value thickness,HVT):HVT是指当特定辐射能量或能谱的X射线辐射、γ射线辐射窄束通过某种规定物质时,比释动能率、照射量率或吸收剂量率减小到无该物质时所测量值的一半时的这种规定物质的厚度。可以用HVT来表征X射线的品质。与kVp相比,HVT可以更加精确地表征X射线的平均穿透能力,即可以更加精确地表示X射线的品质。HVT过去被称为半值层(half value layer,HVL)。但是,HVT也不够精确,因为不同能谱分布的X射线会有相同的HVT。所以,在使用HVT时要注意能谱分布的特征和所需要的精确度。高强度的放射性核素源种类很多,应用的范围也很广。

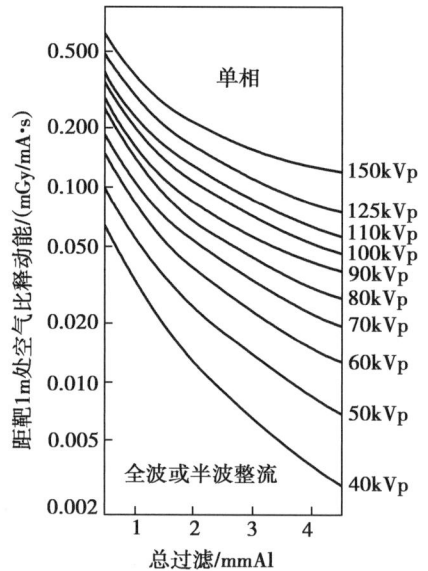

图3-5 不同峰值电压空气比释动能随总过滤不同而变化
(用三相电源及恒定电源时应将图中数据乘以1.8)

2. 电子加速器 粒子加速器简称加速器,是用人工方法产生高速带电粒子的装置。其种类很多,按照粒子被加速的能量的大小,可分为低能加速器(能量小于100MeV)、中能加速器(能量在100MeV~1GeV)、高能加速器(能量在1GeV~1TeV)和超高能加速器(能量在1TeV以上);按加速原理的不同,可分为静电加速器、直线加速器、回旋加速器、电子感应加速器、同步回旋加速器、对撞机等。加速器是探索原子核和粒子的性质、内部结构及它们之间相互作用的重要工具,在工业、农业、医疗、环保、科研等方面也有重要而广泛的实际应用。本节分别以电子直线加速器的工作原理以及工业电子加速器和医用电子直线加速器的应用为例,说明电子加速器的原理与应用。

(1)电子直线加速器的工作原理:电子直线加速器,是利用超高频电磁场在波导管中的行波或者利用谐振腔内电磁场的驻波实现对电子的加速的设备。电子直线加速器在运行中会产生多种辐射,下面作简单说明。

1)初级辐射:这里是指被加速的电子。通常被聚焦的是直径约1~2mm的电子束流,射向靶,能量集中。当初级辐射位于加速器真空区时,并不会对人体造成伤害,但是,在外部应用电子束时,由于其辐射强度高,工作人员应注意避免受到外部电子束照射,以减少可能会受的伤害。

2）次级辐射:这里主要是指高能电子束轰击靶时产生的韧致辐射,以及能量大于10MeV 的 X 射线与加速器部件相互作用,光子与中子反应中生成的中子。此外,检查电子直线加速器时,即使它的多数系统不在工作,其某些部位也会产生 X 射线。例如,测试注入系统或磁控管时,可能会产生能量高达几个 MeV 的电子,这种能量的电子与加速器部件相互作用就会产生 X 射线;高功率条件下调试时,即使电子枪不在工作,调幅器系统中的闸流管也会产生 X 射线;高功率条件下检查微波射频系统时,即使电子枪不工作,"暗"电流的存在也可能会导致 X 射线的产生。

3）感生放射性核素释放的 β、γ 射线:高能中子与加速器部件、冷却水和治疗室中的某些物件及空气相互作用会诱发产生感生放射性核素,并发射 β、γ 辐射。产生的感生放射性核素在停机后依然存在。但是,当电子束能量低于或等于 10MeV 时,就不会产生中子,也就不可能产生感生放射性核素,见表 3-4。韧致辐射的最大能量可以认为与加速电子的能量相等。图 3-6 中给出了电子直线加速器中在距靶 1m 处产生的韧致辐射、中子和感生放射性核素的辐射剂量当量率与入射电子能量之间的关系。

表 3-4 电子直线加速器运行中可能产生的辐射

加速电子	射束能量/MeV	辐射类型
电子	1~10	电子
		X 射线
电子	>10	电子
		X 射线
		快中子
		热中子
		γ 射线

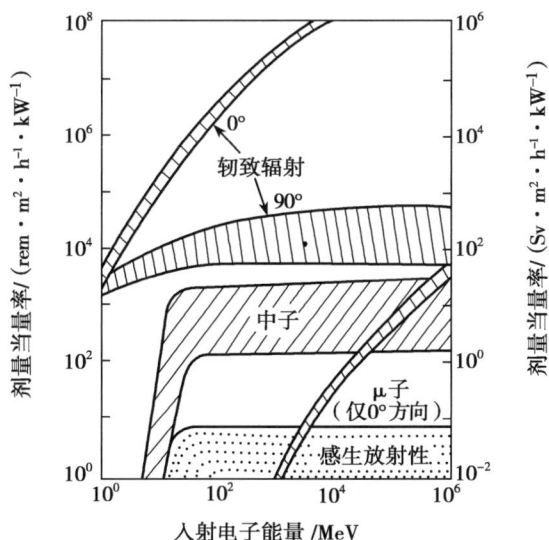

图 3-6 电子直线加速器产生的各种辐射的剂量率
与入射电子能量的关系

（2）工业电子加速器：工业电子加速器按人员可接近辐照装置的情况分为以下几种。

1）配有联锁装置的整体屏蔽装置：IAEA 称这类电子加速器为第Ⅰ类电子束辐照装置，这类电子束辐照装置是一种自屏蔽辐照装置，其布置方式取决于对物质辐照的运行时间，辐照装置运行期间人员实际上不可能接近这种辐射源部件。

2）安装在屏蔽室（辐照室）内的电子加速器：IAEA 称此类电子束辐照装置为第Ⅱ类电子束辐照装置。这类装置安装在正确设计建造的屏蔽室内。运行期间借助于入口处的控制系统防止人员进入辐照室。

（3）医用电子直线加速器：临床放疗用的电子直线加速器属于直线加速器，同时也是低能粒子加速器，其输出的电子能量通常为 5~40MeV，可以通过电子打靶将电子的能量转化为 X 射线。当今世界范围内，在加速器的各种应用领域中，用于放疗的医用电子直线加速器是数量最大、技术最为成熟的一种。

电子直线加速器由注入系统、微波传输系统、加速系统、真空系统、脉冲调制器、恒温冷却系统、引出系统、电源和控制系统以及其他设备共同组成。图 3-7 给出了电子直线加速器的几个主要系统和俯瞰放疗机房时加速器的外形。

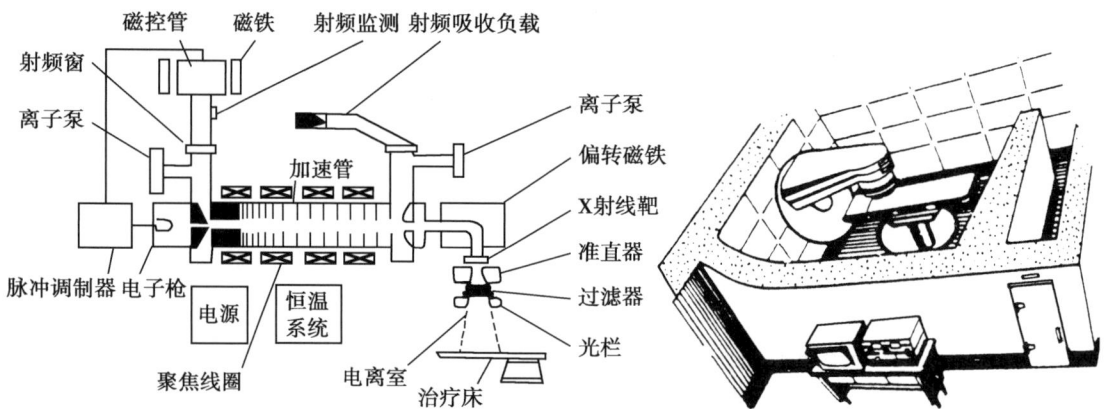

图 3-7　电子直线加速器的几个主要系统和俯瞰放疗机房时加速器的外形

1）注入系统：包括电子枪、预聚焦线圈和导向线圈等。预聚焦线圈和导向线圈装在电子枪和加速管之间，用以确保由电子枪射出来的电子能以较小的角度沿着加速器轴线注入加速管中。

2）微波传输系统：包括磁控管、传输及测量微波的各种波导元件、输入和输出耦合器以及吸收负载等。磁控管是微波功率源，产生的微波脉冲功率通过波导管传输系统传到加速管内，以建立加速电子所需的微波电磁场，剩余的微波功率被吸收负载消耗，其中驻波波腹电压与波谷电压幅度值比。整个传输系统的驻波比小，以确保微波功率的匹配传输。

3）加速系统：由加速管和聚焦线圈等部件组成。加速管也称加速结构或加速波导，它是电子直线加速器的关键部件。加速管根据加速原理可以分为行波加速管和驻波加速管，它的外部设置了聚焦线圈，以产生轴向磁场。轴向磁场与电子相互作用产生径向聚焦力，使电子在加速过程中能始终聚在一起不散射。

4）真空系统：由钛泵、真空闸门、真空管道和预抽真空机组成。该系统能确保电子运动路径上的真空度达到 4~10Pa,如此,可避免电子在加速运动过程中与气体分子碰撞而产生散射;此外,这个真空度可以提高加速管内高频绝缘强度,在一定程度上可以避免加速管发生高频击穿。

5) 脉冲调制器:可以产生具有一定波形要求和一定频率要求的脉冲高电压作为脉冲电源供磁控管和电子枪用。脉冲宽度通常为几个微秒,重复频率每秒钟几百次。一般要求脉冲调制器的输出脉冲功率大,平均功率小。通常采用软性开关(氢闸流管)与脉冲形成网络贮能的调制器。

6) 恒温冷却系统:功能是带走由加速管、聚焦线圈、磁控管、偏转磁铁、微波吸收负载和产生 X 线的靶等部件在运行时产生的热能,并保证磁控管、加速管和稳频系统的谐振腔等部件在恒温条件下运行。

7) 引出系统:由偏转磁铁和照射头组成。偏转磁铁能改变加速管尾端射出的高能电子束的方向,使给定能量的电子能通过引入窗进入照射头,这里装有能产生 X 射线的靶、准直器、均整器、电离室和光栏等,可以对电子束和在靶处产生的 X 射进行准直、均整、测量以及确定照射野的大小。

8) 电源和控制系统:包括交流电源和直流电源、频率自动控制、剂量率自动控制、均整自动控制、联锁装置和故障警示系统等,为加速器供电并确保安全运行和治疗安全。

9) 其他设备:如转动机架、治疗床、手动开关和监护电视以及对讲监护设施等。这些设备作为辅助装置,构成了医用电子直线加速器的外围设备,使其更好地服务于临床。

3. 工业探伤装置 X 射线探伤是指利用 X 射线穿透物质和在物质中衰减的特性,来判断材料内部缺陷情况的一种检验方法。工业 X 射线探伤装置是指包括 X 射线管头组装体、控制箱及连接电缆在内的对物体内部结构进行 X 射线摄影或断层检查的设备总称。X 射线探伤装置按照 X 射线发射的方向和窗口范围可分为定向式和周向式,定向的方向辐射是固定的,射线束辐射圆锥角一般在 40°~45° 范围内。周向辐射 X 射线束是在与 X 射线管轴线成垂直方向的 360° 上同时辐射 X 射线;按安装形式可分为便携带式 X 射线机、固定式 X 射线机和移动式 X 射线机,固定式 X 射线探伤机体积和重量大,适合场内固定检测,而便捷式和移动式 X 射线探伤机比较适合场外进行检测,方便灵活。

X 射线探伤的过程包括几个重要步骤:首先是产生 X 射线,通常使用 X 射线管完成这个步骤。然后将 X 射线照射到被检测物体上,并记录 X 射线通过物体时的吸收和散射。最后,利用 X 射线成像技术将数据转换为影像,并通过分析影像来确定物体是否存在缺陷或异物。X 射线机的主要技术性能可归纳为五个:工作负载特性、辐射强度、焦点尺寸、辐射角、泄漏辐射剂量。在选取 X 射线机时应考虑上述性能是否适应所进行的工作。

(二) 射线装置的辐射防护要求

在上面简单介绍了辐射装置的种类以后,这里就其辐射防护要求做简单说明。

1. X 射线机 X 射线机应用范围很广,种类也很多,这里以医用 X 射线机为例来说明其辐射防护安全要求。X 射线管按其用途不同分为诊断管和治疗管,相应的 X 射线机也可以分为 X 射线诊断机和 X 射线治疗机。

(1) X 射线诊断机:在没有其他规定的条件下,对于 X 射线机管头组装体的泄漏辐射,只需对离焦点 1m 处不大于 100cm^2 面积上或在距屏蔽罩 5cm 处的 10cm^2 面积上的泄漏辐射的平均值进行评价就可以了。

除乳腺 X 射线摄影设备外,在正常使用中不可拆卸的滤过部件,应不小于 0.5mmAl,

应用工具才能拆卸的滤片和固有滤过(不可拆卸的)的总滤过,应不小于 1.5mmAl;除牙科摄影和乳腺摄影用 X 射线设备外,X 射线有用线束中的所有物质形成的等效总滤过,应不小于 2.5mmAl;标称 X 射线管电压不超过 70kV 的牙科 X 射线设备,其总滤过应不小于 1.5mmAl;标称 X 射线管电压不超过 50kV 的乳腺摄影专用 X 射线设备,其总滤过应不小于 0.03mmMo。C 形臂 X 射线设备的最小焦皮距(源焦点到照射野的垂直距离)应不小于 20cm,其余透视用 X 射线设备的最小焦皮距应不小于 30cm;用于几何放大乳腺摄影的 X 射线设备,应配备能阻止使用焦皮距小于 20cm 的装置;对牙科 CT 焦皮距的描述见表 3-5。

表 3-5　牙科 X 射线摄影的最短焦皮距

应用类型		最短焦皮距/cm
标称 X 射线管电压 60kV 的牙科摄影		10
标称 X 射线管电压 60kV 以上的牙科摄影		20
口外片牙科摄影		6
牙科全景体层摄影		15
口腔的锥形线束 CT(cone beam computed tomography,CBCT)	坐位扫描/站位扫描	15
	卧位扫描	20

表 3-6 列出了医务人员在实施 X 射线诊断过程中同室操作条件下自身受到的照射剂量实测值。现代医院放射诊断均为隔室操作,医务人员的受照剂量远远低于表中数据,不超过国家标准剂量限值 50mSv/a。

表 3-6　X 射线诊断过程中同室操作条件下医务人员受照剂量实测值

检查类型	条件	主要部位受照剂量率/(mGy·min^{-1})					平均检查时间/min
		眼部	胸部	性腺	足	手	
消化道透视	80kVp,0.5mA·s	6.96	6.96	8.7	17.4	31.32	
支气管造影透视							
管球下方式	80kVp,0.5mA·s						
卧位		13~92	9.57	3~48	0.44	34.80	
立位		0.09	0.35	0.78	0	—	
管球上方式	80kVp,2mA·s						
卧位		50.46	24.36	6.09	0.26	—	
立位		47.85	33-06	0.26	0	—	7.9±4.4
心导管操作透视	80kVp,1mA·s						
胸部		0.44	4.35	0.09	0	139.20	
腹部		0.87	8.70	0.87	0	8.70	16.3±8.8
外科显影透视	80kVp,0.5mA·s	0.87	2.61	4.35	4.35	34.80	
颈动脉造影摄影							
正面	90kVp,60mA·s	4.35	8.70	20.88	40.02	26.10	
侧面	80kVp,60mA·s	5.22	10.44	14.79	2.61	50.46	

（2）X射线治疗机：应当在使用管电压大于50kV的X射线治疗机的治疗室中安装有效的连锁装置（interlock），以避免工作人员和公众在X射线机工作时进入治疗室。连锁装置作为一种安全控制装置，确保有关部件的动作相互关联，使得只有每个部件都处于规定状态或工况下，源才能正常工作，若其中任一部件未达到规定条件，源就不能投入运行或使用，即使已投入运行的或使用的辐射装置也会立即关停。X射线机管头组装体的泄漏辐射要求：对于X射线管额定电压大于150kV的治疗机，距X射线源组件表面5cm处空气比释动能率不应超过300mGy/h，距离X射线管焦点100cm处空气比释动能率不应超过10mGy/h；对于X射线管额定电压不超过150kV的治疗机，距离X射线管焦点100cm处空气比释动能率不应超过1mGy/h。

2. 电子直线加速器

（1）对电子直线加速器的辐射安全防护要求。

1）加速器的辐射安全设计、电气安全、机械安全以及测试检验等都应符合GB 9706.201—2020与GB 9706.1—2020的基本要求。

2）为防止患者受到超剂量照射的要求如下。

① 控制台显示器应能够正确显示出辐射类型、标称能量、照射时间、吸收剂量、吸收剂量率、治疗方式、楔形过滤器的类型与规格等参数的预选值。

② 照射的启动应与控制台显示器显示的照射参数预选值联锁，在正确选择照射参数之前，不能对患者进行照射。

③ 按独立性防护原则配置剂量测量系统，即配置两套独立的辐射剂量测量系统，任何一套剂量测量系统都能单独终止照射，当其中的某一套剂量测量系统发生故障时不会影响另一套正常发挥其功能。

④ 两套剂量测量系统正常运行时显示的剂量数据，在因故中断照射或者终止照射以后须保持不变；因电气元件失效或失去电源而导致中断照射时，剂量数据显示器上的数据须至少保持20min；剂量数据显示器在中断照射或终止照射一段时间后须回到零位，再次照射时方能启动。

⑤ 当吸收剂量达到预选值时，两套剂量测量系统应能终止继续照射。

⑥ 两套剂量测量系统中，一套测量初级剂量，另一套测量次级剂量，当吸收剂量达到预选值时，初级剂量测量系统必须能终止继续照射；次级剂量测量系统必须能在超过吸收剂量预选值15%以内或不超过等效于治疗距离上0.4Gy的吸收剂量情况下终止继续照射。

⑦ 应配置这样的剂量率与终止继续照射的联锁装置，即当照射剂量率大于规定剂量率数值的2倍时，在任何情况下均能自动终止继续照射。

⑧ 应按独立性原则配置照射时间计时器，其与加速器运行系统联锁，当达到预选的照射时间时应能终止照射；当因故中断照射或终止照射时，计时器数据应保持一段时间后时针复位到零位。

⑨ 应为非直束式加速器提供剂量分布测量系统，当吸收剂量的分布相对偏差大于10%时须自动终止照射。

⑩ 应经常检查所有的安全联锁系统的功能，以确保它们的独立性和能可靠地终止照射的功能。

⑪ 计算机控制系统的软件必须加密；控制系统出现故障时应立即终止照射；控制台和

治疗室内都应设置紧急停机按钮。

3）电子射线治疗时,对杂散辐射的防护要求是:电子束中心轴上实际射程外 10cm 处的吸收剂量与最大吸收剂量之比(以下简称剂量比)不应超过表 3-7 中所列的值。

表 3-7　电子治疗中对剂量比的限制

电子能量/MeV	1	2	5	6	10	15	18	35	50
剂量比	3.0	3.2	3.7	3.8	4.2	5.0	5.88	10	20

X 射线治疗时,对杂散辐射的防护要求是:用 30cm×30cm 照射野,或用可得到的最大矩形照射野(当最大照射野 <30cm×30cm 时)。相对表面剂量(表面吸收剂量与最大吸收剂量之比)应小于表 3-8 中的值。

表 3-8　X 射线治疗时对相对表面剂量的限制

X 射线最大能量/MeV	1	2	5	6	8~30	35	40~50
相对表面剂量/%	80	70	60	58	50	58	65

4）对有用射束外泄漏辐射的限制:以下限制均是在治疗距离上,固定限束器截面内,以透射可调限束器的漏射辐射的吸收剂量与有用射束中心轴最大吸收剂量的百分比形式给出的,其满足的限制是:用 X 射线治疗时,10cm×10cm 照射野范围内的百分比不应超过 2%;用电子束治疗时,50% 等剂量曲线以外 4cm 到最大有用射束边界之间的平均百分比不应超过 2%;用电子束治疗时,在 50% 等剂量曲线以外 2cm 到最大有用射束边界之间的最大百分比不应超过 10%。

最大有用射束(中子除外)以外的漏射辐射占的吸收剂量份额不应超过下述限值:治疗距离处,垂直于有用射束中心轴,并以轴心为起点,半径 2m 的平面上的漏射辐射吸收剂量最大不应超过有用射束中心轴吸收剂量的 0.2%,平均百分比不应超过 0.1%;治疗距离处,在离开电子源和靶之间的电子轨道 1m 处或离开电子源和电子出射窗口之间的电子轨道 1m 处的漏射辐射的吸收剂量不应超过治疗距离处有用射束中心轴吸收剂量的 0.5%。

最大有用射束外的中子泄漏辐射百分剂量限值如下:对于 X 射线能量标称值大于 10MeV 的加速器,治疗距离处,垂直于有用射束中心轴并以轴为起点,半径 2m 的平面上,最大有用射束以外的中子泄漏辐射的吸收剂量最大不应超过有用射束中心吸收剂的 0.05%,平均值不应超过 0.02%;距离上述电子轨道 1m 处的中子泄漏辐射的吸收剂量不应超过治疗距离处有用射束中心轴吸收剂量的 0.05%。

5）感生放射性核素辐射剂量的限制:电子能量标称值大于 10MeV 的加速器,距离设备表面 5cm 处,由感生放射性核素产生的辐射吸收剂量率不应超过 0.2mGy/h;距离设备表面 1m 处产生的辐射吸收剂量率不应超过 0.02mGy/h。

(2) 其他有害因素的安全考虑:电离辐射与治疗室中空气相互作用会产生臭氧(O_3)和氮氧化物,其能量越高,臭氧和氮氧化物的产额就越多。臭氧和氮氧化物不仅对呼吸道的健康有影响,而且臭氧能促进橡胶材料老化,氮氧化物与空气中水分接触生成的硝酸会腐蚀设备。因此,治疗室应保持每小时 3~4 次通风换气。其他的有害因素是须注意电安全、热安全、机械安全等。

（3）对治疗室的安全防护要求：治疗室选址和设计时应考虑确保周围环境的辐射安全；有用射束朝向的墙壁和天棚按主屏蔽要求设计，其余墙壁按散射辐射屏蔽要求设计；所有贯穿屏蔽墙体的导线管道不应影响该屏蔽墙体总体的屏蔽效能；电子标称能量大于10MeV的加速器，治疗室的屏蔽设计中必须考虑对中子辐射的屏蔽问题；治疗室应有足够的使用面积；出入治疗室的通道应是迷宫式；因迷宫宽度较宽而且弯度较小，需要在迷宫入口处墙壁上和门的内侧面上贴一层合适厚度含硼的塑料板，以吸收掉散射中子；迷宫口的防护门应与加速器运行启动开关联锁；治疗室外防护门的上方须配置辐射危险灯光警示信号，以红灯表示有辐射危险，绿灯表示安全，灯光警示系统应当与控制台运行开关系统联锁。

（4）对安全操作的基本要求：①为保证治疗质量，应配置便携式辐射剂量率探测仪、水箱等剂量测量备件、扫描仪和模拟定位机等设备。②技术力量包括合格的放射治疗医生、物理师和操作人员。操作人员应接受过放射卫生防护和加速器操作的正规培训，在取得授权资格后才能上岗。③应制定出文字的安全操作规范，不允许擅自去除任何一道安全联锁系统，更不可在去除安全联锁系统的条件下开机治疗患者。④开机前应认真检验各类安全联锁系统的功能。⑤治疗中，操作人员不可擅自离开岗位，须密切观察患者的反应；不允许患者的陪护人与患者一起接受治疗性照射；出现意外情况时应立即终止照射，把患者移到照射野以外，并估算患者是否受到了超过预选剂量值的照射。

（5）对辐射剂量和参数检验的要求：对工作场所和周围环境的照射水平应每年测量一次；工作人员应接受外照射个人累积剂量测量；对所有安全联锁系统应每月检验一次，并妥善进行维护；对加速器自身固有的照射剂量测量系统应每周刻度（标定）一次；对均整器、百分刻度剂量的准确度应每半年检验一次；每次的辐射剂量测量结果和对参数的检验结果都须详细记录，存案。

3. 质子重离子加速器

（1）质子重离子加速器辐射来源：重离子加速器是指用来加速比α粒子重的离子的加速器，有时也可用来加速质子。质子重离子加速器的辐射场包括瞬时辐射和剩余辐射两类。瞬时辐射是指加速器运行时在束流注入、引出、传输及出束等过程中而产生γ射线和中子等次级辐射。剩余辐射是指加速器在停止出束后，初级粒子束和次级辐射在加速器结构材料及环境介质（空气、加速器结构、屏蔽体等）中诱发形成的感生放射性持续存在的辐射。质子重离子加速器射线机应用范围很广，种类也很多，这里以医用质子重离子加速器为例说明其防护与检测要求。

（2）防护要求：重离子加速器初级辐射（重带电离子）种类多，能量高，较轻的离子能量高，射程长，流强大。一般来说重带电粒子在介质中射程较短，很难穿透屏蔽体，不是辐射防护对象；但高能重带电离子与环境介质材料或靶物质相互作用会产生不带电的次级粒子（中子光子），其拥有较强的穿透能力，是防护的主要对象；此外高能次级中子引起的气体、加速器冷却水以及加速器部件的活化等辐射也是辐射防护中需要考虑的问题。医用质子重离子加速器的防护要求同电子加速器，使用GBZ 121—2020《放射治疗放射防护要求》的规定。

（3）检测条件：对所有检测，治疗设备应设定在质子或重离子照射状态，并处于可选的最高能量档匹配的等中心处最高剂量率、最大照射野，和等中心处最高剂量率档匹配的最高能量、最大照射野。当使用模体时，模体几何中心处于有用束中心轴线上，模体的端面与有用束中心轴垂直。

（4）关注点的选取

1）关注点的选取原则：在机房外、距机房外表面30cm处，选择人员受照的周围剂量当量可能最大的位置作为关注点。在距机房一定距离处，选择公众成员居留因子（在屏蔽计算和辐射防护评价中，指在屏蔽体外某区域人员可能停留的时间占辐射源开束时间的份额）大并可能受照剂量大的位置作为关注点。

2）检测位置：机房外周围剂量当量率的检测位置：①机房墙外：沿墙外一切人员可以到达的位置，距墙外表面30cm处进行周围剂量当量率巡测；对相应的关注点，进行定点周围剂量当量率检测。对检测中发现的超过周围剂量当量率控制值的位置，向较远处延伸测量，直至剂量率等于控制值的位置。②机房顶外：周围剂量当量率巡测位置包括主屏蔽区的长轴、主屏蔽区与次屏蔽区的交线以及经过机房顶上的等中心投影点的垂直于主屏蔽区长轴的直线。对关注点进行定点周围剂量当量率检测。

3）测量仪器：所有监测位置均应测量中子及γ射线的周围剂量当量率水平，对测量仪器的要求包括以下几点。①仪器应能适应脉冲辐射场测量，推荐进行γ射线周围剂量当量测量时，选用电离室探测器的仪器，不宜使用盖革-米勒计数器（Geiger-Müller counter，GM counter）。②中子及γ射线检测仪器的能量响应，应分别适合放射治疗机房外的中子及γ射线的辐射场。③仪器最低可测读值应不大于0.1μSv/h。④仪器宜能够测量周围剂量当量率和累积剂量。⑤尽可能选用对中子响应低的γ射线剂量仪和对γ射线响应低的中子剂量仪。⑥仪器须经计量检定或校准，并在有效期内使用。

三、电离辐射源的分类和管理

（一）放射源的分类

国际原子能机构根据放射源对人体可能的伤害程度，将放射源分为5类。

Ⅰ类源——极度危险源。此类源如果在密封状态不被安全管理或采取可靠的防护，将很可能对处理这一类放射源，或接触它超过几分钟的人员造成永久性损伤。

Ⅱ类源——高度危险源。此类源如果在密封状态不被安全管理或采取可靠的防护，将很可能对处理这一类放射源，或在短时间（几分钟至几小时）内接触它的人员造成永久性损伤。

Ⅲ类源——危险源。此类源如果在密封状态不被安全管理或采取可靠的保护，将很可能对处理这一类放射源，或接触它数小时的人员造成永久性损伤。

Ⅳ类源——低危险源。这一数量的放射性材料不大可能对任何人造成永久性损伤。然而，如果不被安全管理或采取可靠有效保护措施，可能（尽管不大可能）对处理这一类无屏蔽放射性材料以及接触它或接近它的人员造成临时性损伤。

Ⅴ类源——极低危险源。没有永久性损伤危险，即不可能被这一类的放射源造成永久性损伤。

（二）射线装置的分类

射线装置，是指X射线机、加速器、中子发生器以及含放射源的装置。根据环保部、国家卫生计生委2017年第66号公告《关于发布〈射线装置分类〉的公告》，射线装置按对人体健康和环境的潜在危害程度，从高到低将射线装置分为Ⅰ类、Ⅱ类、Ⅲ类。

Ⅰ类射线装置:事故时短时间照射可以使受到照射的人员产生严重放射性损伤,其安全与防护要求高。

Ⅱ类射线装置:事故时可以使受到照射的人员产生较严重放射损伤,其安全与防护要求较高。

Ⅲ类射线装置:事故时一般不会使受到照射的人员产生放射损伤,其安全与防护要求相对简单。

常用的射线装置按照使用用途可分为医用射线装置和非医用射线装置,射线装置见表3-9。

表 3-9 射线装置分类

装置类别	医用射线装置	非医用射线装置
Ⅰ类射线装置	质子治疗装置	生产放射性同位素用加速器[不含制备正电子发射体层成像(PET)用放射性药物的加速器]
	重离子治疗装置	粒子能量大于等于 100MeV 的非医用加速器
	其他粒子能量大于等于 100MeV 的医用加速器	—
Ⅱ类射线装置	粒子能量小于 100MeV 的医用加速器	粒子能量小于 100MeV 的非医用加速器
	制备正电子发射体层成像(PET)放射性药物的加速器	工业辐照用加速器
	X 射线治疗机(深部、浅部)	工业探伤用加速器
	术中放射治疗装置	安全检查用加速器
	血管造影用 X 射线装置	车辆检查用 X 射线装置
	—	工业用 X 射线计算机断层扫描(CT)装置
	—	工业用 X 射线探伤装置
	—	中子发生器
Ⅲ类射线装置	医用 X 射线计算机断层扫描(CT)装置	人体安全检查用 X 射线装置
	医用诊断 X 射线装置	X 射线行李包检查装置
	口腔(牙科)X 射线装置	X 射线衍射仪
	放射治疗模拟定位装置	X 射线荧光仪
	X 射线血液辐照仪	其他各类 X 射线检测装置(测厚、称重、测孔径、测密度等)
	—	离子注(植)入装置
	—	专用 X 射线装置
	—	电子束焊机
	其他不能被豁免的 X 射线装量	

（三）电离辐射源的管理

对电离辐射源采取许可证制度,对其按照分类进行管理:生产、销售、使用放射性同位素和射线装置的单位,应当依照国家规定取得许可证。除医疗使用Ⅰ类放射源、制备正电子发射计算机断层扫描用放射性药物自用的单位外,生产放射性同位素、销售和使用Ⅰ类放射源、销售和使用Ⅰ类射线装置的单位的许可证,由国务院生态环境主管部门审批颁发。除国务院生态环境主管部门审批颁发的许可证外,其他单位的许可证,由省(自治区、直辖市)人民政府生态环境主管部门审批颁发。国务院生态环境主管部门向生产放射性同位素的单位颁发许可证前,应当将申请材料印送其行业主管部门征求意见。生态环境主管部门应当将审批颁发许可证的情况通报同级公安部门、卫生主管部门。一个辐射工作单位生产、销售、使用多类放射源、射线装置或者非密封放射性物质的,只需要申请一个许可证。

1. 申请领取电离辐射源采取许可证的条件　生产、销售、使用放射性同位素和射线装置的单位申请领取许可证,应当具备下列条件。

(1) 有与所从事的生产、销售、使用活动规模相适应的,具备相应专业知识和防护知识及健康条件的专业技术人员。

(2) 有符合国家环境保护标准、职业卫生标准和安全防护要求的场所、设施和设备。

(3) 有专门的安全和防护管理机构或者专职、兼职安全和防护管理人员并配备必要的防护用品和监测仪器。

(4) 有健全的安全和防护管理规章制度、辐射事故应急措施。

(5) 产生放射性废气、废液、固体废物的,具有确保放射性废气、废液、固体废物达标排放的处理能力或者可行的处理方案。

2. 申请电离辐射源采取许可证的流程　生产、销售、使用放射性同位素和射线装置的单位,应当事先向有审批权的生态环境主管部门提出许可申请,并提交相关证明材料。使用放射性同位素和射线装置进行放射诊疗的医疗卫生机构,还应当获得放射源诊疗技术和医用辐射机构许可。

生态环境主管部门应当自受理申请之日起20个工作日内完成审查,符合条件的,颁发许可证,并予以公告;不符合条件的,书面通知申请单位并说明理由。

生态环境主管部门应当自受理申请之日起20个工作日内完成审查,符合条件的,颁发许可证,并予以公告;不符合条件的,书面通知申请单位并说明理由。

若持证单位改变所从事活动的种类或者范围,新建、改建或扩建生产、销售、使用设施/场所的,应当按照原申请程序,重新申请领取许可证。

许可证有效期为5年。有效期届满,需要延续的,持证单位应当于许可证有效期届满30日前,向原发证机关提出延续申请。原发证机关应当自受理延续申请之日起,在许可证有效期届满前完成审查,符合条件的,予以延续;不符合条件的,书面通知申请单位并说明理由。

持证单位部分终止或者全部终止生产、销售、使用放射性同位素和射线装置活动的,应当向原发证机关提出部分变更或者注销许可证申请,由原发证机关核查合格后,予以变更或者注销许可证。

3. 电离辐射源采取许可证的有关规定　禁止无许可证或者不按照许可证规定的种类

和范围从事放射性同位素和射线装置的生产、销售、使用活动。禁止伪造、变造、转让许可证。国务院对外贸易主管部门会同国务院生态环境主管部门、海关总署和生产放射性同位素的单位的行业主管部门制定并公布限制进出口放射性同位素目录和禁止进出口放射性同位素目录。进口列入限制进出口目录的放射性同位素,应当在国务院生态环境主管部门审查批准后,由国务院对外贸易主管部门依据国家对外贸易的有关规定签发进口许可证。进口限制进出口目录和禁止进出口目录之外的放射性同位素,依据国家对外贸易的有关规定办理进口手续。

转让放射性同位素,由转入单位向其所在地省、自治区、直辖市人民政府生态环境主管部门提出申请,并提交符合国家规定要求的证明材料。省(自治区、直辖市)人民政府生态环境主管部门应当自受理申请之日起 15 个工作日内完成审查,符合条件的,予以批准;不符合条件的,书面通知申请单位并说明理由。

生产放射性同位素的单位,应当建立放射性同位素产品台账,并按照国务院生态环境主管部门制定的编码规则,对生产的放射源统一编码。放射性同位素产品台账和放射源编码清单应当报国务院生态环境主管部门备案。生产的放射源应当有明确标号和必要说明文件。其中,Ⅰ类、Ⅱ类、Ⅲ类放射源的标号应当刻制在放射源本体或者密封包壳体上,Ⅳ类、Ⅴ类放射源的标号应当记录在相应说明文件中。国务院生态环境主管部门负责建立放射性同位素备案信息管理系统,与有关部门实行信息共享。未列入产品台账的放射性同位素和未编码的放射源,不得出厂和销售。

第二节 辐 射 场

"电离(ionizing)"是指从原子、分子或物质的其他束缚状态释出一个或多个电子的过程。"激发(excitation)"则是使原子、分子或物质的其他束缚状态向高能态转变的过程。

"电离辐射(ionizing radiation)"是指能通过直接过程、间接过程导致物质电离的带电粒子、不带电粒子组成的辐射。"辐射"一词,内涵甚广。不过,电离辐射领域,"辐射"一般就是电离辐射的简称。电离辐射在物质中以电离、激发方式沉积的能量,称为"授予能量(energy imparted)"。

"电离辐射场(ionizing radiation field)"是指电离辐射在其中通过、传播乃至经由相互作用、发生能量传递的整个空间范围。

一、辐射场基本要素

电离辐射场的性质有诸多内涵。例如,辐射场内出现的辐射类型,粒子的能量及其运动方向。因此与辐射类型相关,有光子(γ)辐射场、中子(n)辐射场、α 粒子辐射场、β 粒子辐射场,甚至 n–γ 混合辐射场,等等;与粒子能量相关,则有单能辐射场或具有能量分布(多能)的辐射场;与粒子运动方向关联的,则有单向辐射场或多向辐射场。

有一种特殊的辐射场——各向同性辐射场,即从四面八方到达辐射场某点的,具有特定类型、特定能量的粒子数全都相同的辐射场。

辐射场的性质具有时、空相关性,即辐射场的性质,会因观察时间、空间位置的变迁而改变。

因此,为完整描述辐射场的性质,宜把握五个要素,即须了解任一时刻、沿任一方向,到达辐射场任一位置的,任一辐射类型、任一能量的粒子的数目,或由这些粒子带来的辐射能量。

所以,用于描述辐射场性质的辐射量,不是涉及粒子数目,便是与粒子带来的能量相关。

二、粒子注量(率)

(一)粒子注量

为标志一段时间 T 内,到达辐射场某一位置 r 的粒子数目或其能量的密集程度,引用了"粒子注量(particle fluence),Φ"和"能量注量(energy fluence),Ψ"。

粒子注量 $\Phi(T,r)$、能量注量 $\Psi(T,r)$ 的定义分别是:T 时间内,进入到辐射场以 r 点为球心的单位截面积小球的累计粒子数或由这些粒子带来的辐射能量。

对于单向辐射场,粒子注量或能量注量的定义分别是:穿过与辐射入射方向垂直的单位面积的累计的粒子数或辐射能。然而,对于多向场,如此定义便不够准确。好在,无论辐射从何而来,球体中总能找到通过球心且与入射方向垂直的圆截面。所以,无论单向场,还是多向场,采用小球定义注量总是合适的。

若用数学语言表示,则粒子注量、能量注量的定义分别如式3-1、式3-2所示。

$$\Phi(T,r) = \frac{\mathrm{d}N(T,r)}{\mathrm{d}a} \qquad \text{式 3-1}$$

$$\Psi(T,r) = \frac{\mathrm{d}R(T,r)}{\mathrm{d}a} \qquad \text{式 3-2}$$

式中:

$\mathrm{d}N(T,r)$、$\mathrm{d}R(T,r)$ ——分别是 T 时间内,进入以辐射场 r 点为球心、截面积为 $\mathrm{d}a$ 的小球的累计粒子数或由它们带来的辐射能。

由式3-1、式3-2可见,粒子注量、能量注量的单位,分别为 m^{-2} 或 $\mathrm{J/m}^2$,不过常常分别用 cm^{-2} 或 $\mathrm{MeV/cm}^2$。

(二)粒子注量率、能量注量率

由于辐射源(例如,放射源)的性质可能随时改变。因此,一段时间 T 内,到达辐射场某一位置 r 的累计粒子数或辐射能,并非以恒定速率递增。为了解粒子注量、能量注量递增速率的变化趋势,需要用到特定时刻 t 的"粒子注量率(particle fluence rate),$\dot{\Phi}(t,r)$"和"能量注量率(energy fluence rate),$\dot{\Psi}(t,r)$"。

t 时刻,辐射场 r 点处的粒子注量率、能量注量率的定义分别如式3-3、式3-4所示。

$$\dot{\Phi}(t,r) = \frac{\mathrm{d}\Phi(t,r)}{\mathrm{d}t} \qquad \text{式 3-3}$$

$$\dot{\Psi}(t,r) = \frac{\mathrm{d}\Psi(t,r)}{\mathrm{d}t} \qquad \text{式 3-4}$$

式中:

$\mathrm{d}\Phi(t,r)$、$\mathrm{d}\Psi(t,r)$ ——分别是:t 时刻,$\mathrm{d}t$ 时间内,辐射场 r 点处粒子注量、能量注量的增量。

简言之,粒子注量率、能量注量率,就是粒子注量、能量注量在单位时间内的增量。

粒子注量率、能量注量率的单位分别是:$m^{-2} \cdot s^{-1}$ 或 W/m^2。也可分别用 $cm^{-2} \cdot s^{-1}$ 或 MeV/ ($cm^2 \cdot s$),或者其他的分数、倍数单位。

值得提醒的是,粒子注量、能量注量,是与一段时间 T 相关的;而粒子注量率、能量注量率,则是与一个时间点(时刻)相关的。

如果已经了解 0 至 T 时间内,粒子注量率、能量注量率,随时刻变迁的变化趋势(连续函数),那么,0 至 T 时间内,累计的粒子注量、能量注量,即可按式 3-5、式 3-6 计算。

$$\Phi(T,r) = \int_0^T \dot{\Phi}(t,r) \cdot dt \qquad \text{式 3-5}$$

$$\Psi(T,r) = \int_0^T \dot{\Psi}(t,r) \cdot dt \qquad \text{式 3-6}$$

式 3-5、式 3-6 中,对连续函数的积分运算,其实就相当于对离散数值的累加。

第三节 射线的衰减和吸收

一、窄束和宽束射线

(一) 窄束光子通过屏蔽体时的衰减规律

若入射 X、γ 射线在物质中的衰减忽略散射光子的影响,则称该 X、γ 射线是"窄束的"。确定窄束光子通过屏蔽体后衰减规律的试验的几何布置,如图 3-8 所示。"窄束"的光子束先通过准直器然后入射到屏蔽体,穿过屏蔽体的光子再通过准直器后达到探测器。在这样的几何条件下,只有未散射(即未与屏蔽体相互作用)的那部分光子可以达到探测器;入射光子的减弱规律表达式为,

$$\dot{D} = \dot{D}_0 e^{-\mu d} \qquad \text{式 3-7}$$

式中:

$\dot{D}$ 和 $\dot{D}_0$——在有屏蔽体时和没屏蔽体时在探测器所在位置的剂量率;

d——密度为 γ 的屏蔽体厚度,单位为 cm;

e——自然对数的底,值为 2.718 3;

μ——光子通过该屏蔽体时的线性减弱系数,单位为 cm^{-1}。μ 与屏蔽体的材料及光子的能量有关。

特定能量光子通过屏蔽体的线衰减系数 μ 表示:X、γ 射线在物质中穿行单位长度路程时,其光子注量减少的份额,数值上等于垂直通过足够厚的屏蔽体并被准直的光子束,其剂量率 $\dot{D}$ 的相对减弱 $\Delta\dot{D}/\dot{D}_0$ 值除以屏蔽体厚度 d 之商,即

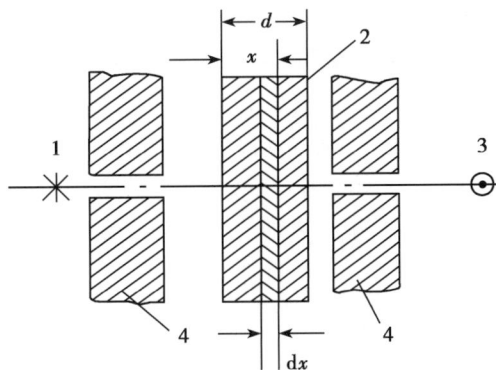

1. 源;2. 屏蔽体;3. 探测器;4. 准直器。

图 3-8 窄束光子通过屏蔽体减弱实验的几何布置图

$$\mu = \frac{\dfrac{\Delta \dot{D}}{\dot{D}_0}}{d} \qquad\qquad 式3\text{-}8$$

把光子源辐射剂量率减弱到其原始剂量率的 1/2 所需要的屏蔽体厚度,称为该屏蔽体针对相应能量光子的半值厚度(half value thickness,HVT)。HVT=0.693/μ。把光子源的剂量率减弱到其原始剂量率的 1/10 所需要的屏蔽体厚度,称为该屏蔽体针对相应能量光子的 1/10 值厚度(Tenth Value Thickness,TVT)。TVT=2.30/μ。TVT=3.32HVT。不同屏蔽材料的 μ 值各不相同;同一种屏蔽材料的 μ 值因入射光子的能量不同也不同。γ 射线在几种材料中的线性衰减系数 μ 见表 3-10。

表 3-10 γ 射线在几种材料中的线性衰减系数 μ

单位:cm^{-1}

γ 射线能量/MeV	材料				
	水	混凝土	Pb	Fe	Al
0.5	0.096 6	0.204	0.227	0.652	1.74
1.0	0.070 6	0.149	0.166	0.468	0.780
1.5	0.057 5	0.121	0.135	0.383	0.576
2.0	0.049 3	0.105	0.117	0.334	0.509
3.0	0.039 6	0.085 3	0.095 3	0.285	0.470
4.0	0.033 9	0.074 5	0.083 7	0.260	0.468
5.0	0.030 1	0.067 4	0.076 1	0.247	0.479
8.0	0.024 0	0.057 1	0.065 1	0.234	0.519
10.0	0.021 9	0.053 8	0.061 8	0.234	0.547

(二)宽束光子通过屏蔽体时的减弱规律

在通常的 X、γ 光子辐射场中进行测量时,探测器所在的位置上既测到了未散射的光子,同时又测到了散射的光子,有这种几何条件的光子,称为宽束光子。图 3-9 展示了宽束几何条件的 γ 光子的径迹。在这样的几何条件下,探测器除了测到没与屏蔽体相互作用的光子以外,还测到了通过屏蔽体时经过一次和多次散射的光子。

考虑到散射光子的剂量贡献,宽束光子通过屏蔽体时的衰减规律为:

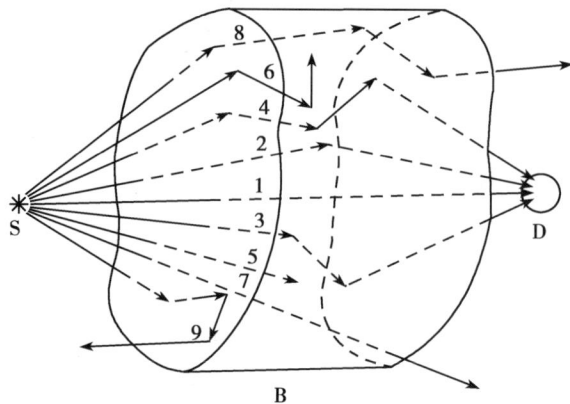

S. 源;D. 探测器;B. 屏蔽体。

图 3-9 宽束几何条件的典型 γ 光子径迹

$$\dot{D} = \dot{D}_0 B e^{-\mu d} \qquad\qquad 式\ 3\text{-}9$$

式中：

B——剂量积累因子，数值上等于在探测点探测到的未散射的光子的剂量率$\dot{D}_{nd}$与在该探测点上探测到的散射光子剂量率$\dot{D}_d$之和除以未散射光子剂量率$\dot{D}_{nd}$，即

$$B = \frac{\dot{D}_{nd} + \dot{D}_d}{\dot{D}_{nd}} = 1 + \frac{\dot{D}_d}{\dot{D}_{nd}}$$

其他物理量符号的含义同式 3-7。

　　B 在数值上总是大于 1。表 3-11 和表 3-12 分别给出了单向平面源（垂直入射）的外照射剂量积累因子和各向同性点源外照射剂量积累因子。在两表中，纵列是不同屏蔽材料和入射 γ 光子能量的 E_γ；横列是以平均自由程的个数为单位的屏蔽体厚度 μd 所对应的积累因子。

　　所谓光子的自由程，是指单个光子从入射到屏蔽体开始到其初次与该屏蔽体相互作用所经历的"路程"。由于光子与屏蔽体的相互作用是随机的，因此其自由程在数值上可能是从零到无穷大的任何值。将自由程的平均值称为平均自由程。平均自由程等于将光子剂量率衰减 e（2.718 3）倍时所需屏蔽体厚度，记作 λ。λ 在数值上等于线性减弱系数的倒数，即 λ=1/μ。屏蔽体厚度 d 与平均自由程 λ 之比 $d/\lambda = \mu d$，因此 μd 在数值上等于平均自由程个数。

表 3-11　单向平面源（垂直入射）的照射量积累因子

材料	E_γ/MeV	μd					
		1	2	4	7	10	15
水	0.5	1.93	2.97	5.70	11.52	11.99	33.88
	1.0	1.78	2.64	4.69	8.02	12.26	21.51
	2.0	1.65	2.27	3.58	5.75	8.45	12.89
	3.0	1.57	2.15	3.36	4.94	6.33	9.52
	4.0	1.49	1.97	2.85	4.25	5.53	7.71
	6.0	1.41	1.79	2.51	3.62	4.30	6.36
	8.0	1.36	1.73	2.40	3.21	3.75	4.93
	10.0	1.32	1.59	2.11	2.84	3.61	4.91
铅	0.5	1.22	1.36	1.56	1.78	1.89	2.05
	1.0	1.35	1.64	2.07	2.67	3.15	3.64
	2.0	1.38	1.73	2.35	3.41	4.32	6.01
	3.0	1.32	1.63	2.25	3.27	4.40	6.53
	4.0	1.34	1.58	2.20	3.41	4.80	6.60
	6.0	1.19	1.39	1.88	2.95	4.28	8.36
	8.0	1.15	1.31	1.71	2.53	3.79	8.56
	10.0	1.11	1.24	1.56	2.33	3.60	7.48

续表

材料	E_γ/MeV	μd					
		1	2	4	7	10	15
混凝土	0.5	1.90	2.87	5.07	9.32	13.44	28.56
	1.0	1.77	2.58	4.46	7.55	11.20	18.57
	2.0	1.64	2.25	3.55	5.72	8.36	12.34
	3.0	1.56	2.13	3.30	4.87	6.40	9.53
	4.0	1.49	1.93	2.86	4.15	5.34	8.06
	6.0	1.38	1.77	2.47	3.71	4.71	6.04
	8.0	1.33	1.65	2.33	3.12	3.94	5.11
	10.0	1.28	1.56	2.01	2.84	3.62	4.36

表 3-12 各向同性点源的照射量积累因子

材料	E_γ/MeV	μd								
		1	2	4	7	10	13	15	17	20
水	0.25	2.98	6.73	21.1	65.6	147	278	399	554	858
	0.5	2.44	4.83	12.5	31.6	60.5	100	134	172	240
	0.662	2.27	4.25	10.1	23.3	42.0	66.2	85.3	107	143
	1.0	2.08	3.59	7.59	15.6	25.7	37.8	46.8	56.5	71.6
	1.25	1.99	3.29	6.55	12.7	20.1	28.7	34.9	41.5	52.1
	2.0	1.82	2.77	4.91	8.52	12.5	16.8	19.8	22.8	27.6
	3.0	1.68	2.40	3.90	6.25	8.69	11.2	12.9	14.5	17.0
	4.0	1.59	2.18	3.37	5.16	6.97	8.78	10.0	11.2	13.0
	6.0	1.46	1.90	2.75	3.98	5.19	6.38	7.17	7.96	9.13
	8.0	1.38	1.74	2.41	3.83	4.32	5.23	5.83	6.43	7.33
铅	0.25	1.08	1.14	1.21	1.30	1.37	1.42	1.45	1.49	1.57
	0.5	1.22	1.38	1.61	1.88	2.09	2.26	2.36	2.47	2.68
	0.662	1.29	1.50	1.84	2.25	2.60	2.88	3.06	3.25	3.57
	1.0	1.37	1.67	2.19	2.89	3.51	4.07	4.43	4.79	5.36
	1.25	1.39	1.74	2.36	3.25	4.10	4.92	5.47	6.02	6.88
	1.5	1.40	1.77	2.41	3.43	4.38	5.30	5.90	6.52	7.44
	1.75	1.40	1.78	2.50	3.59	4.68	5.78	6.51	7.27	8.43
	2.0	1.39	1.77	2.54	3.75	5.05	6.43	7.39	8.40	9.98
	2.5	1.36	1.73	2.51	3.84	5.36	7.06	8.31	9.64	11.8
	3.0	1.33	1.68	2.44	3.79	5.41	7.30	8.71	10.3	12.8
	4.0	1.27	1.57	2.27	3.61	5.38	7.63	9.45	11.5	15.2
	5.0	1.23	1.48	2.10	3.39	5.26	7.90	10.2	13.0	18.4
	6.0	1.19	1.40	1.95	3.15	4.99	7.76	10.3	13.6	20.3
	8.0	1.14	1.30	1.74	2.79	4.61	7.76	11.0	15.6	26.3
	10.0	1.11	1.24	1.59	2.51	4.29	7.70	11.6	17.6	33.9

续表

材料	E_γ/MeV	μd								
		1	2	4	7	10	13	15	17	20
混凝土	0.25	2.60	4.85	11.4	27.3	52.2	88.3	119.6	157.3	227.0
	0.5	2.28	4.04	9.00	20.2	36.4	58.0	75.5	95.5	129.8
	0.662	2.15	3.68	7.88	16.9	29.2	45.0	57.2	70.9	93.7
	1.0	1.99	3.24	6.43	12.7	20.7	30.1	37.1	44.5	56.5
	1.25	1.91	3.03	5.76	10.9	17.2	24.4	29.6	35.1	43.9
	1.5	1.85	2.86	5.25	9.55	14.5	20.1	24.0	28.1	34.4
	1.75	1.80	2.73	4.86	8.57	12.7	17.3	20.5	23.8	28.8
	2.0	1.76	2.62	4.56	7.88	11.6	15.6	18.3	21.2	25.6
	2.5	1.69	2.44	4.08	6.82	9.80	13.0	15.2	17.4	20.8
	3.0	1.63	2.30	3.73	6.03	8.45	11.0	12.7	14.4	17.0
	4.0	1.54	2.10	3.26	5.07	6.94	8.87	10.2	11.5	13.5
	5.0	1.47	1.95	2.92	4.42	5.95	7.52	8.57	9.65	11.2
	6.0	1.42	1.84	2.68	3.96	5.26	6.58	7.47	8.37	9.78
	8.0	1.34	1.68	2.35	3.37	4.40	5.45	6.16	6.89	7.97
	10.0	1.29	1.57	2.13	2.98	3.86	4.77	5.38	6.01	6.96

积累因子 B 与入射光子的能量、屏蔽体厚度、屏蔽体材料的原子序数、屏蔽体的几何条件和屏蔽体与探测点之间的位置等诸多因素有关；另外，高能光子与屏蔽体相互作用产生的次级辐射——电子所致的韧致辐射也对 B 值有影响，因此，当以高原子序数的材料作屏蔽设计时，按照惯例应当有 2 倍的安全系数，也就是在实际计算中将辐射发射量乘以 2。

用于屏蔽光子的材料，可以选择低原子序数的物质，如水、水泥、聚乙烯等，也可以选择高原子序数的物质，常用的如铅、钢等。

二、带电粒子在介质中的衰减和吸收规律

物质是由原子、分子构成，考虑到原子核和核外电子的电性，可以将物质看作一个复杂的电场。显然，带电粒子和不带电粒子进入物质时的行为和作用方式会有很大的不同。前已述及，辐射与物质相互作用的对象可以是包含原子核和核外电子的整个原子。因此，具有一定能量的带电粒子入射到物质中，相互作用的主要方式有四种：①与核外电子发生非弹性碰撞；②与原子核发生非弹性碰撞；③与原子核发生弹性碰撞；④与原子核发生核反应。

（一）带电粒子在物质中的能量损失形式

一般，带电粒子贯穿物质时，主要受到物质中原子核和核外电子的电磁作用。这种作用会使运动着的带电粒子改变方向、损失能量；这一过程前、后，若无能量形式改变，则称：过程是"弹性的"（elastic），否则，损失的能量，主要表现为物质的"电离""激发"，或者变成了"韧致辐射"（bremsstrahlung）。此外，较高能量的带电粒子，还能引起核反应。

在物质中，电子与质量比它重的带电粒子（如质子、α 粒子），行为稍有差异，因此，常把静止质量大于电子的带电粒子归为一类，统称"重带电粒子"（heavy charged particle）。

带电粒子，与物质的相互作用方式、损失能量多寡，取决于带电粒子的电荷、质量和能量，同时，也赖于物质的原子序数。

除非引起核反应,整个带电粒子会被相遇的原子核吸收。一般情形下,由于与物质持续的相互作用,带电粒子将不断地发生能量转移。

1. 与物质原子、分子的弹性碰撞 弹性碰撞导致相碰粒子间动能交换,增加了物质分子不规则运动的动能,使物质变热、温度升高。带电粒子部分能量直接变成了热能。

2. 与束缚电子的非弹性碰撞,使物质原子电离、激发 为使物质原子释出一个电子,带电粒子应有起码的能量 E_{cut},对于生物组织,这个能量约为 10eV。

电离过程释出的电子,如果动能超过 100eV,会明显偏离原来粒子运动方向,且穿越一段路程,进一步引起其他原子的电离和激发,此类电子称为 δ 粒子(或 δ 射线)。

被电离、激发的原子,退激时还会释出"俄歇(Auger)电子""特征 X 射线"(characteristic X-ray)。

注意:电离过程中,带电粒子损失的能量,并非只在发生电离的那个"部位(site)"被物质局部吸收,而有相当部分被 δ 粒子带到了其他位置。

3. 与原子核、束缚电子电场发生轫致辐射过程 当带电粒子从原子核附近掠过时,在原子核库仑场的作用下,运动方向和速度发生变化,此时带电粒子的一部分动能就变成具有连续能谱的 X 射线辐射出来,这种辐射称为轫致辐射。这一过程中,带电粒子部分能量又变成了辐射(光子)的能量;轫致辐射的光子则会到比 δ 粒子射程更远的位置,继续消耗其得到的能量。

不过,发生轫致辐射、因而损失能量的可能性,与带电粒子本身静止质量的平方成反比。例如,在同一种物质内,如若质子、电子原来的能量相同,那么,质子在轫致辐射中损失的能量,大约是电子的三百万分之一。所以,常可忽略重带电粒子在轫致辐射过程中损失的能量。

若以发生的过程名称标志,总括起来,在物质中,带电粒子能量 E,最后将变成三种类型的能量损失:

$$E = E_{弹性碰撞} + E_{电离、激发} + E_{轫致辐射} \qquad 式3-10$$

对于通常遇到的带电粒子,因弹性碰撞过程损失的能量,常可忽略,尤其是重带电粒子,即使对于一般常见的,初始能量介于 $10^4 \sim 10^6$eV 间的电子,弹性碰撞中损失的能量,充其量也不过其初始动能的 0.15%。随着电子初始能量的增高,这一份额会变得更小。

所以,造成带电粒子能量损失的,主要是:电离、激发和轫致辐射。

(二)阻止本领

带电粒子在电离、激发或轫致辐射过程中损失的能量,分别称为:带电粒子能量的"碰撞损失(collision energy loss)"或"辐射损失(radiative energy loss)",可分别用"碰撞阻止本领(collision stopping power)"或"辐射阻止本领(radiative stopping power)"进行定量。

带电粒子在物质中的"线碰撞阻止本领 S_{col}"或"质量碰撞阻止本领 S_{col}/ρ"表示:带电粒子在物质中穿行单位路程时,因电离、激发过程所损失的能量。

显然,上述单位路程,若是单位长度,指的就是"线碰撞阻止本领",若是单位质量厚度,则便是"质量碰撞阻止本领"。以后,遇到类似情况,均可照此理解,不再赘述。

若用数学语言表述,则有:

$$S_{col} = dE_{col}/dl \qquad 式3-11$$

$$S_{col}/\rho = dE_{col}/(\rho dl) \qquad 式3-12$$

式中:

dE_{col}——是带电粒子在物质中穿行 dl 路程时,因电离、激发所损失的能量。

可见,S_{col}、S_{col}/ρ 的单位分别是:J/m 或 J·m²/kg,不过,也可用诸如 MeV/cm 或 MeV·cm²/g 之类的分数、倍数单位来表示。

同样,带电粒子在物质中的"线辐射阻止本领 S_{rad}"或"质量辐射阻止本领 S_{rad}/ρ"表示:带电粒子在物质中穿行单位路程时,因韧致辐射过程所损失的能量。

$$S_{rad} = dE_{rad} / dl \qquad\qquad 式3-13$$

$$S_{rad}/\rho = dE_{rad} / (\rho dl) \qquad\qquad 式3-14$$

式中:

dE_{rad}——是带电粒子在物质中穿行 dl 路程时,因韧致辐射所损失的能量。

可见,S_{rad}、S_{rad}/ρ 的单位也分别是:J/m 或 J·m²/kg,自然,也可用诸如 MeV/cm 或 MeV·cm²/g 之类的分数、倍数单位来表示。

实际上,受照射物质中,任一个位置上出现的带电粒子,总同时存在其能量的碰撞损失和辐射损失。所以,为定量标志在物质中穿行单位路程时,带电粒子总的能量损失,就会用到"总的阻止本领(total stopping power)"。以"总的质量阻止本领 S/ρ"为例,它应等于:

$$S/\rho = S_{col}/\rho + S_{rad}/\rho \qquad\qquad 式3-15$$

至于,这两部分能量损失各自的份额,则因带电粒子类型、能量以及物质的种类而异。下面,分别对电子和重带电粒子作进一步讨论。

1. 重带电粒子 重带电粒子能量的辐射损失,几可忽略。因此,重带电粒子总的阻止本领,即为:

$$(S/\rho)_{重带电粒子} \approx S/\rho_{col} \qquad\qquad 式3-16$$

就是说,除非发生核反应,重带电粒子的能量,几乎全部是在电离、激发过程中损失的。

表3-13列出了肌肉、骨骼以及它们的替代物,对质子的质量阻止本领 $(S/\rho)_{质子}$。

表 3-13 质子在肌肉、骨骼,以及它们的替代物中的质量阻止本领值

质子能量/MeV	质子的质量阻止本领 $(S/\rho)_{质子}$/[MeV·m²/kg]								
	肌肉	肌肉替代物					骨骼	骨骼替代物	
		水	大米粉	A150[a]	WT1[b]	MixD[c]		铝	B100[d]
1.00	25.80	26.00	24.50	26.90	25.70	28.20	21.30	17.20	23.90
1.50	19.40	19.50	18.50	20.10	19.30	21.10	16.10	13.30	18.00
2.00	15.70	15.80	15.00	16.30	15.70	17.10	13.20	10.90	14.60
3.00	11.60	11.70	11.10	12.00	11.60	12.50	9.830	8.250	10.80
4.00	9.330	9.390	8.920	9.630	9.280	10.00	7.940	6.700	8.700
5.00	7.850	7.900	7.500	8.080	7.800	8.420	6.710	5.690	7.330
6.00	6.800	6.850	6.510	7.000	6.760	7.280	5.830	4.970	6.360
8.00	5.410	5.450	5.180	5.560	5.380	5.780	4.670	4.000	5.070

续表

质子能量/MeV	质子的质量阻止本领 $(S/\rho)_{质子}/[\text{MeV}\cdot\text{m}^2/\text{kg}]$								
	肌肉	肌肉替代物					骨骼	骨骼替代物	
		水	大米粉	A150[a]	WT1[b]	MixD[c]		铝	B100[d]
10.0	4.530	4.560	4.340	4.640	4.490	4.830	3.920	3.380	4.240
15.0	3.260	3.290	3.130	3.340	3.240	3.470	2.840	2.470	3.060
20.0	2.580	2.600	2.480	2.640	2.560	2.740	2.260	1.970	2.430
30.0	1.860	1.870	1.780	1.900	1.840	1.970	1.630	1.430	1.750
40.0	1.480	1.490	1.410	1.500	1.460	1.560	1.300	1.140	1.390
50.0	1.230	1.240	1.180	1.260	1.220	1.300	1.090	0.959	1.160
60.0	1.070	1.080	1.030	1.090	1.060	1.130	0.944	0.833	1.010
80.0	0.855	0.862	0.820	0.870	0.845	0.902	0.757	0.670	0.807
100	0.723	0.728	0.693	0.735	0.714	0.762	0.641	0.568	0.682
150	0.540	0.544	0.518	0.548	0.533	0.568	0.480	0.426	0.510
200	0.445	0.449	0.427	0.452	0.440	0.469	0.397	0.353	0.421
300	0.349	0.352	0.335	0.354	0.345	0.367	0.312	0.278	0.330
400	0.301	0.303	0.289	0.305	0.297	0.316	0.269	0.240	0.284
500	0.272	0.274	0.261	0.276	0.269	0.286	0.243	0.218	0.257

注:肌肉成分(%):H-10.2,C-14.3,N-3.4,O-71.0,其他。

骨骼成分(%):H-3.4,C-15.5,N-4.2,O-43.5,其他。

[a] 导电塑料,带有充填物碳、氟化钙的聚乙烯、尼龙混合物。

[b] 固体水,带有充填物聚乙烯、酚醛微球和碳酸钙的环氧树脂。

[c] 带有充填物氧化镁、二氧化钛的石蜡、聚乙烯混合物。

[d] 导电塑料,带有充填物碳、氟化钙的聚乙烯、尼龙混合物,配比与 A150 不同。

对于动能为 E,电荷为 z,静止质量能为 Mc^2 的其他重粒子,它们的质量阻止本领 $(S/\rho)_{重粒子}$,可按如下方法估计:

(1) 计算与其能量对应的质子等效能量:

$$E_p = E\cdot(Mc^2)_{重粒子}/(Mc^2)_{质子}$$

据此能量,从表 3-13 查找相应物质对质子的阻止本领:

$$[S(E_p)/\rho]_{质子}$$

(2) 上述重粒子的质量阻止本领,估计为:

$$(S/\rho)_{重粒子} = z^2\cdot[S(E_p)/\rho]_{质子}$$

2. 电子　一般,必须同时计入 $(S/\rho)_{col}$ 和 $(S/\rho)_{rad}$,即:

$$(S/\rho)_{电子} = S_{col}/\rho + (S_{rad}/\rho)$$

式 3-17

表 3-14 和表 3-15 分别列出了一些物质对电子的质量辐射阻止本领 S_{rad}/ρ 和质量碰撞阻止本领 S_{col}/ρ 的数值。图 3-10 则示出空气、石墨、水、铅中, S_{col}/ρ 和 S_{rad}/ρ 随电子能量的变化趋势。

不过,对于特定能量 E(MeV)和特定物质(原子序数为 Z),这两类能量损失,有着下列分配关系:

$$S_{rad}/\rho/\,S_{col}/\rho \approx EZ/800 \qquad\qquad 式(3\text{-}18)$$

因此,存在一个"临界能量" $E_{临界}$:

$$\left[\,S_{rad}/\rho/\,S_{col}/\rho = 1\,\right]$$
$$E_{临界} \approx 800/Z \qquad\qquad 式(3\text{-}19)$$

以下,类似表格中的物质成分,同此。

表 3-14　电子在空气、水、铝、铅中的辐射阻止本领值

电子动能 E/MeV	电子辐射阻止本领值 S_{rad}/ρ/$[\,\text{MeV}\cdot\text{cm}^2/\text{g}\,]$			
	空气	水	铝	铅
0.01	0.003 9	0.003 9	0.006 56	0.020 5
0.02	0.003 95	0.003 96	0.006 93	0.026 9
0.05	0.004 03	0.004 03	0.007 19	0.036 1
0.1	0.004 22	0.004 23	0.007 48	0.046 5
0.2	0.004 79	0.004 8	0.008 34	0.055 6
0.5	0.007 22	0.007 26	0.012 3	0.082 3
1	0.012 7	0.012 8	0.021 2	0.129
2	0.026 6	0.026 8	0.043 5	0.232
5	0.078 4	0.079 2	0.126	0.577
10	0.18	0.181	0.286	1.21
20	0.404	0.409	0.636	2.65
50	1.13	1.15	1.76	6.87
100	2.41	2.43	3.71	14.4
200	5.02	5.08	7.71	29.7
500	13	13.2	19.9	76.1
1 000	26.5	26.8	40.4	154

表 3-15 电子在肌肉、骨骼、空气以及它们的替代物中的质量碰撞阻止本领值

电子能量/MeV	电子的质量碰撞阻止本领 $S_{col}/\rho/[\mathrm{MeV \cdot m^2/kg}]$											
	肌肉	肌肉替代物					骨骼	骨骼替代物			空气近海平面	石墨
		水	大米粉	A150[a]	WT1[b]	Mix D[c]		铝	镁	B100[d]		
0.010	2.240	2.260	2.140	2.300	2.220	2.390	2.210	1.650	1.720	2.090	1.980	2.010
0.015	1.630	1.650	1.560	1.670	1.620	1.740	1.610	1.220	1.270	1.530	1.440	1.470
0.020	1.310	1.320	1.250	1.340	1.300	1.390	1.290	0.984	1.020	1.230	1.160	1.180
0.030	0.957	0.965	0.917	0.978	0.948	1.020	0.945	0.729	0.756	0.900	0.849	0.863
0.040	0.771	0.777	0.739	0.787	0.764	0.818	0.761	0.591	0.612	0.725	0.648	0.696
0.050	0.655	0.660	0.628	0.668	0.648	0.694	0.646	0.504	0.522	0.616	0.582	0.591
0.060	0.575	0.579	0.551	0.586	0.569	0.608	0.568	0.444	0.460	0.541	0.511	0.519
0.080	0.472	0.476	0.452	0.481	0.467	0.499	0.466	0.366	0.379	0.445	0.420	0.426
0.100	0.408	0.411	0.391	0.416	0.404	0.431	0.403	0.318	0.329	0.385	0.363	0.368
0.150	0.321	0.324	0.308	0.327	0.317	0.339	0.317	0.251	0.260	0.303	0.286	0.290
0.200	0.277	0.279	0.266	0.282	0.274	0.292	0.274	0.217	0.225	0.262	0.247	0.250
0.300	0.234	0.235	0.224	0.237	0.231	0.246	0.231	0.184	0.190	0.221	0.208	0.211
0.400	0.213	0.215	0.204	0.216	0.210	0.224	0.211	0.168	0.174	0.201	0.190	0.192
0.500	0.202	0.203	0.194	0.203	0.199	0.211	0.199	0.159	0.165	0.190	0.180	0.182
0.600	0.194	0.196	0.187	0.196	0.192	0.203	0.192	0.154	0.160	0.183	0.174	0.175
0.800	0.187	0.189	0.180	0.188	0.184	0.194	0.185	0.149	0.154	0.175	0.168	0.168
1.000	0.183	0.185	0.177	0.184	0.180	0.190	0.181	0.147	0.152	0.172	0.166	0.164
1.500	0.180	0.182	0.174	0.180	0.177	0.187	0.178	0.146	0.152	0.169	0.166	0.162
2.000	0.180	0.182	0.175	0.181	0.177	0.187	0.179	0.148	0.153	0.170	0.168	0.162
3.000	0.183	0.185	0.177	0.183	0.180	0.189	0.181	0.151	0.157	0.172	0.174	0.164
4.000	0.185	0.187	0.180	0.185	0.182	0.192	0.183	0.154	0.160	0.175	0.179	0.166
5.000	0.187	0.189	0.182	0.187	0.184	0.194	0.186	0.156	0.163	0.177	0.183	0.168
6.000	0.189	0.191	0.184	0.189	0.186	0.196	0.188	0.158	0.165	0.179	0.187	0.170
8.000	0.192	0.194	0.187	0.193	0.190	0.199	0.191	0.161	0.168	0.182	0.193	0.172
10.000	0.195	0.197	0.190	0.195	0.192	0.202	0.193	0.164	0.170	0.185	0.198	0.174
15.000	0.199	0.201	0.194	0.200	0.194	0.206	0.198	0.168	0.174	0.189	0.207	0.178
20.000	0.203	0.205	0.197	0.202	0.200	0.209	0.201	0.170	0.177	0.192	0.213	0.180
30.000	0.207	0.209	0.201	0.206	0.204	0.213	0.205	0.174	0.181	0.196	0.223	0.184
40.000	0.210	0.212	0.204	0.209	0.206	0.216	0.208	0.177	0.184	0.199	0.228	0.186
50.000	0.212	0.214	0.206	0.211	0.208	0.218	0.210	0.179	0.186	0.201	0.232	0.188

续表

电子能量/MeV	电子的质量碰撞阻止本领 S_{col}/ρ/[MeV·m²/kg]											
	肌肉	肌肉替代物					骨骼	骨骼替代物			空气近海平面	石墨
		水	大米粉	A150[a]	WT1[b]	Mix D[c]		铝	镁	B100[d]		
60.000	0.213	0.216	0.208	0.213	0.210	0.220	0.212	0.181	0.188	0.202	0.235	0.189
80.000	0.216	0.218	0.210	0.215	0.212	0.222	0.214	0.183	0.190	0.205	0.239	0.191
100.000	0.218	0.220	0.212	0.217	0.214	0.224	0.216	0.185	0.192	0.207	0.242	0.193

注：[a] 导电塑料,带有充填物碳、氟化钙的聚乙烯、尼龙混合物。

[b] 固体水,带有充填物聚乙烯、酚醛微球和碳酸钙的环氧树脂。

[c] 带有充填物氧化镁、二氧化钛的石蜡、聚乙烯混合物。

[d] 导电塑料,带有充填物碳、氟化钙的聚乙烯、尼龙混合物,配比与 A150 不同。

在原子序数为 Z 的物质中,如果出现的电子,能量正好等于 $E_{临界}$,则其损失于电离、激发和轫致辐射的能量几乎相同。对于水和铅:

$$E_{临界} \approx 800/Z \approx \begin{cases} 10\text{MeV} & \text{水（低 Z 物质代表）} \\ 100\text{MeV} & \text{铅（典型的重物质）} \end{cases} \qquad \text{式 3-20}$$

因此,在物质中出现的电子能量 E(对照图 3-10):

如果 $E \ll E_{临界}$,主要是碰撞损失;

如果 $E \gg E_{临界}$,主要是辐射损失。

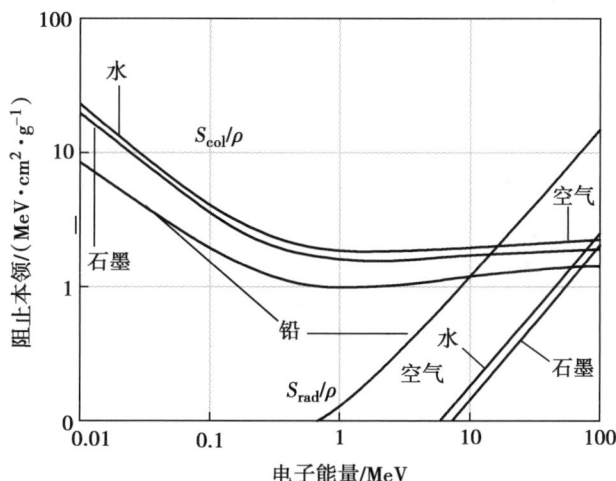

图 3-10　空气、石墨、水、铅中,S_{col}/ρ 和 S_{rad}/ρ 随电子能量的变化趋势

(三) 比电离

带电粒子穿过靶物质时使物质原子电离产生电子 - 离子对,单位路程上产生的电子 - 离子对数目称为比电离,它与带电粒子在靶物质中的碰撞阻止本领成正比。从理论上分析,由于碰撞阻止本领近似与带电粒子速度平方成反比,因此当粒子接近其路程的末端时,碰撞阻

止本领和比电离达到最大值,越过峰值以后,由于粒子能量几乎耗尽,碰撞阻止本领和比电离很快下降到零。从实验测量结果看,重带电粒子束的比电离曲线和百分深度剂量曲线尾部均可以观察到明显的峰值,此峰称为布拉格峰,而在电子束的比电离曲线和百分深度剂量曲线尾部均观察不到峰值,这是由于电子束的能量歧离和射程歧离现象严重。所谓能量歧离和射程歧离是指一束相同能量的入射粒子,当它们穿过相同厚度的靶物质后,它们的能量和射程并不完全相同的现象。利用重带电粒子束(主要是质子和负 π 介子)实施放疗,可以通过调整布拉格峰的位置和宽度使其正好包括靶区,从而达到提高靶区剂量和减少正常组织受照剂量的目的,这正是重带电粒子束相对光子、电子和中子束等所具有的剂量学优点。

(四)传能线密度

事实上,在物质中,带电粒子总的能量中,往往有很大部分,通过电离过程传给了能量超过 100eV 的 δ 粒子。因为已具相当能量,δ 粒子可以按其独自路径,在物质中穿行一段距离,沿途继续产生电离和激发。

在水或软组织中,δ 粒子动能 Δ 若为 100eV,约能穿越 2nm,相当于 DNA 分子双螺旋结构的直径,又若动能 Δ 有 6 000eV,则能穿越 1μm,约与一个小细胞直径相当。也就是说,在组织中,能量为 100eV 或 6 000eV 的 δ 粒子,如果正好全程穿越 DNA 分子的双链或一个细胞,则它们的能量将分别会在与 DNA 双螺旋结构或小细胞相当的空间范围内被吸收;即便不是全程穿越分子或细胞,100eV 或 6 000eV 的 δ 粒子也只能在 2nm 或 1μm 这样局部的范围内转移它们的能量。

因此,带电粒子在物质中穿行 dl 路程时,其所损失的能量 dE 可分三部分(图 3-11)。

$$dE = dE_{结合能} + dE_{\delta \leqslant \Delta} + dE_{\delta > \Delta}$$ 式 3-21

式中:

d$E_{结合能}$——电离、激发时,为克服电子结合能所消耗的能量之和,这部分能量确是在发生电离、激发的那个部位被吸收的;

d$E_{\delta \leqslant \Delta}$——动能不大于 Δ 的那些 δ 粒子动能的总和,这部分能量是能在与 Δ 相应的局部空间范围内传递的;

d$E_{\delta > \Delta}$——动能大于 Δ 的那些 δ 粒子动能的总和,这部分能量就不被认为是在与 Δ 相应的局部空间范围内传递的。

足见,电离过程中,带电粒子损失的能量,并非全部会在发生电离的部位被吸收,而有相当部分被释出的 δ 粒子带离此部位。

为定量估计特定的局部范围内,物质吸收能量的密集程度,曾经用"传能线密度(linear energy transfer)"表述。传能线密度,也被叫作"受限制的线碰撞阻止本领(restricted linear collision stopping power)",过去被称为:"线能量转移",用 LET 表示。

给定物质对特定能量带电粒子的传能线密度 L_Δ,定义为:

$$L_\Delta = dE_\Delta / dl$$ 式 3-22

过去,传能线密度 L_Δ 定义为:特定能量的粒子在指定物质中穿行单位长度路程时,由能量转移等于或小于特定 Δ 值的历次碰撞所致的能量损失。与现在定义的区别在于,这里损失的能量中没包括为克服电子结合能所消耗的能量。

需要指出的是,虽然受 Δ 值约束的传能线密度 L_Δ 能反映在与 Δ 值对应的范围内,带电粒子能量被局部吸收、转移的情况,然而,这一个局部范围,未必就是分子、细胞或对辐射敏感的其他对象所在的位置;即便所述的局部范围,就是辐射敏感部位的所在位置,动能低于 Δ 的 δ 粒子也未必都是全程穿越敏感部位的(图 3-11)。所以,为表示辐射敏感部位能量吸收的密集程度,传能线密度还只是一个十分粗略的指标。

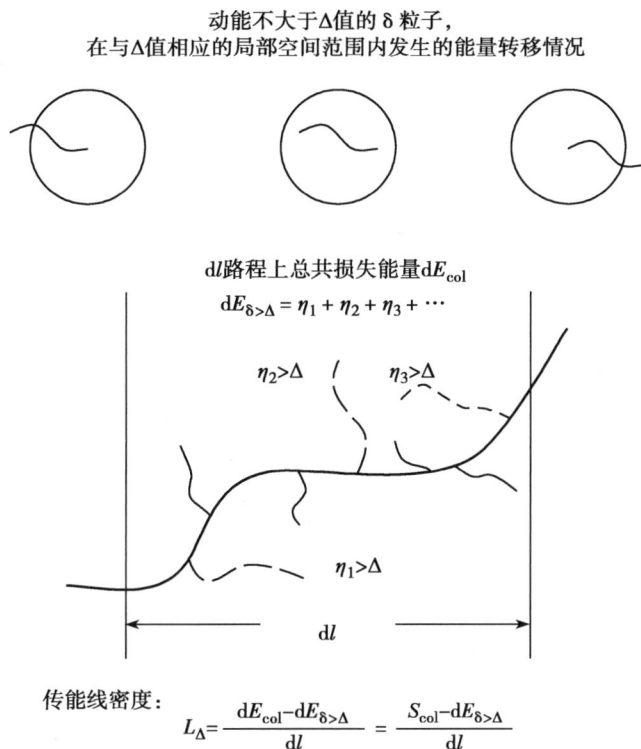

动能不大于Δ值的 δ 粒子,
在与Δ值相应的局部空间范围内发生的能量转移情况

dl路程上总共损失能量dE_{col}
d$E_{\delta>\Delta} = \eta_1 + \eta_2 + \eta_3 + \cdots$

$\eta_2 > \Delta$　　$\eta_3 > \Delta$

$\eta_1 > \Delta$

dl

传能线密度: $L_\Delta = \dfrac{\mathrm{d}E_{col} - \mathrm{d}E_{\delta>\Delta}}{\mathrm{d}l} = \dfrac{S_{col} - \mathrm{d}E_{\delta>\Delta}}{\mathrm{d}l}$

图 3-11　传能线密度概念的示意图

其中,dE_Δ =〔带电粒子穿过 dl 路程时,在电离、激发过程中总共损失的(包括:电离、激发时为克服结合能所消耗的)能量,dE_{col}〕-〔电离过程中释出的动能超过特定 Δ(eV)值的所有 δ 粒子动能的总和,d$E_{\delta>\Delta}$〕,η 表示单个的能量沉积情况。

因此,传能线密度 L_Δ 还可表示如下:

$$L_\Delta = S_{col} - \mathrm{d}E_{\delta>\Delta}/\mathrm{d}l \qquad\qquad 式\ 3\text{-}23$$

式中:

　　S_{col}——是线碰撞阻止本领,表示带电粒子穿过单位长度路程时,因电离、激发过程中损失的总能量。

d$E_{\delta>\Delta}$/dl——是带电粒子穿过单位长度路程时,电离过程中释出的所有动能超过 Δ 的 δ 粒子动能的总和。

传能线密度 L_Δ 的单位是:J/m,常用 keV/μm。

所以,在组织中,若带电粒子的传能线密度为$(L_{100})_{组织}$=1.5keV/μm,那么,它就表示:带电粒子在组织中穿行 1μm 路程时,由于电离、激发,在与 100eV 对应的 2nm(DNA 双螺旋结构)局部空间范围内,能被吸收或进一步转移的能量总共是 1.5keV。显然,$(L_{100})_{组织}$ 的数值越大,意味着 DNA 分子受到的辐射影响会越明显。当然,若关心的是辐射引起的细胞变化,则 Δ 值宜取 6 000eV,或与辐射敏感部位更为贴切的其他数值。

若有:传能线密度 L_0,则按定义 $L_0 = S_{col} - dE_{\delta > 0}/dl$,它表示:指定物质内,特定能量的带电粒子穿行单位长度路程时,电离、激发过程中,扣除所有 δ 粒子动能后,在发生电离、激发的那些部位,被物质吸收的能量总和。

最后,若有传能线密度 L_∞,则按 $L_\infty = S_{col} - dE_{\delta > \infty}/dl$,它就是:在指定物质中,特定能量的带电粒子穿行单位长度路程时,电离、激发过程中,包括所有 δ 粒子的动能在内,损失的能量总和。

此种情况下,传能线密度 L_∞ 就是线碰撞阻止本领 S_{col},即:$L_\infty = S_{col}$。

辐射研究领域,常依据辐射的传能线密度大小,把电离辐射分为高 LET 辐射和低 LET 辐射。

所谓"高 LET 辐射",就是:辐射效应的诱发效能,高于 ^{60}Co γ 射线或 250kV X 射线的一类辐射。例如,质子、中子、α 粒子、重原子核裂变碎片或其他重带电粒子,均属此类。

而"低 LET 辐射",就是:辐射效应的诱发效能,与 ^{60}Co γ 射线或 250kV X 射线相仿的一类辐射。属于此类辐射的有光子、电子、β 粒子等。

生物效应依赖于电离辐射微观体积内局部授予的能量。就一级近似而言,L_∞ 相等的辐射预期能产生相同的生物效应,L_∞ 高的辐射比 L_∞ 低的辐射有着更高的生物学效能。

(五) 电子在干燥空气中每产生一个离子对所需消耗的平均能量 W_a

电离辐射剂量的测量,应用最早,至今依然是最经典、最准确的方法,当属辐射剂量测量的电离方法,并且测量电离辐射在空气中形成的正、负离子的电荷量尤为方便,因为无论哪个地方,地球表面总有空气。另一方面,无论是电子束、还是 X、γ 射线,最终导致空气电离的,都是电子,因此,电子在干燥空气中每产生一个离子对所需消耗的平均能量 W_a 便成为剂量测量中一个重要参数。

经过多年测量和论证,目前一致认为:电子在干燥空气中每产生一个离子对所需消耗的平均能量 W_a 是 33.97eV。或者,为在空气中产生电荷量为 1C(库仑)的正离子或负离子,电子所需消耗的能量为 33.97J(焦耳)。并且,还认为,W_a 值与产生电离的电子的动能基本无关。

三、不带电粒子在介质中的衰减和吸收规律

不带电粒子是指本身不带有正、负电荷的粒子或波。常见的不带电粒子包括 X 射线、γ 射线(两者统称为光子)和中子。与之前叙述过的带电粒子不同,不带电的光子和中子在与物质相互作用过程中一般不会受到物质原子核和核外电子电场的影响,发生相互作用的主要对象就是整个原子、原子核和核外电子本身。由于光子一般被看作波,而中子却是具有实际质量的实体粒子(原子核的组成成分之一),它们与物质相互作用有着明显不同的特征,以下分别进行叙述。

(一) 光子与物质的相互作用形式

X、γ 射线本质上都是高能电磁辐射,都是光子,只是产生方式不同。而且一旦产生,只要能量相同,则物理性质完全相同。γ 射线由原子核能级之间的跃迁产生,X 射线主要由轫

致辐射产生。X、γ射线与物质的相互作用跟带电粒子与物质相互作用方式不同,带电粒子通过连续的、多次的电离损失或辐射损失而损失能量,可用阻止本领和射程等物理量来描述。而X、γ射线与物质的相互作用是通过单次性的随机事件与介质的原子核或原子核外电子作用,一旦光子与物质发生作用,光子或被吸收而消失与损失全部能量,或受到散射而损失很大一部分能量,同时产生次级电子。X、γ射线与物质相互作用的主要方式有三种,即光电效应(photoelectric effect)、康普顿散射(Compton scattering)和电子对产生(electron pair production)。

1. 光电效应　光电效应是光子被整个原子吸收,从原子壳层打出一个电子,即光电子。光子将全部能量转移给原子,一小部分(可忽略)用于提供原子的反冲能,其余作为电子脱离原子束缚所需的电离能和光电子的动能,其过程如图3-12所示。光电效应主要发生在原子束缚最紧的K层(80%)。光电效应发生后,由于原子内层电子出射,出现空位,外层电子内填,将以发射特征X射线或俄歇电子的形式释出多余的能量。根据能量守恒,光电子能量为:

$$E_e = h\upsilon - \varepsilon_i \qquad \text{式 3-24}$$

式中:

ε_i——电子在第壳层的结合能;

$h\upsilon$——光子能量。

2. 康普顿散射　康普顿散射为入射光子与核外轨道电子的非弹性碰撞。在非弹性碰撞过程中,入射光子的一部分能量转移给电子,使其脱离原子束缚成为自由电子(康普顿反冲电子)。而光子同时受到散射,其运动方向和能量都发生变化,称为散射光子。康普顿效应一般发生在束缚最疏松的外层电子。若次级电子能量比较高,它仍将继续与介质相互作用直至能量耗尽。散射光子也将继续与介质相互作用。康普顿散射过程中反冲电子得到的能量为:

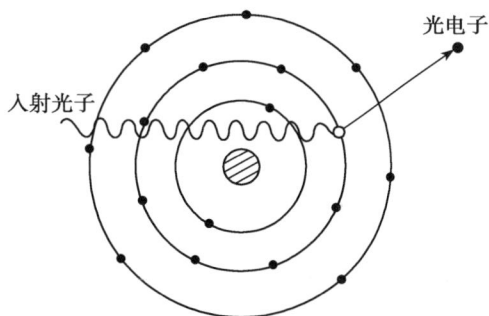

图 3-12　光电效应示意图

$$E_{e,recoil} = h\upsilon - h\upsilon' \qquad \text{式 3-25}$$

式中:

$h\upsilon'$——散射光子的能量;

$h\upsilon$——光子能量。

式中没有包括结合能是因为结合能与入射光子能量相比实在太小了。

康普顿散射的示意图见图3-13。

3. 电子对产生　如果入射光子能量足够高,当它从原子核旁经过时,在原子核库仑场的作用下,光子整个被吸收,转化为一个正电子和一个电子,这种过程称为电子对效应。只有光子能量大于1.022MeV时,即大于两个静止电子质量时,才

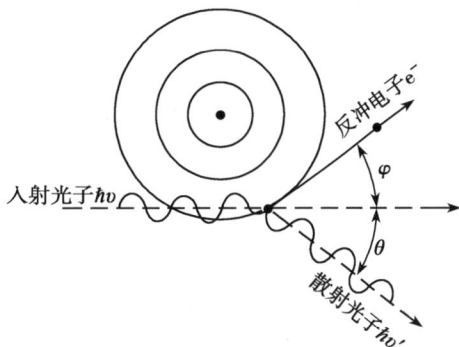

图 3-13　康普顿散射示意图

可能发生电子对效应。所产生的正负电子
继续在物质中按照带电粒子的规律慢化,负
电子成为物质中的自由电子或者原子的轨
道电子,而正电子速度接近零时将与附近
的负电子发生湮没(annihilation)辐射(也称
作质湮辐射),放出两个方向相反能量各为
0.511MeV 的 γ 光子。电子对产生的示意图
如图 3-14 所示。

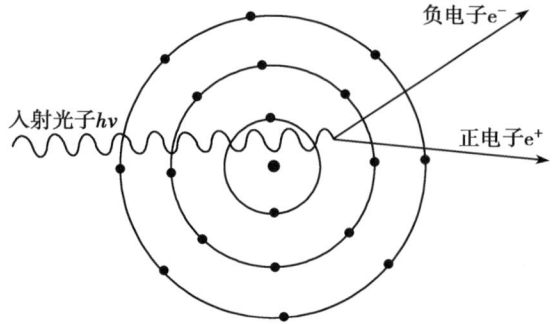

图 3-14   电子对产生示意图

**4. 光子与物质相互作用的一般规
律** 光子入射到物质中后,在某一个瞬间,
如果不发生相互作用,则光子继续在物质中
穿行。一旦与物质发生相互作用,主要作用
的种类就是上述三种图 3-15 给出了碳和铅
中不同能量光子相互作用的相对概率分布。
究竟发生哪种相互作用,与光子能量以及物
质的性质密切相关,一般规律如下:

(1) 低能光子:主要经历光电效应,对高
原子序数物质而言尤为明显。

(2) 高能光子:主要经历电子对产生,随
物质原子序数增高,电子对产生愈发突出。

(3) 中能光子:主要是康普顿散射。在
不同物质中主要经历康普顿散射的光子能
量不同。在高 Z 物质(例如铅)主要经历康
普顿散射的光子能量为 1MeV 左右,且范围
较窄(图 3-15);在碳、水、软组织之类的低 Z
物质(例如碳)中,主要经历康普顿散射的光
子能量为范围很宽,介于 25keV 至 25MeV

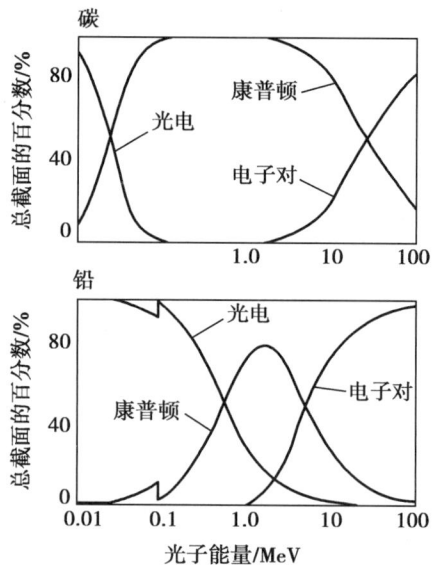

图 3-15   碳和铅中不同能量光子相互作
用的相对概率分布

之间(图 3-15),几乎覆盖医学、生物学领域用到的所有 X、γ 射线。

5. 光子与物质相互作用的次要过程 除了上述提及的三个主要作用过程——光电效
应、康普顿散射和电子对生成外,光子还可以与物质发生相干散射和光核反应,以下进行简
要介绍。

(1) 相干散射:X、γ 光子具有波粒二象性,既是粒子也是电磁波。当入射电磁波从原子
附近经过时,引起轨道电子共振,振荡电子将发射波长相同但方向不同的电磁波,不同轨道
电子发射的电磁波具有相干性,故称此过程为相干散射,又称瑞利散射。在相干散射过程中,
X、γ 光子仅改变运动方向而没有能量转移。

(2) 光核反应:X、γ 光子与原子核作用引起的核反应称光核反应。常见的反应类型有
(γ,p) 和 (γ,n) 反应。光核反应是有阈能的反应。当 X、γ 光子能量大于阈能时,反应截面随 X、
γ 光子能量增加而增大,当 X、γ 光子能量大于阈能数 MeV 时反应截面达到最大,此后随 X、
γ 光子能量增加而减小。

由于光核反应截面很小,在剂量学考虑中往往忽略光核反应的贡献。但在机房防护设计时,如果加速器 X 射线能量大于 10MeV,则需要考虑(γ,n)反应,这是因为一方面中子比光子更容易从迷道中逸出,另一方面反应后的核素具有短寿命的衰变(半衰期约 10min)。

(二) 中子与物质的相互作用形式

与光子不同的是,中子不带电,只与原子核相互作用,与物质的相互作用过程种类繁多。

在物质中,中子经历何种过程、能量损失多寡,与中子能量、物质种类关系密切。通常,按能量高低,中子分成 5 类:热中子、慢中子、中能中子、快中子和高能中子。

热中子(0.025~0.5eV),通过俘获过程(capture),会被任何物质的原子核吸收;吸收热中子后,原子核可能发射 γ 光子或带电粒子。特别,把发射 γ 光子的俘获过程,称为"辐射俘获(radiative capture)",例如:$^1H(n;γ)^2H$;吸收热中子后,只有轻核才可能有出射带电粒子的俘获过程,例如,人体中常有 $^{14}N(n;p)^{14}C$ 反应。

慢中子(0.5~1 000eV),遇轻核,主要发生"弹性散射(elastic scattering)"(n;n');遇重核,呈现辐射俘获(n;γ)。

中能中子(1~10keV)、快中子(0.01~10MeV),主要经历弹性散射;中子能量超过 0.1MeV,便能引发"非弹性散射(inelastic scattering)"(n;n',γ)。

高能中子(>10MeV),与原子核碰撞后,会有多个中子出现,称之为:"去弹性散射(nonelastic scattering)",例如:$^{14}N(n;2n')^{13}N$ 等。

此外,吸收了能量甚高的中子后,原子核会变得四分五裂,此过程称为:"散裂(spallation)",例如,人体中会有:$^{14}N(n;2α)^7Li$、$^{12}C(n;n',α)^8Be$、$^{12}C(n;n',3α)$ 等。

以上,圆括号内,分号前的 n,代表入射中子。分号后的 n'、p、γ、α,分别代表相互作用后出射的中子、质子、γ 光子和 α 粒子;字母前的数字,代表作用过程后出现的相关粒子数。

进入人体后,通过上列过程,中子的能量 E_n,大部分变成了重带电粒子(例如,弹性散射后氢、碳、氮、氧反冲核以及其他过程中的质子和 α 粒子)的动能。

由于人体中,氢(H)核最多,中子与 H 核发生弹性散射的截面(可能性)最大,交出的能量也最多,因此,在人体中,中子能量有 85%~95% 是向 H 核转移的。

经由上述重带电粒子后续的电离、激发过程,中子的部分能量最终为能量转移点附近的物质所吸收。

(三) 截面、衰减系数、能量转移系数和吸收系数

一般情况下,由于不带电辐射的电荷的中性属性,使得在受照物质相同的情况下,不带电粒子发生相互作用的概率显著小于带电粒子。因此,不带电粒子与物质相互作用的特点是:相互作用次数较少,但每次相互作用损失的能量较多。鉴于此,定量描述不带电粒子相互作用程度时就需要充分考虑随机性特征和辐射场的特征。

1. 截面　所谓"截面",其实就是单位粒子注量的入射辐射与一个"靶子"(整个原子、原子核和核外电子)发生一次相互作用的概率,有:

$$σ = P/Φσ = P/Φ \qquad \text{式 3-26}$$

截面的常用单位是 cm^2,专用单位为靶恩(barn,单位符号为 b),$1b=10^{-28}m^2=10^{-24}cm^2$。考虑到靶子的类型,截面也常常分为原子截面和电子截面。

2. 衰减系数 μ　不带电粒子进入物质后,有可能不经任何作用过程而穿透出去

(图 3-16),也有可能发生前述的各种相互作用。以光子为例,有些光子会在光电效应、电子对产生过程中被吸收;有的则因康普顿散射,入射光子变成散射光子,且会多次地改变方向。所以,若初始光子注量是 Φ_0,穿过厚度为 d 的物质层后,光子注量将减少到 Φ_d。

若忽略散射线(图 3-16 中虚线箭头所示)的影响,则称该射线是"窄束的";也就是说,凡遭遇相互作用的粒子,就都认为已经离开了原有射线束,不管它是被吸收的,还是被散射的。而穿过物质层的,只是那些在物质层中未经任何作用的入射粒子。

图 3-16　窄束射线的衰减规律

若忽略空气对射线的散射和吸收,则穿过厚度为 d 的物质层后,窄束射线的衰减,符合简单的指数衰减规律:

$$\Phi_d = \Phi_0 \cdot e^{-\mu d} \qquad \text{式 3-27}$$

式中:

μ——入射射线的线衰减系数:

$$\mu = (d\Phi / \Phi) / dl \qquad \text{式 3-28}$$

它表示射线在物质中穿行单位长度路程时,其注量减少的份额。

式中:

$d\Phi / \Phi$——射线在物质中穿行 dl 路程时,注量减少的份额。

从数学表达上,以光子为例,线衰减系数与光子的原子截面有以下关系:

$$\mu = \rho \cdot N_A / M \cdot (_a\tau + _a\sigma + _ak) \qquad \text{式 3-29}$$

式中:

括号内三项分别为光电效应、康普顿散射和电子对产生的原子截面;

$\rho \cdot N_A / M$——单位体积中物质的原子数;

N_A——阿伏伽德罗常数;

M——摩尔质量。

与"线衰减系数"对应,还有"质量衰减系数",μ / ρ:

$$\mu / \rho = (d\Phi / \Phi) / (\rho \cdot dl) \qquad \text{式 3-30}$$

它表示射线在物质中贯穿单位质量厚度物质时,其注量减少的份额。

式中,线衰减系数 μ 和质量衰减系数 μ / ρ 的 SI 单位分别是 m^{-1} 和 m^2/kg。

3. 能量转移系数　通过相互作用过程,能量在不同载体间传递,入射不带电粒子能量部分变成了次级带电粒子的动能。为定量表述能量向次级带电粒子转移的份额,提出不带电粒子在物质中的"线能量转移系数,μ_{tr}"或"质量能量转移系数,μ_{tr} / ρ",它们分别为:

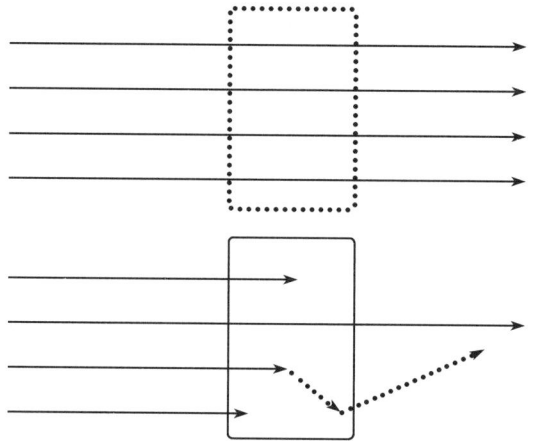

$$\mu_{tr}=(dE/E)/dl \qquad\qquad \text{式 3-31}$$

$$\mu_{tr}/\rho=(dE/E)/(\rho\cdot dl) \qquad\qquad \text{式 3-32}$$

能量转移系数表示不带电粒子在物质中穿行单位路程或质量厚度时,能量向次级带电粒子转移的份额。

式中:

$(dE/E)/dl$——不带电射线在物质中穿行 dl 路程时,其能量向次级带电粒子转移的份额。

以光子为例,线能量转移系数 μ_{tr},与光子的原子截面应有如下关系:

$$\mu_{tr}/\rho=N_A/M\cdot[a\tau(1-f\varphi)/hv+_a\sigma(1-\hbar v/hv)+_ak(1-1.02/hv)] \qquad \text{式 3-33}$$

式中:

方括号中三项分别表示光电效应、康普顿散射和电子对产生三过程中光子向电子转移的能量份额。

与衰减系数类似,线能量转移系数 μ_{tr}、质量能量转移系数 μ_{tr}/ρ 的单位也分别是 m^{-1} 和 m^2/kg。

4. 能量吸收系数 从不带电射线那里取得能量的次级带电粒子,还会进一步与物质相互作用,导致其能量的碰撞损失和辐射损失,就能量转移和吸收而言,更关注次级电子能量的碰撞损失。为此,便进一步提出另一类相互作用系数:不带电射线在物质中的"线能量吸收系数 μ_{en}"或"质量能量吸收系数 μ_{en}/ρ",它们与能量转移系数存在下列关系。

$$\mu_{en}=\mu_{tr}\cdot(1-g) \qquad\qquad \text{式 3-34}$$

$$\mu_{en}/\rho=(\mu_{tr}/\rho)\cdot(1-g) \qquad\qquad \text{式 3-35}$$

式中:

g——次级带电慢化过程中,其能量辐射损失的份额。

在空气、水甚至软组织中,次级带电粒子能量(电子)即使高达 2MeV,其能量的辐射损失份额依然不足 1%,可认为 $g\approx0$,此时,在数值上能量转移系数近似等于能量吸收系数。

线能量吸收系数 μ_{en}、质量能量吸收系数 μ_{en}/ρ 的剂量学含义是:不带电辐射在物质中穿行单位路程时,能量向次级带电粒子转移,且通过次级带电粒子的电离、激发过程被物质吸收的份额。

线能量吸收系数 μ_{en},质量能量吸收系数 μ_{en}/ρ 的单位也分别是 m^{-1} 和 m^2/kg。

第四节 外照射防护基本措施

关于外照射的防护措施,首先,应该根据实际情况把工作场所划分成不同的区域,针对不同区域的不同要求,采取相应的措施,以求做到放射防护的最优化;其次,应该知道应该采取什么样的措施来达到外照射防护的目的。

一、时间防护

缩短操作时间以减少外照射剂量的防护措施,称为时间防护。在一个相对恒定的辐射场内,外照射剂量率($\dot{D}$)是相对稳定的,那么,人员在该辐射场内受到外照射累积剂量(D)就与操作时间(t)成正比,即

$$D = \dot{D}t \qquad\qquad 式 3\text{-}36$$

操作时间越长,累积受照剂量就越多。所以,在用放射性物质进行试验之前,或是在进入放射性场所从事实践之前,可以通过"冷试验"方法对某种操作动作或操作过程进行预试验,以熟练操作技术,节省操作时间,减少外照射剂量。所谓"冷试验",就是用非放射性物质替代放射性源进行的预试验。

二、距离防护

一般情况下,在外照射源的工作状态较为稳定的情况下,人员受到的外照射剂量率近似地与其离开放射源的距离的平方成反比;依据这种规律减少外照射剂量率的防护措施,称为距离防护。设$\dot{D}_1$和$\dot{D}_2$分别是人员离开源的距离为r_1m 和r_2m 处的外照射剂量率(mSv/h),则

$$\dot{D}_1 / \dot{D}_2 = r_2^2 / r_1^2 \qquad 或 \qquad \dot{D}_1 r_1^2 = \dot{D}_2 r_2^2 \qquad\qquad 式 3\text{-}37$$

式 3-37 被称为外照射剂量率的"平方反比定律"。例如,离开源 1m 处的剂量率为400mSv/h 时,在 2m 处的剂量率则为 100mSv/h;在 10m 处为 4mSv/h;在 20m 处为 1mSv/h。可见,增大人体与源之间的距离对于降低外照射剂量率的效果非常明显。因此,常用灵活可靠的长柄夹具操作点状 γ 源,或用遥控技术操作外照射源。

三、屏蔽防护

在人体与外照射源之间设置的能够减弱剂量率的实体屏障,称为屏蔽体。利用屏蔽体减少人员接受外照射剂量的防护措施,称为屏蔽防护。

时间防护、距离防护和屏蔽防护都可以减少人员接受外照射的剂量。相对于前两者,屏蔽防护从设计和实体上为职业人员和公众提供了安全的工作条件和生活环境。在工作中,为了更好地达到放射防护的目的,应当根据具体情况综合应用这三项外照射防护措施。

在选择屏蔽材料时,除经济因素和地理空间因素外,还应综合考虑外照射源的辐射类型、辐射能量和活度等条件。对于 g 光子和 X 射线,常用原子序数高的材料作屏蔽体。例如,可选用贫化铀(depleted uranium,是指同位素 ^{235}U 的丰度小于其天然丰度 0.714% 的铀)、铅、铸铁、混凝土或砖,以及含合适铅当量的复合材料作屏蔽体;在某些情况下还可选用无离子水作为 g 辐射源的屏蔽体。对于中子,常选用含硼的聚乙烯板、石蜡层或水等原子序数低的材料作屏蔽体。对于高能 β 粒子则通常选用铝或有机玻璃板等低原子序数的材料作屏蔽体,以减少韧致辐射的产额。

按照屏蔽范围的不同,可以将屏蔽分为:整体屏蔽、分离屏蔽、阴影屏蔽和局部屏蔽。整体屏蔽就是将辐射源完全包围的屏蔽;分离屏蔽是指用一次屏蔽包围辐射源,并考虑次级辐射源影响的辐射防护措施。分离屏蔽用一次屏蔽包围最强的辐射源(如反应堆活性区的一次屏蔽),在一次屏蔽与二次屏蔽之间也有辐射源(如反应堆载热剂系统);阴影屏蔽是指通过在辐射源与保护区域之间设置物体,形成辐射阴影以减少直接辐射照射的防护措施;阴影屏蔽建立在辐射源与被防护区域之间,它的大小限于屏蔽"所投向"的"阴影",这种屏蔽在质

量和外廓受限制的情况下常被利用;局部屏蔽是指针对特定区域进行的辐射减弱,以限制工作人员进入和暴露的屏蔽措施。例如,在核潜艇上,在底部方向可以采用局部屏蔽。

按照屏蔽体的样式,可将其分为可移动屏蔽体和不可移动屏蔽体。可移动屏蔽体包括贮源容器、手套箱、企口铅砖、合适铅当量的橡胶围裙、橡胶手套、橡胶背心、橡胶围颈、橡胶三角裤,以及合适铅当量的玻璃屏风和玻璃眼镜等。不可移动屏蔽体包括屏蔽墙、屏蔽地板、屏蔽天棚、屏蔽门和屏蔽玻璃观察窗等。

第五节　屏蔽厚度计算

对于外照射的防护,虽然可以采取时间防护、距离防护和屏蔽防护三种措施,但从实际看,考虑到时间不可能无限制地缩短,距离也不可能无限制地拉远,所以单单采用这两种措施是远远不够的,必须采用屏蔽防护。而且,更多情况下更愿意选择屏蔽防护,因为在足够的屏蔽防护的情况下,可以有更充裕的时间去完成工作,而且地域上距离的缩短也给工作带来了极大的便利。正如前面所说,屏蔽防护是从设计和实体上为职业人员和公众提供了安全的工作条件和生活环境,因此,有必要在这里详细地说明外照射的屏蔽防护。

一、电子的射程

带电粒子在与物质的相互作用过程中,不断地损失其动能,最终将损失所有的动能而停止运动(不包括热运动)。粒子从入射位置至完全停止位置沿运动轨迹所经过的距离称为路径长度;沿入射方向从入射位置至完全停止位置所经过的距离称为射程。由于粒子的运动轨迹是曲折的,因此射程总是小于路径长度。粒子与物质的相互作用是一个随机过程,每个相同能量的入射粒子的路径长度和射程均可能不一样,整个粒子束的路径长度和射程将构成统计分布。平均路径长度用来描述路径长度的分布特点,而平均射程和外推射程等概念用来描述射程分布特点。

重带电粒子因其质量大,与核外电子的一次碰撞只损失很小一部分能量,运动方向也改变很小,并且与原子核发生弹性散射的概率小,其运动路径比较直,因此粒子数随吸收块厚度变化在曲线上表现为开始时的平坦部分和尾部的快速下降部分。电子因其质量小,每次碰撞的电离损失和辐射损失比重带电粒子大得多,同时运动方向改变大,并且与原子核发生弹性碰撞概率大,其运动路径曲折,粒子的射程分布在一个很宽范围,也就是说电子的射程发生了较严重的歧离,因此粒子数随厚度变化曲线呈逐渐下降趋势(图 3-17)。

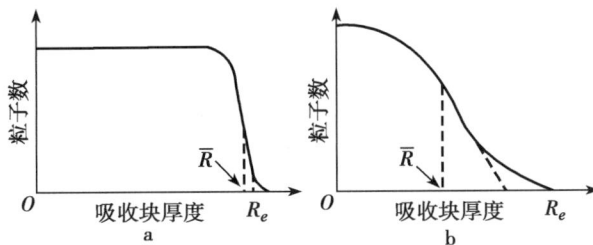

a. 重带电粒子;b. 电子。

图 3-17　粒子数随吸收块厚度变化曲线

外推射程(R_e)定义为粒子数随吸收块厚度变化曲线最陡部分做切线外推与横坐标相交,相交位置对应的吸收块厚度。

二、医用加速器的屏蔽计算

针对外照射,一般情况下辐射防护要求是以有效剂量 E 给出的,有效剂量 E 是以各自组织的权重因子 w_T 计权修正后,人体相关器官、组织当量剂量 $D_{T,R}$ 的和,器官、组织当量剂量 $D_{T,R}$ 是以各自辐射权重因子 w_R 修正后,相关辐射对特定器官、组织的剂量的和。由于有效剂量 E 无法直接测量,计算也有很大的难度,通常会选用仪器测出的周围剂量(10)作为仪器所在位置上人体有效剂量的估计值。组织中特定一点 r 处的剂量当量 H_r 是同一点处软组织吸收剂量 $D(r)$ 与该点处辐射品质因子 $Q(r)$ 的乘积。这些量之间的区别与联系不是本书的重点,在此简单提出只为提醒读者注意不要搞混,具体内容可参考相关的电离辐射剂量学书籍。在下面的计算中,以 P 表示屏蔽防护目标,即在满足剂量限值的条件下考虑到多种因素所确定的在屏蔽外的周围剂量当量率。

以下是本部分计算中会用到的一些概念。

(1)衰减倍数 K:指设置屏蔽之前某关心点处的周围剂量当量与设置屏蔽之后该点周围剂量当量的比值。

(2)透射比 η:为衰减倍数的倒数。表征关心点处穿透屏蔽的射线占初始射线的份额。

(3)透射系数 ζ:对于 X 射线,指设置了屏蔽后在离 X 射线发生点 1 米处,由 X 射线发生器单位工作负荷(1mA·min)所造成的周围剂量当量。对于中子,指中子源发出的单位中子注量在屏蔽后造成的周围剂量当量。

(4)工作负荷 W:指用相应单位对产生电离辐射的设备使用程度的测定。一般由 X 射线管电流和相应接通时间的乘积在一周内总和的平均值来确定。对于 X 射线诊断设备,通常用每周库仑(C),每周毫安秒(mA·s)或每周毫安分(mA·min)表示。对于 X 射线治疗设备,一般用在距离辐射源一米处的辐射束在一周内的比释动能表示。

(5)束定向因子 U:它是在辐射源朝向有变化的情况下对工作负荷进行修正的一个因子。该值的选择应充分考虑辐射源的工作状态。

(6)居留因子 q:从受照位置和受照时间来表征人员受照情况的一个系数。该值的选择取决于工作人员或公众在源工作期间在其附近逗留的情况。表 3-16 给出了一个建议的居留因子值,当然也可以依据不同情况选用不同的值。

表 3-16　居留因子 q

居留时长	居留因子	主要地点
全居留	q=1	工作室、办公室、候诊室、居住区等
部分居留	q=1/4	公共走廊、电梯、停车场等
偶尔居留	q=1/16	公共浴室、洗手间、少有人行和车通过处

(7)主屏蔽:对有用光子束的屏蔽,见图 3-18。

(8)二次(次级)屏蔽:对散射辐射和泄漏辐射的屏蔽,见图 3-18。

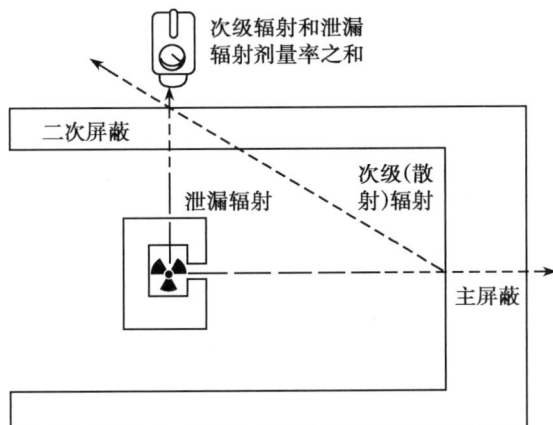

图 3-18　主屏蔽和二次屏蔽的示意图

(一)^{60}Co 治疗室

设计采用迷宫式出入通道能有效降低入口门处的剂量率,其结构如图 3-19 所示,下面计算中也以此图为例。

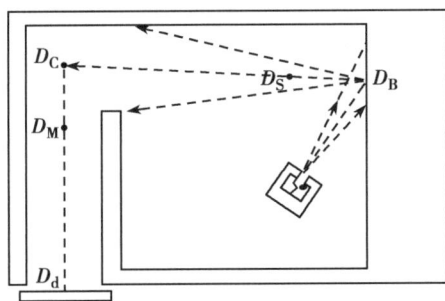

迷宫拐角C点的剂量率:

$$D_C = \frac{D_S}{\text{B至C距离的平方}}$$

进入迷宫1m处的剂量率:

$$D_M = D_C \times 10\%$$

入口处的剂量率:

$$D_d = \frac{D_M}{\text{C至d距离的平方}}$$

图 3-19　^{60}Co 治疗室俯瞰图及迷宫入口处剂量率估算

1. 主屏蔽厚度估算

$$H^*(10,d) = \frac{0.350\,4 \times A \cdot \Gamma_{K_a} \cdot \eta_\gamma \cdot q \cdot Q_\gamma}{r^2}$$

$$H^*(10,d) \leqslant P$$

式 3-38

式中:

A ——^{60}Co 源的活度,单位为 Ci;

r ——离开 ^{60}Co 源的距离,单位为 m;

Γ_{K_a} ——γ 常数,单位为 $(R \cdot m^2)/(h \cdot Ci)$;

Q_γ ——^{60}Co 发射 γ 射线的品质因子。

由式 3-46 得:

$$\eta_\gamma \leqslant \frac{P \cdot r^2}{0.350\,4 \times A \cdot \Gamma_{K_a} \cdot q \cdot Q_\gamma}$$

式 3-39

由此得知其主屏蔽厚度为(以 1/10 值厚度表示):

$$d = TVT_1 + \left[lg\left(\frac{1}{\eta_\gamma} \right) - 1 \right] TVT_e \qquad \text{式 3-40}$$

^{60}Co 治疗室的二次屏蔽主要是针对散射辐射,散射辐射精确值的计算需要复杂的过程,对于大尺寸的有用射线束来说,对其散射辐射剂量率可以作出一种简单的估算;即假设距离散射点 1m 处的剂量率很小,可用某一固定的百分数表示。表 3-17 中的数值倾向于过高估计的散射剂量率,这更有利于实现辐射防护的目的。对于更大距离处的散射线的剂量,服从平方反比定律。图 3-20 给出了关于 ^{192}Ir 的例子。散射辐射的能量通常低于有用射束,在计算过程中认为其是一致的。

表 3-17 X、γ 射线的散射率

源	距散射点 1m 处的最大散射率/%
工业用 X 射线机(100~300kV)	3~6
^{192}Ir γ 射线	2
^{60}Co γ 射线	1

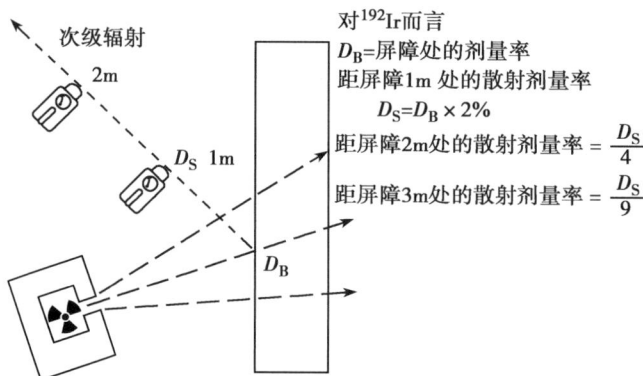

图 3-20 估算散射线剂量率示意图

在以上简化处理的条件下,二次屏蔽的计算可以采用类似于主屏蔽的方法。

$$H^*(10,d) = \frac{1\% \times 0.350\ 4 \times F \cdot A \cdot \Gamma_{K_a} \cdot \eta_\gamma \cdot q \cdot Q_\gamma}{r_r^2 r_s^2} \qquad \text{式 3-41}$$

$$H^*(10,d) \leq P$$

式中:

1%——散射的份额,

r_r——散射点到二次屏蔽后计算点的距离;

r_s——源与散射点之间的距离;

F——散射面积;其他同式 3-38。

以下的计算与主屏蔽的相同。

2. 迷宫门处厚度估算　迷宫拐角处受到 γ 辐射照射时,迷宫通道内离拐角处 1m 的地方的剂量率大约是拐角中心处剂量率的 10%,见图 3-19。剂量率的减弱近似地按照从拐角 C 点处到入口门处的距离的平方成反比的规律减弱。在图 3-19 中,迷宫门处有

$$H^*(10,d) = \frac{10\% \times 1\% \times 0.350\,4 \times F \cdot C_T \cdot A \cdot \Gamma_{K_a} \cdot \eta_\gamma \cdot q \cdot Q_\gamma}{r_{Cd}^2 r_{BC}^2 r_S^2}$$　　式 3-42

$$H^*(10,d) \leqslant P$$

式中:

r_{Cd}——C 点与 d 点的距离;

r_{BC}——B 点到 C 点的距离;其他同上。以下的计算同主屏蔽。

(二) 诊断 X 射线机房屏蔽厚度的估算

1. 主屏蔽厚度估算

$$H^*(10,d) = \frac{W \cdot U \cdot q \cdot \zeta}{r^2} \leqslant P$$　　式 3-43

$$H^*(10,d) \leqslant P$$

式中:

W——工作负荷,单位为 (mA·min)/周;ζ 为透射系数,单位为 (Sv·m²)/(m·min)。由此式得:

$$\zeta \leqslant \frac{P \cdot r^2}{W \cdot U \cdot q}$$　　式 3-44

X 射线机的发射率常数 Δ 可以由随机的相关文件获得,透射比为:

$$\eta = \frac{\zeta}{\Delta} \leqslant \frac{P \cdot r^2}{W \cdot U \cdot q \cdot \Delta}$$　　式 3-45

接下来的运算可参考 ⁶⁰Co 中的计算。下面为半值厚度计算结果:

$$d = log_2 \frac{1}{\eta} \cdot HVT$$　　式 3-46

2. 二次屏蔽主要是为了使散射辐射和泄露辐射满足辐射防护的要求。通常,泄漏辐射是初始辐射很小的一部分。泄漏辐射谱的平均能量一般低于初始辐射谱的平均能量。从偏安全的防护角度出发,假定两者的平均能量相同,按与初级辐射相同的方法计算漏射辐射的屏蔽。对于散射辐射,有:

$$H^*(10,d) = \frac{W \cdot U \cdot q \cdot \zeta \cdot a_\gamma \cdot F}{r_r^2 R_s^2} \leqslant P$$　　式 3-47

$$H^*(10,d) \leqslant P$$

式中:

a_γ——反射系数,是表征物质对射线反射能力的参数;

其他同式 3-41。

后续运算主屏蔽厚度估算过程相同,不在赘述。

诊断 X 射线机房一般不考虑建成迷宫形式。

(三) 电子直线加速器治疗室屏蔽厚度估算

1. 主屏蔽厚度估算

$$H^*(10,d) = \frac{W \cdot U \cdot q \cdot \eta}{r^2} \leqslant PH^*(10,d) = \frac{W \cdot U \cdot q \cdot \eta}{r^2} \leqslant P \qquad 式3-48$$

式中:

W——工作负荷,单位为 Gy/周;

r——源到屏蔽后关心点的距离;

其他同前。

因此,

$$\eta \leqslant \frac{P \cdot r^2}{W \cdot U \cdot q} \qquad 式3-49$$

所以,

$$d = TVT_1 + \left[lg\left(\frac{1}{\eta}\right) - 1 \right] TVT_e \qquad 式3-50$$

2. 二次屏蔽厚度估算　因这里也主要是考虑散射辐射和泄漏辐射,因此方法与诊断 X 射线机房的二次屏蔽厚度估算方法类似,不再详述。

3. 迷宫门厚度估算与 ^{60}Co 治疗室的方法类似,可参考上面的方法,不再详述。

在电子的能量大于 10MeV 时,其轫致辐射光子将与作用物质发生光核反应,产生中子。但中子的剂量率远小于轫致辐射产生的剂量率。如果对光子的屏蔽物质是混凝土,那么伴随产生的中子也将被屏蔽。因此,在医用加速器工作的能量范围内(1~50MeV),对轫致辐射光子的适当的水泥屏蔽层厚度也同时满足对中子屏蔽的要求。下面给出中子屏蔽的一个简单的公式,供参考。

$$H^*(10,d) = \frac{40 \times \varphi_0 \cdot \delta_n \cdot q}{d^2} \leqslant P$$
$$H^*(10,d) \leqslant P \qquad 式3-51$$

式中:

φ_0——距靶 1m 处的中子注量率,单位为 $m^2/(cm \cdot h)$;

δ_n——中子透射系数,单位为 $Sv \cdot cm^2$;

40——每周工作时间,单位为 h。

当有关辐射源项所处房间顶部附近有二层或高层建筑时,房间顶面屏蔽按照各自屏蔽计算公式直接计算。同时,应该注意天空反散射,即辐射源项所处房间上方的空气对入射辐射反散射所导致的房间外围地面处的照射,如图 3-21 所示。光子在 P 点由于天空反散射造成的周围剂量当量率为:

$$\dot{H}(10,x) = \frac{2.5 \times 10^{-2} \times \dot{H}^*(10)_0 \cdot \Omega^{1.3}}{x^2}$$ 式 3-52

式中：

$\dot{H}^*(10)_0$——单位注量光子在 1m 处的周围剂量当量率；

Ω——与源位置和屋顶形状尺寸相关的立体角。

需要注意的是，上式假定屋顶无屏蔽。因此在具体计算中还要考虑屋顶屏蔽对光子的衰减影响。

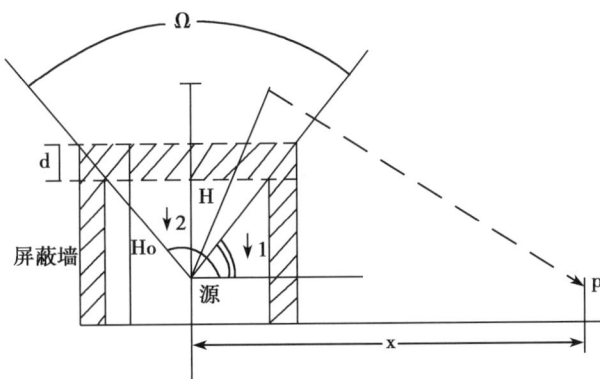

图 3-21 天空反散射

三、γ 源的屏蔽计算

电离辐射中讨论的光子能量比较高，与物质的相互作用机制主要有光电效应、康普顿散射和电子对产生三种，虽然还有其他机制，如瑞利散射、光核反应等，但由于反应截面相对较小，不予考虑。能量在 20keV~10MeV 的光子通过屏蔽体时发生的光电效应、康普顿散射和电子对产生效应是其与物质相互作用的基本过程，也是在辐射防护中主要考虑的过程。发生光电效应时，入射光子的能量将全部被屏蔽体吸收，并释放带有一定能量的自由电子，这种效应主要发生在光子能量较小的情况下。发生电子对产生效应时，入射光子的全部能量转化为正负电子对的静止质量和运动的能量，这种效应主要发生在光子能量高的时候，能量大于 1.02MeV 才可能出现这种效应，能量越高出现这种效应的概率越大。在这个能量范围内，康普顿效应很明显。发生康普顿效应时，光子能量未被全部吸收，其一部分能量授予相互作用的核外电子，使其摆脱原子核的束缚成为具有一定运动能量的自由电子，光子本身能量减少，并发生一定角度的散射。光子能量超过 10MeV 时，光核反应逐渐变得显著，反应中产生的中子的防护问题，此时已不得不考虑，这个问题将在下文讨论。虽然光子与物质的相互作用是一个随机过程，但从总体上看，无论光子能量如何，其在通过屏蔽体后剂量率符合指数衰减规律。

估算 X、γ 点源屏蔽厚度的方法有很多，比如指数减弱公式计算法、查图法、半值厚度或 1/10 值厚度法等。同为光子源，它们的屏蔽厚度估算类似，这里以 γ 点源为例来说明这个问题。以下是用半值厚度法来估算屏蔽体的厚度的过程。

设 $\dot{D}$ 为能量为 E_γ 的宽束 γ 光子通过厚度为 d 的屏蔽体后在所考虑的那点处所要达到的剂量率（μGy/h）；$\dot{D}_0$ 为无屏蔽体时在所考虑的那点处估算出的剂量率（μGy/h）。$\dot{D}_0$ 与 $\dot{D}$ 之商，称为剂量率衰减倍数，记作 K，即

$$K = \dot{D}_0 / \dot{D} \qquad\qquad 式 3\text{-}53$$

令

$$K = 2^{d/HVT} = 2^n \qquad\qquad 式 3\text{-}54$$

式中：

$$n = d / HVT \qquad\qquad 式 3\text{-}55$$

为使剂量率减少为原来的 $1/K$，所需的 HVT 个数 n 为

$$n = \log_2 K = \ln K / \ln 2 \qquad\qquad 式 3\text{-}56$$

于是，屏蔽体厚度 d 为：

$$d = n \cdot HVT \qquad\qquad 式 3\text{-}57$$

表 3-18 中给出的是国际原子能机构（IAEA）推荐的不同核素 γ 光子在不同屏蔽材料中的 HVT 和 TVT 值。表 3-19 中给出了部分不同能量的宽束 γ 光子在不同材料中的 HVT 和 TVT 值。

表 3-18   不同核素 γ 光子在不同物质中的 HVT 和 TVT 值

单位：cm

源	铅		铁		混凝土	
	HVT	TVT	HVT	TVT	HVT	TVT
^{99m}Tc	0.02					
^{131}I	0.72	2.4			4.7	15.7
^{137}Cs	0.65	2.2	1.6	5.4	4.9	16.3
^{192}Ir	0.55	1.9	1.3	4.3	4.3	14.0
^{60}Co	1.1	4.0	2.0	6.7	6.3	20.3
100kVpX 线	0.026	0.087			1.65	5.42
200kVpX 线	0.043	0.142			2.59	8.55

表 3-19   几种常用材料对部分宽束 γ 射线的 HVT 和 TVT 值

E_r	水 (ρ=1)	空心砖 (ρ=1.2)	混凝土 (ρ=2.2)	重混凝土 (ρ=3.2)	铁 (ρ=7.8)	铅 (ρ=11.4)	钨 (ρ=19.1)	铀 (ρ=19.0)	厚度
	HVT								
10keV	1.2	0.9	0.4	0.12	0.04	(0.004)	—	—	mm
20	2.3	3.9	1.4	0.5	0.16	(0.009)	(0.006)	—	
50	4.2	1.7	1.0	2.3	0.8	0.11	0.035	0.012	

续表

Er	水 (ρ=1)	空心砖 (ρ=1.2)	混凝土 (ρ=2.2)	重混凝土 (ρ=3.2)	铁 (ρ=7.8)	铅 (ρ=11.4)	钨 (ρ=19.1)	铀 (ρ=19.0)	厚度
					HVT				
100	6.8	3.8	2.5	7.0	2.7	0.38	0.14	0.065	mm
200	10	6.5	4.4	1.7	7.3	1.35	0.65	0.38	
500	14	10	6.4	3.1	1.6	5.6	3.2	2.3	
66(^{137}Cs)	15	11	6.8	3.5	1.8	7.0	4.5	3.4	
1MeV	16	12	7.5	4.2	2.2	1.1	7.8	6.1	cm
1.25(^{60}Co)	17	14	8.0	4.5	2.4	1.2	9.0	7.2	
2	20	15	9.2	5.4	2.7	1.6	1.2	1.0	
5	23	19	11	6.7	3.0	1.7	1.3	1.0	
10	28	22	13	7.2	3.0	1.7	1.2	0.9	
Er					TVT				
10keV	3.8	3.2	1.4	0.4	0.13	(0.13)	—	—	mm
20	7.6	1.3	6.5	1.7	0.55	(0.06)	(0.018)	—	
50	15	6.0	3.5	8.0	2.7	0.38	0.11	0.04	
100	23	13	9.0	2.4	9.0	1.3	0.45	0.22	
200	34	22	15	5.7	2.6	4.7	2.2	1.3	
500	48	35	22	11	5.5	2.0	1.1	8	
66(^{137}Co)	52	39	24	12	6.4	2.8	1.8	1.3	
1MeV	52	50	26	15	7.6	3.8	2.8	2.2	cm
1.25(^{60}Co)	60	51	28	16	7.9	4.0	3.1	2.4	
2	70	54	33	18	9.4	5.5	4.2	3.3	
5	87	66	38	23	10	5.8	4.6	3.5	
10	100	78	44	25	11	5.8	4.2	3.0	

　　例题:将平均能量为 1.25MeV ^{60}Coγ 光子的剂量率少为原来的 1/10,需要多厚的铅作为屏蔽体?

　　解:已知 K=10,从表 3-13 中可以查到与 ^{60}Coγ 光子平均能量 1.25MeV 对应的在铅中的半值厚度为 1.2cm,则式 3-37 和式 3-38 得:

$$d=n \cdot HVT$$
$$=lg\,K/lg\,2 \cdot HVT$$
$$=3.322\,6 \times 1.2cm$$
$$=3.99cm$$

　　从表 3-13 中可以查到与平均能量为 1.25MeV ^{60}Coγ 光子在铅中的 TVT 为 4.0cm;所以

$K=10$，就需要一个 1/10 值厚度的铅。两种方法计算结果基本没有差异。

最后要说明一点，介质中，宽束 X 或 γ 射线不是简单的指数衰减。因此，对于给定的屏蔽材料的半衰减厚度或十倍衰减厚度不是一个常数。随着衰减倍数的增加（或透射比的减少），这两个厚度略有变化，特别是在衰减第一个十倍时变化最大，而后它们随衰减倍数的变化就不大了。于是相应存在"第一十倍衰减厚度"（衰减第一个十倍的厚度）"平衡半衰减厚度"（衰减达到平衡后，衰减一半所用厚度）"平衡十倍衰减厚度"（衰减达到平衡后，衰减十倍所用厚度）。

四、中子的屏蔽计算

随着核技术在医疗及工业等方面应用的进步，中子源逐渐步入公众生活，在很多地方得到应用，并取得显著的效果，而且能量较高的加速器的应用越来越广，尤其是能量超过 10MV 的加速器的应用，使得中子的防护问题越来越显著。

中子对外不显电性，相对于质量近似的质子甚至是电子来说，中子穿透能力很强。其与物质中原子的核外电子的相互作用很小，可以忽略其对于物质电离激发的影响。中子在物质中主要是通过与原子核的相互作用而损失能量的。中子与原子核的作用，可以产生多种相互作用，如弹性散射、非弹性散射、辐射俘获、裂变等，分别用 σ_s、σ_s'、σ_γ 和 σ_f 表示这些反应的截面，则总的反应截面 σ_t 为：

$$\sigma_t = \sigma_s + \sigma_s' + \sigma_\gamma + \sigma_f + \cdots \qquad \text{式 3-58}$$

式中：

辐射俘获和裂变等过程中，中子被吸收，相应的中子被吸收的截面 σ_a 为：

$$\sigma_a = \sigma_\gamma + \sigma_f + \cdots \qquad \text{式 3-59}$$

那么，假设靶物质单位体积中原子核数为 N，以 σ 表示任一种反应的截面，则中子与靶物质反应的相应的宏观截面 Σ 表示为：

$$\Sigma = N\sigma \qquad \text{式 3-60}$$

在式 3-58 中，若 σ 以 σ_t 表示，则 Σ_t 称为相应靶物质的宏观总截面，若 σ 以 σ_a 表示，则 Σ_a 表示宏观吸收截面等。

虽然中子主要是跟原子核发生相互作用，光子主要是跟核外电子发生相互作用，但是它们同属于不带电粒子，它们在物质中的衰减规律是一致的，即都符合指数衰减规律。若以 I_0 表示初始的中子强度，I_x 表示中子在介质中穿行 x 距离后的强度，则对于窄束中子流，有：

$$I_x = I_0 \cdot e^{-\Sigma \cdot x} \qquad \text{式 3-61}$$

对于宽束中子流，有：

$$I_x = B_n \cdot I_0 \cdot e^{-\Sigma \cdot x} \qquad \text{式 3-62}$$

在式 3-59 和式 3-60 中，Σ 的含义同式 3-60，B_n 表示中子的相应的中子的积累因子。

设 $\dot{D}$ 为能量为 E_n 的中子通过厚度为 d 的屏蔽体后在所考虑的那点处所要达到的剂量率（$\mu Gy \cdot h^{-1}$）；$\dot{D}_0$ 为无屏蔽体时在所考虑的那点处估算出的剂量率（$\mu Gy \cdot h^{-1}$），则剂量率衰减倍数 K 为：

$$K = \dot{D}_0 / \dot{D} \qquad \qquad 式\ 3\text{-}63$$

令

$$K = 2^{d/HVT} = 2^n \qquad \qquad 式\ 3\text{-}64$$

式中：

$$n = d/HVT \qquad \qquad 式\ 3\text{-}65$$

为使剂量率减弱为原来的 1/K 时所需的 HVT 个数，则

$$n = \log_2 K = \ln K / \ln 2 \qquad \qquad 式\ 3\text{-}66$$

于是，屏蔽体厚度 d 为：

$$d = n \cdot HVTd = n \cdot HVT \qquad \qquad 式\ 3\text{-}67$$

对于中子的屏蔽防护，建议用高原子序数的材料慢化中子，用低原子序数的材料，尤其是含氢丰富的材料，吸收中子。

（孙　亮）

思 考 题

1. 常见的外照射源有哪些？各有什么应用？
2. 如何进行外照射防护？
3. 简述 X 射线机的基本结构。
4. 医用电子直线加速器运行中可能产生的辐射在运行中可能会产生哪些类型的辐射？
5. 如何对电离辐射源进行分类和管理？
6. 简述窄束和宽束射线的区别。
7. 对于带电粒子、光子、中子应该如何进行屏蔽？请分别简述。

参考文献

［1］姜德智.放射卫生学［M］.苏州：苏州大学出版社，2004.
［2］杨朝文.电离辐射防护与安全基础［M］.北京：原子能出版社，2009.
［3］孙亮，李士骏.电离辐射剂量学基础［M］.3 版.北京：原子能出版社，2014.
［4］涂彧，周菊英.医学放射防护学［M］.北京：原子能出版社，2010.
［5］卢希庭.原子核物理［M］.北京：原子能出版社，2000.
［6］李星洪.辐射防护基础［M］.北京：原子能出版社，1982.
［7］涂彧，曹建平.简明放射医学［M］.北京：人民卫生出版社，2022
［8］王嘉嘉，赵东海，梁军潮.脑转移瘤的伽马刀治疗新进展［J］.广东医学，2019，40（1）：24-26.
［9］APISARNTHANARAX S，BARRY A，CAO M，et al. External beam radiation therapy for primary liver cancers：an ASTRO clinical practice guideline［J］. Practical Radiation Oncology，2022，12（1）：28-51.
［10］GOLIKOV V Y，CHIPIGA L A，VODOVATOV A V，et al. Some aspects of radiation protection in radionuclide therapy departments［J］. Radiation Hygiene，2021，14（1）：75-85.

第四章

内照射防护

学习目的 与 要 求

本章的主要内容包括内照射防护理论、原则、方法、估算方法。本章的学习目的和基本要求是掌握内照射防护的原则、措施、方法，了解放射性核素的毒性、污染和体内转运过程，熟悉内照射剂量计算方法，熟悉放射性物质的管理和表面放射性污染的处理方法，掌握内照射防护的基本原则与措施，具备基本的内照射防护应用能力。

电离辐射源是指所有产生电离辐射的物质与装置的总称。放射性物质主要指放射性核素，包括密封源和非密封放射性物质。密封源是密封在包壳里的或紧密地固结在覆盖层里并呈固体形态的放射性物质。密封源的包壳或覆盖层应具有足够的强度，使源在设计使用条件和磨损条件下，以及在预计的事件条件下，均能保持密封性能，不会有放射性物质泄漏。开放源，又称非密封放射性物质，在使用过程中放射性物质是要与环境介质相接触的，因此其特点是极易扩散，在使用时会污染工作场所表面，或污染环境介质。密封源和非密封放射性物质在工业、农业、医学、科研等方面均有着广泛的用途。

根据电离辐射在使用过程中作用于人体的方式，可将其分为内照射和外照射。内照射即进入人体内的放射性核素作为辐射源对人体的照射。外照射即体外辐射源对人体的照射。放射性物质可能存在外照射和内照射危险。

本章内容主要对非密封放射性物质的防护进行详述，包括内照射辐射危险、防护措施、防护要求、内照射剂量估算等知识。

第一节 操作非密封放射性物质存在的辐射危险

操作非密封放射性物质时,工作人员同时存在内照射和外照射的危险。由于 α 粒子的穿透能力很弱,通常不会引起外照射危害,外照射主要来自场所的 β 粒子、γ 光子外照射。如非密封放射性物质在运输、存放和使用过程中,其释放出来的射线会对人员造成外照射。以核医学诊断或治疗而言,职业人员受到的外照射来自三种情况:在给患者进行用药前的药物准备时,在制配过程中会受到 β 粒子和 γ 光子外照射;在给患者使用核药物过程会受到 β 和 γ 射线外照射;患者服用核药物后其本身就是外照射源。根据现行放射防护标准,在核医学诊断或治疗中,医务人员无论是其手指还是全身受到的外照射剂量不能超过对职业人员个人规定的手部皮肤年当量剂量限值和全身年有效剂量限值。当工作量增加或使用的核药物活度增大时,应当采取必要的外照射防护措施。内照射则多是由放射性污染物形成的表面污染及空气污染,直接或间接地进入人体引起内照射。医用放射性核素的非密封放射性物质污染多为 β、γ 辐射体污染。

一、放射性核素的毒性

从放射防护角度出发,GB 18871—2002 依据核素的导出空气浓度,将放射性核素按照放射性毒性的高低划分为四组:极毒组核素、高毒组核素、中毒组核素和低毒组核素。放射性核素的毒性分组是电离辐射防护和安全操作中的重要参考资料。放射性核素使用场所的设计、分区分类、工作场所的级别以及相应的核素操作量限值,都需要放射性核素的毒性分组资料。放射性核素的毒性分组在放射性核素的安全运输和放射性废物处置中也有实际应用价值。

(一) 极毒组核素

^{148}Gd、^{210}Po、^{223}Ra、^{224}Ra、^{225}Ra、^{226}Ra、^{225}Ac、^{227}Ac、^{227}Th、^{228}Th、^{229}Th、^{230}Th、^{231}Pa、^{230}U、^{232}U、^{233}U、^{234}U、^{236}Np($T_{P1}=1.15\times10^5a$)、^{236}Pu、^{238}Pu、^{239}Pu、^{240}Pu、^{242}Pu、^{241}Am、^{242}Am、^{243}Am、^{240}Cm、^{242}Cm、^{243}Cm、^{244}Cm、^{245}Cm、^{246}Cm、^{248}Cm、^{250}Cm、^{247}BK、^{248}Cf、^{249}Cf、^{250}Cf、^{251}Cf、^{252}Cf、^{254}Cf、^{253}Es、^{254}Es、^{257}Fm、^{258}Md。

(二) 高毒组核素

^{10}Be、^{32}Si、^{44}Ti、^{60}Fe、^{60}Co、^{90}Sr、^{94}Nb、^{106}Ru、^{108m}Ag、^{113m}Cd、^{126}Sn、^{144}Ce、^{146}Sm、^{150}Eu($T_{p1}=34.2a$)、^{152}Eu、^{154}Eu、^{158}Tb、^{166m}Ho、^{172}Hf、^{178m}Hf、^{194}Os、^{192m}Ir、^{210}Pb、^{210}Bi、^{210m}Bi、^{212}Bi、^{213}Bi、^{211}At、^{224}Ac、^{226}Ac、^{228}Ac、^{226}Th、^{227}Pa、^{228}Pa、^{230}Pa、^{236}U、^{237}Np、^{241}Pu、^{244}Pu、^{241}Cm、^{247}Cm、^{249}BK、^{246}Cf、^{253}Cf、^{254m}Es、^{252}Fm、^{253}Fm、^{254}Fm、^{255}Fm、^{257}Md。

属于这一毒性组的还有如下的气态或蒸汽态放射性核素:^{126}I、^{193m}Hg、^{194}Hg。

(三) 中毒组核素

^{22}Na、^{24}Na、^{28}Mg、^{26}Al、^{32}P、^{33}P、^{35}S(无 机)、^{36}Cl、^{45}Ca、^{47}Ca、^{44m}Sc、^{46}Sc、^{47}Sc、^{48}Sc、^{48}V、^{52}Mn、^{54}Mn、^{52}Fe、^{55}Fe、^{59}Fe、^{55}Co、^{56}Co、^{57}Co、^{58}Co、^{56}Ni、^{57}Ni、^{63}Ni、^{66}Ni、^{67}Cu、^{62}Zn、^{65}Zn、^{69m}Zn、^{72}Zn、^{66}Ga、^{67}Ga、^{72}Ga、^{68}Ge、^{69}Ge、^{77}Ge、^{71}As、^{72}As、^{73}As、^{74}As、^{76}As、^{77}As、^{75}Se、^{76}Br、^{82}Br、^{83}Rb、^{84}Rb、^{86}Rb、^{82}Sr、^{83}Sr、^{85}Sr、^{89}Sr、^{91}Sr、^{92}Sr、^{86}Y、^{87}Y、^{88}Y、^{90}Y、^{91}Y、^{93}Y、^{86}Zr、^{88}Zr、^{89}Zr、^{95}Zr、^{97}Zr、^{90}Nb、^{93m}Nb、^{95}Nb、^{95m}Nb、^{96}Nb、^{90}Mo、^{93}Mo、^{99}Mo、^{95m}Tc、^{96}Tc、^{97m}Tc、^{103}Ru、^{99}Rh、^{100}Rh、^{101}Rh、^{102}Rh、

^{102m}Rh、^{105}Rh、^{100}Pd、^{103}Pd、^{109}Pd、^{105}Ag、^{106m}Ag、^{110m}Ag、^{111}Ag、^{109}Cd、^{115}Cd、^{115m}Cd、^{111}In、^{114m}In、^{113}Sn、^{117m}Sn、^{119m}Sn、^{121m}Sn、^{123}Sn、^{125}Sn、^{120}Sb（T_{P1}=5.76d）、^{122}Sb、^{124}Sb、^{125}Sb、^{126}Sb、^{127}Sb、^{128}Sb（T_{P1}=9.01h）、^{129}Sb、^{121}Te、^{121m}Te、^{123m}Te、^{125m}Te、^{127m}Te、^{129m}Te、^{131m}Te、^{132}Te、^{124}I、^{125}I、^{126}I、^{130}I、^{131}I、^{133}I、^{135}I、^{132}Cs、^{134}Cs、^{136}Cs、^{137}Cs、^{128}Ba、^{131}Ba、^{133}Ba、^{140}Ba、^{137}La、^{140}La、^{134}Ce、^{135}Ce、^{137m}Ce、^{139}Ce、^{141}Ce、^{143}Ce、^{142}Pr、^{143}Pr、^{137}Nd、^{138}Nd、^{143}Pm、^{144}Pm、^{145}Pm、^{146}Pm、^{147}Pm、^{148}Pm、^{148m}Pm、^{149}Pm、^{151}Pm、^{145}Sm、^{151}Sm、^{153}Sm、^{145}Eu、^{146}Eu、^{147}Eu、^{148}Eu、^{149}Eu、^{155}Eu、^{156}Eu、^{157}Eu、^{146}Gd、^{147}Gd、^{149}Gd、^{151}Gd、^{153}Gd、^{159}Gd、^{149}Tb、^{151}Tb、^{154}Tb、^{156}Tb、^{157}Tb、^{160}Tb、^{161}Tb、^{159}Dy、^{166}Dy、^{166}Ho、^{169}Er、^{172}Er、^{167}Tm、^{170}Tm、^{171}Tm、^{172}Tm、^{166}Yb、^{169}Yb、^{175}Yb、^{169}Lu、^{170}Lu、^{171}Lu、^{172}Lu、^{173}Lu、^{174}Lu、^{174ml}u、^{177}Lu、^{177ml}u、^{170}Hf、^{175}Hf、^{179m}Hf、^{181}Hf、^{184}Hf、^{179}Ta、^{182}Ta、^{183}Ta、^{184}Ta、^{188}w、^{181}Re、^{182}Re、（T_{P1}=2.67d）、^{184}Re、^{184m}Re、^{186}Re、^{188}Re、^{189}Re、^{182}Os、^{185}Os、^{191}Os、^{193}Os、^{186}Ir（T_{P1}=15.8h）、^{188}Ir、^{189}Ir、^{190}Ir、^{192}Ir、^{193m}Ir、^{194}Ir、^{194m}Ir、^{188}Pt、^{200}Pt、^{194}Au、^{195}Au、^{198}Au、^{198m}Au、^{199}Au、^{200m}Au、^{193m}Hg（无机）、^{194}Hg、^{195m}Hg（无机）、^{197}Hg（无机）、^{197m}Hg（无机）、^{203}Hg、^{204}Tl、^{211}Pb、^{212}Pb、^{214}Pb、^{203}Bi、^{205}Bi、^{206}Bi、^{207}Bi、^{214}Bi、^{207}At、^{222}Fr、^{223}Fr、^{227}Ra、^{231}Th、^{234}Th、Th天然、^{232}Pa、^{233}Pa、^{234}Pa、^{231}U、^{237}U、^{240}U、U天然、^{234}Np、^{235}Np、^{236}Np（T_{P1}=22.5h）、^{238}Np、^{239}Np、^{234}Pu、^{237}Pu、^{245}Pu、^{246}Pu、^{240}Am、^{242}Am、^{244}Am、^{238}Cm、^{245}Bk、^{246}Bk、^{250}Bk、^{244}Cf、^{250}Es、^{251}Es。

属于这一毒素组的还有如下气态或蒸汽态放射性核素：^{14}C、^{35}S$_2$、^{56}Ni（羰基）、^{57}Ni（羰基）、^{63}Ni（羰基）、^{65}Ni（羰基）、^{66}Ni（羰基）、^{103}RuO$_4$、^{106}RuO$_4$、^{121}Te、^{121m}Te、^{123m}Te、^{125m}Te、^{127m}Te、^{129m}Te、^{131m}Te、^{132}Te、^{120}I、^{124}I、^{124}I（甲基）、^{125}I（甲基）、^{126}I（甲基）、^{130}I、^{130}I（甲基）、^{131}I、^{131}I（甲基）、^{132}I、^{132m}I、^{133}I、^{133}I（甲基）、^{135}I、^{135}I（甲基）、^{193}Hg、^{195}Hg、^{195m}Hg、^{197}Hg、^{197m}Hg、^{203}Hg。

（四）低毒组核素

^{7}Be、^{18}F、^{31}Si、^{38}Cl、^{39}Cl、^{40}K、^{42}K、^{43}K、^{44}K、^{45}K、^{41}Ca、^{43}Sc、^{44}Sc、^{49}Sc、^{45}Ti、^{47}V、^{49}V、^{48}Cr、^{49}Cr、^{51}Cr、^{51}Mn、^{52m}Mn、^{53}Mn、^{56}Mn、^{58m}Co、^{60m}Co、^{61}Co、^{62m}Co、^{59}Ni、^{65}Ni、^{60}Cu、^{61}Cu、^{64}Cu、^{63}Zn、^{69}Zn、^{71m}Zn、^{65}Ga、^{68}Ga、^{70}Ga、^{73}Ga、^{66}Ge、^{67}Ge、^{71}Ge、^{75}Ge、^{78}Ge、^{69}As、^{70}As、^{78}As、^{70}Se、^{73}Se、^{73m}Se、^{79}Se、^{81}Se、^{81m}Se、^{83}Se、^{74}Br、^{74m}Br、^{75}Br、^{77}Br、^{80}Br、^{80m}Br、^{83}Br、^{84}Br、^{79}Rb、^{81}Rb、^{81m}Rb、^{82m}Rb、^{87}Rb、^{88}Rb、^{89}Rb、^{80}Sr、^{81}Sr、^{85m}Sr、^{87m}Sr、^{86m}Y、^{90m}Y、^{92}Y、^{94}Y、^{95}Y、^{93}Zr、^{88}Nb、^{89}Nb（T_{P1}=2.03h）、^{89}Nb（T_{P2}=1.10h）、^{97}Nb、^{98}Nb、^{93m}Mo、^{101}Mo、^{93}Tc、^{93m}Tc、^{94}Tc、^{94m}Tc、^{95}Tc、^{96}Tc、^{97}Tc、^{98}Tc、^{99}Tc、^{99m}Tc、^{101}Tc、^{104}Tc、^{94}Ru、^{97}RU、^{105}Ru、^{99}Rh、^{101m}Rh、^{103m}Rh、^{106m}Rh、^{107}Rh、^{101}Pd、^{107}Pd、^{102}Ag、^{103}Ag、^{104}Ag、^{104m}Ag、^{106}Ag、^{112}AG、^{115}Ag、^{104}Cd、^{107}Cd、^{113}Cd、^{117}Cd、^{117m}Cd、^{109}In、^{110}In（T_{P1}=4.90h）、^{110}In（T_{P2}=1.15h）、^{112}In、^{113m}In、^{115}In、^{115m}In、^{116m}In、^{117}In、^{117m}In、^{119m}In、^{110}Sn、^{111}Sn、^{121}Sn、^{123m}Sn、^{127}Sn、^{128}Sn、^{115}Sb、^{116}Sb、^{116m}Sb、^{117}Sb、^{118m}Sb、^{119}Sb、^{120}Sb（T_{P2}=0.265h）、^{124m}Sb、^{126m}Sb、^{128}Sb（T_{P2}=0.173h）、^{130}Sb、^{131}Sb、^{116}Te、^{123}Te、^{127}Te、^{129}Te、^{131}Te、^{133}Te、^{133m}Te、^{134}Te、^{120}I、^{120m}I、^{121}I、^{123}I、^{128}I、^{129}I、^{132}I、^{132m}I、^{134}I、^{125}Cs、^{127}Cs、^{129}Cs、^{130}Cs、^{131}Cs、^{134m}Cs、^{135}Cs、^{135m}Cs、^{138}Cs、^{126}Ba、^{131m}Ba、^{132m}Ba、^{135m}Ba、^{139}Ba、^{141}Ba、^{142}Ba、^{131}La、^{132}La、^{135}La、^{138}La、^{141}La、^{142}La、^{143}La、^{137}Ce、^{136}Pr、^{137}Pr、^{138m}Pr、^{139}Pr、^{142m}Pr、^{144}Pr、^{145}Pr、^{147}Pr、^{136}Nd、^{139}Nd、^{139m}Nd、^{141}Nd、^{149}Nd、^{151}Nd、^{141}Pm、^{150}Pm、^{141}Sm、^{141m}Sm、^{142}Sm、^{147}Sm、^{155}Sm、^{156}Sm、^{150}Eu（T_{P2}=12.6h）、^{152m}Eu、^{158}Eu、^{145}Gd、^{152}Gd、^{147}Tb、^{150}Tb、^{153}Tb、^{155}Tb、^{156m}Tb（T_{P1}=1.02h）、^{156m}Tb（T_{P2}=5.00h）、^{155}Dy、^{157}Dy、^{165}Dy、^{155}Ho、^{157}Ho、^{159}Ho、^{161}Ho、^{162}Ho、^{162m}Ho、^{164}Ho、^{164m}Ho、^{167}Ho、^{161}Er、^{165}Er、^{171}Er、^{162}Tm、^{166}Tm、^{173}Tm、^{175}Tm、^{162}Yb、^{167}Yb、^{177}Yb、^{178}Yb、^{176}Lu、^{176ml}u、^{178}Lu、^{178ml}u、^{179}Lu、^{173}Hf、^{177m}Hf、^{180m}Hf、^{182}Hf、^{182m}Hf、^{183}Hf、^{172}Ta、^{173}Ta、^{174}Ta、^{175}Ta、^{176}Ta、^{177}Ta、^{178}Ta、^{180}Ta、^{180m}Ta、^{182m}Ta、^{185}Ta、^{186}Ta、^{176}W、^{177}W、^{178}W、^{179}W、^{181}W、^{185}W、^{187}W、^{177}Re、^{178}Re、

^{182}Re(T_{P2}=12.7h)、^{186m}Re、^{187}Re、^{188m}Re、^{180}Os、^{181}Os、^{189m}Os、^{191m}Os、^{182}Ir、^{184}Ir、^{185}Ir、^{186}Ir(T_{P2}=1.75)、^{187}Ir、^{190m}Ir(T_{P1}=3.10h)、^{190m}Ir(T_{P2}=1.20h)、^{195}Ir、^{195m}Ir、^{186}Pt、^{189}Pt、^{191}Pt、^{193}Pt、^{193m}Pt、^{195m}Pt、^{197}Pt、^{197m}Pt、^{199}Pt、^{193}Au、^{200}Au、^{201}Au、^{193}Hg、^{193m}Hg(有机)、^{195}Hg、^{195m}Hg(有机)、^{197}Hg(有机)、^{197m}Hg(有机)、^{199}Hg、^{194}Tl、^{194m}Tl、^{195}Tl、^{197}Tl、^{198}Tl、^{198m}Tl、^{199}Tl、^{200}Tl、^{201}Tl、^{202}Tl、^{195m}Pb、^{198}Pb、^{199}Pb、^{200}Pb、^{201}Pb、^{202}Pb、^{202m}Pb、^{203}Pb、^{204}Pb、^{205}Pb、^{200}Bi、^{201}Bi、^{202}Bi、^{203}Po、^{205}Po、^{207}Po、^{232}Th、^{235}U、^{238}U、^{239}U、^{232}Np、^{233}Np、^{240}Np、^{235}Pu、^{243}Pu、^{237}Am、^{238}Am、^{239}Am、^{244m}Am、^{245}Am、^{246}Am、^{246m}Am、^{249}Cm。

属于这一毒性组的还有如下气态或蒸汽态放射性核素：^{3}H(元素)、^{3}H(氚水)、^{3}H(有机结合氚)、^{3}H(甲烷氚)、^{11}C、^{11}CO$_2$、^{14}CO$_2$、^{11}CO、^{14}CO、^{35}SO$_2$、^{37}Ar、^{39}Ar、^{41}Ar、^{59}Ni、^{74}Kr、^{76}Kr、^{77}Kr、^{79}Kr、^{81}Kr、^{83m}Kr、^{85}Kr、^{87}Kr、^{88}Kr、^{94}RuO$_4$、^{97}RuO$_4$、^{105}RuO$_4$、^{116}Te、^{123}Te、^{127}Te、^{129}Te、^{131}Te、^{133}Te、^{133m}Te、^{134}Te、^{120}I(甲基)、^{120m}I、^{120m}I(甲基)、^{121}I、^{121}I(甲基)、^{123}I、^{123}I(甲基)、^{128}I、^{128}I(甲基)、^{129}I、^{129}I(甲基)、^{132}I(甲基)、^{132m}I(甲基)、^{134}I、^{134}I(甲基)、^{120}Xe、^{121}Xe、^{122}Xe、^{123}Xe、^{125}Xe、^{127}Xe、^{129m}Xe、^{131m}Xe、^{133m}Xe、^{133}Xe、^{135m}Xe、^{135}Xe、^{138}Xe、^{199m}Hg。

注：1. 本核素毒性分组清单中有 10 个核素具有两个半衰期。其中 6 个因其两个半衰期(T_{P1}、T_{P2})相差悬殊而被分别列入不同的毒性组别；另有 4 个具有两个半衰期的核素，因其半衰期相差不大而被列在同一毒性组别，它们是 ^{89}Nb、^{110}In、^{156m}Tb、^{190m}Ir。

2. 汞分为无机汞和有机汞，共有 9 个核素。其中 5 个(^{193}Hg、^{194}Hg、^{195}Hg、^{199m}Hg、^{203}Hg)，其无机和有机形态属同一毒性组别；另外 4 个(^{193m}Hg、^{195}Hg、^{197}Hg、^{197m}Hg)则属于中毒组。

3. 核素左上角质量数后的 m 代表该核素的激发态，同质异能素。

二、放射性核素的污染

(一) 表面沾染

这里的表面是指在开放型放射性工作场所内所有与空气介质有接触的物体表层，包括地面、墙面、桌面、仪器设备表面、外衣表层以及人员外露皮肤等。由于非密封放射性物质易于扩散，在操作过程的蒸发、挥发、溢出或洒落，以及使用与存放不当导致的泄漏等，都可以使工作场所的地面、墙面、设备、工作服、手套和人体皮肤等表面受到程度不同、面积不等的放射性物质污染，这种污染称为表面放射性污染。放射性污染物在表面上的存在有两种状态：非固定性污染状态和固定性污染状态。非固定性污染状态是一种松散的物理附着状态，又称松散性污染；固定性污染状态是渗入或离子交换的结果，不易去除。随着表面污染时间的延长，非固定性污染物中有一部分会转化为固定性污染物。

形成表面放射性物质污染的另一些原因包括：工作人员把污染区使用的设备或物品拿到清洁区使用；或工作人员在污染区工作后进入清洁区之前，没有在卫生通过间更换个人防护衣具，也没有在卫生通过间进行必要的污染洗消程序，而是径直进入清洁区。这些失误常常造成交叉污染，使清洁区办公桌、椅子或电话及公用钥匙等受到不同程度的放射性物质污染。

表面污染的主要危害是放射性污染物可以经过接触，由手 - 口和/或皮肤(尤其是伤口)进入体内，也可以因从表面重新扬起、悬浮而扩散到空气中，再经呼吸道进入人体，最终导致内照射。当然，表面放射性污染对工作人员也存在外照射危害。

(二) 空气污染

工作场所空气污染是由非密封放射性物质核衰变时反冲核作用导致的自然扩散、挥发、蒸发扩散,液体搅动扩散或压力液体雾化扩散等原因造成的。此外,非固定性表面污染物在气流扰动和机械振动等外力作用下,飞扬、悬浮成为气载污染物。气载污染物与空气中固有的凝聚核相结合后体积变大,因重力作用又回降到物体表面,污染表面。

放射性核素空气污染包括气态(气体和蒸汽态)放射性核素和放射性气溶胶。气态放射性核素如氡、氢、氚和碘等,很容易弥散在空气中。放射性气溶胶是分散在气体中的放射性固体粒子或液滴所构成的悬浮体系,是环境和工作场所污染时主要的存在形式。

需要指出的是,如果对气体放射性废物、液体放射性废物、松散的固体放射性废物、受污染的医疗器械和器皿、含放射性核素的患者的粪便,和服用核药物患者呼出的气体等管理不严格,也会使这些成为工作场所空气污染源,甚至会影响环境质量,从而影响公众成员的辐射安全。

三、放射性核素的生物转运

(一) 摄入模式

放射性核素可经过吸入、食入和皮肤或伤口进入人体。核素摄入之后,体液或组织内活度、质量或浓度的改变随时间而变化,呈现动态过程。按摄入方式对这种动态过程的影响,可分为 4 种摄入模式。

1. 单次摄入　指持续时间超过几小时的一次性摄入,此时血液内吸收率骤升速止,器官组织内放射性活度迅速上升,而后随时间的延长而逐渐降低。这种摄入方式发生在职业暴露人群的可能性较大。核装置事故释放的放射性烟云,可造成部分居民的放射性核素单次摄入,但这两种情况发生的可能性较小。

2. 短期多次摄入　指短期(如一个季度)发生多次摄入的情况。在此情况下,血液吸收率呈不连续的骤升速止状态,而器官和组织内放射性核素的含量则连续地速升缓降。如果放射性核素在器官组织内的有效半减期较短,相邻的两次摄入的间隔时间又长达三或四个有效半减期,则可把每次摄入视作单次摄入处理。

从事氧化氚、碘、镭、铀和钍的工作比其他作业更易受到反复的体内污染。这是由所接触的放射性物质的物理性质(氧化氚和碘易挥发成气态),或所从事的工业生产的类型(涂描含镭的发光仪表、氧化钍生产和铀的开采与加工)决定的。

3. 一次摄入后在长时期内递减性吸收　这种模式多发生在难溶性放射性核素的氧化物单次污染伤口或一次吸入而滞留于肺内的情况下。此时,伤口和肺内的放射性核素既难以迅速吸收,又难以迅速排除,故血液内的含量逐渐降低;器官组织内的活度在起初时逐渐增多,当增至一定数值时,因血内含量减少,核素由器官组织内排出的速度大于移入的速度,则使其含量缓缓减少。

4. 长期均匀摄入(持续摄入)　这种情况是指在较长的一段时期内,以相当恒定的速率摄入放射性核素。此时,放射性核素的吸收率保持恒定状态;而器官组织内的放射性核素含量则与日俱增。对于有效半减期较短的放射性核素(如甲状腺内的 ^{131}I),可在不很长的时间内,使进入和移出该器官组织内的核素量达到平衡。然而,对于有效半减期很长的放射性核素,即使终生均匀、持续地摄入,器官组织内活度最终也不会达到平衡。例如,^{139}Pu 均匀持续地摄入 50 年,其在骨骼的含量仅达平衡值的 29%。

由于环境受放射性核素污染而使食品和水受到污染时,或在高本底地区,居民中的某些人员可能以此种模式摄入放射性核素。职业暴露人群中,接触氧化氚这类物质时也可能发生此种摄入模式。

（二）吸收

吸收是指核素由摄入途径通过生物膜进入血液循环的过程,主要包括呼吸道吸收、胃肠道吸收、皮肤伤口吸收,常以吸收速度(快或慢)、吸收量和吸收率表示。吸收量是指摄入体内后进入细胞外液的放射性核素的量。吸收率是吸收入血液的量占摄入量的百分数(%)。

1. 呼吸道吸收 非密封放射性物质操作场所,或不遵守放射操作规程发生事故时,空气受到放射性核素污染的概率较大,多以气溶胶形式和气态存在,防护较为复杂和困难。因为呼吸是不受意识支配的自律性生理运动,人无时无刻不与外环境进行气体交换,因此,可以说呼吸道是放射性核素进入人体最危险、最主要的途径。

经呼吸道吸收的主要是气态放射性核素和放射性气溶胶。气态放射性核素如氡、氢、氚和碘等,极易以简单扩散的方式经呼吸道黏膜或肺泡进入血流。吸收率与核素的血/气分配系数有关,分配系数越大,吸收率就越高。气态核素的吸收速度与其在血液内的溶解度成正比。此外,尚应考虑呼吸频率、深度、肺血流量、其他器官的分布和排除速率的影响。放射性气溶胶也可经呼吸道吸收,其在呼吸道内沉积、转移与廓清是一个极为复杂的过程。它既取决于肺容量、肺活量、潮气量、呼吸频率等生理参数及解剖学特征,又依赖于气溶胶粒度、密度和溶解度等。

核素经呼吸道的吸收以肺泡吸收为主,吸收速度相当迅速。鼻腔及气管的表面积较小,但其黏膜的通透性很高。因此,核素经鼻腔、气管的吸收亦不容忽视。肺泡上皮细胞对脂溶性和水溶性分子或离子都具有高度的通透性,故可溶性核素化合物,或易透过生物膜且易转移的核素,经呼吸道吸入后可迅速地分布到全身。难溶性化合物,或难以透过生物膜且难以转移的核素,则难以自肺泡吸收,并且肺泡内气流缓慢,二者均难以清除,甚至长期滞留或沉积,使肺脏成为长期受照射的靶器官。因此,呼吸道,尤其肺吸收,是核素进入人体最危险的途径。

2. 胃肠道吸收 放射性核素污染环境后,可由大气、水和土壤进入食物链,自胃肠道吸收进入体内。哺乳动物胃肠是可吸收营养物质和电解质的具有多种特殊功能的转运系统。不同的放射性核素在胃肠道的吸收差别很大。概括地讲,碱族元素如 Na、K、Rb、Cs 等和卤族元素吸收容易而完全,可达 100%;碱土族元素如 Ca、Sr、Ba、Ra 等,易于吸收,吸收率较高,为 10%~30%;大部分稀土族元素如 La、Ce、Pr、Pm、Ce 等及钚和超钚元素如 Pu、Am、Cm、Cf 等,难于吸收,吸收率甚低,为 10^{-5}%~10^{-3}%。同种元素可因其化合物不同而吸收率有很大差异。例如钚的氧化物和氢氧化物吸收率约为 10^{-6}%~10^{-5}%,而其他化合物则为 10^{-4}%。

各种元素自胃肠道的吸收率还受各种因素影响,如其溶解度和水解度、胃肠道的功能状态、肠内容物多寡及其性质等。碱族、碱土族及卤素族元素均易溶于水,不被水解,因此吸收率高或较高。而稀土族和钚及超钚元素溶解度低,在 pH>3.5 条件下即可发生水解,故吸收率极低。小肠蠕动减少可延长放射性核素与肠黏膜接触的时间,因而增加吸收率,反之则不利于吸收。小肠近端 1/4 约占全小肠表面积的一半,故放射性核素在小肠近端停留时间长,则会增加核素的吸收。便秘或腹泻将影响核素的吸收。钙、镁盐类及其离子在肠内可与某些放射性核素形成难溶性沉淀物而减少吸收。放射性核素的吸收亦与年龄有关,1 岁以内的幼儿机体的吸收率比成年人高。

3. 皮肤伤口吸收　完好皮肤是一道天然屏障,可以抵抗大部分放射性核素的侵入。但是有些放射性核素不但能通过皮肤吸收,而且吸收率较高,如气态或蒸汽态的放射性碘核素和HTO,溶于有机溶剂和酸性溶液的化合物,都能透过皮肤而吸收。在含HTO的环境中工作,HTO经皮肤吸收入血的量与经肺吸收的量几乎相等。核素经皮肤吸收,主要依赖于简单扩散,先透过表皮脂质屏障进入真皮层,再逐渐移入毛细血管。也可经汗腺、皮脂腺和毛囊进入体内,但其量甚微,不占重要位置。放射性核素经皮肤的吸收率除受核素物理化性质影响外,还受皮肤被污染的面积、皮肤部位、持续污染的时间、温度及湿度等因素的影响。当皮肤涂有有机溶液或皮肤充血时,可使吸收率增高。

当皮肤发生创伤时,其对放射性核素的吸收率可能高达完好皮肤吸收率的数十倍。放射性核素经伤口的吸收率,与受伤部位,受伤面积,伤口深度,伤情以及核素化合物的性质有关。核素易溶性化合物从伤口吸收,转移迅速;而难溶性化合物(如超钚核素的氧化物)或在伤口易形成氢氧化物者,可较长时间滞留于污染部位,仅有很少一部分被吸收。

(三) 分布滞留

放射性核素进入血液后,随血液循环转运分布到各组织器官。核素在各器官或组织内的滞留是动态变化的,具有各自的规律和特点。

放射性核素在血液内,既可以离子状态存在,也可与血浆内各种蛋白结合,主要与含量较多的白蛋白结合。与蛋白的结合是非特异性的、可逆的非共价键结合,常以氢链联结,例如铀酰离子与血浆白蛋白结合成铀酰白蛋白络合物。血液中的核素还能与血浆中的无机盐阴离子形成可溶性复合离子,或与有机酸阴离子如柠檬酸形成络合离子。一些镧系和锕系放射性核素在血液内易发生水解,形成难溶性的氢氧化物胶体。

上述以离子状态和可溶性复合物形式存在的放射性核素,在体内易于扩散和转移;而与蛋白质结合的络合物或氢氧化物胶体的核素,可以聚合形成较大分子,扩散能力差,不能透过生物膜,可在血液内较长时间地滞留,易局部聚集。某一核素的离子状态和与蛋白结合的络合态之间,在血浆中维持动态平衡。放射性核素在血液中也可以两种形式同时存在,如血浆中六价铀既能与白蛋白结合(40%),又能与重碳酸结合(60%),两者之间在一定条件下保持动态平衡。

离开血液后,放射性核素在体内的分布滞留具有各自不同的特点,大体归纳可为五种类型。

1. 相对均匀型分布　指某些放射性核素比较均匀地分布于全身各器官组织。这种分布最为典型的核素是机体内大量存在且均匀分布的稳定元素和放射性核素,如 ^{14}C、^{24}Na、^{42}K、^{35}Cl 和 ^{3}H 等。此外,^{137}Cs、^{86}Rb 分布特点也与上述核素类同。

2. 亲肝型分布或亲网状内皮系统分布　指某些放射性核素离开血液后,主要分布于肝脏或网状内皮系统中。此类型分布的核素主要是一些稀土族和锕系核素,如 ^{140}La,^{144}Ce,^{147}Pm,^{232}Th 等。这些放射性核素在体液pH条件下,极易水解成为难溶性氢氧化物胶体颗粒,通过巨噬细胞吞噬而在肝脏和其他网状内皮系统组织或器官滞留。

3. 亲骨型分布　是放射性核素集中沉积于骨骼。此类型分布的核素有 ^{45}Ca、^{90}Sr、^{140}Ba、^{226}Ra、钚及某些超钚核素、重镧系核素等,通常被称为亲骨性核素。放射性核素在骨组织内的定位有两种方式,体积型和表面型。体积型即放射性核素置换骨骼无机盐晶格中的钙而较均匀地分布于骨的无机质中,^{226}Ra 即属此型分布。表面型是放射性核素沉积于骨内膜表面、骨小梁表面和皮质骨血管表面，^{239}Pu 由铁转递蛋白转运到骨内即呈此型分布。

4. 亲肾型分布　某些放射性核素较多地滞留于肾脏，如铀中毒时。

5. 亲其他组织器官型分布　某些放射性核素可选择性地滞留于其他组织或器官。如放射性碘高度选择性地集中于甲状腺，而分布到其他部位的量甚微。^{65}Zn 浓集于胰腺。^{90}Mo 集中于眼的虹膜。^{35}S 主要蓄积在关节、表皮和毛囊内。

（四）排除

放射性核素自体内排除是其在体内转运过程的最后环节。如果吸收的放射性核素较少，它又能较快地排除，则产生的内照射值很小；反之吸收量多，排除速率低，在体内长期滞留，则可引起严重的内照射作用。

体内放射性核素可经由肾、肠道、呼吸道、肝-胆系统、乳腺、汗腺、皮肤和黏膜等排出，其中以经肾排除最重要，其次为肠道。气态或气溶胶态放射性核素，则主要经呼吸道排除。放射性核素的排除途径及速率与其物理状态、进入途径及转运特点等密切相关。

肾脏排除放射性核素的方式与排除一般毒物或正常代谢产物一样，包括肾小球滤过、主动转运和肾小球简单扩散 3 种方式。凡是吸收入血液的可溶性放射性核素，主要经肾随尿排除。尿中放射性核素与血液内浓度呈正相关，因此可以从尿中放射性核素的浓度测定，间接判定机体对放射性核素的吸收和体内滞留的状况。但是，如已停止接触一段时间，尿液浓度低于测量方法的可探测限值，则无参考意义。

凡进入胃肠而未被吸收的放射性核素，经肠道排至体外。已吸收入血的放射性核素，可随胃肠分泌液（每日约 3L）进入胃肠道，随粪便排除，但数量有限，不是主要途径。有些放射性核素，尤其是进入血液后易水解成为氢氧化物胶体或与蛋白质结合，分子量大于 300 的大分子，滞留于肝脏者，可经肝的主动转运系统将其自肝细胞泌入胆汁，然后再随胆汁转运至肠道。有的放射性核素化合物几乎完全由肠道排除，成为重要的排除途径之一。放射性核素随粪便排除的量，是否可作为衡量机体吸收的状况，应视粪便中放射性核素的来源而定。当仅有胃肠外摄入，并且除外由呼吸道转入胃肠道的途径时，可由粪便排除量（称内源性排除）判断放射性核素的吸收情况。

吸收到体内的气态或挥发性放射性核素，主要通过简单扩散方式再经呼吸道排除，且速度快，排除率高。有些放射性核素可经汗腺、乳腺、皮肤黏膜排除。特别值得指出的是，有些放射性核素除可经乳汁传递给婴幼儿外，还可透过胎盘屏障而转移给胎儿。

第二节　内照射防护的基本原则与措施

内照射防护的基本原则是：积极采取各种有效措施，切断放射性物质进入人体的各种途径，减少放射性核素进入人体内的一切机会。操作非密封放射性物质时遵循 GB 11930—2010 的相关防护要求。进入体内的放射性物质不超过 GB 18871—2002 规定的放射性核素年摄入量限值，减少或防止人体受到内照射危害。具体措施包括围封包容、保洁去污、个人防护、妥善处理放射性废物四个方面。

一、围封包容

对于开放型放射性工作场所，必须采取严密而有效的围封包容措施，在非密封放射性物质的周围设立一系列屏障,以限制可能被污染的体积和表面,防止放射性物质向周围环境扩散,将可能产生的放射性污染限制在尽量小的范围。宜在辐射工作场所的醒目位置悬挂(张贴)辐射警告标志,人员通行和放射性物质传递的路线应严格执行相关规定,防止发生交叉污染。

在放射性核素操作过程中,采用通风橱、手套箱等均属于围封包容措施。若是操作强放射性物质,还应在密闭的热室内用机械手操作。对于工作人员,可用工作服、鞋、帽、口罩、手套、气衣等方法围封起来,防止放射性物质进入体内。

二、保洁去污

任何放射性核素的操作者都必须遵守安全操作规定,防止或减少污染的发生,保持工作场所内的清洁与整洁。吸取液体应使用合适的负压吸液器械,防止放射性液体溅出、溢出,造成污染。储存放射性溶液的容器应由不易破裂的材料制成。有可能造成污染的操作步骤,应在铺有塑料或不锈钢等易去除污染的工作台面上或搪瓷盘内进行。操作中使用的容器,必要时应在其外面加一个足以容纳全部放射性溶液的不易破裂的套桶。操作易燃易爆物质,或操作中使用高温、高电压和高气压设备时,应有可靠的防止过热或超压的保护措施,并遵守国家有关安全规定。

对受到污染的表面应及时去污,具体去污方法和要求详见本章表面去污的相关内容。对污染的空气进行合理组织通风,有条件者安装空气净化装置。还可以采用吸附、过滤、除尘等方法尽量降低空气中放射性物质浓度,降低表面放射性污染水平。

三、个人防护

操作开放型放射性核素的人员,应根据工作性质正确穿戴相应的防护衣具如工作服、工作帽、靴鞋、手套和口罩,必要时可穿戴隔绝式或活性炭过滤面具或特殊防护口罩。个人防护用具应有备份,均应妥善保管,并应对其性能进行定期检验。限制暴露于污染环境中的时间,遵守个人卫生规定,不留长发和长指甲,禁止在开放型放射性工作场所或污染区存放和/或食用食品、饮用水,禁止吸烟。

操作开放型放射性核素的工作人员应熟练掌握安全与防护技能,取得相应资质。在伴有外照射的工作场所,应同时做好个人外照射防护。在任何情况下均不允许用裸露的手直接接触放射性物质或进行污染物件的操作。

四、妥善处理放射性废物

任何的开放型放射性核素工作都会产生一定量的放射性废物。采取合理而有效的措施治理放射性"三废",是保护工作环境,减少放射性核素污染的重要内容。

放射性废物的管理应遵循 GB 18871—2002、GB 14500—2002、GB 11930—2010 的相关规定,进行优化管理。应从源头控制、减少放射性废物的产生,防止污染扩散。应分类收储废物,采取有效方法尽可能进行减容或再利用,努力实现废物最小化。应做好废物产生、处理、处置(包括排放)的记录,建档保存。

操作非密封放射性物质的单位,一般应建立放射性废液处理系统,确保产生的废液得到妥善处理。不得将放射性废液排入普通下水道,不允许利用生活污水下水系统洗涤被放射性污染的物品,不允许用渗井排放废液。

　　产生放射性固体废物较多的单位应当建立固体废物暂存库,确保储存的废物可回取。操作非密封放射性物质的单位产生的废物(包括废弃的放射源),应按要求送指定的废物库暂存。对于半衰期短的废物,可用放置衰变的办法进行处理。

　　对工作场所放射性废气或气溶胶的排放系统,应经常检查其净化过滤装置的有效性。凡预计会产生大量放射性废气或气溶胶而可能污染环境的一次性操作,应采取有效的防护与安全措施和监测手段。

　　放射性废物的具体处置要求在第九章"放射性废物治理与放射性物品运输"的相关内容中有详细讲解,此处不做赘述。

第三节　内照射剂量估算

　　内照射剂量估算比外照射剂量计算所涉及的因素更为复杂,需要考虑放射性核素所处的环境、物理化学性质、进入人体内途径、个人代谢特点、所采用的计算模式等,这些因素都与内照射剂量估算有关。

一、放射性物质体内转移规律

　　估算内照射剂量首先确定放射性核素进入体内的途径、种类及其物理化学性质,再利用有关检测数据(环境检测数据,人体排泄物如尿、粪和鼻拭的测量数据,整体测量数据,测量体内放射性核素释出的辐射强度或组织样品中核素的活度数据等)推算体内积存量,给出个体某器官或组织内核素的活度,最后在此基础上,利用通用的公式计算出器官或组织的吸收剂量或剂量当量,主要流程如图 4-1 所示。

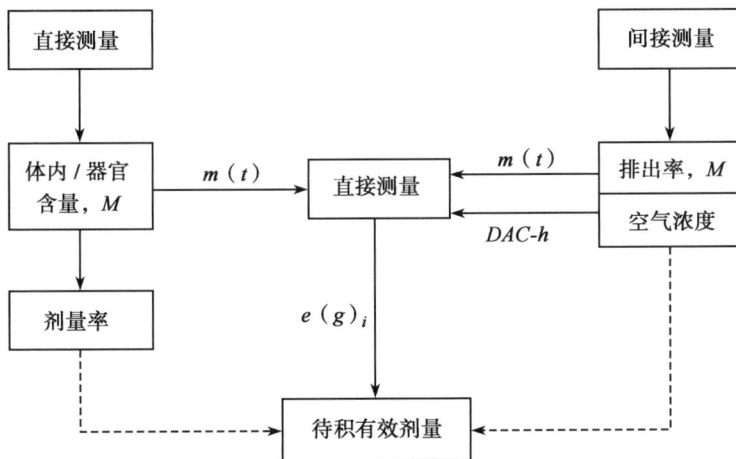

图 4-1　直接和间接测量数据估算摄入量
注:虚线表示可选用的其他方法
资料来源:中华人民共和国国家质量监督检验检疫总局. 放射性核素摄入量及内照射剂量估算规范:GB/T 16148—2009［S/OL］.(2009-10-15)［2024-06-13］.
http://www.nhc.gov.cn/ewebeditor/uploadfile/2014/10/20141023102202178.pdf.

不同的核素具有不同的转移和滞留特性,进入人体的放射性核素会通过血液转移到人体的器官或组织中去,从而对其滞留的器官或组织以及周围器官或组织造成持续的照射;同时放射性核素也会通过粪便、尿液等途径不断排出体外。

沉积有放射性核素的器官称为源器官。源器官中放射性核素产生的辐射将对它本身及邻近的其他器官形成照射,受到照射的器官称为靶器官,源器官本身也是靶器官,而且是最主要的靶器官。具体沉积情况与核素种类及其化合物的形态有关,如氚的化合物将分布在整个人体,整个人体受到相同的照射,而^{131}I 的化合物将浓集于甲状腺,^{239}Pu 浓集于肺部和骨骼。

源器官中沉积的放射性核素的量会由于自发的核衰变和生理代谢过程而减少。其中衰变减少按指数规律,用衰变常数 λ 或半衰期 T 描述其衰变的快慢。对大多数核素来说,因生理代谢过程而减少的规律也近似遵循指数规律,可以用生物半排期 T_b 和生物衰变常数 $λ_b$ 来描述其减少情况,这意味着进入体内的放射性物质总的减少规律如下:

$$q(t) = q_0 e^{\left(-\frac{0.693t}{T_e}\right)}$$

式 4-1

式中:

q_0——起始时刻(t=0)体内器官中放射性核素的量;

$q(t)$——经过 t 时间后的量;

T_e——有效半减期(effective half-life,T_e)表示沉积在体内的放射性核素自体内排出的速度。它是指体内放射性核素沉积量经放射性衰变和生物排出使放射性活度减少一半所需的时间。某放射性核素的有效半减期取决于该核素的物理半衰期(physical half-life,T_p)和生物半排期(biological half-life,T_b),存在以下关系:

$$\frac{1}{T_e} = \frac{1}{T_p} + \frac{1}{T_b}$$

式 4-2

一般采用 ICRP 推荐的摄入、转移和排泄路径及通用模型,胃肠道数学模型和人体呼吸道数学模型进行剂量估算。描述核素在人体内摄入、转移和排泄路径的示意图如图 4-2 所示。

二、内照射剂量估算模型和方法

(一)呼吸道模型

呼吸道模型(human respiratory tract model,HRTM)是用于估算通过呼吸方式摄入放射性核素的数学模型。HRTM 分为鼻前部气道 ET_1、咽喉 ET_2(由鼻后部和口气道组成)、气管和主支气管 BB、细支气管 bb 和小泡空隙 AI(气体交换)5 个区。ET_1 和 ET_2 合称头部气道 ET,淋巴细胞的剂量评估与这个区有关(图 4-3)。

BB、bb 和 AI 是胸部的三个区。HRTM 适用于所有男性和女性,对职业人员、公众、儿童及 <1 岁应使用各自的参考值。HRTM 可用来计算肺的平均吸收剂量和呼吸道其他组织的吸收剂量,已考虑了不同组织的辐射敏感度。

(二)胃肠道模型

胃肠道模型(gastrointestinal tract model,GITM)是用于估算通过食入方式摄入放射性核素的数学模型。它系指 ICRP 胃肠道模型,通常分为胃、小肠、上段大肠和下段大肠四个部分(图 4-4)。在计算有效剂量时,这四个部分按独立的器官对待。在剂量估算时,食入物

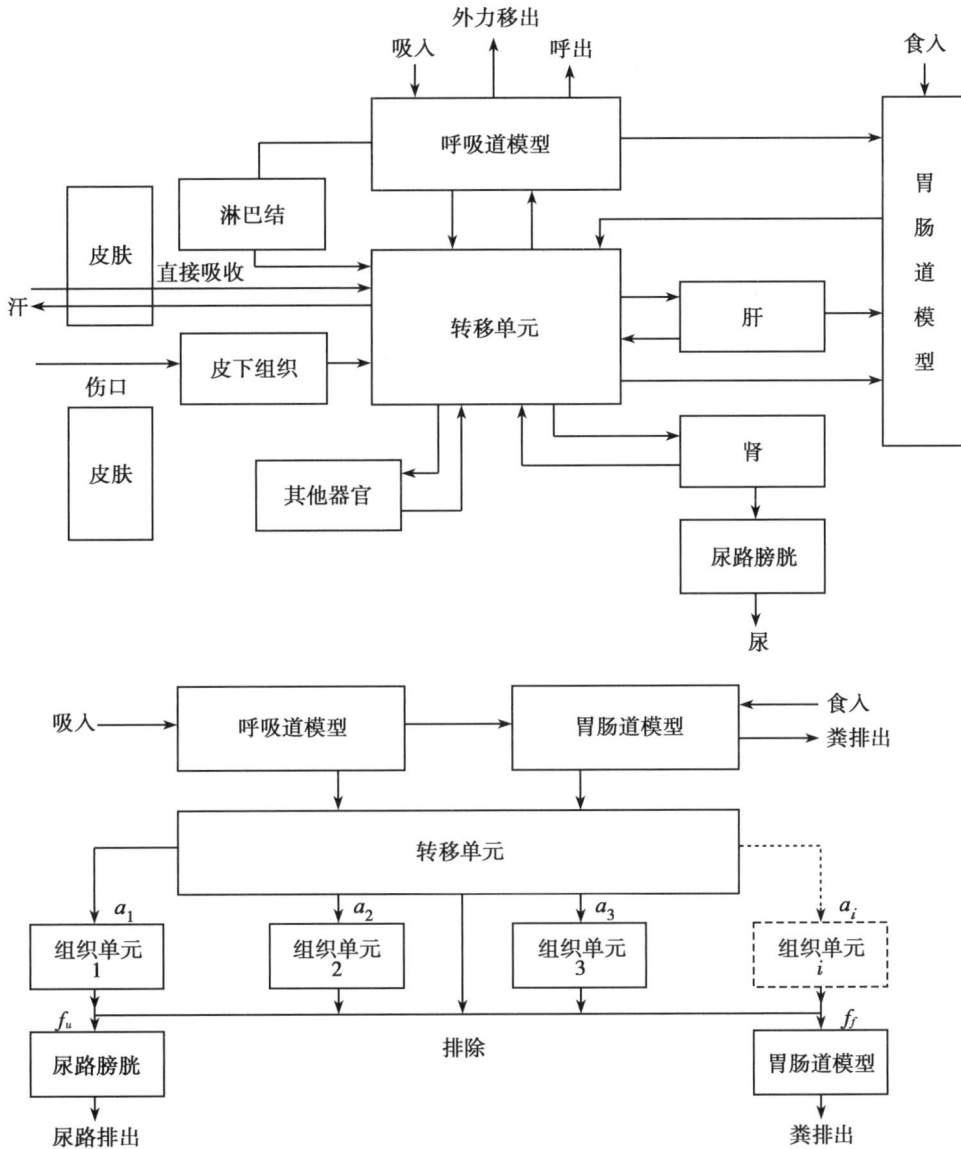

图 4-2 核素在人体内摄入、转移和排泄路径

注：a_1、a_2、a_3、a_i 为转移单元向组织单元转移的系数，f_u 为组织单元向尿路膀胱转移的系数，f_f 组织单元向胃肠道模型转移的系数

资料来源：中华人民共和国国家质量监督检验检疫总局. 放射性核素摄入量及内照射剂量估算规范：GB/T 16148—2009［S/OL］.（2009-10-15）［2024-06-13］.http://www.nhc.gov.cn/ewebeditor/uploadfile/2014/10/20141023102202178.pdf.

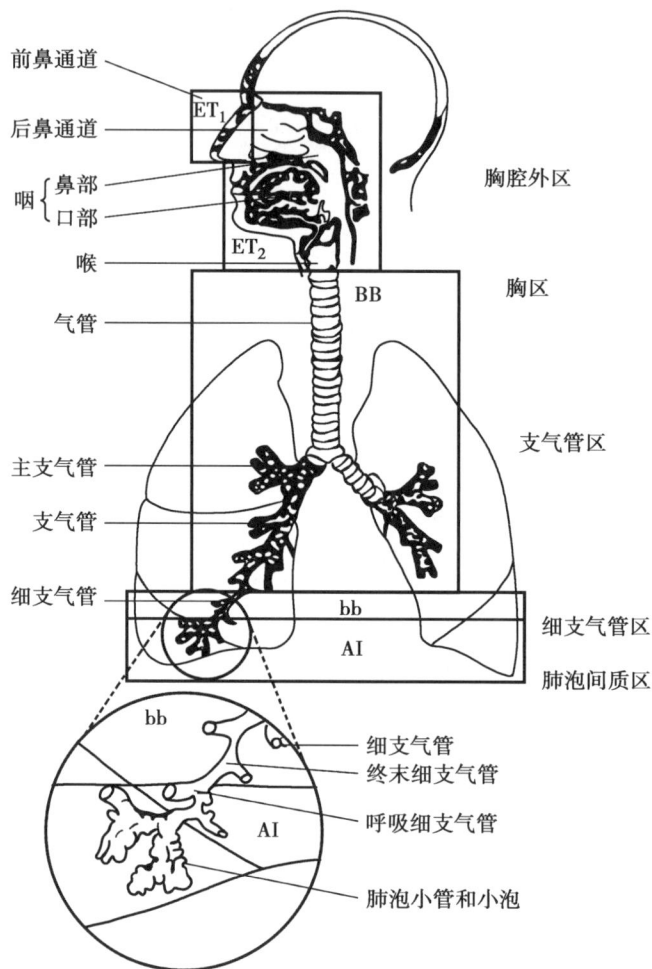

图 4-3 用于摄入量和吸收剂量计算的人体呼吸道数学模型
资料来源:中华人民共和国国家质量监督检验检疫总局. 放射性核素摄入量及内照射剂量估算规范:GB/T 16148—2009[S/OL]. (2009-10-15)[2024-06-13].http://www.nhc.gov.cn/ewebeditor/uploadfile/2014/10/20141023102202178.pdf.

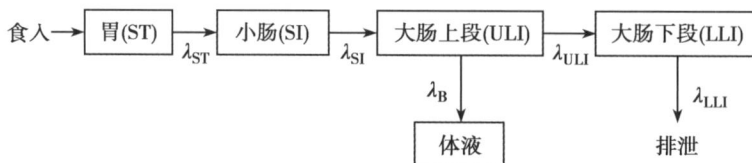

图 4-4 摄入量和剂量计算的胃肠道数学模型
资料来源:中华人民共和国国家质量监督检验检疫总局. 放射性核素摄入量及内照射剂量估算规范:GB/T 16148—2009[S/OL].(2009-10-15)[2024-06-13].http://www.nhc.gov.cn/ewebeditor/uploadfile/2014/10/20141023102202178.pdf.

质在胃肠道模型的胃、小肠、大肠上段和大肠下段四段中的停留时间分别取为 1h、4h、13h 和 24h。核素的吸收通常发生在小肠段。核素直接从消化道吸收到体液的分数 f_1 默认值的选择首先取决于化学元素的种类,其次取决于是职业照射还是公众照射。对于职业照射,根据已知或假定的化学形式采用的默认吸收类型来选择该值。对于公众照射,则根据采用的默认吸收类型和年龄组别来选择。

(三) 摄入量和内照射剂量的估算

摄入量(intake)是指通过吸入或食入、或经由完好皮肤或伤口进入体内的放射性核素的量。在 ICRP 的剂量系数估算方法确立之后,内照射剂量估算的主要问题转化为摄入量估算的问题。常用的监测方法有对排泄物及其他生物样品分析的间接测量、对全身或局部器官中放射性核素的直接测量和对空气样品的分析。当放射性核素摄入量产生的待积有效剂量接近或超过年剂量限值时,一般需要受照个体和污染物的有关数据,包括放射性核素的理化状态、粒子大小、核素在受照个体内的滞留特性、鼻腔分泌物及皮肤污染水平、空气活度浓度和表面污染水平等。然后综合分析利用这些数据,给出合理的摄入量估计值。

1. 放射性核素体外测量与摄入量的估算 全身或器官中放射性核素的体外直接测量,简称体外直接测量。直接测量技术是一种全身监测和局部体外监测,通过从体外测量全身或器官内放射性核素发射的射线来定量分析体内核素活度,确定全身或器官中放射性物质含量的技术,并进一步估算放射性核素的摄入量和待积剂量。主要用于发射特征 X 射线、γ 射线、正电子和高能 β 粒子的放射性核素,也可用于某些发射特征 X 射线的 α 辐射体。例如 ^{59}Fe、^{60}Co、^{85}Sr、^{131}I、^{235}U、^{239}Pu、^{241}Am 等。

用于全身或器官放射性核素含量的体外直接测量设备由一个或多个安装在低本底环境下的高效率探测器组成。探测器的几何位置应符合测量目的,对于发射 γ 射线的裂变产物和活化产物,如 ^{131}I、^{137}Cs 和 ^{60}Co,可用能在工作场所使用的较简单的探测器进行监测。对少数放射性核素如钚的同位素,则需要高灵敏度探测技术。

测量人体内放射性核素的仪器为全身计数器,主要由探测器、屏蔽铅室、电子元器件、数据处理系统等构成。其中电子元器件又包括前置放大器、主放大器、模数转化器(ADC)、高压电源(HPS)和多道分析仪。常用的全身计数器有两种:一种是 HPGe 探测器,其能量分辨率高、效率相对低;另一种是 NaI(Tl)探测器,探测效率较高,但能量分辨率相对低。因此,可根据测量的不同目的和要求,选择合适的体外探测器的种类和组合。

进行体外直接测量前应进行人体表面去污,当伤口受到多种放射性核素污染时,应采用具有能量甄别本领的探测器。伤口探测器应配有良好的准直器,以便对放射性污染物进行定位。如果放射性核素污染的伤口中有发射高能量 γ 射线的放射性物质,通常可用 β-γ 探测器;当污染物为某些能发射特征 X 射线的 α 辐射体时,可用 X 射线探测器。

得到体内放射性核素活度后,其摄入量 I(单位为 Bq)的估算按下式:

$$I = \frac{M}{m(t)} \qquad 式 4-3$$

式中:

M——测得的事故摄入 t 天后体内或器官内核素的含量,单位为贝可(Bq);

$m(t)$——摄入单位活度核素 t 天后体内或器官内该核素的含量,单位为贝可每贝可

(Bq/Bq)。对不同核素,$m(t)$值可以查 GBZ 129—2016《职业性内照射个人监测规范》的附录 C。

(1) 排泄物分析与摄入量的估算:排泄物或其他生物样品中放射性核素的分析,简称排泄物分析。对不发射 γ 射线或只发射低能 X/γ 射线的核素(例如氚),无法在体外直接测量体内放射性活度,只能开展排泄物等生物样品的放射性测量来估算其摄入量。对发射高能 β/γ 射线的核素,也可以采用排泄物测量的方法作为体外直接测量的验证和补充。通常检测的排泄物是尿样,但对于主要通过粪便排泄的核素或自肺部廓清的 S 类物质(吸收或廓清速率较慢的物质,"S"是"slow"首字母),则需要开展粪样分析。

尿样在收集、储存和分析的过程中要避免受到外来核素污染。为估算人体每天经尿排出的总活度,需要收集 24h 全尿,如果无法收集 24h 尿样,则要利用尿中肌酐含量修正到 24h 尿。氚则只需要测量活度浓度即可估算摄入量,所以只需采集少量尿样。为减少核素经尿排出的日涨落因素影响,可测量连续 3 天尿的混合样,取平均值作为中间一天的日排量。对粪样,由于核素通过粪便排出的日涨落较大,通常要收集连续几天的粪样进行测量。

排泄物中 γ 核素活度可用闪烁体探测器或半导体探测器测量,α/β 核素活度应采用放化方法分离后进行测量。得到单日排出的放射性核素活度后,摄入量 I(单位为 Bq)的估算按下式:

$$I = \frac{M}{m(t)} \qquad 式 4\text{-}4$$

式中:

M:测得的事故摄入 t 天后的日排泄量,单位为贝可每天(Bq/d);

$m(t)$:摄入单位活度核素 t 天后日排泄量预期值,单位为贝可每天(Bq/d)。对不同核素,$m(t)$值可以查 GBZ 129—2016《职业性内照射个人监测规范》的附录 C。

此外,还可以对生物样品开展总 α 总 β 放射性测量。这种方法虽然无法估算特定核素的摄入量和待积有效剂量,但可作为一种定性分析方法用于开展大人群内污染快速筛查。

(2) 空气采样分析与摄入量的估算:空气样品中放射性核素的分析,简称空气采样分析。用空气采样分析法来估算摄入量和待积有效剂量带来的不确定度很大,一般只在摄入的核素既不发射 X/γ 射线,又在排泄物中浓度很低时才采用。在使用个人空气采样器采集事故地点空气样品时,采样头应位于呼吸带内(地面上 1.5m),采样速率通常为职业人群典型吸气速率(约 1.2m³/s)。采样结束后,将滤膜合并、采用放化方法分离后进行活度测量。

测得采样地点空气中放射性核素 j 的活度浓度后,其摄入量 I_j(单位为 Bq)的估算按下式:

$$I_j = c_j BT \qquad 式 4\text{-}5$$

式中:

c_j——测得的空气中核素 j 的活度浓度,单位为贝可每立方米(Bq/m³);

B——人的呼吸率,单位为立方米每小时(m³/h),缺省值对成人可取 0.83m³/h,对 1 岁以下、1 岁、5 岁、10 岁和 15 岁未成年人分别取为 0.13m³/h、0.23m³/h、0.37m³/h、0.60m³/h 和 0.77m³/h;

T——内污染人员在事故地点的停留时间,单位为小时(h)。

2. 内照射剂量估算 计算出核素摄入量后,其导致的待积器官剂量 $H_{T(\tau)}$ 和待积有效剂量 $E(\tau)$ 按下式计算(单位为 Sv):

$$H_T(\tau) = A_0(\tau) h_T(\tau) \qquad \text{式 4-6}$$

$$E(\tau) = A_0 e(\tau) \qquad \text{式 4-7}$$

式中：

A_0——核素 j 通过途径 p 的摄入量，单位为贝可（Bq）；

$e(\tau)$——每单位摄入量引起的待积有效剂量，单位为希沃特每贝可（Sv/Bq）；

$h_T(\tau)$——每单位摄入量的待积组织或器官的辐射权重剂量，单位为希沃特每贝可（Sv/Bq）。

对不同核素和不同摄入方式，$e(\tau)$ 和 $h_T(\tau)$ 值可查 GBZ 129—2016《职业性内照射个人监测规范》的附录 E 或国家标准 GB/T 16148—2009《放射性核素摄入量及内照射剂量估算规范》的附录 C。注意不同摄入方式（吸入、食入或注射等）以及吸入途径中不同的吸收类型或形态，都会导致剂量系数不同。

在低于剂量限值的十分之一的小剂量情况时，才可用工作场所的监测数据粗略估算内照射剂量，但应至少要有以下信息：核素、化合物的化学形态、气溶胶粒子大小（1μm 或 5μm）、摄入方式和路径等。当待积有效剂量估计值低于 1mSv 时，不必用内照射个人剂量监测的办法进行内剂量估算，这时可用场所监测数据粗略计算。当待积有效剂量估计值高于 5mSv 时，需要应用个体的特定受照时间和途径等信息，这时可得到更为真实的剂量估算结果。

测量和估算时应对不同核素（j）分别测量，估算出总的摄入量后，用式 4-6 和式 4-7 进行待积器官剂量 $H_T(\tau)$ 和待积有效剂量 $E(\tau)$ 的估算后，按式 4-8、式 4-9 估算总剂量。

$$H_T(\tau) = \sum_j A_{j,0}(\tau) h_{j,T}(\tau) \qquad \text{式 4-8}$$

$$E(\tau) = \sum_j A_{j,0}(\tau) e_j(\tau) \qquad \text{式 4-9}$$

如果摄入的放射性核素并非全身均匀分布的情况，则需要考虑对特定器官进行放射性测量。部分核素浓集于单一器官，例如钚、镅、镉、铜等同位素富集于肺部，碘同位素富集于甲状腺，此时需要开展肺部或甲状腺放射性测量。肺部计数器可使用 NaI 或 NaI-CsI 晶体探测器，由于人体胸壁对低能 X 射线或 γ 射线的吸收对活度测量结果影响较大，因此需要用超声波技术测定胸壁厚度以对活度测量结果进行校正。甲状腺测量可采用带铅准直的 NaI 晶体探测器，探测器应位于颈部表面上方 10cm 处。

在有吸入途径，没有个人检测数据的情况下，可用固定空气采样器测量空气浓度，用公式（4-10）计算待积有效剂量 $E(\tau)$

$$E(\tau) \approx \frac{0.02C}{DAC} \qquad \text{式 4-10}$$

式中：

0.02 —— 个人年剂量限值，单位为希沃特每年（Sv/a）；

C——固定室气采样器测量的空气浓度，单位为贝可每立方米（Bq/m³）；

DAC——导出空气浓度，单位为贝可每立方米（Bq/m³），常用放射性核素持续照射的 DAC 值见 GBZ 129—2016《职业性内照射个人监测规范》附录 B 表 B.1。

第四节　非密封放射性物质操作工作场所防护要求

非密封放射性物质操作工作场所,包括选址、布局与分区等,都应根据工作场所分级等确定,符合相应防护要求。

一、工作场所分级

操作非密封放射性物质的活度不同,对工作场所和对环境的污染程度也不同,操作活度越大,污染程度就越明显。GB 18871—2002 根据非密封放射性物质的日等效最大操作活度不同,将工作场所分为甲、乙、丙三级,见表 4-1。

表 4-1　非密封放射性物质工作场所分级

工作场所级别	日等效最大操作量/Bq
甲级	$>4 \times 10^9$
乙级	$2 \times 10^7 \sim 4 \times 10^9$
丙级	豁免活度值以上 $\sim 2 \times 10^7$

资料来源:中华人民共和国国家质量监督检验检疫总局. 电离辐射防护与辐射源安全基本标准:GB 18871—2002 [S/OL].(2002-10-08) [2024-06-17]. http://www.nhc.gov.cn/ewebeditor/uploadfile/2014/10/20141029114110307.pdf.

非密封放射性物质的日等效最大操作活度(Bq)在数值上等于在一年中实际计划的各核素日最大操作活度与该核素的毒性组别修正因子的乘积之和除以与操作方式相关的修正因子所得的商,即,日等效最大操作活度 = 日最大操作活度 × 核素毒性组别修正因子/操作方式修正因子。

放射性核素毒性组别修正因子以及与操作方式有关的修正因子,分别见表 4-2 和表 4-3。

表 4-2　放射性核素毒性组别修正因子

核素毒性组别	毒性组别修正因子	核素毒性组别	毒性组别修正因子
极毒	10	中毒	0.1
高毒	1	低毒	0.01

资料来源:中华人民共和国国家质量监督检验检疫总局. 电离辐射防护与辐射源安全基本标准:GB 18871—2002 [S/OL].(2002-10-08) [2024-06-17]. http://www.nhc.gov.cn/ewebeditor/uploadfile/2014/10/20141029114110307.pdf.

表 4-3　操作方式与放射源状态修正因子

操作方式	放射源状态			
	表面污染水平低的固体	液体溶液,悬浮液	表面有污染的固体	气体,蒸汽,粉末,压力高的液体,固体
源的贮存[①]	1 000	100	10	1
很简单的操作[②]	100	10	1	0.1

续表

操作方式	放射源状态			
	表面污染水平低的固体	液体溶液,悬浮液	表面有污染的固体	气体,蒸汽,粉末,压力高的液体,固体
简单操作③	10	1	0.1	0.01
特别危险的操作④	1	0.1	0.01	0.001

资料来源:中华人民共和国国家质量监督检验检疫总局. 电离辐射防护与辐射源安全基本标准:GB 18871—2002[S/OL].(2002-10-08)[2024-06-17]. http://www.nhc.gov.cn/ewebeditor/uploadfile/2014/10/20141029114110307.pdf.

注:① 把盛放于容器中的核素的溶液、样品和废液密封后放在工作场所的通风柜、手套箱、样品架、工作台或专用柜内的操作。这类操作发生污染的危险较小。

② 把少量稀溶液合并、分装或稀释,或洗涤污染不太严重的器皿等。在这类操作过程会有少量液体洒漏或飞溅。

③ 溶液的取样、转移、沉淀、过滤或离心分离、萃取或反萃取、离子交换、色层分析、吸移或滴定核素溶液等操作。这类操作可能会有较多的放射性物质扩散,污染表面和空气。

④ 对放射性核素溶液加温、蒸发、烘干、强放射性溶液取样、粉末物质称量或溶解,对干燥物质收集与转移等操作。在这类操作过程中会产生少量气体或气溶胶。操作过程污染事故的发生概率较大,后果也较严重。

非密封放射性物质日等效最大操作活度(Bq)的计算举例如下。

假设某工作场所计划使用非密封放射性物质的日最大活度分别为:^{226}Ra 3.7×10^4Bq,^{90}Sr 3.7×10^4Bq,^{131}I 3.7×10^4Bq,^{99}Tc^m 3.7×10^4Bq。它们的毒性组别修正因子分别为10、1、0.1、0.01。它们是溶液状态,而且是简单操作。那么该工作场所的日等效最大操作量(Bq)为:3.7×10^4Bq(^{226}Ra)$\times10+3.7\times10^4$Bq(^{90}Sr)$\times1+3.7\times10^4$Bq(^{131}I)$\times0.1+3.7\times10^4$Bq(^{99}mTc)$\times0.01=4.11\times10^5$Bq。该工作场所为丙级工作场所。

对甲、乙、丙三个等级非密封放射性物质工作场所的安全管理要求不同,《放射源的分类办法》规定,甲级非密封放射性物质工作场所参照Ⅰ类放射源安全管理;乙级、丙级非密封放射性物质工作场所参照Ⅱ、Ⅲ类放射源安全管理。

二、选址

放射性工作单位的选址要选离居民区尽量远且人较少前往的地方。操作非密封放射性物质的场所在单位内部应尽量选择在偏僻的区域,与其他部门合建时可设在无人长期居住的建筑物的一层或一端,要与非放射性工作场所隔开,放射性物质应设有单独出入口。

三、建筑防护要求

开放型放射性核素工作场所建筑设计应符合基本防护要求和具体防护要求。在建筑设计上有合乎辐射防护要求的贮源、分源场所及相应的设备、设施,以便安全地贮存、分装、配制。对设计、建造除了必要的卫生学要求,还需做好源的包容,保证气流组织的合理。

四、工作场所布局

根据 GB 18871—2002 的要求,放射性工作场所应分为控制区和监督区。控制区即在辐射工作场所划分的一种区域,在这种区域内要求或可能要求采取专门的防护手段和安全措施,以便在正常工作条件下控制正常照射或防止污染扩展,防止潜在照射或限制其程度。监督区,即未被确定为控制区,通常不需要采取专门防护手段和安全措施,但要不断对其职业照射条件状况进行检查的任何区域。

一般情况下,将操作非密封放射性物质的场所分区为三区,分别是控制区、监督区和非限制区。操作非密封放射性物质活度很小的丙级工作场所不一定按三区原则布置,但是,工作场所必须具有良好的通风柜和工作台。

第五节 非密封放射性物质操作的环境要求及防护设备

非密封源,又称开放源或非密封放射性物质,在使用过程中放射性物质会与环境介质相接触,易于扩散,在使用时会污染工作场所表面或环境介质,从而进入人体,导致内照射危险。因此内照射防护包括对非密封源的包容、对工作场所表面去污、对工作场所通风换气,以及对放射工作人员体内、外放射性物质污染的防护等。

一、环境要求

针对非密封放射性核素操作容易引起表面污染,产生内照射危害的特点,对其操作场所环境及设备通常需要作一些特殊要求。

(一)地板

地板应光滑、无缝隙、无破损。所用材料能耐酸碱,易去除放射性污染。木材及水泥地面不宜单独使用,应覆盖一层聚氯乙烯板或硬橡胶板。板与板的接缝应衔接平整,在地板与墙连接处,塑料板应上翻到离地面20cm以上。地面应有一定坡度,在最低处尽可能设置地漏。

(二)墙

乙级场所的地面与墙面或墙面与天花板交接处应做成圆角,以利去污。丙级场所中离地面1.5~2m以下的墙壁,应刷上浅色油漆。乙级以上场所的墙壁和天花板应全部刷漆。

(三)工作台

所有工作台面均应铺上耐酸碱而又光滑的材料,如钢化玻璃台面或上釉陶瓷砖等;在瓷砖的交接处用环氧树脂、水玻璃等抹缝;有的可用不锈钢台面。

(四)门窗家具

为便于去污和防止表面积聚放射性物质,场所的所有门窗及各种家具都应刷漆,房门采用非手接触开闭的弹簧门。

(五)供水与排水

丙级场所的高毒性放射性废水必须经处理后才能直接排放。乙级以上场所要有冷水、热水供给设备。水龙头最好采用长臂肘开、脚踏开关或感应开关。应采用上釉陶瓷水池。放射性下水池应有明显的标志,以便和非放射性水池分开。乙级场所放射性下水道和非放射性下水道应分开。乙级以上场所的放射性废水,只能通入专门废水储存池,以便集中进行去污处理。

(六)污物

室内应设置放射性污物桶和非放射性污物桶。放射性污物桶应有明显标志。桶内衬塑料膜口袋,当装满废物时,便于把整个塑料袋一起拿出,直接集中处理。

(七)照明

室内灯光要足够明亮,乙级场所的日光灯和电线最好安装在天花板内,形成封闭式照明。通风橱应从外面提供照明或采用封闭式照明,照明灯的功率要大于一般照明用的功率。

(八)通风与通风橱

整个场所要有良好的通风,气流方向只能从清洁区到污染区,从低放射性区到高放射性区。规模较大的放射性单位,应根据操作性质和特点,合理安排通风系统,严防污染气体倒流。乙级场所室内换气每小时 4~6 次,丙级场所每小时 3~4 次。根据工作性质,室内应配备必要的工作箱和通风橱等设备。通风橱操作口的截面风速必须保证不小于 1m/s,结构上要注意减少气流死角。密闭箱内应保持 10~20mmHg(1mmHg = 133.32Pa)的负压。

(九)手套箱和操作器具

当操作的放射性活度达到乙级场所水平时,应配备相应的 α、β 和 γ 手套箱,以及用以增加操作距离的各种镊子、钳子和其他器械。安装在手套箱上的操作器械,必须有高度的可靠性、易去污,能操作各种形状和大小的物体。β、γ 手套箱必须具备足够的屏蔽。

二、贮存

非密封放射源应存放在具备防火、防盗等安全防范措施的专用贮存场所,由专人负责保管,并建立贮存放射源的明细账目和领用制度,定期清点所贮存的放射源,账物应相符合。不得将其与易燃、易爆及其他危险物品放在一起。

辐射工作场所贮存的非密封放射源数量应符合防护与安全的要求,暂不使用的非密封放射源应及时贮存在专用贮存场所。贮存非密封放射源的保险橱和容器在使用前应经过检漏。容器外应贴有明显的标签,注明放射源的元素名称、理化状态、射线类型、活度水平、存放起始时间和存放负责人等。存放非密封放射源的库房应采取安保措施,严防被盗、丢失。应定期清点非密封放射源的种类、数量,做到账物相符。工作人员如发现异常情况应按相关规定及时报告。

领用放射源时,领用人应当掌握辐射防护基本知识,履行登记手续,按期归还并办理注销手续,期间不得擅自转借。长期将放射源留在个人身边不安全,应当及时归还到源库。

所有操作非密封放射性物质的单位和个人都应从源头控制、减少放射性废物的产生,防止污染扩散。对废物的处理做到及时收集,防止流失;非放射性废物与放射性废物分别收集以避免交叉污染;短寿命核素与长寿命核素的废物分别收集;不同物理状态的废物分别收集;可燃性废物与不可燃性废物分别收集;并对放射性废物采取有效方法尽可能进行减容或再利用,努力实现废物最小化。做好废物产生、处理、处置(包括排放)的记录,建档保存。废物贮存的要求是:在规定暂贮期限内废物能够回取,不能流失,确保废物容器的完好性;贮存库址应防火、防水、防盗,有通风和屏蔽防护设施;贮存的废物应当有详细记录;废物贮存量不应当超过设计容量;贮存期满应当适时进行处理。当放射性废物有强外照射时,废液收集地点应有外照射防护措施。使用少量或短寿命放射性核素的单位,可设立采取衰变方法进行放射性废物处理处置系统。

操作非密封放射性物质的单位,一般应建立放射性废液处理系统,确保产生的废液得到妥善处理。废液应收集在材质不易吸附放射性物质的密闭容器内,并采取适当措施保证容器意外破损时其中的废液仍能收集处理。设置备用废液贮槽,备用贮槽至少应当与最大使用的贮槽等容积。经过处理的废液在向环境排放前,应先送往监测槽逐槽分析,符合排放标准后方可排放。产生放射性固体废物较多的单位应当建立固体废物暂存库,送贮的废物应符合送贮条件。对工作场所放射性废气或气溶胶的排放系统,应经常检查其净化过滤装置的有效性。凡预计会产生大量放射性废气或气溶胶而可能污染环境的一次性操作,亦应采取有效的防护与安全措施和监测手段。

试验室入口处、操作或贮存放射性物质场所的入口处、放射性固体废物库入口处,和放射性废液贮槽处,都应当设立符合国际标准的电离辐射危险标志。

三、运输

在试验室内转移分装后的非密封源时,尽管距离不是太远,可是为了安全稳妥起见,应当将放射源置于铺有吸水纸的搪瓷托盘中,连同该托盘一起转移或传送开放源,要注意防止盛源玻璃容器滑脱、翻倒或碰碎。放射性物质的运输目标是确保其安全到达目的地,即在整个运输过程中放射性物质不泄漏、不丢失,包装不受损坏,环境不受污染,工作人员和公众所受的照射剂量低于 GB 11806—2019 规定的限值。放射性物质的货包、运输工具、运输路线、运输计划、起运前的准备、运输中的要求以及场内运输都应当符合 GB 14500—2002 及 GB 11806—2019 的有关要求。

第六节 个人防护和安全操作

接触非密封放射性物质时,个人防护和安全操作至关重要,可以防止事故的发生,保护生命和财产安全。

一、个人防护用品

个人防护用品包括基本的防护衣具和附加的防护衣具。可以根据实际需要,合理组合使用这两类个人防护衣具。

基本个人防护衣具是通常情况下穿戴的工作帽、防护口罩、工作服、工作鞋和防护手套等。工作帽常以棉织品或纸质薄膜制作,留长发的工作人员应当把头发全部罩在工作帽内。防护口罩常用的是纱布或纸质口罩,或超细纤维滤膜口罩,这些口罩对放射性气体核素没有过滤效果,仅对放射性气溶胶粒子有过滤效果。对气溶胶粒子的过滤效率比较好的口罩是超细纤维滤膜口罩,过滤效率达 99% 以上。工作手套常用的是乳胶手套。戴手套之前应当仔细检查手套质量,漏气或破损的手套不能使用。戴脱手套的概念正好与外科医生戴脱手套的概念相反,即手套表面是受污染面,手套内表面是清洁面,不能使手套的内面受污染。切勿戴着受污染的手套到清洁区打电话,或取拿、传递开门钥匙。工作服常以白色棉织品或以特定染色的棉织品制作。丙级工作场所的工作服以白色为常见。乙级工作场所的工作服则以上、下身分离的工作服为常见。禁止穿着受污染的工作服和工作鞋进入清洁区。

附加个人防护衣具是在某些特殊情况下需要补充采用的某些个人防护衣具,例如气衣、个人呼吸器、塑料套袖、塑料围裙、橡胶铅围裙、橡胶手套、纸质鞋套和防护眼镜等。

二、个人防护措施

操作非密封放射性物质时,应穿好工作服和工作鞋,佩戴口罩和手套。必要时应戴塑料套袖和围裙。在高活度下工作,还应佩戴个人剂量计,进行外照射个人剂量监测。个人防护用品要保持清洁和完整。被放射性污染的防护用具,不得带入放射性工作场所;不能继续使用的个人防护用具,应集中妥善处理。

严禁在工作场所进食、饮水、吸烟,严禁存放食物及其他个人物品。

避免使用容易导致皮肤破损的容器和玻璃器具。手若有小伤,要清洗干净,妥善包扎,戴上乳胶手套才能进行水平较低的放射性操作,如伤口较大或患有严重伤风感冒,需停止工作。不准用有机溶剂(乙醚、氯仿、乙酸乙酯、甲苯等)洗手和涂抹皮肤,否则会增加皮肤对放射性物质的通透性。如果皮肤被污染,切忌用有机溶剂洗涤。

在甲级放射工作场所或粉尘操作完毕后,必须严格执行卫生通过制度。工作完毕,要更衣、洗手、淋浴、进行污染检查,合格后才能离开。

三、安全操作

工作人员在操作放射性物质前,应作充分准备,拟定出周密的工作计划和步骤,检查仪器是否正常,通风是否良好,个人防护用品是否齐全以及制订万一发生事故时的应急方案。凡采用新技术、新方法时,在正式操作前必须熟悉操作的内容及放射性物质的性质(电离辐射种类、能量、物理化学状态等)。

对于难度较大的操作,要预先用非放射性物质作空白实验(也叫冷实验),经反复练习成熟后,再开始工作。必要时还需有关负责人审批。对于危险性操作,必须有两人以上在场,不得一个人单独操作。

凡开瓶、分装及煮沸、蒸发等产生放射性气体、气溶胶的操作及粉尘操作,必须在通风橱或操作箱内进行。应采取预防污染的措施,如操作放射性液体时,须在铺有吸水纸的瓷盘内进行,并根据射线的性质和辐射强度,使用相应的防护屏和远距离操作器械。操作 4×10^7Bq 以上的 β、γ 核素,应佩戴防护眼镜。

凡装有放射性核素的容器,均应贴上明显标志的标签,注明放射性核素的名称、活度等信息,以免与其他非放射性试剂混淆。

放射性工作场所要保持清洁。清扫时,要避免灰尘飞扬,应用吸尘器吸去灰尘或用湿拖把。场所内的设备和操作工具,使用后应进行清洗,不得随意携带出去。

经常检查人体和工作环境的污染情况,发现超限值水平的污染,应及时妥善处理。

严格管理制度,防止放射性溶液泼洒、弄错或丢失。

第七节　去除表面放射性污染

操作非密封放射性物质的过程中,特别是开放型操作,往往不可避免地会使建筑物、设备、工具、以致人体表面沾染上放射性物质。这个现象统称为表面放射性污染。这些污染常常是工作场所放射性气溶胶浓度和外照射剂量升高的重要原因。特别是工具、防护用品和环境的污染,如果不及时加以控制和清除,就会蔓延扩大,有的后果可能很严重。

在大多数情况下,工具或设备的污染是不会太严重的。经过仔细去污,使其污染水平降至控制水平以下,就能继续使用。但是,在少数情况下,污染严重,无法清洗到控制水平以下,或者说从经济上考虑还不如更换一个新的更合算和方便,这时污染的物件只能当作废物处理。

污染在表面上的放射性物质,一般分为固定性的和非固定性的二类。凡是当两个表面接触时,能从一个表面转移到另一个表面上的污染,称为非固定性的污染(又称松散性污染);而不能从一个表面转移到另一个表面上的污染,称为固定性的污染。但是,这两者又是相对的,因为可转移的程度往往与污染核素的特性、污染时间的长短,两个接触的表面的性质,接触的方式,以及媒介物质的化学性质和物理性质等许多因素有关。

为了便于除去污染,对材料表面的要求是光滑、无孔和化学交换能力小,不仅能耐酸、耐碱及有机溶液,而且能够耐热,因为在加热时去污效果普遍较高。

采用适当的方法从表面上消除放射性污染物,称为去除表面放射性污染物,简称表面去污染。表面可能是设备、构件、墙壁和地表等表面,也可以是个人防护衣具或人体皮肤。污染物可能是松散的放射性固体,也可能是含放射性物质的液体、蒸汽态或挥发物。

一、去污的一般要求

去污时,应遵守下述一般原则。

1. 尽早去污 因为污染时间较短的放射性物质容易去除,单次去污效率较高,也可减少污染的扩大。

2. 配制合适的去污试剂 不同种的试剂,其去污作用也不同,应选择去污效果高、费用低、操作安全的去污试剂。

3. 合理选择去污方法 一般的去污方法有浸泡、冲刷、淋洗和擦拭等,它们均可在常温下进行。其具体方法,一般应根据污染物件的特点、污染元素和表面介质的性质、去污设施和废物(包括废液)处理的条件等因素选择。也可以选择超声波去污,将超声波发生器放在去污液中,用超声波去除零件上的放射性物质。

4. 防止交叉和扩大污染 去污程序一般应由污染较弱处开始,逐渐向污染较强处伸展。有时为了降低外照射或减少污染的扩散,首先应对污染最强处做一次粗略的去污。在大多数情况下,去污剂和擦拭材料均不能反复使用,擦拭物的每个擦拭面也不能在不同地点来回擦,否则容易将去污剂或擦拭物上的放射性物质扩散出去。

5. 认真处理去污过程中产生的废物和废液 去除放射性物质污染的过程,实质上是把放射性物质转移到去污剂中或擦拭物上的过程。这些去污剂或擦拭物,极个别情况下还可以进行处理,例如回收其中有用的放射性物质。但在一般情况下,只能作为放射性废物或废水处理。这时特别要注意的是,防止因废物处理不当而扩大污染。

6. 去污时要做好安全防护 去除大面积污染时,应划出"禁区",严禁任何人随意出入。去污人员首先应注意外照射防护,有时需要采用简单的工具和设备;要注意配备必要的个人防护用品,以防止形成内污染,减少内外照射总剂量。

二、评价去污效果的指标

(一) 剩余污染率 α

设 $A_{原始}$ 为表面去污染前表面上的污染活度;$A_{最终}$ 为表面去污染后表面上剩余的污染活度;剩余污染率 $\alpha_{去污}$ 为:

$$\alpha_{去污} = \frac{A_{最终}}{A_{原始}} \times 100\%$$

式 4-11

（二）去污率 $\beta_{去污}$

$$\beta_{去污} = \frac{A_{原始} - A_{最终}}{A_{原始}} \times 100\%$$　　　　式4-12

（三）去污系数 $K_{去污}$

$$K_{去污} = \frac{A_{原始}}{A_{最终}}$$　　　　式4-13

由式(4-13)可以看出,去污系数 $K_{去污}$ 在数值上等于去污以后原始污染活度所减少的倍数。有时对大数值的去污系数用对数值 $D_{去污}$ 表示,称为去污指数,即:

$$D_{去污} = \log(A_{原始}/A_{最终})$$
$$= \log K_{去污}$$　　　　式4-14

上述评价去污染效果的指标之间存在如下关系:

$$\alpha_{去污} = 100\% - \beta_{去污}$$

$$K_{去污} = 100\%/\alpha_{去污}$$

$$D_{去污} = \log K_{去污}$$

三、设备去污

设备表面污染的去除工作,在操作上虽不需像对待体表去污那样轻柔,去污剂的选择也少些禁忌。但是设备表面的性质(如材料种类、形状大小、光洁程度、可否拆卸、放置状况和设备的经济价值等)极为复杂,因此对它去污时选用的试剂和方法也是多种多样的。

设备表面的去污方法,实质上就是两类:一类是化学去污染,用能够溶解或吸附放射性物质的化学试剂(药品)去污;另一类是机械去污法,用擦、涮、切、刨和削等手段去污。一个去污过程中,往往是二者被同时交叉使用。

污染在表面上的放射性物质,多数不以离子形式存在,所以在设备表面去污中用离子交换或络合的原理来去污,其效果是较差的。

木质或水泥地上的放射性物质污染,在经一般擦拭以后仍不能除去者,就很难再进行去污了,因为这些材料的结构很稀疏,用酸只能促使污染向深处渗透。这样的情况下,只能对被污染的材料进行更新或是覆盖。木制家具之类的污染可以局部削刨或更新。铅、普通钢和铁等金属很易吸收大量的放射性物质,污染后随即用一般去污剂擦拭效果较好,其后的去污用机械方法较好。铝、铜或黄铜表面被污染时,用普通去污粉擦洗也有相当好的效果。

在应用放射性核素的实验室,常用普通洗衣粉及清水交替洗涤玻璃器皿的方法去污。经验表明,这个方法对曾注射过 ^{203}Hg、^{131}I 和 ^{198}Au 注射器的去污,去污效率可在 90% 左右,但对针头效果不好,只在 7% 左右。

利用超声波清洗器能提高去污效果,它能把油脂和放射性物质都清洗干净。功率高的去污效果好些。其方法是在 2 000ml 清水中加入 100g 合成洗衣粉作为清洗剂,将使用过的放射性核素注射器、针头、移液管和量筒等放在清洗罐内,超声波冲洗约 30min,去污效果大部分在 90% 以上。采用超声波清洗器是以机械化代替过去的手工操作,非但去污效果好,而且还可以大大降低工作人员所受的辐射。

四、皮肤伤口去污

对体表去污首先要脱掉污染的衣服,这样可大大降低表面放射性污染。对于被污染的皮肤和头发,可用肥皂、温水和浴巾有效地去除污染。一般可用软毛刷刷洗,操作要轻柔,防止损伤皮肤。可选择合适的洗涤剂,不能采用有机溶剂(乙醚、氯仿和三氯乙烯等)和能够促进皮肤吸收放射性物质的酸碱溶液、角质溶解剂及热水等。

常用的皮肤去污剂有:①EDTA 溶液,取 10g 乙二胺四乙酸四钠盐(EDTA-Na$_4$,络合物),溶于 100ml 蒸馏水中;②高锰酸钾溶液,取 6.5g KMnO$_4$ 溶于 100ml 蒸馏水中;③亚硫氢酸钠溶液,取 4.5g 亚硫氢酸钠溶于 100ml 蒸馏水中;④复合络合剂,5g EDTA—Na$_4$、5g 十二烷基磺酸钠、35g 无水碳酸钠、5g 淀粉和 1 000ml 蒸馏水混合;⑤DTPA 溶液,取 7.5g 二乙撑三胺五乙酸(DTPA,络合物)溶于 100ml 蒸馏水中,pH=3;⑥5% 次氯酸钠溶液。

亦可采用 EDTA 肥皂去污。将此肥皂涂在污染处,稍洒点水,让其很好地起泡沫后,再用柔软的刷子刷洗(对指甲缝、皮肤皱折处尤要仔细刷洗),然后用大量清水(温水更好)冲洗。这样反复 2~3 次,每次 2~3min。最后用干净毛巾擦干或自然晾干,用仪器检查去污效果。

如用上述方法不能很好去污时,可先试用 EDTA-Na$_4$ 溶液(10%),用软毛刷或棉签蘸 EDTA 溶液刷洗污染处 2~3min,然后用清水冲洗。也可以将高锰酸钾粉倒在用水浸湿过的污染皮肤上,或将手直接浸泡在高锰酸钾溶液中,用软毛刷刷洗 2min,然后用清水冲洗,擦干后再用 4.5% 亚硫氢酸钠脱去皮肤表面颜色,最后用肥皂和水重新洗涮。这种去污方法,最多只能重复 2~3 次,否则会损伤皮肤。

被 ^{131}I 或 ^{125}I 污染时,先用 5% 硫代硫酸钠或 5% 亚硫酸钠洗涤,再以 10% 碘化钾或碘化钠作为载体帮助去污;被 ^{32}P 污染时,先用 5%~10% 磷酸氢钠(Na$_2$HPO$_4$)溶液洗涤,再以 5% 柠檬酸洗涤,效果很好。

去污完后,应在刷洗过的皮肤上涂以羊毛脂或其他类似油脂,以保护皮肤,预防龟裂。

头发污染时,可用洗发香波,或 3% 柠檬酸水溶液,或 EDTA 溶液洗头。必要时剃去头发。眼睛污染时,可用洗涤水冲洗。伤口污染有时也会发生,这时应根据情况用橡皮管或绷带像普通急救一样先予以止血,再用生理盐水或 3% 双氧水(H$_2$O$_2$)冲洗伤口。

去除皮肤上的放射性物质时,不仅方法要正确,而且也要及时,在一般方法无效时就应马上请医生指导,特别是所受的污染很强时,要做外科切除手术。这须由有经验的防护人员与医生共同研究确定。

传统的核素体表去污剂存在广谱性差、产生二次污染等问题。近几年,去污材料壳聚糖衍生物、有机磷酸类、高分子聚合物、有机骨架材料等具有潜力的放射性核素体表污染去除材料成为研究热点。此外,去污湿巾、去污凝胶、去污喷雾等新型洗消去污用品也陆续上市,满足不同皮肤伤口不同污染情况下的去污需求。

第八节　非密封放射性物质的管理

操作非密封放射性物质的单位应配备专(兼)职人员负责放射性物质的管理,应建立非密封放射源的账目(如交收账、库存账、消耗账),并建立登记保管、领用、注销和定期检查制度。非密封放射源应存放在具备防火、防盗等安全防范措施的专用贮存场所妥善保管,不得将其与易燃、易爆及其他危险物品放在一起。

辐射工作场所贮存的非密封放射源数量应符合防护与安全的要求,对于不使用的非密封放射源,应及时贮存在专用贮存场所。贮存非密封放射源的保险橱和容器在使用前应经过检漏。容器外应贴有明显的标签(注明元素名称、理化状态、射线类型、活度水平、存放起始时间和存放负责人等)。存放非密封放射源的库房应采取安保措施,严防被盗、丢失。应定期清点非密封放射源的种类、数量,做到账物相符。工作人员如发现异常情况,应按相关规定及时报告。

应做好非密封放射源的领用和注销工作,领用人一般应做到:①掌握辐射防护基本知识;②履行登记手续,按期归还;③不允许擅自转借;④用毕办理注销手续。

(崔凤梅,陈　娜,孙　亮)

思 考 题

1. 放射性核素体内分布滞留有哪些类型?
2. 内照射防护措施有哪些?
3. 非密封放射性物质工作场所如何分级?
4. 简述放射性核素内照射剂量估算时的肺模型。
5. 简述对核污染皮肤伤口的去污措施。

参考文献

［1］杨占山.放射毒理学［M］.北京:中国原子能出版社,2016.
［2］原维鸿.放射性物质污染皮肤和伤口洗消剂的研究［D］.上海:上海海洋大学,2018.

第五章

医用电离辐射防护

学习目的
与 要 求

通过对本章的学习,使读者了解医学诊疗相关设备与性能的防护要求;熟悉放射诊疗场所的选址与布局要求,熟悉放射性药物与放射性废物的安全与管理;掌握医疗照射实践过程中防护三原则的要求,掌握放射诊断、介入放射学、放射治疗和核医学实践过程中的人员防护。

随着社会经济发展和科学技术进步,尤其是进入 21 世纪以来,医用电离辐射技术得到了突飞猛进的发展并迅速广泛普及,加上全民医疗保健需求日益高涨,电离辐射在医学诊疗的过程中得到了越来越广泛的应用。医疗照射(medical exposure)是指患者(包括不一定患病的受检者)因自身医学诊断或治疗所受的照射、知情但自愿帮助和安慰患者的人员(不包括施行诊断或治疗的执业医师和医技人员)所受的照射,以及生物医学研究计划中的志愿者所受的照射,是医用电离辐射的主体,其主要表现形式是放射诊断与放射治疗(简称放射诊疗)。几乎每个人都会因健康体检或疾病诊断的原因需要主动接受多次医疗照射,由于电离辐射生物学效应的双面性,越来越多的人开始关注医疗照射的人员安全。除医疗照射外,医用电离辐射还包括实施放射诊疗的医务人员接受的职业照射和无关人员受到的公众照射。为了做好在放射诊疗过程中的放射防护,2020 年我国修订并发布了 GBZ 120—2020《核医学放射防护要求》、GBZ 121—2020《放射治疗放射防护要求》和 GBZ 130—2020《放射诊断放射防护要求》。这三项标准的发布,强制性地规范了放射诊疗过程中的放射防护要求。在实际工作中,医用电离辐射涉及临床的放射诊断、介入操作、放射治疗、核医学诊断与治疗等方面,因此本章将在放射防护原则的基础上,分别从这四个方面来介绍医用电离辐射的防护要求。

第一节　医用电离辐射实践中应遵循的基本原则

为了实现电离辐射防护的目的,即防止确定性效应的发生,减少随机性效应的诱发,国际放射防护委员会(ICRP)制定了由实践正当性、防护最优化和个人剂量限值构成的放射防护原则。由这三项原则构成的放射防护体系已为各国际相关组织及绝大多数国家所采纳。医用电离辐射作为最大的辐射实践,在其实施过程中对职业人员、患者、陪检人员以及公众人员的防护都应严格遵守放射防护三原则的要求。

一、放射诊疗的正当性

辐射实践的正当性原则是任何改变照射情况的决定都应当是利大于弊。这意味着通过引入新的辐射源、减小现存照射或降低潜在照射的危险,人们能够取得足够的个人或社会利益以弥补其引起的损害。在医用电离辐射实施过程中,应当全面权衡任何一项放射诊疗活动对患者和受检者带来的诊疗利益和存在的风险,这种风险可以是超剂量事故照射引起的确定性损伤效应,即有害的组织反应,也可以是随机性效应,即引发超额的致癌效应或遗传效应。当然,在正当性判断时,还要考虑该项放射诊疗活动引起的对放射工作人员和公众的健康影响。

(一)正当性判断的基本要求

医疗照射的正当性判断的职权经常是归于专业人员,而非政府部门。医疗照射的主要目标是照射给患者带来净利益,确保采用某一特定放射诊疗程序的正当性就成了从业医师的责任。医生经周密权衡认为使用某一放射诊疗程序会给患者带来净利益,那么这种专业上的判断就构成了使患者接受这种照射的正当理由。为此医疗机构开展放射诊疗工作人员的执业条件十分重要。他们必须经过放射卫生防护专业培训,熟知所采用的程序及该程序的危险与利益。我国 GB 18871—2002《电离辐射防护与辐射源安全基本标准》指出:医疗照射实践及其用源的申请者,在申请书中应说明执业医师在辐射防护方面的资格;或承诺只有具备有关法规规定的或许可证中写明的辐射防护专业资格的执业医师,才允许开具使用其源的检查申请单或治疗处方。

医疗照射在本质上是患者在不同程度知情同意情况下自愿接受的,患者个人是放射诊疗的受益者,同时也是辐射危害的承受者。确保对患者利大于弊,净效益为正,是医疗照射的首要目标,同时应恰当地考虑对放射工作人员和其他人员的辐射照射危害。由于医用辐射实践的独特性质,对患者的医疗照射,需要采取与其他计划照射情况不同的、更加细致的正当性判断方法。

为使一项医用辐射实践正当化所需的分析,通常是以经验、专业判断和常识为依据;现在已经存在量化的决策技术,在判断医用辐射实践正当时也应同时考虑。国际放射防护委员会(ICRP)第 73 号出版物提出,正当性原有三个层次。ICRP 2007 年第 105 号出版物中沿用了原有的层次划分,并补充了新的资料。

第一个层次,也是最基本的层次,医疗活动中恰当地应用电离辐射被普遍认为益处大于危害,因此其正当性被视为理所当然。例如,放射诊疗活动广泛地存在于各级医疗机构,这使得医疗照射成为最大的人工辐射实践。

在第二个层次上,针对特定对象的医疗程序已被认为是正当的。旨在判断某种放射诊疗程序是否有助于改善诊断和治疗效果,是否可以提供受照者的必要医学信息。放射诊疗程序的正当性确认,是国家专业机构的职责,须与国家卫生和辐射防护审管部门、相关国际组织配合进行。医疗程序的总利益,不仅包括对患者带来的直接健康利益及后果,而且还包含患者家庭和社会的受益。对现有医疗程序和新技术的暴露风险和效能,可利用的信息在不断增多,因而应对某一具体放射诊疗程序的正当性进行适时的审议。比如,2020 年新型冠状病毒感染疫情中的方舱 CT 的应用,这是在特定情形下的一种特殊的正当性判断,它具有鲜明的时效性,并不能适用于疫情过后的普通 CT 诊断活动。

在第三个层次上,证明应用于患者个体的特定放射诊疗程序是正当的(利大于弊)。因此,应当由执业医师在考虑照射的具体医疗目标和受照者个人特征的基础上,事先对所有个人的医疗照射的正当性做出明确判断。依次考虑如下:拟议程序应有足够的净利益;在能取得相同净利益的情况下,应尽可能采用非电离辐射的替代方法(例超声、磁共振或内镜);在无替代方法时,应权衡利弊,仅当拟议程序给受诊疗个人带来的利益大于可能引起的辐射危害时,才是正当的。

(二) 放射诊断的正当性

放射诊断实践的正当性判断,还要特别注意根据医疗技术与水平的发展,每隔一段时间,对过去认为是正当的医疗照射重新进行正当性评估,即所谓的正当性判断的时效性。随着计算机技术、相关学科与生物医学的不断发展和相互渗透,放射学的新设备、新技术、新方法不断涌现。经过设备和技术的进步、经验和知识的积累以及判断方法的不断完善,有些原先既存的实践用发展的眼光复审后则不再是正当的了。例如,过去在手术前会常规进行胸部 X 射线摄影,但现在除了心肺外科手术外,对于非紧急的外科手术,这项检查已不再被视为正当的必要步骤,因此应当停止实施这样的放射学检查。

通常放射学诊断检查的正当性判断主要在于:①掌握好适应证,正确合理使用诊断性医疗照射;②注意避免不必要的重复检查;③慎重进行对妇女与儿童施行放射诊断检查的正当性判断。GBZ 130—2020《放射诊断放射防护要求》中对放射诊断的正当性要求作出以下具体要求。

1. 采用 X 射线检查应经过正当性判断,优先选用非 X 射线的检查方法,对不符合正当性原则的,不应进行 X 射线检查。

2. 所有新型医疗照射的技术和方法,使用前都应通过正当性判断;已判断为正当的医疗照射类型,当取得新的或重要的证据并需要重新判断时,应对其重新进行正当性判断。使用通过正当性判断的所有新型的医疗照射技术和方法时,应严格控制在其适应证范围内,要用到新的适应证时必须另行进行正当性判断。

3. 应根据诊疗目的和受照人员特征对每一项医疗照射实践进行正当性判断。如果某一项医疗照射通常被判定为非正当性,在特殊情况下又需要使用时,应逐例进行正当性判断。执业医师和有关医技人员应尽可能使用与计划照射相关的受检者先前已有的诊断信息和医学记录,避免不必要的重复照射。

4. 群体检查使公众所获得的利益足以补偿在经济和社会方面所付出的代价(包括辐射危害)时,这种检查才是正当的。

5. X 射线诊断群体检查应禁止使用普通荧光屏透视检查方法;除非有明确的疾病风险指征,否则不宜使用 X 射线计算机体层摄影装置(CT)进行体检。

6. 应加强对孕妇和可能怀孕妇女的诊断性医疗照射进行正当性判断,特别是腹部和骨盆检查;只有在临床上有充分理由要求,才能对已怀孕或可能怀孕的妇女进行会引起其腹部或骨盆受到照射的放射学检查,否则应避免此类照射。

7. 应严格对儿童的诊断性医疗照射进行正当性判断。

8. 移动式和便携式 X 射线设备不应用于常规检查。只有在不能实现或在医学上不允许把受检者送到固定设备进行检查的情况下,并在采取严格的相应防护措施后,才能使用移动式或便携式 X 射线设备在床旁操作,实施医学影像检查。

9. 车载式诊断 X 射线设备一般应在巡回体检或医学应急时使用,不应作为固定场所的常规 X 射线诊断设备。

鉴于生长发育中的胚胎、胎儿和儿童对电离辐射比较敏感,对妇女及儿童拟施行 X 射线诊断检查的正当性判断有其特殊性,应注意考虑育龄妇女怀孕的可能性,加强保护妇女及儿童这些特殊受检者与患者。应严格对儿童的诊断性医疗照射进行正当性判断,以下几种情况不满足儿童放射诊断的正当性要求:①癫痫患儿的头颅 X 射线摄影;②头痛患儿的头颅 X 射线摄影;③疑似患有鼻窦炎的婴儿或 6 岁以下儿童的鼻窦 X 射线摄影;④非创伤型斜颈婴儿或儿童的颈椎 X 射线摄影;⑤在比较肢体损伤时进行对侧部位 X 射线摄影;⑥6 岁以下儿童腕关节舟骨 X 射线摄影;⑦3 岁以下儿童鼻骨 X 射线摄影。

(三)介入操作的正当性

介入放射学,是指在医学影像系统监视指导下,经皮针穿刺或插入导管做抽吸注射、引流或对管腔、血管等做成形、灌注、栓塞等,以诊断与治疗疾病的技术。在对 X 射线介入操作进行利益风险评估时,应综合权衡患者预期健康利益(延长寿命、缓解疼痛、减轻焦虑、改善功能、相对于开放性手术的优势等)、操作本身的风险(并发症、发病率、死亡率、在接受程序时焦虑和疼痛、漏诊或误诊、工作时间的损失等)及辐射风险(随机性效应、确定性效应风险)。利益 - 风险评估应当贯穿整个介入程序的始终:从初步对特定患者考虑安排程序开始,直至程序已完成或终止。

对患者辐射效应可能性和严重程度的预评估需要考虑人口因素(年龄、体重和人种等)、医学史、辐射照射史和程序类型。当预期患者会受到相对较高剂量的照射时,这一预评估过程尤为重要。对绝大多数患者,受照剂量最高、辐射损伤风险最大的组织是 X 射线束入射部位的皮肤。在涉及头颈部的一些程序中,需要关注眼晶状体剂量,其他一些组织比如甲状腺、乳腺、性腺等也是需要关注的关键组织。接受经皮冠状动脉介入(percutaneous coronary intervention,PCI)治疗、神经血管介入程序和肿瘤介入治疗的患者平均年龄相对较大,一般辐射诱发癌症的潜伏期较长(一般在 10~30 年),而这些患者的预期存活时间相对较短,随机性效应风险不构成重大关切,通常视为一个较小的风险因子。对于成人患者,应着重考虑组织反应(确定性效应,如皮肤损伤、脱发等)的风险。肥胖患者辐射诱发皮肤损伤的风险较高,这是因为辐射穿透其身体的能力较差和距离 X 射线管的距离较近所致。肥胖患者入射皮肤部位的吸收剂量可达非肥胖患者的 10 倍。已报道的介入诱发的皮肤损伤病例中,绝大多数是肥胖患者。

在术前,介入医师应向患者(或其家属)提供其所要进行的介入程序的全部信息。应将介入程序相关的风险(尤其是在预期辐射剂量可能较高的情况下)作为患者知情同意的一部分内容与患者进行交流(例如延迟、叠加、时间削减效应)。尤其要关注以下情况:体重低于10kg或超过135kg;儿童和年轻成人患者辐射敏感器官(例如眼晶状体、乳腺、性腺、甲状腺)可能接受显著吸收剂量的介入程序;孕妇;预期程序技术上非常困难,需要超长时间;同一解剖部位已接受或计划再接受介入;同一解剖部位60d内已接受过放射学照射,应考虑先前的照射以及患者将受到的附加剂量。

除非时间要求非常紧迫的急救程序,在介入术前应确认患者是否怀孕。如果有其他合理可行的替代诊疗方法,一般不主张对孕妇实施X射线介入诊疗程序,如采用超声或磁共振等其他影像引导方式。紧急情况下确实需要对孕妇实施介入放射诊疗,应当在术前选择胎儿剂量最小的诊疗方案、估算预期胎儿剂量、评估胎儿的辐射风险,在知情同意环节充分告知患者本人及胎儿的预期利益和潜在风险。

与成人相比,儿童的辐射敏感性较高,预期寿命较长,出现随机性效应的概率越大,因此避免不必要的照射是对儿童患者最有效的保护。对儿童实施介入放射诊疗程序必须逐例进行正当性分析,除非绝对必要,不然不应对儿童实施。对于复杂病例,应通过多学科团队或联合会诊机制,共同讨论和确定恰当的治疗方式。

(四) 放射治疗的正当性

目前放射治疗已经成为治疗恶性肿瘤的常规手段之一。一般情况下,如果患者的病情需要,且自身状况允许,就具备进行放射治疗的基础。对于患者个人而言,正当性判断的规范做法是:医院应该组织一个由外科手术医师、化疗医师和放疗医师组成的医疗小组,结合患者具体情况和医院的能力,判断是否给该患者实施放射治疗。如果放射治疗专家根据专业知识及临床经验,判断放射治疗将会给患者带来净利益,即能使患者的健康状况得到明显改善。那么这就满足了辐射实践正当性原则"利>弊"的要求,可以允许对患者进行放射治疗。肿瘤患者由于本身疾病恶性程度高,若拒绝这种治疗方法,患者将面临生命丧失的危险,因此一旦做出放射治疗的抉择,就应当认为接受这种治疗是最合理的治疗手段。当然,在进行放射治疗正当性判断时,还须考虑患者的经济情况,做出正确的选择。

电离辐射的生物学效应使得其对很多疾病都具有一定的治疗作用,但考虑到放射治疗射线照射剂量高,在对放射治疗的正当性进行判断的过程中须注意以下几个问题。

1. 根据患者所患肿瘤的病理类型、分期、身体条件,确定是否属于放射治疗的适应证。

2. 放射治疗方法与其他治疗方法相比是否确有优越之处。

3. 针对具体患病器官和相邻器官对电离辐射的敏感程度、照射方式(全身或局部)和治疗剂量大小所引起的有害效应及危险程度进行利益代价权衡,是否利大于弊。

4. 严格控制对放射治疗敏感的良性疾病的体外放疗,良性疾病尽量不采用放射治疗。

(五) 核医学的正当性

临床核医学一般包括诊断核医学和治疗核医学,无论是哪种诊疗技术,在使用之前都应确保拟使用的核医学诊疗预期利益将超过该诊疗可能带来的潜在危险。GBZ 120—2020《核医学放射防护要求》中对核医学诊疗的正当性要求作出以下具体要求。

1. 所有新型核医学诊疗技术和方法,医疗机构在应用前都应通过正当性判断;已判断为正当的技术和方法,当取得新的或重要的证据并需要重新判断时,应对其重新进行正当性判断。

2. 核医学医师应掌握相关医学影像诊疗技术的特点及其适应证,使用时应严格控制其适应证范围。

3. 执业医师在申请放射性药物诊疗前,应注意查阅以往患者或受检者检查资料,应避免不必要的检查。

4. 为了避免对胚胎、胎儿和婴儿造成意外辐射照射,应对患者或受检者是否怀孕或哺乳进行询问和评估,并有相应记录,并将有关告知说明张贴在核医学部门入口处和给药前候诊处显著位置。

对哺乳和怀孕妇女施用诊断性放射性药物,应特别注意进行正当性判断。因特别需要对怀孕妇女进行影像学检查时,应对其胎儿所受吸收剂量进行评估。除非是挽救生命的情况,孕妇不应接收放射性药物的治疗,特别是含 ^{131}I 和 ^{32}P 的放射性药物。放射性药物的治疗,通常应在结束怀孕和哺乳期后进行。为了避免对胎儿和胚胎造成意外照射,应对患者是否怀孕进行询问、检查和评估,并将有关咨询说明张贴在临床核医学部门有关的场所,特别是入口处和候诊区。

对儿童施行核医学检查的正当性更应慎重判断;仅当有明显的临床指征时,才可对儿童施行放射性核素显像,并应根据受检儿童的体重、身体表面积或其他适用的准则尽可能减少放射性药物使用量,还应尽可能避免使用长半衰期的放射性核素。

二、放射诊疗的最优化

防护最优化原则是在考虑了经济和社会因素后,遭受照射的可能性、受照射人员数目以及个人所受剂量的大小均应保持在可合理达到的尽可能低的水平。放射防护最优化是放射防护体系的重要组成部分,ICRP 第 103 号出版物提出的放射防护新基本建议书,强化了在各种照射情况下进一步具体应用放射防护最优化原则。放射防护与安全的最优化目标是,在考虑了可利用的防护与安全选择方案以及照射的性质、大小和可能性之后,确定通常情况下的最优化的防护与安全措施;同时根据最优化的结果制定准则以通过采取预防事故和减轻其后果的措施来限制照射大小及受照射概率。我国放射防护基本标准 GB 18871—2002 第 7 章"医疗照射的控制"中,按我国实际需要从设备要求、操作要求和医疗照射的质量保证三方面具体提出医疗照射防护最优化的有关规定。同时,还应注意个人防护用品的正确使用可以有效地降低人员的受照剂量。

(一)放射诊断的最优化

1. **设备要求**　要求 X 射线发生器及其附属部件的设计和制造能做到便于将医疗照射保持在能获得足够诊断信息的可合理达到的尽量低水平。为此 X 射线发生器应能清晰、准确地指示各种操作参数(如管电压、过滤特性、焦点位置、源与像接受器距离、照射野大小、管电流与时间或二者乘积等);各种 X 射线摄影设备应配备达到预置参数后自动停止照射的装置;透视设备应配备只有持续按下时才能使 X 射线管工作的控制开关,以及配备曝光时间指示器或入射体表剂量监测器。

2. **操作方面要求**　首先规定医疗照射许可证持有者应做到以下几点。①在分析供方所提供资料的基础上,辨明各种可能引起非计划医疗照射的设备故障和人为失误;②采取一切合理措施防止设备故障和人为失误;③采取一切合理措施,将可能出现的故障和失误的后果减至最小;④制订应对各种可能事件的应急计划或程序,必要时进行应急训练。

3. 医疗照射的质量保证　X 射线诊断的质量保证与医疗照射的放射防护最优化目标完全一致,实际上搞好医疗照射质量保证,在提高各种医疗照射质量的同时,从根本上改善了 X 射线诊断受检者与患者所受医疗照射的放射防护与安全。医疗照射的质量保证是促进和确保 X 射线诊断医疗照射实施放射防护最优化的重要因素。

（二）介入操作的最优化

在介入放射学中,医用电离辐射防护最优化的目标是将患者受到的辐射照射保持在达成诊断或介入目标所需要的合理可行的尽量低的水平。介入放射诊疗方案应综合考虑以下因素来减少患者的辐射剂量:检查的部位、观察的次数或每次透视的时间;防散射滤线栅的使用;动态成像中相应的影像存储技术(如每秒帧数)等。当预期患者受到相对较高剂量时,需要预评估患者年龄、体重照射史和介入程序等,综合分析介入放射诊疗可能对患者产生的健康效应。绝大多数患者受照剂量最高、辐射风险最大的组织是 X 射线束入射部位的皮肤,因此诊疗方案中要包括患者皮肤剂量的内容。同时在涉及头部诊疗程序中,需要关注眼晶状体剂量。然而,仅是出于减少患者剂量的目的而过度牺牲影像质量的做法是不可取的。

（三）放射治疗的最优化

为实现放射治疗的防护最优化,放射治疗单位应确保有适当的设备、技术、辅助设备,以及全面的质量保证体系。

1. 设备要求　应符合国家的有关要求;应能及时发现系统内单个部件的故障;减少患者的非计划照射;尽可能避免或减少人为失误。医院等许可证持有者应保证:所使用的设备符合国家有关标准及规定;备有防护与安全说明书;将操作术语(或缩写)和操作值显示于操作盘上;设置辐射束控制装置,以安全方式指示辐射束处于“开”或“关”的状态;设备带有准直装置;诊治部位的辐射场尽可能均匀;漏射或散射在非诊治部位所产生的剂量率保持在可合理达到的尽量低水平。对于放射治疗设备:照射装置配备有用于可靠地选择、指示和(必要并可行时)证实诸如辐射类型、能量指标、射束调整因子、治疗距离、照射野大小、射束方向、治疗时间或预置剂量等运行参数的装置;辐照装置一旦电源中断,放射源将自动被屏蔽;高能放疗设备具有两个独立的终止照射系统;治疗设备需配备多重安全联锁装置;治疗用的放射源应符合国家对密封源的要求;必要时,配备能对放射治疗设备使用过程中出现的异常情况报警的监测设备。

2. 操作要求　从事放射治疗单位应在分析供方所提供资料的基础上,辨明各种可能引起非计划医疗照射的设备故障和人为失误;采取一切合理措施防止故障和失误,包括选择人员、制订质量保证与操作程序,对有关人员进行充分培训与定期再培训;采取一切合理措施,将可能出现的故障和失误的后果减至最小;制订应急计划或程序,必要时进行应急演练。相关单位还应保证在实施计划照射的同时使正常组织受到的照射控制在可合理达到的尽量低水平,并在可行和适当时采用器官屏蔽措施;除有明显临床指征,避免对怀孕或可能怀孕的妇女施行腹部或骨盆的放射治疗;周密计划对孕妇施行的放射治疗,以使胚胎或胎儿所受到的照射剂量减至最小;将放射治疗可能产生的危险通知患者。

3. 医疗照射的质量保证　应制定一个全面的医疗照射质量保证大纲;制定这种大纲时应邀请诸如放射物理、放射影像等有关领域的合格专家参加。医疗照射质量保证大纲应包括以下几部分内容。

（1）对辐射发生器、显像设备和辐照装置等的物理参数的测量（包括调试时的测量和调试后的定期测量）。

（2）对患者诊断和治疗中所使用的有关物理及临床因素的验证。

（3）有关程序和结果的书面记录。

（4）剂量测定和监测仪器的校准及工作条件的验证。

（5）放射治疗质量保证大纲的定期和独立的质量审核与评审。

从事放射治疗单位应保证进行下列临床剂量测定并形成文件：对于利用外照射束放射治疗设备进行治疗的患者，计划靶体积的最大与最小吸收剂量，以及有关部位（例如靶体积中心或开具处方的执业医师选定的其他部位）的吸收剂量；在使用密封源的近距离治疗中，每位患者的选定部位处的吸收剂量；在各种放射治疗中，有关器官的吸收剂量。

在设备、管理与质量保证体系符合国家要求时，医技人员、公众正常情况下职业照射的防护基本上处于最优化状态。从事肿瘤放射治疗的工作人员应当具有对患者防护的主动性，并建立健全对患者的防护计划，增强对患者实施防护的意识，促进电离辐射在肿瘤治疗中发展。

（四）核医学的最优化

在核医学诊疗中所使用的放射源（包括非密封放射性物质）、个人受照剂量，均要保持在可合理做到的尽可能低的水平。要确保对患者的照射剂量是达到预期诊断目标的最小剂量，即给予的放射性活度要最优化，要遵照核医学诊断中国家规定的使用放射性药物活度的指导水平。

1. 核医学体内诊断过程的最优化考虑

（1）要确保对患者的照射剂量是达到预期诊断目标的最小剂量，即给予的放射性活度要最优化。患者得到的放射性药物所产生的吸收剂量导致的辐射危害应远远小于所获得的利益，与此同时又可以得到有用的诊断图像或理想的治疗效果。

（2）要重视审阅先前的检查信息，可以避免不必要的检查，同时要遵照核医学诊断中国家规定的使用放射性药物活度的指导水平。

（3）对放射性药物要进行质量控制。

（4）在给予相同放射性药物活度的情况下，要充分考虑技术因素和患者情况对放射性核素显像图像质量的影响，确保图像质量的最优化。技术因素包括应用的设备、采集协议、图像处理和评估、噪声影响、空间分辨、散射等；患者情况包括年龄、疾病的情况和检查显像时体位是否在移动等。

（5）采取措施以阻断非研究器官对放射性药物的摄取；加速体内已有的放射性药物的排泄，例如，使用甲状腺的阻止剂可以抑制碘在甲状腺中的富集、水合作用能促进膀胱的排泄、泻药能促进胃肠的排泄、插入导管以排空膀胱尿液、脂肪餐用于排空胆囊等。如此做法可以获得更好的图像，减少干扰与毒副作用。

（6）核医学诊断的最优化可以通过所用设备的质量控制程序和周期性设备维护来实现。

（7）应当建立核医学诊断中所用放射性药物活度的指导水平，以便执业医师使用。

（8）对于怀孕或可能怀孕的妇女，应避免给予放射性药物进行诊断，除非她们有明显的临床指征而且又没有其他可以代替的诊疗手段；对于哺乳期的母亲，建议停止哺乳，直到乳汁中不再含有婴儿不能接受的放射性药物的活度为止。

（9）儿童应尽可能不进行核医学检查，如果确实必要，用药剂量要减少，给儿童的核素使用量（与成人相比）可按如下任何一种方法进行计算：体重（kg）/70 或体表面积（m²）/1.73 或身高（cm）/174，所得系数再乘以成人用药剂量。

2. 放射性核素内照射治疗时的最优化考虑

（1）应确保在用非密封源治疗时，要估算并记录相关器官典型的辐射吸收剂量。

（2）医学物理学家应负责放射性活度的测量，负责放射性核素所致内照射剂量的估算。

（3）要获得必需的患者信息，包括生活条件和家中的人口数量，有无小孩子，是否有独立房间，工作中与他人相间距离、工作的时间、工作场所中是否有怀孕的同事、工作场所中是否有小孩。

（4）安全给药。若以胶囊形式给予 ^{131}I 时，则应借助一个小的屏蔽容器（厚度 >1cm 的铅容器）直接倒入患者口中；以口服溶剂形式给予 ^{131}I 时，应该由患者从屏蔽药瓶借助吸管吸取。用过的小药瓶应该用水冲洗数次，患者应喝几杯水洗净嘴；静脉给药的步骤是将放射性药物放进注射瓶里，用一个静脉导管把瓶子和病人连起来，让患者躺在床上，之后进行给药，直到瓶子空了为止。

（5）接受放射性核素治疗后的出院问题。为了限制已接受密封的或非密封的放射性核素治疗的患者家庭中的任何成员和公众成员的受照射剂量，按规定，这类患者当其体内放射性物质活度降至低于特定的水平之前不得出院，如用 ^{131}I 进行体内核素治疗后，患者在出院时其体内最大放射性活度的指导水平为 400MBq。应该有一个探测系统来测量或估计患者出院前体内的放射性活度水平，结果应该予以记录。患者在出院前，应该得到核医学医生给予的，有关为保护他们的家庭成员以及患者可能接触到的其他人所需要采取的相关预防措施的书面和口头指示，这些指示应该指出患者应该采取预防措施的持续时间。在某些情况下，也许需要讨论对老人或儿童采取的预防措施。

（6）对于怀孕或可能怀孕的妇女，应避免给予放射性药物进行治疗，除非她们有明显的临床指征而且又没有其他可以代替的诊疗手段；对于哺乳期的母亲，建议停止哺乳，直到乳汁中不再含有婴儿不能接受的放射性药物的活度为止。

（五）个人防护用品

个人防护用品与辅助防护设施的性能应符合有关标准的要求。应根据工作场所 X 射线的能量和强度的差异或按相关标准的要求，选用不同类型和铅当量的防护材料及用品。每台 X 射线设备根据工作内容，现场应配备不少于表 5-1 所示基本种类要求的工作人员、受检者防护用品与辅助防护设施，其数量应满足开展工作的需要，对陪检者，应至少配备铅橡胶防护衣。除介入防护手套外，防护用品和辅助防护设施的铅当量应不小于 0.25mmPb；介入防护手套铅当量应不小于 0.025mmPb；甲状腺、性腺防护用品铅当量应不小于 0.5mmPb；移动铅防护屏风铅当量应不小于 2mmPb。应为儿童的 X 射线检查配备保护相应组织和器官的防护用品，防护用品和辅助防护设施的铅当量应不小于 0.5mmPb。个人防护用品不使用时，应妥善存放，不应折叠放置，以防止因老化、断裂或损伤而降低防护效能。个人防护用品正常使用年限为 5 年，经检查并符合防护要求时可延至 6 年，使用中的个人防护用品及材料每年应至少自行检查 2 次。

表 5-1　个人防护用品和辅助防护设施配置要求

放射检查类型	工作人员		受检者	
	个人防护用品	辅助防护设施	个人防护用品	辅助防护设施
放射诊断学用 X 射线设备隔室透视、摄影[a]	—	—	铅橡胶性腺防护围裙(方形)或方巾、铅橡胶颈套;选配:铅橡胶帽子	可调节防护窗口的立位防护屏;选配:固定特殊受检者体位的各种设备
放射诊断学用 X 射线设备同室透视、摄影[a]	铅橡胶围裙;选配:铅橡胶帽子、铅橡胶颈套、铅橡胶手套、铅防护眼镜	移动铅防护屏风	铅橡胶性腺防护围裙(方形)或方巾、铅橡胶颈套;选配:铅橡胶帽子	可调节防护窗口的立位防护屏;选配:固定特殊受检者体位的各种设备
口内牙片摄影	—	—	大领铅橡胶颈套	—
牙科全景体层摄影,口腔锥形束 CT	—	—	大领铅橡胶颈套;选配:铅橡胶帽子	—
CT 体层扫描(隔室)	—	—	铅橡胶性腺防护围裙(方形)或方巾、铅橡胶颈套;选配:铅橡胶帽子	—
床旁摄影	铅橡胶围裙;选配:铅橡胶帽子、铅橡胶颈套	—	铅橡胶性腺防护围裙(方形)或方巾、铅橡胶颈套;选配:铅橡胶帽子	移动铅防护屏风[b]
骨科复位等设备旁操作	铅橡胶围裙;选配:铅橡胶帽子、铅橡胶颈套、铅橡胶手套、铅防护眼镜	移动铅防护屏风	铅橡胶性腺防护围裙(方形)或方巾、铅橡胶颈套;选配:铅橡胶帽子	—
介入放射学操作	铅橡胶围裙、铅橡胶颈套、铅防护眼镜、介入防护手套;选配:铅橡胶帽子	铅悬挂防护屏/铅防护吊帘、床侧防护帘/床侧防护屏;选配:移动铅防护屏风	铅橡胶性腺防护围裙(方形)或方巾、铅橡胶颈套;选配:铅橡胶帽子	—

注:1. "—"表示不做要求。

2. 各类个人防护用品和辅助防护设施,指防电离辐射的用品和设施。鼓励使用非铅材料防护用品,特别是非铅介入防护手套。

[a] 工作人员、受检者的个人防护用品和辅助防护设施任选其一即可。

[b] 床旁摄影时的移动铅防护屏风主要用于保护周围病床不易移动的受检者。

三、个人剂量限值

个人剂量限值是放射防护基本原则的重要组成部分。在受控源实践中个人受到的有效剂量或当量剂量规定的不得超过的数值,称为个人剂量限值。个人受到所有有关实践合并产生的照射,应当遵守剂量限值。或者在潜在照射的情形下遵守对危险的某些控制。其目的是保证个人不会受到在这些实践中发生的正常情况下被断定为不可接受的辐射危险。不是所有的源都能在源的所在处采取行动施加控制,所以在选定剂量限值前应该先规定哪些源可以作为有关的源。

实践正当性和放射防护最优化与辐射源相关,因为它们涉及的是对放射源的引用和安全防护是否正当和适宜。而个人剂量限值涉及的是受控源职业照射个人和公众个人的受照剂量,所以个人剂量限值与人相关。正当性是最优化过程的前提,个人受照剂量限值是最优化剂量的约束条件。

(一)基本限值

GB 18871—2002《电离辐射防护与辐射源安全基本标准》对于职业照射和公众照射的个人剂量限值给出了明确的要求,这也是放射诊疗过程医务人员和公众必须遵守的剂量标准。具体数值参见本书第二章。

(二)医疗照射指导水平

放射防护标准中规定的个人剂量限值,可以用于指导放射诊断中工作人员的个人受照剂量,但绝不可以用在医疗照射中对患者受照剂量的控制上。控制患者受照剂量采用的是约束剂量,即医疗照射指导水平(guidance level for medical exposure)。医疗照射指导水平是由医疗业务部门选定并取得放射防护审管部门认可的剂量、剂量率或活度值。高于该水平时,由执业医生进行评价,在考虑到特定情况并运用了可靠的临床判断后,才能决定是否有必要超过该水平。通常情况下,当高于医疗照射指导水平时,应当考虑采取适当的行动。恰当的医疗照射指导水平,用于约束放射诊疗过程中患者的受照剂量,旨在便于发现那些过分偏离防护最优化的情况,借以有效指导医技人员在进行放射诊疗过程中采取优化措施改进患者防护措施。

放射诊断的医疗照射指导水平相当于参考水平中的调查水平,而不是某种个人剂量限值。诊断性医疗照射指导水平,应通过广泛调查资料推导,由相应专业机构与审管部门确定,供有关执业医师和医技人员作为指南使用。当受检者的剂量超过相应指导水平时,就应采取行动,斟酌复查改善优化程度,以确保获取必需的诊断信息的同时尽量降低对受检者的照射;反之,如剂量显著低于相应指导水平,而该医疗照射又不能提供有用诊断信息和给受检者带来预期的医疗利益,则也应按需要采取纠正行动。可见放射诊断检查的医疗照射指导水平绝对不能当成剂量限值,而必须灵活运用。

表 5-2 列出典型成年受检者不同部位和不同投照方位的 X 射线摄影中的诊断参考水平(引自 GBZ 130—2020 附录 E)。特别要注意该表的表注所指明的应用条件。

表 5-2　典型成年受检者 X 射线摄影的诊断参考水平

检查部位	投照方位 [a]	每次摄影入射体表剂量 [b]/mGy
腰椎	AP	10
	LAT	30
	LSJ	40
腹部, 胆囊造影, 静脉尿路造影	AP	10
骨盆	AP	10
髋关节	AP	10
胸	PA	0.4
	LAT	1.5
胸椎	PA	7
	LAT	20
牙齿	牙根尖周	7
	AP	5
头颅	PA	5
	LAT	3

注: [a] AP: 前后位投照, LAT: 侧位投照, LSJ: 腰骶关节投照, PA: 后前位投照。

[b] 入射受检者体表剂量系空气中吸收剂量(包括反散射)。这些值是对通常片屏组合情况(相对速度 200), 如对高速片屏组合(相对速度 400~600), 则表中数值应减少到 1/3~1/2。

表 5-3 给出了典型成年受检者在 3 种常见 CT 检查中的 CT 剂量指数(CTDI)指导水平(引自 GBZ 130—2020 附录 E)。

表 5-3　典型成年受检者 CT 检查的辐射剂量和诊断参考水平

检查项目	25% 位数 [a]		50% 位数 [b]		75% 位数 [c]	
	$CTDI_{vol}$/mGy	DLP/(mGy·cm)	$CTDI_{vol}$/mGy	DLP/(mGy·cm)	$CTDI_{vol}$/mGy	DLP/(mGy·cm)
头颅	40	550	50	690	60	860
鼻窦	15	170	25	330	40	520
颈部	10	260	15	370	25	590
胸部	6	200	8	300	15	470
腹部	10	330	15	500	20	790
盆腔	10	320	15	480	20	700
腰椎(逐层)	15	70	25	130	35	200
腰椎(螺旋)	12	290	15	410	25	580
尿路造影	10	870	15	1 780	20	2 620
冠脉 CTA(前瞻)	15	210	25	360	40	600
冠脉 CTA(回顾)	30	490	45	750	60	1 030

续表

检查项目	25% 位数 [a]		50% 位数 [b]		75% 位数 [c]	
	CTDI$_{vol}$/mGy	DLP/(mGy·cm)	CTDI$_{vol}$/mGy	DLP/(mGy·cm)	CTDI$_{vol}$/mGy	DLP/(mGy·cm)
颅脑 CTA	15	420	20	710	40	1 390
颈部 CTA	10	390	15	690	30	1 130
胸腹 CTA	10	450	15	870	20	1 440

注:CTA 为 CT angiography（CT 血管造影）的缩写。

[a] 调查数据的 25% 位数，即异常低剂量的提示水平。

[b] 调查数据的 50% 位数，即可能达到水平。

[c] 调查数据的 75% 位数，即诊断参考水平。

表 5-4 给出了典型成年女性受检者乳腺 X 射线摄影的指导水平（引自 GB 18871—2002 附录 G 的表 G1.3）。这些指导水平是通过我国自己的现场实际调查研究确定的。乳腺平均剂量（average mammary glandular dose，AMGD）是专指乳房 X 射线摄影中所致受检者的乳腺平均吸收剂量 D$_g$。

表 5-4　典型成年女性受检者乳腺 X 射线摄影的剂量指导水平

防散射滤线栅的应用	每次头尾投照的乳腺平均剂量/mGy
无滤线栅	1
有滤线栅	3

注:表中所列值是在一个 50% 腺组织和 50% 脂肪组织构成的 4.5cm 压缩乳腺上测试;并且针对胶片增感屏装置及用钼靶和钼过滤片的乳腺 X 射线摄影设备确定的。

表 5-5 给出典型成年受检者接受 X 射线透视检查的诊断参考水平（引自 GBZ 130—2020 附录 E）。针对我国实际情况,尤其基层医院普通医用诊断 X 射线透视检查依然占一定比例,必须建立相应指导水平以促进合理地减少受检者所受照射。因此表 5-5 按我国实际情况改为以 X 射线机类型分三类控制,便于操作执行。

表 5-5　典型成年受检者 X 射线透视的诊断参考水平

X 射线机类型	入射体表剂量率 [a]/(mGy·min^{-1})
普通医用诊断 X 射线设备	50
有影像增强器的 X 射线设备	25
有影像增强器并有自动亮度控制系统的 X 射线设备（介入放射学中使用）	100

注:[a] 表列值为空气中的吸收剂量率(包括反散射)。

对于 X 射线透视引导下的介入放射学程序,医疗照射指导水平原则上是可以用来改进对患者的剂量管理以及避免不必要的随机性效应风险。但是基于介入诊疗特殊的操作程序,还需要多个量值才能充分估算患者剂量和随机性效应的危险度。美国国家辐射防护及测量委员会（NCRP）第 172 号报告中,在介入放射学中建议使用参考水平,是由 X 射线透视引导的介入程序中对患者的直接测量或记录的量推导出来的。表 5-6 是 NCRP 对美国一些非心血管介入程序建议的参考水平。

表 5-6　美国一些非心血管介入程序建议的参考水平

程序	参考水平			
	$K_{a,r}$/Gy	P_{KA}/(Gy·cm²)	透视时间/min	图像采集帧数
经颈静脉肝内门体分流术(TIPS)	3.00	525	60	300
经皮穿刺胆汁引流术	1.40	100	30	20
经皮肾造瘘术				
梗阻的治疗	0.40	40	15	12
取石术	0.70	60	25	14
肺动脉造影	0.50	110	10	215
下腔静脉滤器置入	0.25	60	4	40
肾动脉或其他内脏动脉腔内成形术				
不置入支架	2.00	200	20	210
置入支架	2.30	250	30	200
髂动脉腔内成形术				
不置入支架	1.25	250	20	300
置入支架	1.90	300	25	350
支气管动脉栓塞术	2.00	240	50	450
肝动脉化疗栓塞术	1.90	400	25	300
子宫纤维瘤栓塞术	3.60	450	36	450
其他肿瘤栓塞术	2.60	390	35	325
胃肠出血的定位和治疗	3.80	520	35	425
颅内栓塞术				
动静脉畸形(AVM)的治疗	6.00	550	135	1 500
动脉瘤的治疗	4.75	360	90	1 350
肿瘤的治疗	6.20	550	200	1 700
经皮椎体成形术	2.00	120	21	120
盆腔动脉栓塞术(创伤或肿瘤的治疗)	2.50	550	35	550
脊柱栓塞术(动静脉畸形或肿瘤的治疗)	8.00	950	130	1 500

　　国际原子能机构(IAEA)组织的由多个国家参加的一项国际项目,探索了建立冠状动脉造影(CA)、经皮冠状动脉介入治疗(PCI)和不同复杂度指数(complexity index,CI)的经皮冠状动脉腔内成形术(PTCA)的参考水平,详见表 5-7、表 5-8。

表 5-7　IAEA 对心血管程序推荐的参考水平

程序	参考水平		
	$P_{KA}/(Gy \cdot cm^2)$	透视时间/min	图像采集帧数
冠状动脉造影（CA）	50	9	1 000
经皮冠状动脉介入治疗（PCI）	125	22	1 700

表 5-8　IAEA 对不同复杂度指数（CI）的 PTCA 的参考水平

复杂程度分组	参考水平		
	$P_{KA}/(Gy \cdot cm^2)$	透视时间/min	图像采集帧数
简单（CI=1）	100	15	1 500
中等（1<CI≤2）	130	20	1 650
复杂（CI>2）	200	32	2 250

对接受放射治疗的患者而言，个人剂量限值是不适用的。通常患者接受放射治疗剂量的多少，是由放射治疗医师和物理师根据患者的病情结合临床经验而确定，以治疗处方的形式下达给放射治疗技术人员，由技术人员实施对患者的放射治疗。表 5-9 和表 5-10 分别给出了在不同级别医疗保健水平国家，对不同位置肿瘤远距离、近距离放射治疗的处方剂量。治疗计划要求肿瘤体积接受的射线吸收剂量偏差不超过处方剂量的 ±5%，同时使靶区周围正常组织或器官的受照剂量最小。

表 5-9　远距离放射治疗处方剂量（1991—1996 年）

单位：Gy

国家	白血病	淋巴瘤	乳房肿瘤	肺胸部肿瘤	妇科肿瘤	头颈部肿瘤	脑肿瘤	皮肤癌	良性疾病
阿根廷[a]	14	36	60	66	50	70	65	75	15~75
加拿大[a]	25	40	50	40	45	60	50	35	6~20
爱尔兰[a]	30	30~60	45	40~50	40	60	40	35	—
新西兰[a]	15	40	50	50	45	60	50	40	8~15
阿联酋[a]	12	40	50	60	45	66	54	50	30~45
丹麦[a]	12	40	48	30~50	46	64	54	48	—
瑞典[a]	—	37	49	51	55	59	52	46	
澳大利亚[a]	15	34	53	44	49	56	50	45	6~26
罗马尼亚[a]	10~40	6~45	—	2~74	18~70	2~87	16~60	—	—
科威特[a]	18	36	50	60	46	60	60	40	
利比亚[b]	18	45	50	30	50	66	55	45	—
约旦[b]	20	35	50	30	44	60	50	50	10~40
秘鲁[b]	18	44	60	50	50	60	60	50	—

续表

国家	白血病	淋巴瘤	乳房肿瘤	肺胸部肿瘤	妇科肿瘤	头颈部肿瘤	脑肿瘤	皮肤癌	良性疾病
土耳其[b]	22	34	54	50	51	63	55	58	9~25
墨西哥[b]	24	40	50	55	80	75	65	65	24~32
马达加斯加[c]	24	40	45	45	45	45	45	50	—
摩洛哥[c]	24	36	50	30~70	46	70	60	70	—
苏丹[c]	30	50	45	45	55	55	—	55	20~30
坦桑尼亚[d]	30	30	50	30	64	60	45	60	6

资料来源:联合国原子辐射效应科学委员会(UNSCEAR)2000年报告。

注:[a] 为Ⅰ级保健国家;

[b] 为Ⅱ级保健国家;

[c] 为Ⅲ级保健国家;

[d] 为Ⅳ级保健国家。

表 5-10　近距离放射治疗处方剂量(1991—1996)

单位:Gy

国家	头颈部肿瘤	胸部肿瘤	妇科肿瘤	前列腺癌
阿根廷	75	—	60	70
加拿大	60	40	70	—
爱尔兰	30	30	15	—
新西兰	45	15	70	—
阿联酋	10	—	20	—
俄罗斯	30~50	20~40	20~40	—
捷克	65	12	60	60
澳大利亚	30	10	32	—
突尼斯	55~75	—	20~60	—
土耳其	21	20	24	—
墨西哥	30	15	30	—
马达加斯加				
摩洛哥	24	—	24	—
苏丹	—	—	35	—

资料来源:联合国原子辐射效应科学委员会(UNSCEAR)2000年报告。

对核医学影像诊断,我国和国际机构均推荐采用剂量约束来指导患者的核药物施用量(表5-11)。对于应用 ^{99m}Tc 及其标记物的显像患者,施用量不超过 28 000MBq,对其探视者及家属等周围人群的辐射剂量不应大于 5mSv 剂量约束;同理,对于施用量不超过 5 600MBq 时,对其周围人群的剂量不应大于 1mSv 剂量约束;由于放射性核素半衰期的原因,对于应用氟代脱氧葡萄糖(^{18}F-FDG)显像患者不会产生对其探视者及家属等周围人群的辐射剂量约束(无施用量的限制)。

表 5-11 常见核医学诊断中所用放射性药物活度指导水平

检查项目	放射性核素	化学形态	每次检查常用的最大活度/MBq
骨			
骨显像	^{99m}Tc	MDP(亚甲基二膦酸盐)和磷酸盐化合物	600
骨断层显像	^{99m}Tc	MDP 和磷酸盐化合物	800
骨髓显像	^{99m}Tc	SC(标记的硫化胶体)	400
脑			
脑显像(静态的)	^{99m}Tc	TcO_4^-	500
脑断层显像	^{99m}Tc	DTPA(二乙三胺五乙酸),葡萄糖酸盐和葡庚糖酸盐	500
脑血流	^{99m}Tc	ECD(双半胱氨酸乙酯)	800
脑池造影	^{99m}Tc	DTPA,葡萄糖酸盐和葡庚糖酸盐	800
	^{99m}Tc	HM-PAO(六甲基丙二胺肟)	500
	^{99m}Tc	HM-PAO,ECD	500
	^{111}In	DTPA	40
泪腺			
泪引流	^{9m}Tc	TcO_4^-	4
甲状腺			
甲状腺显像	^{131}I	碘化钠	20
甲状腺癌转移灶	^{99m}Tc	TcO_4^-	200
(癌切除后)	^{131}I	碘化钠	400
甲状旁腺显像	^{201}Tl	氯化亚铊	80
	^{99m}Tc	MIBI(甲氧基异丁基异腈)	740
肺			
肺通气显像	^{99m}Tc	DTPA 气溶胶	80
肺灌注显像	^{99m}Tc	HAM(人血清白蛋白)	100
肺断层显像	^{99m}Tc	MAA(大颗粒聚集白蛋白)	185
	^{99m}Tc	MAA	200
肝和脾			
肝和脾显像	^{99m}Tc	SC	150
胆道系统功能显像	^{99m}Tc	EHIDA(二乙基乙酰苯胺亚氨二醋酸)	185
脾显像	^{99m}Tc	标记的变性红细胞	100
肝断层显像	^{99m}Tc	SC	200

续表

检查项目	放射性核素	化学形态	每次检查常用的最大活度/MBq
心血管			
首次通过血流检查	^{99m}Tc	TcO_4^-	800
	^{99m}Tc	DTPA	560
心和血管显像	^{99m}Tc	HAM	800
心血池显像	^{99m}Tc	标记的正常红细胞	800
心肌显像	^{99m}Tc	PYP（焦磷酸盐）	600
心肌断层显像	^{99m}Tc	MIBI	600
	^{201}Tl	氯化亚铊	100
	^{99m}Tc	膦酸盐和磷酸盐化合物	800
胃,胃肠道			
胃/唾液腺显像	^{99m}Tc	TcO_4^-	40
梅克尔憩室显像	^{99m}Tc	TcO_4^-	400
胃肠道出血	^{99m}Tc	SC	400
食管通过和胃-食管反流	^{99m}Tc	标记的正常红细胞	400
	^{99m}Tc	SC	40
胃排空	^{99m}Tc	SC	12
肾,泌尿系统			
肾皮质显像	^{99m}Tc	DMSA（二巯基丁二酸）	160
肾血流、肾功能显像	^{99m}Tc	葡庚糖酸盐	200
	^{99m}Tc	DTPA	300
	^{99m}Tc	MAG3（巯基乙酰三甘肽）	300
	^{99m}Tc	EC（双半胱氨酸）	300
其他			
肿瘤或脓肿显像	^{67}Ga	柠檬酸盐	300
肿瘤显像	^{201}Tl	氯化物	100
神经外胚层肿瘤显像	^{99m}Tc	DMSA,MIBI	400
	^{123}I	MIBG（间碘苄基胍）	400
淋巴结显像	^{131}I	MIBG	40
脓肿显像	^{99m}Tc	标记的硫化锑胶体	370
下肢深静脉显像	^{99m}Tc	HM-PAO 标记的白细胞	400
	^{99m}Tc	标记的正常红细胞	每侧 185
	^{99m}Tc	大分子右旋糖酐	每侧 185

　　施用放射性核素治疗时,核医学单位应向探视者和家庭成员提供有关的辐射防护措施（如限定接触或接近患者的时间等）及相应的书面指导,并对其所受剂量加以约束,通常的公众剂量限值不适于核素治疗患者的探视者和家庭成员,相应的剂量约束要求见表5-12。

表 5-12　对接触接受 ^{131}I 治疗后患者人员的剂量约束要求

人员类型	剂量约束/(mSv·次$^{-1}$)
到访人员(非看护人员)	0.3
家庭成员及亲友	
孕妇	1.0
2 岁及以下儿童	1.0
3~10 岁儿童	1.0
10 岁以上,60 岁以下	3.0
60 岁及以上	15.0

若给男性施用治疗剂量的、处于离子化学状态且具有较长寿命的放射性核素,有可能使精液中有大量的这种放射性核素,影响精子的质量。已接受 ^{131}I、^{32}P 或放射性锶(氯化锶)治疗的男性,在 4 个月内建议不要有房事。对已接受放射性药物治疗的妇女,应按表 5-13 给出的建议在一段时间内避免怀孕。

表 5-13　放射性核素治疗用最大活度和治疗后避免怀孕时间的建议

放射性药物及形态	疾病	最大放射性活度/MBq	避免怀孕时间/月
碘-131	甲状腺毒症	800	4
碘-131	甲状腺癌	5 000	4
碘-131 间碘苄基胍	嗜铬细胞瘤	5 000	4
磷-32 磷酸盐	红细胞增多(症)	200	3
锶-89 氯化物	骨转移瘤	150	24
钇-90 胶体	关节炎	400	0
钇-90 胶体	恶性肿瘤	4 000	1
金-198 胶体	恶性肿瘤	10 000	2
铒-169 胶体	关节炎	400	0

对于哺乳期的母亲,建议停止哺乳,直到乳汁中不再含有婴儿不能接受的放射性药物的活度为止,可参照表 5-14 中的时间中断哺乳。

表 5-14　施用不同类型放射性药物一定活度后对中断哺乳的建议

放射性药物	常见临床应用	典型施用活度/MBq	中断哺乳时间建议
^{11}C-标记物	肿瘤,脑或心肌成像	任意	无
^{14}N-标记物	心肌成像	任意	无
^{15}O-标记物	流量/灌注测量	任意	无
^{18}F-氟脱氧葡萄糖	肿瘤和感染成像	400	4h[a]

续表

放射性药物	常见临床应用	典型施用活度/MBq	中断哺乳时间建议
^{51}Cr-乙二胺四乙酸	肾小球滤过率（GFR）	2	无
^{67}Ga-柠檬酸盐	肿瘤和感染成像	200	3 周或完全停止
^{68}Ga-DOTA- 缀合的肽	肿瘤成像	100~200	4h[a]
^{99}Tc^{m}-二巯基琥珀酸	肾皮质成像	80~200	4h[b]
^{99}Tc^{m}-二乙烯三胺五乙酸	肾脏成像和功能	40~400	4h[b]
^{99}Tc^{m}-半胱氨酸乙基二聚体	脑灌注	800	4h[b]
^{99}Tc^{m}-六甲基丙烯胺肟	脑灌注	500	4h[b]
^{99}Tc^{m}-MDP 和其他磷酸盐	骨扫描	800	4h[b]
^{99}Tc^{m}-MIBI	心肌灌注,甲状旁腺扫描	250~700	4h[b]
^{99}Tc^{m}-替曲膦	心肌灌注	250~700	4h[b]
^{99}Tc^{m}-硫胶体	肝扫描	250~700	4h[b]
^{99}Tc^{m}-乙二胺四乙酸气雾剂	肺通气成像和功能	50	4h[b]
^{99}Tc^{m}-标记碳	肺通气成像	40	4h[b]
^{99}Tc^{m}-MAG3	肾脏和泌尿道的成像和功能	40~400	4h[b]
^{99}Tc^{m}-高锝酸盐	甲状腺扫描,梅克尔的憩室	100~400	12h[c]
^{99}Tc^{m}-白蛋白的大聚集	肺灌注成像	40~150	12h
^{99}Tc^{m}-exametazime 血细胞	感染成像	180~400	12h
^{99}Tc^{m}-标记红细胞	放射性核素心室造影	800	12h
^{99}Tc^{m}-mebrofenin/disofenin 和其他亚氨基二乙酸衍生物	肝胆成像和功能	300	4h[b]
^{99}Tc^{m}-人白蛋白	前哨节点（Sentinel nodes）	5~120	4h[b]
^{99}Tc^{m}-纳米胶体颗粒	肝脏扫描	120~200	4h[b]
^{111}In-奥曲肽	神经内分泌肿瘤（生长抑素受体闪烁扫描）	100~200	60h
^{123}I-间碘苄基胍	神经母细胞瘤成像	400	>3 周或完全停止[d]
^{123}I-NaI	甲状腺成像和功能	20	>3 周或完全停止[d]
^{123}I-ioflupane（FP-CIT）	运动障碍中的多巴胺能神经传递（D1）	150~250	>3 周或完全停止[d]
^{123}I-马尿	肾脏和泌尿道的成像和功能	20~40	12h[e]
^{131}I-NaI	甲状腺良恶性疾病的诊断和治疗	任意	完全停止[f]
^{201}Tl-氯化物	心肌灌注	100	96h

注:此表采用 2018 年 IAEA 安全标准系列 No.SSG-46 附录Ⅲ的表 3 的建议值。

[a] 4 小时中断不但应考虑了奶对婴儿的内照射,也考虑了母亲喂奶时对婴儿的外照射。

[b] 4 小时中断中考虑了奶对婴儿的内照射时不应忽略游离高锝酸盐的贡献,同时也应考虑母亲喂奶时对婴儿的外照射。

[c] 当 ^{99}Tc^{m}-高锝酸盐的活度高于 400MBq 需要 24h 的中断时间。

[d] ^{123}I 标记的除碘马尿的所有物质的中断时间至少为 3 周,是可能存在 ^{124}I 或 ^{125}I 杂质的风险。

[e] 12h 的中断时间仅指肾功能正常的患者。

[f] 患者应在放射性碘给药前 6 周停止母乳喂养,以尽量减少对乳房的辐射剂量。

特别要指出的是那些明知受照而志愿帮助(并非他们的职业)护理、支持或慰问正在接受医疗治疗患者的个人,和探视已接受放射性核素治疗患者的个人,对他(她)们同样必须进行剂量限制和剂量约束。安慰者和拜访者在一个患者的治疗期间,所受到的辐射剂量,不能超过 5mSv;对访问已给予放射性物质治疗的患者的儿童受到的辐射剂量,应该限制小于 1mSv。

第二节　放射诊断的防护

放射诊断是利用射线的穿透性质取得人体内器官与组织的影像信息以诊断疾病的一门学科,从临床技术上主要包括 X 射线摄影、X 射线透视和 X 射线计算机断层摄影。放射诊断是医疗照射实践中最主要的组成部分。

一、放射诊断的选址与布局

(一) 放射诊断场所的选址要求

一般来说,放射诊断场所属于医疗机构进行医疗活动的场所的一部分,因此放射诊断场所首先需要满足普通医疗场所在选址层面的一般性要求。但更重要的是,作为一个特殊场所,放射诊断场所除了考虑为受检者和患者提供出入和操作便利外,还必须充分考虑电离辐射对周围环境及人员的影响。选址的一般要求是:可以设在建筑物底层的一端,有条件也可单独建造。这一要求体现了对放射工作场所和普通医疗场所分隔、独立的总体防护设计要求。

(二) 放射诊断场所分区

放射诊疗场所是其工作实际开展的地方,同时也是放射诊疗设备的安置处、相关人员受照和各种放射防护措施落实的场所,为此,在安全管理方面应当按 GB 18871—2002《电离辐射防护与辐射源安全基本标准》中规定,将工作场所区划为控制区和监督区。对于放射诊断场所,一般而言,就是将射线操作区域和相关附属区域分隔开,即隔室操作。射线直接操作场所(如 CT 扫描室、透视室、摄片室等)作为控制区,监督区包括候诊处、登记存片室、医师办公室、主任办公室、观片室、接待室、会诊示教室、值班更衣室、治疗室、库房、控制室、暗室、肠胃检查室(设调钡处和专用厕所)等。

控制区:该区域内要求或可能要求采取专门的防护手段和安全措施,以便在正常工作条件下控制正常照射或防止污染扩展,防止潜在照射或限制其程度。放射诊疗场所的控制区主要为射线直接操作场所,如机房、操作室、模拟定位室等。医疗机构应采用实体边界划定控制区;在控制区进出口及其他适当位置处设立醒目的、符合安全标准的警告标志,并给出相应的辐射水平和污染水平的指示;制定职业防护与安全措施,包括应用于控制区的规则与程序;严格执行控制区进出的限制程序;定期审查控制区的实际状况,以确定是否有必要改变该区的防护手段、安全措施或边界。

监督区:即未被确定为控制区,通常不需要采取专门防护手段和安全措施,但要不断检查其职业照射条件,对其职业照射条件进行监督和评价的区域。医疗机构应采用适当的手段划出监督区的边界;在监督区入口处的适当地点设立表明监督区的标牌;定期审查该区的条件,以确定是否需要采取防护措施和做出安全规定,或是更改监督区的边界。

（三）放射诊断场所的布局

应将外照射防护三要素（时间、距离和屏蔽）结合在机房设计中，以优化职业放射防护和公众辐射防护。较大的房间更适合需要使用推车的患者，同时它们允许更容易的患者定位、设备和患者移动，在介入手术的情况下，这有助于减少 X 射线的曝光时间。较大的房间也会降低二次辐射水平（散射辐射和泄漏辐射）。

放射诊断场所应合理设置 X 射线设备，机房的门、窗和管线口位置，应尽量避免有用线束直接照射门、窗、管线口和工作人员操作位。每台 X 射线机（不含床旁摄影机与车载式 X 射线机）应设有单独的机房，机房应充分考虑邻室（含楼上和楼下）及周围场所的人员防护与安全。除床旁摄影设备、便携式 X 射线设备和车载式诊断 X 射线设备外，对新建、改建和扩建项目和技术改造、技术引进项目的 X 射线设备机房，其最小有效使用面积、最小单边长度应符合表 5-15 的规定。

表 5-15　X 射线设备机房（照射室）使用面积、单边长度的要求

设备类型	机房内最小有效使用面积 [d]/m²	机房内最小单边长度 [e]/m
CT 机（不含头颅移动 CT）	30	4.5
双管头或多管头 X 射线设备 [a]	30	4.5
单管头 X 射线设备 [b]	20	3.5
透视专用机 [c]、碎石定位机、口腔 CBCT 卧位扫描	15	3.0
乳腺机、全身骨密度仪	10	2.5
牙科全景机、局部骨密度仪、口腔 CBCT 坐位扫描/站位扫描	5	2.0
口内牙片机	3	1.5

注：[a] 双管头或多管头 X 射线设备的所有管球安装在同一间机房内。

　　[b] 单管头、双管头或多管头 X 射线设备的每个管球各安装在 1 个房间内。

　　[c] 透视专用机指无诊断床、标称管电流小于 5mA 的 X 射线设备。

　　[d] 机房内有效使用面积指机房内可画出的最大矩形的面积。

　　[e] 机房内单边长度指机房内有效使用面积的最小边长。

不同类型 X 射线设备（不含床旁摄影设备和便携式 X 射线设备）机房的屏蔽防护应不低于表 5-16 的规定。应合理设置机房的门、窗和管线口位置，机房的门和窗关闭时也应满足表 5-16 中的相应要求。设于多层建筑中的机房（不含顶层）顶棚、地板（不含下方无建筑物的）应满足相应照射方向的屏蔽厚度要求。

表 5-16　不同类型 X 射线设备机房的屏蔽防护铅当量厚度要求

机房类型	有用线束方向铅当量/mmPb	非有用线束方向铅当量/mmPb
标称 125kV 以上的摄影机房	3.0	2.0
标称 125kV 及以下的摄影机房	2.0	1.0
C 形臂 X 射线设备机房	2.0	2.0

续表

机房类型	有用线束方向铅当量/mmPb	非有用线束方向铅当量/mmPb
口腔 CBCT、牙科全景机房（有头颅摄影）	2.0	1.0
透视机房、骨密度仪机房、口内牙片机房、牙科全景机房（无头颅摄影）、乳腺机房、模拟定位机房、乳腺摄影机房、乳腺 CBCT 机房	1.0	1.0
CT 机房（不含头颅移动 CT） CT 模拟定位机房	2.5	

（四）放射诊断场所的防护要求

1. 机房应设有观察窗或摄像监控装置,其设置的位置应便于观察到受检者状态及防护门开闭情况。

2. 机房内不应堆放与该设备诊断工作无关的杂物。

3. 机房应设置动力通风装置,并保持良好的通风。

4. 机房门外应有电离辐射警告标志;机房门上方应有醒目的工作状态指示灯,灯箱上应设置如"射线有害、灯亮勿入"的可视警示语句;候诊区应设置放射防护注意事项告知栏。

5. 平开机房门应有自动闭门装置;推拉式机房门应设有曝光时关闭机房门的管理措施;工作状态指示灯能与机房门有效关联。

6. 电动推拉门宜设置防夹装置。

7. 受检者不应在机房内候诊;非特殊情况,检查过程中陪检者不应滞留在机房内。

8. 模拟定位设备机房防护设施应满足相应设备类型的防护要求。

9. CT 装置的安放应利于操作者观察受检者。

10. 机房出入门宜处于散射辐射相对低的位置。

11. 车载式诊断 X 射线设备工作场所的选择应充分考虑周围人员的驻留条件,X 射线有用线束应避开人员停留和流动的路线。

12. 车载式诊断 X 射线设备的临时控制区边界上应设立清晰可见的警告标志牌(例如:"禁止进入 X 射线区")和电离辐射警告标志。临时控制区内不应有无关人员驻留。

二、放射诊断设备与性能的防护要求

放射诊断设备的放射防护与安全性能是确保临床应用 X 射线诊断时能取得满意医疗质量,并保障医学放射工作人员、广大受检者与患者以及有关公众的身体健康与放射安全的基础。然而,X 射线诊断设备品种类型名目繁多且不断更新发展。本节只选取其中重点,概要介绍设备的通用放射防护要求和数字化 X 射线摄影设备、数字化 X 射线透视设备、牙科 X 射线机、CT 机和乳腺 X 射线机等常见设备防护性能的专用要求。

（一）一般要求

这里通用的意思是除非特指,否则放射诊断各种设备都需要满足的一般性防护要求。

1. X 射线设备出线口上应安装限束系统(如限束器、光阑等)。

2. X 射线管组件上应有清晰的焦点位置标示。

3. X射线管组件上应标明固有滤过,所有附加滤过片均应标明其材料和厚度。

4. 随机文件应说明下列与防护有关的性能:X射线管组件的固有滤过;X射线源组件的滤过;滤过片的特性;距焦点100cm远处球面上泄漏辐射的空气比释动能率;限制有用线束的方法;在焦点到影像接收器的各种距离下有用线束照射野尺寸;焦点到影像接收面的最大和最小距离;管电压和管电流加载条件;各种使用条件下焦皮距的说明;位于有用线束中床板和滤线栅对X射线束的衰减当量;CT随机文件应提供等剂量图,描述设备周围的杂散辐射的分布;介入放射学、近台同室操作(非普通荧光屏透视)用X射线设备随机文件中应提供等剂量图,描述设备周围的杂散辐射的分布以及工作人员典型位置的杂散辐射值,便于工作人员选择防护方案;车载式诊断X射线设备随机文件中应说明临时控制区的周围剂量当量率水平,场所布局和防护设计图;各种专用和特殊场合使用的X射线设备,应具体指出各应用条件下必须注意采取的相应防护措施。

5. 在随机文件中关于滤过的内容,应符合:①除乳腺X射线摄影设备外,在正常使用中不可拆卸的滤过部件,应不小于0.5mmAl;②除乳腺X射线摄影设备外,应用工具才能拆卸的滤片和固有滤过(不可拆卸的)的总滤过,应不小于1.5mmAl;③除牙科摄影和乳腺摄影用X射线设备外,X射线有用线束中的所有物质形成的等效总滤过,应不小于2.5mmAl;④标称X射线管电压不超过70kV的牙科X射线设备,其总滤过应不小于1.5mmAl;⑤标称X射线管电压不超过50kV的乳腺摄影专用X射线设备,其总滤过应不小于0.03mmMo。

(二)透视用X射线设备防护性能的专用要求

1. C形臂X射线设备的最小焦皮距应不小于20cm,其余透视用X射线设备的最小焦皮距应不小于30cm。

2. 透视曝光开关应为常断式开关,并配有透视计时及限时报警装置。

(三)摄影用X射线设备防护性能的专用要求

200mA及以上的摄影用X射线设备应有可安装附加滤过板的装置,并配备不同规格的附加滤过板。X射线设备应有能调节有用线束照射野的限束装置,并应提供可标示照射野的灯光野指示装置。

(四)CT设备防护性能的专用要求

1. 在扫描程序开始之前,应指明某一扫描程序期间所使用的CT运行条件。

2. 对于任意一种CT扫描程序,都应在操作者控制台上显示剂量信息。

3. 应设置急停按钮,以便在CT扫描过程中发生意外时可以及时停止出束。

(五)牙科摄影用X射线设备防护性能的专用要求

1. 牙科X射线设备使用时管电压的标称值应不低于60kV。

2. 牙科全景体层摄影的X射线设备,应有限束装置,防止X射线超出X射线影像接收器平面。

3. 口内牙科摄影的X射线源组件应配备限制X射线束的集光筒,集光筒出口平面的最大几何尺寸(直径/对角线)应不超过60mm。

4. 牙科摄影装置应配置限制焦皮距的部件,并符合表5-17的规定。

表 5-17 牙科 X 射线摄影的最短焦皮距

应用类型		最短焦皮距/cm
标称 X 射线管电压 60kV 的牙科摄影		10
标称 X 射线管电压 60kV 以上的牙科摄影		20
口外片牙科摄影		6
牙科全景体层摄影		15
口腔锥形束 CT（口腔 CBCT）	坐位扫描/站位扫描	15
	卧位扫描	20

（六）乳腺摄影 X 射线设备防护性能的专用要求

1. 乳腺摄影 X 射线设备的标称最高 X 射线管电压应不超过 50kV。

2. 用于几何放大乳腺摄影的 X 射线设备，应配备能阻止使用焦皮距小于 20cm 的装置。

（七）移动式和便携式 X 射线设备防护性能的专用要求

1. 移动式和便携式 X 射线设备应满足其相应设备类型的防护性能专用要求。

2. 连接曝光开关的电缆长度应不小于 300cm，或配置遥控曝光开关。

3. 移动式牙科摄影设备应满足牙科摄影用 X 射线设备防护性能的专用要求的要求。

4. 移动式和便携式 X 射线设备上应在显著位置设置电离辐射警告标志。

三、放射诊断的人员防护

放射诊断实践过程中，受照人员可以分为职业人员（医务人员）、受检者或患者、公众三个人群。这三类人员受照特点和方式虽然各有不同，但从放射防护的角度出发，采取合理措施尽可能地降低相应人员的受照剂量是明确要求和必然趋势。因此，以下分别针对这三类人员描述降低受照剂量的各类措施。

（一）医护人员的防护

职业照射是指除了国家有关法规和标准所排除的照射，以及根据国家有关法规和标准予以豁免的实践或源所产生的照射以外，工作人员在其工作过程中所受的所有照射。医学放射诊断实践中的工作人员所受职业照射的防护以及受照剂量的降低可从以下几方面进行。

1. 遵守医疗机构规定的任何可适用的防护和安全规则及程序。

2. 正确使用所提供的监测设备和个人防护设备。

3. 与医疗机构在防护和安全、工作人员的健康监护计划和剂量评价计划方面进行合作。

4. 向医疗机构提供关于其过去和现在所从事的相关工作的信息，以确保其自身和其他人的有效防护和全面安全。

5. 避免采取任何可能使其自身或其他人处于不符合本标准要求的境况的故意行为。

6. 接受将使其能够按照本标准的要求进行工作的防护和安全方面的信息、指导和培训。

7. 工作人员如发现可能对防护和安全造成不利影响的情形，必须尽快向医疗机构报告这类情形。

同时医疗机构应在本单位辐射防护大纲中制定并维持关于控制区和监督区的指定、管理制度和操作规程、防护用品以及工作场所监测方面的组织安排、程序安排和技术安排。医疗机构应在辐射防护负责人或合格专家的监督下制定、维护并经常审查工作场所的监测计划。工作场所监测的类型和频度必须足以评价所有工作场所的辐射状况、评价控制区和监督区的照射情况、审查控制区和监督区的划分情况。通过严格的剂量监测限制放射诊断工作人员职业照射的剂量水平,维护从业人员的健康安全。

(二)患者的防护

参加体检或疾病诊断的患者是放射诊断过程中最主要的受照群体,减少患者的受照剂量确保其健康安全是非常重要的。要减少患者的受照剂量,可以从下面几个方面展开。

1. 增加透射比　降低皮肤剂量介入放射学操作对患者的损伤主要是辐射诱导的皮肤损伤,因此防护措施应该主要针对这种皮肤剂量的减少。透射比是指平均出射空气吸收剂量与平均入射空气吸收剂量的比值。通常情况下,这个比值约为 0.01 或更小。增加透视比的方法很多,其中就是之一就是提高管电压,相对而言降低了管电流,可增加 X 射线的硬度,使其贯穿能力增强,达到降低射野内皮肤剂量的目的。但是,增加透视比会增加患者体内深部组织的吸收剂量,也会增加 X 射线在患者体内的散射,影像质量可能会难以保证。在不影响图像质量的前提下,应采用高千伏和低毫安秒设置进行 X 射线摄影,以减少患者的受照剂量。

2. 控制照射野　准直投照角度控制照射野应该最小化,仅包括感兴趣的解剖区域,适当的 X 射线束准直能够明显减少患者的受照剂量。透视和摄影时尽量使用小照射野,根据需要视野从小到大。控制可行的最小照射野并准直定位,一方面能减少患者的受照剂量,另一方面可以提高影像质量。

3. 器官屏蔽　医生既要正确使用影像引导设备已有的防护装置,也要充分利用患者配备的个人防护用品,不要因各种原因让防护设施或防护用品束之高阁。尤其要做好受检者邻近照射野的敏感器官和组织的屏蔽防护,特别是儿童患者,必须保护他们的眼、甲状腺和性腺,在不影响临床操作过程和影像质量的前提下,对某些重要器官进行屏蔽,可以减少它们的受照剂量。

(1) 性腺防护裙:在放射治疗全过程中,能够把性腺防护裙系在患者身上恰当位置来提供性腺防护。性腺防护裙使用的材料应该是柔软的,在整个性腺防护裙区域上,其铅当量应不小于 0.5mmPb。性腺防护裙应根据表 5-18 中的尺寸分类,并应符合表中所示的尺寸。

表 5-18　性腺防护裙的型号大小

标准尺寸	字母符号	最小尺寸/cm	
		长	宽
儿童 1	C1	20	25
儿童 2	C2	30	30
成人 1	A1	37	40
成人 2	A2	40	45

(2) 阴囊屏蔽器具:阴囊屏蔽器具应无间隙,内外表面所覆盖的防护材料都应防水、易于清洗和消毒。在放射治疗全过程中,应采用把阴囊屏蔽器具保持在合适位置的方法来提供阴囊防护。阴囊屏蔽器具分为两类:轻型阴囊屏蔽器具和重型阴囊屏蔽器具。轻型阴囊屏蔽器具在整个区域上的铅当量应不小于 0.5mmPb,重型阴囊屏蔽器具在整个区域上的铅当量不小于 1.0mmPb。

(3) 卵巢屏蔽器具:卵巢屏蔽器具的设计应易于应用,在放射治疗的全过程中,能使之能保持在合适的位置来提供性腺保护。卵巢屏蔽器具或设计成可方便地调节成不同尺寸,或应成套提供适宜尺寸的卵巢屏蔽器具。在整个卵巢屏蔽器具区域上,其铅当量不小于1.0mmPb。

(4) 阴影屏蔽器具:阴影屏蔽器具的设计应能保证将阴影屏蔽器具放置在辐射源与患者之间合适的位置上,阴影屏蔽器具应适合于同光野指示器一起使用。在阴影屏蔽器具的整个区域上,轻型阴影屏蔽器具的铅当量应不小于 0.5mmPb,重型阴影屏蔽器具的铅当量应不小于 1.0mmPb。

(5) 防护眼镜:在头颈部放射治疗过程中,给患者佩戴专门设计的合适铅当量防护眼镜,可以使眼晶状体的受照剂量减少到未戴铅玻璃眼镜时受照剂量的 1/10 左右。

4. 控制焦皮距和焦点到影像探测器的距离　当焦皮距或焦点到影像探测器的距离(影像增强器和平板)变小时,入射到患者体表处有用线束致皮肤的剂量将会急剧地增高。但是影像探测器和 X 射线管球的距离过远会影响成像质量。因此,在透视引导介入程序中,影像探测器的位置应该与患者身体尽可能近,而且应该调节床的高度使患者与 X 射线管球尽可能远。

5. 减少散射辐射剂量　控制散射辐射既能减少患者受照剂量,又可以保证影像质量。例如,采用碳纤维材料代替传统铝材料(其反射率为 30%)制作诊断床、滤线栅,不仅可以增加透射比,而且可以使得在有用线束内的患者皮肤吸收剂量大量减少,与此同时,深部组织的吸收剂量也会得到相应的减少。

6. 控制并记录照射时间和频率　所有的 X 射线诊断检查设备的运行启动开关,应当配有在任何情况下都能以手动方式终止照射的开关(需要多次照射的特殊检查除外);不用手动开关就能实施照射。X 射线透视设备应当配置积分计时器,超过预定照射时间,积分计时器能自动终止照射。也就是说,积分计时器应当与 X 射线透视机的运行开关联锁。在 X 射线透视检查时间达到预定照射时间时,积分计时器能给出声响警示信号以提醒放射科医生保持最短的透视检查时间。

7. 其他措施　如制定统一的剂量测量方法和评价指标;定期对剂量减少措施进行评估,确保这些措施的有效实施;如果患者接受了一种临床上重要的辐射剂量类型,应该在病历上记录其剂量数据;开发利用新的介入性引导工具,如开放式 MRI 设备与其相应配套器具的开发以及超声的配合使用,使介入放射学向低或无放射线方向发展;加快针对不同介入操作类型患者的防护设施研究。

第三节　介入放射学的防护

介入放射学(interventional radiology)是 20 世纪六七十年代开始,八九十年代迅速发展起来的,它是在医学影像设备的引导下,以影像诊断学和临床诊断学为基础,结合临床治疗学原理,利用导管、导丝等器材对各种疾病进行诊断及治疗的一系列技术。介入操作简便、安全、创伤小、合并症少、见效快。实施介入操作过程中,职业人员、患者都不可避免地面临射线照射的风险。而且由于是同室操作,介入工作人员的职业照射剂量明显高于医院其他放射工作人员,患者的受照剂量也高于其他放射诊断患者。

一、介入放射学的选址与布局

放射工作场所有别于其他的工作场所,由于电离辐射的存在,因此在场所的选址与布局上,有着特殊的要求。而介入操作属于介入人员与患者同处一室,因此介入工作场所又有着有别于其他放射诊疗场所的防护要求。合理设计、配置完善的介入机房(导管室),可为有效实施患者诊疗和辐射防护提供优化的环境条件。设在介入操作中,可能需要多名工作人员配合操作或管理不同的设备,设施应能为所有团队成员提供充足的工作空间,以确保医疗质量和尽可能降低医患双方的辐射风险。

(一) 场所的防护要求

介入放射学场所的选址和设计时,必须考虑:可能对射线装置的安全管理和控制有影响的因素;可能影响射线装置引起的职业照射和公众照射的因素。

(二) 选址与布局要求

选址和布局应综合考虑操作类型、工作负荷、设施内外的人流物流。设计时综合运用与降低剂量相关的三个因素(时间、距离和屏蔽),优化职业照射和公众照射的防护。图 5-1 提供了介入设施平面布局的一个示例。

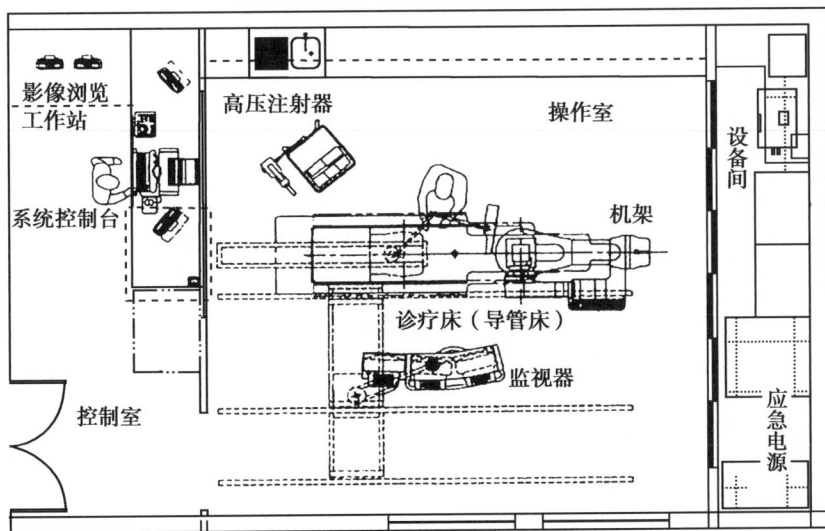

图 5-1 介入场所平面布局的示例

从防护角度看,作为放射工作场所的介入机房,最好选址在一个对公众影响很小的地方,比如医院的某一个相对偏僻的角落,有一个相对独立的建筑空间。如果设置在大型医疗用房中,如病房大楼、门诊大楼,则介入机房应当设立在大型建筑的底层一端,同时注意不与儿科、产房等人员较多的场所毗邻。

介入机房的布局,也是在建筑设计阶段就要考虑的。根据 GB 18871—2002《电离辐射防护与辐射源安全基本标准》的要求,所有的放射工作场所都应当根据自身条件,合理布局,设立控制区和监督区,相关要求可以参考第四章对应内容。可以肯定,介入操作机房属于控制区(即图 5-1 中的操作室),而控制室、设备间、紧邻机房的走廊等属于监督区(即图 5-1 中的控制室、控制台、设备间等)。

由于介入操作需要一定量的手术器械,对患者有轻微创伤,所以操作间需要视同手术室要求,在介入机房的设计和建造中一并考虑无菌要求。

二、介入放射学设备与性能的防护要求

介入操作中主要放射学导向设备有 X 射线透视、数字减影血管造影(digital subtraction angiography,DSA)、CT 等。在 X 射线导视下的介入操作曝光最大、时间长,工作人员操作位置在患者的床侧,与诊断 X 射线检查相比,介入操作者和患者接受的辐射剂量相对较高,特别是介入放射学的工作过程较为复杂,往往需要相关临床医师、护士与放射科医师相互配合才能完成。临床学科医务人员大多没有经过系统放射防护知识的培训,对辐射损害的严重性及其防护重视不够,而放射科医师虽然对放射防护知识有一定的了解,但他们对新引入的放射实践活动重视不够,对参与操作活动的临床医师没能给予安全上的指导和帮助。一些医师裸手在 X 射线透视下进行穿刺插管、造影、灌注化学治疗药物或作某些治疗等,眼、面、四肢等部位完全暴露在 X 射线下。这种时间长、距离短的工作,使介入操作医师接受的辐射剂量比传统核工业的工作人员还要高,已有报道介入操作人员晶状体浑浊以及心脏射频导管消融术而导致患者皮肤损害的病例。

各种介入操作的临床目的和复杂程度千差万别,影像质量的需求不尽相同,对患者和医务人员的辐射剂量及其潜在风险也存在显著差异。为了确定具体介入操作所需的设备特征,有必要将介入操作区分为"潜在高辐射剂量程序"和"非潜在高辐射剂量程序"。

如果一个介入操作中有 5% 以上的病例参考点空气比释动能超过 3 000mGy 或空气比释动能 - 面积乘积超过 $300Gy \cdot cm^2$,则应归类为"潜在高辐射剂量程序"。高辐射剂量的程序包括:经颈静脉肝内门体静脉分流术(transju-gular intrahepatic portosystemic shunt,TIPS)、栓塞治疗(任何部位、任何病变)、脑卒中治疗、胆管引流、血管成形术(无论是否合并支架置入)、支架或移植支架置入、化疗药物栓塞、胃肠道出血的血管造影和介入治疗、颈动脉支架置入、心脏射频消融、置入复杂的心脏电生理装置、经皮冠状动脉介入治疗(单支血管或多支血管)等。临床中"潜在高辐射剂量程序"的归类决策可参考上述建议,最好利用本医院的介入患者剂量数据集来确定是否将某一具体程序类型划入"潜在高辐射剂量程序"。

一些介入操作(例如中心静脉置管术)可用简单的影像设备在任何地点实施,需要的辐射剂量很小,有些操作可能需要使用高度专业化的设备在手术室或介入诊疗室内进行。潜在高辐射剂量程序中的一些操作类型(例如大血管重建)可能需要长时间的透视、大量影像采集和高剂量模式,使患者受到显著的辐射剂量,大多数介入操作(例如神经血管介入和复杂的血管成形术)会不同程度地面临这种情况,通常需要特定的操作环境和为计划用途专门设计的设备。

介入透视设备可能外观很相似,但不同用途所需的硬件、软件和配置设定常存在显著差异,如果在特定介入程序中使用部件或配置不当的设备,可能对患者或操作者产生潜在危

害。设备供方应与用户的应用工程师、医学物理师和介入医师密切协作,使设备及其配置与拟议的操作类型相匹配。

大多数介入设备和移动式 C 形臂系统的配置应使 X 射线管相对于影像接收器而言更靠近地面(床下管系统),这样的配置可避免操作者头颈部遭受最强的散射辐射照射,仰卧位患者的乳腺组织也很少受到入射束的照射。并且床上管系统,会显著增加患者和工作人员的辐射风险,应充分警惕,且尽量不使用床上管系统。

介入设备生产商应提供人性化的防护装备、降低辐射剂量的有效措施和提供适当的辐射剂量显示设备。介入操作应有专用的介入放射学系统,其电气、机械、辐射安全和影像质量技术等要求及测试方法应符合国际电工委员会(IEC)标准或与之等效标准。

介入手术对患者的医疗风险和辐射风险不容忽视,为有效实施恰当的辐射风险管理措施,需要配备合适的透视系统。美国国家辐射防护与测量委员会(NCRP)基于空气比释动能($K_{a,r}$)或比释动能 - 面积乘积(PKA)的预期值,将介入程序分为潜在高辐射剂量程序和其他程序两类,并提供了介入设备关键性能建议(表 5-19)。就预期风险水平而言,如果透视系统不具备表 5-19 所建议的绝大多数性能,则不应用于潜在高辐射剂量介入操作。同时应确保介入医师和有资质的医学物理师参与设备选型采购、验收、配置和设施规划过程。

表 5-19　期望介入设备关键性能的示例

设备特征	用于潜在高辐射剂量程序的要求 [a]	用于其他程序的可接受的特征
机械几何结构	等中心	依程序而定
透视模式	可调频率脉冲	持续或可调频率脉冲
附加滤过	自动滤过板	建议用固定滤过板,但不强调
准直调节	虚拟准直:在无辐射照射状态下可调	辐射照射状态下可调
解剖编程	配置图像产生和处理控制	建议,但不强制
数字透视	需要	高度推荐
数字影像采集	需要	需要
透视存储	动态循环回放	末帧图像保持(LIH)
辐射检测仪	$K_{a,r}$ 测量仪和 P_{KA} 测量仪	$K_{a,r}$ 测量仪或 P_{KA} 测量仪
可预设的辐射剂量水平警示装置(目前介入设备未配备)	需要	依程序而定
床设屏蔽	需要	依程序而定
天花板悬吊式铅屏	需要	依程序而定

注:[a] 如果一个介入程序中有 5% 以上的病例 $K_{a,r}$ 超过 3 000mGy 或 P_{KA} 超过 300Gy·cm^2,则应归类为"潜在高辐射剂量程序"。

在介入操作中,可以通过合理透视设备的基本特性和剂量降低技术来实施剂量管理,高度专业的附加设备也有利于剂量管理。介入设备控制台上应能显示管电压、管电流、焦点大小、过滤、源 - 影像接收器距离(SID)、照射野的大小、曝光时间、辐射剂量(最好是能显示峰值皮肤剂量PSD,否则至少显示 $K_{a,r}$ 或 P_{KA} 之一)等参数,剂量参数指示精度应在 ±35% 以内。

有些类型的介入操作(例如静脉通路程序),几乎都是以极低的辐射量来成功实施,伴随的辐射风险很小,仅在罕见的例外情形下产生足以引起关切的高辐射剂量。

陈旧型号的透视系统电源在X射线产生时伴有噪声,噪声的变化通常取决于技术条件(例如,脉冲和剂量率)。现代透视系统已经消除了这种噪声。为优化个人防护,参与介入操作的工作人员应当了解何时有X射线发生,缺乏防护意识可导致工作人员的意外受照。

对透视脚踏开关用途和操作缺乏了解的工作人员,如果无意中踩到或站在脚踏开关上,推车或其他设备碾过脚踏开关,皆有可能使系统意外产生辐射。在设备控制面板上应当提供一个附加的安全开关,最好能在控制台和床侧分别安装一个安全开关,防止安全开关激活后产生X射线。

三、介入放射学的人员防护

(一) 医护人员的防护

在介入放射学中,介入医师和其他工作人员的辐射照射来源包括三种类型:初始X射线束(主射束),X射线管泄漏辐射和来自患者的散射辐射(图5-2)。

无论使用X射线透视还是使用CT引导介入,均要求X射线束严格准直并限定在影像接收器内,以使初始X射线束在成像区外尽可能低。透视过程中患者出射表面空气比释动能率范围为5~20mGy/h。一些特定程序可能需要介入医师的手短时间接近乃至进入初始X射线束路径中操纵器材,应当注意避免手部的直接照射。一般情况中,操作者不会受到主射束的直接照射。操作者主要受到由初始X射线照射到患者身体中引起的散射辐射。介入透视条件下,操作者位

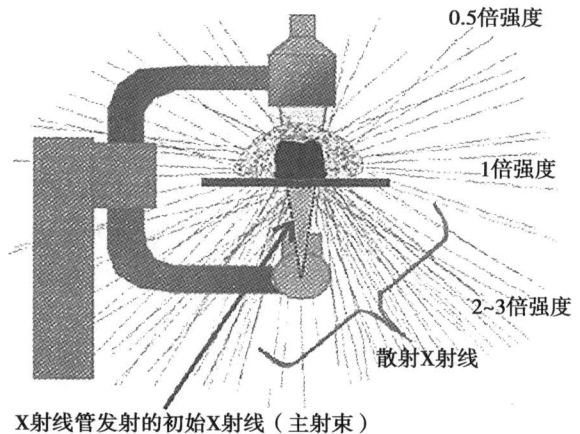

图 5-2　初始和散射辐射的分布及相对强度

置的散射辐射空气比释动能率范围为1~10mGy/h。CT引导介入程序连续采集模式下,在靠近成像层面和CT机架区域空气比释动能率范围为10~30mGy/h。

随着与患者受照部位距离的增加,散射辐射水平大体上依从距离平方反比定律急剧下降。图5-3提供了床下管配置的C形臂透视系统前向(后前位,PA)投照时的散射辐射等剂量分布图的示例。

在侧位投照时,靠近X射线管的区域散射辐射水平最高,而影像接收器一侧散射辐射显著降低(图5-4)。

时间防护、距离防护和屏蔽防护,是外照射防护的基本措施。这也是降低介入操作人员受照剂量的必要途径。

时间防护是放射防护的一个重要方法。应尽可能缩短使用X射线的曝光时间,透视时间和影像采集帧数应与临床目标相称。缩短透视时间和降低透视剂量率,可导致患者剂量降低,操作者受到的辐射剂量也将减少。

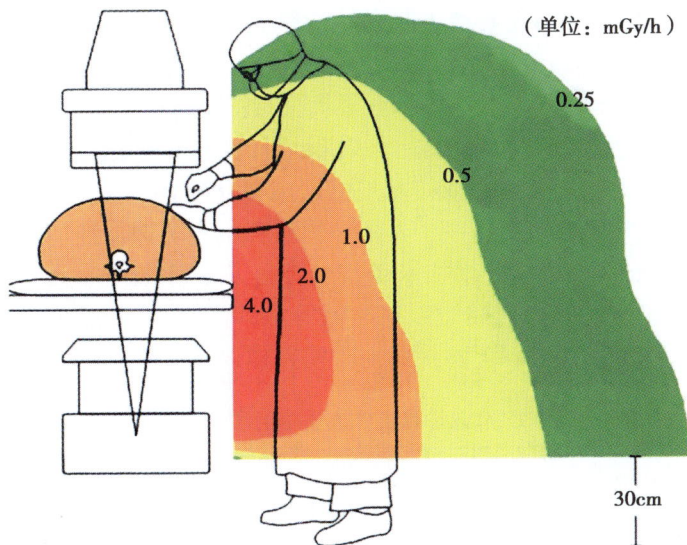

图 5-3　C 形臂透视系统(床下管)前向投照时的散射辐射等比释动能率分布实例

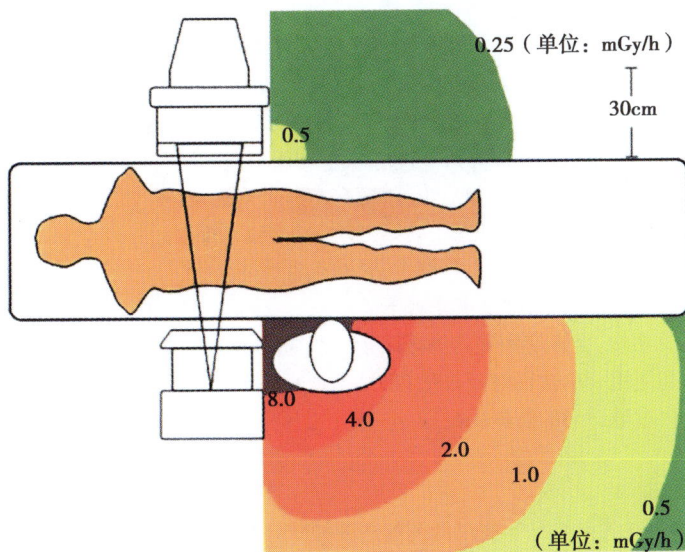

图 5-4　C 形臂透视系统侧向投照时的散射辐射等比释动能率分布实例

　　一般而言,X 射线入射患者身体一侧的散射辐射强度最大。入射到患者身体的辐射仅有 1%~5% 到达人体另一侧。站在出射束方向一侧(影像接收器),仅剩 1%~5% 的入射辐射及其散射辐射。如果射线束为水平方向或接近水平方向,操作者应尽可能站在影像接收器一侧。如果射线束为垂直方向或接近垂直方向,应保持 X 射线管在诊疗床(导管床)之下,这将导致较强的散射辐射指向地面,操作者头颈部受照剂量较低。

　　辐射屏蔽有三种类型:结构(建筑)屏蔽、辅助防护设施(室内防护装置)、个人防护用品。

结构屏蔽是能达到辐射防护目的,纳入建筑结构整体设计的一种屏蔽方式。室内防护装置包括床下铅帘、床侧屏蔽板、天花板悬吊式铅屏、一次性辐射吸收垫(帘)和落地铅屏等。个人防护用品包括防护围裙(铅围裙)、铅眼镜、甲状腺铅领和防护手套等。基本安全标准要求,如果单靠结构屏蔽和行政管理控制措施无法满足所需的职业辐射防护水平,用人单位必须保证向工作人员提供符合相关标准或技术规格适用、足够的个人防护用品和室内防护装置,并确保工作人员合理有效地使用这些个人防护用品和室内防护装置。

一些简单的措施,例如尽可能增加术者与患者和床之间的距离、限制照射野尺寸(准直)和尽可能熟练迅速地实施操作以缩短照射时间等,都可以有效降低职业照射剂量。表 5-20 提供了改善介入诊疗工作人员辐射防护的一些实用建议。

表 5-20　介入诊疗工作人员辐射防护的实用措施

仅让工作职责必需的人员进入操作室(导管室)。

在任何可行情况下,尽可能加大操作者与患者(散射辐射来源)之间的距离。

在影像采集时,工作人员应尽可能远离诊疗床(导管床),最好能站在落地铅屏之后。

尽可能站在低散射区域操作。在 X 射线管一侧散射辐射水平较高,在影像接收器一侧散射辐射水平较低。

如果射线束为水平或接近水平方向,操作者应站在影像接收器一侧。

如果射线束为垂直方向或接近垂直方向,应保持 X 射线管在诊疗床(导管床)之下。

在对比剂注射时,应使用电动注射器,远离患者和/或站在移动式落地铅屏之后。

如需人工注射,可用延长型导管,尽可能增大与患者之间的距离。

在任何可行的情况下,使用天花板悬吊、床下铅帘。床侧屏蔽板和其他防护屏蔽工具,例如防护围裙(铅围裙)、甲状腺铅领和带有侧向屏蔽的铅眼镜。

头颈部防护需要使用可活动的天花板悬吊铅屏,应在术前合理摆位,术中注意位置调整。

如果需要人员在床两侧同时工作,应考虑安装第二块天花板悬吊铅屏。

天花板悬吊铅屏应当尽可能靠近导管入路部位,紧贴患者身体。

合理配置和使用床下铅帘,可显著降低操作者下肢剂量。

如果使用双面(双向)系统,合理使用侧向屏蔽眼镜对眼防护至关重要。

在导管入路部位合理使用一次性辐射吸收垫(帘),有助于降低操作者手部剂量。

穿铅当量适宜、合身、重量适当的防护围裙。

佩戴甲状腺铅领。

佩戴有侧向屏蔽的铅眼镜。

尽可能缩短透视时间,在可行情况下使用低剂量透视模式(例如,低剂量率脉冲透视)。

尽可能减少采集序列数量和每个采集序列的帧数。

尽量避免过度使用图像放大技术。

尽可能将 X 射线束严格准直到目标区。

在需要手进入辐射束路径的例外情况下,尽量不要将手置于 X 射线管和患者之间。

在合适的情况下,可以考虑戴辐射防护手套,但戴辐射防护手套可能有负面作用:影响手的触感和灵活性,干扰自动曝光控制(AEC),导致程序时间延长。

微调辐射束角度使其离开操作者的手部、严格准直以及小心留意手指位置,有助于减少操作者手受到的照射。

接受辐射管理和辐射防护方面的适当培训。

应当牢记:减少患者辐射剂量也将降低自己受到的辐射剂量。

（二）患者的防护

介入医师应审阅患者以前所做过的相关影像检查,尽量查阅其原始影像。术前的医学影像检查,建议使用非介入的断层成像方式,优先选择非电离辐射的成像方式。在选择放射影像引导方式后,应当正确选择合适尺寸和形状的影像接收器(平板探测器或影像增强器),以进一步提高诊断影像质量。

不同投照方位的皮肤入射剂量率差异很大(表 5-21)。现代透视设备在透视和影像采集过程中,能够自动调整辐射输出量以适应成像部位身体厚度的变化,维持预设的影像质量水平。侧位或角度过大的斜位投照时,与前后位(AP)或后前位(PA)投照相比,辐射强度可能会提高几倍至十几倍(图 5-5)。因此应避免使用侧位或角度过大的斜位投照。

表 5-21　心血管造影中不同投照方位的剂量率(标准模体测量)

心血管造影投照方位	透视剂量率/(mGy·min⁻¹)	电影摄像剂量率/(mGy·min⁻¹)
前后位	3.1	38.8
右前斜 30°	1.9	20.3
左前斜 40°	2.0	21.6
左前斜 40°,头 30°	8.0	99.1
左前斜 40°,头 40°	9.9	123.6
左前斜 40°,足 40°	2.9	34.1

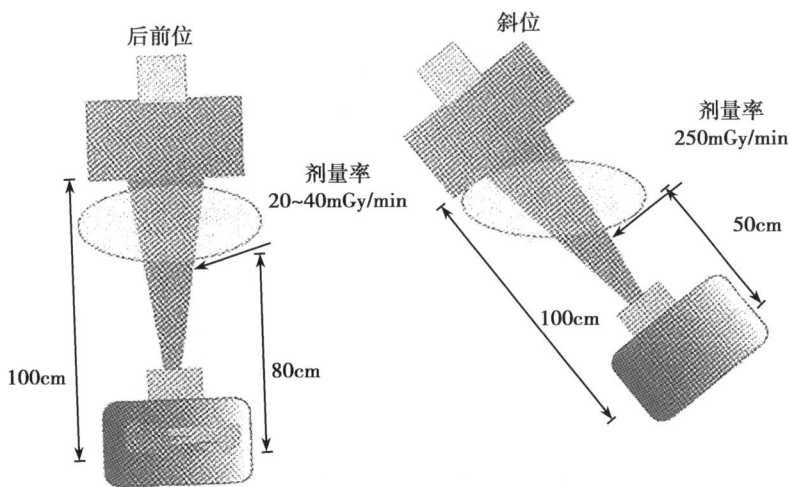

图 5-5　投照方向对患者入射皮肤剂量率的影响

在照射野内的乳腺组织将增加成像部位的厚度,导致曝光参数(kV,mA)和射束强度增加,因此,应避免将乳房作为 X 射线束的入射面。出射束的强度仅为入射束强度的 1%~5%(图 5-6),因此,在可行且不干扰临床操作时,选择 PA 投照而不用 AP 投照,有助于减少乳房部位皮肤损伤的概率。

照射野应当仅限于必须成像的身体部位,但不需要成像的身体部位的图像会增加骨骼或其他组织的伪影,干扰对目标解剖结构或导管等介入器械的观察,导致辐射强度增加及操作时间的延长。在侧位或斜位投照时,侧上肢可能会受到足以导致皮肤损伤的高吸收剂量(图 5-7)。不需要成像的组织(例如患者上肢)处于辐射束路径时将导致辐射强度增加,上肢可能受到很高的辐射剂量;在耗时较长的程序中,可能导致皮肤放射损伤。

肥胖患者身体厚度较大,因而成像需要更高的辐射输出量,且身体距离 X 射线管的长度较近,入射皮肤部位的吸收剂量可达非肥胖患者的 10 倍。因此可通过升高诊疗床和采用非等中心成像来降低剂量。

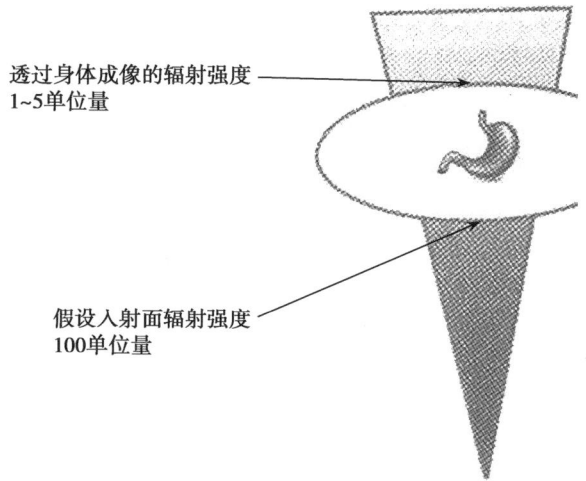

透过身体成像的辐射强度
1~5 单位量

假设入射面辐射强度
100 单位量

图 5-6　患者入射侧和出射侧的相对辐射强度

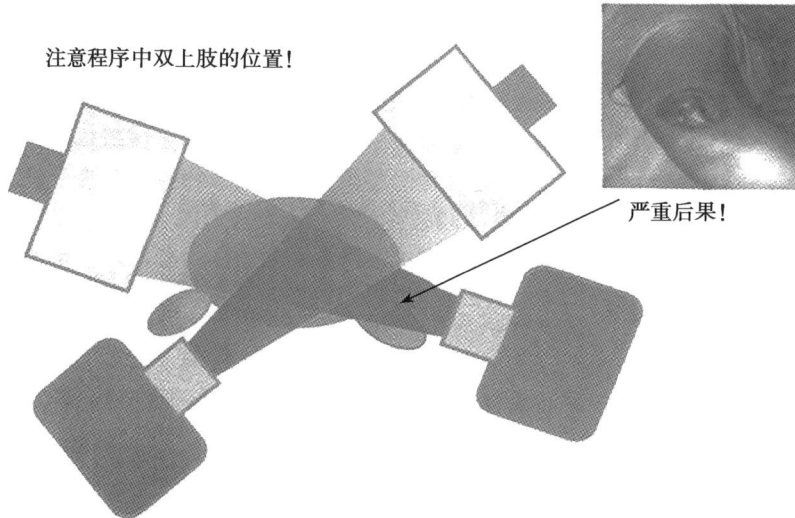

注意程序中双上肢的位置!

严重后果!

图 5-7　介入过程中照射野示意图

术前应当指定专人(技师、护士或其他人员)负责密切监控术中辐射剂量监测仪表的累积读数,并在达到首次通知或后续通知水平时立即通知介入医师。

患者在介入过程中防护最优化的基本目的,是在考虑社会和经济状况的条件下把超过损害的利益最大化,用尽可能低的辐射剂量获取必要临床信息。防护最优化可能比较复杂,包括设备和方法的选择、人员操作要求、剂量测量和校准、质量控制等内容。

心脏介入手术过程中,透视和造影时间、管电压、诊疗床与影像增强器距离、球管与诊疗床距离、焦点尺寸、摄影帧频、过滤条件、观察野等 DSA 操作参数影响患者的受照剂量。介入放射学设备最好能在操作过程中对放射量测量信息进行实时的监测并给予操作者及时的反馈,以避免检查期间患者接受的皮肤剂量超过确定性效应的阈值。

即使在介入诊疗设备等条件相同的情况下,同种介入操作的相关数据有较大差别,其主要原因是解剖位置、手术操作的复杂性和操作者的熟练程度不同而有较大的差异。例如，冠心病患者在经皮冠状动脉腔内成形术(percutaneous transluminal coronary angiopla-sty, PTCA)诊疗过程中受到一次性大剂量的X射线辐射，治疗的辐射量明显高于诊断，单纯造影(CA)诊断对总剂量的影响以摄影为主，PTCA治疗对总剂量的影响以透视为主。研究提示，桡动脉术式虽然具有方便、血管并发症少的优点，但该术式使患者所受放射量上升，需要增加特殊防护措施。操作方法的选择是影响患者剂量的重要因素。

透视引导介入程序中患者的辐射剂量可能会高，而且一些患者在短期内可能接受几次介入程序治疗，无疑增大了患者的辐射剂量。临床医师会同放射线技师和其他人员优化患者的辐射防护十分有必要。透视引导介入程序如果超过了确定的剂量阈值，会导致组织反应，典型的组织反应就是皮肤损伤，高辐射剂量也会增加随机性效应的风险(癌症和遗传效应)。

尽管尚未确定，心脏和大脑等循环系统损伤的吸收剂量阈值可能低于0.5Gy，临床医师清楚这一点很重要(ICRP,2011)。在一些复杂的透视引导介入心脏学程序中，器官剂量可能 >0.5Gy。有报道表明在这一剂量范围出现了心血管辐射效应，包括病灶的心肌变性和纤维化，并且加速了主要血管的动脉粥样硬化(ICRP,2012)。心血管疾病的附加风险仅是在低剂量(1~2Gy)暴露的10~20年后才变得明显(ICRP,2011)。

因此，防护的最优化是设备持有者(设备购买和维护)、医学物理人员(参与设备测试和其他质量过程)、放射线技师/技术人员(选择患者和程序操作规范)和临床医生(执行程序、提供指导和解释)共同的责任。执行医生应该积极关注设备的设置和整个程序中剂量的使用情况，个别导致大量皮肤或其他器官剂量的程序需要额外的患者监视和交流。医院应根据GB 18871—2002《电离辐射防护与辐射源安全基本标准》所规定的质量保证要求和其他有关医疗照射质量保证标准，会同放射物理领域的合格专家，制定一个全面的医疗照射质量保证大纲，质量保证计划中应该包括图像质量和程序操作规范的定期评估，重视对照射剂量的校准。为确保辐射的合理应用，有必要增加患者的临床剂量监测和审查，所有程序(诊断和治疗)和模式可用的剂量测定信息都应该收集到机构数据库中。这些数据应该被内部变异性统计评估，并与发表的外部规范相比较。

第四节　放射治疗的防护

放射治疗是利用电离辐射生物学效应进行肿瘤临床治疗的方法。射线作用于肿瘤组织可损伤其DNA分子进而诱导肿瘤细胞的凋亡与坏死，进而抑制它们的生长、繁殖和扩散，最终达到控制或治疗肿瘤的目的。放射治疗在肿瘤治疗中的作用和地位日益突出，已成为治疗恶性肿瘤的主要手段之一。目前大约70%的癌症患者在治疗癌症的过程中需要用放射治疗，约有40%的癌症可以用放疗根治。

一、放射治疗的选址与布局

放射治疗场所要求既能够满足患者治疗的基本要求，同时还要兼顾电离辐射对周围环境及人员的影响，因此，在场所的选址和布局上都有严格的规定与要求。放射治疗工作场所的设计与建设是肿瘤放射治疗防护十分重要的环节，其中包括放疗工作场所恰当选址、合理布局、防护屏蔽与卫生防护要求、机房安全联锁、必要配套设施等。

(一) 选址

从放射防护角度,为了减少电离辐射对公众的影响,放射工作场所宜设置在建筑物底层的一端或单独建筑物内。治疗机房的坐落位置应同时考虑周围环境与场所的人员驻留条件及其可能的改变。对于现代医院,放射治疗场所一般选址于独立的放疗科小楼,或者大型建筑的地下层。这些地方地点相对偏僻,人员的流动性小,有利于减少放射治疗过程中机房漏射线对周围人员和环境的影响。同时独立建筑的选择也有助于放射治疗场所区域的划分和屏蔽设计的实施。

(二) 布局

根据 GB 18871—2002《电离辐射防护与辐射源安全基本标准》的要求,放射治疗场所应当划分出控制区和监督区。控制区,即在辐射工作场所划分的一种区域,在这种区域内要求或可能要求采取专门的防护手段和安全措施,以便在正常工作条件下控制正常照射或防止污染扩展,防止潜在照射或限制其程度。监督区,即未被确定为控制区,通常不需要采取专门防护手段和安全措施但要不断检查其职业照射条件的任何区域。射线直接操作场所,如机房、治疗间、模拟定位室等作为控制区,监督区包括候诊室、操作间、辅助机房等。对放射治疗而言,控制区通常指的是机房,因为机房是放疗设备安装的场所,也是患者接受射线照射的场所,因此,该场所需要进行专门的防护设计和建造,以符合我国放射卫生标准对机房的防护要求。监督区通常指的是设备操作间(设备控制间)和辅助机房,是工作人员操作放疗设备和维修维护设备的场所,监督区一般紧邻控制区,由于有厚实的屏蔽墙,正常情况下,监督区的漏射线水平是很低的,不足以引起工作人员超剂量照射(图5-8)。

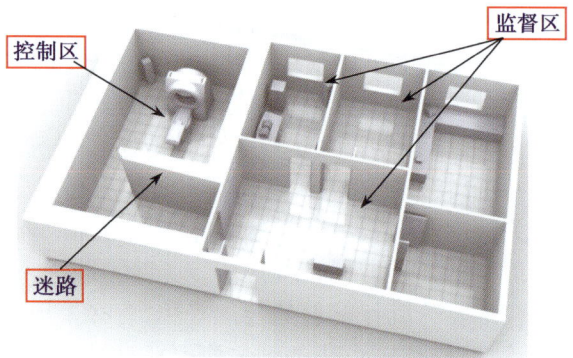

图 5-8 放射治疗场所示意图

放射治疗场所布局的具体要求:①放射治疗设施一般单独建造或建在建筑物底部的一端;放射治疗机房及其辅助设施应同时设计和建造,并根据安全、卫生和方便的原则合理布置。②治疗机房、迷路应设置为控制区;其他相邻的、不需要采取专门防护手段和安全控制措施,但须经常检查其职业照射条件的区域设为监督区。③治疗机房有用线束照射方向的防护屏蔽应满足主射线束的屏蔽要求,其余方向的防护屏蔽应满足漏射线及散射线的屏蔽要求。④治疗设备控制室应与治疗机房分开设置,治疗设备辅助机械、电器、水冷设备,凡是可以与治疗设备分离的,尽可能设置于治疗机房外。⑤应合理设置有用线束的朝向,直接与治疗机房相连的治疗设备的控制室和其他居留因子较大的用室,尽可能避开被有用线束直接照射。⑥X 射线管治疗设备的治疗机房、术中放射治疗手术室可不设迷路;γ 刀治疗设备的治疗机房,根据场所空间和环境条件,确定是否选用迷路;其他治疗机房均应设置迷路(见图5-8)。⑦使用移动式电子加速器的手术室应设在医院手术区的一端,并和相关工作用房(如控制室或专用于加速器调试、维修的储存室)形成一个相对独立区域,移动式电子加速器的控制台应与移动式电子加速器机房分离,实行隔室操作。⑧放射治疗机房应有足够的有效使用空间,以确保放射治疗设备的临床应用需要。⑨放射治疗机房应设置强制排风系统,进风口应设在放射治疗机房上部,排风口应设在治疗机房下部,进风口与排风口位置应对角设置,以确保室内空气充分交换;通风换气次数应不小于 4 次/h。⑩放射治疗设备都应安装门机联锁装置或设施,治疗机房应有从室内开启治疗机房门的装置,防护门应有防挤压功能。

安全防护联锁系统是放射治疗场所必不可少的重要组成,有效的安全防护联锁可以防止超剂量照射和无关人员受到额外照射等情况的发生。放射治疗设备及工作场所的安全防护联锁系统的设计应遵循下列原则。

1. 多重性 对重要的,其失效可能产生人身危害的安全防护联锁系统,安全防护措施须有足够的冗余,应设有两种或两种以上的安全对策以及相应的硬件设备。

2. 多样性 对重要的安全控制器件,应采用两个或两个以上不同原理、不同厂家的产品,以防止因同一原因使执行同一功能的措施同时失效。

3. 独立性 各种安全联锁措施应是相互独立的,以防止因同一原因造成两个或两个以上安全措施同时失效。

二、放射治疗设备与性能的防护要求

现代放疗技术中的射线类型包括:放射性同位素产生的 α、β、γ 射线,以及各类射线装置如 X 射线治疗机或加速器产生的 X 射线、电子线、中子束、质子束及其他粒子束等。目前放射治疗设备种类繁多,基本形成了完整的放射治疗产品体系。所有放射治疗设备都必须有产生电离辐射的辐射源,辐射源主要有四类:①发射 α、β、γ 射线和中子的放射性同位素;②产生不同能量 X 射线的 X 射线治疗机;③产生高能电子束和高能 X 射线的各类医用加速器;④产生质子束、中子束、负 π 介子束,以及其他重粒子束的各类重粒子加速器。下面将分别介绍医用电子直线加速器、γ 刀、质子/重离子加速器、X 射线治疗机和后装治疗机,这几种临床上常见的放射设备以及其防护要求。

(一)医用电子直线加速器

医用电子直线加速器,是指电子在微波电磁加速场中获得能量并沿直线轨道加速运动的设备。加速器产生的能量在 4~25MeV 范围的 X 射线与组织作用时具有明显的射程,且射程随能量的增加而加深,使用 X 射线治疗肿瘤时,可以根据肿瘤深度,选择不同能量的 X 射线,使其射程恰好超过肿瘤的范围,X 射线的大部分能量消耗在肿瘤组织内,而病灶后面及表层正常组织受到较小损伤,因此医用电子直线加速器适用于全身各部位肿瘤的常规放射治疗。医用电子直线加速器主要由加速管、微波功率源、微波传输系统、电子枪、束流系统、真空系统、恒温水冷却系统、电源及控制系统、照射头、治疗床等组成(图 5-9)。

近十多年来,基于计算机技术于医学中的广泛应用,影像学以及医疗仪器设备的进步,肿瘤放射治疗技术得到了变革性的发展,进入图像引导放疗的"精确定位、精确计划、精确治疗"时代,而在 2002 年,螺旋断层放射治疗系统(helical tomotherapy,TOMO)一经问世便获得国际放疗界的肯定与推崇,将其认为是放疗历史上里程碑式的重要发明,把放疗真正地引入了图像引导放疗(IGRT)时代。TOMO 是以 CT 扫描的方式用扇形射野进行螺旋照射实现调强放疗的设备。该系统将普通的 6MeV 直线加速器安装在特制的螺旋 CT 滑环机架的结构上,窄扇形射线照射野可以环绕机械等中心做 360° 连续旋转照射,每个旋转周期中形

202

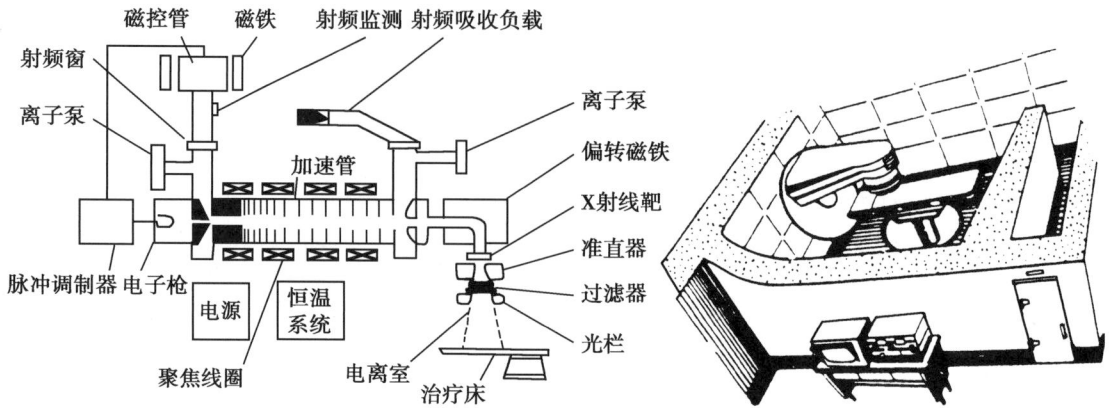

图 5-9 电子直线加速器的主要系统及加速器外形

成 51 个弧形照射野(机架每旋转 7° 算一个射野方向),采用气动二元多叶光栅,通过 64 片互锁设计的二元叶片调制 40cm 宽的照射野,能够对小到 0.6cm 左右的单个或多个颅内外的奇特小肿瘤病灶,大到 60cm 直径的横断面和 160cm 长的全身范围内的大肿瘤精确进行影像引导下的调强治疗。射波刀(cyberknife)系统是利用一台具有一个自由度的机械手系统将一台兆伏的单光子直线加速器抓在机械手中,肿瘤处放置金属标志,在 X 射线的定位系统的引导下,从非共面的不同角度照射肿瘤。机械手臂非常灵活是该系统的突出特点。它的优越性能使之可以应用于全身大多数部位的肿瘤和血管畸形,如:颅脑、脊髓、肺脏、肝脏、胰腺、前列腺、乳房及全身骨骼的肿瘤,对颅底和脑内重要功能部位的肿瘤治疗更显示出不可替代的作用,是真正意义上的治疗全身肿瘤的刀,是唯一兼容放射外科和放射治疗两种功能的设备。

医用电子加速器的防护要求包括以下几方面。

1. 控制台须能显示射线类型、能量、照射时间、吸收剂量预选值、剂量监测值、吸收剂量率、照射方式和楔形过滤器规格;加速器在机械上须设有保护装置,使设备按预选的照射方式工作。当在固定线束治疗过程中,治疗机机头发生移动,或在移动式治疗过程中,治疗机的机头不能移动或机架转动角度超过选择的角度范围 5° 以上等情况下,能有效地制止;控制台和治疗室内须分别安装紧急停机开关。

2. 由于医用电子加速器是以大小不均匀且单位时间内数目不等的脉冲产生其光子束的,所以医用直线加速器在一分钟内给予病人的辐射量可能与下一分钟给出的量有相当大的差别。为防止影响病人剂量的这种剂量率变化,医用电子加速器不再使用计时器控制照射,而是在源室的辐射束中安装一个探测器(电离室)以测量机器产生的辐射量。每测量一定辐射量,连接到探测器上的计数器产生一个计数。

3. 多重联锁装置

(1)预选剂量联锁:加速器须有两个独立可靠的剂量监测系统,当两个或任一个系统发生故障时,能自动停机。若两个系统是冗余剂量监测组合,则当吸收剂量达到预选值时,这两个系统都能使照射停止;若两者是主次剂量监测组合,主系统控制使吸收剂量到达预选值时照射停止,次系统控制使吸收剂量最多超过预选值 10%(或正常治疗距离处不超过等效值 0.25Gy)时使照射停止。

(2) 时间联锁:当预选的照射时间到达后,定时器能独立地切断照射。

(3) 超剂量联锁:当正常治疗距离处吸收剂量率超过额定值一倍时,使照射停止。

(4) 剂量分布联锁:当吸收剂量分布相对偏差大于 10% 时,应停止照射。

4. 为防止超剂量照射的要求

(1) 辐照启动必须与控制台显示的辐照参数预选值联锁,控制台选择各类辐照参数之前,辐照不得启动。

(2) 必须装备两道独立的剂量监测系统,每一道剂量监测系统必须能单独终止辐照,一道剂量监测系统发生故障不得影响另一道系统的功能。

(3) 两道剂量监测系统显示的剂量读数在辐照中断或终止后必须保持不变,辐照中断或终止后必须把显示器复位到零,下次辐照才能启动;由于元件或电源失效造成辐照中断或终止,失效时刻读数显示必须储存在一个系统内,以可读取方式保留 20min 以上。

(4) 两道剂量监测系统采用双重组合情况下,当吸收剂量达到预选值时,两道系统必须都终止辐照。

(5) 两道剂量监测系统为别设置为初级和次级剂量监测系统。当吸收剂量达到预选值时,初级剂量监测系统必须终止辐照,次级监测系统必须在超过吸收剂量预选值不大于 10% 或不超过等效于正常治疗距离上 0.25Gy 的吸收剂量时终止辐照。

(6) 控制台必须配置带有时间显示的辐照控制计时器,并独立于其他任何控制辐照终止系统。

(7) 若设备处于某一种状态下,在正常治疗距离上能产生高于规定最大值二倍的吸收剂量率时,则必须提供一联锁装置,以便在吸收剂量率超出规定最大值且不大于最大值二倍时终止辐照。在任何情况下,不得切断这一联锁装置。

(8) 必须对非直束式加速器提供剂量分布监测装置,当吸收剂量分布相对偏差超过 ±10% 时终止辐照。

(9) 必须装备检查所有安全联锁的设施,用于在辐照间歇期间检查安全联锁(包括防止剂量率大于预选值十倍的联锁),确保各类系统终止辐照的能力和防止超剂量照射。

(10) 控制台和治疗室内必须分别安装紧急停机开关。

(11) 使用计算机控制系统的加速器软件和硬件控制程序必须加密,未经允许不得存取或修改;用于监视联锁或作为测量线路、控制线路一部分的计算机一旦发生故障,必须终止辐照。

5. 有用线束内杂散辐射限制 以电子束治疗时,其中的 X 射线百分份额不能超过表 5-22 中规定的数值。

表 5-22 电子束中 X 射线份额限制

电子能量/MeV	1	2	5	6	10	15	18	35	50
剂量比/%	3.0	3.2	3.7	3.8	4.2	5.0	5.8	10	20

X 射线治疗时,在照射最大条件下,相对表面剂量(表面吸收剂量与最大吸收剂量之比)不应当大于表 5-23 中规定的数值。

表 5-23　X 射线束中心皮肤表面剂量限值

X 射线最大能量/MeV	1	2	5	6	8~30	35	40~50
相对表面剂量/%	80	70	60	58	50	58	65

6. 有用线束外泄漏辐射限制　在正常治疗距离上,固定限束装置截面内,透过可调限束装置的漏射线吸收剂量与有用线束中心轴最大吸收剂量之比应满足以下限制:①X 射线治疗时,在 10cm×10cm 的照射野内不得超过 2%;②电子束治疗时,在 50% 等剂量曲线外 4cm 至最大有用线束边缘之间的范围内平均不得超过 2%;③电子束治疗时,在 50% 等剂量曲线外 2cm 至最大有用线束边缘之间的范围内最大不得超过 10%。

最大有用线束外的漏射线(中子除外)限制:在正常治疗距离上,垂直于有用线束中心轴并以轴为圆心,半径为 2m 的圆平面上漏射线不得超过有用线束中心轴吸收剂量的 0.2%(最大)和 0.1%(平均)。距电子轨道 1m 处的漏射线不得超过正常治疗距离上有用线束中心轴吸收剂量的 0.5%。

最大有用线束外的中子泄漏辐射:X 射线标称能量大于 10MeV 的加速器在规定区域内,最大有用线束外的中子泄漏辐射不得超过有用线束中心轴吸收剂量的 0.05%(最大)和 0.02%(平均)。距电子轨道 1m 处的中子泄漏辐射不得超过正常治疗距离上有用线束中心轴吸收剂量的 0.05%。

7. 感生放射性限制　X 射线标称能量大于 10MeV 的加速器,距设备表面 5cm 和 1m 处测得感生放射性的周围剂量当量分别不得超过 2μSv/min 和 1μSv/min。

(二)^{60}Co γ 射线治疗机

^{60}Co 治疗机由放射源,放射源的贮存、传动、定位装置,治疗床和控制台构成。放射源照射时准直器、非照射时的贮存位及防护层都设计在机头内(图 5-10)。当放射源传动装置启动后,将源从贮存位输送到照射位置,γ 射线束经准直口垂直向下射出。通过转动机头可改变射束的照射方向。由于 ^{60}Co 放射源发射出的 γ 射线能量单一,且辐射安全性能较差,因此,^{60}Co 治疗机的一些应用领域被 MV 级医用直线加速器替代。但是,由于 ^{60}Co 治疗机价格便

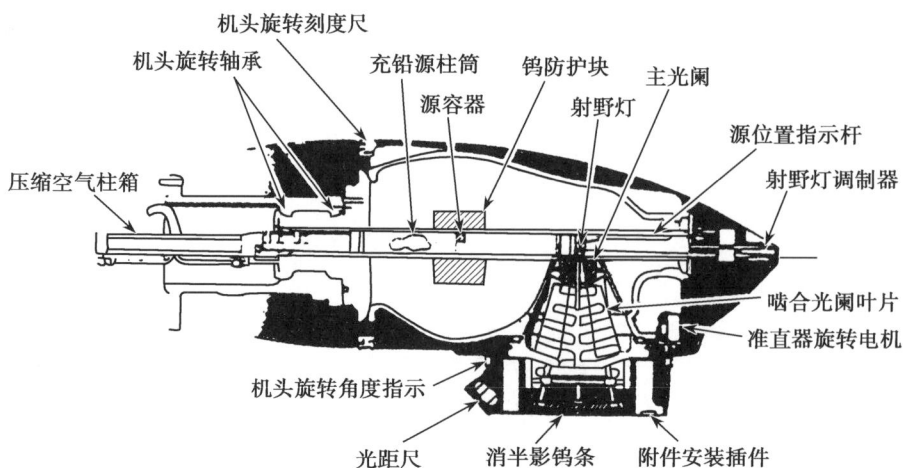

图 5-10　^{60}Co 治疗机示意图

宜,维修方便,且其产生的 γ 射线能量已具备了高能射线的特征,目前临床上 ^{60}Co 放射源在肿瘤放射治疗上仍有应用。

伽马刀是利用 γ 射线进行放射治疗的一种立体定向照射系统。立体定向照射是一种照射技术,它是利用类似神经外科立体定位的方法,对欲治疗的病变精确定位,然后利用射线(γ 射线或 X 射线),予以多个窄束射线束三维聚束照射。新安装的 γ 刀治疗设备在投入使用前,应由具备检测资质的技术机构对其剂量学参数和防护安全等性能进行验收检测,确认合格后方可启用。使用中的 γ 刀治疗设备及其配套的影像设备应定期维修,设备大修或更换重要部件后应由具备检测资质的技术机构对其剂量学参数和防护安全等性能进行验收检测,确认符合标准后方可启用。使用中的 γ 刀治疗设备应进行稳定性检测和状态检测,剂量学参数和防护安全等性能应符合标准相应要求。治疗单位应保证 γ 刀治疗设备的正常运行,禁止在设备工作状况不稳定的情况下进行治疗。

(三) 质子/重离子加速器

相对于传统的光子治疗,质子和重离子的大多数能量都沉积在曲线的末端区域,此后的能量沉积更少,形成 "Bragg 峰"。质子布拉格峰(Bragg 峰)在射程终点处的剂量值比入口处的剂量值大 3~4 倍(即肿瘤前范围内的正常细胞只有肿瘤组织最大剂量的 1/4~1/3),在射程终点后的剂量几乎等于零(图 5-11)。美国费米国家加速器实验室的第一任所长罗伯特·R·威尔逊(Robert R.Wilson)基于这种 Bragg 峰特征提出可以将质子/重离子用于疾病的治疗。相对于传统的光子而言,它的主要优势在于可在射程末端释放大部分能量,且束流能够与肿瘤的形状精确契合,这样就对肿瘤前部的正常组织损伤较小。正是因为质子/重离子的这种在肿瘤放射治疗领域里的较大优势,它才会发展得非常迅速。

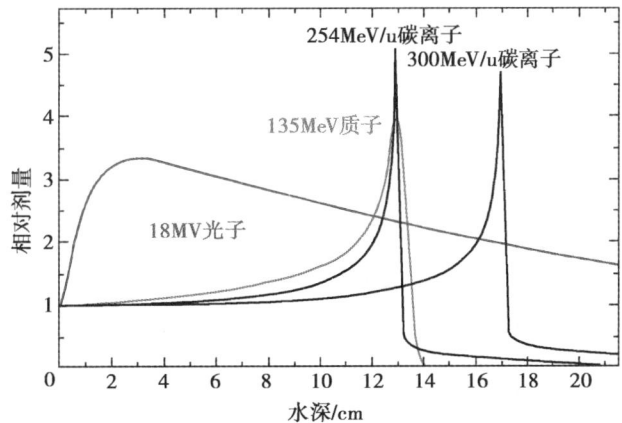

图 5-11 不同射线粒子在人体内的能量损失和剂量分布

日本在 1994 年建立了世界上第一个重离子医用加速器中心(HIMAC),开展重离子治疗。欧盟国家,尤其是许多核物理医学研究所在瑞士、瑞典、德国、法国、意大利等开展了质子治疗的早期研究工作,并且相当成功。自 1997 年以来德国国家重离子研究中心(GSI)重离子治疗的研究颇有成效。我国质子/重离子的发展受国际上质子重离子发展的影响而逐渐发展起来。开始主要是由一些诸如万杰质子治疗中心这样的民营改革者推动发展,而政府涉及参与不多。目前中国大陆正在开业的粒子治疗中心仅有上海和山东淄博两家,甘肃武威的医用重离子加速器已经出束。截至 2018 年底,由于社会力量的介入,我国申请的质子/重离子项目已达到 70 余项。

一般情况下,质子/重离子加速器由以下几部分组成:①加速器系统,包括离子源、低能输运线、直线加速器/回旋加速器、中能输运线和同步加速器;②束流传输系统,是将从同步加速器中引出的离子传输到治疗室内,包括多级高能输运线(根据实际情况可以是水平输运线、垂直输运线、半垂直输运线或者其他形式输运线);③束流应用系统,是指不同治疗室内各个方向束流的配送方式、监控和支持装置等,如束流配送可以以栅扫描的方式实现,就可以控制和传输到治疗室内靶处的剂量。不同的束流角度配置不同的支持装置,如水平固定束流、垂直固定束流、以某一个角度固定束流,甚至360°任意角度束流等需要不同的支持装置。

质子/重离子加速器屏蔽防护的要点是在辐射源与人体之间放置一种能有效吸收射线的屏蔽材料。与常规光子治疗不同,质子治疗装置产生的主要辐射场是中子场,其最有效的屏蔽材料是混凝土或(含硼)聚乙烯这类含氢丰富的材料,为了解决上述材料密度较低的问题,可通过增加厚度和密实度的方法来加强防护性能。当然质子/重离子加速器周围环境也会对优化屏蔽结构起到重要作用,如一般情况下,质子/重离子加速器装置建在地面以下,设计中利用土壤屏蔽替换混凝土屏蔽,将加速器室和束流传输线的外墙混凝土厚度优化很多,这样可以大幅度降低建造难度和节省项目投资。

安全联锁系统主要是确保加速器运行中无关人员不会受到额外的照射而提出的,是防止人员受到辐射伤害的最后屏障,给出治疗装置所有可能工况的控制措施以确保该设施的安全。也就是为防止人员及环境受到设计目标外的照射,制止治疗系统非正常工况的出现等。包括人身安全联锁系统、门禁系统和紧急逃逸措施等。辐射工作区域的划分、工作模式的变化(如维修/出束)、加速器出入控制、所用的联锁设备以及搜索路径的优化等都是保证人身安全联锁系统正常运行的重要环节。

质子/重离子加速器治疗设施建设时应同步建设辐射与剂量监测系统,对个人剂量、工作场所剂量和环境剂量进行监测。该系统不仅包括治疗时照射的监测,还包括从治疗室流出的空气、水及固体垃圾的监测及制定相应的管理措施。应根据治疗装置的实际情况选用合适的监测设备,合理布置探测器。主要监测项目包括辐射种类、测量的范围,能量响应范围,设备的稳定度,抗电磁场干扰能力以及系统接口等。同时该系统对于质子/重离子治疗设施另外一个重要作用在于让建筑内外的工作人员与公众确信整个治疗装置设施及所处环境是安全的。应该在质子/重离子的相关区域布置在线监测系统,这样可以任何时间给出剂量率以及累积剂量的值。应根据加速器运行过程中相关的实际情况,通常会以γ射线和中子作为监测对象。

辐射监测包括请有监测资质的服务机构对工作场所的剂量监测和进入辐射场的职业工作人员的个人剂量的监测两部分。其中个人剂量监测可以获得每一名职业人员的γ射线和中子的累积剂量。

设备相关的辐射防护设计在主屏蔽的设计以外还需要对特殊的设备进行有针对性的辐射防护设计,以确保安全、降低造价、方便维护与使用。其包含的内容十分复杂而且根据不同的工艺要求差别巨大,例如:选能器的屏蔽设计;束流穿墙管道上的束流阻挡器及中子屏蔽塞子用于不同束流线切换时对各个治疗室的防护:电缆、净水、污水、空调管道穿墙时的剂量泄漏评估及相应的防护措施;高频照射区的防护;设备材料及电缆在辐射场中的使用寿命评估;放射性废物的处置;等等。

总而言之,由于质子/重离子治疗装置的复杂性,尤其是直接与人接触,因此在辐射防护上更具有独特的复杂性,这过程主要体现在质子/重离子加速器治疗过程的复杂性,加速器运行过程的复杂性,生物效应的复杂性等方面,尤其是质子/重离子作为高能离子在与作用对象发生相互作用后产生的次级中子会导致二次肿瘤的发生,这就迫使人们在使用其过程中必须注重辐射防护,只有把辐射防护放在重要的位置后,才能使得辐射风险降到最低。在设置了有效和足够的屏蔽后,质子/重离子治疗装置运行使得工作人员受到的电离辐射照射主要来自因加速器组成器件的活化而产生的感生放射性。特别是对加速器治疗组件进行运行维护和检修的工作人员,需要严格管理和控制他们的辐射安全,以确保其受到的年累积剂量不超过剂量目标限值。辐射防护设计是需要在质子/重离子加速器项目工程设计、建设和调试全程参与的重要环节。质子/重离子治疗装置的辐射防护设计人员需要对治疗装置的工艺流程有着深入的了解及一定的工程实践经验才能够进行有效的设计,实现项目的安全运营。

(四)X射线治疗机

X射线治疗机即发生并控制X射线用于对人体组织放射治疗的设备,由于其绝缘限制,只能产生kV级X射线,其能量低、易散射、深部剂量分布差、表面吸收剂量大,目前临床上仅用于某些特殊部位的治疗以及作为电子束治疗的代用装置。该类设备具有X射线发生装置、治疗床及设备支撑装置、过滤板等必要部分,还包括信号分析和显示部分、冷却系统、体腔治疗管和治疗方案程序等,主要用于临床肿瘤治疗。

治疗状态下,X射线源组件的泄漏辐射应按表5-24控制。非治疗状态下(包括手动中断治疗但X射线管高压仍通电,或预定的治疗终止且X射线管高压已断电的情况),自中断或终止辐射束发射后5s开始:在距X射线管焦点1m(包括治疗束方向)处,空气比释动能率不得超过0.02mGy/h;在距X射线源组件表面50mm处,空气比释动能率不得超过0.2mGy/h。

表5-24　治疗状态下X射线源组件[a]泄漏辐射控制值

X射线管额定电压,KV	空气比释动能率控制值/(mGy·h^{-1})
>150	距源组件表面50mm 300 距X射线管焦点1m 10
≤150	距X射线管焦点1m 1
≤50[b]	距源组件表面50mm 1

注:[a] X射线源组件包括固定安装在X射线管套上的限束器。
[b] 适于可手持的治疗机。

限束器的泄漏辐射控制水平:限束器仅指直接与X射线管组件连接但可拆卸的集光筒或可调限束器的整体固定部分。在可卸式限束器出口照射野全屏蔽条件下,限束器照射野外的相对空气比释动能率不得超过表5-25的控制水平。

表5-25　可卸限束器的相对泄漏辐射控制水平

限束器出线口处屏蔽铅板的尺寸为照射野横(纵)向相应尺寸的倍数	可卸限束器的相对泄漏辐射[a]控制水平/%
1.5倍	0.5
1.1倍	2.0

注:[a] 在距铅板边缘20mm以外任何位置的最大空气比释动能率占同一平面上无铅板时射线束中点处空气比释动能率的百分数。

除 X 射线源组件外其余部件的泄漏辐射控制值,距 X 射线机的任一部件表面 50mm 的任何位置上,空气比释动能率不得超过 0.02mGy/h。

与有用线束辐射输出量相关的技术要求:照射野内有用线束累积空气比释动能的重复性应不大于 5%(X 射线管电压≤150kV)和 3%(X 射线管电压 >150kV)。照射野内有用线束累积空气比释动能的非线性应不大于 5%。

手持治疗机的特殊要求:治疗机的 X 射线管标称电压不得大于 50kV。X 射线管组件除手持外还应有其他的固定方法。只能由手持 X 射线管组件的工作人员控制 X 射线管的通电。必须具有表征 X 射线管通电的声响和灯光警告信号。治疗机必须配备个人防护用帽子、手套和围裙,其对 X 射线的衰减不小于 0.25mm 铅当量,并在随机文件中给出提醒操作者使用这些防护用品的要求。

(五) 后装治疗机

后装治疗机即近距离后装治疗机,使用放射核素产生的射束治疗肿瘤的设备。它是先在病人的治疗部位放置不带放射源的治疗容器,包括能与放射源传导管相连接的空的装源管、针或相应的辅助器材(又称施源器),可为单个或多个容器,然后在安全防护条件下或用遥控装置,在隔室将放射源通过放射源导管,送至已安放在病人体腔内空的管道内,从而进行放射治疗(图 5-12)。由于放射源是后来装上去的,故称之为后装治疗(afterloading treatment)。后装治疗已被广泛应用于宫颈癌、前列腺癌、乳腺癌和皮肤癌的治疗。后装治疗是一种近距离治疗方法,基本特征是放射源贴近肿瘤组织,肿瘤组织可以得到有效的杀伤剂量,而邻近的正常组织,由于辐射源剂量随距离增加而迅速跌落,受照剂量较低。

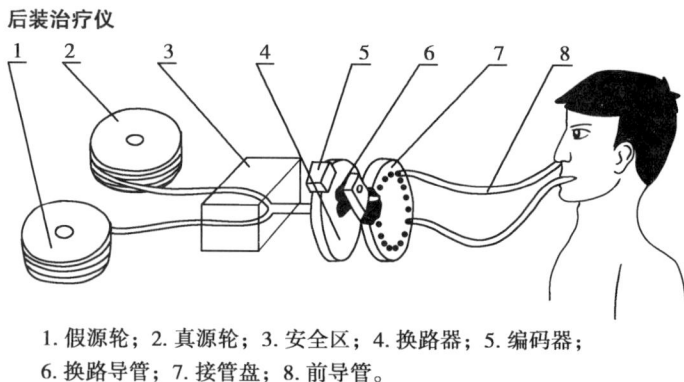

1. 假源轮;2. 真源轮;3. 安全区;4. 换路器;5. 编码器;
6. 换路导管;7. 接管盘;8. 前导管。

图 5-12　后装治疗工作原理示意图

一套完整的后装治疗设备由以下几个部分组成:治疗机、施源器、治疗计划系统、附加安全设备。尽管近距离治疗可选择不同形状不同活度的放射源,但通常使用具有高活度的 ^{192}Ir 微型源作为后装近距离治疗用的放射源。^{192}Ir 放射源特点为:其 γ 射线的平均能量只有 0.384MeV,半价层为 3mmPb,在距源 7cm 内组织中散射线量与介质吸收量基本相等,组织中与空气中剂量比值为 1,简化了剂量计算。^{192}Ir 半衰期只有 74 天,比其他近距离治疗用放射源如 ^{137}Cs(半衰期 30 年)或 ^{60}Co(半衰期 5.3 年)要短,在废弃放射源的管理方面具有一定优势。

后装放疗设备应符合规定的技术条件,应有相应的放射治疗计划系统。后装放疗设备的安全防护性能应在订购、安装调试、验收检测和常规维护中给予质量保证。新安装和维修后的后装放疗设备在投入使用前,应对设备性能、安全防护性能及临床剂量学参数进行全面测试。应对后装放疗设备进行定期检测和维修。当设备工作不正常时,应立即停机检查。禁止在设备工作状况不稳定的情况下进行治疗。应保证后装设备正常运行,确保多通道系统进出源顺畅,剂量监测系统可靠,联锁系统齐全和防护性能符合要求。近距离治疗设备应配备相应的放射治疗计划系统。

(1) 放射源:应尽可能选择高比活度、能量合适的 γ 放射源。放射源应有生产厂家提供的说明书及检验证书。说明书应载明放射源编号、核素名称、化学符号、等效活度与标定日期、表面污染、泄漏检测结果和生产单位名称等。放射源外观活度值与检测值的相对偏差应不超过 ±5%。放射源的更换应由专业技术人员进行,在换源过程中应加强操作人员的放射防护措施和辐射剂量监测。放射源的运输应符合 GB 11806—2019 的规定。退役放射源应按国家有关规定进行处理。

(2) 贮源器:放射源运输贮源器表面应标有放射性核素名称,最大容许装载活度和牢固、醒目的、符合 GB 18871—2002《电离辐射防护与辐射源安全基本标准》要求的电离辐射警告标志。工作贮源器内装载最大容许活度的放射源时,距离贮源器表面 5cm 处的任何位置,因泄漏辐射所致周围剂量当量率不大于 50μSv/h;距离贮源器表面 100cm 处的球面上,任何一点周围剂量当量率不大于 5μSv/h。装载放射源的运输贮源器或工作贮源器,应存放在限制一般人员进入的放射治疗室或专用贮源库内。

(3) 施源器:施源器的形状、结构设计以及材料选择应适应靶区的解剖特点,保证放射源在其中正常驻留或运动。施源器应按照剂量学原理,形成各种预定的剂量分布,最大限度地保护邻近正常组织和器官。

(4) 放射源控制与运输:后装治疗设备的控制系统,应能准确地控制照射条件,应有放射源启动、传输、驻留及返回工作贮源器的源位显示与治疗日期、通道、照射总时间及倒计数时间的显示。后装治疗设备控制系统应有安全锁等多重保护和联锁装置。应有防止因放射源传输系统失效,控制程序错误以及放射源连接脱落等电气、机械发生故障等造成的患者误照射。实施治疗期间,当发生停电、卡源或意外中断照射时,放射源应能自动返回工作贮源器,并显示和记录已照射的时间和剂量,直到下一次照射开始,同时应发出声光报警信号。当自动回源装置功能失效时,应有手动回源措施进行应急处理。在控制台上,应能通过 γ 射线监测显示放射源由工作贮源器内输出和返回贮存位置的状态。控制台上应有紧急停机开关。控制照射时间的计时误差应小于 1%。连接施源器各通道与施源器的放射源传输管道及施源器应平滑,具有可允许的最小曲率半径,以保证放射源传输畅通无阻。连接施源器与放射源传输管道时应使接头衔接严密、牢固,防止放射源脱落。放射源在施源器内驻留位置的偏差不大于 ±1mm。在后装治疗程序中,应确保放射源的输送路径尽可能短。

(5) 源的管理:后装治疗用的放射源数目、类型、源置入腔内的日期和时间、源在腔内置放时间、源被撤除腔内的日期和时间,都要准确,并作详细记录、备案。腔内的源被撤除后,应及时探测并判定腔内是否有遗留的源存在。

三、放射治疗的人员防护

(一) 医护人员的防护

根据我国《放射诊疗管理规定》,开展放射治疗必须具备以下四类人员:中级以上职称的放射肿瘤医师;病理学、医学影像学专业技术人员;大学本科以上学历或中级以上专业技术职务任职资格的医学物理人员;放射治疗技师和维修人员。现临床上开展放射治疗的相关职业人员除包括以上四类人员外,还包括其他临床医师、护理人员和服务人员(清洁工人、服侍人员)等。这些放射工作人员是放射治疗过程中实施照射的主体,且无论采取怎样的防护与安全措施,放射工作人员都会不可避免地受到电离辐射的照射以及潜在照射,因此,对放射工作人员采取行之有效的防护措施使其受照剂量尽可能低是至关重要的,毕竟只有医务工作人员的健康得到保证,才能确保放射治疗的顺利开展。

随着放射治疗技术和计算机系统的发展,现代放射治疗基本采用隔室操作的模式,即放射工作人员在治疗时不用出现在机房内。这样的治疗模式使得放射工作人员的受照剂量被大大地降低了。正常和不可避免的职业照射是不会对工作人员产生明显的辐射损伤。真正的辐射危险是来自潜在的事故或意外事件所造成的高剂量照射情况。因此,放射治疗单位必须有确保安全的工作条件、规范的操作步骤和预防辐射事故的应急措施。

虽然放射治疗过程中使用的辐射剂量很高,但职业照射水平是比较低的。远距离放射治疗的工作人员治疗时不停留在治疗室内,正常的工作条件下,极少可能受到医用放射源及射线装置发出的有用射线束照射,更多的是受到散射线、漏射线或感生放射性的照射。将一个密封源插植到某一特定器官进行近距离放射治疗时,由于很难提供屏蔽,操作者(例如外科医生、妇科医生和护士等)在接收或准备放射源时、在装卸源以及在治疗过程中均可能受到照射,这也是近距离治疗的工作人员受照的最主要来源。英国的一项调查显示:年有效剂量超过 1mSv 的放射技师、放射治疗医师和其他辅助人员的人数很少,而在近距离治疗中,手术室和病房护士年有效剂量则可超过 5mSv。

由于对设备、机房进行严格的屏蔽,散射线和漏射线的绝对量大大降低,正常情况下,医技人员的受照剂量均十分安全。但这并不意味着放射治疗的工作人员就不需要采取辐射安全防护措施。因此,放射治疗工作人员的辐射安全与防护措施要从以下几个方面进行:个人剂量监测、职业健康监护和辐射安全培训。对工作人员的职业受照剂量进行严格的控制和管理;定期组织放射工作人员接受健康体检;同时加强人员安全文化的培养、进行防护与安全知识的培训。

(二) 患者的防护

射线能量沉积在细胞上可导致其 DNA 发生损伤,进而引起细胞的凋亡与坏死,肿瘤放射治疗就是利用电离辐射的这一生物学效应治疗恶性肿瘤的。放射治疗采用特殊设备产生的高能量射线照射癌变的肿瘤,杀死或破坏癌细胞,抑制它们的生长、繁殖和扩散。但同时必须认识到:射线是不会区分正常细胞与肿瘤细胞的,即使采用最先进的放射治疗技术进行精确治疗,患者病灶周围的正常组织仍不可避免地会受到射线的照射。因此,放射治疗中对患者的防护不是要求避免对患者的照射,而是要求设法使肿瘤靶体积邻近的正常组织或器官受到的漏射辐射和散射辐射的剂量减少到可以合理做到的尽量低的水平,目的是降低放射治疗并发症的发生率。

放射治疗的方式主要有两种:远距离治疗和近距离治疗。大多数肿瘤患者接受其中一种治疗方式,个别患者可能会出现两种治疗方式联合使用的情况。不同的治疗方式,射线作用于患者的方式不同,其对患者机体照射的特性也不同。如何做好患者的防护措施,在确保治疗效果的同时尽量降低周围正常组织的受照剂量,在远距离治疗和近距离治疗中,根据各自治疗方式的特点,其要求也有所区别。

(三) 远距离治疗患者的防护

针对远距离放射治疗而言,患者的安全与防护须遵循以下要求。

1. 放射治疗前应根据临床检查结果制订详细的放射治疗计划,包括放射治疗的类型、靶组织剂量分布、分割方式、治疗周期等。

2. 对放射治疗计划单要进行核对、签名确认与存档。治疗计划应由中级专业技术任职资格以上的放射肿瘤医师和医学物理人员共同签名。

3. 制订患者放射治疗计划时,应对靶区外重要组织器官的吸收剂量进行测算,按病变情况,采用包括器官屏蔽在内的适当的技术和措施以保护正常组织与器官,在保证治疗要求的前提下,使其处于可合理达到的尽量低的水平。

4. 对怀孕或可能怀孕的妇女及儿童应慎重采用放射治疗。因病情需要给孕妇实施任何放射治疗时应进行更为缜密的放疗计划,以使胚胎或胎儿所受到的照射剂量减至最小。

5. 在治疗过程中,应定期对患者进行检查与分析根据病情变化的需要调整治疗计划,密切注意体外放疗中出现的辐射损伤效应与可能出现的放射损伤,采取必要的医疗保护措施。

6. 放射治疗技师应把接受放射治疗时的注意事项告知患者,包括接受放疗时的体位保持、呼吸调节、在身体出现不适时如何示意工作人员等。

7. 首次放疗时,主管放射肿瘤医师应指导放射治疗技师正确摆位,落实治疗计划。

8. 照射过程中,特别是 X 刀、γ 刀等精确放疗过程中,应采取措施保持患者体位不变,对于儿童患者可适当使用镇静剂或麻醉剂。

9. 照射过程中密切观察设备运行情况,发现异常时,应立即停止照射,详细记录并查明原因。

10. 放射治疗完成后,若发现远距离治疗 γ 射线装置的放射源未退回贮存位置,应迅速将患者从治疗室内转移出去,并详细记录滞留时间和所处位置。

11. 放射治疗装置自身防护性能和安全性能要达标,并在使用过程中定期进行验证。

(四) 近距离治疗患者的防护

针对近距离放射治疗而言,患者的安全与防护须遵循以下要求。

1. 后装治疗应配备相应的治疗计划系统,应制订并实施质量保证计划,确保剂量准确。既能使治疗区域获得合理的剂量及其分布,又能控制正常组织的受照范围,最大限度缩小正常组织的受照剂量与范围。

2. 在治疗开始前对设备及相关防护措施进行检查,确保治疗设备和防护设备处于正常工作状态。

3. 每个治疗疗程实施前,应由放射治疗医师和医学物理师分别核对治疗计划。

4. 首次治疗时,放射治疗医师应指导放射治疗技术人员正确摆位,落实治疗计划。

5. 治疗中,技术人员应密切注视控制系统的各项显示与患者状况,以便及时发现和排除异常情况。不得在去掉保护与联锁控制装置的条件下运行。

6. 实施治疗时,应详细记录治疗日期、治疗方式、放射源类型、活度、数目、通道、照射时间、单次照射剂量及总剂量和放射源在施源器内的驻留位置及照射长度,并绘示意图存档。

7. 实施治疗时,除患者外,治疗室内不得停留任何人员。

8. 施源器、治疗床等表面因放射性物质所造成的 β 污染水平应低于 $4Bq/cm^2$,若高于此污染水平,应采取相应去污和放射源处理措施。

放射治疗过程中有两类人群不可避免地会受到电离辐射的照射,一是接受放射治疗的肿瘤患者,二是从事放射治疗的医护人员。这是两种受照性质截然不同的人群,因此对这两种人群的防护原则与防护对策有相同的方面,也有不同的方面。相同的方面是,无论是患者还是职业人员,在防护上共同的原则都是要针对具体情况,运用正当化和最优化的原则进行控制。两种人群接受或受到电离辐射照射都是正当的,但都应避免一切不必要的照射。

不同的方面是,患者接受电离辐射照射的目的是治病,因而保证治疗效果和治疗安全是患者防护的两个最重要指标。尤其是在放射治疗过程中,人体局部接受大剂量直线照射,由于患者病灶部位和病程的多样性,患者接受的辐射剂量难以设定统一的限值,因此患者防护难以仅依赖剂量限值制度来衡量或管理。然而对于从事放射治疗的职业人员,特别是放射治疗机的操作人员与维修人员,他们不可避免地会受到辐射照射。这种照射在非事故情况下,一般表现为全身性的长期小剂量慢性照射。因此,对于这些职业人员,防护原则主要是执行严格的剂量限值制度,以确保他们的安全。

第五节　核医学的防护

核医学(nuclear medicine)是利用核素和核技术来进行生命科学和基础医学研究并在临床进行诊断和疾病治疗的一门综合性交叉学科,是现代医学的重要组成部分。核医学在疾病的诊断、治疗过程中需使用放射性药物,其为非密封型放射源。在诊疗过程中,需将放射性药物引入患者体内,患者在受到放射性核素内照射的同时,又可作为一个核辐射的来源,对周围人群产生外照射。

一、核医学的选址与布局

开展核医学诊疗的工作场所应实行分级管理。工作场所应划分出控制区和监督区,合理布局工作场所,规划好人流(患者受检者与医务人员)、物流(放射性药物与废物)、气流路径,妥善收集、暂存和处理核医学活动中产生的放射性废物。

(一) 核医学选址要求

核医学工作场所的选址的原则是要选离居民区尽量远且较少有人出现的地方。宜建在医疗机构内单独的建筑物内,或集中于无人长期居留的建筑物的一端、一层或地下层,设置相应的物理隔离和单独的人流和物流通道。不宜毗邻产科、儿科、食堂等部门及人员密集区,并与非放射性工作场所有明确的分界隔离。排风口的位置尽可能远离周边高层建筑。

(二) 工作场所布局

按照 GBZ 120—2020《核医学放射防护要求》,针对临床核医学诊疗的具体情况,可以依据计划操作最大量放射性核素的加权活度,将核医学工作场所分为 I、II、III 类(表 5-26)。不同类别核医学工作场所用房室内表面及装备结构的基本放射防护要求见表 5-27。应当按照要求,对不同类别的工作场所进行不同程度的设计,满足放射防护的需要。

表 5-26　放射性工作场所分级

分类	日操作最大量放射性核素的加权活度/MBq
Ⅰ	>50 000
Ⅱ	50~50 000
Ⅲ	<50

表 5-27　对不同类别核医学工作场所建筑设计的防护要求

种类	分类		
	Ⅰ	Ⅱ	Ⅲ
结构屏蔽	需要	需要	不需要
地面	与墙壁接缝无缝隙	与墙壁接缝无缝隙	易清洗
表面	易清洗	易清洗	易清洗
分装柜	需要	需要	不必需
通风	特殊的强制通风	良好通风	一般自然通风
管道	特殊的管道 a	普通管道	普通管道
盥洗与去污	洗手盆 b 和去污设备	洗手盆 b 和去污设备	洗手盆 b

注: a 下水道宜短,大水流管道应有标记以便维修检测。
　　 b 洗手盆应为感应式或脚踏式等非手部接触开关控制。

根据 GBZ 120—2020《核医学放射防护要求》中规定,计划操作最大量放射性核素的加权活度等于计划的日操作最大活度与核素的毒性权重因子的乘积除以操作性质修正因子所得的商。核医学常用放射性核素的毒性权重因子相关参数见表 5-28,不同操作性质的修正因子取值见表 5-29。常用的放射性核素及毒性分组包括如下。①极毒核素(45 个):^{228}Th、^{229}Th、^{230}Th、^{232}U、^{233}U、^{234}U、^{210}Po、^{231}Pa、^{236}Pu、^{238}Pu、^{239}Pu 等;②高毒核素(50 个):^{106}Ru、^{241}Pu、^{90}Sr、^{210}Pb 等;③中毒核素(279 个):^{58}Co、^{32}P、^{125,131}I、^{14}C、^{137}Cs、^{169}Yb、^{198}Au、^{99}Mo、^{203}Hg 等;④低毒核素(412 个):^{99}Tc^{m}、^{113}In^{m}、^{51}Cr、^{240}Np 等。

表 5-28　核医学常用放射性核素的毒性权重因子

类别	放射性核素	核素的毒性权重因子
A	^{75}Se、^{89}Sr、^{125}I、^{131}I、^{32}P、^{90}Y、^{99}Mo、^{153}Sm	100
B	^{11}C、^{13}N、^{15}O、^{18}F、^{51}Cr、^{67}Ga、^{99}Tc^{m}、^{123}I、^{111}In、^{113}In^{m}、^{201}Tl	1
C	^{14}C、^{3}H、^{81}Kr^{m}、^{127}Xe、^{133}Xe	0.01

表 5-29　不同操作性质的修正因子

操作方式和地区	操作性质修正因子
贮存	100
废物处理	10
闪烁法计数和显像	
候诊区及诊断病床区	
配药、分装以及施给药	1
简单放射性药物制备	
治疗病床区	
复杂放射性药物制备	0.1

应按照 GB 18871—2002《电离辐射防护与辐射源安全基本标准》的要求将核医学工作场所划分出控制区和监督区,并进行相应的管理。控制区主要包括回旋加速器机房、放射性药物合成和分装室、放射性药物贮存室、给药室、给药后候诊室、扫描室、核素治疗病房、给药后患者的专用卫生间、放射性废物暂存库、衰变池等区域。监督区主要包括回旋加速器和显像设备控制室、卫生缓冲区以及与控制区相连的其他场所或区域。控制区的入口应设置规范的电离辐射警告标志及标明控制区的标志,监督区入口处应设置标明监督区的标志。

控制区应相对集中,高活室集中在一端,防止交叉污染。尽量缩小放射性药物、放射性废物的存放范围,限制给药后患者的活动空间。控制区的出入口应设立卫生缓冲区,为工作人员和患者提供必要的可更换衣物、防护用品、冲洗设施和表面污染监测设备。控制区内应设有给药后患者的专用卫生间。

应设立相对独立的工作人员、患者、放射性药物和放射性废物路径。工作人员通道和患者通道分开,减少给药后患者对其他人员的照射。注射放射性药物后患者与注射放射性药物前患者不交叉,人员与放射性药物通道不交叉,放射性药物和放射性废物运送通道应尽可能短且快捷。

二、核医学诊疗设备与性能的防护要求

医疗机构的放射诊疗设备和检测仪表,应当符合下列要求:新安装、维修或更换重要部件后的设备,应当经省级以上卫生行政部门资质认证的检测机构对其进行检测,合格后方可启用。定期进行稳定性检测、校正和维护保养,由省级以上卫生行政部门资质认证的检测机构每年至少进行一次状态检测。按照国家有关规定检验或者校准用于放射防护和质量控制的检测仪表。放射诊疗设备及其相关设备的技术指标和安全、防护性能,应当符合有关标准与要求。

核医学诊疗设备中,正电子发射型磁共振成像系统(PET/MR)属于甲类医用设备,PET/CT(含 PET)属于乙类医用设备,均须符合相应的医用设备配置准入标准。大型设备还应注意选址和小心安装,应同时考虑电力需求、本底辐射水平、屏蔽要求,以及温度和湿度的环境限制等因素。对每一种类型的设备维护及其使用,应建立相应的、规范的作业指导书,其中应说明仪器维护和说明方法,检测的方法和频度。

设备安装和大型维修后,应进行验收检测,以验证设备是否符合国家相关技术规范或制造商认证的技术规格。除验收检测外,对使用中的核医学设备还应进行状态检测和稳定性检测。验收检测和稳定性检测应由核医学单位委托具有相应资质的服务机构进行。

三、核医学药物的要求

核医学实践过程中电离辐射的主要来源是放射性核素及其标记化合物,即放射性药物。广义的放射性药物包括:含有一种或多种放射性核素的医药制剂、医学使用的放射性核素发生器、与核素发生器配套使用的药盒、制备放射性药物的前体。医用放射性核素一般由反应堆和加速器生产,还有部分是乏燃料中提取的或由放射性核素发生器获得的。临床上使用的放射性药物必须获得国家药品监督管理部门批准,具有批准文号并上市销售。为了满足临床应用的需要和放射防护的要求,对放射性药物及其由此产生的放射性废物必须进行质量控制和严格的规范管理。

(一)对诊断用放射性药物的要求

1. 适宜的核物理特性　核性质是指放射性核素的射线类型、能量和半衰期。诊断用放射性药物中的放射性核素应发射 γ 射线、正电子(β^+),不应发射或少发射 β^- 射线或 α 射线,以减少机体不必要的辐射损伤。γ 射线衰变分支比要高,射线能量以 50~500keV 为好,尤以 100~300keV 最佳,此能量范围的 γ 射线既能穿透机体,又适合于扫描机、γ 照相机和单光子发射计算机断层成像(singlephoton emission computed tomography,SPECT)的探测,可得到清晰且分辨率高的图像。发射正电子的核素与 PET 连用,可得到清晰度高的图像,因而这类放射性核素越来越受到人们的青睐。用于诊断的放射性核素,其物理半衰期(physical half-life,$T_{1/2}$ 或 T_p)在能满足诊断检查所需时间的前提下,应尽可能地短,以便在诊断完成后,放射性核素活度迅速衰减,将辐射损伤减少到最低程度。一般 $T_{1/2}$ 以几个小时至几天为宜。短寿命放射性核素的利用虽然可以减少病人受到的辐照剂量,却增加了工作人员的剂量,因为他们必须处理较强的放射性物质,同时正电子在一些材料中会产生轫致辐射。

2. 毒性小、体内廓清快　体内使用的放射性药物、放射性核素及其衰变产物的毒性要小,且容易从体内廓清,以减少不必要的机体辐射损伤。

3. 放射性核素的活度和放射性纯度高　放射性核素的活度和放射性纯度越高,由它制备的放射性药物的活度和放射性纯度越高,这样,可提高药物作用的效果,减少毒副作用和杂质放射性的干扰及危害。

4. 放射化学纯度高　是指在一种放射性核素产品中,以某种特定化学形态存在的这种放射性核素的百分含量。医用放射性核素应具有高的放化纯度才能保证它最有效地被利用。

5. 良好的体内分布特征　诊断用放射性药物在体内应有较好的体内分布特征,首先要求分布速度快,且在需要显像的组织与器官中的分布多于在其周边的组织和器官,在非靶器官和组织中的廓清速度要快,同时它在排泄器官和通道内的放射性滞留对需要显像的组织与器官的显像干扰要小。

(二)对治疗用放射性药物的要求

体内治疗用放射性药物包括两种类型,即无机的放射性核素与标记在特定配体上的放射性核素。后者由放射性核素及其标记的配体两部分组成。放射性药物的治疗作用主要依赖其发射出的射线在病变组织或细胞中产生的电离辐射生物学效应,使用的活度要比诊断

216

用放射性药物的活度高得多。对治疗用放射性药物的特殊要求包括以下几方面。

1. 能发射高传能线密度(linear energy transfer,LET)的辐射 高能 β⁻ 射线辐射体,在组织中的电离密度较大,具有一定的射程,能保证有效的治疗范围,对稍远的周围正常组织不会造成明显损伤,这种辐射体若兼有发射适当 γ 射线的特性,则有利于显像已实现监测治疗的效果,如 ^{188}Re;能发射高 LET α 粒子和俄歇电子的核素在局部组织中产生的生物学效应更大,射程更短,有效照射范围小,对正常细胞的副作用小,适于靶向性治疗,如 ^{111}In、^{213}Bi。

2. 适当的半衰期 以几天为宜,能达到一定的辐射累积吸收剂量,保证治疗效果。

3. 理想的化学特性 容易标记、容易制备,在体内外较稳定。

4. 理想的生物学特性 在病变靶器官或靶细胞有高的摄取率,滞留时间长,以保证在局部有较高的辐射吸收剂量,而正常组织和细胞摄取率低,以减轻对正常组织的辐射。同时要求未定位在病变部位的药物尽快排出体外。可以多次重复使用,不会产生排斥反应。

(三)放射性药物的质量要求

放射性药物的质量控制是指为使用的药品质量达到国家标准,生产厂家或医院的放射性药房按《药品生产质量管理规范》要求而采取的一系列措施,包括质量保证和质量检验。为进行放射性药物的质量控制,必须对生产和使用的放射性药物按药品标准进行质量检验,检测内容分为物理、化学和生物学三个方面。

1. 物理检验包括 ①药物性状(色泽、澄清度、粒子等)的观察,放射性药物一般应为无色澄清液体。在有防护的条件下,肉眼观察供试品的色泽和澄清度有无变化;如是悬浮剂,例如锝[^{99m}Tc]聚合白蛋白注射液,除肉眼观察性状应为白色颗粒悬浮液外,还应在光学显微镜下检查没有大于≥150μm 的粒子;②放射性核素的鉴别,测定放射性核素的半衰期或该核素的 γ 能谱,以确定核素性质;③放射性核纯度,通过选用锗(锂)或高纯锗探测器和多道 γ 谱仪测定其 γ 能谱或衰变曲线来鉴定发现放射性药物中是否混有放射性核杂质。如高锝[^{99m}Tc]酸钠注射液中放射性核杂质钼[^{99}Mo]不得超过 0.1%。④放射性活度,为获得最佳的诊断与治疗效果,放射性药物活度测定值均不超过标示值的 ±10%,治疗用放射性药物应控制在标示值的 ±5%。

2. 化学检验包括 ①pH,液态的放射性药物理想酸度应接近人体的生理 pH,即 pH=7.4。由于血液的缓冲能力很强,可允许药物的 pH 在 3~9 的范围内。②放射化学纯度,可采用纸色谱法、聚酰胺薄膜色谱法、快速硅胶薄层色谱法、高效液相色谱法以及电泳法等测定放射化学纯度。③化学纯度,是指放射性药物中指定某些非放射性的化学成分的纯度,与放射性无关。一般是生产过程带入的化学杂质。为减少操作人员承受的辐射剂量和对设备的放射性污染,可等到放射性核素衰变一段时间后再进行分析。测定方法一般是滴定法、分光光度法、原子吸收法等。

3. 生物学检验 ①无菌检查,放射性药物大多数是注射液,必须通过无菌检查。对于热稳定性好的制品,可选用干热灭菌、湿热灭菌、环氧乙烷灭菌和 γ 射线辐射灭菌等灭菌方法,否则采用膜过滤法除菌。经典的无菌检查法是菌落培养,5~7d。现也可采用 PCR 等方法快速鉴定。②热原检查,药品注射液必须通过热原检查,以保证药品的安全。兔肛温测定和细菌内毒素试验是常规方法。③生物分布,生物分布试验在放射性新药研究中,作为阐明药代动力学的一部分是必须报送的资料,在放射性药品的常规检验中也占有一定位置。可用小动物解剖实验,或用大动物(兔、犬或灵长类)全身显像实验,来计算各器官摄取放射性的百分数。④生物活性,有些放射性药物特别是生物靶向药物,须具有特定的生物活性,配体被标记了放射性核素后,其生物活性不应改变。

四、放射性废物的管理要求

核医学实践产生的放射性废物,通常是短寿命,但有可能携带致病微生物,因此核医学废物应当考虑放射性和生物源性。在经过贮存衰变等简单的放射性处理达到放射性排放要求后,还必须考虑其生物源性的致病风险。

1. 减容压缩 对于核医学诊断过程中所产生的少量和小体积的废物,通过浓缩减容(液体废物)或压缩(固体废物)以便长时间储存是一种可取的方法。待放射性活度衰变到低于豁免水平时,可以视同为非放射性废物。

2. 贮存衰变 是处理放射性废物的常用方法。在核医学实践中使用过的注射器、小瓶、污染的一次性手套、实验台覆盖的吸水纸和污染的床布。放射性废物在储存 8~10 个放射性核素半衰期,就足以使得其污染的放射性衰减到微乎其微的程度,达到清洁解控水平后,视同非放射性废物。为了有效地管理贮存的放射性废物,应该有一个记录本记录放置在废物库,详细记录放射性废物的出入库情况。

3. 稀释排放 对于极低水平的气载放射性废物和放射性废液,通常以空气过滤通风及排到下水道进行处理,国家对此设定了排放标准。有些核医学废物是"混合危险"废物,需要另外的安全防护措施。例如,用过的注射器和被体液污染的物件就是生物危害的废物,将这些废物进行存储,衰减一段时间后,通常还需要将这些废物进行焚烧处理。来自核医学的很少的放射性液体废物(不是患者的排泄物)被排到下水道的量,一定要低于相关控制部门制定的排放限值。放射性废液达标排放时,要用大量的水进行稀释。

在核医学科的设计上,排放到下水道中的放射核素几乎都是来自核医学患者的尿液排泄物,其中的放射性活度被大量地用水进行了稀释。^{131}I 治疗甲状腺癌患者的尿液的放射活度是排到下水道中活度最大的核素。将来自 ^{131}I 厕所的废物排到下水道,比起收集患者的尿液装在容器中储存衰变要安全得多。控制部门应该说明排到下水道中的 ^{131}I 的数量,以便监测对环境和公众的可能影响。

五、核医学的人员防护

(一) 医护人员的防护

1. 个人防护用品 开展核医学工作的单位应根据工作内容,为工作人员配备合适的防护用品和去污用品,其数量应满足开展工作需要。当使用的 ^{99m}Tc 活度大于 800MBq 时,防护用品的铅当量应不小于 0.5mmPb;对操作 ^{68}Ga、^{18}F 等正电子放射性药物和 ^{131}I 的场所,此时应考虑其他的防护措施,如穿戴放射性污染防护服、熟练操作技能、缩短工作时间、使用注射器防护套和先留置注射器留置针等。

根据工作内容及实际需要,合理选择使用移动铅屏风、注射器屏蔽套、带有屏蔽的容器、托盘、长柄镊子、分装柜或生物安全柜、屏蔽运输容器/放射性废物桶等辅助用品。

2. 操作放射性药物的防护 操作放射性药物应在专门场所,如给药不在专门场所进行时,则须采取适当防护措施。操作放射性药物应在衬有吸水纸的托盘内进行,工作人员应穿戴个人防护用品。操作 ^{131}I 等挥发性和放射性气体应在通风橱进行,通风柜保持良好通风,并根据操作情况,必要时进行气体或气溶胶放射性浓度的监测;操作放射性碘化物等挥发性或放射性气体的工作人员宜使用过滤式口罩。在放射性工作场所(控制区和限制区)不得进食、饮水、吸烟,也不得进行无关工作及存放无关药物。操作放射性核素的工作人员,在离开放射性工作场所前应洗手和进行表面污染检测,如其污染水平超过规定要求,应采取相应去污措施。为体外放射免疫分析目的,可在一般化学实验室使用含 ^{3}H、^{14}C、^{125}I 等核素的放射免疫分析试剂盒。

核医学放射工作人员应按 GBZ 128—2019《职业性外照射个人监测规范》的要求进行外照射个人监测,同时对于近距离操作放射性药物的工作人员,宜进行手部剂量和眼晶体剂量监测,保证眼晶状体连续 5 年期间,年平均当量剂量不超过 20mSv,任何 1 年中的当量剂量不超过 50mSv;操作大量气态和挥发性物质的工作人员,例如近距离操作 ^{131}I 的工作人员,宜按照 GBZ 129—2016《职业性内照射个人监测规范》的要求进行内照射个人监测。

3. 粒子源植入操作人员的防护　粒子源植入的操作人员应在铅当量不低于 0.5mmPb 的屏风后分装粒子源,屏风上应有铅玻璃观察窗,铅玻璃铅当量不低于 0.5mmPb。工作人员应配备适当的防护用品,操作前要穿戴好防护用品。防护衣厚度不应小于 0.25mmPb 铅当量。对性腺敏感器官,可考虑穿含 0.5mmPb 铅当量防护的三角裤或三角巾。粒子源分装操作室台面和地面应无渗漏,易于清洗,分装应采取防污染措施。分装过程中使用长柄镊子,轻拿轻放,避免损伤或刺破粒子源,不应直接用手拿取粒子源。在实施粒子源手术治疗前,应制定详细可行的实施计划,并准备好所需治疗设备,如定位模板、植入枪等,尽可能缩短操作时间。拿取掉落的粒子源应使用长柄器具(如镊子),尽可能增加粒子源与操作人员之间的距离。在整个工作期间,应快速完成必要的操作程序,所有无关人员尽可能远离放射源。如粒子源破损引起泄漏而发生污染,应封闭工作场所,将源密封在屏蔽容器中,控制人员走动,以避免放射性污染扩散,并进行场所去污和人员应急处理。

(二)核医学患者的防护

开展核医学工作的医疗机构应对放射工作人员、患者或受检者以及公众的防护与安全负责,主要包括:应制定全面的质量保证大纲;应建立健全包括患者或受检者防护在内的管理制度和操作流程;应配备与其服务项目相适应并且性能合格的核医学诊疗设备(包括相关辅助设备)、放射防护与放射性药物施用量质量控制仪器、个人防护用品;制定人员培训计划,对人员的专业技能、放射防护知识和有关法律知识进行培训,使之满足放射工作人员的工作岗位要求。

核医学技术人员在施行核医学检查前应仔细核对申请要求和检查程序,如有疑问,应及时询问有关人员。技术人员对所用放射性药物必须进行活度测定,进行每次临床核医学实践时,必须严格按相应操作规程进行。注意每次检查所用放射性药物的活度不能超过国家标准 GB 18871—2002《电离辐射防护与辐射源安全基本标准》所规定的指导水平。技术人员向患者施用放射性药物前必须仔细核对:患者是否与申请单上的姓名相符;准备施用的放射性药物名称、化学形式和活度是否与要求相符;是否准备使用非常规程序;患者是否已做好准备工作,如已禁食或施用阻断剂;安排多项检查时的先后顺序。给患者注射放射性药物时必须小心谨慎,注意检查注射放射性药物的静脉周围有无泄漏,规定的活度是否已全部注入。如果出现意外,必须立即报告核医学医师。给患者口服放射性药物前应检查其是否能正常吞咽,服药时应观察这些药物是否已被吞下,并注视患者是否有出现呕吐的任何指征。必须记录每一次给予放射性药物的全部情况(包括患者反应和副作用等)。如给予情况不满意,应同时记录失败的原因。为避免给错放射性药物或将药物给予错误的患者,必须建立相应的防范措施。如果发生治疗给药失误,核医学医师应立即对患者进行妥善处理,并向有关部门报告。

1. 减少患者的辐射吸收剂量　大多数核药物及其代谢产物是通过尿排出体外的,所以在核医学诊断检查 24~48h 后鼓励患者多饮水并适当地使用利尿剂,可以减少膀胱及其周围器官(性腺)的辐射吸收剂量。当使用放射性碘或高锝酸盐进行检查时(甲状腺显像除外),可以在检查前用 KI 或 KClO₄ 对甲状腺组织进行封闭,有效地减少甲状腺组织的吸收剂量。轻泻剂可增加已进入胃肠道的放射性药物及其代谢物的排泄。还可根据器官及药物的性质决定采取何种措施,如肾脏中的药物可以通过利尿剂,胆囊中的药物可以通过胆囊收缩素或高脂餐等促排。具体的措施见表 5-30。

表 5-30　核医学检查中减少器官吸收剂量的方法

方法	放射性药物	程序	器官
饮水及排尿	^{99m}Tc-ECD(双半胱氨酸乙酯)	脑血流灌注显像	膀胱
	^{99m}Tc-DTPA(二乙三胺五乙(醋)酸)	脑池显像	
	^{201}Tl-氯化物	心肌血流灌注显像	
	^{99m}Tc-MAA(大颗粒聚合白蛋白)	肺灌注显像 下肢深静脉显像	
	^{99m}Tc-MDP(亚甲基二膦酸盐)	骨显像	
	^{99m}Tc-DTPA	肾动态显像	
	^{99m}TcO$_4^-$	阴囊显像、唾液腺显像 梅克尔憩室显像	
	^{18}F-FDG(氟代脱氧葡萄糖)	代谢显像	
KClO₄,在检查结束之后用	^{99m}TcO$_4^-$	阴囊显像、唾液腺显像 梅克尔憩室显像	甲状腺
KClO₄,在检查结束之后用	^{99m}TcO$_4^-$	泪囊显像	甲状腺
	^{99m}Tc-MIBI(甲氧基异丁基异腈)	心肌血流灌注闪烁显像 甲状旁腺显像 亲肿瘤阳性显像	肠道
	^{67}Ga	肿瘤阳性显像	
	^{99m}Tc-SC(硫胶体)或 ^{99m}Tc-DTPA	胃排空功能测定	
复方碘或 KI	^{131}I-MIBG	肾上腺髓质显像	甲状腺
利尿剂	^{99m}Tc-DTPA	肾动态显像	肾脏
胆囊收缩素(或高脂餐)	^{99m}Tc-IDA(亚氨基二乙酸)化合物	肝胆显像	胆囊

2. 孕妇和儿童患者的防护　孕妇在进行核医学检查或治疗时,由于放射性药物通过胎盘而进入胎儿体内导致核素的内照射危害;同时母亲的器官和组织内的放射性药物对胎儿构成的外照射危害。当计划给孕妇施行核医学检查时,应当非常小心地确定这种检查是否

确实非常需要,一般情况下应当不施行。孕妇迅速通过肾脏排出的放射性药物,储存于膀胱,构成了对孕妇其他器官或组织以及对胎儿照射的重要辐射源。因此,在给予孕妇短寿命放射性核素的药物之后,应当鼓励她频繁地排尿。当孕妇患者已施行核医学检查时发生这种疑虑时,应当由有资格的专家对辐射吸收剂量和胎儿受到的危险做出估价,并综合确定是否终止妊娠。儿童的施用量参考水平与成人不同,见表5-31。

表 5-31　儿童受检者部分放射诊断药物施用量的参考水平

放射性药物	建议施用活度(仅考虑了体重)/(MBq·kg^{-1})	最小用量/MBq	最大用量/MBq
^{125}I-MIBG(间碘苄胍)	5.2	37	370
^{99m}Tc-MDP(二甲基二磷酸盐)	9.3	37	—
^{18}F-FDG 全身	3.7~5.2	37	—
^{18}F-FDG 脑	3.7	37	—
^{99m}Tc-DMSA(二巯丁二酸盐)	1.85	18.5	—
^{99m}Tc-MAG3(巯基乙酰基三甘氨酸)(不要血流显像)	3.7	37	148
^{99}Tc^{m}-MAG3(要血流显像)	5.55	37	148
^{99m}Tc- IDA	1.85	18.5	—
^{99m}Tc-MAA(有 ^{99m}Tc 通气检查)	2.59	14.8	—
^{99m}Tc-MAA(无 ^{99m}Tc 通气检查)	1.11	14.8	—
^{99m}Tc-高锝酸盐梅克尔憩室显像	1.85	9.25	—
^{18}F-氟化钠	2.22	18.5	—

资料来源:2010 North American Consensus Guidelines。

注:施用量范围低端应考虑较小的患者或受检者。施用量取值可以考虑患者或受检者的质量和 PET 扫描时间。

3. 陪护者、探视者和家属的防护　依据 GB 16361—2012《临床核医学的患者防护与质量控制规范》、IAEA No.63 和 ICRP 第 94 号出版物均推荐了和有关剂量约束值相应的施用量值。核医学单位应向探视者和家庭成员提供有关的辐射防护措施(例如限定接触或接近患者的时间等)及其相应的书面指导,并对其所受剂量加以约束,使其在患者的诊断或治疗期间,以及出院后探视者和家庭成员所受的照射处于尽可能低的水平。对接受放射性药物治疗的患者,应对其家庭成员提供辐射防护的书面指导。对接受放射性药物治疗的住院患者,仅当其家庭成员中的成人所受剂量不能超过 5mSv、其家庭成员中的儿童以及其他公众所受剂量不能超过 1mSv,才能允许患者出院。儿童应尽量避免探视已施用放射性药物的患者或受检者,无法避免时,所受剂量不应超过 1mSv。接受 ^{131}I 治疗的患者体内的放射性活度降至 400MBq 方可出院,以控制其家庭与公众成员可能受到的辐射。除实际测量体内放射性活度外,也可参照国外标准和国内众多相关数据,直接估算,如全身 ^{131}I(单光子发射计算机断层成像 SPECT)计数的换算或距离处当量剂量率为 20μSv/h 以下等。

第六节　公众的安全防护

在放射诊疗过程中,公众指的是除医务人员和患者及其陪护人员之外的所有与电离辐射无关的人员,包括:非接受电离辐射诊疗的患者及其陪护人员、到放射诊疗场所参观的人员、探视人员等,他们不是电离辐射的直接受益者。由于各种原因,他们滞留或者出现在放射治疗场所及其附近,他们是有机会受到医用电离辐射的照射。公众在放射治疗过程中受照的来源主要是机房的漏射线。虽然现在机房屏蔽体的辐射防护效果比较好,机房漏射线的剂量水平均能够满足国家标准的要求。但公众人员的受照情况是必须严格控制的,因此对他们的防护与安全也是必须加以考虑的。现在对于公众人员的辐射安全与防护的措施主要是从三个方面开展:个人剂量限值、人员行动管理和科普宣传。

一、公众个人剂量限值

1. 放射诊疗实践使公众中有关关键人群组的成员所受到的平均剂量估计值参见本书第二章。

2. 慰问者及探视人员的剂量限制　公众成员个人受照射剂量限值不适用于患者的慰问者(例如,并非他们的职责、明知会受到照射却自愿帮助护理、支持和探视、慰问正在接受医学诊断或治疗的患者的人员)。但是,应对患者的慰问者所受的照射加以约束,使他们在患者诊断或治疗期间所受的剂量不超过 5mSv。应将探视食入放射性物质患者的儿童所受到的照射剂量限制在 1mSv 以下。

二、人员行动管理

根据 GB 18871—2002《电离辐射防护与辐射源安全基本标准》中有关放射性工作场所划分的要求,应把放射诊疗场所划分为控制区和监督区,以便于防护管理和照射控制,有利于公众成员的防护与安全。

一般来说,放射诊疗场所的控制区只有放射工作人员和患者才有机会在该区域内出现并逗留;公众人员只能在监督区或其边界出现。在明确监督区域划分时,医院必须做到:采用适当的手段划出监督区的边界;在监督区入口处的适当地点设立表明监督区的标牌;定期审查该区的条件,以确定是否需要采取防护措施和做出安全规定,或是否需要更改监督区的边界。对于放射诊疗场所,应当把照射室列为控制区,工作期间禁止患者以外的任何人员随意进出与滞留;把操作间列为监督区,必须限制公众成员在监督区域的逗留,由于是放射工作人员长期滞留区域,必须加强对该区域的剂量监测,确保工作人员剂量安全。确保公众不受到额外辐射照射。

三、科普宣传

医用电离辐射知识科普宣传是卫生科普宣传的一部分,是把深奥的放射学理论、放射性利弊,转成通俗易懂、易为大众接受的各种医学知识、健康卫生常识的过程。科普宣传可增强人们的健康意识,潜移默化地帮助人们建立科学、文明、健康的生活方式,使人们积极主动地参与防病治病、自我保健活动,消除危险因素,全面提高人们的健康素质、心理素质。

医院应当以普及医用电离辐射科普知识,提高公众的医用电离辐射知识水平为己任,做到院领导重视,职能管理部门协调,放射性科室操作,多方面做好放射性科普知识的宣教和组织工作,形成医院内人人关注,放射性科室人人参与的良好氛围。

医院进行医用电离辐射知识宣传方式主要有:电子显示屏、宣传手册、宣传橱窗、宣传标语等。电子显示屏通过滚动方式,在介绍医疗收费标准、医院特色专科、各科专家、开展的新技术新业务、服务新举措的间隙介绍放射防护和安全小常识等,既向患者提供了放射性知识又缓解了患者在候诊时的无聊。宣传手册可以系统介绍医院放射诊断、放射治疗基本情况,同时比较全面地、图文并茂地介绍电离辐射的医学应用以及防护与安全的基本知识等,供患者免费索取,方便患者就医。医院还可以给每个病区制作精美的科普橱窗,内容由放射性科室灵活安排,定期更换宣传资料,以图文并茂的方式形象地介绍科室最新开展的新技术和医疗动态。在放射治疗科室的墙壁、走廊设置放射性知识的宣传栏、宣传标语也有良好的效果。

同时也可向公众讲述一些放射性基本知识,如什么是放射性、电离辐射源的种类、电离辐射对人体的作用、电离辐射产生的效应、电离辐射的医学应用、日常生活中所能接触到的电离辐射,以及如何远离辐射源,从而保护自己。

第七节　医疗照射的志愿人员

生物医学研究在医药健康中具有重要作用,一些探索性研究对于疾病的诊断与治疗是有直接价值的。有些研究可以提供药物代谢以及可能从工作场所或环境的污染中吸收放射性核素的代谢信息,这些研究结果为职业照射或工作照射提供重要的参考信息。志愿人员作为生物医学研究中的重要对象,为了人类健康作出了重要贡献。生物医学研究项目的参与者可以是患有某种疾病的病人,也可以是健康人。生物医学研究中的志愿者往往经历与患者相似的涉及辐射的医学程序,因此医疗照射包括生物医学研究计划中志愿者所受的照射。要做好医疗照射的防护,人员是一个非常重要的因素。

一、志愿人员医疗照射的正当性

对生物医学研究的志愿者实施照射必须符合国家法律法规的相应要求,并接受伦理委员会的意见,委员会应在确定某项医学研究的照射能够给社会或该志愿人员带来净利的情况下,才能允许该医学研究的实施。道德委员会对作为生物医学研究方案而接受医疗照射的志愿者的正当性负有特殊责任,伦理委员会在作出决定时,应根据参与者的年龄、性别和健康状况,向其提供关于预期剂量和辐射风险估计数的正确资料。伦理委员会还应严格审议执行放射程序人员的资质、执行放射程序的信息、剂量估计以及相关辐射风险。一般来说,健康的个人不应参加涉及放射治疗程序的生物医学研究项目。健康儿童也不应作为生物医学研究计划的受试者。不鼓励妊娠妇女作为志愿者参与涉及电离辐射的生物医学研究课题,除非怀孕是该研究的不可缺少的一部分。从胚胎或胎儿的防护的角度出发,应严格控制使用电离辐射。

二、志愿人员医疗照射的最优化

需要一种合适的方法将优化要求应用于作为生物医学研究方案一部分的志愿者的医疗照射。过低的辐射剂量和过高的辐射剂量都不可行,因为其后果可能是癌症无法治愈,或者所拍摄的图像不具有良好的诊断质量,医疗照射应始终服务于所需的临床结果。

所有医疗设施,在符合辐射安全要求的情况下才应得到卫生当局的授权,以确保设施符合医疗服务质量方面的适用要求。卫生主管部门与辐射防护管理机构之间的协调与协作应确保医疗设施的辐射防护和整体安全。

三、志愿人员医疗照射的剂量约束

在生物医学研究的医疗照射过程中,为确保志愿人员的健康利益,伦理委员会应综合考虑有效剂量、合适的器官剂量以及可能引发的健康风险,并在实施照射前采取特定的剂量约束措施。剂量限制可以作为在临床照射计划阶段志愿人员得到最佳保护和安全的参考,当志愿人员参与到照射计划时,将向志愿人员提供与准备接受放射诊疗的病人相同的辐射保护,但对志愿人员有额外的限制,即志愿人员的照射将受到剂量限制,要么是国家规定的剂量限制,要么是批准生物医学研究方案的道德委员会规定的剂量限制。

剂量限制须通过政府与卫生部门、有关专业机构和辐射防护监管机构协商,为道德委员会提供相应建议,以典型患者剂量和国家 DRLs 为设定剂量限值的参考。

对社会的效益越低,剂量限制越严格。ICRP 根据辐射风险对生物医学研究中产生的剂量进行了分层,并在 ICRP 103 号出版物第七章内容中指定了剂量限制的数值。应特别注意为反复参加生物医学研究方案从而可能面临较大风险的健康志愿者设定剂量限值。

(陈 娜,涂 彧)

思 考 题

1. 简述医用电离辐射防护遵循的基本原则。
2. 简述放射诊疗过程中特殊患者的防护要求。
3. 简述医疗照射指导水平的意义。
4. 简述介入放射诊疗工作人员的防护措施。
5. 简述放射治疗场所的放射防护要求。
6. 简述核医学选址与布局要求。
7. 简述核医学工作人员的防护要求。

参考文献

[1] 涂彧. 放射卫生学[M]. 北京:中国原子能出版社,2014.
[2] 涂彧. 医学放射防护学教程[M]. 北京:中国原子能出版社,2019.
[3] 刘长安. 放射诊断中的医疗照射防护[M]. 北京:军事医学科学出版社,2014.
[4] 刘长安. 介入诊疗防护与安全指南[M]. 北京:北京大学医学出版社,2016.

第六章

工业应用电离辐射防护

学习目的
与 要 求

通过对本章的学习,使读者了解放射性同位素与射线装置在工业生产领域应用的基本情况;了解核子仪、无损探伤设备的基本类型及工作原理,了解辐照装置、工业加速器的主要应用和工作特点。掌握工业电离辐射应用安全防护基本理念、原则、特点和方法;熟悉工业应用电离辐射防护管理程序、制度和相关法规及国家标准。了解我国工业应用电离辐射相关放射卫生防护法规与标准的应用情况,掌握工业放射防护安全体系理念及核心内容。了解探伤室探伤和移动探伤的异同点,掌握无损探伤放射防护应注意的问题。熟悉辐照加工装置、工业加速器的辐射源项特点,掌握辐照加工装置和工业加速器放射防护管理的核心内容。

随着人们对核衰变和电离辐射规律的认识和把握,密封放射源、非密封放射性物质(也称非密封源)和射线装置在医疗、工业、农业、地质调查、科学研究和教学等领域得到了广泛应用。习惯上,人们把上述应用分为医用电离辐射和工业电离辐射两类(也称医用放射和工业放射),工业、农业、地质调查、科学研究和教学等领域的核与辐射技术应用统称为工业电离辐射应用。

密封源是指永久密封在包壳内或紧密地固结在覆盖层里并呈固体状态的放射性材料;非密封放射性物质是指不满足密封源定义中所列条件的放射源。射线装置是指 X 射线机、加速器等设备,它是将电能转换成辐射能的一类装置。

第一节　核子仪的防护

核子仪可在非接触条件下获取测量对象的内部信息,在大型工业生产中已成为常规的监控手段,提高了劳动生产率,解决了非核技术难以解决的工业过程监控问题。

一、核子仪概述

核子仪又称核仪表,是利用放射性物质或 X 射线的特性,测量或显示被测物质或材料物理参数的仪器设备,一般由一个或多个带屏蔽的辐射源(具有放射性或能放出 X 射线)和辐射探测器及放大及转换电路、二次仪表等组成。使用时,射线束穿过物质或者与需要分析的物质相互作用,为连续分析或过程控制提供实时数据,用于分析密度、厚度、流量、料位、水分等物理参数,用于过程控制和产品质量控制,见图 6-1。包括核子秤、料位计、密度仪、测厚仪等。

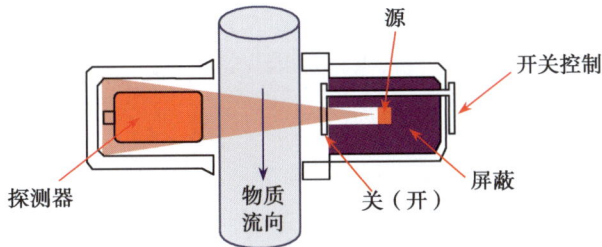

图 6-1　典型核子仪组成

根据射线与物质作用的方式,核仪表可分为:①透射式,检测时电离辐射透射过物质,见图 6-2a;②反散射式,检测时电离辐射作用于物质后发生反散射,见图 6-2b;③反应式,电离辐射与物质发生反应,见图 6-2c。

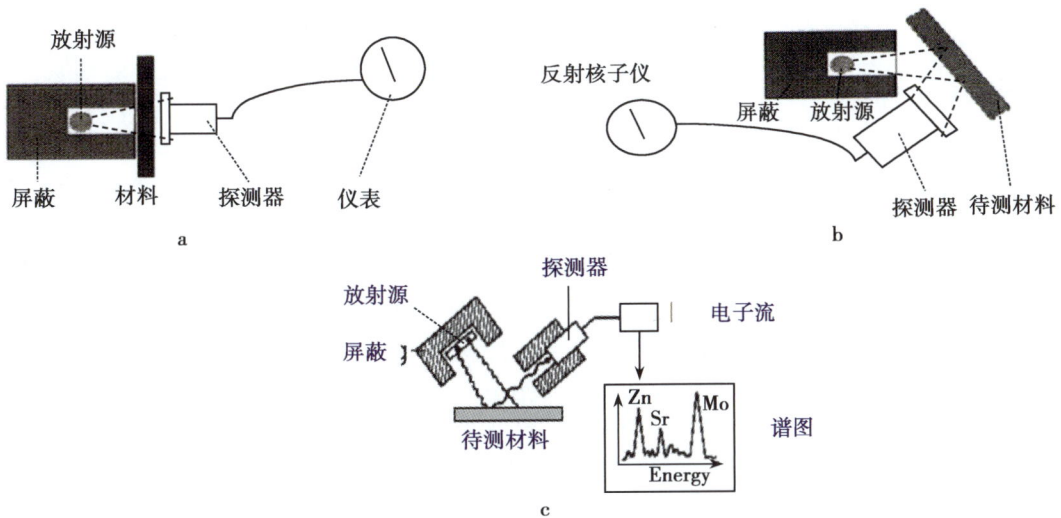

图 6-2　核子仪分类

根据核仪表所使用的放射源进行分类,分为:①α 放射源,主要用于烟雾探测器、静电消除器和放射性避雷器的离子发生器;②β 放射源,主要用于测厚仪和色谱分析仪;③γ 放射源,多用于料位计、密度计、核子秤等;④中子源,多用于测量目标物质的密度、水分等。

(一) 核子秤

利用放射性同位素发射出来的射线通过被测物料时,局部被吸收作用实现对被测物料质量的称量。核子秤是针对需要测量在传送系统中运动的物料而开发的产品,把放射源和射线接收器分别放在传送带的上、下两侧,根据射线穿过传送带上物料的计数率,便可以连续称出输送物料的重量。物料对 γ 射线具有衰减作用,物料厚处透过的 γ 射线少,物料薄处透过的 γ 射线多。γ 射线探测器根据接收到的 γ 射线的量给出相应的电信号,经前置放大器放大并转变为电压信号。物料在传输过程中,计算机不间断地采集来自探测器的信号,经计算机计算得到传送的物料重量,供操作人员对生产过程进行监控管理。物料尺寸愈规则、均匀,则称量的准确度愈高。核子秤主要用于动态物料质量的计量,在建材、煤炭、化工、矿山、冶金、港口、钢铁、粮食等行业中广泛应用,现已逐步推广,用于对刮板、螺旋、锚链等多种运输方式输运的物料质量进行测量。其工作原理见图 6-3。

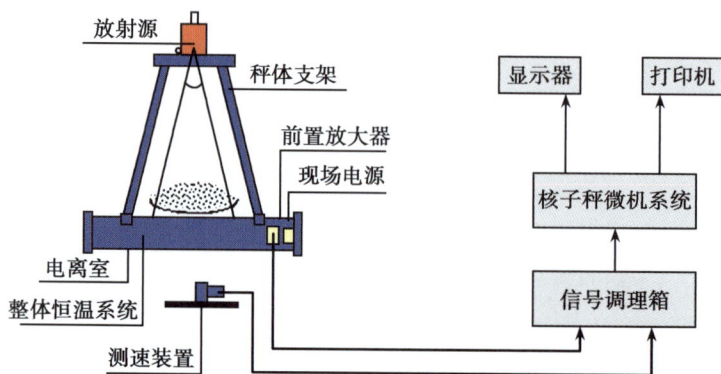

图 6-3   核子秤工作原理示意图

核子秤使用的放射性核素主要是 ^{137}Cs,活度在 1.1×10^9Bq(30mCi)至 4.8×10^9Bq(130mCi)之间。

(二) 料位计

利用电离辐射穿透各种物质时会受到不同程度的衰减这一原理制成。具有安装简单、指示可靠、仪器本身坚固耐用的特点,易于实现生产过程的自动控制。容器内物料的装载多少不同,则对射线吸收程度不同,从而确定容器中的物料(液体、浆体、固体颗粒或碎屑)的高度位置,实现容器内料位的测量。它可以安装在被测量的各种形状(如球、罐、料仓、溜槽、管道等)容器的外部,根据容器内物料对射线吸收程度的不同确定容器中物料的多少。核子料位计不受被测物料的压力、温度、密度、黏度等参数变化的影响,特别适用于高温、高压、强腐蚀、密闭容器等条件下物料位置的测定及远距离自动测量和控制。

石油工业核子仪可以检测密闭容器内石油产品的水平面。钢铁工业核子仪可以测量连续铸锭机结晶槽中的钢水位,还可以测量炉内焦炭的装填程度。水泥工业可用来测量料面的高度和控制立窑装料的多少。航空和宇宙飞船上,可用来测量飞机或火箭的固体或液体燃料的消耗程度等。

　　料位计的基本结构为:放射源在铅罐内,铅罐安装在料仓某一位置,侧面有准直孔。工作时,准直孔打开,γ射线从准直孔射出,穿过料仓物料后,被安装在铅罐准直孔相对应部位的闪烁探头接收并产生电压脉冲信号,信号经放大、甄别、整形后变为直流电压信号(积分电压),此电压信号经远距离传给主机。当料仓内无料时,探头接收到的信号很强,积分电压达到阈值以上,主机给出料空信号;当料仓内有料时,阻挡射线穿过,探头接收到的信号弱,积分电压低于阈值,主机给出料满信号。其工作原理见图6-4。

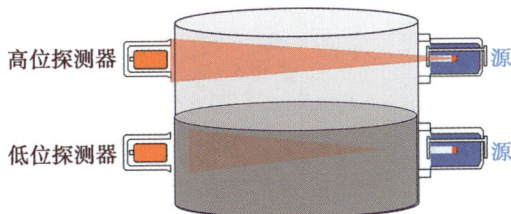

图 6-4　料位计工作原理示意图

　　料位计的作用是对物料位置高度进行测量,主要采用γ射线源,常用的放射源有 ^{60}Co 和 ^{137}Cs,活度一般在 40MBq~4GBq(1~100mCi)。对堆积密度小的物料(如泡沫塑料)或少量物料(如管中牙膏)的测量,一般用β射线源。典型的β源为 ^{90}Sr,活度范围为 40~400MBq (1~10mCi)。对含氢量高的物质(如石油产品)的料位计一般采用中子源。这类中子源多为 ^{241}Am-Be 中子源,活度在 1~10GBq(30~300mCi)。

(三) 密度湿度仪

　　广泛应用于道路、机场和水利等工程建设领域中,可快速、准确测量工程中泥土、骨料、沥青和混凝土结构的压实度和含水量。核子密度湿度仪内一般装有两个放射源。一个是γ放射源用于测量密度,多采用 ^{60}Co 或 ^{137}Cs 放射性核素,活度范围为 3MBq~0.4GBq (8~10mCi);另一个是中子源用于测量水分,多采用 ^{241}Am-Be 或 ^{238,239}Pu-Be 放射源,目前使用 ^{241}Am-Be 中子源的更多一些,其活度范围一般在 1.85GBq(50mCi)左右。γ源装在屏蔽室内,使用时将γ源推出屏蔽室进入到金属探测杆底部内,位置随测量深度而上下移动,并位于被测物质中进行测量。中子源安装在机壳底部位置不变。核子密度湿度仪测量密度的原理同密度计的工作原理一样。水分测量的原理是,由中子源产生的快中子射入被测材料中与料层内物质发生碰撞散射,减速、扩散后使快中子最后变成慢中子,慢中子被探测器探测。这个作用过程主要是由物质中的含氢量决定,而氢主要在水中,若被测材料中含水量大,慢中子数就多,反之就少。因此利用仪器探测到的慢中子数的多少即反映其含水量的大小。

　　核子密度湿度仪经常用于沥青路面测量,以确定混料的压实率。一般是在铺设路面时,跟在铺路车后面进行测量。压路机每走一次,就在路面进行一次测量,直到把沥青材料压实到设计要求的程度。手持式核子密度湿度仪可用于野外和现场的快速测量,可测量土壤密度、水分等。其工作原理见图6-5。

(四) 测厚仪

　　是利用射线在穿透物质时射线的强度随物质厚度不同而改变的原理制成的非接触式测量装置。测厚仪具有检测灵敏度高,测量准确、响应时间短、操作简单、使用期长、安全可靠等特点。这些仪表可以检测连续生产过程中的金属板、薄膜、纸张和镀层管的厚度。将测厚

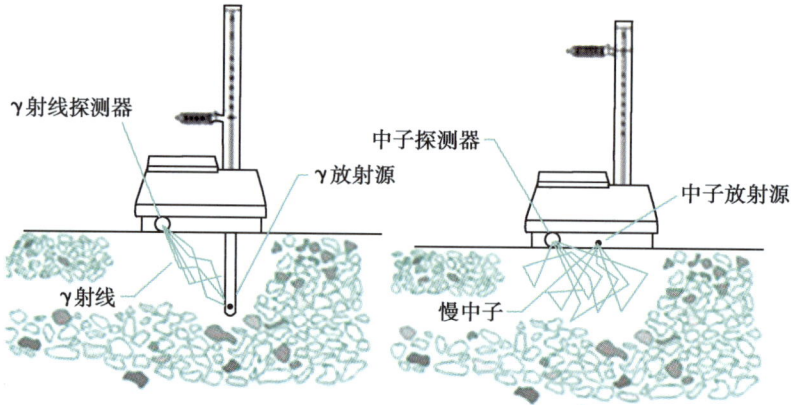

图 6-5　密度 - 湿度仪工作原理示意图

仪安装在生产线上,不仅能提高生产效率、减轻劳动强度,而且还可以提高产品质量、降低废品率。

　　放射性测厚仪按辐射方式分类可分为透射式和反散射式两种,是利用放射性同位素射出的射线通过被测物质时,局部被吸收或散射作用而制成的。射线强度与吸收物质的厚度之间存在一定的关系,计算公式如下:

$$I=I_0\,e^{-\mu\rho d}$$ 式 6-1

式中:

I_0——入射被测物质前的射线强度;

I ——入射被测物质后的射线强度;

μ ——质量吸收系数(cm^2/g);

ρ ——被测物的密度(g/cm^3);

d ——被测物的厚度(cm)。

　　理论上,如果 I_0 一定,I 的变化量就可以用来反映被测物的厚度 d。该公式是设计核子测厚仪的基本依据。

　　只有当被测物体成分和密度不变的情况下,输出信号才能直接反映几何厚度。由于放射性同位素放出射线的类型和能量不同,其穿透物质的厚度也不同,要根据所测物体的厚度选择放射源的类型。核子测厚仪所用的放射源有 α 源、β 源和 γ 源,也可以使用射线装置产生的 X 射线作为放射源。

　　α 放射源可用于测量质量厚度为 5~50g/m²(比普通的 A4 复印纸还薄)的物质,常用的 α 源有 ^{210}Po、^{239}Pu。

　　β 放射源可用于测量较薄的纸张、纺织品、塑料薄膜、金属箔、橡胶等材料的厚度,常用的 β 源有 ^{85}Kr、^{90}Sr、^{147}Pm、^{204}Tl;所测物品的质量厚度范围 ^{147}Pm 源 5~10g/m²,^{85}Kr 源 10~1 200g/m²,^{90}Sr 源 5~10g/m²。由于 β 射线易于被吸收,只要被测物厚度略有改变,探测器上就会立即显示出来。这种方法特别适用于检测移动快、易损伤和不便接触的产品。

　　γ 放射源主要用于测量密度较大且较厚的连续物品厚度(如轧钢厂轧钢板的厚度等)。常用的 γ 源有 ^{60}Co、^{137}Cs。测量物品的厚度范围为 ^{137}Cs 源 2.5~60mm,^{60}Co 源 4~90mm。轧钢厂钢板厚度在线测量,过去需要停机人工测量,劳动强度大、效率低。采用放射性同位素测厚仪,将 ^{60}Co 或 ^{137}Cs γ 放射源装在钢板一侧,另一侧安装探测器。钢板通过时,即可随时测出钢板的厚度。钢板越厚,穿过钢板被探测器接收的射线就越少,探测器输出的信号电流也相应减弱,记录仪根据减弱的电流显示钢板的增厚数字,同时将信号输送到自动控制系统,自动调整轧辊间距离,保证钢板正常尺寸。其工作原理见图 6-6。

X 射线测厚仪适用于生产铝板、铜板、钢板等冶金材料的企业,可以与轧机配套,应用于热轧、铸轧、冷轧、箔轧。

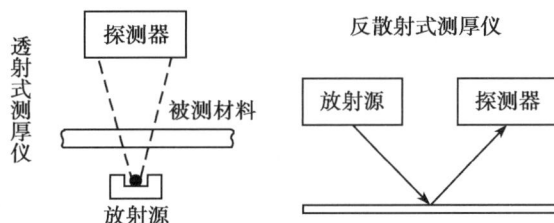

图 6-6　测厚仪工作原理示意图

二、核子仪辐射危害

根据核子仪的辐射源项的不同将其分为含密封源核子仪和 X 射线核子仪两大类。含密封源核子仪的射线由含放射性同位素的密封源持续不间断地发射出来,且射线类型因所含放射源种类不同而不同。X 射线核子仪的射线是用 X 射线管发射的,开机时存在辐射,关机时则停止发射 X 射线。对于 X 射线核子仪,主要放射性职业危害是 X 射线,包括主线束、泄漏辐射和散射辐射。长时间开机,还可能产生少量的非辐射职业危害因素,主要是少量的臭氧和氮氧化物。含密封源的核子仪则比较复杂,放射性职业病危害因素取决于该仪表密封放射源使用核素的情况,X 射线装置的辐射危害和防护将在后续小节中介绍,本小节重点对使用 α 放射源、β 放射源和 γ 放射源的情况进行讨论。

(一) α 放射源

常用的 α 放射源(以下简称 α 源)发射的 α 粒子在空气中射程 <6cm,穿不透皮肤表层,故没有外照射危险。当 α 源的活度很强时,伴随有其他辐射,如 X 射线和 γ 射线、自发裂变及 (α,n) 反应产生的中子等,其外照射危险则不能忽略,存在光子和中子的辐射危害。有的 α 源还可能含有微量杂质,能产生很强的 β、γ 辐射危害。用作 α 活度测量和 α 能谱分析的电镀源,活性区表面往往没有覆盖层。因为 α 放射性核素衰变时,由于出射 α 粒子对原子核的反作用力,会出现原子核群体反冲现象而自动"爬出"容器外,有的核素表现特别明显,例如:钚、镅等,可能造成放射性污染。

(二) β 放射源

β 粒子的穿透能力比同样能量的 α 粒子强约 100 倍,能量超过 70keV 的 β 粒子即可穿透皮肤角质层(俗称死皮)。常用的 β 放射源,除个别核素外,β 粒子的能量一般大于 70keV,故 β 射线应考虑外照射辐射危害。另,β 放射性核素衰变时,常伴有 γ 辐射或其他形式的光子,只有少数核素(如 ^{3}H、^{14}C、^{32}P、^{35}S、^{45}Ca、^{90}Sr、^{90}Y 等)例外。β 粒子穿过周围物质时产生轫致辐射,其穿透能力比 β 粒子本身强得多,因此应用 β 放射源时存在光子的辐射危害,即使纯 β 辐射体,也应注意减少轫致辐射的影响。屏蔽 β 粒子(射线)需要选用低原子序数的材料,以减少轫致辐射,低原子序数材料外再用高原子序数的材料屏蔽轫致辐射和其他光子。一般用塑料、有机玻璃、铝板等轻质材料屏蔽 β 粒子。放射源辐射 β 粒子能量越低,测量时密封窗厚度应越薄,通常小于 10mg/cm^2,有的只有 30μg/cm^2。使用过程中要特别注意保护密封窗,防止放射源的密封窗被磨损、腐蚀、震裂或划破。放射性污染是可能的放射性职业病危害因素,应定期检查 β 源的周围有无放射性污染,防止放射性污染出现扩散和转移。β 放射源要严加保管,贮存 β 放射源的容器应能防轫致辐射。尤其需要注意放射源的管理,放射源不能丢失! 废弃的放射源不能随意处置,应按环境保护主管部门的要求和规定处置。

(三) γ 放射源

γ 射线的贯穿能力是很强的,其辐射照射范围往往会超出工作场所,造成工作人员或其他人员意外照射的风险较大。γ 放射源使用时主要的风险首先是各种潜在的意外照射;其次是漏射线和散射线对工作人员造成的辐射危害。所以防护屏蔽设计特别需要强调对散射线和漏射线的防护,常见防护工程中应注意如下事项:①缝隙、孔洞、管道、气窗、电缆及拉门的地沟等薄弱部位,可能产生直接和多次散射泄漏,尤其在两种不同的材料搭接处。②辐射场的房顶的防护,若顶板的厚度不够或者没有屋顶,会因"天空"散射使房外邻近地区的辐射水平升高。注意,屋顶的房檐也会对檐下采光窗及通风孔洞漏出的射线再次散射,增加相关位置的辐射水平。③γ 放射源防护容器和屏蔽设施的建造必须注重质量,不能留有"孔洞""蜂窝"和裂缝,要考虑防止火灾或高温等特殊情况下防护材料的熔化和流失等,使用贫铀等材料做防护时要注意贫铀衰变子体发射的 β 辐射。④防护容器和屏蔽设施投入使用前,应进行全面检查,检测其防护效果。不符合设计要求时,应采取补救措施。

(四) 中子源

中子的贯穿能力很强,使用中子源时应着重考虑外照射防护措施,所采取的防护措施与使用 γ 放射源的措施相似,但所用的防护材料有比较大的区别。

中子放射源发射的多是快中子,屏蔽防护设计时一般先考虑用含氢较多的物质(如水、石蜡、聚乙烯等)将快中子慢化,然后用吸收截面大的物质将其吸收。最合适的吸收物质是锂和硼,它们不但对于慢中子吸收截面大,且俘获中子后放出的 γ 射线少,几乎可以忽略。镉和铟对慢中子吸收截面也很大,但产生的 γ 辐射较强。考虑经济因素,一般用硼与石蜡(或聚乙烯)均匀混合后作为中子屏蔽材料,也可用水或石蜡作为屏蔽材料单独使用,但操作上不够方便。混凝土内含一定量的水分,对中子和 γ 射线都有较好的防护能力,成本低廉,适用于大多数防护工程。某些中子源具有较强的 γ 辐射,如 Ra-Be 中子源,须同时考虑 γ 射线的屏蔽。重材料一般布置在内层,而将含氢材料布置在外层。能将该类中子源的 γ 辐射水平降低到规定的限值以下的水或混凝土厚度,通常可满足对中子的屏蔽防护要求。如屏蔽厚度已满足 γ 辐射屏蔽防护要求,但仍不满足对中子的屏蔽防护要求,应根据计算在外层附加聚乙烯等材料。中子在混凝土地面和厚墙上的散射非常严重,设计屏蔽时要特别注意穿墙管道、电缆地沟及"迷道"等薄弱部位的防护,室顶(或顶盖)也需足够的屏蔽厚度。

常用中子源的 α 放射性活度一般大于 37GBq(1Ci),核素毒性多为极毒性,须特别注意防止放射性物质泄漏造成污染。α 射线穿透性弱,射程短,且密封型放射源包壳一般密封良好、防护性能满足需要,中子源的 α 射线外照射的风险不大。

三、核子仪防护要点

(一) 放射源的安全使用

核子仪所用同位素放射源一般都密封得牢固、可靠,充分考虑了不同用途时温度、压力、冲击和震动等外环境变化对源包壳的冲击,在预期的使用及可设想的故障中,其密封性不致遭到破坏。另外,含密封源仪表使用的放射源活度远远小于辐照装置的源强,活度水平一般在 $10^7 \sim 10^{10}$ Bq(毫居里级~居里级)水平。其特点是核子仪的数量众多,应用范围广;仪器使用时有一定的流动性、接触人员较多,工作场所和工作条件变化大。从辐射安全和辐射防护的角度来看,因核子仪使用放射源活度小,易忽视辐射安全和辐射防护问题。加之接触、操作的人员数量多,人员流动性大、专业知识不足和防护意识不强等诸多因素,历史上曾多次发生放射源丢失、被盗等放射源安全事故。造成放射源破损、放射性物质泄漏、工作人员或公众受到射线误照事件。所以,对核子仪器使用的安全和防护来说,放射源的安全管理是第一位的。

放射源的安装使用操作维护和管理人员,上岗前必须接受有资质的培训机构开展的辐射安全和防护专业知识培训,掌握一定的安全防护知识和技能,且经考核合格后,方可持证上岗。核子仪使用的放射源一般不涉及Ⅰ类放射源和Ⅰ类射线装置,按照中华人民共和国生态环境部的要求,对于Ⅱ、Ⅲ、Ⅳ、Ⅴ类放射源,Ⅱ、Ⅲ类射线装置的安装使用操作维护人员和管理人员,上岗前必须接受由省级生态环境行政主管部门组织的辐射安全专业培训,经考核合格后持证上岗。

操作人员应根据密封源的数量和活度,按照辐射防护最优化原则,充分考虑时间、距离、屏蔽等因素,采取各种有效的防护措施,将受照剂量控制在合理达到的尽可能低的水平。

在使用含密封源仪表(如料位计、密度计、测厚仪等)的场所,必须将源牢固可靠地安装进容器,采取有效措施防止密封源丢失,并限制人员进入源容器与受检物之间的有用线束区域。对成套供应的仪表和装源换源设备,如设备本身对安全防护已有周密考虑,可按说明书规定的要求安装、装源或换源,否则应增加放射防护措施,并制定详细的工作实施方案。

强放射源应有单独的照射室,其屏蔽厚度应保证相邻区域人员的安全。室内外设有声或光报警装置及放射性危险标志。并根据需要设置安全联锁装置和监视、监听装置。放射源在生产现场安装完毕投入运行前,应经有资质的技术机构检测且经放射防护设施竣工验收合格后方可投入运行;在放射源装置附近显著位置,须设置醒目的电离辐射警告标志。

报警装置、安全联锁装置和监视、监听装置应经常进行检修,确保其功能正常。

室外操作时,应根据放射源的辐射水平设置控制区,并设围栏和明显的辐射危害警告标识或放射性危险信号,必要时设人员值守,防止无关人员进入。对于核子密度/水分测量仪的使用,测量人员的操作要准确、熟练,尽量减少与仪器的接触时间,测量时人员与仪器应保持 2m 的距离,工作完成后再读数。每次工作完毕,应严格检查放射源是否处于关闭状态,不使用时一定要将仪器处于关闭状态。

应经常检查放射源安装的牢固性和活动部件的可靠性,对因灰尘、磨损、腐蚀、老化、疲劳、照射损伤或其他原因造成的操作失灵、卡源或其他情况,应及时维修,不得带病工作。交接班时应检查放射源是否在位,交接手续应有相应的文字记录,以及时发现可能的丢失;维修应有详细的维修记录。

装置检修时,拆下来的放射源要妥善保管,防止被盗、丢失和超剂量照射事故发生。拆装放射源或密封源,更换容器时,应有专业放射防护人员现场监护并进行剂量监测。拆下来的放射源,应立即送源库保存,不准堆放在检修现场。检修完毕,应立即将放射源安装归位,检测合格后各方签字确认。

若生产装置长期停产或生产装置上不再需要放射源,应将放射源拆下,确认密封性完好后退回原厂家或存到源库,不允许在一般仓库中存放或长期滞留在装置上,以免发生放射源丢失、被盗的事故。

操作密封源应根据其类型和活度,使用相应的屏蔽设施和操作工具。

定期对工作场所和监督区域进行环境周围剂量当量检测和放射性表面污染监测;放射工作人员应按 GBZ 128—2019《职业性外照射个人监测规范》规定佩戴个人剂量计、进行个人剂量监测;对于监测结果异常的,应进行调查,根据调查结果对相应人员采取适当的健康监护措施。

每年至少应进行 1 次含密封源设备防护性能及安全设施的检查检验和检测,如发现放射性污染或放射性泄漏,必须立即采取措施,详细记录检验结果,记录文件应归档并妥善保管。

对可能发生的密封源事故制定应急预案。

放射工作人员职业健康监护要求按 GBZ 98—2020《放射工作人员健康要求及监护规范》的规定执行,建议核子密度/水分测量仪的使用人员健康体检周期为一年,岗前健康检查白细胞偏低者不宜操作该仪器。

所使用的核子仪如需要存放放射源,则应建立专门的放射源储源室且设专人管理。储源室应设醒目的电离辐射警告标志,严禁无关人员进入。储源室以及储源柜、箱等均应有防火、防水、防爆、防腐蚀与防盗等安全措施。使用单位应设密封源账目,设立领存登记、状态检查环节,定期清点,钥匙管理等防护措施。在工作场所或野外使用放射源时,要有专人负责看管,工作结束后立即收回放射源,存放于设有防盗措施的临时储存柜内。严防密封源丢失或被盗,制定严格的安全防护制度,定期进行安全检查。

(二) 核子仪放射防护要求

任何电离辐射的使用都应满足 GB 18871—2002《电离辐射防护与辐射源安全基本标准》的要求,对涉及放射源的设备进行屏蔽和控制,对涉及辐射的工作场所进行区域控制、辐射水平检测(监测),对剂量监测数据进行分析评价。对使用密封源作为放射源的核子仪,卫生健康行政部门制定了 GBZ 125—2002《含密封源仪表的卫生防护标准》。含密封源仪表的具体放射卫生防护要求应按该标准的具体规定执行,见表 6-1。

表 6-1　不同使用场所对检测仪表外围辐射的剂量控制要求

检测仪表使用场所	下列不同距离的周围剂量当量率 H* 控制值/(μSv·h^{-1})	
	5cm	100cm
对人员的活动范围不限制	H*<2.5	H*<0.25
在距源容器外表面 1m 的区域内很少有人停留	2.5≤H*<25	0.25≤H*<2.5

续表

检测仪表使用场所	下列不同距离的周围剂量当量率 H* 控制值/(μSv·h^{-1})	
	5cm	100cm
在距源容器外表面 3m 的区域内不可能有人或放射工作场所设置了监督区	25≤H*<250	2.5≤H*<25
只能在特定的放射工作场所使用,并按控制区、监督区分区管理	250≤H*<1 000	25≤H*<100
监督区边界剂量率为 2.5μSv/h;距测量头或源部件及探头表面的距离详见 GBZ 125—2009 附录 A.		

资料来源:GBZ 125—2009《含密封源仪表的卫生防护标准》。

使用 X 射线作为辐射源的核子测量仪器,放射卫生防护标准为 GBZ 115—2023《低能射线装置放射防护标准》。对设备本身放射卫生防护要求及操作管理剂量检测按此标准的要求执行。

核子仪安全防护的重要内容是对核仪表的放射防护性能进行检验和检查,根据 GBZ 125—2009《含密封源仪表的卫生防护标准》的要求,放射防护性能检验检查项目如表 6-2 所示:

表 6-2　核子检测仪表的放射防护性能检验检查项目要求

项目	GBZ 125—2009 条款序号	验收检验	常规检验
源容器的结构和工作状态指示	4.4;5.1.2	直观检验	直观检验
源闸的工作	4.4b)、c)、d)、e)	循环操作 10 次	循环操作 10 次
源容器的标牌检查	4.8	√	√
仪表的随机文件检查	5.1.4	√	×
源容器的安装场所检查	4.4a);5.3.3;5.3.7	√	√
密封源在贮存位置时源容器的外围剂量和 2.5μSv/h 剂量边界	4.7	√	×
密封源在工作位置时源容器的外围剂量和 2.5μSv/h 剂量边界	4.7;5.1.4d)	√	#

注:表中"√"表示应检验,"×"表示不需检验。

"#"表示仪表固定安装时,每年至少一次;仪表移动应用时,逐次检验。

资料来源:GBZ 125—2009《含密封源仪表的卫生防护标准》。

对源容器的检查,查验源容器和检测仪表生产厂家的随机文件及检测仪表用户保存的生产厂家随机文件,该文件应表明源容器的安全性能符合 GB 14052—1993 的要求。对用户使用的检测仪表源容器工作状态指示的检验,采取直观查验,至少每年一次。

核子仪的放射防护检测一般分为两类,分别是仪器设备及工作场所检测监测和放射工作人员个人监测。

1. 仪器设备及工作场所监测　测量仪器应适合待测射线的辐射类型、能量和辐射水平,具有计量检定证书,并在检定证书有效期内使用。

密封源在贮存位置(源闸关闭)时,源容器外围辐射剂量测量点如下:①用测量仪器在源容器表面巡测,找到最高辐射剂量位置;②以密封源为坐标原点,有用射线束中心方向为 Z 轴,垂直于 Z 轴平面内任选相互垂直的 X、Y 轴探测出的最高剂量点处于其中一轴,在 X、Y、Z 轴线正负方向上,距源容器表面 5cm 和 100cm 的位置进行测量;③源容器和探测器位于待测物两侧的透射式仪表,在有用线束轴上,源容器和探头相邻表面之间的距离小于或等于 10cm 时,不必在二者之间的区域内测量,当该距离大于 10cm 时,进行测量(见 GBZ 125—2009 附录 A 图 A.6)。

密封源在工作位置(源闸开启)时,对于源容器外围辐射剂量的测量,应遵循以下几点:①对透射式仪表被检测体处于密封源和探测器之间的仪表,在无待测物的条件下测量;②对反散射式仪表(密封源和探测器处于被检测体同侧的仪表),在有待测物的条件下测量,测量点应包括 GBZ 125—2009 附录 A 各图所示位置、预计剂量较高的位置、人员可近距离接触辐射源的位置、人员停留时间长的位置等;③确定相应于 $H^*(10)$ 为 2.5μSv/h 的等剂量边界位置。

距边界外 5cm 处的测量,所记录的周围剂量当量率应是 10cm² 面积上的读数平均值,并相应于 $H^*(0.07)$。距边界外 100cm 的测量,所记录的周围剂量当量率应是 100cm² 面积上的读数平均值,并相应于 $H^*(10)$。

测量点与边界的距离应以防护剂量测量仪器探测器的中心位置计量。距边界外 5cm 处的检测,当测量仪器的探测器头的体积较大时,可以用防护剂量仪器的探头贴近仪表相应表面位置进行近似测量。对于含中子源的仪表,应使用中子和 γ 辐射测量仪分别进行测量,其周围剂量当量率应是中子和伴随 γ 辐射两者的周围剂量当量率之和。

核子仪工作场所监测的内容和频度应根据工作场所内辐射水平及其变化和潜在照射的可能性与大小来确定,并应保证:①能够评估工作场所的辐射状况;②可以对工作人员受到的照射进行评价;③能用于审查工作场所区域划分是否适当。

核子仪工作场所监测计划应包括:①拟测量的量;②测量的时间、地点和平度;③最合适的测量方法和程序;④参考水平和超过参考水平时应采取的行动。

2. 放射工作人员个人监测　个人剂量监测是辐射防护评价和辐射健康评价的基础。核子仪的辐射源项是密封源或者 X 射线装置,工作人员所受的照射主要是外照射。个人剂量监测应委托有资质的机构按照 GBZ 128—2019《职业性外照射个人监测规范》执行。监测周期一般为 3 个月。所有工作人员均应参加监测并建立个人剂量档案。个人剂量当量限值为 20mSv/年,管理目标值一般设定为 5mSv,如有异常应及时调查,消除隐患。核子仪使用者中,以核子密度/水分测量仪的使用者可能接受的辐射剂量较大,应格外注意个人剂量监测结果及健康监护工作。

第二节　无损探伤的防护

无损探伤广泛应用于机械冶金、石化、化工、电力、宇航、核工业和军工等部门的无损检测,创造了巨大的经济效益。当然,历史上也曾因使用不当,为使用者及公众带来电离辐射危害。了解与掌握工业射线探伤辐射安全与防护知识、工业射线探伤系统的工作原理及相关电离辐射设备(主要包括 X 射线机、γ 射线机、爬行器、加速器以及常用的中子源)特点是非常必要的。

一、无损探伤概述

无损探伤（non-destructive test，NDT）也称工业射线探伤，是利用 X、γ 射线探测非透明材料或装置，判断被探测物体内部的物质分布或缺陷，也称工业射线照相。无损探伤在焊缝检测中大量使用，尤其是在对铸造、焊接和其他一些不可拆卸的连接器件进行检查的时候，无损射线探伤在所采用的检查手段中占 80% 以上。

因被检工件成分、密度、厚度不同，工件不同部位对射线产生的吸收或散射也不同。采用适当的探测器获取射线照射工件所形成的透射射线强度分布图像，即可对工件的质量、尺寸、特性等做出判断。该项技术起始于 20 世纪 40 年代。20 世纪 70 年代后期，计算机计算和图像处理技术有了迅速发展，辐射数字成像技术、射线照相数字技术、CT 技术和康普顿散射成像技术等应用加速了工业射线探伤技术的发展。至今，X 射线、γ 射线工业探伤技术的发展已较为成熟。

根据射线穿过物质时的减弱规律，当一束 X 射线或 γ 射线穿过工件时，一部分射线被吸收，一部分射线被散射，一部分射线透射。假设照射工件的 X 射线或 γ 射线为窄束单能，则透过工件的射线将按照指数规律减弱。假定入射射线的强度是均匀的，射线照射工件时，若工件局部区域存在缺陷或结构存在差异，它将改变物体对射线的减弱，使得不同部位透射射线强度不同。采用探测器或者胶片检测透射射线强度，则可判断被照物体内部的缺陷或物质分布。其工作原理见图 6-7。

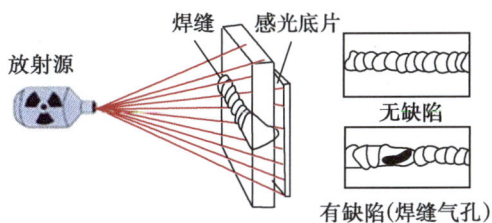

图 6-7 射线探伤工作原理

射线探伤可按三种方法分类，即根据辐射类型分类、根据辐射源能量分类和根据缺陷探测方法分类。

根据辐射类型分类，可分为两类，分别是 X 射线探伤和放射性同位素辐射（分为 β、γ、中子、质子）探伤，同位素探伤中最常见的是 γ 射线探伤。

（一）γ 射线探伤

具有非破坏性、全面性和全程性等三个特点。γ 射线探伤机适用的辐射源多为 ^{60}Co、^{137}Cs、^{192}Ir 等，核素的特征见表 6-3。目前运用最广泛且理想的 γ 辐射探伤源为 ^{192}Ir，γ 射线能量低，容易屏蔽。设备轻便，无需电源，便于携带和野外作业，放射源可以通过窄小部位进行投照，适用异性物体探伤，一次性可以拍几十张甚至几百张底片，有独特的用途。

表 6-3 工业探伤机常用 γ 辐射源衰变特征

核素	半衰期	γ 射线能量 MeV
^{60}Co（钴 60）	5.271a	1.173、1.332
^{137}Cs（铯 137）	30.167a	0.662
^{192}Ir（铱 192）	73.827d	0.355

γ射线有很强的穿透性,能不同程度地透过被检材料,对照相胶片产生感光作用。利用这种性能,当射线通过被检查的工件时,因工件缺陷对射线的吸收能力不同,射线透射到胶片上的强度不一样,胶片感光程度就不一样,这样就能准确、可靠、非破坏性地显示缺陷的形状、位置和大小。

γ射线可使照相底片感光,也可用特殊的接收器来接收。当γ射线穿过(照射)物质时,该物质的密度越大,射线强度减弱得越多,即射线透过该物质的强度就越小。此时,若用照相底片接收,则底片的感光量就小;若用电子仪器来接收,获得的电子信号就弱。因此,用γ射线来照射待探伤的工件时,若其内部有气孔、夹渣等缺陷,射线穿过有缺陷的路径比没有缺陷的路径所透过的物质密度要小得多,其强度就减弱得少些,即透过的强度就大些,若用底片接收,则感光量就大些,就可以从底片上反映出缺陷垂直于射线方向的平面投影;若用其他接收器,也同样可以用信号来反映缺陷垂直于射线方向的平面投影和射线的透过量,见图6-8。

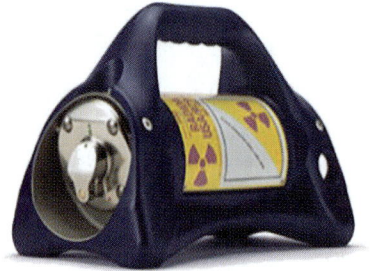

图6-8 便携式γ探伤机

γ射线探伤装置的优点:①穿透能力强,探测厚度大。对钢工件而言,400kV X射线机最大穿透厚度仅为100mm左右,而^{60}Co γ射线探伤机最大穿透厚度可达200mm。②体积小、质量轻,不用水、电,特别适用于野外作业和在役设备的检测。③效率高,对环缝和球罐可进行周向曝光和全景曝光,与X射线机相比大大提高效率。④可以连续运行,且不受温度、压力、磁场等外界条件影响。⑤设备故障低,无易损部件。⑥与同等穿透力的X射线机相比,价格相对较低。

γ射线探伤装置的缺点:①γ射线源都有一定的半衰期,有些半衰期较短的放射源,如^{192}Ir,换源频繁,给长期使用带来不便;②辐射能量固定,无法根据试件厚度进行能量调节,当穿透厚度与能量不适配时,灵敏度下降较严重;③γ射线源的活度随时间减弱,无法进行调节,当源的活度较小时,曝光时间过长,使工作效率降低;④固有不清晰度比X射线大,对于同样材料的工件,在相同照射条件下,其灵敏度低于X射线机。

(二)X射线探伤

其工作原理是,当X射线入射到被测试工件时,一部分X射线被吸收,另一部分X射线被散射,还有一部分X射线透过被测试工件。如果X射线束是均匀,且被测试工件也是均匀无缺陷的,透过的那一部分X射线强度就应该是均匀的;如果被测试工件局部存在缺陷或结构存在差异,它将改变X射线透射的均匀状况,使其不均匀;采用适当的探测器(如X射线探伤照相中采用的胶片)检测透射X射线的强度,探测器(胶片)上可显示出被测试工件的局部缺陷或结构差异的部位、大小和性质。

X射线照相探伤一般是将被检物体置于X射线源1m左右的位置,使X射线尽量垂直穿透被检部件。将装有胶片和增感屏的暗袋紧贴于被测试工件背后放置,使X射线照射适当时间进行曝光,在胶片乳胶层产生影像,将曝光后的胶片进行暗室处理,经显影、停显、定影、水洗和干燥,将得到的底片置于观片灯上观察,依据底片的灰度和缺陷图像判断缺陷的种类、大小、数量和位置分布,并按标准要求对缺陷进行等级分类。便携式X射线探伤机见图6-9。

根据辐射源能量分类,可分为低能 X 或 γ 射线探伤、中能 γ 射线探伤、高能 γ 射线探伤和高能 X 射线(加速器)探伤。

根据缺陷探测方法分类,则分为光敏薄膜法、目视法和仪器法三类。

1. 光敏薄膜法　X 射线胶片是最普通的缺陷探测器。辐射源放在样品一侧,胶片放在样品另一侧,可以得到与厚度分布相对应的射线强度分布,这种强度分布直观地展示了样品的内部结构。

2. 目视法　分为荧光屏、真空管图像增强器、固态图像增强器、干法放射显影法。

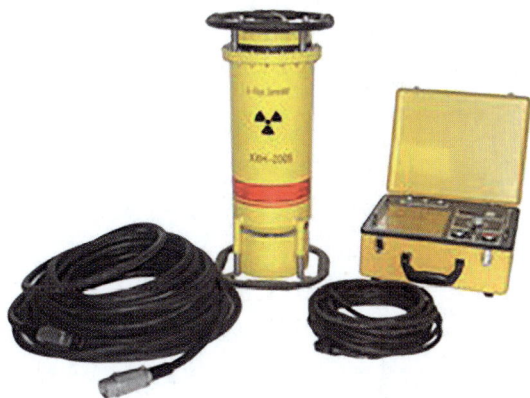

图 6-9　便携式 X 射线探伤机

(1)荧光屏:不可见的 X 射线在荧光屏上转变成可见图像。发光的荧光屏上显示的一般是一种放大的图像。

(2)真空管图像增强器:目的是降低程序所必需的剂量。

(3)固态图像增强器:能够捕捉到较弱的 X 射线辐射,在 X 射线辐射剂量较低的情况下获得较清晰的图像,所需的辐射强度只是直接法的 1/3 000。

(4)干法放射显影法:是一种用半导体探测材料内部缺陷的技术。该方法探测时使用带电的半导体薄层,半导体薄层上电荷的亏损与所产生的剂量率相对应,而剂量率与该样品的结构有关。当粉末颗粒被撒在半导体薄层上时,粉末的分布和密度差异导致可见图像的产生。粉末的分布与密度变化取决于半导体薄层上局部的电荷量。

3. 仪器法　无损检测仪器提供的信息经数字化处理输入计算机,计算机将辐射强度数据与标准样品的数据进行比较,从而能自动识别并剔除有缺陷的样品。仪器法的主要缺点是,其提供的缺陷分布与大小的信息是以数字化形式呈现的,而非直观的图像形式。

如果被探测工件的壁较厚,一般使用较高能量的辐射源照射,以便其另一面的探测器可接收到适当的辐射剂量率。就一定的材料而论,如果所测试样品厚度是某同位素辐射衰减半值层厚度的二至四倍时,可认为该同位素最适合作为该样品探测辐射源。

二、无损探伤特点及辐射危害

γ 射线工业探伤装置使用的是放射性同位素源——γ 射线源。工业探伤一般使用Ⅱ类放射源,Ⅱ类放射源为高危险源。没有防护情况下,接触这类源几小时至几天可致人死亡。因此,γ 射线工业探伤装置的生产、运输、安装、调试、运行和放置等各个环节的辐射安全和防护都必须给予高度重视。X 射线工业探伤装置采用 X 射线发生器产生 X 射线,常用的 X 射线探伤机管电压一般为 160~450kV,500kV 以上的 X 射线一般由加速器产生。X 射线工业探伤装置的特点是只有在其通电运行时才会产生 X 射线。关机或断电后装置即停止放射出 X 射线。

无损探伤作业正常工况下主要的放射性职业病危害因素是 X 射线或 γ 射线的有用线束、泄漏辐射和各类散射辐射。潜在的辐射危害主要是非正常工作状态下的各类意外照射。

一是探伤室探伤时人员误入或人员滞留探伤室受到意外照射;二是现场探伤时因控制区域设置不合理或未有效管控控制区边界,人员进入高剂量区而受到超预期剂量的照射;三是放射源探伤装置因放射源与源链脱节或其他原因造成放射源无法收回的事故照射及其应急处置造成的照射;四是放射源丢失等意外事故对涉源人员造成的事故照射。

(一) γ 射线探伤危害

γ 射线探伤正常工作时,会对辐射工作场所周围的工作人员及辐射工作场所外公众产生国家标准允许范围内的 γ 射线外照射。同样,γ 射线探伤机在运输过程中对运输人员会产生 γ 射线外照射;放射源在暂存库中也会有小部分 γ 射线穿过放射源暂存库屏蔽体(包括铅板、屏蔽墙、顶棚)泄漏到工作场所及周围环境中,对周围的工作人员和公众产生 γ 射线外照射,严格按照国家相关标准对这些过程进行控制,由此产生的对工作人员或其他人员的 γ 射线外照射的剂量是在国家标准允许范围之内的。

导致放射源对人员造成意外照射伤害的原因主要有以下几个方面:一是 γ 射线探伤装置自身的问题,不合格的射线装置或者与放射源活度不匹配的射线装置可能会泄漏出超出标准允许的 γ 射线;二是放射源管理方面的问题,不当的放射源贮存、出入库、台账、盘存制度,可能增加射线源的丢失或失控的风险,故应建立完善的放射源管理体系;三是 γ 射线探伤装置或放射源运输中出现的问题,不恰当的放射源运输可能会造成射线源丢失或失控,从而导致人员受到意外照射;四是探伤过程中的操作问题,探伤过程中不恰当、不安全的操作,可能会造成射线源的意外失控或丢失,对辐射工作场所周围的工作人员及辐射工作场所外公众产生额外的 γ 射线外照射,故应特别强调对探伤人员进行定期的专业培训。

(二) X 射线探伤危害

是利用 X 射线装置产生的 X 射线对被检查的内部缺陷或者结构进行探测。X 射线探伤机多运用于被检测的部件比较薄,具有可以随时随地开展工作、保管方便、射线强度调整方便的特点。另外,X 射线探伤还有一个突出的优点,即射线强度不会像 γ 放射源探伤那样随时间衰减。缺点是 X 射线探伤工作时候需要电源,仅适合在固定工作场所或有电源保障的野外使用。由于使用和保管简单,工业探伤中 X 射线探伤的应用非常广泛。

当然,X 射线的贯穿能力同样很强,其辐射照射的范围往往可超出工作场所,设置和控制工作场所时应特别注意 X 射线有用线束、散射线、漏射线的辐射屏蔽和防护。对于潜在照射风险,固定机房的 X 射线探伤应特别注意防止开机时机房内人员滞留和误入,移动式探伤则须特别关注探伤区域的控制,防止人员误入工作区域。

三、无损探伤的安全和防护

(一) 管理要求

为加强射线探伤的防护安全管理,开展射线无损探伤的单位及其工作人员须取得相关资质,严格遵守《中华人民共和国职业病防治法》《放射性同位素与射线装置安全和防护条例》等法律法规规定,依法执业,按照国家相应职业卫生标准及职业健康监护、辐射防护和安全等规章制度的要求,做好辐射监测和辐射装置的安全管理,严防辐射安全事故的发生。

根据上述法律法规和国家标准,开展无损探伤的单位应满足以下条件。

1. 依法取得辐射安全许可证并在其有效期内从事规定范围内的活动。

2. 建立辐射安全和防护机构,并至少设置 1 名辐射安全和防护负责人和 1 名辐射防护人员。

3. 制定辐射安全和防护管理制度,包括岗位职责、人员培训、无损探伤装置台账管理、无损探伤装置检查维护、辐射监测和辐射安全检查等内容。

4. 制定无损探伤作业相关的操作规程,包括固定探伤室作业、移动探伤作业、无损探伤装置和辐射检测仪使用等操作规程。

5. 成立辐射应急组织,明确参与应急准备与响应的部门及人员,并制定辐射应急预案。

6. 对本单位的辐射安全和防护状况进行年度评估,并每年向环保部门提交上一年度的评估报告。

7. 制定无损探伤装置的领取、归还和登记制度,无损探伤装置台账和实物定期清点检查制度。

8. 涉及不同单位共同或委托作业的,探伤单位应向被检测方了解现场作业的特殊管理和特殊安全等相关问题,并配合现场管理者对相关工作人员进行安全培训。

9. 移动探伤装置开始探伤作业前,应划定作业场所警戒区域,并在相应的边界设置警示标识:①将作业时被检物体周围的空气比释动能率大于 15μGy/h 的范围划为控制区,并在其边界上设置清晰可见的"射线区禁止进入"警告牌,拉警戒绳,射线探伤作业人员应在控制区边界外操作;②在控制区边界外将作业时空气比释动能率大于 2.5μGy/h 的范围划为监督区,并在其边界上设置清晰可见的"无关人员禁止入内"警告牌,必要时设专人警戒或配备现场安全员,承担场所区域的划分与控制、场所限制区域的人员管理、场所辐射剂量水平监测等安全相关工作及探伤装置的领取、归还以及确认探伤源是否返回装置等工作;③现场安全员应接受与操作人员等同的辐射安全培训。

10. 作业现场(应急探伤作业除外)边界外公众可达地点放置安全信息公示牌,将辐射安全许可证、公司法人、辐射安全负责人、操作人员和现场安全员的姓名、照片、资质证书和环保部门监督举报电话等信息进行公示,接受公众监督。

11. 安全信息公示牌面积应不小于 2m²,公示信息应采取喷绘(印刷)的方式进行制作。安全信息公示牌应适应野外作业需要(具备防水、防风等抵御外界影响的能力),确保信息的清晰辨识。公示信息如发生变化,应重新制作安全信息公示牌,禁止对安全信息公示牌进行涂改、污损。

12. 操作人员应根据实际需要选用合适的准直器,以缩小监督区及控制区的范围。

13. 通过利用地形、局部屏蔽或使用专用探伤装置等措施降低周围环境的辐射水平。探伤作业时对射线不能有效屏蔽且作业人员无法躲避时,应使用全自动探伤装置进行探伤,以降低人员的受照剂量。

(二)固定探伤室探伤安全与防护

1. 固定探伤室的设置要求

(1)探伤室屏蔽的基本结构应包括屏蔽墙、迷道、连锁屏蔽门、警示灯等;屏蔽设计应充分考虑有用线束照射的方向和范围、装置的工作负荷及周围环境情况。在进行屏蔽墙设计时,根据 GBZ 132—2008《工业 γ 射线探伤放射防护标准》中的规定,探伤室屏蔽墙外 30cm 处空气比释动能率不大于 2.5μGy/h,无迷道探伤室门的防护性能应与同侧墙的防护性能相同。①缝隙、孔洞、管道、气窗、电缆及拉门的地沟等薄弱部位,都可能产生直接和多次散射泄漏,尤其注意两种不同的材料搭接处。②辐射场的房顶的防护,若顶板的厚度不够或者没有屋顶,会因"天空"散射使房外邻近地区的辐射水平升高。且需注意带檐的房顶会造成檐下采光窗及通风孔洞漏出的辐射线的散射。③防护容器和屏蔽设施的建造必须注意质量,不能留有"孔洞""蜂窝"和裂缝,并且在选材时要考虑火灾或高温时防止熔化流失等问题,使用贫铀作防护材料时应注意防护其衰变子体发射的 β 辐射。④防护容器和屏蔽设施投入使用前,应全面检查其防护效果。不符合设计要求时,应采取补救措施或者降低使用标准。固定式 X 射线探伤机房见图 6-10。

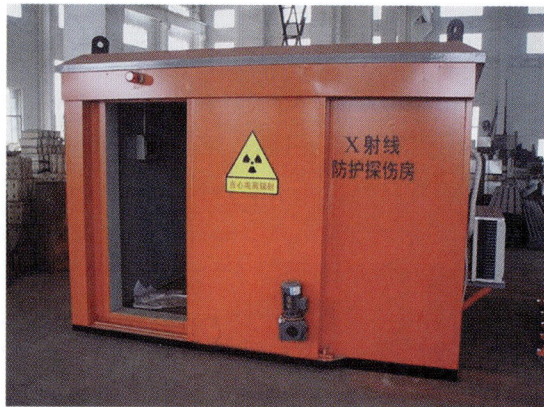

图 6-10　固定式 X 射线探伤防护探伤房

(2)探伤室应安装固定式辐射剂量(率)监测仪并与门机联锁,该仪器应具有报警功能并设定合理的报警值。当固定式辐射剂量(率)监测仪报警后,辐射防护人员应到场并采取相关措施,工作人员方可进入。

(3)探伤室应有联锁装置,该装置可采用手动方式启动和关闭。射线装置启动之前手动关闭安全门并使其保持闭锁状态。探伤结束之后,如固定式辐射剂量(率)监测仪显示结果正常,可通过联锁装置手动开启安全门。

(4)迷路和探伤室内应设置安全门的紧急开启按钮,并配有清晰的标识和说明。同一探伤室内每次只能启动 1 台探伤装置进行探伤作业。

(5)探伤室工作人员入口门外和被探伤物件出入口门外应设置固定的电离辐射警告标志和工作状态指示灯箱。探伤作业时,应有声音警示,灯箱应醒目显示"禁止入内"。

2. 固定式探伤的操作要求

(1)交接班或当班使用剂量仪前,应检查剂量仪是否正常工作。如在检查过程中发现剂量仪不能正常工作,则不应开始探伤工作。

(2)人员进入无损探伤室时除佩戴常规个人剂量计外,还应配备可直接显示剂量率值的个人剂量报警仪。当辐射水平达到设定的报警水平时,人员应立即离开探伤室,同时阻止其他人进入探伤室,并立即向辐射防护负责人报告。

(3)每次探伤作业前工作人员应检查联锁装置、灯铃报警以及固定式辐射剂量(率)监测仪是否能正常工作,探伤设备是否正常。

(4)在每一次照射前,操作人员在启动照射前都应确认探伤室内无人员滞留并关闭防护门。只有在防护门关闭、所有防护与安全装置系统都启动并正常运行的情况下,才能开始探伤工作。

(5)设定 X 射线机的曝光条件时,必须严格遵守设备操作规程。操作员应正确使用配备的辐射防护装置,如准直器和附加屏蔽,将潜在照射的可能性降低。

(6)探伤室的各项安全措施必须定期检查,并做好记录。

(三)移动探伤的安全与防护

与固定式探伤在固定的探伤机房内操作不同,移动式探伤因无固定的探伤机房,操作现场边界无硬约束控制,隐含较大的安全隐患。探伤工作的特点和安全与防护的操作要求也有不同。首先,探伤承接单位应向委托方(或称被检测方)了解作业现场的基本情况和安全管理的特殊要求等相关问题,并配合现场管理者对相关工作人员进行安全培训。其次,共同确定作业场所警戒区域,并在相应的边界设置警示标识。采用拉警戒绳、设置警告牌的方式设置控制区,控制区边界应设立清晰可见的"禁止进入 X 射线区"警告牌。第三,探伤作业人员应在控制区边界外操作,控制区的范围应清晰明确,工作期间要有良好的照明,确保无人员进入或滞留控制区。若控制区超出视野范围,则应安排安全人员进行巡查。第四,划定监督区,并在其边界上设置清晰可见的"无关人员禁止入内"警告牌,必要时设安全人员警戒,在监督区边界附近不应有公众或无关人员停留。监督区边界进出口醒目位置应张贴电离辐射警示标识和警告标语等提示信息。

移动探伤具体操作要求:①探伤作业前,作业人员应检查探伤装置,控制区、监督区设置和各类安全装置、警示标志和报警仪、报警信号设置是否正常,确认控制区内无人员,且能有效防止人员进入;②探伤现场每台 X 射线探伤机至少应配备一台便携式剂量(率)仪,探伤工作启动之前,应对剂量仪进行检查,确认剂量仪能正常工作,在现场探伤工作期间,便携式剂量(率)仪应一直处于开机状态,以防止 X 射线曝光异常或不能正常终止;③探伤作业时,至少有 2 名操作人员同时在场,操作人员应佩戴个人剂量计、直读剂量计和个人剂量报警仪,个人剂量报警仪不能替代便携式剂量(率)仪,两者均应使用;④操作现场应有提示"预备"和"照射"状态的指示灯和声音提示装置。"预备"信号和"照射"信号应有明显的区别,且能与场所内其他报警信号明显区分,警示信号指示装置应与探伤设备联锁,控制区所有边界均可清晰听到或看见"预备"信号和"照射"信号;⑤在试运行(或第一次曝光)期间,应测量控制区边界的剂量率以证实边界设置正确,必要时应调整控制区的范围和边界;⑥周向式 X 射线机用于现场无损探伤时,应将 X 射线管头组装体置于被检测物件内部进行透照检查,做定向照射时可使用准直器(仅开定向照射口)。

(四) 辐射防护监测

无损探伤的辐射防护监测包括放射工作人员个人监测、辐射工作场所监测、表面污染监测等。

1. 放射工作人员个人监测　无损探伤放射工作人员应佩戴个人剂量计和个人剂量报警仪。个人剂量计的剂量元件测量范围应能覆盖正常工作情况下的剂量和意外事故情况下的剂量。个人剂量监测应委托有资质的机构按 GBZ 128—2019《职业性外照射个人监测规范》执行,监测周期一般为 3 个月。无损探伤所有放射工作人员均应参加监测并建立个人剂量档案。个人剂量当量限值为 20mSv/年,管理目标值一般设定为 5mSv,如有异常应及时调查,消除隐患。发生意外或应急处置时应进行个人剂量应急监测,工作人员应急或意外照射的个人剂量值计入年剂量当量,遵守年个人剂量限值的要求。个人剂量报警仪的数量应满足工作需要。

2. 工作场所监测　工作场所监测包括:固定探伤室应在控制区内安装固定式剂量监测探头对控制区内辐射剂量率水平的监测,实时监控源的状态;控制区外,监测距屏蔽体30cm处辐射剂量率水平,尤其注意管线口、可及通风口和工作人员长期居留场所的辐射剂量率水平;可能受天空反散射的影响。移动探伤开始工作前应对可能受到辐射的工作区域进行巡检,根据辐射防护测量结果设定控制区边界。工作时设定剂量检测点位及报警装置,声光联动。

3. 表面污染监测　使用密封性放射源作为辐射源的探伤装置在两种情况下需要进行放射性污染监测,一是换装源后,对可能的污染的场所及表面进行放射性污染监测,发现污染及时去污;二是发生放射源脱落,或其他可能造成放射性污染的事件,或放射源可能出现泄漏时,对可能污染的工作场所及表面进行污染监测,发现污染应及时去污。

放射防护监测的详细内容参见下文。

第三节　辐照加工装置的防护

辐照加工也称工业辐照,是指利用电离辐射与物质相互作用产生的物理效应、化学效应和生物效应,对物质和材料进行加工处理的一种核技术,主要应用在医疗用品灭菌消毒、食品保鲜储存、新材料或材料改性等工业生产和辐射育种等科研领域。大型 γ 辐照装置见图 6-11。

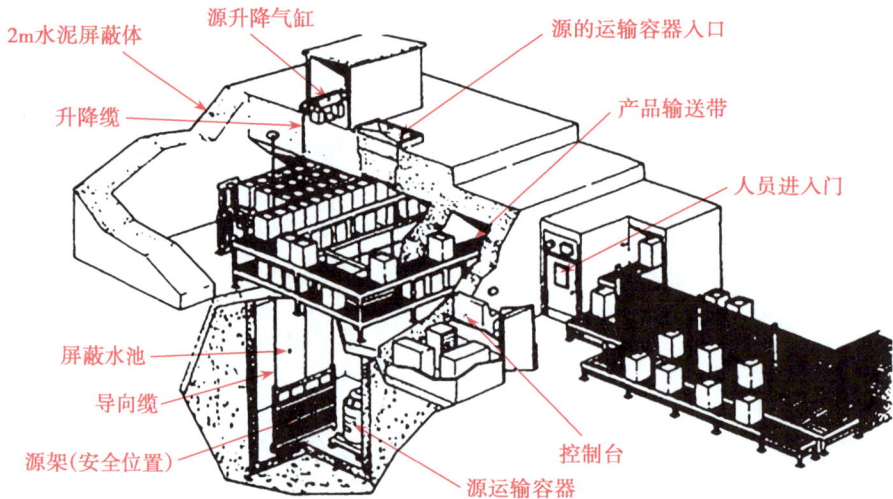

图 6-11　大型 γ 辐照装置

一、辐照加工概述

辐照加工装置主要有使用 γ 放射源的 γ 辐照装置和使用高能电子加速器的加速器辐照加工装置。辐照加工的主要应用包括以下几方面。

(一) 辐照消毒灭菌

辐照灭菌消毒的医疗用品种类很多,包括金属制品、塑料制品等。主要是一次性使用的医疗用品,也有部分重复使用的物品。此外,中药与化妆品也都可以使用辐照灭菌。辐照消毒灭菌要比传统的高压蒸汽消毒灭菌、环氧乙烷(EO)化学消毒灭菌具有更多的优点。一是辐照消毒灭菌在常温下进行,适用于对热敏感的塑料制品、生物制品和药物;二是辐射穿透力强,杀菌均匀彻底,能够辐照密封包装物,杀灭内部的微生物,能耗低,无毒物残留,不污染环境;三是辐射灭菌速度快,可连续作业,适合于大规模加工。另外,受 1989 年 1 月 1 日生效的《关于消耗臭氧层物质的蒙特利尔议定书》规定的制约,常规的化学 EO 消毒灭菌法因具有强致癌效应并污染环境将被禁用。未来,辐射灭菌消毒可能会成为消毒灭菌的主流方式。

(二) 食品保鲜

粮食、果蔬、肉食等在制作、运输、储存与销售过程中,常因病虫害侵蚀、腐败霉烂、高温发芽等而变质。据不完全统计,由此引起的经济失可高达 20%~30%。长期以来,人类采用干燥、腌制、冷藏与冷冻、高温蒸煮、真空、熏制以及化学防腐剂等多种方法保存食品。一般而言,上述保存方法的适用范围和优缺点各不相同,保鲜效果也有较大差异。因此,食品辐照保鲜已成为一个相当有吸引力的食物储藏技术。食物辐照保鲜与上述提到的传统保鲜技术相比,具有节约能源、安全卫生、保障和改善食品品质、操作简便、易于实现生产自动化等特点。我国已批准 8 个大类的食品可辐照加工,加工品种和数量在国际上处于领先水平。截至 2020 年,全国已建成商业性食品辐照装置 200 余座,具有较大规模的产业化生产和较高的加工服务能力;农产品及食品直接加工量近 20 万吨/年,接近全球辐照食品总加工量的四分之一,对国民经济的贡献超过 180 亿元。

(三) 辐射化工

20 世纪 50 年代初,Charlesby 首先观察到辐射能使聚乙烯交联。之后 Doll 证实了聚乙烯在高能射线作用下能发生交联反应,改变了传统认为高能射线对高分子材料只能起破坏作用的观点,开辟了辐射化学和高分子材料辐射改性新领域。辐射交联后的聚合物,除了呈现出显著的化学稳定性和热稳定性外,还可获得许多新的性能,在耐温性、耐老化、抗腐蚀、阻热、阻燃以及力学强度方面,都得到明显的改善。辐射化工技术在实际生活中得到了广泛应用,如辐射交联热收缩材料的应用、电线电缆的辐射交联改性、辐射交联聚烯烃泡沫材料、水凝胶辐照合成、涂层辐射固化、橡胶的辐射硫化、新型功能材料的制作等。高分子辐照产品已涉及国民经济建设和生活的诸多方面,创造了巨大的社会效益和经济效益。

(四) 农业应用

"农业的根本出路在科技进步",这既是西方发达国家已走过的道路,也符合我国人多、地少、科技落后的国情。核辐射技术在建立高效优质农业方面具有不可低估的作用。核辐射技术与农业的结合形成了一门独立的新学科——核农学。核农学为促进农业科学技术的发展,改进农业生产技术,加速农业现代化提供了科学基础,是农业现代化的重要标志之一。辐照技术在农业领域的应用主要有辐照育种、辐照抑制发芽、辐照防治病虫害、低剂量辐照增产等。

(五) 环境治理

环境问题是当今世界各国关注的焦点。1992 年在巴西举行的联合国环境与发展大会提出了在可持续发展的同时,必须高度重视环境保护。近年来,核辐射技术在治理环境污染、评价环境质量方面的应用取得了长足进步。国际原子能机构(IAEA)、世界卫生组织(WHO)、联合国环境规划署(UNEP)等机构组织开发了众多全球合作项目,旨在环境研究中利用各种核辐射技术处理污泥、废水、废气,进而有效地防治酸雨等环境污染。

二、辐照加工装置的辐射危害

辐照加工装置的放射源有两大类。一类是 γ 放射源,使用同位素 ^{60}Co 或 ^{137}Cs 小源串列成棒状柱体,用不锈钢筒双层严密焊封,制成棒状标准元件,然后根据需要组装成各种形状,如排成筒状源和平面板状源,属高度危险的 I 类放射源。另一类是各种工业用加速器,产生大束流的电子束或 X 射线，属Ⅱ类射线装置。总体上，辐照加工的辐射源射线能量高、辐照束流大、射线剂量率超高，放射性职业病危害因素众多且复杂，潜在照射风险极大，需要高度重视并采取严格有效措施进行放射性职业危害的控制管理，严防各类辐射事故的发生。

（一）γ 源辐照装置

从工业生产的实际考虑，γ 放射源的选择一般须考虑以下因素：①放射的 γ 射线具有较强的穿透能力；②半衰期相对较长，可避免频繁地更换和补充辐射源，保证辐照装置具有较高的时间利用率，同时也保证剂量场的相对稳定，便于控制工艺参数；③工业上可得到较高的比活度，能使源架结构较紧凑，获得较高的射线能量利用率；④生产和运输费用较低。

符合以上条件的放射性同位素有 ^{60}Co 或是 ^{137}Cs，选择 ^{60}Co 还是 ^{137}Cs 作为 γ 辐照装置的辐射源，从技术上看是等效的。^{60}Co 的 γ 射线能量较高，穿透力较强，同时源的自吸收小，有较高的比活度。此外，钴的熔点高，不易溶解于水，所以使用 ^{60}Co 源较为经济、安全，制造相对简单。目前世界上的 γ 辐照装置大多用 ^{60}Co 源。

放射源在辐照室内的贮存方式有干法和湿法两种。干法贮源是在辐照室内设置干式贮源井或贮源容器，放射源在非照射状态时退到井下或容器内。干法贮源多用于早期的小型辐照装置和可移动式辐照装置中，由于倒换源不便及安全问题，目前除可移动式辐照装置外，其他已较少采用。湿法贮源就是在辐照室内设深水井，放射源在非照射状态时降入装满去离子水的水井底部存放位置，工作时再将其提升到地面以上的工作位置。

使用 ^{137}Cs 源作为辐射源的商业 γ 辐照装置在世界上不多，美国和德国的污泥污水辐射消毒装置采用了 ^{137}Cs 源。我国浙江省农科院原子能所曾经有一座研究型的铯源装置，当时装源 $1.85×10^{15}Bq$。目前，美国是 ^{137}Cs 源的主要生产国，其次是俄罗斯。^{137}Cs 源的优点是 γ 射线能量较低，较容易屏蔽。但 ^{137}Cs 源形态是氯化铯盐，极易溶于水，因此在湿法贮源的 γ 辐照装置中很少使用 ^{137}Cs 源。

以常见的 ^{60}Co 湿法贮源辐照装置为例，正常运行状态下 γ 辐照装置的辐射源项主要有 ^{60}Co 辐照源和放射性污染物，主要辐射危害因素有 γ 射线直射束、散射辐射、杂散辐射、天空反散射和侧散射等。维修和换源时，辐射源项变为 ^{60}Co 辐照源、^{60}Co 退役源和增加源、放射性污染物。主要辐射危害因素则增加贮源设施的杂散辐射、源运输容器外的泄漏辐射、倒源过程中水井上表面处透射辐射及可能的放射性污染。

对于 γ 辐照装置来说，意外事件与辐射事故是必须重点考虑、坚决防止的。意外事件和辐射事故主要指因设备故障、联锁失灵、管理疏忽等各种原因人员受到意外照射。处置各种意外事故（应急处置）时，工作人员还有可能受到处置计划之外的特殊照射。若源的包壳出现问题则有可能导致源的放射性泄漏，造成贮源井水污染、水处理设施污染及污染扩散造成相关场所工作人员内照射等系列污染问题。

（二）加速器辐照装置

辐照加工所用加速器为工业加速器，产生的辐射源为电子束或 X 线束。电子束从电子枪发射出来后，在加速管内受到高压电场的加速，将电子能量提高到额定值（如 3~5MeV），经聚焦变向后通过钛窗射出。因为电子束单向发射，能量相对集中，能量利用率约为50%~80%。电子能量一般指加速器输出电子束的最高能量，习惯以 Mev（兆电子伏）为单位来表示。辐照加工用的电子束流能量一般为 0.1~10MeV。按能量划分把电子辐照加速器分为低、中、高三个能区。电子辐照直线加速器结构框图见图 6-12。

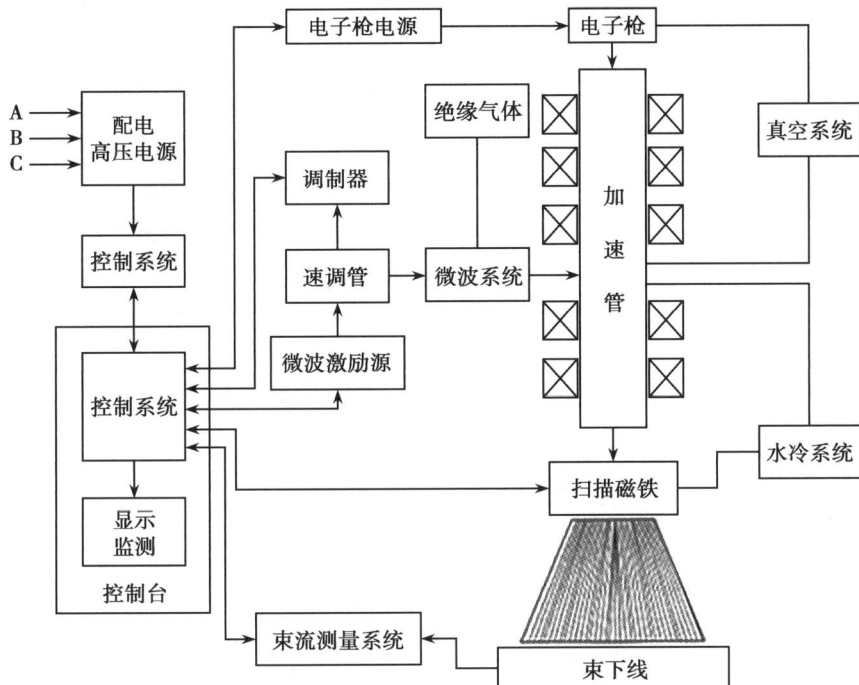

图 6-12　电子辐照直线加速器结构框图

与 ^{60}Co 源相比,电子加速器的功率大,一般为几 kW 到几百 kW,能量和束流强度根据需要选择确定。加速器作为电子束辐射源,产生的剂量率要比 ^{60}Co 辐射源高出 3~4 个数量级,方向集中,能量利用率高,照射时间短,生产效率高。适合于大批量的辐照加工,可形成规模产生。但电子束的穿透能力低,应用亦有一定局限性。

工业加速器也可以输出 X 射线束。X 射线是高能电子撞击高原子序数的重金属靶(如钨靶)而转换产生的。X 射线与物质作用的形式与 γ 射线的基本相同,均有较强的穿透力。但 γ 射线是单能光子,而电子打靶产生的 X 射线,是具有连续谱分布的光子,其最高能量等于电子的能量。

IAEA 等国际组织规定,X 射线如果应用于食品辐照,能量上限必须小于 5MeV。因为能量过高的电子,可能会通过光核反应在辐照食品中产生感生放射性。

三、辐照加工装置的防护要点

辐照加工装置的辐射源射线能量高、束流大,γ 源辐照装置在结构组成和防护措施与管理要求上也与加速器辐照装置存在显著差异。本节重点讨论 γ 辐照装置结构和安全防护问题。对于 γ 辐照装置设计建造安全防护和运行管理,应依据国家核能标准化技术委员会及核工业管理机构颁布的 GB 10252—2009《γ 辐照装置的辐射防护与安全规范》和 GB/T 17568—2019《γ 辐照装置设计建造和使用规范》进行。加速器辐照装置的工作原理、防护结构与安全管理方面的内容参见加速器的防护相关内容(见本章第四节)。

(一)γ 辐照装置的组成

1. 辐照源室　用混凝土建筑的房间,是辐射源辐照产品的场所。混凝土墙和屋顶应有足够厚度,带有迷路,足以屏蔽辐射源的γ直射线和散射线,保证辐照室外人员的辐射安全。辐照室内有源井,用于存储放射源。

2. 辐照加工系统　用于对物品进行辐照,一般包含以下几部分。

(1)源及源架:γ辐照源一般由采用双层不锈钢包壳的圆棒型元件组成;源架为安置放射源棒以组成特定辐射场的专用设备,不锈钢材料制造,为线、筒状(花篮状)或单板双板等形状。

(2)水井和水:水井用于储存放射源,深度在5~7.5m;井中水应为去离子水,以保护源不锈钢外壳不被水腐蚀。

(3)升降系统:源架的升降多采用液压升降系统,它的操纵控制均在辐照室外的控制室按程序自动进行。

(4)安全监控及联锁系统:γ辐照装置必须设有功能齐全、可靠、冗余的安全联锁系统,能够对出入口、源操作系统、传输系统等进行有效的监控和联锁。

(5)传输系统:传输系统是实现自动传送辐照产品的设备,有悬挂式输送和悬挂加地辊传输两种模式。在辐照室内源板两侧可安排多路通道。

(6)通风系统:应设有进风和排风设备,排风量略大于进风量,并保证换气量能够控制室内臭氧、氮氧化物和氢气的浓度水平。

(7)控制系统:控制系统主要是完成生产过程的控制,确保人员的安全。可采用编程控制器自动控制,也可采用条形码识别系统对辐照货物进出进行监控,能够实现产品信息的自动记录和跟踪,确保客户产品的可追溯性。

3. 控制室　控制室内安置控制台,源架升降、货物传输等各种操作控制均在控制台上完成。控制室设有监控设施可对生产流程实时监控,动态画面及生产数据亦可转换为打印输出。控制台应安装有输送系统模拟运行图,并设有相关信号报警灯。

4. 剂量监测系统　设置多路γ射线监测仪,监测探头安放在辐照室、迷道、排风口和水处理间等处,监测γ辐射状况,确保辐射安全。辐照产品的吸收剂量监测对保证辐照质量来说至关重要,辐照装置运行时应设置产品剂量监测系统,包括剂量计及测试设备。放射工作人员按规定佩戴个人剂量计,定期送检。另外,还:须准备足够数量的便携式直读剂量报警仪,用于工作人员进入辐照室或其他工作场所时使用。

5. 库房和操作区域　按γ源辐照加工操作规程规定,必须设置两个仓库分别放置未辐照物品和放置已辐照物品。操作区域(或称操作大厅)是工作人员对未辐照和已辐照物品进行操作的区域。

6. 视频监控系统　设置视频监控系统,对辐照室内部、操作大厅、仓库、控制室等实施实时监控,使相关人员在线实时了解掌握辐照装置的运行情况。

(二)γ辐照装置的安全系统

γ辐照装置使用的是I类放射源,是极高危险源,在没有防护情况下,接触这类源几分钟到1小时就可致人死亡。因此,γ辐照装置放射源的安全管理是第一位的。

1. γ辐照装置的安全系统设置　安全系统是重中之重,γ辐照装置的安全系统的设置基本原则如下。

(1)纵深防御原则:它可以分为三级,第一级防御是防止偏离正常运行工况;第二级防御是探测及控制对正常工况的偏离;第三级防御是减轻事故的后果。

(2)冗余原则:即每个系统设施和器件都应有足够的冗余度(多重性)。

(3) 多元性原则:能够提高装置的安全性和可靠性。

(4) 独立性原则:是指某个安全部件发生故障时,不会造成其他安全部件的功能出现故障或失去作用。

2. γ辐照装置安全系统组成 典型的 γ 辐照装置(水池贮源型)安全系统由如下部分组成。

(1) 钥匙控制:源升降装置、辐照室人员通道门和货物通道门必须由一把独立多用途钥匙或多个串在一起的钥匙进行控制,如从控制台上取出钥匙,则放射源自动降到安全位置。

(2) 光电联锁:辐照室的迷路出入口处,一般安装三道光电联锁装置,防止人员误入。辐照源工作时,一旦第一道光电开关被遮挡,将有声光报警发出,提示危险,若第二或三中道任何一个被遮挡,则放射源架将自动降入储源井中,停止辐照。

(3) 应急拉线开关:辐照室内的四周墙壁上设置一圈拉线,拉线的两端和一个开关相连,发现辐照室内有人误留、误入或误操作,引起源架上升或听到升源的报警声,应就近拉动应急拉线,迫使源回落到井底。

(4) 复位开关:辐照室内设置不少于三个复位开关,其位置应使观察到辐照室内所有的角落。准备升源时,必须由当班的设备操作人员进入辐照室,确认无人后依次按下复位开关后,控制室升源开关方可启动。

(5) 指示灯和声光报警:辐照室的每个入口上方,都必须设置安全指示灯箱,配有文字及语音报警。

(6) 源位指示仪:设置在控制室,能够明确显示当前源架的位置。

(7) 水位报警仪和联锁:设置在控制室,如果储源井水低于设置的水位,将有声光警报发出。

(8) 固定式剂量监视仪表:探头固定在辐照室内和迷道中,数量不少于三个,分别设置在接近内室迷路处、出口迷路和水处理间离子交换柱旁。

(9) 个人剂量报警仪和校验源:小型可携带的剂量报警仪,报警仪应与主控台钥匙牢固连接,主控台和人员进出门应为同一把钥匙。入口处,设置一枚小型的校验源,一般为 $(1.11\sim2.22)\times10^5Bq$ 的 ^{137}Cs 源,用以校验个人剂量报警仪是否正常工作。

(10) 进源口屏蔽塞和火灾报警系统:辐照室顶部,一般设有进源口,平时进源口用与辐照室顶防护同效的阶梯型屏蔽塞盖严,有行程开关与主控联锁,屏蔽塞未盖到位设备不能启动。另外,要害部位安装火灾报警器与主控室联锁,一旦发生火灾则停机降源。

(11) 排风系统:及时排出臭氧、氮氧化物和氢气,保证室内干燥。

(12) 停电应急系统:遇突然停电时,源架能自动回落到水井底的安全装置,同时不间断电源自动启动。

(三) γ 辐照装置的运行人员

γ 辐照装置建成后,必须经国家有关部门验收合格,取得辐射安全许可证,方可运行。运营单位应依据相应国家标准及监管机构的要求设立安全与防护管理机构,制定安全操作规程或手册,以确保装置安全运行。

运营单位必须配备具有专业技术资格的人员,负责辐照装置在使用和运行过程中的安全。运行人员专业技术资格是指运行人员应经国家监管部门授权单位的培训,取得培训合格证;知悉 γ 辐照装置的基本结构、安全设施、设施的运行和保养要求,辐射防护的原则和实际操作;掌握所用的放射性监测仪表、应急联络渠道和方式及管理部门的相关要求;具备操作放射源和相关设备的能力。

（四）γ辐照装置的管理

为保证装置的安全运行,应建立强有力的管理体制,对操作人员进行严格的日常管理和监督,要做到"有章可循,有令必行"。

1. 明确规定各岗位职责、机构管理程序和适合各级人员的培训制度。在运行程序中要列出有关工种人员的姓名和职责。健全规章制度,如:岗位责任制、进出辐照室管理规定;装置不运行时,控制台主控钥匙的保管等诸如此类的制度。

2. 建立严格的持证上岗制度和相应的培训制度。避免人员变动频繁,无证上岗。

3. 操作人员必须佩戴适用的个人剂量计,并建立工作人员的个人剂量档案。个人剂量计应定期送有资质的单位测度。

4. 做好装置运行日志的记录。记录应包括所完成的辐照产品的有关情况,装置的运行状况,对故障和维修的细节应按专项进行记录,并妥善保存。

5. 未经领导部门许可,外来人员不应进入辐照室和控制室。确有必要进入的,一定要进行逐个登记,佩戴个人剂量计并有专人带领,按照进出辐照室的有关规定办理。

6. 装置进行改造或对影响安全性能的参数进行修改,应征求设计部门意见并经专家论证上报主管部门批准后才能进行。对所有改动必须详细准确地加以记录,并对记录作永久性保存。

7. 接受有关部门依法对γ辐照装置进行日常监督。运营单位应做好以下安全检测,采用规范化表格记录,并进行年度评估。记录应保存至辐照装置退役。

（五）γ辐照装置检查和辐射防护监测

辐射监测和辐照装置检查是保障辐照装置辐射防护安全的重要措施。通过辐射监测和辐照装置检查,可及时发现辐照装置本身或运行过程中存在的潜在风险和可能的问题缺陷,及时警示并采取措施消除这种风险或问题缺陷,以此保障放射工作人员的辐射安全,将辐射装置对放射工作人员可能造成的辐射剂量保持在国家规定的限值内。

1. 辐射防护监测　γ辐照装置的辐射防护监测包括放射工作人员个人监测、辐射工作场所监测、表面污染监测和液态流出物监测四部分。

(1) 放射工作人员个人监测:辐照装置工作人员应佩戴个人剂量计和个人剂量报警仪。个人剂量计的剂量元件测量范围应能覆盖正常工作情况下的剂量和意外事故情况下的剂量。个人剂量监测应委托有资质的机构承担,一般每3个月测读一次。辐照装置所有工作人员均应参加监测并建立个人剂量档案。个人剂量报警仪的数量应满足工作需要。

(2) 辐射工作场所监测:控制区内固定式剂量监测探头对控制区内辐射剂量率水平的监测,实时监控源的状态;控制区外,距屏蔽体30cm处辐射剂量率水平,尤其注意管线口、可及通风口和工作人员长期居留场所的辐射剂量率水平;可能的天空反散射的影响。

(3) 表面污染监测:两种情况下需要进行放射性污染监测,一是换装源后,对可能的污染的场所及表面进行放射性污染监测,发现污染及时去污;二是贮源水井的井水发生污染或放射源可能出现泄漏时,对可能污染的工作场所及表面进行污染监测,发现污染应及时去污。

(4) 液态流出物监测:γ辐照装置的液态流出物主要是贮源井水,一般情况下贮源井水经水处理系统处理后循环使用很少排放。需要排放时应进行监测,符合标准要求并经监管部门同意后方可排放。

2. 工作场所安全检查　γ辐照装置应接受监督管理机构的定期、不定期的安全检查,同时,γ辐照装置运行管理机构还须定期组织自主安全检查。

日常检查应至少包括下列内容:①工作状态指示灯;②辐照室安全联锁控制显示状况;③升降源和输送系统状况;④个人报警剂量仪和便携式剂量监测仪;⑤贮源井水位;⑥通风系统。

月度检查应包括下列内容:①辐照室内固定式辐射监测仪;②紧急降源系统;③升降源和导向钢丝绳、输送系统,如果绳缆出现使用过度现象,应进行更换;④补水时应检查补水量是否正常,如异常,应检查水井是否泄漏,并检查补水供给系统的运行状况。

半年度检查应包括下列内容:①配合年检修的检测;②水质及污染检测;③环境辐射水平;④全部设备和自控系统。

第四节　工业加速器的防护

随着技术进步,工业加速器装置的应用越来越广泛,不仅成为开发新技术、新材料、新工艺、新产品,推动边缘学科产生和发展的重要方法,其自身也发展成一种独立的产业。

一、工业加速器概述

工业辐照用电子加速器的应用已从早期的辐射交联生产线缆和热缩材料,逐渐向辐射化工、烟气脱硫脱硝、大型工业检查、消毒灭菌等多方面的应用发展。与 ^{60}Co 辐射源相比,电子加速器功率大,一般为几 kW 到几百 kW,产生的剂量率要比 ^{60}Co 辐射源高出 3~4 个数量级,而且方向集中,能量利用率高,生产效率高,适合大规模的辐射加工产业。此外,加速器辐射源的防护相对较容易,开机时有辐射,停机就没有初级辐射了,这使得发生辐射安全事故的概率大大降低。不同类型的加速器具有不同的结构,但大都具有以下三个主要部分,见图 6-13。

（一）产生带电粒子的结构,即电子枪或离子源

电子枪是在真空状态下工作的,应用高温阴极电子的电子热发射或高压电场的电子场致发射来获得电子,在阴极电压的电场作用下,电子从电子枪射出。

离子源中经常充以低压气体,气体的种类取决于加速离子的种类,利用热游离或高频游离的方法生成大量离子,再以附加电场将离子引到加速器轨道上去。

（二）加速器的主体部分

该部分的功能是将带电粒子加速到预定的能量,可分为三个子系统:①加速电场系统,产生电场使粒子加速;②磁场控制系统,产生磁场力使粒子按预定的轨迹运动(包括导引磁场系统和电磁聚焦系统等);③真空系统,保证粒子在运动过程中,尽可能减少与气体分子碰

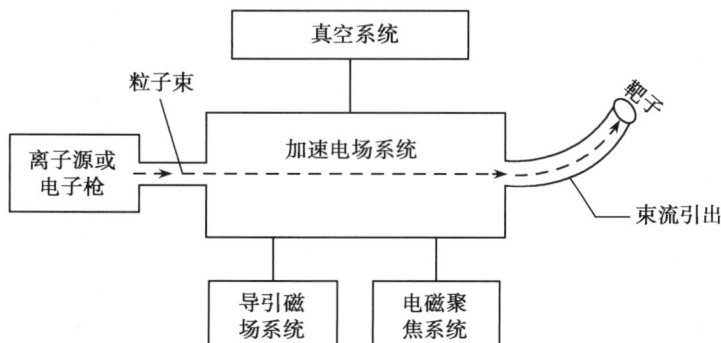

图 6-13　加速器主要组成示意图

撞而造成损失。

（三）粒子束引出结构

使已加速到额定能量的粒子束偏离其原来的轨道，按预定方向引出，或者打靶，产生次级粒子。电子辐照加速器种类繁多，性能用途各异。

1. 根据加速器射线最高能量分类 一般而言，工业辐照电子加速器属于低能加速器范畴，根据不同应用需要，将电子辐照加速器分为三个应用能区。

（1）低能加速器（80~300keV）：主要为电子帘加速器。它是一种高压型加速器，没有加速管和扫描装置，体积小、外形规整、具有自屏蔽功能，结构比较简单。该类加速器主要应用于薄层材料或表面涂层的辐射处理及谷物等农产品的辐射灭菌，如：表面涂层辐射固化，特别是用于工程塑料、板材和玻璃等建筑装饰材料及录音磁带等高端产品涂层固化、海水淡化膜、锂电池微孔复合隔膜等及其他功能膜的制备、废气处理、橡胶硫化等。除对农产品进行消毒灭菌外，电子帘加速器也可用于邮件或包裹表面的消毒灭菌。

（2）中能加速器（0.3~5MeV）：主要以高压加速器为主，其代表机型为高频高压加速器，主要应用领域是电线电缆聚乙烯绝缘材料和聚乙烯发泡塑料的辐射交联，橡胶硫化，辐射生产高强度耐温聚乙烯热塑管，以及电伴热带辐照交联等。较高能量（一般需要 5.0MeV）的高频高压加速器加装电子束转换靶产生 X 射线后可以用于厚实或高密度物品的辐照。

（3）高能加速器（5~10MeV）：主要为电子直线加速器。束流能量小于 7.5MeV 的电子束可转换为 X 射线进行辐照，大于 7.5MeV 的电子束转换 X 射线可能涉及产生感生放射性的安全问题。该能区的加速器应用范围很广，如医疗器械和卫生用品的辐照消毒灭菌、食品辐照保鲜、粮食灭虫、进出口食品检验检疫、中成药灭菌、抗生素降解、环境保护、半导体器件改性、化工新产品开发等。

2. 根据加速电场的形式分类 在 GB/T 25306—2010《辐射加工用电子加速器工程通用规范》中，将辐射加工用电子加速器装置按加速电场的形式，主要分为直流高压型和高频谐振型两大类。

（1）直流高压型加速器：直流高压型加速器（简称高压加速器）是利用直流高压电场来加速带电粒子的加速器，它是一种原理简单、结构多样的加速器类型，是辐射加工生产中应用最广泛的一类加速器。

高压加速器加速带电粒子的基本原理是：当带电粒子在电场中运动时，如果运动的初始和终止位置存在电势差，则电场对粒子做功，粒子获得动能。假设粒子带电量为 q，电势差为 V，则粒子运动过程中动能增加量为 $\Delta E=qV$。高压加速器在工业中的应用也随着高压加速器的发展而日益扩大。在电子辐射加工领域，提高束流强度和束流功率是高压加速器发展的一个重要目标。如电子帘加速器、高频高压加速器（地那米）、绝缘芯变压器型高压加速器、空芯变压器型高压加速器等都是专为工业辐射加工而研制的加速器类型。

高压加速器因其技术成熟，价格低廉，使用和维护比较方便，是很多应用领域的首选。但此类加速器的最高电压一般不超过 5MV。

（2）高频谐振型加速器：高频加速器是利用高频电场加速粒子的加速器。高频功率源将功率馈入加速器加速结构中，在其中建立加速电场，电子在加速电场中经过一次或多次加速，可以获得很高的能量。

目前，用于辐射加工的高频加速器主要有：电子直线加速器、单腔谐振加速器以及振腔加速器。

相对于高压加速器，高频加速器中不存在很高的直流电压，受到高压击穿的制约小，也不需要高压加速管、整流堆等结构复杂的高压器件，降低了因局部放电损坏器件的概率，也不需要使用厚重的压力钢筒充以高压绝缘气体进行绝缘，观察、维护和检修比较方便。

目前使用最广泛的高频谐振加速器是电子直线加速器。输出能量为 5~10MeV，它主要工作在 1~3GHz 的 S 波段和 L 波段频率范围内。由于受到商用微波功率源的限制，功率一般不超过 50kW。

单腔谐振加速器和谐振腔加速器的工作频率较低，一般为 100~200MHz，但它们输出的束流功能很高，谐振腔加速器的最高能量为 10MeV，输出是束流功率可以很高，目前最高可以达到 700kW。

二、工业加速器辐射危害

工业加速器的辐射源项可分为瞬发辐射和缓发辐射。瞬发辐射包括作为有用线束的初级辐射电子线、X 射线以及泄漏辐射、散射辐射、中子和相应的俘获 γ 射线。瞬发辐射在加速器运行时产生，关机后即消失。缓发辐射则是初级辐射和次级辐射与周围物质相互作用产生的感生放射性材料放出的辐射，也称感生放射性。缓发辐射在加速器停机后依然存在，随加速器运行时间的增加而积累，随加速器关机后时间的延续而减弱。不同类型的加速器，缓发辐射产生机理、生成放射性核素类型、放射性强度和停机后衰变的速度，都会有很大的不同。较普遍的理论认为 10MeV 以上的加速器需要考虑中子和感生放射性的防护，低于 10MeV 的加速器中子问题和感生放射性可以忽略。但实际工作中经常见到与理论预期不一致的测量结果或有关报道，学术界目前尚无法就该问题达成一致或共识。但由于 (γ, n) 反应生成的子体核素都是缺中子核素，它们的特点是多为正电子衰变而且寿命很短，可以很容易达到饱和值，所以在刚停机时它们的影响最大。活化核素是在加速器开机时才生成，而停机后则只有衰变。加速器本身部件或其他材料被活化而产生一些放射性核素，发射 β 或 γ 射线，在加速器运行期间，由于有足够的结构屏蔽，由部件产生的感生放射性不会危害在屏蔽体外的工作人员。但停机后，工作人员为了换靶，调节实验装置或检修加速器而进入内部时，则可能受到辐射危害。通常，在停机后感生放射性衰变得很快，在短时间内可减弱到初始值的一半，其后则缓慢衰变。所以，感生放射性的有效防护措施之一是等待其衰变，在检修感生放射性较强的部件之前，应该等待这些部件的放射性衰变到适当低的水平。

应该指出，一些长寿命的核素会随加速器运行时间的增加而积累，因此应每年对加速器部件的感生放射性至少进行一次调查，测定辐射水平，在部件上标明，同时绘制出有关部件的衰变曲线。运行若干年后，若停机后等待几小时或几天，残留放射性仍不明显衰减时，将给检修工作带来困难。为了减少人员所受辐射，应该将放射性很强的部件换下来。对预计可能产生很强感生放射性的部件，应设计成可以快速拆卸的，否则应采用屏蔽或其他防护措施。

加速器部件的感生放射性的辐射水平取决于加速粒子的能量、种类、束流强度、靶材料的性质和加速器的运行时间等因素，尤其是受到高能量强束流离子或高能量和大剂量 γ 射线照射的部件，如靶部件、限束光阑、束流损失较大处的束流管、偏转磁铁、结构材料以及出束位置的照射头等。更换或拆卸这些靶件和活化部件时会受到感生放射性等辐射危害，这些部件或材料要按放射性废物管理，不得随意处理。

三、工业加速器的防护

(一) 加速器机房的防护

1. 加速器机房防护设计原则　加速器所加速的粒子种类、能量和束流强度有时是可变的,所使用的靶材料也可能不同,加速器机房辐射防护设计必须按不同工作状态选择可能的最大辐射发射率来设计屏蔽墙的厚度。

在屏蔽设计时,还应该对加速器今后在束流或能量的提高以及应用的扩大方面留有余地,包括空间、屏蔽墙厚度和基础等。

为使屏蔽设计经济合理和便于以后管理,应将屏蔽墙外的区域进行分类,如划分为控制区、监督区和公众生活区等,各区所选取的剂量限值标准也可不同。屏蔽墙厚度保证各类人员接受的剂量低于国家和地方的有关规定,并保持在可合理达到的尽可能低的水平。

除了屏蔽墙的设计外还应注重屋顶的屏蔽设计,保证穿过屋顶的辐射经天空反射到地面后的辐射水平不超过国家标准的剂量限值。

2. 机房屏蔽材料的选择　加速器机房屏蔽材料的选择取决于被屏蔽的射线种类,材料的价格,材料的多用性,材料受到辐射照射时产生感生放射性的可能性,以及所需要的材料的厚度和重量等。

X 射线和中子不带电,它们在物质中贯穿本领大,皆属贯穿辐射,屏蔽它们需要用较多的材料和费用。

同一种材料,对于不同类型的辐射,屏蔽性能会有很大差异。如 6cm 厚的铅,可将2.5MeV 的 X 射线强度减弱到原来的 1/10;而要将 2.5MeV 中子强度减弱到原来的 1/10,需要 25cm 的铅。又如 8cm 厚的水,可将 2.5MeV 的中子强度减弱到原来的 1/10;而要将同样能量的 X 射线强度减弱到原来的 1/10,却需 84cm 厚的水。

对于同一种辐射,能量越高,屏蔽越困难。例如,30cm 的水可使 1MeV 的中子强度减弱到原来的 $1/10^5$,而同样厚的水,只能使 14MeV 的中子减弱到原来的 1/10。

一般而言,高密度材料(如铅、铁等)是屏蔽 X 射线的良好材料;而含氢材料(如水、石蜡或塑料)是较好的中子屏蔽材料。屏蔽接近热能的中子时,经常选择对其吸收截面很高的材料,如硼和镉等。

在大多数情况下,一种单一的屏蔽物质不能提供满意的屏蔽效果。因此,通常的屏蔽总是用中子减弱物质和 X 射线吸收体组合而成。

混凝土中含有大量的结晶水,同时掺有其他高密度物质,具有屏蔽 X 射线和中子的性能。并且,混凝土具有价廉、坚固以及可以做成各种形状和大小等优点,是理想的建筑材料,因此在结构屏蔽中被广泛采用。

带电粒子在物质中的射程是有限的,因此,对它们的屏蔽也较容易。只要所选物质的厚度大于带电粒子在该物质的射程,就可以将其完全吸收。

电子在吸收体内主要是电离损失能量。一个能量为 1MeV 的电子在空气中穿过的距离约为 3m。在能量为 2~20MeV 范围内,最大射程(单位为 g/cm^2)约为能量(单位为 MeV)的 0.6倍。但是在屏蔽电子时必须考虑另外一个过程,即韧致辐射。

(二) 加速器的防护安全

1. 人身安全联锁　加速器本身是大剂量辐射源,无论哪种加速器,工作人员一旦受到初级束流或者次级束流照射后,即使时间短暂,都可能受到致命伤害。因此,必须保证加速器运行时工作人员绝对不能进入或误入加速器大厅。这就需要在加速器大厅装有可靠的人身安全联锁装置。万一出现人员误入或因紧急情况(如火灾)而需要进入大厅,通过安全保护装置的联锁,可自动切断加速器束流,以保障人身安全。

人身安全联锁装置要求简单、安全、可靠。设计中采用"即使装置出现故障,仍能保证系统安全"的准则。

安全保护装置应是冗余的,包括钥匙开关、防护门联锁、通道光电监视、剂量报警、紧急停机开关、实时摄像监视及声光信号指示等。以下对各部分功能作简单介绍。

(1) 钥匙开关:加速器控制台上装有电源钥匙开关,只有当加速器一切都处于安全状态时,将钥匙就位后加速器才能启动,同时,也只有用该钥匙才能打开加速器大厅防护门。

(2) 门禁装置:随着现代化计算机的发展和普及,门禁装置已开始应用,即用集成电路卡(IC卡)和开关门,控制工作人员的出入,并按"零"方案设计,即在控制台上,只有出入人数之差为"零"时——确认大厅内已无人员滞留时,方可启动加速器。

(3) 防护门联锁:通往加速器的通道设置防护门并加锁,只有用控制台上电源开关钥匙才能打开防护门锁,且一旦门被打开,联锁装置应切断加速器电源。

(4) 光电监视装置:加速器厅通道或迷宫入口处安装光电监视装置,若有人员通过系统光路时,系统自动切断加速器电源。若上述(1)、(2)项措施失效,此时还能发出声光报警。

(5) 剂量报警系统:加速器大厅适当位置安装剂量报警器,若加速器显示停机但仍继续出束,则会导致剂量器报警,禁止人员进入。同时停止加速器工作。

(6) 个人剂量报警器:每位进入加速器大厅的人员,除佩戴个人剂量计外还必须佩戴个人剂量报警器。

(7) 紧急停机开关:加速器大厅内关键部位装有紧急停机开关,并标以明显的标志,供紧急情况下停机使用。

(8) 实时摄像监视系统:在加速器大厅内安装实时摄像监视器,使控制台上的工作人员能清楚地观察到大厅的加速器工作情况,发现异常可及时处理。

(9) 信号指示系统:加速器大厅防护门外上方设置信号装置,用三种颜色的灯配以适当文字,显示加速器的工作状态。①红色(运行):表示加速器正在运行,严禁人员入内;②橙色(准备):准备状态或临时停机;③绿色(停机):加速器停机,人员可进入。

当然,可根据加速器的用途,适当加减上述联锁内容。

任何完善的联锁机制也无法防止人为事故,所以,必须制定严格的操作程序和安全管理制度,并认真执行。

2. 加速器的安全运行 加速器的运行既是一项技术性很强的工作,又是一项严肃的科学管理工作,它的安全状况不仅取决于各类人员的技术水平,而且取决于安全机构的管理水平。

典型的加速器运行安全机构包括设施所在部门的负责人、辐射安全工程师、消防负责人和有丰富经验的运行人员,安全机构应保证辐射安全、设备安全和一般安全,安全机构应向每台加速器委派专职安全员。具体安全机构的设置可根据加速器数量和复杂程度而定。

辐射安全的职责和任务应包括:①组织实施辐射安全计划、制定辐射安全规程;②定期检查和监督辐射安全装置的使用情况;③对有关人员进行辐射安全的教育和训练;④监测辐射水平,控制辐射危害,并将必要情况通知运行人员和实验人员,对重大的异常情况要及时报告主管部门;

⑤审查或制定涉及辐射安全的实验方案;⑥协调运行人员、用户和辐射安全人员之间的关系。

为了有效地实施辐射安全计划,应该制定出各种规程,包括:①加速器运行程序;②运行人员的职责和用户须知;③操作放射性材料和检修加速器的程序;④换靶程序;⑤事故情况下的应急程序;⑥放射性材料的保管和放射性废物的处理措施;⑦辐射监测计划;⑧安全设备定期检查计划;等等。

(三)辐射防护监测

1. 加速器放射工作人员个人监测　加速器工作人员应佩戴个人剂量计和个人剂量报警仪。个人剂量计的剂量元件测量范围应能覆盖正常工作情况下的剂量和意外事故情况下的剂量。个人剂量监测应委托有资质的机构按 GBZ 128—2019《职业性外照射个人监测规范》执行,监测周期一般为 3 个月。加速器装置所有工作人员均应参加监测并建立个人剂量档案。个人剂量报警仪的数量应满足工作需要。个人剂量当量限值为 20mSv/年,管理目标值一般设定为 5mSv,如有异常应及时调查,消除隐患。发生意外或应急处置时应进行个人剂量应急监测,工作人员应急或意外照射的个人剂量值计入年剂量当量,遵守年个人剂量限值的要求。当怀疑或确知吸入或摄入放射性核素时,例如,接触过被氚污染的元件或操作过易于剥落的加速器感生放射性部件后,还需要进行内照射个人剂量的监测,如尿样分析或全身计数。

2. 工作场所监测　加速器建成投入运行后,要在加速器辐射发射率最大的条件下进行工作场所辐射防护检测,包括:①开机时人员居留区或屏蔽体外 30cm 处周围剂量当量率的测量,尤其注意管线口、可及通风口和工作人员长期居留场所场的辐射剂量率水平;②工作人员经常出入的场所和可能受到潜在照射危害的场所设置固定式剂量监测探头,对于高能加速器,除 γ 辐射外,还需监测中子辐射水平;③若加速器机房顶部防护为优化设计(即机房室顶外辐射控制水平大大高于机房墙壁),则应检测可能的天空反散射水平;④感生放射性水平。对于 10MeV 以上的加速器,需要监测其停机后在加速器大厅、靶室和沿束流线其他区域的感生放射性水平,特别是感生放射性可能很强的哪些部件附近;⑤高能加速器开机时产生的气载放射性水平。高能粒子通过与空气发生核反应引起空气的活化,活化后的放射性核素包括 ^{11}C、^{13}N、^{15}O、^{41}Ar 等。

3. 表面污染监测　两种情况下需要进行放射性表面污染监测,一是检修加速器或操作可能存在较强感生放射性的部件后,对可能污染的场所及表面进行放射性污染监测,发现污染及时去污;二是对设施的污染情况定期进行检查,特别是对使用氚靶的加速器相关部位或贮存氚靶的地方,定期检查,发现污染应及时去污。

4. 液态流出物的监测　工业加速器使用单位的液态流出物主要是加速器的循环冷却水和放化实验室中的放射性废水,它们通常贮存在贮水池或废水罐中,并不连续排放。需要排放时应进行监测,符合标准要求并经监管部门(环境保护部门)同意后方可排放。

第五节　电离辐射其他应用的防护

一、电离辐射其他应用

核与辐射技术在现代国民经济和生产生活的应用非常广泛,除上述工业应用外,在行李与货物安检、同位素示踪及其他科学实验中也有广泛的应用。考虑到这些应用与居民生活联系密切,上述应用或装置设计时一般多采用辐射能量低、束流小、易防护的辐射源,尽可能降低辐射对周围人群和环境的影响。

(一) X 射线行李包检查系统

主要运用在机场、车站、海关等地,是利用电离辐射对行李包进行安全检查的装置。其工作原理为,行李进入 X 射线检查通道,将阻挡包裹检测传感器(光障),检测信号被送往系统控制单元,产生 X 射线触发信号,触发 X 射线源发射 X 射线束。一束经过准直器的非常薄的扇形 X 射线束穿过输送带上的被检物品。X 射线被检物品吸收,最后轰击安装在通道内的探测器。探测器把 X 射线转变为电信号,这些很弱的电流信号被放大,并送到信号处理机箱作进一步处理。检查时,非常薄的扇形 X 射线束逐层地扫过被检物,相当于对被检物进行切片。图像采集系统收集并存储每一扫描线的图像信息,而得到了被检物的整个图像信息。集装箱检查系统工作原理类似,利用 X 射线或 γ 射线采用断层扫描成像的方式对集装箱进行透射成像。检查系统主要由辐射源、固体阵列探测器、信号与图像处理系统、移动扫描装置、自动控制系统、放射防护与安全系统等部分组成。集装箱检查系统是飞机场、火车站检查行李包的 X 射线成像装置的"大型化"。集装箱检查系统检查的是庞然大物,需要提高 X 或 γ 射线的能量以提高其穿透本领,增加探测器线阵的长度以覆盖集装箱的高度,同时还要增加探测器的厚度以提高其对高能 X 射线的探测效率,见图 6-14。

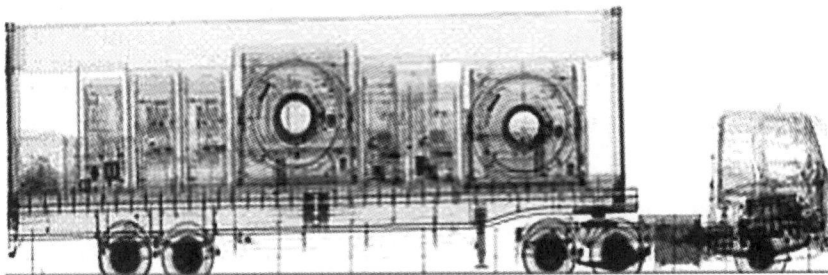

图 6-14　集装箱 X 射线检查系统

(二) 放射性同位素示踪

非密封放射性物质利用,主要形式是放射性同位素示踪,示踪技术是对一体系中本体物质或材料(主群体)的特征和行为进行示踪考察的一种信息获取技术。近几十年来,放射性同位素示踪技术在工业和野外的应用取得了令人瞩目的进展,放射性示踪服务在一些成熟的工业领域为优化工程参数设计,革新工艺流程,提高设备效能,保证运行安全,以及为节约能源与原材料采取的各种措施等提供了宝贵的依据,从而成为一种具有显著经济效益与社会效益的技术活动。放射性同位素示踪技术与传统上广泛应用的染料、电解质和磁性材料等物质作为示踪剂的常规技术在原理上并没有什么本质的差别。两者都是采用一种可供检测的微量群体物质(示踪物质),与体系中被示踪的主群体物质相关联,从而取得主群体物质的信息。为了取得满意的示踪效果,一般选择的示踪物质应与主群体物质的物理化学性质相同或类似;示踪物质的数量应不影响主群体物质的行为;示踪物质数量的变化是可测的。

(三) 测井

测井是地球物理测井的简称,是在钻孔中进行地球物理测量、研究井中各种物理场的变化,进而达到研究基础地质、寻找矿产的目的的一门学科。使用放射性进行测井可分两大类,一类是使用天然放射性方法,如自然 γ 射线测井、自然 γ 射线能谱测井;另一类使用人工放射源如 γ 射线密度测井、中子测井法以及放射性示踪测井。

γ 射线密度测井的基本原理是利用康普顿散射现象,测井时利用 ^{137}Cs 源放射出的 γ 射线与岩层产生康普顿散射。γ 射线强度减弱与康普顿散射吸收系数 σ 有关,而 σ 与岩石的体积密度有关,所以通过测量散射 γ 射线的强度就反映岩层的体积密度。即,将装有 γ 源、γ 探测器(两者间保持一定距离,称之为源距)以及电子线路的下井仪器放入井中。γ 源和探测器装在滑板上,滑板装在可伸缩的仪器臂上,以液压方法把滑板推靠到井壁上。γ 源放出的伽马射线在岩层中运动,因为散射吸收,强度逐渐减弱,然后由探测器接收经过岩石散射后未吸收而到达探测器的散射 γ 射线。岩层密度大,则吸收得多,散射 γ 射线计数率就小,反之则计数率就大。如果把仪器在已知密度的介质中事先刻度好,则可以把散射 γ 射线计数率换算成岩层体积密度,直接记录出各个岩层的体积密度来。

中子测井包括中子 - 中子测井和中子-γ 测井等。采用 ^{252}Cf 作为中子源,可以勘探石油,也可以进行海底探矿。中子 - 中子测井的原理是,由装在下井仪器里的中子源发出快中子打入地层,在与重元素相碰撞时,便被迅速弹回,在地层中经过多次弹性散射,快中子变成慢中子。在中子减速过程中,氢是对中子减速的决定因素,因此含氢量的多少就决定了慢中子的空间分布。在中子源周围氢多的情况下,中子源发出的中子在其附近就迅速减速为慢中子;当中子源附近氢含量低时,中子要经过较大的距离才能转化为慢中子,这种情况下在离中子源较远的地方,慢中子密度较大,而较近的地方慢中子密度较小。由于油层或水层含氢丰富,如果将仪器在参考介质中事先刻度好,由于测井曲线读数大致和地层含氢量的对数成比例,通过中子计数器记录与分析,可实现勘探目的。

中子-γ 测井,是当中子源或中子发生器放射出的快中子通过石油、水等含氢丰富的地层时,与周围物质的氢核相碰撞,因为氢核和中子的质量差不多,经过很短距离中子的速度就被减慢,变成了慢中子,它易被其他物质俘获而产生 γ 射线,而被附近安放的 γ 探测器接收,记录仪上就出现了电流信号的高峰。反之,如果岩层中没有石油和水,中子就一直穿入地层深处才能被减慢下来,被地层原子核俘获,因此探测器输出的信号电流就弱,根据记录曲线就可推知岩层含氢量的多少,依据测得的 γ 射线强弱程度,可以划分出油、气、水层。利用中子-γ 测井法检查天然气层的状况是十分有效的。同理,中子测井法还可以用来勘探硼、铜、银、锰、钨、汞和稀土元素等矿藏。中子-γ 测井原理示意,见图 6-15。

放射性示踪测井利用放射性同位素或化学药剂作为示踪剂,追踪注入流体在地层内的运移和分布,从而了解油层非均匀特征,观察油井技术状况和采油注水动态情况。所使用的示踪剂多为非密封型,方法是在注入井中注入放射性同位素或化学示踪剂,在其周围的生产井中取样

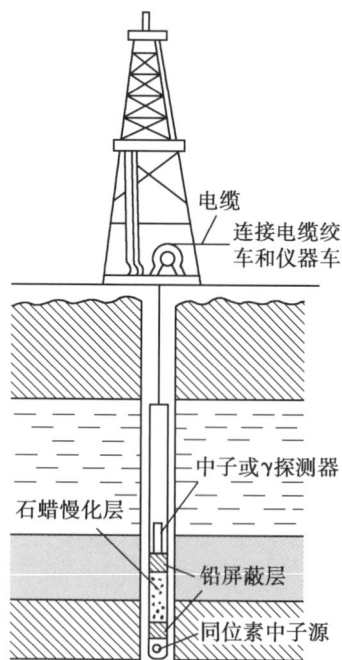

电缆

连接电缆绞车和仪器车

中子或 γ 探测器

石蜡慢化层

铅屏蔽层

同位素中子源

图 6-15   中子-γ 测井原理示意图

分析示踪剂浓度,得到示踪剂产出曲线。如果选用的示踪剂能有效地追踪注入流体,那么,监测示踪剂在井间油层的动态,就等于监测注入流体在井间油层的动态。通过对示踪剂产出曲线进行综合分析,就可以了解油层非均质特征和注入开发的有关问题。

二、电离辐射其他应用的辐射危害与防护

(一) 辐射危害

行包检查和便携式 X 射线检查系统使用的放射源为几十千伏至 140kV 的 X 射线。主要辐射危害是 X 射线的散射线和漏射线。出束口构件、空气、传送带、受照行李等均可成为散射线的来源。散射线是经过了一次或者多次相互作用后的原射线,其能量一般远远低于初始射线。漏射线是指从 X 射线检查系统的射线出口或者防护套中泄漏出的非可控射束。漏射线的数量及其漏射方向由射线装置的相关设计和构件的加工组合所决定。与散射线不同,漏射线能量与初始射束相差不大,漏射线在标准距离(如 1m)处的空气比释动能率或吸收剂量率通常是衡量 X 射线检查系统本身辐射防护性能的一个重要指标。

货物检查系统主要指集装箱检查系统,按辐射源的不同分为加速器检查系统、密封放射源检查系统与 X 射线机检查系统。加速器检查系统和 X 射线机检查系统的辐射源项与前述的 X 射线行李包检查系统类似,密封放射源检查系统的辐射源项是 γ 射线。

1. X 射线类检查系统的辐射源项　在运行状态下加速器产生的 X 射线(能量小于 10MV)分为三类,一是初级辐射即在准直器限定范围内的 X 射线;二是加速器机壳(或加速器箱)旁,准直束范围以外的 X 射线为漏射线;三是由 X 射线的初级辐射或漏射线投照到受检物、墙体表面散射产生的射线为散射线。在异常工况条件下产生的辐射形式和正常工况条件下相同,电源切断后不会产生 X 射线。如果 X 射线能量大于 10MV,则激发出中子,因此需要做好对中子的防护。

2. γ 射线检查系统的辐射源项　包括工作状态时放射源在准直器限定范围内的初级辐射,放射源箱体的漏射线和散射线;非工作状态时放射源存储容器的漏射线和散射线。密封放射性源检查系统使用的放射源通常为 ^{60}Co,其半衰期为 5.27 年,衰变过程中产生的 γ 光子能量分别为 1.17MeV 和 1.33MeV。

放射性测井使用的密封源有 γ 放射源和中子源。γ 放射源的辐射危害有初级 γ 射线及其散射线和漏射线。中子放射源几乎都是发射快中子,屏蔽层须用含氢较多的物质(如水、石蜡、聚乙烯等)将快中子慢化,然后用吸收截面大的物质将其吸收。合适的吸收物质是锂和硼,它们对慢中子吸收截面大,且俘获中子后放出的 γ 射线能量低。考虑经济因素,常用硼与石蜡(或聚乙烯)均匀混合作为中子屏蔽材料。另,混凝土内含有相当数量的氢,它对中子和 γ 射线都有较好的防护能力,是工程中常用的材料。某些中子源具有较强的 γ 射线,例如,Ra-Be 源所产生的 γ 辐射剂量率,比中子当量剂量率约高几十至几百倍,必须同时考虑其 γ 射线的屏蔽。常用中子源的 α 放射性活度一般大于 37GBq(1Ci),且多为极毒核素,必须防止活性物质泄漏。由于 α 射线的穿透性弱,射程短,同时密封型放射源包壳密封、防护性好,所以一般不考虑对 α 射线外照射的防护。

放射性同位素示踪技术所使用的放射性同位素的量,按照 GB 18871—2002《电离辐射防护与辐射源安全基本标准》附录 A 中的规定,多低于豁免水平。考虑不同的具体情况,这些核素的使用和豁免应报请当地监管部门同意。

(二) 放射防护

对行包和货物检查系统的放射防护管理,可按照 GBZ 127—2002《X 射线行李包检查系统卫生防护标准》、GBZ 143—2015《货物/车辆辐射检查系统的辐射防护要求》、GB 12664—2024《便携式 X 射线安全检查设备技术规范》等标准的要求执行。

涉及密封放射源的使用则应按 GB 4075—2009《密封放射源 一般要求和分级》的要求,确保密封性能可靠。放射源的具体放射防护和使用管理按本章前述密封放射源的管理要求执行。即密封放射源应置于源罐内,离源罐表面 5cm 和 1m 处的空气比释动能率应符合如下控制值:①≥185GBq(5Ci)的中子源和≥18.5GBq(0.5Ci)的 γ 源,5cm 和 1m 处的空气比释动能率应 <2mGy/h 和 0.1mGy/h;②<185GBq(5Ci)的中子源和 <18.5GBq(0.5Ci)的 γ 源,5cm 和 1m 处的空气比释动能率应 <1mGy/h 和 0.05mGy/h。

放射源的贮存库应为独立建筑物,四周应设围墙,围墙高度应高于 2m。源库围墙内不得放置易燃、易爆或其他危险物品。库区、源库应在明显位置设置警告标志。

采用同位素示踪技术,也应注意放射防护和安全问题。由于放射性物质的正常排放及偶然的事故发生,因此配制与分装放射性同位素示踪剂的实验室的选址、布局、内部设施与装备、示踪剂的分装及其安全操作等,都要达到一定的安全防护要求。按照 GB 18871—2002 的规定要求,结合测井施工中使用放射性核素的最大年用量和最大日等效操作量,测井用非密封放射性物质工作场所一般属于乙级或丙级工作场所。乙级实验室可以设置在单独建筑物内,也可设置在一般建筑物的一层或一端,但必须有单独的出入口。实验室应按照操作放射性水平、放射性污染的危险程度,依次分为清洁区(包括办公室、休息室等)、低活性区(包括仪器维修室、放射性测量室和更衣、淋浴及辐射剂量监测间等)和高活性区(包括开瓶分装室、贮源库与废物贮存设施等)三个区域。气流方向应从低活性区至高活性区。

实验室地面、墙壁、门窗及内部设备的结构力求简单,表面应光滑、无缝隙;地面应铺设可更换、易去污的材料,并设地漏接一般下水系统;高出地面 2m 以下的墙面应涂以耐酸、碱的油漆。开瓶分装室内必须设通风橱(或工作箱),橱内应保持 200Pa 的负压,其排气系统应设过滤装置;橱内下接低放射性废液贮存设施;橱内还应配备屏蔽 β 及 γ 外照射的防护设施。

应有良好的通风与照明,乙级实验室内换气次数为每小时 4~6 次,丙级实验室内换气次数为每小时 3~4 次(或自然通风)。

放射性同位素示踪剂如需在野外分装,则应采用固定在车上的"同位素分装器"来分装。分装之前应做好充分准备工作,穿戴符合要求的工作服、帽子、口罩等个人防护用品,佩戴好个人剂量计。熟悉操作程序,核对放射性示踪剂的名称、活度、出厂日期、总量、分装量。检查设备是否正常,通风是否良好,然后按前述方法进行分装。工作场所要经常用湿法清扫。装释放器使用的工具、清扫用的工具均不得与非放射区混用。

建立非密封放射性物质台账,每日检查核实,做到账物相符。同位素的领取、使用和归还应双人共同确认共同签字。

(刘 兵)

参考文献

[1] 卢希庭. 原子核物理[M]. 北京:原子能出版社,2000.

[2] 苏旭. 放射防护检测与评价[M]. 北京:中国原子能出版社,2016.

核燃料循环中的放射
卫生防护

本章的主要内容包括核工业全流程中的电离辐射来源和防护手段,防护的技术部分涉及第三章外照射防护和第四章内照射防护中相关方法的实践,因此可以把本章看作一个防护理论与具体实践应用相结合的部分。全章共分为六节,分别涉及核燃料循环概述、勘探与采矿、水冶与铀浓缩、反应堆、后处理以及放射性废物,介绍这些内容时采用的形式为"主要工艺过程——危害因素——防护"。本章学习目的和基本要求是熟悉核燃料循环中各环节辐射来源,掌握结合外照射防护和内照射防护的具体防护措施,了解核工业各个生产流程。

在核燃料循环的过程中,各环节都会产生不同种类和数量的放射性物质,且由于不同的工艺过程,对人类健康产生影响的方式也不同,因此在核燃料循环的过程中,分门别类地进行辐射防护是我们需要特别关注的。本章从对核燃料循环各环节的介绍,概述了该过程中产生的辐射有害因素,通过对各环节主要工艺过程的介绍,在了解具体工艺方法和内容的前提下,介绍该工艺过程所涉及的放射卫生防护要求。

第一节 核燃料循环概述

核燃料循环是指核燃料所经历的包括燃料加工、核能利用和燃料后处理在内的一系列顺序过程。在这个过程中,每个环节都会产生可能影响人体健康的放射性物质。核燃料循环主要流程如图 7-1 所示。

260

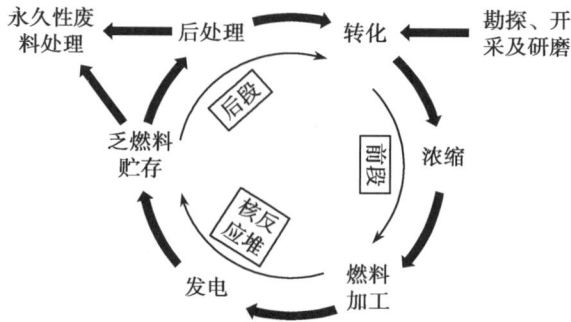

图 7-1 核燃料循环流程图

一、核燃料循环的各个环节

核燃料循环可分为"前段""核反应堆"和"后段"三大部分。"核燃料循环前段"指:制成燃料元件供反应堆使用之前的一系列工业活动,包括铀矿勘探、矿石开采与冶炼、铀同位素富集(又称"铀浓缩")、燃料元件制造。"核燃料循环后段"指:燃料元件从反应堆卸出后的一系列工业活动,包括乏燃料暂时贮存、乏燃料后处理、铀转化并再富集、铀/钚再制成燃料及放射性废物处理与处置。"核反应堆"则指核燃料进入核设施(如核电厂)反应堆后的应用过程。本节叙述上述过程的基本原理、工艺过程以及特有的放射卫生防护考虑。

二、核燃料循环中的辐射有害因素

在铀矿勘探和开采的过程中,岩层孔隙、裂隙及矿井涌水中,存在很多天然放射性物质,并且会通过各种物理作用进入勘探巷道和周围空气中。伴随着运输和加工过程,也会有 α、β 和 γ 射线等放射性射线产生,从而对其中作业人员产生放射性危害。其中最主要放射性物质的是氡,矿井中的氡浓度明显高于地上。此外还有铀矿粉尘的辐射危害、铀矿山的 β 和 γ 射线的辐射危害以及一些放射性表面污染。铀浓缩厂主要工作物质是六氟化铀(UF_6),主要污染物是铀及其氟化物。

核电厂运行时反应堆内产生的 α 粒子、β 粒子、中子和 γ 射线,是各种潜在辐射危险的来源。对于 α 和 β 粒子,可以直接利用反应堆压力容器本身和一次屏蔽给予足够的屏蔽,因此 α 和 β 粒子一般不会造成辐射危害。中子和 γ 射线是穿透能力较强和最可能引起危险的辐射,它们是辐射防护主要关注的对象。核电厂运行时,中子和 γ 射线的主要来源如下。

1. 由反应堆堆芯中裂变产生的中子、瞬发 γ 射线和缓发 γ 射线。

2. 堆芯材料、主回路冷却剂、金属结构和混凝土俘获中子后活化产物发射的二次 γ 射线。

3. 主回路冷却剂中 ^{16}N、裂变产物和腐蚀产物发射的二次 γ 射线。

除此之外,乏燃料组件的放射性源项是堆芯部件源项中占主导地位的源项(堆芯部件源项还包括控制棒组件源项和中子源组件源项),它是决定反应堆换料水池、贮存水池和组件运输容器屏蔽厚度的辐射源。

乏燃料中含有长半衰期的裂变产物(如 ^{99}Tc,半衰期为 $2.14 \times 10^5 a$)和次锕系产物(大多是长寿命 α 核素,如 ^{237}Np,半衰期为 $2.14 \times 10^6 a$)。例如,在回收和净化工艺中残留的和新产生的易裂变材料(主要是 ^{235}U 和 ^{239}Pu)以及未发生核反应的可转换材料 ^{238}U 等,废液中也含有长寿命 α 放射性核素。乏燃料有极强的 γ 放射性,萃取过程中对 β、γ 放射性裂变产物的去除,铀、钚产品的分离以及化学杂质的去除时仍含有很强的 γ 放射性,而且物理形态会发生变化,增加其扩散的可能性。

三、事故状态下的辐射源

一般来说,安全壳是防止放射性物质向外环境泄漏的最后一道实体屏障,但在事故期间和事故后,安全壳外的专设安全设施和有关辅助系统的流体中也含有放射性物质。这些系统包括处在燃料厂房和连接厂房内的安全壳喷淋系统、安全注入系统和安全壳大气控制系统、在核辅助厂房内的化学和容积控制系统(简称"化容控制系统",RCV)和核取样系统等。

事故工况下的主要辐射源是放射性裂变产物,以下是有明显放射性释放的设计基准事故。

1. 失水事故　假想的失水事故(loss-of-coolant accident,LOCA)中,假定一根主冷却剂管道双端断裂,反应堆冷却剂通过管道的破口大量泄出。当压力低于安全注入整定值时,安注系统投入以确保堆芯的完整性,同时,喷淋系统动作,降低安全壳的压力和温度,从而保证安全壳的完整性,最大限度地降低裂变产物的释放,防止裂变产物通过安全壳泄漏进入环境中。

2. 控制棒弹出事故　控制棒弹出事故是由于控制棒密封壳套的机械破裂导致控制棒和驱动杆弹出堆芯引起的,其后果是反应性迅速增加造成不利的功率分布以及冷却剂温度、压力增加,从而导致局部燃料元件损坏,使燃料元件中裂变产物进入反应堆冷却剂。反应堆冷却剂中的放射性:物质通过两个途径释放到大气中,通过安全壳泄漏释放和通过主蒸汽安全阀释放。

3. 蒸汽发生器传热管破裂事故　蒸汽发生器传热管破裂事故(steam generator tube rupture,SGTR)考虑一根传热管完全断裂。事故发生时堆冷却剂通过破损的蒸汽发生器传热管泄漏到二次系统,使二次系统污染加重,因冷却剂连续流失,稳压器压力下降,反应堆自动停闭,导致汽轮机脱扣停止。

4. 安全壳外主蒸汽管道破裂事故　在主蒸汽管断裂事故中,假定安全壳外一根主蒸汽管道完全断裂,并且同时失去外电源,亦即冷凝器停止工作。事故期间,与断裂的蒸汽管相连的蒸汽发生器(以下称为"有关蒸发器",另外一台称为"无关蒸发器"),在很短时间内完全排空,随后所产生的蒸汽通过破口直接喷向大气,直到工作人员把有关的蒸汽发生器隔离为止。在接到主蒸汽隔离信号后,主蒸汽管隔离阀以及蒸汽疏排阀把无关蒸汽发生器与主蒸汽管隔离,因此在事故期间无关蒸汽发生器的喷放一直持续到反应堆冷却剂的温度和压力降到足够低,从而可用余热导出系统来冷却反应堆时为止。

事故期间释放到环境中的放射性核素是由有关蒸汽发生器通过管道破口和无关蒸汽发生器通过释放阀排放到大气中的二回路蒸汽带出的。二回路蒸汽中的放射性核素是由反应堆冷却剂通过蒸汽发生器传热管泄漏而带入的。

5. 燃料操作事故　燃料操作事故是指一组乏燃料组件跌落在乏燃料水池内(这种情景后果最大)导致经过辐照的乏燃料组件燃料棒包壳破损,致使放射性裂变产物释放到燃料厂房,并通过厂房通风系统释放到环境。假定事故发生在停堆后 100 小时,这是停堆后将乏燃料送至贮存池的最短时间。事故导致组件内所有的燃料棒包壳破损,包壳间隙中的放射性物质全部立即释放到乏燃料水池中。裂变产物中惰性气体不滞留水中,乏燃料水池对分子碘和贯穿碘(贯穿碘指有机碘和粒子碘的总称)两种化学形态的滞留因子不同。

6. 容积控制箱破裂事故　某些贮液罐含有放射性液体和气体,当这些容器破损时,不可避免地造成容器内放射性物质向外释放。此类事故指化容控制系统的容控箱破裂。

当容积控制箱破裂时,容控箱内的放射性液体和气体不可控制地释放到它所在的房间内,并且在操作员隔断 RCV 下泄管之前,放射性液体以一确定流量连续释放。为了减轻容器溢流、泄漏或破损造成的影响,在厂房设计上采取了一系列设施,可以防止放射性液体扩散,因此,在事故分析中,只考虑气态放射性物质释放对环境的影响。

7. 废气系统衰变箱破裂事故　废气处理系统的功用在于滞留衰变反应堆冷却剂中的裂变气体,以及处理和控制放射性气体向环境释放。该系统由废气缓冲罐、过滤器、废气压缩机和废气衰变箱等部件组成。

废气处理系统或设备破损事故中可能导致较为严重的放射性释放是废气衰变箱或与之相连的管道发生破损的事故。事故发生时,废气衰变箱破裂导致容器内全部放射性气体排放出来,并且在操作员隔离该废气衰变箱上充管之前,仍有放射性物质不断地从进气管线进入衰变箱再通过破口处连续释放出来。

8. 蒸汽发生器一根管子破裂,并伴随一个主蒸汽安全阀开启不回座,这一事故基于如下假设:蒸汽发生器发生传热管断裂(称"相关蒸汽发生器"),在一回路冷却剂向二回路泄漏的过程中,与相关蒸汽发生器有关的释放阀和安全阀被迫打开,向环境释放蒸汽,以降低压力,但相关蒸汽发生器发生了满溢,安全阀过水,在受到水冲击后,安全阀始终处于打开位置向环境释放蒸汽而不能回座,持续到一、二回路与大气压力达到平衡,排放停止。

上述 8 类设计基准事故,相对而言,对职业照射较为严重的是失水事故(LOCA 事故)。

核电厂针对设计基准事故设置了一系列的专用安全设施,设置的专设安全设施能够将核电厂引导到可控制状态,然后引导到安全停堆状态,并且至少维持一道包容放射性物质的屏障,例如安全壳的完整密闭性。从而使核电厂运行中可能导致高辐射剂量或大量放射性物质释放的事故的发生概率极低,具有大的发生概率的事故只有潜在放射性后果较小或者没有潜在放射性后果的事故。

第二节　勘探与采矿

从天然铀/钍矿藏开挖矿石的过程称为铀矿开采,然后进行的选矿、冶炼和加工的过程称为选冶加工。通常把铀/钍矿开采和选冶加工称为铀/钍采冶生产。在生产过程中,放射性物质或核素会以各种形式进入相关工作人员体内以及进入周边环境介质的循环,从而对人体健康和环境造成一定程度的损害和影响。

一、主要工艺过程

1. 铀生产中天然放射性核素的含量、浓集与转移　铀采冶生产工艺过程是十分复杂的全开放性操作,在整个生产操作都是开放性作业,所以各个环节都存在放射性核素及其辐射危害,它们直接危害工作人员的安全和健康。

矿井采场或矿房内四周都是铀矿体,如果矿石品位高,那么铀系的放射性核素含量就高。由于铀矿基本都处于放射性平衡状态,矿石中含有全部 14 个铀的衰变子体,所以它们的放射性活度是一个定值。对于氡及氡子体,常用 α 潜能来衡量其对健康的危害水平,放射性核素所引起的 α 潜能浓度即空气中该放射性核素的各种短寿命子体(不论其组成如何)完全衰变时,所发出的 α 粒子在单位体积空气中的能量的总和。在井下凿岩过程中,大量铀矿尘及放射性核素都扩散和释放到矿井大气中。其铀矿尘浓度可达每立方米数十毫克,氡浓度可达每立方米数千至数万贝可,氡子体 α 潜能可达每立方米数十至数百微焦,空气中铀浓度可达每立方米数十微克,此外,还有 β、γ 辐射,以及 α、β 表面放射性污染等危害。

矿石加工的矿石准备部分的放射性核素与矿井基本相同,只不过是铀矿石经过选矿后,可将铀矿石中 15%~20% 的废石分选出去,进而提高了铀矿石的有用成分。再经过化学浸出和提纯后的铀化学浓缩物的铀含量可达 70%。因此,铀水冶提纯后的各工序,由于将绝大部分铀提取出来,所以纯化后的各工作岗位仅存在铀的污染和危害问题,不存在氡及氡子体的危害。与此相反,尾矿中却仅存在少部分未被提取出来的铀,但保留了大约 98% 以上的镭及其放射性离子体核素,因此尾矿库中储存的尾矿是危害环境的最重要的放射性污染源,也是辐射防护和环境保护的重点。

总之,由铀矿石到铀浓缩物到金属铀的过程是一个不断浓集和纯化的过程。在此过程中,铀金属含量大体是由 0.1%~1.0% 提高到 70%,最后可达到 90%。其铀纯度越来越高。

表 7-1 是铀矿冶生产“三废”的产生率。

表 7-1 铀矿冶生产过程的三废产生率

类别		废气氡析出量/(Bq·吨矿$^{-1}$)	废水/(吨废水·吨矿$^{-1}$)	废渣/(10^3 吨废渣·吨$^{-1}$)	
				废石	尾矿
铀矿山	地下矿	7.1×10^5	0.3~8.0	0.7~1.5	
	露天矿		0.1~0.6	5~8	
铀选冶厂	选矿厂	2.0×10^1	0.5~1.0		0.2~0.3
	水冶厂	5.1×10^2	8.0~10.0		~1.2

目前我国由于采冶工艺的变化,使得铀矿冶生产的“三废”产生量也发生了极大变化。如原地爆破浸出矿山,由于只需要将 30% 的矿石提运至地表,其他的矿石全部在井下处理,所以地表仅有少量的废石和尾渣。地浸采铀过程,因为不再开采矿石,所以根本就没有废石和尾矿,其废石、尾矿的产生率是 0。废气和废水产生率也很低。因此说,以上这种工艺对地面环境保护是非常有利的。但必须做好地下水的保护和复原工作。

铀矿开采和水冶加工过程天然铀除绝大部分被浓集成产品外(98% 以上的铀被回收了),其他的天然放射性核素(铀的衰变子体)则以“三废”的形式,通过各种途径向环境转移,造成对环境的污染。

生产过程产生的废气、废水、废渣中的核素及有害物含量列于表 7-2。

表 7-2　铀矿冶过程产生废气、废水、废渣中的有害物含量

废物种类	铀	镭	钍	钋	$\Gamma/(\times 10^{-8}$ $Gy \cdot h^{-1})$	总 α	氡	氡子体
废石	0.3g/kg	(12.4~14.6)× 10^3Bq/kg	—	—	61.4~ 309.6	(4.2~37)× 10^3Bq/kg	0.1~ 20Bq/(m²·s)	—
尾矿	0.014~ 0.3g/kg	(6.7~48.1)× 10^3Bq/kg	11.8× 10^3Bq/kg	(11.1~66.6)× 10^3Bq/kg	162~ 848.9	(41.8~155)× 10^3Bq/kg	—	—
废水	0.3~ 3.27mg/L	0.88~28Bq/L	0.29~ 55.5Bq/L	3.7~ 55.5Bq/L	—	2.48~ 72Bq/L	—	—
废气	—	—	—	—	—	(4.1~12.6)× 10^{-3}Bq/m³	(1.3~8.1)× 10^3Bq/m³	(2.34~149)× 10^{-6}J/m³

　　我国铀矿冶的三废都得到了妥善的处理和处置。比如：不论是坑道废水还是水冶废水一律经过废水处理装置进行处理达标后排放。水冶破碎、筛分、煅烧等岗位和环节产生的废气一般经过密闭和1~3级滤净化处理后排入大气。废石、尾矿一律堆放在专用的具有足够安全稳定和抗洪水能力的废石场尾矿库内。处理、处置后基本满足我国环境标准的要求。

　　铀矿、废石、尾矿及其他岩土的氡析出率见表7-3。

表 7-3　各种矿岩的氡析出率

样品	氡析出率/[Bq/(m²·s)]	备注
铀矿石	110~180	
铀废石	1.85~11.83	包括低品位矿石
铀尾矿	1.65~26.53	
普通岩石	0.015~0.67	大理石、花岗岩
土壤	0.003~0.046	黄土、黑棕土

　　根据经验，一般矿岩的析出率可达 2~5Bq/(m²·s)，未稳定的尾矿堆氡析出率可比稳定的尾矿堆约高 30%，比土壤氡析出率高 200 倍。

　　铀废石场、尾矿库的 γ 辐射见表7-4。

表 7-4　废石、尾矿上方氡及 γ 辐射剂量率值

地点	理论计算值		实际测量值	
	γ /(μr·h⁻¹)	氡/(Bq·m⁻³)	γ /(μr·h⁻¹)	氡/(Bq·m⁻³)
废石场	90	507	60~547	37~390
尾矿库	180	1 015	100~968	37~390
对照点	15	12~60	12~30	18~180

　　铀矿冶生产各环节产生的"三废"可通过多渠道向环境大气、水体、土壤富集和转移，造成环境污染。因此，必须加强对铀矿冶生产和"三废"的管理，严格控制放射性核素对环境

的污染,保护人类环境。

2. 钍和伴生放射性矿生产中天然放射性核素的含量、浓集钍和伴生放射性矿生产中天然放射性核素的含量、浓集与铀生产过程产生情况,以及它们通过"三废"对环境的释放和扩散也基本相类似。

钍加工厂中的 γ 辐射剂量率可达 $9.377\sim11.22\mu Gy/h$,钍射气可达 $1.4\times10^4\sim3.1\times10^5 nJ/m^3$,$\alpha$ 表面污染可达 $2.9\sim8Bq/cm^2$。厂区内 γ 辐射剂量率比对照点高 10 倍多,钍射气 α 潜能比对照点高 100 倍,α 表面污染比对照点高 25 倍。

有的铁矿伴有二氧化钍,炼铁产生大量含放射性"三废"特别是铁钍渣对环境造成污染和影响。稀土矿的数量很大,有的矿山用火法或湿法冶炼后的酸溶渣和尾矿渣可达上亿吨,对环境地表水及地下水造成较大污染,其中铀、钍、镭及总 α 比对照点高数倍,地下水中总 α 比对照点高 9 倍。

有的建材石料中的铀含量可达 $181Bq/kg$,镭含量可达 $271Bq/kg$。有的石材中 ^{40}K 含量很高。

但是,由于人们对伴生放射性矿生产过程具有放射性的危害问题还认识不足,所以采取的防护措施不够,所以伴生放射性矿生产过程,无论是在生产过程本身,还是产生的"三废"在环境中的处置上,都没有引起高度重视。往往是按一般矿物对待,没有采取任何措施。由于这类工业的数量、范围,接触人群更大,因此在伴生放射性矿生产存在的辐射防护问题和环境保护问题更多、更大。必须引起各方面的高度重视。

二、勘探与采矿的放射卫生防护

由前述可知,铀/钍采冶生产过程中会有很多有害的放射性核素生成、浓集和扩散。因此,开展相关的监测和评价是放射卫生防护措施中重要的组成部分和工作内容。以下叙述主要的监测内容和相关技术。

1. 天然铀的监测　环境和生物样品中铀含量很低,需要灵敏度高的监测方法,如常用的有分光光度法、固体荧光法、激光荧光法、X 射线荧光法等。在铀矿山,荧光法被用来测量空气、水、尿液和生物样品中的铀含量;而分光光度法则用于测定排放废水中的铀含量。

固体荧光法的原理是 UO_2^{2+} 与氟化钠在适宜温度下熔融制成熔珠,并在一定波长的紫外线照射下产生荧光,其强度与铀含量成正比。该方法的回收率为 80%,精密度为 15%,测量范围为 $0.1\sim200\mu g/L$。

分光光度法原理是基于 U^{4+} 和 UO_2^{2+} 离子与显色剂生成有色的化合物,其吸光度与铀含量正比。对排放废水中铀的回收率为 90%,精密度为 10%,测量范围为 $2\sim100\mu g/L$。

2. ^{226}Ra 和 ^{228}Ra 的监测　在镭的同位素中有 ^{228}Ra、^{226}Ra、^{224}Ra、^{223}Ra。分别来自铀系、钍系和锕系。其中 ^{226}Ra 的半衰期最长,毒性最大,所以在环境和生物样品测量中主要测定 ^{226}Ra。镭的化学性质与钡相似,镭的浓集正是利用了这一性质。镭的测量方法主要有沉淀法和射气法。其中射气法适用于天然水、铀选矿、水冶厂排放废水中 ^{226}Ra 含量,低可测量 $7.4\times10^{-3}Bq/L$。

3. 钍的监测　钍仅有一种稳定的氧化态,Th^{4+},其化学性质与四价稀土离子相似,具有较大的水解和络合倾向。Th^{4+} 几乎能与所有阴离子形成络合物而被常见的萃取剂,如磷酸三丁酯(TBP)、三辛基氧化膦(TOPO)、伯胺 N1923 或三辛胺(TOA)等萃取。另外,钍也能形成一系列的难溶性盐。以上这些性质常被用作与其他元素分离的基础。

目前,测量天然钋的方法有两类:中子活化法,将待测样品经中子照射和简单分离后,用Ge(Li)γ谱仪测定。该方法的最低探测限为$1.5×10^{-9}$g,但它需要强中子源和昂贵的仪器设备,实际应用较少;分光光度法,将样品浓集、分离纯化后,用分光光度计测定,该方法的最低探测限为10^{-7}g。

4. ^{210}Po 的监测 钋溶液的特性是在某些金属(镍、铜、银等)表面极易进行自发的电化学交换,在金属片表面自沉积而形成适于计数的镀层。这一特性为钋与干扰核素的分离提供了有效方法。另外钋还具有较强的挥发性,而且很容易被吸附。因而必须注意,一方面要避免蒸发时的损失,在样品预处理时,要用湿法灰化;另一方面是溶液必须要有适当的酸浓度,以避免容器壁吸附而造成钋的损失。

(1) 尿、头发、空气和水样中钋的测量:用浓硝酸和过氧水湿法灰化尿、头发、空气和水样,$HSO_4-H_2O_2$湿法灰化滤布,然后分别在$HCl-H_2SO_4-HCl$体系中,使^{210}Po自镀在银片上,并用低本底α计数器测量。

尿样全程回收率为80%~85%,最低探测限为$6.7×10^{-3}$Bq/d;头发样全程回收率为81%,最低探测限为$4.4×10^{-2}$Bq/g;水样全程回收率为78%,最小探测限为$6.7×10^{-3}$Bq /L;空气样全程回收率为90%,最低探测限为$3.7×10^{-1}$Bq /L。

(2) 土壤中210Po的测量:在500℃下加热土壤,用玻璃纤维吸附收集挥发出来的^{210}Po,然后用0.5mol/L HCl将吸附的^{210}Po解吸下来,并用在抗坏血酸和盐酸联胺存在下使^{210}Po自镀在银箔上。全程回收率为97.4%,最低探测限为$5.6×10^{-4}$Bq/g。

5. γ、α 的监测 γ外照射监测通常是使用便携式照射量率仪或巡测仪测量。用于描述辐射场的物理量——照射量(率)。常用的巡测仪有电离室、闪烁计数器、G-M计数管和正比计数器等不同类型的测量仪。

α表面污染的监测主要是用于发现放射性污染状况、水平,为控制污染的防治提供依据。其监测方法有如下两种。

(1) 直接法:α表面污染的直接监测法是用α表面污染仪进行,α表面污染仪的探头是由硫化锌-光电倍增管组成,硫化锌探头面积为50cm^2。虽然操作非常简单,但对铀矿山和水冶厂而言却有一定缺陷,如:被污染表面的粉尘会导致α粒子自吸收;高浓度氡和子体会造成探头的沾污。因此必须对此加以克服。

(2) 间接法:间接法测量表面污染就是将被污染的待测表面的污染转移到样品上,然后对样品进行放射性活度测量,从而计算出表面污染水平。

空气中长寿命α气溶胶浓度的监测,是用取样泵通过滤膜采集空气样,数十小时后测量滤膜上的α放射性,计算得到α气溶胶浓度。

6. ^{222}Rn 的监测 氡的测量方法有瞬时测量法、累计测量法。

氡的瞬时测量是在对氡或氡子体的放射性活度浓度或α潜能浓度进行测量。如果采样时间短,测量结果反映的只是采样时刻或采样的短时间内的浓度特征,这样的测量称为瞬时测量,也可称为短时测量。由此而得出的活度浓度和α潜能浓度称为瞬时活度浓度和瞬时α潜能浓度。该值的测量对评价工作场所和环境空气质量状况和制定改善工作场所和环境的通风防护方案具有重要作用。

氡瞬时测量的方法很多。对于氡的活度浓度,最常用的测量方法有电离室-静电计法、闪烁室法和双滤膜法等。

氡累计测量是在给定时间内对氡或氡子体活度浓度或 α 潜能浓度进行连续累计测量。氡累计测量的主要特点是采样时间长(例如连续几天或半年以上),测量结果反映的是一段时间内氡浓度累计特征或对时间的累计加权平均值,其活度浓度通常表示为 $(Bq/m^3) \cdot h$。α 潜能浓度表示为 $(J/m^3) \cdot h$。氡累计测量实际上都是对氡子体所进行的累计测量,其基本测量原理是在对氡子体进行采样的同时,利用有关的探测元件不断把累计的氡子体的辐射效应记录下来。这些辐射效应可当时记录并直接显示对时间的累计增长,也可拿回实验室分析测量。该值对评价环境(包括工作场所)辐射防护水平和评价对工作人员及公众的健康影响程度具有重要价值。用作氡累计测量的探测元件有热释光片、半导体探测器以及各种固体径迹探测器等。常用的方法有:径迹蚀刻法、活性炭盒法、热释光法、静电收集法、液闪法等。

氡析出率系指在单位时间间隔内穿过单位面积界面析出到空气中的氡的放射性活度。对各种物体表面该物理量的测量就是氡析出率测量。氡析出率测量主要针对地表土壤、矿岩及居室中的建筑材料进行,这种测量不仅对环境大气和居室空气可能的氡污染状况进行评价及制定环境治理方案有实际意义,该值也是制定整治铀废石尾矿堆场治理方案,以及评价治理效果的重要指标。同时在铀钍等矿产资源勘探方面也有实用价值。

7. 铀矿工个人剂量的监测和评价方法　利用前述方法可以方便开展可能致铀矿工辐射健康危害方面的相关监测工作。对于评价而言,主要涉及氡及其子体以及其他一些 γ 放射性核素导致的影响。当前在矿井中主要使用 RGD-3 无源式个人累计剂量计(无源式)进行矿工的个人剂量数据的获取,然后依据工作时的具体情况进行参数的调整和数据分析并将之作为铀矿工个人剂量评价的第一手资料。

第三节　水冶与铀浓缩

铀转换和富集意味着诸多化学反应和提纯浓集的过程,主要涉及四氟化铀、六氟化铀的生产加工以及铀的浓缩富集。由于这些过程中核素的迁移比较繁复,因此其放射卫生防护也很复杂。

一、主要工艺过程

(一) 铀转化的主要工艺过程

铀化合物的转化(简称"铀转化")过程,其原料与产物多种多样,工艺过程也非常多。它既可是核原料生产工艺的一部分,又可包容于核燃料循环的各个环节之中,成为联系各个环节的纽带。本节所述之"铀转化"仅涵盖:先由天然铀精炼制得的铀氧化物制备成四氟化铀(UF₄),再转化成六氟化铀(UF₆)及其还原的主要工艺过程。

铀转化过程大多属于气 - 固相反应,其工艺特点有以下几点。

1. **固体的反应性(活性)极为重要**　它不仅与化学组成有关,而且是固体结构特征的反映。这些特性(如颗粒的大小、形貌、内部的空隙结构、比表面、晶型和晶粒的大小等)对界面过程的速率以及气相反应物和生成物在颗粒内部的传输都起着重要的作用。

2. **固体颗粒的形貌及结构都与原料有关**　各个转化步骤往往相互衔接,前一步骤的产物即是后续步骤的原料,因此要想得到高活性的子体产物,必须以高活性的母体为原料。

3. 气-固相反应时,固体反应物结构在不断发生变化,体系总是处于瞬变状态之中。

4. 一般要求有较高(≥95%)的转化率。

5. 多数转化反应在较高的温度下进行,而且通常伴有较大的热效应。

6. 转化反应常在含有 HF、F_2 等强腐蚀性的气体中进行,因此必须用镍或镍基合金等耐腐材料制作反应器,并且设备要有良好的密闭性以防有毒气体外逸。

(二)铀富集的主要生产工艺过程

铀富集也称为"铀浓缩",主要工艺过程为:原料 UF_6 容器放入压热罐中加热,UF_6 以气态形式供入级联进行分离,当 ^{235}U 被浓缩到所需丰度时,装入冷冻状态下的产品容器,再经液化均质,取样合格后存入成品库房。贫料 UF_6 装入冷冻状态下的贫料容器,完全固化后送往贫料场暂存。图 7-2 为扩散分离原理图,图 7-3 为离心机结构示意图。

实施以上分离,铀浓缩工厂主工艺系统设置有级联系统、供取料系统、产品液化倒料系统、物料贮存运输系统、沾污容器和设备清洗系统、废液处理系统、主要沾污设备检修系统等。公用支持系统设置有供电系统、供水系统、水处理系统、冷冻水系统、蒸汽供应系统、压缩空气供应系统、液氮供应系统、空调系统、通信与报警系统、实物保护系统、防火系统等。

作为铀富集场所的浓缩工厂,其基本工艺特点包括以下几点。

1. 工作介质为六氟化铀　由于六氟化铀化学性质活泼,腐蚀性强,它给铀浓缩过程中的设备和材料选择、工作人员的健康保护以及工艺流程的控制带来了一系列技术挑战。

2. 工艺系统的高度密封性和清洁度　铀浓缩工厂的主工艺回路是处于负压下的,因此必须保持其严格的真空密封。对气体扩散厂来说,若密封性遭到破坏,空气中的水分与六氟化铀作用后形成固体粉末,粉末会堵塞或破坏分

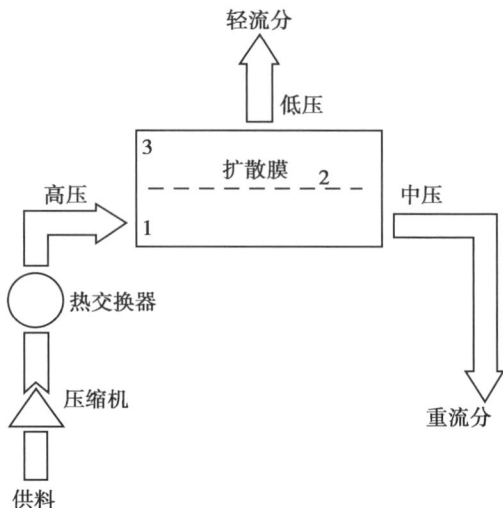

图 7-2　扩散分离级原理图

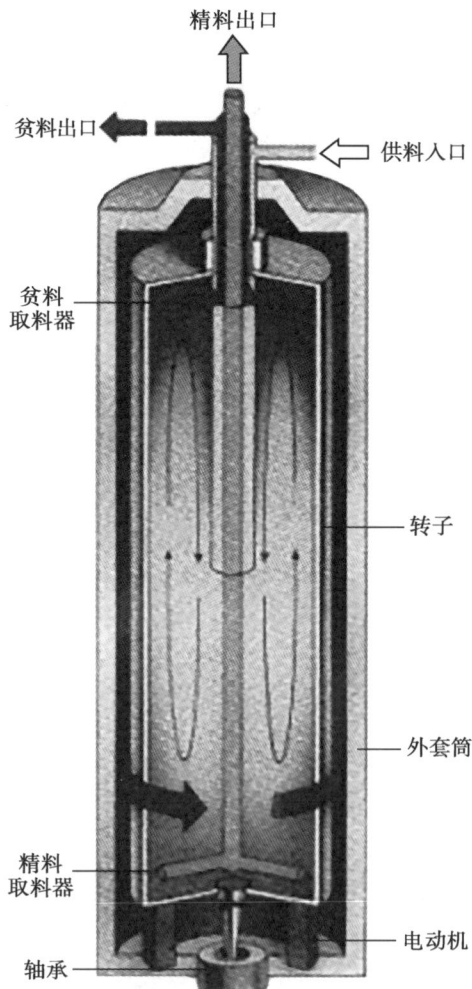

图 7-3　离心机结构示意图

离膜,以致损失工作物质和分离功[一种专用于浓缩铀工业的度量单位,把一定量的铀富集到一定的 ^{235}U 丰度所需要投入的工作量叫作分离功(SWU),以 kgSWU 或 tSWU 为单位]。对于气体离心工厂来说,一旦空气大量漏入,则可能造成大量离心机损坏的重大事故。

3. 长期运行的安全性与可靠性　铀浓缩工厂级联装置一旦启动,就要求常年连续运行。因此,铀浓缩工厂要求非常可靠的供电,必须配置备用电源。此外,铀浓缩工厂的供、取料(精、贫料),以及冷却水、压缩空气、蒸汽的供应等均不允许中断。

二、水冶与铀浓缩的放射卫生防护

在铀转化和富集环节,放射职业危害因素涉及正常工艺过程中的放射性污染物、核临界和 UF_6 的泄漏。

(一) 主要放射性污染物

铀浓缩厂主要工作物质是 UF_6,主要污染物是铀及其氟化物。

UF_6 的化学性质较活泼,可与水和有机物等发生反应,具有较强的化学毒性。UF_6 落到皮肤上会起泡发痒,能刺激眼睛,腐蚀上呼吸道,大量吸入可引起肺水肿。UF_6 在空气中遇水分能形成氢氟酸微滴而发烟。氟化氢对人体的呼吸系统和黏膜有较强的刺激和腐蚀作用。

UF_6 除对人体有化学毒性以外,还具有辐射危害,主要为 α 辐射并伴有铀衰变系列的 β辐射和少量的 γ 辐射,对 UF_6 的辐射防护应主要注意防止将其吸入体内,造成内照射危害。

UF_6 一旦泄漏,将对工作现场和周围环境造成一定的污染和危害。必须采取有效的防护措施和净化控制措施,以保证工作人员和周围广大公众的安全与健康。

放射性污染物释放的主要途径有:主工艺系统正常运行中容器、工艺台架、部件、供取料容器和管道拆装过程中,少量 UF_6 工作物料的泄漏;对容器、阀门等工艺设备清洗检修过程中的 UF_6 的释放;异常情况下可能产生的少量 UF_6 泄漏等。现场污染因素主要表现为:含有各类铀化合物的放射性气溶胶,以 α 辐射为主的放射性表面污染,个别场所的 β/γ 外照射,放射性废液和少量固体放射性废物。

正常情况下每天定时对地面和设备管道进行清扫。在设备检修后,剂量防护人员要对检修现场进行监测。当发现有污染超标时,须进行去污清洗。

(二) 核临界

铀浓缩过程的工作物质含有各种丰度的易裂变物质 ^{235}U。在其丰度大于 1% 的情况下,工厂中必须考虑核临界问题,尤其应注意产品的收集、封装、贮存、运输等环节。在反应堆中要维持临界条件,但在其他工艺流程中避免临界条件的出现、严防超临界事故的发生则是保证安全的重要条件。

(三) UF_6 泄漏

若六氟化铀气体外溢被人体吸入,会造成严重的内照射危害。六氟化铀气体外溢主要来源有以下几方面。

1. 级联大厅 UF_6 泄漏。

2. 供取料厂房 UF_6 泄漏。

3. 液化取样、倒料系统 UF_6 泄漏。

4. 贮存、运输容器 UF_6 泄漏。

(四) 职业照射监测与评价

1. 主要的监测内容

(1) 空气监测:主要监测空气中的铀气溶胶浓度和 α 放射性活度。

(2) 外照射监测:对 γ 外照射的监测重点主要放在工艺回路和设备中易产生工作物料大量积累的部位。

(3) 个人剂量监测:主要是吸入体内造成的内照射监测。通过测量工作现场空气中的铀浓度来估算,另外是通过工作人员留尿样,分析尿样中的铀和氟含量。对较大的检修工作或污染较重的设备进行检修时,使用热释光个人剂量计对检修人员进行监督监测。

2. 环境安全与公众剂量监测

(1) 流出物监测:主要包括气载流出物、液态流出物中的铀和氟含量监测和固体废物监测。

(2) 环境监测:环境监测点按照气象条件、厂房和居民区的分布、"三废"的排放情况及河流的上下游条件等设置。主要监测项目为铀、氟。

(3) 公众集体剂量估计:包括正常生产情况下公众集体剂量估计和事故情况下公众个人最大有效剂量。正常生产时气载流出物对居民产生的剂量是主要的。关键照射途径是食入内照射;关键核素是 ^{234}U;关键居民组为幼儿。铀浓缩工厂出现 UF_6 大量泄漏事故的概率很小,对公众的辐射影响也较小。

第四节 反 应 堆

利用原子核反应释放的能量作为能源,被称为核能源,核反应堆可以通过合理布置核燃料位置,可以在无须加补中子源的情况下,完成自持链式核裂变过程,从而实现核能的持续利用。利用裂变堆作为能源,是目前核能利用的最主要的目的之一,但不是唯一的目的。人们还出于其他目的建造了各种不同的反应堆。例如:生产堆,用来生产 ^{239}Pu 这种核材料,这种堆主要采用天然铀热中子反应堆;还有的堆专门设计用来生产超铀元素,如 ^{252}Cf 或者其他放射性核素;也有中子注量率特别高的材料试验堆,专门用来研究和检验反应堆的燃料元件和结构材料的抗辐照性能。反应堆还能提供强中子源和强 γ 辐射源,它是开展原子核物理、固体物理、辐射化学和放射生物学研究的重要设备。

反应堆除了发电和生产核燃料之外,也是一种中子源。这种中子源可用于放射性同位素生产、中子活化分析及中子辐射效应的研究。反应堆中子源通量密度可达 $10^{13} \sim 10^{20}$ 中子/$(s \cdot cm^2)$。

反应堆的分类方法很多,按中子能量、冷却剂种类、用途以及发展阶段等,可对反应堆进行分类。例如,按照反应方式主要分为裂变堆、聚变堆、裂变聚变混合堆;按照反应堆用途分为生产堆、实验堆、动力堆和增殖堆。从把反应堆用于中子源的角度,根据维持裂变反应的入射中子能量,可分为以下五类。①热中子反应堆,简称热堆,主要由能量约为 0.025eV 的热中子维持核燃料裂变。②超热中子堆。③中能中子反应堆,也称为中能(中子)谱(反应)堆,简称中能堆;主要由中能中子引起核燃料裂变;这里,中能中子包括了能量在 0.2eV 至 1keV 范围的超热中子和中速中子;④快中子反应堆,简称快堆,主要由能量约在 0.1MeV 以上的快中子堆维持核燃料裂变;⑤混合谱堆。

实际反应堆提供的中子,其能谱不是纯裂变谱,而是能量范围很宽的慢化谱,包含了热中子、中能中子和快中子,能量从 10^{-3}eV 到 10^7eV,达 10 个数量级的复杂谱中子。因此,为了从反应堆获得单能中子束,还必须配置各种各样的单能化装置。

此外,医学上的人工放射性核素大多数也是通过反应堆来生产的。反应堆生产医用放射性同位素的主要方式有:①从核燃料的裂变产物中分离提取,如 ^{131}I、^{133}Xe、^{99}Mo 等常用核素都是裂变产物;②利用核反应堆强大的中子流轰击各种靶核,吸收中子后的靶核发生重新排列,变为不稳定的新核素(放射性核素),如 ^{31}P$(n,\gamma)^{32}$P、^{50}Cr$(n,\gamma)^{51}$Cr 和 ^{88}Sr$(n,\gamma)^{89}$Sr 等。核反应堆生产放射性核素的优点是:能同时辐照多种样品、生产量大、辐照操作简单等。缺点是:多为丰中子核素,通常伴有较多的 β^- 衰变,不利于制备诊断用放射性药物;核反应产物与靶核大多数属同一元素,化学性质相同,难以得到高比活度的产品。

根据反应堆用途,实验堆一般用于燃料及有关材料的科学研究;增殖堆产生的核燃料要大于所消耗的核燃料,是现在十分有前景的堆型,能够实现裂变材料增殖,提高铀资源利用率;生产堆主要生产钚、氚等放射性核素,供工业、科研和医疗等行业使用。动力堆用来生产动力,我们常说的核电站就是其中一种。值得一提的是,我国拥有完整自主知识产权的"华龙一号"是第三代压水堆核电站,他提出了"能动和非能动相结合"的安全设计理念,有 177个燃料组件的反应堆堆芯、多重冗余的安全系统、单堆布置、双层安全壳,全面平衡贯彻了"纵深防御"的设计原则,具有完善的严重事故预防和缓解措施,满足 IAEA 要求,符合国际技术标准。2015 年 4 月国务院批准将福清 5 号核电机组建设为"华龙一号"示范机组,它的诞生使中国核电跻身先进核电技术行列。

一、主要工艺过程

核电厂是利用核能进行发电的装置。它类似于燃煤的火力发电站,但火电站的燃煤锅炉被核反应堆所代替,核反应堆是核电厂内通过核裂变使易裂变燃料释放核能的关键装置。依据反应堆类型的不同,核电厂也分为压水堆核电厂、沸水堆核电厂、气冷堆核电厂、快堆核电厂和重水堆核电厂。最为常见的压水堆核电厂主要结构示意图见图 7-4。

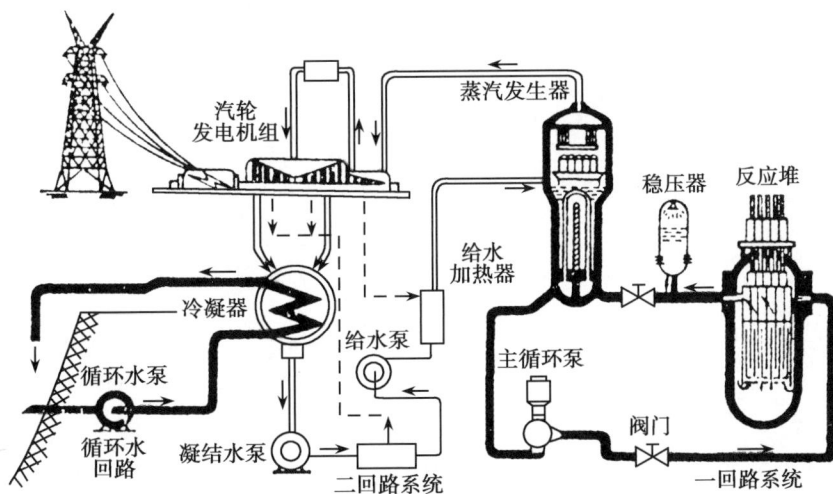

图 7-4　压水堆核电厂主要结构示意图

压水堆全称"加压水慢化冷却反应堆",因使用加压的、未发生沸腾的轻水作为慢化剂和冷却剂而得名,压水堆主要由核岛和常规岛组成,压水堆核电站核岛中的四大部件是蒸汽发生器、主泵、稳压器和堆芯;常规岛主要包括汽轮机组及二回等系统,其形式与常规火电厂类似。压水堆具有结构紧凑体积小,技术十分成熟,且需要处理的放射性废气、废水及其他废物量较少等优点,是世界上在运行的核电站中采用的主要堆型。

二、反应堆的放射卫生防护

1. 核电厂的职业照射　由于核电厂各系统、部件和厂房的辐射水平各不一样,而且各系统和设备的操作与维修要求各不相同,因此工作人员所受的剂量水平也各不相同。由于在核电厂内从事不同的活动的工作人员所受辐照剂量水平相差很大,所以一般把核电厂内的活动分为两类。第一类是正常运行期间的日常活动,包括有关核电厂运行、保健物理、去污废物处理及机械和电机工程等一般活动。这类活动所受的剂量约占年总剂量水平的20%。第二类是大修期间的活动,包括装卸料及含放射性设备的检查和维修,这类活动的工作人员所受的剂量占年总剂量的80%。核电厂工作人员的受照剂量在任何情况下不允许超过 GB 18871—2002《电离辐射防护与辐射源安全基本标准》中给出的职业照射剂量限值,且应保持在可合理达到的尽量低水平。根据目前我国核电厂的运行经验,核电厂工作人员的受照剂量,连续 5 年的年平均有效剂量可以控制在不超过 10mSv/a,年集体剂量水平将小于 3(人·Sv)/a,平均值低于 2(人·Sv)/a。

2. 核电厂的公众照射　这里的公众主要是指核电厂附近(几十公里范围内)生活的居民。核电厂正常运行或事故状态下会通过气态(放射性烟羽或气溶胶)、液态和固态(主要是粉尘)的排出物对周边的环境介质(空气、水、土壤)和动植物造成污染,从而对公众造成内照射和外照射。公众照射危害通常以内照射为主,用集体剂量或人均剂量的形式予以表达。其数值取决于核电厂运行状态、气象和地质条件、饮食习惯和地域文化等。表 7-5 显示了江苏田湾核电厂运行期间铀钍系放射性核素所致附近 30km 范围内儿童和成人的摄入量和待积有效剂量,表 7-6 则展示了不同人口类别铀钍系核素的摄入量和待积有效剂量。

表 7-5　田湾核电厂铀钍系核素所致周边儿童和成人的摄入量和待积有效剂量

核素	儿童			成人		
	摄入量/Bq	世界平均/Bq	待积有效剂量/(μSv·a^{-1})	摄入量/Bq	世界平均/Bq	待积有效剂量/(μSv·a^{-1})
^{238}U	4.8	3.8	0.323	5.4	5.7	0.244
^{226}Ra	14	15	11.3	17	22	4.69
^{210}Pb	99	21	189	128	30	87.9
^{210}Po	130	39	339	168	58	201
^{232}Th	4.2	1.1	1.22	5.2	1.7	1.20
^{228}Ra	39	10	150	47	15	32.3
^{235}U	0.2	0.2	0.016	0.3	0.2	0.012
合计			691			327

表 7-6　田湾核电厂周边不同人口类别铀钍系核素的摄入量和待积有效剂量

核素	城镇		农业		渔民		盐场	
	摄入量/Bq	待积有效剂量/(μSv·a^{-1})	摄入量/Bq	待积有效剂量/(μSv·a^{-1})	摄入量/Bq	待积有效剂量/(μSv·a^{-1})	摄入量/Bq	待积有效剂量/(μSv·a^{-1})
^{238}U	5.4	0.243	5.2	0.234	6.3	0.284	5.5	0.245
^{226}Ra	17	4.64	16	4.62	20	5.71	18	4.92
^{210}Pb	125	86.1	121	83.36	212	146	156	107
^{210}Po	164	197	158	190	284	341	207	249
^{232}Th	5.2	1.19	5.3	1.23	6.2	1.43	5.5	1.26
^{228}Ra	46	31.9	46	31.8	60	41.6	50	34.7
^{235}U	0.25	0.012	0.24	0.011	0.3	0.014	0.26	0.012
合计		320		311		536		397

3. 为确保核电厂设备的正常运行与工作人员的辐射安全,应将辐射照射对核电厂工作人员可能造成的危害,保持在国家规定的限值以内,并符合在合理可行的情况下尽量低的原则。为此,核电厂专门设置了厂房辐射监测系统、辐射控制区卫生出入口辐射监测系统和环境监测系统,对核电厂的工艺设备、厂房、流出物、厂区周围环境以及电厂工作人员的辐射状况进行全面监测。

(1) 辐射监测系统应具有以下功能:①对工作场所和控制区出入进行监测,防止工作人员受到高剂量辐射照射,以确保电厂工作人员的辐射安全。②根据工艺运行需要,对工艺过程、工艺设备进行监测,确保各层屏障的完整性,防止放射性物质通过各层屏障泄漏或释放。③对核电厂流出物的放射性活度及电厂周围环境进行监测,使公众受到的辐射照射限制在国家规定的限值内,以确保电厂周围广大居民和环境的安全。④事故发生时及时报警并采取启动隔离系统等对策,以确保电厂人员及环境辐射的安全。

为完成上述功能,在设计中除设置了具有连续运行、响应快、能及时给出各种报警信息等特点的固定式监测仪外,还配备了足够数量的各种可携式监测仪表作为固定式监测仪的补充监测手段。此外,还需要设计具有灵敏、精确、可靠等特点的实验室样品分析测量手段,即设置了剂量实验室。

(2) 核电厂的监测系统

1) 厂房辐射监测系统:厂房辐射监测系统包括几个方面。①对场所的空气介质(惰性气体、气溶胶、放射性碘和氚)和 γ 剂量率的监测,当被测值超过预定值时,发出光和/或声报警,并可启动隔离系统或发出撤离信号。②对直接排放和分批排放的液态流出物、烟囱向环境排放的气态流出物(惰性气体、气溶胶、放射性碘、氚和 ^{14}C)的辐射监测,当排放的放射性浓度超过预定值时发出报警信号并关闭阀门,停止排放。③对工艺中的燃料元件包壳总破损、蒸汽发生器破损、设备冷却水、辅助蒸汽和硼浓度进行辐射安全监测,当被测值超过预定值时,仪表发出就地信号并送主控制室,以探测与辅助蒸汽系统有关的设备完整性。④对个人剂量进行监测,监测和记录工作人员受照剂量和剂量率并对工作人员进入控制区进行管理。

2) 环境监测系统:环境监测系统的主要目的是提供充分的数据,证明核电厂周围的环境是符合环境质量标准的,并估计出由于核电厂的运行对居民产生的照射(至少应估计出照射的上限值)。

环境监测由下面几部分组成:气象站、大气辐射监测站、遥控 γ 辐射监测站、排放液体监测站和环境实验室(对各种样品的总 β 放射性活度、总 γ 放射性活度、γ 核素组成分析、氚放射性活度和总 α 放射性活度进行测量)。

3) 控制区出入监测系统:为了严格控制核电厂工作人员所受到的放射性辐射,并对人员的受照剂量进行测定和记录;同时,也为了防止放射性物质扩散,在放射性厂房设置卫生出入口,对进出放射性控制区的人员进行监控。

第五节　后　处　理

对反应堆中用过的乏燃料进行处理,以除去裂变产物和次锕系产物并回收易裂变材料和可转换材料的过程称为"后处理"。

后处理对于充分利用核燃料资源特别重要。以发展压水堆核电站为例,如果不对其乏燃料后处理(即只让燃料"一次通过"),铀资源的利用率仅为 0.37%。如果对其乏燃料实施后处理,让回收的铀与钚再制成燃料在压水堆中再循环使用一次,就可节省约 25% 的天然铀;若反复循环多次,则铀资源的利用率可提高到 1% 左右;尤其是,如果将由后处理得到的钚与铀富集后得到的贫铀制成快增殖堆燃料并实现快堆燃料循环,则铀资源的利用率可高达 60%~70%,如此做法可使铀资源的利用期限由 50 年延长至约 1 000 年。

后处理对核废物的长期安全管理也显现出特殊意义。乏燃料中含有的某些裂变产物(如 ^{99}Tc,半衰期为 2.14×10^5a)和次锕系产物[大多是长寿命 α 核素(如 ^{237}Np,半衰期为 2.14×10^6a)],既有很长的半衰期,又对环境保护特别重要。因此,只有通过后处理将其作为副产品与铀、钚一并分离出来(所谓的"全分离流程"),随后经嬗变使之转化为便于近地表处置的中短寿命放射性核素,或转化成可加以利用的核燃料,从而彻底消除人们对发展核电的疑虑。

一、后处理工业化的特点

鉴于乏燃料的特性,后处理的工业化过程具有以下特点。

1. 产品回收率很高　由于后处理的产品非常贵重,同时需要确保对环境的排放控制在极低水平,因此产品的总回收率必须超过 99%,每一步操作的回收率更是需要达到 99.9% 以上。

2. 产品纯度极高　采用在严格控制条件下的化学反应过程生产,可保证其产品纯度。

3. 远距离操作与控制　乏燃料虽经贮存冷却,仍有极强的 γ 放射性,不允许人员直接靠近操作。因此,后处理工厂的工艺设备与管道等均须置于屏蔽层后面,而采用远距离操作和控制的方式,部分工厂的设备还采用远距离维修。这种远距离的方式带来复杂的技术问题,并由此大大增加工厂的投资。

4. 十分严格的安全要求　后处理使用的物料具有化学毒性、腐蚀性和易燃、易爆性,因此后处理工厂也有一般化工厂的密闭、通风、防腐、防火、防爆等要求。此外,工厂更有特殊的核安全要求。首先,厂房及其内部的区域必须按照辐射的性质和强弱施行分区布置的原则,以确保人员、风向和物流均有合理的走向;其次,凡有易裂变物质存在且可能达到核临界状态而造成事故的场合均须严加防范。具体做法有:①质量控制——不使某易裂变物质的总质量达到或超过某一限值;②溶液浓度或体积控制——不使某易裂变物质溶液的浓度或体积达到或超过某一限值;③几何控制——使设备的几何形状和尺寸在任何情况下均不致发生临界事故;④毒物控制——将某些吸收慢中子截面很大的物质溶解在溶液中(可溶性毒物)或固定在设备上或掺杂在设备材料中(固定毒物)。为确保核临界安全,实际选用的临界数据要考虑有一定的安全余度,而且采用不止一种方法来加以控制。

二、主要工艺过程

后处理工艺依据是否涉及水介质,可分为湿法(又称水法)和干法两大类。水法分离过程曾用过的沉淀法和离子交换法均已遭淘汰,并改为溶剂萃取法。干法中又可按处理原理的不同分为高温冶金法、高温化学法和氟化挥发法三种。干法与水法相比有一些优点,强辐照条件对其影响不大(此点对高燃耗、短冷却的高燃耗燃料尤其重要),但它存在许多不易克服的工程性(如设备、材料、仪表、控制等)技术难题,因此仅由实验室研究进展到小型中间试验工厂验证阶段。当今,各国在工业规模中得到应用的全部是以溶剂萃取法为核心的水法后处理工艺。

具体的后处理工艺过程分为三个部分:①首端过程,采用机械 - 化学相结合的手段将乏燃料制备成可供溶剂萃取分离用的合格进料液的过程;②溶剂萃取过程,使用相关萃取剂对前端过程产生的进料液中的相关核素进行萃取;③尾端过程,对萃取液进行浓缩并转化以获得最终固体产品。

三、后处理的放射卫生与防护

1. 生产过程的放射危害 后处理使用的物料具有化学毒性、腐蚀性和易燃、易爆性,因此后处理工厂也有一般化工厂的密闭、通风、防腐、防火、防爆等要求。此外,工厂更有特殊的核安全要求。首先,厂房及其内部的区域必须按照辐射的性质和强弱施行分区布置的原则,以确保人员、风向和物流均有合理的走向;其次,凡有易裂变物质存在且可能达到核临界状态而造成事故的场合,均需要严加防范。具体做法有:①质量控制——不使某易裂变物质的总质量达到或超过某一限值;②溶液浓度或体积控制——不使某易裂变物质溶液的浓度或体积达到或超过某一限值;③几何控制——使设备的几何形状和尺寸在任何情况下均不致发生临界事故;④毒物控制——将某些吸收慢中子截面很大的物质(可溶性毒物)溶解在溶液中,固定在设备上或掺杂在设备材料中。为确保核临界安全,实际选用的临界数据要考虑有一定的安全余度,而且采用不止一种方法来加以控制。

后处理的目的和任务是:①回收和净化乏燃料中残剩的和新产生的易裂变材料(主要是^{235}U 和 ^{239}Pu);②回收和净化未发生核反应的可转换材料^{238}U;③有可能从回收了铀和钚的残液中提取有用的放射性同位素(^{90}Sr、^{137}Cs、^{147}Pm、^{237}Np 等)和某些贵金属材料(如钌、铑、钯等);④便于更安全地处理和处置放射性废物,因为回收了铀、钚以后,大大地降低了废液中长寿命 α 放射性核素的含量。

结合前述工艺过程可知,后处理厂所涉放射性核素种类繁多,其活度和毒性差别较大。具体的放射危害按照过程分为以下几类。

(1)乏燃料的放射危害:乏燃料虽经贮存冷却,仍有极强的 γ 放射性,不允许人员直接靠近操作。因此,后处理工厂的工艺设备与管道等均须置于屏蔽层后面,采用远距离操作和控制的方式,部分工厂的设备还应采用远距离维修。

(2)萃取过程的放射危害:萃取过程分为 β、γ 放射性裂变产物的去除,铀、钚产品的分离以及化学杂质的去除。这些过程中 γ 放射性仍然很强,而且状态由固态变为液态甚至气态,因此其可扩散性大大增加。

(3) 产品储存中的放射危害:后处理过程结束后生产的产品,其中部分类别也有较强的放射性。

2. 职业照射监测与评价　后处理厂绝大多数生产过程均在密闭空间内进行(如热室、反应池等),乏燃料含有铀、钚及大量裂变产物,后处理厂处理的废物具有放射性危害,这些放射性废物具有放射性强、半衰期长、毒性大、酸性强、腐蚀性大的特点。因此职业监测和评价的主要对象是强贯穿辐射的外照射和 α 发射体的内照射。

外照射监测的主要对象为穿透能力较强的 γ 射线与中子。工作场所监测的范围和类型应灵活选择,与源活度、范围大小、辐射类型或它们的潜在变化相适应。外照射的常规监测包括固定式 γ 检测仪,连续监测后处理厂的高中放设备室、热室、排风过滤器等场所;在钚工作箱、钚学产品暂存间等场所还要辅以中子剂量监测。检修和事故监测一般采用便携式照射量率仪表测量 γ 辐射场的照射量。

后处理厂排入环境的放射性核素为裂变产物和少量超铀元素。根据我国 GB 18871—2002《电离辐射防护与辐射源安全基本标准》和 GB/T 16148—2009《放射性核素摄入量及内照射剂量估算规范》对职业人员剂量限值和内照射剂量评价方法,采用 ICRP 推荐的摄入、转移和排泄路径及通用模型、胃肠道数学模型和人体呼吸道数学模型,结合直接测量与间接测量手段开展监测。

第六节　放射性废物

放射性废物为含有放射性核素或被放射性核素污染,其浓度或比活度大于国家主管部门规定的清洁解控水平,并且预计不再利用的物质。目前随着我国核工业的发展,放射性废物的产生随之增多,放射性废物有多种分类方式,按照半衰期长短,放射性废物分为极短寿命放射性废物、极低水平放射性废物、低水平放射性废物、中水平放射性废物和高水平放射性废物五类,其中极短寿命放射性废物和极低水平放射性废物属于低水平放射性废物范畴;按废物的物理性状分为气体废物、液体废物和固体废物三类。

在核工业领域,放射性废物来源主要包括核燃料生产、反应堆运行、核燃料后处理、核设施(设备)退役等,只要涉及放射性物质的利用,均可能会产生放射性废物;其不仅产生在操作非密封放射性物质的过程中,对于密封源如料位计等仪表、工业射线照相机和静电消除器,如果缺乏良好的源的管理和安保措施也会因为源的磨损而发生放射性污染。虽然废物的体积和活度的数量是有限的,但是它们必须被作为放射性废物加以管理。优良的运行实践能够显著地减少所产生的放射性废物数量,但是放射性废物一般无法被完全消除,以至如果得不到适当管理便可能给人类健康和环境带来严重的危险,因此对放射性废物的来源有所了解十分有必要,这是对其进行安全处理的必要前提。

核燃料循环发电阶段产生的废物是核工业废物的重要组成部分。核燃料生产过程主要包括铀矿开采、冶炼和燃料元件加工等。铀矿开采和冶炼过程产生的废物主要有废矿石、废矿渣、尾矿等固体废物,它们的平均含铀量是天然土壤的 5~10 倍;以及矿坑水、湿法作业中产生的工艺废水等液体废物;以及氡和钍的放射性气溶胶、粉尘等组成的气体废物。这类废物主要含有铀、钍、氡、镭、钍等天然放射性物质,比活度较低,产生的数量大。铀回收和燃料元件加工过程产生的废物主要是含铀废液。

反应堆运行过程中生成的大量裂变产物,一般情况下保留在燃料元件包壳内,当发生元件包壳破损事故时,会有少量裂变产物泄漏到冷却循环水中。反应堆冷却循环水中的杂质(循环系统腐蚀产物)受中子照射后也会形成具有放射性的活化产物,冷却循环水也就具有放射性。同时在反应堆修复和维护过程中会产生的大量受辐射和污染的堆芯部件,其中含有大量短寿命的放射性核素。

核燃料后处理过程的主要废物是大量裂变产物。在燃料元件切割和溶解时有部分气体裂变产物(^{85}Kr、^{129}I 等)从燃料元件中释放出来,进入废气系统。99% 以上的裂变产物都留在燃料溶解液里。当进行化学分离时,则集中在第一萃取循环过程的酸性废液中。这部分废液的比活度很高,释热量大,是放射性废物治理的重点。此外还有第二、三萃取循环过程产生的废液、工艺冷却水、洗涤水等。这部分废液体积大,但比活度较低。

在核设施的日常运行中也会产生放射性废物,如:纸张和塑料薄板、临时地板覆盖物、用过的防护服、橡胶手套、抹布等其他清洁材料,以及其他受污染的硬件等。核设施的退役、核武器生产和试验等也会产生各种放射性废物。

伴生放射性矿生产过程中主要产生含天然放射性核素如 ^{238}U、^{226}Ra、^{232}Th、^{40}K 等的放射性废物,其放射性水平不高,但是数量较大,如伴生放射性矿冶炼后产生的酸溶渣和尾矿渣等。

(孙 亮)

思 考 题

1. 简述氡的测量方法。
2. 简述铀转化过程的工艺特点和防护要点。
3. 简述核电厂运行状态下的主要辐射源项。
4. 简述核电厂辐射监测系统的要求。
5. 简述后处理的概念及其意义。

参考文献

[1] 朱继洲. 核反应堆安全分析[M]. 西安:西安交通大学出版社,2000.
[2] 连培生. 原子能工业[M]. 北京:原子能出版社,2002.
[3]《注册核安全工程师岗位培训丛书》编委会. 核安全专业实务[M]. 北京:中国环境科学出版社,2013.
[4] 王进,余宁乐. 田湾核电站周围公众因铀钍系放射性核素摄入所致内照射剂量[J]. 中国辐射卫生,2010,19(3):300-302.
[5] 马跃峰,战景明,张坤,等. 乏燃料后处理厂职业危害分析与评价[J]. 中国辐射卫生,2016,25(2):216-220.
[6] 郭建新. 核燃料后处理设施安全相关标准浅析[J]. 核标准计量与质量,2018(2):13-18.
[7] 潘建均,王毅韧,李筱珍,等. 我国核燃料循环标准化发展战略研究[J]. 中国工程科学,2021,23(3):53-59.
[8] XIAN L,TIAN G,BEAVERS C M,et al. Corrigendum:Glutarimidedioxime:A complexing and reducing reagent for plutonium recovery from spent nuclear fuel reprocessing [J]. Angewandte Chemie International Edition,2021,60(14):7472.

第八章

核武器、贫铀弹、脏弹
及其防护

学习目的
与要求

通过对本章的学习,使读者了解核武器的种类、原理、危害和防护要求;了解贫铀武器、脏弹的特征、危害和防护要求。了解核事故、辐射事故、核辐射恐怖袭击事件的特征和危害;了解国家核与辐射卫生应急体系;熟悉核与辐射卫生应急专业设备、人员队伍、后勤保障的要求;熟悉核辐射三级医疗救治体系;熟悉核辐射卫生应急响应流程;掌握核辐射伤员检伤分类、过量受照人员处置、体表污染人员处置、内污染人员处置、伤员转运后送、辐射损伤临床救治的基本方法。

装载有放射性物质的武器,主要有核武器、贫铀武器、脏弹,公开的文献报道医学防护较多的也是这几种武器。国际上并未将贫铀武器列为禁止使用的武器,因此在实际战争中使用最多。涉及放射性物质的还有核动力船舰等,但均没有大规模报道或使用,因此本章没有阐述。

第一节　核武器及其防护

核武器(nuclear weapon)是利用原子核裂变或聚变反应,瞬间释放出巨大能量,造成大规模杀伤和破坏作用的武器。原子弹、氢弹和中子弹统称核武器。核武器是战略威慑和遏制常规战争的主要手段,现代战争大多是核武器威慑下的常规武器局部战争。

一、核武器概述

拥有核武器的国家有美国、俄罗斯、英国、法国、中国、印度、巴基斯坦、以色列和朝鲜。

除美国、俄罗斯、英国、法国、中国已掌握核武器外，印度在 1974 年进行过核试验。巴基斯坦也在 1998 年 05 月 29 日首次核试验成功。

（一）核武器的爆炸原理及其构造

1. 原子弹

（1）爆炸原理：原子弹（atomic bomb）的爆炸原理是重原子核裂变的链式反应（chain reaction of heavy nuclear fission）。

一些重元素（如 ^{235}U、^{239}Pu）的原子核在一个中子轰击下，分裂成两个质量相近的新核（也称核碎片），并放出 2~3 个中子和 200MeV 能量的过程，称为重核裂变反应。如 ^{235}U 的反应式为：

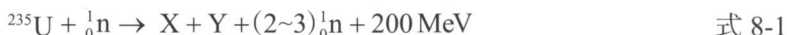

$$^{235}U + {}^1_0n \rightarrow X + Y + (2\text{~}3){}^1_0n + 200\,MeV \qquad \text{式 8-1}$$

式中：

X、Y——为新原子核（核碎片）。

每个重核裂变时释放出的 2~3 个中子，若有一个中子再轰击另一个重核引起分裂，分裂后又发生这样的反应；如此能使重核裂变反应自动连续地进行，称为重核裂变的链式反应。图 8-1 为中子引发的 ^{235}U 重核裂变链式反应示意图。

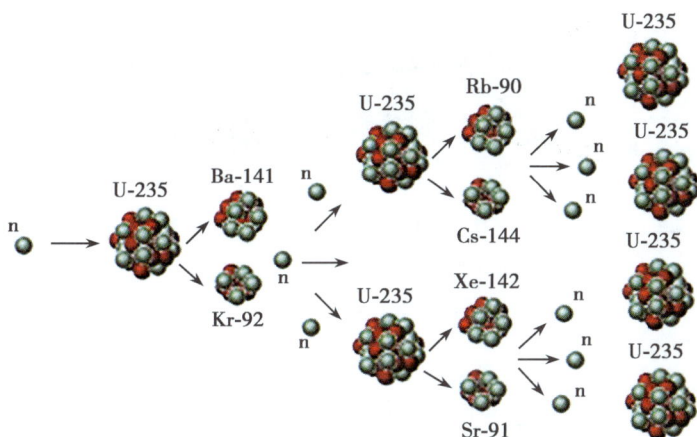

图 8-1　中子轰击 ^{235}U 引发的重核裂变链式反应

重核裂变链式反应，必须要核燃料到达一定质量和体积才能够进行。能维持重核裂变链式反应持续进行的裂变物质的最小质量，叫作临界质量（critical mass），与临界质量相对应的体积，叫作临界体积（critical volume）。

（2）基本构造：原子弹主要由核装料（^{235}U 或 ^{239}Pu）、引爆装置、中子源、中子反射层和核装料弹壳等组成。

（3）起爆过程：当引爆装置点火后，引起各炸药块同时爆炸，产生巨大压力向中心挤压，使分装的、每块小于临界质量的核装料，骤然合拢成一个球体，达到超临界状态。在中子源发射的中子轰击下，引起按等比级数发展的、越来越激烈的重核裂变链式反应，在极短的时间内使一定量的重核裂变，释放巨大能量，形成猛烈的核爆炸。1kg ^{235}U 或 ^{239}Pu，只需百万分之几秒，经 200 代就可全部裂变，释放的能量相当于 20kt 三硝基甲苯（TNT）炸药爆炸时所释放的能量。根据达到临界状态的方式不同,原子弹可分为内爆式原子弹(图8-2)和枪式原子弹(图8-3)。

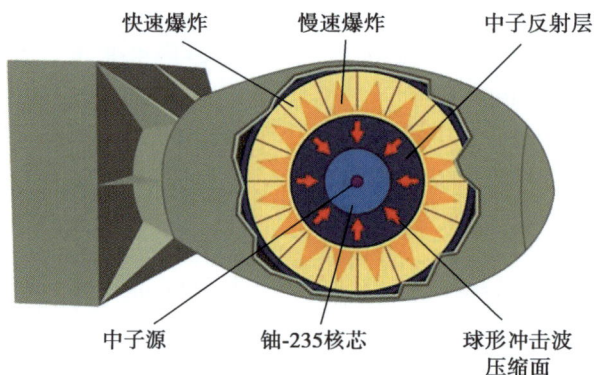

图 8-2　内爆式原子弹结构示意图

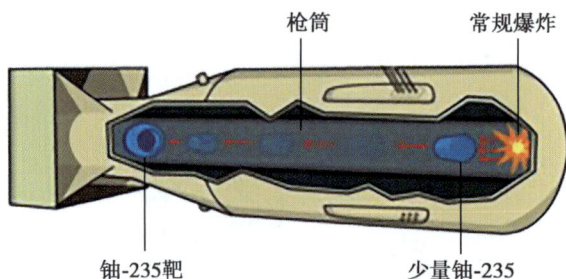

图 8-3　枪式原子弹结构示意图

2. 氢弹

(1)爆炸原理:氢弹(hydrogen bomb)的爆炸原理是氢原子核聚变反应(light nuclear fusion reaction)。

一些轻核素(如 $_1^2H$、$_1^3H$ 等)的原子核,在几千万度的高温下发生聚变反应,并放出中子和巨大能量。如:

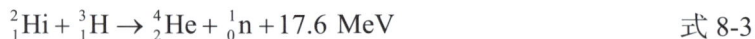

$$_3^6Li + _0^1n \rightarrow _1^3H + _2^4He \qquad\qquad 式 8-2$$

$$_1^2Hi + _1^3H \rightarrow _2^4He + _0^1n + 17.6\ MeV \qquad\qquad 式 8-3$$

由于聚变反应须在极高温度下才能进行,故聚变反应又称热核反应(thermonuclear reaction),氢弹也叫热核武器(thermonuclear weapon)。

(2)基本构造:氢弹主要由热核装料(通常用氘化锂)、引爆装置(为一枚小当量原子弹)和弹壳(常掺有 ^{238}U)等组成。

(3)起爆过程:首先引爆原子弹,氘化锂在高温、高压和中子作用下,锂即产生氚,随之氘氚迅速聚合,放出高能中子和巨大能量,引起比原子弹更为猛烈的爆炸。1kg 氘氚混合物完全聚变,所释放的能量为 1kg ^{235}U 或 ^{239}Pu 完全裂变所释放能量的 3~4 倍。氢弹是裂变 - 聚变双相弹。若弹壳中含有 ^{238}U,则氘氚聚变产生的高能中子能使 ^{238}U 发生裂变,增加裂变碎片的产额,提高爆炸威力。这种氢弹称裂变 - 聚变 - 裂变三相弹。

3. 中子弹 中子弹(neutron bomb)是利用氘氚聚变反应,产生高能中子杀伤人员的战术核武器。其构造与氢弹类似。中子弹的特点是:①中子产生额高、能量大;中子弹是氘与氘、氘与氚、氚与氚的聚变,聚变能量的 80% 以上以中子形式释放出来。与同等爆炸威力的原子弹相比,中子的产额可以增大 10 倍,中子的平均能量达 14MeV,甚至高达 17MeV;②光辐射、冲击波作用仅为同当量原子弹的 1/10,放射性沾染轻微;③当量小,一般为 1~3kt。

(二)核武器的爆炸方式和景象

核武器的威力取决于爆炸时所释放出的能量,以 TNT 当量(TNT equivalent)表示。所谓 TNT 当量是指核爆炸时所释放的能量相当于多少吨(t)TNT 炸药爆炸所释放的能量。核武器按照爆炸原理可分为原子弹、氢弹、中子弹和特殊效应性核武器。按爆炸威力可分为百吨(10^2t)级、千吨(kt)级、万吨(10^1kt)级、十万吨(10^2kt)级、百万吨(Mt)级和千万吨(10^1Mt)级。所谓万吨级核武器,是指其当量在万吨数量级之内,即 1 万吨以上至十万吨以下(不含十万吨)。其他吨级的含义依此类推。

核武器的爆炸方式可直接影响杀伤破坏效应,因此可根据不同的使用目的选用爆炸方式,以达到最大的杀伤破坏效应。也可参照爆炸方式,分析、预测核袭击造成的杀伤破坏情况。核爆炸可分为空中爆炸(简称空爆)、地面爆炸(简称地爆)、地下爆炸,以及水面爆炸和水下爆炸等几种。

大气层中的核爆炸,通常以比高作为划分空爆和地爆的标准。不同爆炸方式可以通过爆炸高度(m)和当量(kt)立方根的比值来区分,此比值称为比例爆高(scaled height of explosion),简称比高(h),其单位是 $m/(kt)^{1/3}$。比高为 0 时即为直接贴在地面的爆炸,比高 <60 时,火球接触地面,叫地爆。比高 >60 时,叫空爆。爆炸高度在 30km 以上为超高空爆炸。地下或水下爆炸,是指在地下或水下一定深度的爆炸。

(三)核武器的爆炸景象

核爆炸时,产生特异的外观景象。除地下(水下)爆炸外,其共同的特点是依次出现闪光(flash)、火球(fire ball)、蘑菇状烟云(mushroom cloud),并发出巨大响声。根据核爆炸外观景象的特征,可以初步估算爆炸方式,还可根据火球大小,上升速度等参数估算爆炸当量。

二、核武器的杀伤因素

核爆炸瞬间产生的巨大能量,形成光辐射、冲击波、早期核辐射和放射性沾染四种杀伤破坏因素。前三种因素的作用时间,均在爆后的几秒至几十秒之内,故称为瞬时杀伤因素(instantaneous killing factor)。放射性沾染的作用时间长,可持续几天、几周或更长时间,以其放射性危害人员健康,因此,称为剩余核辐射(residual nuclear radiation)。此外,由核爆炸释放的 γ 射线,使空气分子电离,形成核电磁脉冲(nuclear electromagnetic pulse),它的作用时间不到 1 秒钟。主要是破坏和干扰电子和电气设备,对人员中枢神经、内分泌与心血管系统等有一定影响。

在 30km 高度以下大气层中的核爆炸,上述四种杀伤破坏因素在爆炸总能量所占比例大致为:光辐射 35%,冲击波 50%,早期核辐射 5%,放射性沾染 10%。但由于核武器种类、当量和爆炸环境的不同,能量分配的比例会有很大差异。例如中子弹的早期核辐射(主要是高能中子)的能量比例可高达40%~80%,其他杀伤因素的能量比例则显著降低。

(一) 光辐射

1. 光辐射的形成 光辐射(light radiation)是核爆炸瞬间产生的几千万度高温的火球,向四周辐射的光和热,光辐射也称热辐射(thermal radiation)。

2. 光辐射的主要性质

(1) 能量释放:光辐射能量释放有两个脉冲。第一脉冲为闪光阶段,持续时间极短,所释放的能量仅为光辐射总能量的1%~2%,主要是紫外线。这一阶段不会引起皮肤损伤,但有可能引起视力障碍。第二脉冲为火球阶段,持续时间可达几秒至几十秒,所释放的能量占光辐射总量的98%~99%,主要是红外线和可见光,是光辐射杀伤破坏作用的主要阶段。

(2) 光冲量:是衡量光辐射杀伤破坏作用的主要参数。光冲量(photoimpact)是指火球在整个发光时间内,投射到与光辐射传播方向相垂直的单位面积上的能量,单位是焦耳每平方米(J/m^2)或焦耳每平方厘米(J/cm^2)。

(3) 光辐射的传播:光辐射具有普通光的特性,在大气中是以光速($3\times10^8 m/s$)呈直线传播。传播中,受到大气中各种介质的反射、散射和吸收,强度逐渐被削减,但能透过透明物体发生作用。

(二) 冲击波

1. 冲击波的形成 核爆炸形成的高温高压火球,猛烈向外膨胀,压缩周围的空气层,形成一个球形的空气密度极高的压缩区。随着压缩区的迅速向外运动,其后形成一个球形的低于正常大气压的稀疏区。两个区域紧密相连,在介质中迅速传播,形成了核爆炸的冲击波(shock wave)。

2. 冲击波的主要性质

(1) 冲击波的压力:冲击波的压力有超压(overpressure)、动压(dynamic pressure)以及负压(under pressure 或 ngeative pressure)三种。压缩区内超过正常大气压的那部分压力称为超压;高速气流运动所产生的冲击压力称为动压。波阵面上的超压和动压最大,分别称为超压峰值和动压峰值,以单位面积所承受的压力表示,其单位是帕斯卡(简称帕,符号 Pa,$1Pa=1N/m^2$,$1kPa=7.501mmHg$)。稀疏区内低于正常大气压的那部分压力称为负压。冲击波的杀伤破坏作用主要是由超压和动压造成的,既往认为冲击波负压在致伤过程中所起作用不大,但新近的研究表明,在一定条件下,其致伤作用与超压相似。

(2) 冲击波的传播:冲击波传播的规律与声波相同。压力越大,传播越快,最初速度可达每秒数公里。以后随着传播距离渐远,压力渐小,速度则渐慢。当压力降至正常大气压时,冲击波就变成声波而消失。

(3) 冲击波的作用时间:冲击波到达某一距离所需的时间,称为冲击波的到达时间。冲击波到达某一点,压力从开始上升至达到峰值所需时间,称为压力上升时间。超压持续作用的时间,称为正压作用时间。压力上升时间越短,正压作用时间越长,则杀伤破坏作用就越强,反之则越弱。

(三) 早期核辐射

1. 早期核辐射的形成 早期核辐射(initial nuclear radiation)是核爆炸特有的一种杀伤因素,又称贯穿辐射(penetrating radiation),是核爆炸后最初十几秒钟内产生的 γ 射线和中子流。

2. 早期核辐射的主要性质

（1）传播速度快：γ射线以光速传播；中子传播速度由其能量决定，最大可接近光速。

（2）作用时间短：核裂变和聚变中子以及氮俘获产生的γ射线，作用时间不到半秒钟；裂变碎片γ射线，因多半衰期短，衰变快，又随火球、烟云上升，因此不论当量大小，早期核辐射对地面目标的作用，时间多为十几秒钟以内。

（3）能发生散射：早期核辐射最初基本上呈直线传播，但在传播过程中与介质相碰撞可发生散射，继而运动方向杂乱地射向目标物。

（4）贯穿能力强，但能被介质减弱：早期核辐射的贯穿能力强，但在通过各种介质时均会不同程度地被吸收而减弱。各种物质对早期核辐射的减弱能力通常用物质的半减弱层表示。半减弱层是指将早期核辐射减弱一半所需的物质层厚度。如果是14cm厚的土层，能将早期核辐射减弱50%。另外不同物质对不同种类射线的减弱能力是不同的。

（5）产生感生放射性：土壤、兵器、含盐食品及药品中某些稳定性核素的原子核，俘获慢中子形成放射性核素。这种放射性核素称为感生放射性核素，这种放射性叫感生放射性。

（6）早期核辐射量：通常以吸收剂量表示，单位是戈瑞（Gy）。中子量有时用中子通量表示，中子通量是指单位面积（m^2 或 cm^2）上的中子数。

（四）放射性沾染

1. 放射性沾染的形成 核爆炸时产生的大量放射性核素，在高温下气化，分散于火球内，当火球冷却成烟云时，与烟云中微尘以及由地面上升的尘土凝结成放射性微粒。受重力作用向地面沉降，称放射性落下灰（radioactive fallout），简称落下灰。由此造成空气、地面、水源、各种物体和人体的沾染，称为放射性沾染（radioactive contamination）。

2. 放射性沾染的主要性质

（1）组成成分：放射性落下灰由核裂变产物、感生放射性核素和未裂变的核装料三部分组成。落下灰主要发射β、γ射线。

（2）理化特性

1）状态：落下灰粒子多呈球形或椭圆形微粒，粒内放射性物质分布均匀。颜色与爆区土壤有关，可呈黑色、灰色或其他颜色。粒径大小与爆炸方式有关，地爆的粒径较大，由几微米至几毫米；空爆的粒径较小，仅为几微米至几十微米。

2）溶解度：溶解度与落下灰的粒径大小，放化成分以及溶剂的酸碱度有关。水中溶解度较低，仅为10%左右。在酸性溶液中溶解度较高，如在0.1mol/L的盐酸溶液中溶解度为35%~60%。

3）比活度：落下灰的比活度，随其粒径的增大而减少。爆后1小时的落下灰，地爆的比活度为 10^7~10^{10}Bq/g；空爆的比活度为 10^8~10^{13}Bq/g。

（3）落下灰的衰变规律：试验证明，在爆后1~5 000h内，地面辐射级（即剂量率）的衰变可用"六倍规律"粗略计算，即时间每增加6倍数，辐射级降至原来的1/10。如某处爆后1h辐射级为80cGy/h；爆后6h降至8cGy/h；爆后36h降至0.8cGy/h（1cGy=10^{-2}Gy）。

三、核武器的杀伤作用

核武器的杀伤作用通常主要以杀伤范围和发生的伤类伤情来表示，而杀伤范围和伤类伤情又受多种因素的影响。

（一）四种杀伤因素的致伤作用

1. 光辐射的致伤作用　光辐射可引起体表皮肤、黏膜等烧伤，称为直接烧伤或光辐射烧伤。在光辐射作用下，建筑物、工事和服装等着火引起人体烧伤，称为间接烧伤或火焰烧伤。光辐射的致伤作用，主要取决于光冲量的大小。光辐射烧伤主要有以下特点。

（1）烧伤部位的朝向性：光辐射的直线传播，使烧伤常发生于朝向爆心一侧，故有侧面烧伤之称。烧伤创面界线比较清楚。

（2）烧伤深度的表浅性：光辐射作用时间的短暂，决定了烧伤深度的表浅。除近距离内可发生大面积深度烧伤外，多以Ⅱ度为主。即使发生Ⅲ度烧伤，也很少累及皮下深层组织。创面深浅程度一般比较均匀。

（3）特殊部位烧伤的发生率高

1）身体暴露部位烧伤：颜面、耳、颈和手部等身体暴露部位最容易发生烧伤。

2）呼吸道烧伤：呼吸道烧伤是一种间接烧伤。是由于吸入炽热的空气、尘埃、泥沙、烟雾，甚至在燃烧环境中吸入火焰引起的。

3）眼烧伤：光辐射可引起眼睑、角膜和眼底烧伤。眼底烧伤亦称视网膜烧伤，是光辐射引起的特殊烧伤。若人员直视火球，通过眼睛的聚焦作用，使光冲量比入射光增大 $10^3 \sim 10^4$ 倍，在视网膜上形成火球影像，引起烧伤。引起视网膜烧伤的致伤边界比轻度皮肤烧伤的致伤边界大 3~4 倍。

（4）闪光盲（flash blindness）：核爆炸的强光刺激眼睛后，使视网膜上感光的化学物质——视紫质被"漂白分解"，从而造成暂时的视力障碍，称为闪光盲。人员发生闪光盲后，立即出现视力下降，眼发黑，"金星"飞舞，色觉异常，胀痛等，严重者出现头痛、头晕、恶心、呕吐等自主神经功能紊乱症状，但症状持续时间短，不经治疗，在爆后几秒到 3~4 小时即可自行恢复，不留任何后遗症。闪光盲伤情的发生边界远远超过眼底烧伤，对于执行指挥、飞行、驾驶和观察人员的影响较大。

2. 冲击波的致伤作用　冲击波损伤，简称冲击伤（blast injury），是冲击波直接或间接作用于人体所造成的各种损伤。

（1）直接冲击伤

1）超压和负压的直接作用：单纯的超压和负压作用一般不造成体表损伤，主要伤及心、肺、胃肠道、膀胱、听器等含气体或液体的脏器，以及密度不同的组织之间的连接部位。超压作用于体表后，一方面挤压腹壁，使腹压增高，横膈上顶、下腔静脉血突然涌入心、肺，心肺血容量骤增；另一方面又压迫胸壁，使胸腔容积缩小，胸腔内压急剧上升。超压过后，紧接着负压作用，又使胸腔、腹腔扩张。这样急剧的压缩和扩张，使胸腔内发生一系列血液动力学的急剧改变，从而造成心、肺、血管的损伤。

2）动压的抛掷撞击作用：人体受冲击波的冲力作用后，获得加速度，发生位移或被抛掷，在移动和降落过程中，与地面或其他物体碰撞而发生各种损伤。如肝、脾破裂，软组织撕裂，颅脑损伤，骨折、脱臼，甚至肢体离散。

（2）间接冲击伤：由于冲击波的作用，使各种工事、建筑物倒塌，产生大量高速飞射物，间接地使人员产生的各种损伤。常见的间接冲击伤包括挤压伤、砸伤、飞石伤、玻璃伤、泥沙堵塞上呼吸道窒息等。

（3）冲击伤的临床特点

1）多处受伤、多种损伤、伤情复杂：由于多种致伤因素（如超压和动压，直接作用和间接作用）几乎同时作用于机体，决定了冲击伤伤类和伤情的复杂性。中度以上冲击伤常是多处受伤，多种损伤。既有直接损伤又有间接损伤；既有外伤又有内脏损伤；既可能是单纯冲击伤，又可能复合烧伤和放射损伤。

2）外轻内重、发展迅速：尤其是以超压作用为主的冲击伤，往往体表可能无伤或仅有轻微损伤，而内脏器官可能发生了严重损伤。重度以上的内脏损伤，因伤情急剧发展，代偿失调，可迅速出现休克和心肺功能障碍，甚至导致伤员死亡。

3. 早期核辐射的致伤作用 早期核辐射是核武器所特有的杀伤因素。当人体受到一定的剂量照射后，可能引起急性放射病，也可能发生小剂量外照射生物效应。

4. 放射性沾染的致伤作用 放射性沾染对人员的损伤有三种方式。

（1）外照射损伤：人员在严重沾染区停留，受到 γ 射线外照射剂量 >1Gy 时，可引起外照射急性放射病，是落下灰对人员的主要损伤。

（2）内照射损伤：落下灰通过各种途径进入体内，当体内放射性核素达到一定沉积量时，可引起内照射损伤。

（3）β 射线皮肤损伤：落下灰直接接触皮肤，当剂量 >3Gy 时，可引起 β 射线皮肤损伤。

在沾染区停留较久而又没有防护的人员，可能同时受到三种方式的复合损伤。

（二）核武器损伤的伤类和伤情

1. 伤类 核武器爆炸产生的四种杀伤因素，可以分别作用于人体，也可以同时或相继作用于人体，使人员发生不同类型的损伤，统称为核武器损伤。受单一伤因素作用后发生单一伤。同时或相继受两种或两种以上不同性质杀伤因素作用，则可发生复合伤。核武器损伤的伤情分类是十分复杂的，主要伤情分类如图 8-4 所示。

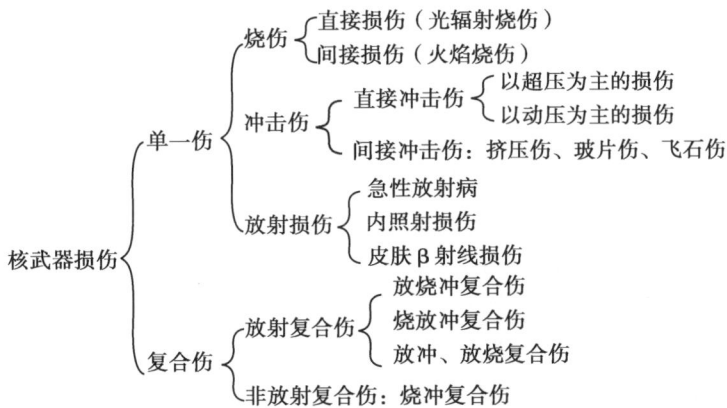

图 8-4 核武器损伤伤情分类

2. 伤情 各类单一伤和复合伤，按损伤的严重程度，可分为轻度、中度、重度和极重度四级（如分为轻、中、重度三级，则将极重度归入重度）。发生轻度损伤的伤员，一般不会丧失战斗力，可不住院治疗，但要进行必要的医疗处理和照顾。发生中度损伤的伤员，一般丧失战斗力，多需住院治疗，预后良好。发生重度损伤的伤员，将立即或很快丧失战斗力。经积极救治，预后较好，大部分可治愈。发生极重度损伤的伤员，当即丧失战斗力，按目前医疗水平，经大力救治,可部分治愈。伤后是否丧失战斗力或是否立即丧失,还因不同伤类、不同损伤部位而异。如发生放射损伤,大多不会很快丧失战斗力。而发生烧伤和冲击伤,特别是发生在特殊部位,可很快丧失战斗力。例如眼烧伤后,虽然全身伤情不很严重,也将难以瞄准和观察。

四、对核武器的防护

核武器虽然具有巨大的杀伤破坏作用,但也具有局限性和可防性,只要掌握其致伤规律,做好防护工作,就能避免或减轻核武器损伤。

对核武器的防护,从广义上讲,包括战时积极摧毁敌人的核设施,拦截、摧毁来袭的核导弹和飞机,按防原要求部署和配置救援队伍;组织城市人口疏散;构筑防护工事;研制和使用防护装备和措施;组织辐射监测;组织抢救伤员,消除沾染,抢修被破坏的设施;采用医学手段防止或减轻核武器损伤。

除采用军事手段摧毁敌人的核力量的积极防御外,在各种防护措施中,以工事防护为主,工事防护是最重要和最有效的措施。工事防护又以防冲击波为主,凡能防冲击波的工事,一般也能防其他杀伤因素。在整个防护中医学防护是辅助性的,但它是卫生部门的重要工作,主要是预防放射损伤。

(一)核武器的可防护性和难防性

1. 核武器的可防性

(1)光辐射和普通光一样,呈直线传播,有方向性,且作用时间短暂。因此,凡能挡住光线的物体,均能削弱或屏蔽其作用。

(2)冲击波传播速度比光辐射慢,且动压是沿地面水平方向传播的。所以,发现闪光,立即进入工事,或合理利用地形地物,或卧倒缩小迎风面,就能减轻其杀伤作用。

(3)早期核辐射贯穿能力很强,但能被一定厚度的土层或其他物体吸收而减弱。例如2m厚的土层就能削弱核辐射99.99%。

(4)放射性落下灰的沉降有一个时间过程,沉降时可以发现,沉降后可用仪器探测,且衰变又快。因此,当发现闪光,尚有准备时间,或迅速撤离;或推迟进入沾染区;或采取简易有效的防护措施,就能避免或减轻落下灰对人体的作用。

2. 核武器的难防性

(1)突然袭击的核爆炸,几乎在闪光的同时或随即,人体就受到三种瞬时杀伤因素的作用,人们往往来不及采取措施进行防护。

(2)光辐射经反射而增强;冲击波因反射或合流可增强,超压无孔不入;早期核辐射因散射可改变作用方向,增加了防护的难度。

(3)城市遭受核袭击,顷刻间大面积的建筑物倒塌,发生大量伤亡,犹如大地震。加上火海一片,间接烧伤增多。人们在高温的废墟中熏烤,无法撤离,外部人员也难以进入抢救。

(4)核爆炸使城市水源、电源、通信、交通道路破坏;医疗机构、设施的破坏和医护人员的伤亡;严重的放射性沾染,给开展防护和救治工作造成巨大困难。

在防护工作中,应全面辩证分析核武器的可防性和难防性,做好充分准备,采取各种措施,趋利避害,以提高防护效果。

(二)对瞬时杀伤因素的防护

1. 个人防护动作 听到空袭警报,人员应立即进入邻近工事,或利用地形地物迅速疏散隐蔽。遇到核袭击时,发现闪光,应立即采取下列防护行动。防护效果取决于防护动作迅速、果断和正确。

(1) 进入邻近工事:发现闪光,立即进入邻近工事,注意避开门窗、孔眼,可避免或减轻损伤。如一次百万吨级氢弹空爆试验时,利用闪光启动,动物在一定时间内先后进入工事,均显示不同程度的防护效果。进入工事越快,效果越好。

(2) 利用地形地物:邻近无工事时,应迅速利用地形地物隐蔽。如利用土丘、土坎、沟渠、弹坑、树桩、桥洞、涵洞等,均有一定防护效果。例如,在一次百万吨级空爆试验中,隐蔽在120cm高的土坎后和涵洞内的狗未受伤,全部存活;而开阔地面上的狗受到极重度烧冲复合伤,分别于伤后第2和第4天死亡。

(3) 背向爆心就地卧倒:当邻近既无工事又无可利用的地形地物时,应背向爆心,立即就地卧倒。同时应闭眼、掩耳,用衣物遮盖面部、颈部、手部等暴露部位,以防烧伤。当感到周围高热时,应暂时憋气,以防呼吸道烧伤。

(4) 避免间接损伤:室内人员应避开门窗玻璃和易燃易爆物体,在屋角或靠墙(不能紧贴墙壁)的床下、桌下卧倒,可避免或减轻间接损伤。

2. 简易器材防护

(1) 服装装具:普通衣服、雨衣在一定范围内均能屏蔽或减轻光辐射烧伤。浅色(尤以白色)、宽敞、致密、厚实的衣服比深色、紧身、疏松、单薄的衣服好。氯丁胶雨衣、防火布比普通衣服好。

(2) 聚氯乙烯伪装网:利用核爆炸闪光作为光电启动形成水幕或烟幕屏障,对光辐射有较好的防护作用。

(3) 偏振光防护眼镜:对光辐射所致视网膜烧伤有很好的防护效果,可供观测、驾驶和执勤人员使用。

(4) 坦克帽、耳塞或棉花等柔软物品塞于耳内,均能减轻鼓膜损伤。

(5) 用任何可以挡住射线的物体,如军用水壶等,遮盖身体躯干有骨髓的部位,可减轻核辐射对造血的损伤。

3. 大型兵器防护　装甲车辆、舰艇舱室等均为金属外壳,具有一定的厚度和密闭性能,能有效地屏蔽光辐射的直接烧伤,对冲击波和早期核辐射有一定的削弱作用。但若内部着火,可引起间接烧伤。

4. 工事防护　工事防护是对核武器的各种防护中最重要最有效的措施。工事可分为平时有计划地构筑的各种永备工事和临战时根据任务和条件构筑的各种野战工事两大类。

根据核武器杀伤破坏因素的特点,在工事构筑上着重考虑对光辐射防护,主要取决于隐蔽区的大小及构筑材料的防燃性能;对冲击波防护,主要取决于工事的抗压能力和消波密闭性能;对早期核辐射防护,主要取决于工事构筑材料对核辐射的减弱能力和厚度;对放射性沾染的防护,主要取决于工事构筑材料对核辐射的减弱能力和厚度以及密闭性能。综上所述,对核武器防护效果理想的工事,在构筑上必须要求有坚固的抗压防震强度,优良的消波密闭性和足够的防护层厚度。多种工事均有不同程度的防护效果。由于工事构筑材料、结构、形状、内部设施等不同,防护效果有明显差异。

(三) 对放射性沾染的防护

1. 辐射监测　辐射监测 (radiation monitoring) 是对放射性沾染防护的重要措施。它的任务是利用辐射探测仪器实地查明地面沾染范围和剂量率分布、沾染区内各种物体和水源的沾染程度及其动态变化,并选择和标记通道等,辐射监测由各级指挥员组织实施,通常由防化部队负责完成。

卫生部门在辐射监测中的主要任务是:对救护所或医院的展开地域进行辐射监测;对进出沾染区人员进行剂量监测和沾染检查;对食物、饮水和医疗器械、药品等的沾染检查,并提出能否使用的建议;对疑有放射性内污染人员,测定甲状腺、血、尿、粪便的放射性,估算体内污染量,及时提出救治建议。

2. 外照射防护

(1) 缩短在沾染区通过和停留的时间:在保证完成任务的前提下,应尽可能缩短在沾染区停留的时间。必要时采取轮流作业法,控制个人受照剂量。当需要通过沾染区时,应选择较窄的、道路平坦的、辐射级较低的地段通过,或乘坐车辆通过,缩短通过的时间。

(2) 推迟进入沾染区的时间:进入沾染区越迟,地面辐射级越低,人员所受外照射剂量就越小。所以在条件许可时,人员应推迟进入沾染区。

(3) 利用屏蔽防护:人员在沾染区工作,应尽可能进入工事、民房、车辆、大型兵器内,或利用地形地物屏蔽防护,减少受照剂量。

(4) 清除地表的污染物:在需要停留处及其周围,铲除 5~10cm 厚的表层土壤,或用水冲、扫除等措施去除表层尘土,可降低所在位置的辐射级。实践证明,在开阔地域内,如铲除直径 6m 的圆面积的表层土壤,则中心位置的辐射级可降低一半以上。

(5) 应用抗放药物:因任务需要而进入沾染区的人员,有可能受到超过战时控制量的照射时,尤其有可能超过 1Gy 剂量时,应事先应用抗放药物。从沾染区撤出的人员,如已受到较大剂量照射,也应尽早应用抗放药物,可以减轻辐射损伤。

3. 体表沾染的防护

(1) 使用防护器材:人员处在落下灰沉降过程中,或通过沾染区,或在沾染区内作业时,应根据沾染程度和当时条件,采取防护措施。或穿戴制式的个人防护服装,或利用就便器材,凡能挡灰或滤灰的器材对落下灰均有防护作用。例如戴口罩或用毛巾等掩盖口鼻,扎紧领口、袖口和裤口,戴上手套,穿上雨衣或披上斗篷、塑料布和床单等,脚穿高筒靴,对于防止落下灰进入体内和沾染皮肤有良好的效果。

(2) 利用车辆、工事、大型兵器和建筑物进行防护。

(3) 遵守沾染区的防护规定:指挥人员可以根据具体情况,作出一些必要的规定。例如:必须穿戴相应的个人防护器材,不得随意脱下;尽可能减少扬尘,不得随地坐卧和接触污染的物品。

(4) 洗消和除沾染:人员撤离沾染区后和对疑有沾染的物品在使用前,必须进行沾染检查,超过辐射水平控制值,应对人员局部和全身洗消,对服装和装备进行除沾染工作。

4. 体内沾染的防护

(1) 穿戴防护装备:为防止放射性物质经消化道、呼吸道和皮肤、伤口进入体内,人员在进入沾染区时应根据沾染程度和当时条件,穿戴制式的个人防护服装,或利用就便器材,例如戴口罩或用毛巾等掩盖口鼻,扎紧衣服领口和袖口,必要时戴防毒面具。

(2)服用碘化钾:在进入沾染区前,每人口服碘化钾片130mg(含稳定性碘100mg)。如事先未服用,在撤离沾染区后应立即补服(不晚于6h)。碘化钾可有效地减少放射性碘在甲状腺的沉积量。

(3)遵守沾染区的防护规定:指挥人员可以根据具体情况,作出一些必要的规定。例如:必须穿戴相应的个人防护器材,不得在沾染区内吸烟、进食;如在沾染区内停留时间较长,必须进食时,应选择沾染较轻的地域,在工事或帐篷内使用自带的清洁食品和饮水。

(4)洗消和除沾染:人员撤离沾染区后和对疑有沾染的物品在使用前,必须进行沾染检查,超过控制值应洗消和除沾染。

(5)消除体内沾染:如确定有体内污染,应迅速将伤员转移至非沾染区,对伤员进行局部或全身洗消,以防止放射性物质继续进入体内。口服碘化钾、海藻酸钠和普鲁士蓝胶囊等阻吸收药,使用促排灵DTPA-CaNa2、双氢克尿噻等药物。

第二节 贫铀武器及其防护

美国原子能标准委员会将^{235}U低于0.711%的铀定为贫铀(depleted uranium,DU),美国国防部标准为^{235}U含量在0.3%以下。贫铀武器(depleted uranium weapon)在自1991以来的多次战争中使用,范围很广。贫铀合金具有密度大(19.3g/cm^3)、硬度高、韧性好的特点,是制造贫铀弹和贫铀装甲的理想材料。贫铀弹侵彻力强,主要用于打击穿甲坦克、地下工事、航母、舰船等坚硬目标。目前已有包括英国、美国和日本在内的20多个国家和地区拥有贫铀武器。贫铀弹攻击的军事目标多,可使用的战场范围广,产生的伤员多、伤类复杂。目前在北约部队已被作为一种常规武器使用。

一、贫铀武器概述

美国在1991年海湾战争中使用了约780 000发30mm贫铀弹,重量达214t。此后,巴尔干战争,科索沃冲突,阿富汗战争,伊拉克战争中均大量使用了贫铀武器。贫铀武器在俄罗斯和乌克兰冲突中已有多次应用。而这些贫铀穿甲弹和新型坦克,就是各国竞相研制的新型贫铀武器。

因国内外对贫铀不按照放射性物质管理(GBZ 11806—2019《放射性物品安全运输规程》),贫铀武器作为常规武器,不是核武器,不是国际公约禁止使用的武器,因此在自1991年以来的战争中多次使用。就战争中使用的次数而言,核武器仅在日本广岛、长崎使用了一次,贫铀武器在战争中使用的次数较多,掌握其医学防护更具有军事和社会价值。

(一)贫铀的特性

贫铀是放射性重金属,可发射α、β和γ射线。贫铀的放射性主要由具有高线性能量转移(linear energy transfer,LET)能力的α、β粒子构成,其辐射强度是天然铀的40%,放射半衰期长达4.49×10^{9}年,一般不引起外照射损伤。贫铀不仅具有放射毒性,更主要是具有化学(或称重金属)毒性。表8-1是贫铀的同位素及活度构成。

表 8-1　贫铀的同位素构成

同位素	质量构成/%	半衰期/a	比活度/(Bq·g⁻¹)	1mg 贫铀中的放射/Bq	活度构成/%
^{234}U	0.001	2.444×10^5	2.31×10^8	2.31	15.53
^{235}U	0.20	7.038×10^8	8.00×10^4	0.16	1.07
^{236}U	0.000 3	2.341×10^7	2.40×10^6	0.007	0.05
^{238}U	99.8	4.468×10^9	1.24×10^4	12.42	83.35
总计				14.9	

（二）贫铀的军事用途

贫铀武器分为贫铀弹和贫铀防护装甲。贫铀弹主要用于攻击坦克、地下工事等坚硬目标，近年来，进一步用于攻击舰艇、航母等。

1. 动能武器弹头（贫铀弹）　贫铀通过与其他金属（如铁、钛、镍、锌、铜、锆等）形成合金，用作穿甲弹的针芯，其口径从 76mm 到 120mm 都有。毁伤部由贫铀制造成的导弹、炸弹、炮弹、子弹等称为贫铀弹。贫铀被认为是当今世界装甲和反装甲武器的理想材料，具有攻防兼备的功能，可用于穿甲弹、破甲弹、火箭增程弹、反坦克子母弹等各种常规武器弹药和常规导弹武器战斗部，以及坦克装甲。DU 弹具有很高的动能，初始速度可达 1 800~2 000m/s，在击中装甲时，弹头产生的贫铀粉末发生燃烧，使得弹头具有自锐特性，决定了它具有超常的穿透能力。

目前，坦克和飞机均可发射贫铀弹。坦克发射的贫铀弹口径较大（100mm 和 120mm，含有 4~5kg 贫铀），飞机发射的贫铀弹口径较小（25mm 和 30mm，含贫铀约 300g），飞机发射的弹头多数错失目标，钻地并遗留在地下，少量击中目标发生燃烧转化为气溶胶，或因反弹而遗留在距离目标不远的地面上。

2. 防护装甲　贫铀具有很好的阻挡能力，而且价格低廉，以贫铀合金制成装甲块并嵌入坦克外壳称为贫铀装甲。美国从 1983 年起研制成功了贫铀装甲，用于 M1A1 坦克及其改进型 M1A2，这是坦克装甲技术发展史上最重要的成果之一，其防弹能力可达均质钢板的 5 倍，防穿甲弹能力为 600mm，防破甲弹能力为 1 300mm，可防御 90 年代各种反坦克弹的打击。

二、贫铀弹损伤的临床表现

（一）致伤途径

贫铀弹命中目标后，可形成大量金属碎片，从而产生空腔效应。同时温度急剧升高（可达 2 000~3 000℃），发生燃烧，产生纵火效应。此外由于高温气化氧化作用，还可产生放射性铀气溶胶。鉴于这些特点，决定了贫铀弹具有多种杀伤因素，对人员可造成弹片伤、烧伤、放射损伤、重金属化学毒性损伤，尤其是多种类型的放射复合伤，长期作用还可产生各种远后效应。

1. 呼吸道进入　战场贫铀气溶胶来源有三个方面：一是贫铀弹撞击坚硬目标；二是贫铀弹受热燃烧；三是人员进入污染区域或扬风等发生的气溶胶再悬浮。当弹头受热燃烧时，只有少量的贫铀金属氧化，产生的粒子较少，气溶胶溶解度很低。如果是坦克内贫铀弹着火,多数的贫铀气溶胶粒子附在坦克内壁,打开舱门后会扩散到周围环境中。文献表明,贫铀弹燃烧时,产生的粉尘浓度在 $200\sim2\,700mg/m^3$ 之间。研究发现,如吸入贫铀粉尘($30\sim1\,000mg/m^3$),动物肺铀浓度可达 $1mg/g$。经呼吸道进入体内的难溶性铀则主要沉积在肺部,而且很难被吸收入血再向其他组织转移。铀尘浓度和气溶胶粒子大小、铀化合物溶解度对铀在机体内吸收有密切关系,一般浓度愈大、粒子直径愈小、溶解度越大,肺内沉积量越多,愈易吸收。铀在肺内的有效半排期大约是 4 年。

2. 贫铀弹片嵌入　贫铀弹击中目标后,有一些细小弹片嵌入人体,可造成心脑等关键器官的破裂出血导致死亡。如未造成机体的死亡,则这些弹片可能遗留在体内,造成贫铀长期在体内释放,引起严重后果。开放的伤口也有可能受到贫铀的污染,但这种污染经冲洗可以去除。

3. 消化道进入　贫铀弹击中目标后,通常有 10%~35%(最大 70%)形成放射性铀气溶胶和碎片进入环境;大部分(78%~80%)贫铀弹头散布于地表和进入地下。这些贫铀源在土壤中受酸碱离子等理化条件的影响下,会逐渐向地下迁移。贫铀污染大气、土壤、地下水和动植物,而这些最终通过食物链浓集作用又进入人体内部,尤其是对战后生活在该地区的广大居民和军人来说,最主要的威胁来自贫铀污染的土壤和地下水,即以食入途径为主。被人体摄入后,易溶性的铀化合物可很快吸收入血,难溶性的铀则大部分随粪便等排除。

国际原子能机构等在科威特和巴尔干地区检测到了贫铀弹引起的地面下 200m 以内局部土壤污染,表层土壤样本铀活度的范围为 $20Bq/kg$ 到 $2.3\times10^5Bq/kg$,高于环境水平,构成对地下水和饮水的污染。美国研究人员对塞尔维亚和蒙特利哥、阿富汗的调查表明,在这些受贫铀弹轰炸的地区已发现了广泛的贫铀污染,并且这种污染在相当长时间内(几百到一千年)都可能加剧;来自贫铀爆炸地点的土壤铀水平比世界平均浓度(2~3mg/kg)高 2~3 倍,显著高于 WHO 的最大允许水平。

4. 皮肤直接接触　贫铀主要释放 α 粒子,外照射的问题较小,但是贫铀短寿命子体(如 ^{234m}Pa 衰变产生的份额为 0.6% 的 $1.0MeV$ 光子)产生 β 和 γ 辐射,且短寿命子体的含量随着放置时间增加而逐渐增多,最终达到平衡。皮肤长期直接接触,发生皮肤肿瘤的危险性可能增加。

(二)贫铀在体内的代谢

1. 吸收规律　吸收是指外源性化合物由进入途径或接触部位透过生物膜并进入血液循环的过程,常用吸收率即吸收进入血液的量占进入量的百分数表示。由于进入途径、化学形态不同,铀的吸收率差别很大。

(1) 呼吸道吸收:一般认为在战时,贫铀粉尘的吸入是最主要的暴露途径。呼吸道是放射性核素进入人体内最危险的途径。当贫铀武器击中目标,可形成小的粉尘并遗留大量碎片,产生由大量直径在 $0.2\sim15\mu m$ 的颗粒和氧化物组成的烟雾。可溶性粒子可在局部溶解后较快地吸收。附着在气管、支气管直至终末细支气管表面的难溶性固体微粒,可借纤毛摆动,被咳出或被吞咽。这些难溶性微粒,无论被吞噬与否,均可进入肺间质,有的被长期滞留,有的进入淋巴间隙和淋巴结,其中部分微粒还可随淋巴液到达血液。有些微粒亦可长久滞留在肺泡内,形成辐射灶。

(2) 胃肠道吸收:贫铀可由大气、水和土壤等进入食物链,通过食物和饮水等直接进入胃肠道。胃肠道各段具有不同的 pH,故酸性或碱性铀盐可分别在胃和小肠内,主要是小肠内通过简单扩散方式吸收。有些铀化学物可通过竞争机制经过主动转运系统而被吸收。此外，肠道上皮细胞还可通过吞噬或胞饮作用而吸收或固着某些固体铀微粒。

铀化合物在胃肠道的吸收率，还受胃肠道的功能状态、肠内容物的多寡及性质等因素的影响。铀化合物进入胃肠道后，大部分随粪便排除，吸收较少，其吸收率与化学形态密切相关。可溶性铀化合物自人胃肠道吸收分数仅 0.01，在战时或战后短期内，与呼吸道吸收相比，胃肠道不是重要途径。

铀化合物进入胃肠道后呈铀酰离子形式（UO_2^{2+}）存在。胃肠道各隔室具有不同 pH。胃 pH 较低，偏酸性。在酸性环境中不利于铀酰离子形成碳酸铀酰络合物，故吸收极少或不被吸收。十二指肠和小肠 pH 较高，偏中性，有利于碳酸铀酰络合物形成，因此吸收率相对较高。

（3）皮肤和伤口吸收：放射性核素经皮肤吸收，主要依赖于简单扩散方式，先透过表皮脂质层进入真皮层，再逐渐移入毛细血管。放射性核素经伤口的吸收率，与受伤部位、受伤面积、伤口深度、伤情以及放射性核素化合物的性质有关。皮肤受热、酸、碱、有机溶剂、辐射烧伤、擦伤和刺激等，合并铀化合物污染时，铀经皮肤的吸收率可数倍于完整的皮肤，难溶性铀化合物（如氧化铀）难以通过完整人体皮肤。伤口受到难溶性铀污染后，易在伤口形成氢氧化物者，可较长期地滞留于污染部位，难以吸收，毒性最低，或沿淋巴转移至相关淋巴结并长期滞留。可溶性铀污染伤口后，从伤口吸收、转移迅速，可与组织液中的重碳酸根络合并吸收入血，毒性最大，量大时可引起肾损伤。虽然铀经皮肤吸收率较低，但吸收的铀足够引起中毒。沾染的铀部分将进入皮肤深层，滞留于该处，对局部造成较大的危害。

2. 体内的代谢、蓄积和排除　铀的溶解性与化合物形式及溶剂性质有关。人体内环境 80% 以上都是液体，为进入体内的贫铀提供了良好的溶解条件。随时间的延长，几乎所有形式的铀都能被体液缓慢溶解，如三种难溶性的氧化铀 UO_3、UO_2 和 U_3O_8 可分别在数日和数年内溶解。一旦溶解，铀便能与生物分子发生反应，形成铀酰离子，发挥其毒性作用。铀酰离子 [UO_2^{2+}，U（Ⅵ）] 被结合到生物大分子中，主要是转铁蛋白（50%）、白蛋白（胎球蛋白 A，30%）和骨桥蛋白（osteopontin，OPN，20%），或更小的分子配体，如碳酸氢盐、柠檬酸和磷酸盐，在生理 pH 下形成稳定的配合物。35% 的 U（Ⅵ）与血清蛋白结合，65% 与碳酸盐结合。这些铀酰离子与蛋白质形成的配合物进入细胞，主要受蛋白质的配位化学控制。

铀进入血液后 24 小时，经过一系列的代谢过程，约 25%~50% 到达器官，主要滞留在肾脏、骨骼、生殖器官、肝脏和脾脏。早期肾脏 > 骨骼 > 卵巢（睾丸）> 肝脏 > 脾脏；晚期骨骼中铀的滞留量明显增加。

（1）肾脏蓄积：最初铀主要蓄积在肾脏近曲小管上皮细胞上，沉积量与体内碱储量的多少有关，而肾小球和肾小管其他部位则很少；以后由于近曲小管上皮细胞变性、坏死和脱落，铀随脱落细胞碎片被带至肾小管下端各段。

（2）骨骼蓄积：蓄积在骨骼中的铀，主要在松质骨部分。骨骼中的铀 80%~90% 位于骨骼矿物质结构，参与骨骼钙化过程。

（3）肺脏蓄积：机体吸入难溶性铀化合物后，肺组织和肺淋巴结是主要蓄积部位。吸入可溶性铀化合物后，铀被吸收入血，主要蓄积在肾脏、骨骼等部位。

人体内铀的排出主要通过消化系统和肾脏排出。六价铀为可溶性铀化合物，主要经肾脏排出，初期排出 50%~90%，以后，每天仅排出体内残留量的 0.5%~1.0%；从胃肠道排出量较少,速度也慢,仅占尿排出量的1/20。四价铀化合物为难溶性铀化合物,除少部分被吸收外,大部分由消化系统排出。

（三）临床表现

受贫铀弹击中的坦克装甲内人员主要表现为严重的弹片伤或烧伤,伤员将部分或全部当场死亡,直接致死原因是弹片击中要害部位致脏器严重破裂和出血。严重烧伤也可造成当即或短时间内死亡。坦克乘员舱遇贫铀弹穿甲后,存活乘员短时间内吸入贫铀氧化物形成的放射性气溶胶,蓄积体内,导致产生内照射待积有效剂量。

1. 急性损伤

（1）呼吸道损伤:在贫铀弹击中目标的瞬间,产生大量的贫铀粉尘。Fliszar等测量了重型装甲坦克被各种贫铀弹击中后,坦克内、外的气溶胶水平。在穿透装甲坦克的撞击试验中,进行了舱内空气样品采集,显示坦克主舱（$7.6m^3$）被贫铀弹击中后,实测坦克内的贫铀粉尘总量为338g,是弹头重量（4.0kg,120mm贫铀穿甲弹）的8.5%,采样16min得出的空气中贫铀平均浓度是$58mg/m^3$,估计人员摄入量可达26mg。

吸入铀气溶胶后,对呼吸系统的影响部分依赖于吸入粒子到达肺内的部位。沉积主要依赖于粒子大小和溶解性。通常,吸入可溶性铀化合物,特别是吸入UF_6后,呼吸系统会出现不同程度的刺激症状,发生咽炎、喉炎、支气管炎,甚至肺炎和肺水肿。难溶性铀化合物保留在肺或淋巴结中长达数月至数年,支气管上皮细胞增生、化生,肺及肺淋巴结纤维增生。被贫铀击中的坦克内乘员主要暴露于难溶性的铀化合物,如UO_2和U_3O_8,溶解前能在肺内滞留数年,可造成肺部的辐射损伤。吸入因贫铀燃烧产生的高温灼热空气,也可造成呼吸道烧伤。

动物实验表明,吸入贫铀气溶胶后1~14个月,肺部主要的病理改变为呼吸系统普遍充血水肿、散在性Ⅰ、Ⅱ型上皮损伤,部分大鼠出现严重淋巴细胞浸润、明显的支气管炎、肺实质出血,以及肺脓肿,特点是灶性肺萎缩（不张）;后期肺泡隔纤维化。

（2）弹片嵌入伤:贫铀弹在击中装甲等坚硬目标时,小的贫铀弹片四处飞溅,在高速摄像机下可呈现小弹片自燃并四处飞舞的"萤火虫"现象。据报道,被贫铀弹击中的装甲内,乘员主要发生多发性弹片伤,全身散布许多小弹片,大部分穿入皮肤,弹片穿透胸壁导致血气胸、肺破裂,弹片也可穿透食管。弹片穿透腹壁导致内脏器官破裂,形成腹腔内出血。高温弹片穿透皮肤后可导致局部组织烧焦。弹片伤成为现场致死的主要原因之一。

（3）皮肤烧伤:贫铀弹在击中装甲等坚硬目标时,弹头的贫铀粉末发生燃烧。同时,小的贫铀弹片四处飞溅,也会引起衣物等易燃物燃烧,导致人员直接或间接烧伤。其产生的辐射暴露主要来自α粒子,可能比来自γ射线的更高;这种烧伤可能难以愈合,长期迁延不愈,易导致皮肤肿瘤的发生。

（4）贫铀化学毒性伤:贫铀同其他重金属一样,也具有化学毒性。贫铀暴露后短期,化学毒性对健康带来的危险比放射毒性更大（数周或数月）。肾被认为是贫铀化学毒性的主要靶器官。若有大量的贫铀通过各种途径进入体内后,可溶性的铀很容易被吸收入血,经一系列代谢,贫铀主要蓄积在肾脏,产生急性肾功能衰竭。

1）前驱期:表现为疲乏无力,食欲减退,恶心呕吐,白细胞增高,持续数小时至数天。

2）少尿期:由于肾小管上皮细胞坏死脱落和炎性渗出物、血红蛋白等结成团块,管型堵塞管腔及肾小管壁破裂,原尿外溢,造成间质水肿,增加肾内压力,波及肾小球旁器释放肾素,肾小球动脉收缩、痉挛,导致肾小球滤过率极低,引起尿量突然或逐渐减少。化验检查可见尿蛋白/肌酐比值及过氧化氢酶增高,血中肌酐、尿素氮含量显著增加,CO_2 结合力下降,血钾升高,血钠降低。此时伴有中毒性肝炎、肝区疼痛、肝肿大等,谷草转氨酶和谷丙转氨酶升高,持续 1~2 周。一般肝脏损伤较轻,出现较晚。肾的组织病理学主要有:部分皮质肾小管和肾乳头小管扩张,少数含有蛋白液体,即透明管型。肾小管上皮细胞节段性变性坏死。肾小球系膜细胞普遍增生,细胞突起多,核大,扭曲,系膜基质增生不明显或轻微增生。间质充血出血,后期出现慢性炎细胞浸润和/或纤维组织增生。

3) 多尿期:此期肾血流量及肾小球滤过功能已恢复,但再生的肾小管上皮细胞缺乏浓缩功能,加之氮质血症和潴留的代谢产物,均起渗透性利尿作用,尿量增多,故称多尿期。尿量可突然或逐渐增加,病人自觉好转,持续 1~3 周。

4) 恢复期:经多尿期后,尿量逐渐恢复正常,但肾小管浓缩功能仍未完全恢复,尿比重在 1.020 以下,须经数月,才能复原。

DU 暴露的剂量不同,肾脏受到的损害就不相同,如急性铀中毒时产生急性肾功能衰竭,慢性中毒时肾脏可适当代偿而自然恢复功能,但可能遗留一定的继发性损伤。给予大鼠铀酰醋酸盐(1mg/kg)出现明显的肾小管坏死和血生化肾脏指标的改变,30d 后可以恢复,但是出现皮质的瘢痕样改变和间质性肾炎。根据化学状态计算出的铀对人的半数致死量(LD_{50})大约是 14mg/kg。但由于肾脏是代偿功能较强的器官,所以即使在摄入一定量的 DU 之后,肾脏仍然存在可以恢复正常功能的可能。

(5) 放射性内污染:假定一枚 120mm 贫铀弹(含贫铀量 5.35kg),撞击装甲目标后,18%~70% 的贫铀氧化为气溶胶。中心部位最大表面污染水平为 810nCi/m^2,平均气溶胶产率 44%,贫铀的比活度为 0.39mCi/kg。在此范畴内,士兵必须穿防护服和戴呼吸面具。中央部位的最大表面污染水平比美国能源部规定的职业工作限值高 18 倍,高出普通公众允许浓度水平 900 倍。

贫铀主要放射出 α 射线,是高传能线密度的电离辐射。因贫铀的半衰期特别长,可以在体内长期存在而危害人体健康。贫铀可通过吸入、食入、弹片嵌入、皮肤接触等途径进入体内后,产生放射性内污染,严重者甚至产生内照射的急性放射病。

2. 远后效应　主要由于小剂量贫铀长期慢性作用所致。通过各种途径进入机体后,贫铀蓄积在肾脏、骨骼等,生物半排期长达 3 000d,甚至 5 000d。贫铀既具有重金属毒性,又具有放射毒性。长期作用于机体,如嵌入的细小贫铀弹片未取出,弹片溶解,铀可向其他组织器官转移,如肾和骨骼中的浓度最高,在脑、淋巴结、睾丸、脾脏、肝脏、心脏、肺和肌肉也显示出高浓度的铀。贫铀溶解和再分布,可能使贫铀具有致突变、致畸变、致癌变的潜能,这也是贫铀引起的最严重的生物学后果。

关于贫铀生物学效应及损伤的文献报道,主要集中在如下几个方面。①暴露于 DU 武器的参战人员和战区平民流行病学调查,持续时间长达 20 余年,以美国、英国为首的北约国家报道多无显著后遗症;部分国家报道 DU 有致癌、致畸变、致突变等效应。②DU 对动物和细胞损伤的实验室研究,给予动物(大鼠、比格犬等)含铀溶液(八氧化三铀、醋酸铀、硝酸铀等),通过手术植入 DU 弹片、饮水或饲料中添加 DU、呼吸道吸入 DU 粉尘等途径,用较大剂量(0.2g 贫铀片或粉尘)制作成急性或慢性弹片伤、呼吸道损伤、消化道染毒等动物模型,研究组织器官铀的分布,血液、尿液等的排泄,对肾、肝、骨骼和生殖器官等靶器官功能形态的影响,对子代的生殖遗传效应;利用细胞株研究 DU 的致癌、致畸变、致突变等效应,探索相应的防护措施和高效低毒的铀促排剂。

较 β、γ 核素,α 放射性核素具有最高生殖毒性。研究结果表明,贫铀作为一种主要放出 α 射线的重金属,它可引起附睾重量减轻,精子数量减少,受孕率降低,精子畸形率增高。贫铀也可诱导精子变性,使 DNA 受损,造成遗传损伤。精子畸变部位以头、体部为主,分别为 35.3% 和 56.11%。交配试验发现,受孕率明显降低,出生后小鼠畸形率在 10% 左右,主要以双后肢瘫痪和脊柱后凸畸形为主,从出生小鼠的性别比例看,吸入贫铀组的雄鼠比例为 32%,其可能是贫铀对含有 Y 染色体的精子敏感并引起不同程度损伤所致。

DU 可诱导基因表达的改变。已证明 DU 可诱发体外培养的人成骨细胞、人肾上皮细胞和人支气管上皮细胞产生基因条带的断裂和癌变,细胞基因不稳定。在铀的作用下还发现小鼠的巨噬细胞基因改变和大鼠软组织肉瘤产生。将贫铀片植入大鼠体内,发现其尿液中沙门氏伤寒菌株 TA98 和 Ames Ⅱ 混合菌株的突变活性增强。铀诱导的大鼠白血病模型中可观察到 DNA 甲基化。另外,巴尔干战争后,来自波黑地区受试者的微核形成增加,在海湾战争退伍兵体内次黄嘌呤 - 鸟嘌呤磷酸核糖转移酶(HPRT)突变,两个研究小组发现铀暴露的工作者可发生染色体畸变。

从 1991 年海湾战争至今,部分国家报道,发现一些癌症经过一定的潜伏期逐渐呈现发病率上升趋势。如参加 1989—1999 年巴尔干战争的联合国代表团的瑞典人中,癌症的发生率比瑞典全国癌症平均发病率还高。根据英国皇家学会的报道,贫铀长期作用于机体,推测可能导致以下几种常见肿瘤的发生。

(1)肺癌:贫铀粉尘长期沉积在肺部,发射 α 粒子,与氡及其子体致肺癌的机制相似,可能引起肿瘤增生。另一个机制就是贫铀具有较高的化学毒性,也可形成对肺部的长期刺激作用,诱发肿瘤。美国研究人员进行了狗和猴子长期 UO_2 吸入实验,有 4 只狗于吸入 UO_2 粉尘(空气浓度 5.8mg/m³),5 年之后继续观察 22~67 个月,肺内含量达 1mg/g,肺组织 α 照射剂量 5.6~6.5Gy,结果 1 例发生肺腺癌,2 例发生肺癌,证明铀可以引起动物肺部发生肿瘤。

(2)骨肉瘤:骨骼是贫铀沉积的主要器官之一,铀在骨内的分布与镭类似,而铀半排期较长,所以铀长期沉积于骨骼可能诱发骨肉瘤。动物实验证实,浓缩铀和 ^{233}U 在骨骼中沉积时,可引起骨肉瘤。

(3)白血病:晚期贫铀沉积在骨骼,发射的 β 和 γ 射线长期照射骨髓可能诱发白血病。有报道表明,战后伊拉克儿童中白血病的发病率显著上升。参加科索沃战争的 17 名北约退伍军人发生白血病受到广泛关注。波塞尼亚卫生部报告近几年白血病发病率上升了 2 倍,萨拉热窝市 2000 年后癌症发生率逐年增高。

(4)皮肤肿瘤:若皮肤、伤口接触贫铀粉尘或被贫铀弹燃烧的火焰烧伤,其产生的辐射暴露主要来自 α 粒子,可能比来自 γ 射线的更高;将用过的穿甲器当作纪念品保留,或用作装饰、玩具而带来潜在的贫铀滞留;上述情况下发生皮肤肿瘤的危险性可能增加。

(5)软组织肿瘤:有贫铀弹片嵌入体内,经机体长期作用,贫铀向周围其他组织溶解扩散,长期的化学刺激作用和辐射作用,可能诱发局部软组织肉瘤,这已经动物实验证实。Hahn F F 等研究了贫铀片在大鼠肌肉中的致癌过程,他们用金属钽(Ta)作为阴性对照,凝胶状的放射性二氧化钍($^{232}ThO_2$)作为阳性放射对照,将金属片植入大鼠的大腿肌肉中,结果发现一定大小的贫铀弹片会引起局部增生反应,产生影像学可观察到的软组织肉瘤。

三、贫铀武器损伤的防护

对受贫铀武器和普通武器损伤的伤员,处理方法不同,在诊断时须根据暴露史、临床表现及实验室检查综合进行判断,尤其是暴露史对判断是否为贫铀弹的损伤具有重要意义。

(一)根据战场情况初步鉴定贫铀武器

在战场上,因使用的武器种类繁多,可依据以下战场情景进行初步判断。

1. 伤员或目击者报告当车辆被击中时看见了燃烧发光景象,这极可能是车辆受到了贫铀弹攻击。贫铀弹撞击坚硬目标后能燃烧发光,而钨弹则很少见到这种现象。

2. 观察到贫铀氧化物(碎片)特有的颜色变化。贫铀弹击中目标后产生的弹片(碎片)颜色在 2h 左右从黄色到绿色,再到黑色和灰色。这是因为贫铀接触氧气后,生成的不同贫铀氧化物颜色所致。

3. 被击中地点的辐射水平明显高于环境中正常本底值,且便携式能谱仪可确定是否贫铀污染。存在贫铀污染时,各种辐射探测仪(使用 β/γ 探头)或表面污染仪的读数明显增加,很容易与本底读数区分。当辐射探测仪器显示接近被袭击物体时,着弹点处 γ 射线瞬时剂量为天然贯穿辐射水平的 15~50 倍,β 射线污染为天然本底辐射的 30~40 倍,袭击点 3m 外污染较轻,5m 外逐渐接近正常本底水平。

根据报道,目前快速简便鉴定是否贫铀污染的方法是使用便携式能谱仪,可在数分钟内测定弹片或粉尘中核素铀 -238、铀 -235 活度,如二者比率符合贫铀标准(铀 -235 含量低于 0.7%),确定为贫铀武器袭击。测定需要的条件是:从战场收集到贫铀粉尘或碎片质量达 2.0g,测量距离在 1cm,测量时间 2~5min。该方法简便可靠,所需条件易达到,可为尽早使用特异的促排剂提供依据。

(二)救治原则

在救治伤员时,首要原则是优先抢救生命。在面对严重的机体损伤(例如外伤、烧伤和休克)以及化学毒物中毒等情况时,这些状况往往比铀的内污染更为严重,因此在急救和治疗过程中,需要优先予以处理;对贫铀内污染的治疗,应尽早针对性给予减少吸收和促进排出的治疗措施。对整个医学处理方案要综合考虑,通盘安排。

1. 撤离贫铀污染受害者 遭受贫铀武器袭击的人员、装备、环境、地区均可造成贫铀污染,应将受害者尽快撤离现场,至少远离贫铀污染的装备 50m 以外。之后为受害者进行必要的洗消等,并妥善处理,防止污染扩散。

2. 对弹片伤和烧伤的处理 在考虑贫铀污染的基础上,参照普通武器伤的救治原则与方案进行救治。因贫铀在体内的毒性作用大,应尽可能行手术取出弹片,不宜将弹片长期留在体内。

3. 对眼角膜化学性腐蚀损伤的处理 及时处理,定期进行视力测定。

4. 对吸入气溶胶的防护和处理 应采取防护口罩、面罩、面具等防护措施防止吸入。必要时进行鼻和上呼吸道灌洗,尽量消除吸入的铀尘等。对吸入难溶性铀化合物者,定期进行胸部检查及痰细胞检查。

5. 对铀中毒和放射损伤的处理 采用 ICP-MS 法、激光荧光法等方法进行尿铀监测及剂量估算;注意肾功能、肝功能、外周血象检查,了解肾脏、骨骼、造血功能情况;急性肾功能衰竭治疗参照内科治疗原则进行;保护肝脏,对症治疗;对贫铀内污染的医学处理(在贫铀未进入血液之前,应采取各种措施减少贫铀的吸收;在贫铀被吸收后,可应用促排药物促进其排出)。

（三）防护原则和措施

1. 日常作业人员的防护　贮存、运送、装载贫铀武器,或训练时使用贫铀武器的作业人员,应戴橡胶手套和防护眼镜;作业场所应定期监测 α、β 表面污染水平和 γ 辐射水平。

2. 贫铀武器损伤的防护原则　实施逆风向撤离;呼吸道防护优先;抢救宜先重后轻;受污染及时洗消。

（1）人员防护:处于贫铀弹爆炸后所致危害范围内的人员,应迅速撤离到 50m 以外安全地带。撤离时,可戴口罩或用布类织物捂住口鼻,防止吸入有害气体。有条件时可迅速戴上防护面具,穿好防护服。

在被击中贫铀装甲车辆外部作业时,无须穿特殊防护服,但应避免在存积贫铀粉尘区域走动,以减少扬尘。在车辆内部作业时,应穿防护服、戴防护面具、穿防护靴和戴手套;或穿工作服、鞋和戴手套,并扎紧袖口、领口和裤口。

（2）辐射监测:进入贫铀武器爆炸后现场(半径 50m 范围内)作业或从事毁损的贫铀装甲车检修的人员,在撤离爆炸后现场或检修场所时应接受体表或携带物体表面放射性污染水平监测,对超过污染控制水平的人员或物体,须作去污或洗消处理,不同表面贫铀 α 放射性的控制水平分别是:①设备或器械,4Bq/cm²;②工作服、手套、工作鞋,$4×10^{-1}$Bq/cm²;③手、皮肤、内衣、工作袜:$4×10^{-2}$Bq/cm²。如果是战时遭受贫铀武器袭击,伤员皮肤的表面污染水平达到 α>10Bq/cm²,β>100Bq/cm² 时,需要进行去污等措施。

（3）去污与洗消:人员受放射性污染后,应及时去污或洗消。对车内放射性污染,应及时去污,清理其中污染物;去污顺序应从外到内。工作和生活场所受放射性污染后,应及时清扫除污。去污或洗消过程中,避免扬尘,防止污染扩散。

此外,为防止意外情况发生,如爆炸、失火或受到攻击,需要为坦克内每名工作人员配备防护服、口罩和呼吸面具,以防止发生事故时贫铀弹燃烧爆炸产生的贫铀气溶胶的危害。总之,对贫铀的放射和毒理特性及健康危害的认识不断增加,对嵌入体内的贫铀弹片进行直接诊断较为困难,长期效应,尤其食入被贫铀污染的食物等产生的慢性效应如何治疗和防护还有待深入研究。

第三节　脏弹及其防护

脏弹(dirty bomb)又称放射性散布装置,是一种大范围传播放射性物质的武器。它引爆传统的爆炸物如黄色炸药等,通过巨大的爆炸力,将内含的放射性物质(主要是放射性颗粒),抛射散布到空气中,造成放射性落下灰沾染,形成灾难性生态破坏和社会恐慌。

一、脏弹概述

根据使用放射源或放射性物质的种类不同,不同种类的脏弹有不同的特点,对人员的损伤也因这些核素的理化性质而不同。

（一）脏弹的特点

1. 脏弹的基本特点　脏弹制造简单,携带方便,能与生化武器结合使用。脏弹是涉及放射性物质的武器,在发生爆炸时,放射性物质发散出来。脏弹爆炸不会产生核裂变,属于化学爆炸,释放的能量较小,毁坏性也有限。遭到袭击的区域,才会受到放射性物质的污染。

2. 脏弹恐怖袭击的特点　脏弹恐怖袭击事件在袭击地点、致伤方式、恐怖效应等方面,与核武器爆炸等不同,具有自己的特点。袭击地点通常发生在城市人口密集区,其破坏作用,同爆炸装置本身的结构、使用放射性核素的种类、放射性核素的活度以及被袭击地点的环境条件和气象因素等有关。在致伤方式方面,脏弹除爆炸外,还会对人员产生辐射危害、对环境造成较长时间的放射性污染,引起社会恐慌。

3. 脏弹恐怖事件效应大于普通爆炸事件　除了普通爆炸事件造成的破坏和恐怖效应外,脏弹恐怖袭击事件还伴随放射性物质的扩散,使得应急响应和事件的处置更加复杂,需要有放射专业知识的专业人员及专业设备等。其次,出于对核与辐射的恐惧心理,脏弹所造成的社会影响和公众心理影响较大。再次,根据影响范围,需要耗费巨大的人力、物力和财力对脏弹爆炸造成的放射性污染进行清除。

4. 脏弹恐怖事件具有隐蔽性和突发性　脏弹恐怖事件具有时间、空间上的不确定性,恐怖分子可以通过遥控方式进行引爆,使得恐怖袭击具有极大的隐蔽性。同时,脏弹恐怖事件的隐蔽性决定了这类事件的突发性,恐怖分子可以在任意地点、任何时间进行辐射恐怖活动。这种袭击可以突然出现在平静的生活中,使得人们难以在第一时间内对其进行预防和控制,往往在思想上、行动上毫无准备,致使危害后果严重。

(二)脏弹的爆炸原理

1. 脏弹的设计　根据爆炸力和破坏力的不同,可以设计形成多种型号的脏弹。小型炸弹包含一捆炸药和少量的放射性物质。中型炸弹装有爆炸物和较多放射性物质的背包或小型汽车。大型炸弹装有爆炸物和大量放射性物质的卡车。

2. 脏弹的制造　脏弹制造不需要高浓缩铀或钚,只需要一定数量的放射性物质和塑胶炸药即可。根据文献分析,脏弹的放射性成分主要是 ^{60}Co、^{137}Cs 或 ^{90}Sr,其制造方法与普通爆炸装置相似,将常规炸弹用球状或粉末状的放射性物质包裹起来,就制成了所谓的脏弹,也能与生化武器结合使用。因此,这些放射性物质通常用于医学研究领域,大大降低了脏弹制造的技术难度。对于恐怖分子来说,真正的难点在于如何获得足够数量的放射性物质。

3. 脏弹的爆炸　与传统的核武器不同,脏弹爆炸时没有核反应的链式反应,炸药将外壳炸开,也将包裹在其中的放射性核素抛射、扩散到空气中,这些放射性的尘埃随着空气流动,可能飘散到很远的地方。根据脏弹制造时应用的材料和应用剂量的不同,将会产生不同程度的爆炸。不同类型和不同剂量的放射性物质将对某一地区造成不同程度的污染。

二、制造脏弹常用的放射源

1. 脏弹常用放射源　制造脏弹常用的放射源主要有 ^{60}Co、^{137}Cs、^{90}Sr、^{226}Ra、^{192}Ir 等,其特性如表 8-2 所示,照射途径如表 8-3 所示。

表 8-2　脏弹主要放射源的特性

核素	辐射类型（半衰期）	主要应用	形态
^{60}Co	B、γ（5.27a）	辐照装置、工业照相、远距放疗、刻度装置、辐照装置	固体、金属
^{137}Cs	β、γ（30.17a）	远距放疗、刻度装置	固体、氯化物粉末
^{192}Ir	β、γ（74.02a）	工业照射、远距放疗	固体、金属
^{226}Ra	α、γ（1 600a）	低剂量近距离治疗	固体、金属
^{90}Sr	β（28.8a）	热电式发电器	固体、氯化物粉末
^{242}Am	α（433a）	测井、测厚、测湿度	固体、氯化物粉末
^{238}Pu	α（88a）	起搏器热源和研究用源	固体、氯化物粉末

表 8-3　脏弹涉及放射性核素的主要照射途径

核素种类	照射途径			
	烟羽外照射（α、γ 或皮肤 β）	地面沉积 γ 外照射	吸入烟羽核素内照射	吸入再悬浮核素内照射
^{60}Co	√	√		
^{137}Cs	√	√	√	√
^{192}Ir	√	√		
^{226}Ra	√	√		
^{90}Sr	√	√		
^{242}Am	√	√		
^{238}Pu	√	√		

　　制造脏弹常用的放射源，多是被广泛运用在工业生产如食品的辐射消毒、锅炉和管道的无损探伤、医学治疗（放疗）和农业生产（辐照育种、农产品辐照灭种和干燥）。科研单位使用这些放射性物质进行科学研究。食品辐照利用 ^{60}Co 进行辐射灭菌。开采天然铀同位素用于核能。因此，做好日常工作中放射源的管控、退役，对于减少脏弹恐怖袭击，具有重要意义。

2. 脏弹常用放射源的来源

　　（1）制造脏弹所需硝化甘油炸药和 TNT 炸药容易获取，而放射性物质则不易获取。但世界上也有不少放射性物质的来源，如在医疗中使用 ^{137}Cs 用于肿瘤放疗，^{137}Cs 为粉末状放射性物质，包裹在一层稳定金属壳里形成密封源，易于制作脏弹。环境中的 ^{137}Cs 进入人体后易被吸收，均匀分布于全身，但 ^{137}Cs 能释放 γ 射线，容易在体外测出。进入体内的放射性铯主要滞留在全身软组织中，尤其是肌肉中，在骨和脂肪中浓度较低。较大量放射性铯摄入体内可引起急、慢性放射损伤。

　　（2）散布于前苏联境内很多废弃的核电池，这些便携式热电式发电机包含相当数量的高性能放射性同位素 ^{90}Sr。恐怖分子还可以从俄罗斯的核反应堆中收集剩余的放射性燃料，如被丢弃在旧核潜艇中的反应堆，大量的报废核辐射源等。恐怖分子还可以千方百计从非洲各个矿山中获得铀。在一些政局动荡的国家和地区，放射性物质更可能被恐怖分子获得。

（3）放射性源在国民经济各领域被广泛应用，如管理不善，可导致放射源失控，成为制作脏弹的原材料。国际原子能机构在 2002 年指出，世界上几乎所有国家都拥有制造脏弹所需的放射性材料，有 100 多个国家缺少有效的管理措施，导致这些材料屡次被盗。据统计，包括被遗弃、盗窃的工业与医用放射源，全世界每年都会有数百枚放射源失控。正是如此多的失控源，给国际放射性材料走私提供了便利条件。据美国情报部门统计，从 1991 年至今，中亚地区已发生多起核燃料偷窃和走私案件，该地区已成为辐射物质的走私市场，而买方大多数是国际恐怖集团。这些失控和走私的放射源，都可能会轻易成为恐怖分子制造脏弹的原材料。

三、脏弹的杀伤因素及危害

（一）脏弹的杀伤因素

脏弹是一种破坏性武器，而不是大规模杀伤性武器，脏弹虽然杀伤力不大，但足以制造辐射扩散、污染城市、造成恐慌，是恐怖分子理想的武器。制造脏弹的目标就是尽可能造成大面积污染，也就是"弄脏"爆炸点周围的空气、街道、建筑物、水体和车辆等。

1. 冲击波　脏弹被引爆后，产生的爆炸冲击波强度小，没有炽热的光辐射，但是却会造成大面积放射性沾染。

2. 放射性沾染　脏弹里的放射性物质，会被炸药爆炸时的冲击波所炸碎、抛射到空中，形成放射性尘埃，被风吹得四处扩散，最终沉降下来，所到之处都会有不同程度的放射性沾染。人员吸入放射性粉尘，使核素进入体内，也可造成放射性内污染。而放射性沾染如果没有及时洗消，会使繁华的城市变成不适合人类居住的地区。

3. 放射性弹片　被引爆后，脏弹内的放射性物质，会被炸药爆炸时的冲击波炸碎，形成放射性弹片，嵌入人体，造成损伤。

（二）脏弹的危害

脏弹爆炸后，一方面散布的大量放射性物质对人员造成放射性损伤，另一方面产生的冲击波会伤害人类。不过脏弹直接致死的人数并不比普通炸弹多，只是放射性沾染对人体的危害，或是引起人群的恐慌可能会长期存在。

1. 放射性损伤　脏弹的主要危害是其爆炸后形成的放射性落下灰所造成的空气、地面、水源、各种物体和人体的沾染，即放射性沾染。

（1）放射性落下灰外照射损伤：主要分为急性放射病、慢性放射病和小剂量的外照射损伤。其中急性放射病是脏弹对人员的主要外照射损伤。

（2）放射性落下灰皮肤放射损伤：致病因子主要是 β 射线粒子。

（3）放射性落下灰内照射损伤：放射性核素经多种途径进入人体后，沉积于体内某些组织器官和系统引起内照射放射损伤，在战时和平时均可发生。

2. 其他影响　脏弹爆炸除了对人类造成损伤外，弥散到环境中的放射性物质也会在一定时期内存在，对环境和人员身心都会造成长期影响。

（1）严重沾染环境：脏弹爆炸使得放射性物质分散在周围环境中，并随大气扩散在环境介质中，进一步扩散迁移，对环境造成严重的放射性沾染，从而影响饮用水、食物等与人类生活密切相关的资源，使繁华的城市变成不适合人类居住的地区。

（2）引起极大的社会恐慌：脏弹袭击除了引发直接的危害外，真正可怕的地方是会引发大范围的心理恐慌。这种恐慌与长期的放射性环境污染,后果远大于直接的人员伤害。社会恐慌会导致社会秩序混乱。人群可能随着流言蜚语、恐慌心理的蔓延而选择逃离,最终造成难以遏制的大范围人员撤离。恐怖分子正是利用人们的恐核心理,达到其制造恐怖的目的。

(3)造成巨大的经济损失:对遭受脏弹袭击后的地区进行重建,耗资将会更大,主要是因为需要投入大量经费进行放射性沾染清除。事发地区即使完成清除工作,公众仍然可能对其心存恐惧,来自沾染区的商品可能难以销售,旅游交通也不可能恢复到原来状态,加重了对当地经济的影响。

四、遭受脏弹袭击后的医学防护原则

遭受脏弹袭击后,应急辐射监测是医学应急救援的基本任务。这项工作对于保护应急救援人员的自身安全、为辐射损伤伤员提供准确的诊断和治疗依据,以及控制污染的扩散,都具有重要意义。在仪器设备和专业技术人员都能满足的条件下,每个任务组最好都能开展辐射监测工作。同时,对事故地区中水源、食品和人员放射性水平进行监测,尽可能及时和详细提供关于事故或战争对环境及公众带来的辐射影响方面的测量数据。应急辐射监测的内容包括:放射性核素的快速识别分析,表面放射性污染监测,空气放射性污染监测,水、食品的放射性污染监测等。在做好应急监测的同时,积极进行医学防护,防护的原则和措施如下。

(一)防护原则

医学救援既要坚持现场应急救援原则,包含分级分期分类救治、防治送结合等基本原则,又必须坚持分级防护、多重分类、洗救并举、尽早处置的特殊要求。

1. 分级防护 坚持防护最优化、措施最适当的原则,既能最大限度地保护应急人员受到尽可能少的损害,又能保证应急人员有更快的反应速度和更好的操作能力。根据剂量率将事件现场分为热区(污染区)(大于100μSv/h)、温区(缓冲区)(10~100μSv/h)和冷区(清洁区)(小于10μSv/h),根据区域采用不同级别的防护。一般地,进入冷区,可采取D级防护;进入温区,采取C级防护;进入热区,根据情况采取C级以上防护。但要根据具体情况,采取最适应的防护措施,并非都必须使用最高级别的防护标准,比如温区的洗消组人员为工作便捷,头面部宜采用防护口罩及眼镜,躯体防护采用防喷溅的防护服和水靴。必须进入污染区的搜救人员采用B级或以上防护;负责伤员接收、分类、急救、去污、辐射检测等应急人员采用C级防护;对去污后伤员进行医学诊治的应急人员采用D级防护。

2. 多重分类 伤情分类是现场医学救援的首要环节,目的是将伤员按伤情轻重缓急实施分时段、分类别的医学处理,确保现场医学救援的快速有序。按照"先伤后核、先粗后细、先外后内、先重后轻"的要求,观察与检测相结合,经验与实测相结合,先定性后分级、先有无后轻重,按分类进行处置,处置后再分类。初始分类在接收伤员后立即进行,在稳定伤情和体表污染去污后进行二次分类,后送到指定医院后,根据临床检测和实验室检验结果进行终极分类。

3. 洗救并举 遵循的原则包括几方面。抢救生命始终是第一位的;去污染的代价应低于污染扩散可能造成的不良影响;剩余污染可能导致的辐射危害应低于非辐射损伤。按照"先救命后去污、先去污后救治、先重度后轻度、先处置再后送"的原则,视伤情和污染程度、部位等,决定是先救治,还是先去污,是初步去污,还是彻底去污,是污染后送,还是去污染后送。按照"脱衣——检测——去污——再检测"的过程,遵循"先伤口后全身,先头部后躯干,先重度后轻度"的原则,采用"淋浴与擦拭结合,粗洗与精洗结合,水洗与药洗结合"方式,对污染伤员洗消去污。

4. 尽早处置 尽早救治是对放射性损伤医学处理的基本原则。无论是外照射损伤还是放射性核素内污染,使用防护药物越早,效果越好,反之,效果很差,甚至无效。

(二)脏弹的集体防护措施

为了避免恐怖分子利用脏弹对人类和社会造成危害,必须采取一定的防护措施。主要有隐蔽、预用抗辐射药、个人防护行动、食品和水的管理、撤离、搬迁、控制出入通道、人员及地区去污染、心理干预和医学救援等。

1. 隐蔽 遇到放射性落下灰沉降时,尽快隐蔽,及时进入工事、房屋、车辆内。室内人员关闭门窗和通风设备,减少室外活动。室外沾染人员需在缓冲区内淋浴、更衣、污染检测后。方可进入清洁区内工作和生活,外出时需在清洁区穿戴防护装具。

2. 尽早预防 使用抗辐射药,阻吸收或促排药一般在污染前24h内至污染后4h内服用有效。在明确放射源的种类时,针对性使用阻吸收或促排药。如果确定放射性污染中不含有放射性碘时,不要服用碘化钾。如果有混合核素时,可使用促排灵等广谱促排剂。如果环境的外照射剂量率较大,也可预防使用抗放药,如细胞因子 G-CSF 等促进造血的药物作为防护药。

3. 加强个人防护,控制食物和饮水

(1)穿戴个人防护装具:如制式防护服、手套、靴套、防毒面具、口罩等,或利用简易防护器材加以防护。

(2)遵守污染区防护规则:不随意脱下防护装具,不在地上坐卧和触摸受污染物体。乘车时,避免扬尘,通过污染区时,队形应疏散、侧风行进。除做好个人防护外,要关闭门窗,盖严篷布,加大车距,上下车尽量不接触车轮和挡泥板等污染部位。注意饮食,禁止吸烟,不食用污染食品和水。

(3)减少体内吸收:发现伤口或皮肤污染时,应迅速洗消。采取刺激咽部、服用催吐剂、洗胃、使用利胆剂以及大量输液等措施,减少胃肠道吸收。清洗鼻腔,剪去鼻毛,向鼻咽部喷血管收缩剂,减少呼吸道吸收。

4. 撤离 撤离也称临时性避迁,是指将人们从影响区域紧急转移,以避免和减少来自烟羽或高水平放射性沉降物产生的高剂量照射。该措施为短期措施,经过一段时间后可返回原地区。撤离是最有效的防护措施,但组织实施难度大,需要周密的计划,考虑多方因素,如:事故大小和特点,撤离人员的数量,可利用的道路、运输工具和所需时间,可利用的临时撤离点收容量、地点、设施、气象条件等。

(1)撤离时机的选择:理想的撤离时间是在放射性烟羽到达之前,如果在烟羽经过时撤离,有可能比在室内隐蔽时受照剂量大。事故早期只能将较近距离和特定地区内的人群撤走。撤离的通用优化干预水平是在一周内可防止的剂量为 50mSv。预计在环境辐射降低到安全水平后方可返回。

(2)临时撤离区的选择:须根据任务需要、临时撤离区的收容量、地点、设施、气象条件等综合确定。组织撤离时须根据云迹、地形特点、交通、气象等因素,选择合理的撤离路线、运输工具和安全的撤离地点,做好周密的计划。

5. 搬迁 是指人们从污染区迁出,也可能是永久性避迁,目的是避免或减少长期的累积照射,与撤离区别在于搬迁往往是在放射性物质沉降结束后进行,不必像撤离那样急迫,风险较小,但未来返回的时间较长或难以预计,离开家园和尚未搬迁的人都会有心理负担,因此应当认真考虑。开始和终止临时搬迁的通用优化水平分别是 1 个月内可以防止的剂量为 30mSv 和 10mSv,如果预计 1 年或 2 年内,月累积剂量不会在此水平以下,则要考虑不再返回。

6. 出入通道的管制 一旦确定污染区人群隐蔽、撤离或搬迁,就要采取控制道路的措施,可以避免污染区放射物质向外扩散,同时也避免外界人员进入污染区受照。

7. 人员与地区除污染 对已受污染或可疑污染的人员进行洗消,方法很简单,将受污染的衣物脱去,进行淋浴即可,可到指定的洗消站按要求进行洗消。环境除污染则由专业除污人员或防化部队来完成。

(三) 个人防护装备

1. 个人简易防护器材 如果没有制式防护装具,应采取简易防护措施,以尽可能减少体表污染。主要有雨衣,风镜、帽子、头巾、扎三口(领口、袖口、裤脚),使用毛巾、手帕、纸等掩口鼻。

(1) 全身防护:扎紧领口、袖口和裤脚,外扎腰带,颈部用毛巾围好、戴手套、穿高筒鞋,也有一定防护效果。外穿雨衣或披塑料布效果更好。

(2) 呼吸道防护:将普通口罩或毛巾用肥皂水浸渍后,轻轻拧一下即可使用。N95、N99 口罩也有较好的防护效果。

(3) 眼睛防护:用胶布将风镜的透气孔封闭好,戴上后可防护放射性物质、毒剂对眼的损害,也可防止附加的生物战剂经眼结膜侵入。

2. 防护装备 指能防御物理、化学和生物等外界因素伤害的躯体防护装备,如防护服、防护手套、防护靴、防护眼镜等。按照防护服分级,分为 ABCD 四级。

(1) A 级防护服:气密型化学防护服,应急救援工作中作业人员所需的带有头罩、视窗和手足部防护的,为穿着者提供对气态、液态和固态有毒有害化学物质防护的单件化学防护服类型。

(2) B 级防护服:非气密型化学防护服,应急救援工作中作业人员所需的带有头罩、视窗和手足部防护的,为穿着者提供对液态和固态有毒有害化学物质防护的单件化学防护服类型。

(3) C 级防护服:液密型化学防护服,防护液态化学物质的防护服。

(4) D 级防护服:颗粒物防护服,防护散布在作业环境中细小颗粒的防护服。

3. 呼吸防护装备 指防止放射性气溶胶等污染物进入呼吸道的装备。

(1) 过滤式呼吸器:利用净化部件吸附、吸收、催化或过滤等作用除去环境空气中有害物质后,作为气源的防护用品。

(2) 自吸过滤式防毒面具:靠佩戴者自主呼吸克服部件阻力,防御有毒、有害气体或蒸气、颗粒物(如毒烟、毒雾)等危害其呼吸系统或眼面部的净气式防护用品。

(3) 隔绝式呼吸器:能使佩戴者呼吸器官与作业环境隔绝、靠自身携带的气源或依靠导气管,引入作业环境以外的洁净气源的防护用品。

（四）集体防护与个人防护措施相结合

1. 正确选择救援展开地域 选择事发地点的上风（或侧风）向、交通便利、便于防护和邻近水源的地方，作为展开的地域。

2. 合理使用集体防护设施与装备 集体防护包括以下内容：①使用集体防护工事和掩蔽部，如人防工事、地铁隧道、地下掩体、山洞和野战工事等；②采取预防、隔离和对污染区域的管理；③使用药物，积极救治并控制污染扩散；④及时洗消，以减轻污染危害；⑤标志受污染地域边界，标明污染核素的种类、监测时期等；⑥合理利用固定式集体防护设施。

3. 配齐个人防护装备和药品 个人防护装备主要指防护面罩、防护服、防护靴、防护手套、防护眼镜和防护口罩等。随着科技不断发展，目前的趋势是，在保持能防辐射（防毒剂、防生物战剂）、防热、阻燃的前提下，要求更加轻便、更加耐用、眼视窗视野更大、呼吸阻力更小，能在各种气象中使用，确保人员完成应急任务。

（五）外照射防护措施

外照射防护的原则是：时间防护，距离防护和屏障防护。

1. 外照射控制量 GB 18871—2002 规定，应急状态下，根据事故级别不同，对应急人员剂量控制值的规定：①应急人员不得接受超过规定的职业照射单一年份最大剂量限值（50mSv）的照射；②为了避免大的集体剂量的行动，受照射剂量指导值≤100mSv；③对于抢救生命的行动，应做出各种努力，将工作人员的受照剂量保持在 500mSv 以下，以防止确定性健康效应的发生。

2. 污染区外照射的防护措施

（1）实施辐射监测做到心中有数。遭受脏弹恐怖袭击后，尽快辐射监测，结合气象条件估算、预测放射性烟羽的扩散情况，组织防护。

（2）控制受照剂量，避免严重的辐射损伤。根据辐射监测结果和进入污染区的任务，明确救援队每次任务的辐射剂量控制水平。

（3）避开高辐射水平地区，根据情况推迟进入污染区的时间。遇到辐射水平很高的地区，尽量乘坐车、船（屏蔽防护射线）等进入，尽量绕行。不能绕行时，在不影响执行应急任务的条件下，尽量推迟进入时间，等待放射性物质衰减到一定程度后再进入。

（4）尽量缩短在污染区停留的时间。较长时间在污染区执行任务时，可能会超过辐射剂量控制水平时，为减少人员受照剂量，应适当地组织人员轮换。

（5）屏蔽、削弱 γ 射线。通过污染区时，最好乘坐防护效果好的车辆等。在污染区执行任务时，尽可能利用地形的掩蔽性能，利用建筑物、隧道、地铁、山洞等来防护。

（6）降低作业点周围放射性污染水平。铲去人员停留地点周围的表层土壤，这种铲土法对人员的防护效果也好。将周围 1m 以内的污染表层铲除后，环境的辐射水平可降至原来的 50%~70%。

（7）预防服用抗辐射药。预计受照剂量过高时，可服用抗放药预防。如空气中含有放射性碘的情况，可服用稳定性碘 1 片（100mg）。

（六）内照射防护措施

原则是积极采取各种有效措施，切断放射性核素进入体内的各种途径，尽可能减少或避免放射性核素进入体内，使进入体内核素的活度低于相应限值，防止内照射危害。

1. 内污染控制量

（1）应急行动参考水平，急性摄入放射性物质的内照射相对生物效应（RBE）加权吸收剂量预置值，见表8-4，如对于红骨髓，原子序数≥90的放射性核素设为0.2Gy；原子序数≤89的放射性核素设为2Gy；对于甲状腺设为2Gy。

表 8-4 应急行动的参考水平（GRL）

器官或组织	30d 待积 RBE-加权吸收剂量 $AD_{T,35}(\Delta=30d)/Gy\text{-}Eq$
红骨髓[①]	锕系放射性核素，0.2 其他放射性核素，2
甲状腺[②]	2
肺（肺泡区）	30
结肠	20

注：[①]锕系元素内照射造成的红骨髓剂量的动力学特征有别于其他放射性核素，锕系与非锕系放射性核素间的 $AD(\Delta)_{红骨髓}$ 值，差异会达到50。而对其他靶组织差别不会超过3，所以才把放射性核素分为2组。

[②] 在摄入碲（Te）、碘（I）、锝（Tc）、铼（Re）时，甲状腺是靶器官。

资料来源：GBZ 96-2011《内照射放射病诊断标准》。

（2）人员在放射性污染区内较长时间（数天）停留时，开始吸入时空气中早期放射性落下灰浓度不得超过0.4kBq/L。短时间（数小时）通过和停留时，空气中早期放射性落下灰浓度不得超过8kBq/L。

2. 防止放射性落下灰进入体内

（1）穿戴个人防护装具：如制式防护服、手套、靴套、防毒面具、口罩等，或利用就便器材进行防护。

（2）防止食入：时间短的情况下禁止吃喝；禁止吸烟；如果时间较长，必须饮食，最好食污染区外带入的食品和饮品。防止食品污染，食品包装要密封，食用前用干净水漱口、洗手；原来在污染区受污染食物，应进行污染检查及除污染后才可食用。应急中为降低随机性效应风险所采取的防护行动和其他响应行动的一般准则，见表8-5。

表 8-5 应急中为降低随机性效应风险所采取的防护行动和其他响应行动的一般准则

一般准则	防护行动和其他响应行动的实例[a]
超过下列一般准则的预期剂量：采取紧急防护行动和其他响应行动	
$H_{甲状腺}$ <7d 内 50mSv [b]	碘甲状腺阻断[c]
E^d <7d 内 100mSv $H_{胎儿}$[e] <7d 内 100mSv	掩蔽；疏散；防止不慎摄入； 限制食品、牛奶和饮用水以及限制食物链和供水； 限制食品之外的商品； 污染控制；去污；登记；恢复公众信心。
超过下列一般准则的预期剂量：采取早期防护行动和其他响应行动	
E^d 第一年内 100mSv $H_{胎儿}$子宫内发育的整个期间 100mSv	暂时性避迁；防止不慎摄入；限制食品、牛奶和饮用水以及限制食物链和供水；限制食品之外的商品；污染控制；去污；登记；恢复公众信心。

续表

一般准则	防护行动和其他响应行动的实例[a]
已经接受的超过下列一般准则的受照剂量:采取较长期医疗行动,以检测和有效治疗辐射诱发的健康效应	
E^d 一个月内 100mSv	基于特定放射敏感器官所受当量剂量的健康筛查(作为较长期医疗随访的基础),登记,提供咨询。
$H_{胎儿}{}^e$ 子宫内发育的整个期间 100mSv	提供咨询,以便在具体情况下作出知情决定。

注:[a] 这些例子不是详尽无遗,也非以相互排斥的方式进行分类。

[b] $H_{甲状腺}$仅指因放射性碘所致甲状腺照射而受到的当量剂量。

[c] 该一般准则仅适用于实施碘甲状腺阻断。

[d] 有效剂量。

[e] $H_{胎儿}$ 指胎儿所受当量剂量。

引自 WST 827—2023《核与放射卫生应急准备与响应通用标准》。

3. 遵守污染区防护规则 着防护装备或简易防护,不随意脱下防护装具。扎好"裤口、袖口、领口",用衣服、雨衣、塑料布、床单等把暴露的皮肤遮住。不在污染区露天饮食、吸烟。不在地上坐卧,不触摸受污染物体。避免扬尘,通过污染区时,队形应疏散、侧风行进。乘车时,除做好个人防护外,要关闭门窗,盖严篷布,加大车距,上下车尽量不接触车轮和挡泥板等污染部位。及时进入车辆或工事内,室内人员要关闭门窗和通风设备、减少室外活动。污染区内隐蔽场所,管理上按污染区、缓冲区和清洁区"三区制"划分。外出污染人员在缓冲区内进行淋浴、更衣,污染检测后方可进入清洁区内工作和生活,外出时须在清洁区着防护装备。

4. 减少体内吸收

(1) 防止和减少皮肤伤口的吸收:加强个人防护,及时包扎伤口,披雨衣,扎"三口",以防止尘土污染内衣和皮肤。发现伤口或皮肤污染时,应迅速洗消。

(2) 减少胃肠道吸收:非特异措施,包括刺激咽部、服用催吐剂、洗胃、使用利胆剂以及大量输液等。特异性措施,包括及时给予海藻酸钠、普鲁士蓝等阻吸收药。

(3) 减少呼吸道吸收:清洗鼻腔,剪去鼻毛,向鼻咽部喷血管收缩剂。如果不慎吸入了大量放射性物质,到达一定剂量时,可考虑洗肺等。

(4) 减少甲状腺吸收:口服碘化钾。

5. 促进放射性核素排除 广谱类的促排剂,如:氨基羧基类络合剂,EDTA(乙二胺四乙酸)、DTPA(二乙基三胺五乙酸)、811(喹胺酸);羟基羧基类络合剂,如柠檬酸、乳酸和酒石酸。针对钚等的巯基类络合剂,如二巯基丙醇,DMPS(二巯基丙磺酸钠)和 Na-DMS(二巯基丁二酸钠)。其他络合剂如针对锶的 S186(乙酰胺基丙叉二膦酸),针对钚的 DFOA(去铁胺)等。

(李 蓉)

思 考 题

1. 名词解释 核武器、TNT 当量、光冲量、比高。

2. 简述原子弹与氢弹的基本结构和爆炸原理。

3. 简述核武器爆炸后的主要杀伤因素及其特点。

4. 简述针对核武器爆炸的瞬时杀伤因素可以采取哪些防护措施。

5. 如何防护核武器爆炸所造成的放射性沾染？

6. 贫铀武器损伤引起的伤情伤类有哪些？

7. 对贫铀武器的防护原则和防护措施有哪些？

8. 脏弹常用的放射性源可能有哪些？其特点包括哪些？

参考文献

［1］罗成基,欧阳子倩 . 核、化学武器损伤防治学［M］. 北京:人民军医出版社,1994:10-25.

［2］毛秉智 . 核损伤医学防护［M］. 北京:军事医学科学出版社,2002:3-7.

［3］徐辉 . 核武器和核事件医学防护学［M］. 北京:军事医学科学出版社,2009 年.

［4］程天民,李蓉,粟永萍,等 . 贫铀弹伤害及其医学防护［J］. 解放军医学杂志,2005,30(7):549-552.

［5］程天民 . 军事预防医学［M］. 北京:人民军医出版社,2006:858-873.

［6］罗成基,粟永萍 . 复合伤［M］. 北京:军事医学科学出版社,2006,329-334.

［7］吴孟超,吴在德 . 黄家驷外科学［M］. 北京:人民卫生出版社,2008:3312-3314.

［8］曹佳,曹务春,粟永萍 . 程天民军事预防医学［M］. 北京:人民军医出版社,2014:900-914.

第九章

放射性废物治理与
放射性物品运输

**学习目的
与要求**

通过对本章的学习,使读者了解放射性废物的产生与治理要求、放射性废物的管理;了解福岛核污染水处理的方法及其对环境的影响;了解放射性废物分类、放射性物品分类;了解放射性物品运输基本要求。熟悉放射性废物的特点与危害、产生与控制要求;熟悉放射性废物管理总目标和基本原则;熟悉放射防护相关的量和单位;熟悉减容、固化、排放、处置、衰变、整备、豁免、清洁解控等基本概念;熟悉处置后放射性废物的环境影响。掌握各类放射性废物不同处理方法的选择及其原理;掌握放射性废物排放与处置的基本要求。

放射性废物(radioactive waste)是指含有放射性核素或者被放射性核素污染,其活度浓度大于国家确定的解控水平,预期不再使用的废弃物。清洁解控水平(clearance level)是指由国家审管部门规定的,以放射性浓度、放射性比活度和/或总活度表示的一组值,当辐射源等于或低于这些值,可解除审管控制。

放射性废物管理包括废物产生、预处理、处理、整备、运输、贮存和处置等各个环节。进行放射性废物治理时,应充分考虑废物的产生与管理各步骤之间的相互关系,并应根据所产生废物中放射性核素的种类、含量、半衰期、浓度以及废物的体积和其他物理与化学性质的差别,对不同类型的放射性废物进行分类收集和分别处理,以利于废物管理的优化。

随着社会和科技的发展,核能和核技术的应用也迅速发展。我国在发电、医疗、工业等领域广泛应用了核技术,放射性物品运输的规模和种类也都呈快速上升趋势。为了加强对放射性物品运输的安全管理,保障人体健康,保护环境,促进核能、核技术的开发与和平利用,2009 年 9 月 7 日,国务院第 80 次常务会议通过了中华人民共和国国务院令第 562 号《放射性物品运输安全管理条例》,并于 2010 年 1 月 1 日起实行。该条例的实施,将放射性物品安全运输,提升到了法律法规的高度。

本章就放射性废物治理和放射性物品运输进行简单介绍。

第一节 放射性废物及其管理要求

放射性废物是核与辐射技术利用过程中产生的最后一个风险因素,因此对放射性废物的治理也是核与辐射技术利用的最后一道安全防线。

一、放射性废物分类

放射性废物分类是为了实现放射性废物安全、经济、科学的管理,对放射性废物所做的划类分级的操作。放射性废物的正确分类是实现放射性废物科学管理的前提条件。放射性废物的分类对废物的产生、处理、整备、贮存、运输和处置的各步骤以及核设施退役,都有重要意义。一个理想的废物分类体系应该:①满足安全管理放射性废物、保护当代和后代人健康、保护环境的要求;②符合国家法律和法规要求;③不给废物产生者和国家增加不适当的负担;④具有现实可行的技术基础;⑤适合有关部门的实施,具有可操作性;⑥为公众所接受;⑦与国际放射性废物分类体系相接轨。

放射性废物的分类有许多种方法,如以下六种。

1. 按废物的物理性状分类 ①气态废物(工艺废气和通风排气等);②液态废物(放射性废液、有机废液等);③固体废物(可压缩、不可压缩废物,可燃、不可燃废物,湿废物、干废物等)。

2. 按放射性水平分类 ①免管废物;②极低放废物;③低放废物;④中放废物;⑤高放废物。

3. 按放射性废物来源分类 ①核燃料循环废物;②反应堆运行废物;③核技术利用废物;④退役废物。

4. 按半衰期分类 ①长寿命废物;②短寿命废物。

5. 按核辐射类型分类 ①β^-/γ 放射性废物;②α 放射性废物。

6. 按毒性分类 ①低毒性废物(如天然铀、氚等);②中毒性废物(如 ^{137}Cs、^{14}C 等);③高毒性废物(如 ^{90}Sr、^{60}Co、^{106}Ru 等);④极毒性废物(如 ^{210}Po、^{226}Ra、^{239}Pu 等)。此外,还有按处置方式、按释热程度、按潜在危害性质等许多的分类。

2009 年 IAEA 重新发布了放射性废物分类标准,新的分类有以下特点:①以放射性活度和核素半衰期为基础,把放射性废物分为 6 类,增加了极短寿命废物和极低放废物。新分类重点考虑废物的最终处置。②多为定性规定,缺乏定量指标,没有给出各类废物的明确界限。新分类标准中,称作"极短寿命废物"的核素半衰期短于 100d,只要贮存衰变最多几年有限时间,就能解除审管控制,做不受控制的处置、使用或排放。这类废物主要为含研究和医疗常用的短寿命放射性核素的废物。"极低放废物"不满足免管废物准则,但不需要高水平包容和隔离,只需要在有限审管控制的近地表填埋场中隔离。这类废物中的典型是低放射性水平的土壤和瓦砾。在极低放废物中,较长寿命放射性核素的含量通常是很有限的。新分类标准把半衰期短于 30 年的核素划分为短寿命核素。③对低放和中放废物处置有明显不同的要求。新标准规定:"低放废物"的活度高于清洁解控水平,但只含有限量长寿命放射性核素,要求很好包容和隔离直至几百年时间,适于在近地表工程设施中处置。"中放废物"的处置不需要考虑或只要求有限考虑散热问题,但含较多长寿命核素,特别是含 α 放射性核素的废物,在规定的有效控制期内,用近地表处置其活度浓度不能衰变到可接受的水平,因此要求用更高级别的包容和隔离,需要几十米到几百米深度的处置。④对高放废物,需要关注的除高活度浓度外,还有衰变热和长寿命放射性核素,高放废物要处置在深和稳定的地质层中,通常为地表下几百米或更深的深度。新标准提出的安全评价时间范围为万年。⑤新分类标准涵盖密封源,没有单独分出 α 放射性废物,指出要按长寿命核素的含量进行安全评价,采取中等深度地质处置或深地质处置。

参考 IAEA 的分类标准和我国的实际情况,2018 年 1 月,环保部、工业和信息化部、国家国防科技工业局联合发布了《放射性废物分类》的文件,按废物的放射性活度水平分类如下。

(1) 极短寿命放射性废物(very short-lived radioactive waste):废物中所含主要放射性核素的半衰期很短,长寿命放射性核素的活度浓度在解控水平以下,极短寿命放射性核素半衰期一般小于100天,通过最多几年时间的贮存衰变,放射性核素活度浓度即可达到解控水平,实施解控。

常见的极短寿命放射性废物如医疗使用 ^{131}I 及其他极短寿命放射性核素时产生的废物。

(2) 极低水平放射性废物(very low level radioactive waste):废物中放射性核素活度浓度接近或者略高于豁免水平或解控水平,长寿命放射性核素的活度浓度应当非常有限,仅需采取有限的包容和隔离措施,可以在地表填埋设施处置,或者按照国家固体废物管理规定,在工业固体废物填埋场中处置。

极低水平放射性废物的活度浓度下限值为解控水平,上限值一般为解控水平的 10~100 倍。常见极低水平放射性废物如核设施退役过程中产生的污染土壤和建筑垃圾。

(3) 低水平放射性废物(low level radioactive waste):废物中短寿命放射性核素活度浓度可以较高,长寿命放射性核素含量有限,需要长达几百年时间的有效包容和隔离,可以在具有工程屏障的近地表处置设施中处置。近地表处置设施深度一般为地表到地下 30 米。低水平放射性废物的活度浓度下限值为极低水平放射性废物活度浓度上限值,低水平放射性废物活度浓度上限值见表 9-1。

表 9-1　低水平放射性废物活度浓度上限值

放射性核素	半衰期/a	活度浓度/(Bq·kg^{-1})
^{14}C	5.73×10^3	1×10^8
活化金属中的 ^{14}C	5.73×10^3	5×10^8
活化金属中的 ^{59}Ni	7.50×10^4	1×10^9
^{63}Ni	96.0	1×10^{10}
活化金属中的 ^{63}Ni	96.0	5×10^{10}
^{90}Sr	29.1	1×10^9
活化金属中的 ^{94}Nb	2.03×10^4	1×10^6
^{99}Tc	2.13×10^5	1×10^7

续表

放射性核素	半衰期/a	活度浓度/(Bq·kg⁻¹)
^{129}I	1.57×10^7	1×10^6
^{137}Cs	30.0	1×10^9
半衰期大于 5 年发射 α 粒子的超铀核素		4×10^5（平均） 4×10^6（单个废物包）

注：表中未列出的放射性核素，活度浓度上限值为 4×10^{11}Bq/kg。

含多种人工放射性核素的废物，每种放射性核素的活度浓度与其对应活度浓度上限值的比值之和，应满足下列公式：

$$\sum_{i=1}^{n} \frac{C_i}{C_{i0}} \leqslant 1 \qquad\qquad 式 9\text{-}1$$

式中：

C_i——废物中第 i 种放射性核素的活度浓度，Bq/kg；

C_{i0}——第 i 种放射性核素的活度浓度上限值，Bq/kg；

n——废物中放射性核素种类的数目。

低水平放射性废物来源广泛，如核电厂正常运行产生的离子交换树脂和放射性浓缩液的固化物。

（4）中水平放射性废物（intermediate level radioactive waste）：废物中含有相当数量的长寿命核素，特别是发射 α 粒子的放射性核素，不能依靠监护措施确保废物的处置安全，需要采取比近地表处置更高程度的包容和隔离措施，处置深度通常为地下几十到几百米。一般情况下，中水平放射性废物在贮存和处置期间不需要提供散热措施。

中水平放射性废物的活度浓度下限值为低水平放射性废物活度浓度上限值，中水平放射性废物的活度浓度上限值为 4×10^{11}Bq/kg，且释热率小于或等于 $2kW/m^3$。

中水平放射性废物一般来源于含放射性核素 ^{239}Pu 的物料操作过程、乏燃料后处理设施运行和退役过程等。

（5）高水平放射性废物（high level radioactive waste）：是指乏燃料后处理第一溶剂萃取循环产生的含有锕系元素和大部分裂变产物的高放废液及其固化体；被认定作为废物的乏燃料；以及其他有相似放射性特性的废物。废物所含放射性核素活度浓度很高，使得衰变过程中产生大量的热，或者含有大量长寿命放射性核素，需要更高程度的包容和隔离，需要采取散热措施，应采取深地质处置方式处置。

高水平放射性废物的活度浓度下限值为 4×10^{11}Bq/kg，或释热率大于 $2kW/m^3$。

（6）豁免废物（exempt waste）或解控废物：废物中放射性核素的活度浓度极低，满足豁免水平或解控水平，不需要采取或者不需要进一步采取辐射防护控制措施。豁免或解控废物的处理、处置应当满足国家固体废物管理规定。豁免废物对公众成员照射所造成的年剂量值应小于 0.01mSv，对公众的集体剂量应不超过 1（人·Sv）/a。需要注意的是豁免/解控废物不属于放射性废物。

二、放射性废物特点

放射性废物与其他有害废物不同,它的危害作用不能通过化学反应、加热、加压、光照、生物降解等这类化学、物理或生物的方法消除,而只能通过其自身固有的衰变规律或嬗变来降低其放射性水平,达到无害化。放射性按照指数规律衰减,经过 10 个半衰期,放射性活度降到约为原来的千分之一的水平,经过 20 个半衰期,降到约为原来的百万分之一的水平。放射性废物以各种形式存在,其物理和化学特性、放射性浓度或比活度、半衰期和生物毒性可能差别很大。因此,放射性废物管理有特殊的要求和专门措施。

三、放射性废物产生与控制

(一) 放射性废物产生

在任何与放射性物质有关的实践活动中,都可能产生放射性废物,因此放射性废物的来源非常广泛。但是放射性废物和其他工业废物相比,数量和体积又显得非常少,不在同一个数量级上。以世界上核工业最发达的美国和法国为例:美国人均年产生废物量为 2 500kg,其中放射性废物量约为 1kg/a,仅占 0.04%;法国放射性废物量约为工业废物量的 0.3%,人均低于 1kg/a。IAEA 对 36 个成员国统计得出,短寿命低、中放废物占 95.5%(体积),长寿命低、中放废物占 2.0%(体积),高放废物占 2.5%(体积)。综合放射性废物产生的方方面面,其来源大致可分为以下几个方面。

1. 核燃料循环　核燃料循环(nuclear fuel cycle),为核动力反应堆供应燃料和其后的所有处理和处置过程的各个环节。它包括铀的采矿、加工提纯、化学转化、同位素浓缩、燃料元件制造、元件在反应堆中使用、核燃料后处理、废物处理和处置等。核燃料循环的每一个环节均会产生放射性废物。

核燃料生产过程主要包括铀矿开采、冶炼和燃料元件加工等。铀矿开采和冶炼过程产生的废物主要有废矿石、废矿渣、尾矿等固体废物,矿坑水、湿法作业中产生的工艺废水等液体废物,以及氡和钍的放射性气溶胶、粉尘等组成的气体废物。这类废物主含有铀、钍、氡、镭、钋等天然放射性物质,比活度较低,产生的数量大。铀回收和燃料元件加工过程产生的废物主要是含铀废液。

反应堆运行过程中生成的大量裂变产物,一般情况下保留在燃料元件包壳内,当发生元件包壳破损事故时,会有少量裂变产物泄漏到冷却循环水中。反应堆冷却循环水中的杂质(循环系统腐蚀产物)受中子照射后也会形成放射性的活化产物,冷却循环水也就具有放射性。

核燃料后处理过程的主要废物是大量裂变产物。在燃料元件切割和溶解时有部分气体裂变产物(^{85}Kr、^{129}I 等)从燃料元件中释放出来,进入废气系统。99% 以上的裂变产物都留在燃料溶解液里。当进行化学分离时,则集中在第一萃取循环过程的酸性废液中。这部分废液的比活度很高,释热量大,是放射性废物管理的重点。此外还有第二、三萃取循环过程产生的废液、工艺冷却水、洗涤水等。这部分废液体积大,但比活度较低。

核设施的退役,核武器生产和试验等环节也会产生各种废物。

2. 核技术利用　在工业、农业、医学和科研等领域应用放射性同位素时产生的放射性废物,与核能开发利用产生的废物相比,数量相对较少,仅占总废物量的几个百分点。然而要特别注意其中的废放射源,它体积虽小,但活度高,一旦发生丢失或被盗事故,会对公众产生危害,甚至造成人员伤亡。放射性废物(源)主要含有 ^{192}Ir、^{35}S、^{125}I、^{32}P、^{14}C、^{137}Cs、^{60}Co、^{90}Sr、^{3}H、^{241}Am 等核素。

3. 伴生放射性矿物资源开发利用　伴生放射性矿生产过程中主要产生含天然放射性核素如 ^{238}U、^{226}Ra、^{232}Th、^{40}K 等的放射性废物,其放射性水平不高,但是数量较大,如伴生放射性矿冶炼后产生的酸溶渣和尾矿渣等。

4. 工业应用　在部分工业生产,比如冶金工业开采过程中,合金渣、高炉渣、尾渣、水浸渣等物质内会存在钍,若这些物质未能得到妥善处理,会成为放射性废物的来源之一。银、金、铅、铝、锌等有色冶金工业产生天然放射性废物的可能性较高;在稀土工业提取稀土的过程中,矿石中的放射性物质主要为铀钍系物质,镥、钐等稀土元素内自带放射性物质,在稀土矿开采、冶炼过程中可能伴随放射性物质。

5. 医学应用　医疗卫生服务过程中,有些患者需要进行放射性核素治疗或诊断,所产生的医疗废物或患者的体液及排泄物也是放射性废物的来源之一,多数为短半衰期放射性废物。

(二)放射性废物产生的控制

放射性废物和其他工业废物相比,数量和体积都是非常少的。放射性废物管理实行从"产生"到"入土"处置的全过程的管理,力求达到安全和最佳的经济、环境和社会效益。放射性废气和废液经过适当净化处理,达到规定的标准或经审管部门批准后才允许排放到环境中去。固体废物要把属于豁免或可排除审管控制的废物和物料分出来,经过适当处理达到解控水平者,实行有限制再循环/再利用或无限制再循环/再利用。对于要进行处置的固体放射性废物,依据其辐射水平和所含核素的半衰期分别作近地表处置、中等深度地质处置或深地质处置,参见图9-1放射性废物管理流程图。

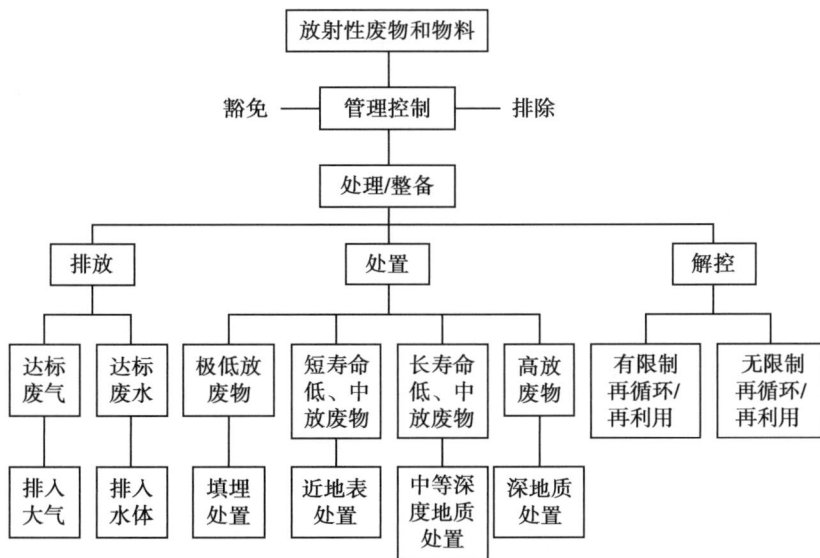

图 9-1　放射性废物管理流程图

放射性废物管理要求实施废物最小化原则,即废物量和活度可合理达到的最小(参见放射性废物最小化)。废物最小化应重视从源头抓起,避免或者减少废物的产生,减少源项是实现废物最小化最重要和有效的做法。如果废物已经产生,应通过去污和贮存衰变等方法使其尽可能地能够再循环/再利用。对无法再利用的废物应尽可能做减容处理,减少要处置废物的体积,最后实行最终安全处置,减少或避免事故的发生。

核设施营运单位、核技术利用单位、铀(钍)矿和伴生放射性矿开发利用单位,应当合理选择和利用原材料,采用先进的生产工艺和设备,尽量减少放射性废物的产生量。

在设计和选择上游生产工艺时,应采用合适的流程、设备、试剂和材料,使其产生的废物体积和含盐量、悬浮固体颗粒或有害物质的含量低,放射性活度浓度低,并且易于安全和经济地处理或处置,选择技术与经济综合性能好的工艺和设备。

在放射性废物处理和整备设施的优化设计中,应采用使用寿命长、操作维修简便、处理效果好、投资和运行费低以及二次废物产生量少、减容比大、包装体积小的方案。

应防止各类废物的混杂,尽可能使废物的组成简单并易于进一步处理。

应考虑并实施废物直接或经处理或去污后再循环或再利用的可能性,以充分利用资源,减少废物产生量。

优化管理减少源项是实现废物最小化最重要和最有效的措施。传统的废物管理办法注重废物产生后的处理和处置,但是,如果在设计时就重视控制和减少废物的产生,在实际工作中将会使产生的废物量得到最大限度地减少。优化管理减少源项的措施很多,如:①制定和执行法规、标准。②优选工艺流程,选择生产效率高、副产品和废物产生量少的工艺流程。③优化工厂设计,严格执行抗震、防火、防洪规范;有良好通风设计(适当的风量和换气次数);合理布局,人流、气流和物流走向合理,避免交叉污染;放射性包容性好;设置报警装置,减少/避免事故的发生。④优选工艺设备,尽量采用便于检修和退役的模块化设备;选用抗腐蚀和不易活化材料;减少设备的跑、冒、滴、漏;减少维修次数;延长使用寿命。⑤严格废物分类,分出免管废物,对经过处理之后达到清洁解控水平的废物解除审管控制。⑥建立质量保证体系;制定应急预案,做好应急准备。⑦加强培训工作,使员工熟悉工艺过程与系统和设备;提高安全文化素养,激励员工实现废物最小化的积极性。⑧建立废物处理、处置的文档和数据库;建立专门的废物管理机构,负责废物最小化管理工作,包括制定废物最小化策略、废物最小化大纲,开展废物最小化评价等。⑨建立废物处理中心或集中处理站,把分散的处理和整备变为集中的处理和整备。废物处理中心设置焚烧炉、废金属熔炼炉、超级压实机、去污站、洗衣中心,配置系列流动处理装置等。废物最小化三类方法的代价和效果是不相同的,其比较见图9-2。

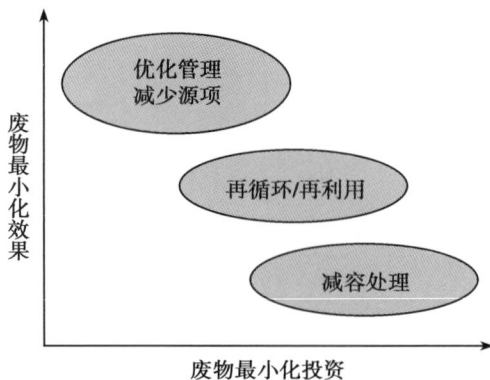

图9-2 废物最小化方法的代价-效果比较

四、放射性废物的危害

放射性废物的危害是与其内含的放射性核素的物理、化学、放射性特性等性质相关,主要的危害因素为辐射照射和化学毒性。例如,核燃料循环中的铀矿石浓缩物为低活度物质,不会产生大的放射性危害,摄入粉末状的浓缩物会产生较小的重金属毒性;六氟化铀是低活度物质,有较小的放射性危害,但其化学毒性越来越得到重视(腐蚀品);二氧化铀也是低活度物质,有较小的放射性危害,摄入会产生较小的毒性;铀燃料组件基本没有化学危害,放射性危害也较小,但存在一定的临界风险;乏燃料和玻璃固化的高放废物有较大的放射性风险,相对放射性风险,其化学毒性风险较小;混合氧化物燃料芯块为陶瓷固化体,基本没有化学毒性,在临界状态下有较大的放射性危害。

随着核能核技术产业的发展,放射性废物日趋增多,如处理或外排不当,会使环境遭受严重的放射性污染,甚至会危害人类健康。放射性废物对于环境的影响主要表现在对环境介质的污染,如水体污染、空气污染和土壤污染等,进而影响动植物的生长发育,严重的会产生遗传效应,影响物种的延续。放射性物质也会对人类健康产生影响,对人体组织和器官产生损伤,可通过在环境介质的沉积对人体产生外照射损伤,也可通过饮食或呼吸进入人体造成内照射损伤。因此吸入大气中放射性微尘、气溶胶或误食含有放射性物质的水、动物、农作物等,会增加患放射性疾病的风险。放射性废物可能引起的人员接触及照射风险见图9-3。

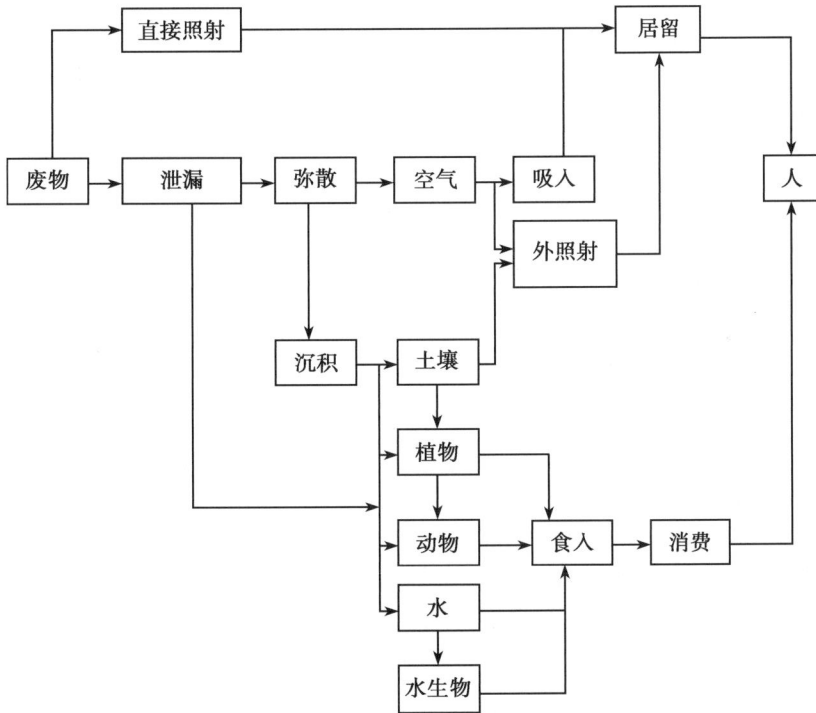

图 9-3 放射性废物可能的接触及照射途径

放射性废物是重要的电离辐射源和环境污染源,放射性废物主要会产生职业照射与公众照射。①职业照射。从事放射性废物操作的人员在其工作过程受到的照射,这种照射要用国家制定的剂量限值和部门或单位提出的管理目标值来控制。②公众照射。废物的处理、处置活动,可能会使周围的公众受到辐射影响,这种照射也是有控制的,国际上一般规定的照射剂量为 0.1~0.3mSv/a。此外,还有持续性照射、急性照射和潜在照射。放射性废物中所含的长寿命放射性核素会产生持续性照射,但这种照射是受控制的。放射性废物管理活动中,在发生事故时或事故后为了抢救遇险人员、阻止事态扩大或其他应急情况,可能会产生急性照射,但在放射性管理活动中,这种照射发生的概率是极低的。放射性废物管理中还存在着有一定发生概率的潜在照射,例如高放废液贮罐、废物焚烧炉的爆炸等。由于这些放射性废物处理设施在设计和建造时采用纵深防御原则,加上严格管理,有良好的预防和减缓潜在照射发生的作用,因此在放射性废物管理中,潜在照射通常是不会发生的。

五、放射性废物管理总目标和基本原则

放射性废物管理的总目标是采取一切合理可行的措施管理放射性废物,确保人类健康及环境不论现在还是将来都得到足够的保护,并不给后代带来不适当的负担。

放射性废物管理部门的责任是要依照国家相关法律、法规和标准,安全、经济、科学、合理地治理废物,把豁免废物和可排除监管控制的废物区分出来。经过处理达到清洁解控水平的物料,可以实现有限制或无限制的再循环或利用。

放射性废物管理应遵循以下几个基本原则。

1. 保护人类健康　放射性废物管理应确保对工作人员和公众健康的影响达到可接受的水平。在确定辐射防护的可接受水平时,应遵循国家有关规定,并在考虑了经济和社会因素后,使发生照射的可能性、个人剂量的大小和受照的人数都保持在可合理达到的尽量低水平。在确定其他有毒物质危害的可接受水平时应遵循国家相应标准的规定。

2. 保护环境　放射性废物管理应确保对环境的影响达到可接受的水平。在确定环境保护的可接受水平时,应遵循国家有关法规和标准(特别是对于向环境排放放射性废物的限制标准)的规定要求,并使废物管理各阶段放射性和非放射性有害物质向环境的释放保持在实际可达到的最低水平。向环境排放放射性废气、废液必须符合国家放射性污染防治标准。

3. 保护后代　放射性废物管理,特别是废物处置、核设施退役和环境整治活动,应保证对后代预期的健康影响不大于当今可接受的水平,同时不给后代留下不适当的负担。

4. 考虑境外影响　放射性废物管理应考虑对境外人类健康和环境的保护,并确保对其的影响水平不超过对境内已经判定为可接受的水平。

5. 遵守国家法律和法规　放射性废物的管理应在国家有关法律和法规体系的框架内进行(包括明确职责和具有独立审管职能),并遵守国家法律和法规。

6. 放射性废物产生的最少化　在一切核能和核技术利用活动中,应控制废物的产生量,使其在放射性活度和体积两方面都保持在实际可达到的最少量。

7. 废物管理各步骤间的相互依赖　放射性废物管理应遵循"减少产生、分类收集、净化浓缩、减容固化、严格包装、安全运输、就地暂存、集中处置、控制排放、加强监测"的方针,实行系统管理。废物管理应以安全为目的,以处置为核心,充分发挥废物处置(包括排放)对整个废物管理系统的制约作用。废物管理应实施对所有废气、废液和固体废物流的整体控制方案的优化和对废物从产生到处置的全过程的优化,力求获得最佳的技术、经济、环境和社会效益,并有利于可持续发展。

8. 废物管理设施的安全　在废物管理设施的选址、设计、建造、运行及退役,或处置场关闭的各个阶段,应优先考虑安全的需求,以保证设施在其寿命期内的安全,并保证公众不会遭受不可接受的危害。

应加强对废放射源和非在用源的安全管理,保证其在任何时候都处于受控状态。

六、放射性废物管理设施

放射性废物管理设施（radioactive waste management facility）包括进行放射性废物处理、整备、贮存和处置的场所。涉及核燃料循环前处理、后处理，核电厂，放射性同位素生产，核武器研发和核研究中心等许多企业和部门。多数核废物管理设施是核设施的配套设施，由企（事）业单位自营管理；少数核废物管理设施是社会公用或安全上有重大影响的设施，由地区或国家经管（如核技术利用废物库和放射性废物处置场）。

放射性废物管理设施可分为废物处理设施、废物整备设施、废物贮存设施和废物处置设施等。废物处理设施，如废气净化装置、废液净化装置、废液蒸发装置、废物焚烧装置、废金属熔炼设施等，有的工艺比较复杂、设备较大、安全性要求较高，有的相对简单。废物整备设施，如水泥固化厂、沥青固化厂、塑料固化厂、玻璃固化厂、密封废放射源打开分拣重新包装设施、α废物重新分拣包装设施等，这类设施规模大小不等，有的安全性要求很高，如玻璃固化厂由厚壁混凝土铸成，完全需要遥控操作和维修。废物贮存设施，核设施和大型核研究中心一般都有自己的废物贮存设施，包括废液贮存库和固体废物贮存库，废液贮存库要严防泄漏，一般来说，废液贮存库建设标准比固体废物贮存库高。对于核技术利用，我国政府要求各省、市、自治区设立集中的核技术利用废物库。现在全国每一个省级行政区划都已建立了一座核技术利用废物库。废物处置设施，不同类型的废物应选用不同的处置设施，废物处置设施有深地层处置库、中等深度地质处置库、近地表处置库和极低放废物填埋场等。

放射性废物管理设施是为主工艺服务的辅助设施，但它是不可或缺的部分，在整个辐射实践过程中有着重要作用。没有完备的放射性废物管理设施，不能确保核设施和辐射设施的正常运行；没有必要的放射性废物管理设施，不能完成核设施和辐射设施的退役。《中华人民共和国放射性污染防治法》规定了放射性污染防治设施必须与核设施主体工程"同时设计、同时施工、同时投入使用"的"三同时"制度。

第二节　放射性废物处理

为了安全或经济目的而改变放射性废物特性的操作，如衰变、净化、浓缩、减容、从废物中去除放射性核素和改变废物的组成等称为放射性废物处理（radioactive waste treatment）。其基本目的是减容、从废物中除去放射性核素和改变废物的组成。放射性废物处理是放射性废物治理的中心环节，包括废物预处理和废物整备。废物预处理为安全高效处理创造必要条件；废物整备则为经济、安全地形成适用于贮存、运输和处置的废物包提供良好的条件。放射性废物处理分为放射性气载废物处理、放射性液态废物处理和放射性固态废物处理。

一、放射性废物的预处理

放射性废物处理前对废物的收集、分拣、化学调制和去污等操作，称为预处理。目标是，将废物分类收集，防止混杂和调整废物性质，为后续的处理、整备或处置提供良好的条件。有以下几点基本要求。

1. 收集　应根据放射性废物的类型分类收集，如放射性废物与非放射性废物、长寿命废物（包括高放废物和α废物）与短寿命废物、可燃废物与不可燃废物、可压实废物与不可压实废物,以避免混杂和交叉污染,简化废物的进一步处理或处置。收集放射性废物应使用合适的容器,并作恰当的标记。应采取专门措施收集和保存被放射性核素污染的实验动物尸体或器官组织,以及其他生物和医疗废物,以防止腐烂和病菌传染。

2. 分拣　放射性废物分拣包括把非放射性物质或成分从放射性废物中分拣出来、根据废物的类型(如物理形态、放射性水平等)进行恰当的分类、对有用物质进行回收再利用或再循环等活动。

收集和分拣操作一般应在专用的设施或设备中进行,并配有必要的通风、防护、检测和监督手段,以减少对工作人员的照射,防止污染扩散。

3. 化学调制　对液体废物进行化学调制时,应当按废物控制的要求控制废物的成分和产生量,并满足后续步骤(处理、整备、运输、贮存和处置)的要求。

4. 去污　去污是把放射性核素从不希望其存在的部位全部或部分除去。其目的是:降低放射性水平,减少操作人员辐射;降低屏蔽和远距离操作的要求,方便设备检修;方便事故处理;便于退役工作;使废弃物和污染场地可以再利用;减少放射性废物的质量和体积;降低废物贮存、运输、处置的费用和负担。

去污的方法很多,可分为机械 - 物理法、化学法、电化学法、熔炼法等。

(1) 机械 - 物理法就是用物理方法去除物体表面结合疏松的污染物,包括吸尘法、机械擦拭法、高压水 - 蒸汽喷射法、低温磨料喷射、氟利昂超声波清洗等。

(2) 化学法就是用化学清洗剂溶解带有放射性核素的脂溶物、油漆涂层或氧化膜层,达到去污目的。

(3) 电化学法就是电解或电抛光,将去污部件作为阳极,电解槽作为阴极,使污染表面均匀地溶解,污染核素进入电解液中得以分离。

(4) 熔炼法是一种冶金法,依靠熔融金属进行去污。低水平污染的金属经熔炼处理后,大部分污染核素进入小体积炉渣中,少部分核素均匀地分布在基体金属中,去污后的金属有的可以重复使用。

二、气载放射性废物的处理

放射性废气主要来自工艺系统或厂房和实验室的排风系统。气载放射性废物中可能含有放射性气体、气溶胶、颗粒物和非放有害气体。废气中所含的放射性核素因设施而异。例如:铀矿冶厂矿废气中主要核素是铀(钍)、镭、氡及其子体;核电站工艺废气中主要核素为 ^{85}Kr、^{133}Xe、^{131}I、^{3}H、^{14}C 等;玻璃固化工厂的工艺废气中的主要核素为 ^{137}Cs、^{90}Sr、^{239}Pu 等。

1. 基本要求　应根据放射性气载废物的特性(如物理和化学特性、放射性核素种类和活度浓度、有机物浓度、气溶胶浓度、含尘量、含湿量、酸碱度和温度等)和排放限值选择合适的处理工艺(如过滤、吸附和洗涤等),采用安全、高效、二次废物量少和经济的方法和设备。为防止污染扩大,应合理组织工艺废气处理系统和放射性工作区通风系统的气流走向,并保持一定的负压和/或换气次数。对从事开放性操作、产生粉尘的操作和超铀元素操作的工作箱、设备室或区域,应考虑分别设置独立的排风处理系统,或净化后并入总的排风系统,以防交叉污染和影响通风系统的正常运行。在进行可能引起污染的检修、去污、拆卸操作和发生事故的场所,应考虑设置临时排风装置的可能性。在可能存在易燃易爆气体的地方,应设置必要的防火、防爆装置。过滤器、吸附器、洗涤器等要定期检查其净化效率,并及时更换净化介质或部件。

2. 气载废物净化技术 常用的废气净化方法有:过滤、吸附、洗涤、滞留衰变等。通常,工艺废气需要采用多级净化综合处理流程的废气净化系统来处理,对于厂房和实验室的排风,经过过滤之后一般就可向环境排放。

过滤器在废气处理中用得最多,品种也很多。①进风预过滤器,为进风气流除尘,过滤效率至少为 85%。②排风预过滤器,设在高效空气粒子过滤器之前,为除去气流中粗粒粉尘,以提高高效微粒空气过滤器使用寿命,过滤效率至少为 85%。③高效过滤器,用来捕集气流中细小颗粒灰尘,其过滤效率至少为 95%。④高效微粒空气过滤器(EPA),又称绝对过滤器,用来捕集废气中超细颗粒灰尘。⑤此外,还有许多其他类型过滤器,如袋式过滤器、金属烧结过滤器、超高压静电除尘器、陶瓷烛状过滤器、钌过滤器等。在尾气处理系统,除使用过滤器外,还使用静电除尘器、旋风除尘器、喷淋塔、文丘里洗涤器、碱吸收塔、衰变贮存罐等。

衰变贮存是核电站废气处理常用的一种方法。压水堆核电站的含氢废气多用压缩衰变贮存进行处理。设计有多个衰变贮存罐,一个罐贮满之后,启用另一个罐接收废气。废气经过 45~60d 自然衰变,分析监测放射性水平。如果符合要求,经过过滤系统处理之后排放。如果尚不合格,需要延长滞留衰变时间或作其他处理。倘若含氢废气中氧含量超过 2%,必须用氮气吹扫处理。核电站含氢废气的滞留衰变,除用压缩衰变罐滞留之外,也有用活性炭吸附床进行滞留衰变的。

惰性放射性气体(^{85}Kr 和 ^{133}Xe)可以采用低温蒸馏法,或采用吸收法,如低温活性炭吸收法、分子筛吸收法,实现对其净化。对于放射性碘(^{131}I),可以采用碱洗涤法、浸渍化学吸收法或水泥固定法等多种方法,进行净化处理。对于氚(^{3}H),可以选用氧化挥发法、HT/H$_2$O 催化交换法、激光法、低温蒸馏法和催化法等技术浓集它。对于放射性气溶胶粒子,通常采用高效微粒空气过滤器,对它进行净化。

三、放射性液体废物的处理

放射性液体废物包括废水和有机废液。废水的来源有工艺废水、地面冲洗水、去污废水、树脂再生液、淋浴水、洗衣水,等等。有机废液来自萃取剂(如磷酸三丁酯 TBP/煤油)及其降解产物、机油、润滑油、有机溶剂(如四氯乙烯、三氯乙烷等)、测量用的有机闪烁液等。放射性废液的处理方法主要有贮存衰变、过滤、反渗透、蒸发和离子交换等,需根据废液的物化特性、放射性核素的组成和浓度、废液量、排放或复用要求等选用,可能应用单一方法,也可能多种方法组合使用。

1. 基本要求 应根据放射性液体废物的特性(如物理和化学特性、放射性核素种类和活度浓度、有机物含量、含盐量、悬浮物含量、酸碱度等)和排放限值选择合适的处理工艺(如蒸发、离子交换、膜技术、絮凝沉降、吸附、过滤、离心分离等),采用安全、高效、二次废物量少和经济的方法和设备。应合理分类处理不同的放射性废液(如高、中、低放废液,有机与无机废液,工艺与非工艺废液等),以防系统交叉污染,防止增加处理和整备的复杂性、维修和检查的困难。

从废液中回收易裂变材料时,应考虑核临界安全问题。应考虑经过处理后净化水复用的可能性及其复用的范围。净化水系统应单独设置,并予严格检验和控制使用。应从系统、设备、管道、阀门与管件、焊接与安装、维修等各方面加强管理,防止发生放射性废液污染事故。

2. 常用处理方法　放射性废液的净化处理的方法很多,其中放射性废水最常用的有贮存衰变、过滤、蒸发和离子交换、电渗析、反渗透等许多技术。有机废液处理方法有热解焚烧、急骤蒸馏、湿法氧化和吸附固定等。

(1) 贮存衰变:将放射性废液在贮槽内暂存一定时期,使其中的放射性核素衰变,以降低其放射性浓度。贮存衰变法对长寿命核素无意义,主要适用于含短寿命放射性核素的废液,如核技术应用单位(医院核医学科)产生的废液,经足够时间衰变后,其废液就能达到排放要求。对于既含短寿命放射性核素又含长寿命放射性核素的废液,在其积存废液等待处理的过程中,短寿命放射性核素得到衰变,可降低待处理废液的放射性浓度。

(2) 过滤:是废水处理简单易行的办法,废水中加入适当的沉淀剂或絮凝剂,调节到适当pH,废水中的放射性核素就能通过共沉淀或吸附、载带进入沉淀物中。沉淀物要进行过滤,若过滤后的废水仍不符合要求,须蒸发处理。离子交换法处理废水也要用到过滤。过滤的去污因子(DF)=2~10。去污因子又称"净化系数",指单位质量放射性废物的初始放射性活度与去污后该物质中剩余的放射性活度之比。过滤的办法很多,如常压过滤、减压过滤、真空过滤、离心过滤、冷冻过滤、超滤等。

(3) 蒸发:是废液处理的重要手段,有较高的去污效率和较大的处理能力,去污因子(DF)=10^3~10^5。蒸发能处理含盐量较多(可达300g/L)的废液,很多工艺废水用蒸发法来处理。当采用蒸发法净化处理高放废液时,应考虑限制蒸发器加热介质的温度,并设置防爆装置。高放浓缩液接受槽应考虑设置冷却装置和采取防核临界措施。蒸发器类型很多,有自然循环蒸发器、强制循环蒸发器、压缩蒸发器和薄膜蒸发器等。为确保蒸发器的正常运行,蒸发之前废液要经过过滤器除去悬浮物和固体,要用预热器预热料液。为防止蒸发过程的雾沫夹带而降低去污效率,要加消泡剂。蒸发出来的蒸馏物,经过旋风分离器、泡罩塔、蒸馏液冷凝器,冷凝后进入监测槽。监测合格者,可排放处理。监测不合格者,要再进行一次蒸发或做离子交换处理,蒸发浓缩液送入贮槽,准备固化处理。

(4) 离子交换:又称除盐处理,离子交换床(柱)也称除盐床,离子交换是处理低含盐量废液的一种好办法,操作简单,易实现遥控连续运行,去污因子DF=10~100。离子交换剂有无机离子交换剂(如蛭石)和有机离子交换剂(如离子交换树脂)。现在用得多的是离子交换树脂(阳树脂和阴树脂)。核电站的放射性废液处理系统常用离子交换树脂来处理工艺疏、排水。为了提高离子交换剂的使用寿命和净化效率,常在离子交换床之前和之后分别设预过滤器和后过滤器。预过滤器用以去除悬浮物和固体颗粒物,后过滤器用以阻挡树脂颗粒的流散。离子交换剂有的可再生使用,有的不可再生(如核电站)。再生会产生较多再生废液,经济上不一定合算。

(5) 膜技术:基本原理是水基废液在一定的压差下,利用特别的高分子聚合物膜的选择性渗透性能和不同孔径把水分子压到膜壁外,而大部分溶质被截留在膜壁内,形成"淡水"和"浓水"两股流体,实现浓缩和净化。膜技术在低放废液处理中的应用取得了很大的发展,特别是基于压力差驱动的膜技术已在核电厂被广泛采用。现已广泛工业化的膜技术有反渗透和超滤等。膜技术的优点是能耗较低;可实现模块化设计,有利于工艺流程和生产能力的调整,安装和维修方便。不足是高分子聚合物膜易被油和胶体沾染而失去功能。在前端增加除油和胶体的预处理设备有很好阻止作用。

（6）有机废液的处理：有机废液包括从乏燃料后处理产生的废磷酸三丁酯（TBP）-煤油萃取剂、被放射性污染的润滑油和检测用的废有机闪烁液等。废 TBP-煤油可用热解焚烧法处理。把废 TBP-煤油和石灰水[$Ca(OH)_2$溶液]加入球床反应器内，在 350~380℃下热解生成五氧化二磷（P_2O_5）和可燃的烷烃气体。P_2O_5 与 $Ca(OH)_2$ 反应生成焦磷酸钙沉积在金属球表面。用反应器中央的搅拌桨驱动，使金属球上下翻动，通过球之间的摩擦把表面的焦磷酸钙磨下来，最后从反应器底部排出，经水泥固化后送贮存或处置。废 TBP-煤油也可用急骤蒸馏方法处理回收，即先用碱洗法除去其中的降解产物，再利用 TBP 和煤油的不同挥发温度在真空蒸馏塔上分别收集 TBP 和煤油。废润滑剂（如机油、真空泵油等）最简便的处理方法是直接喷入固体废物焚烧炉烧掉，也可以用湿法氧化转化为无机废液或用吸附固定的方法处理。吸附有机废液的材料有很多，如木屑、活性炭、黏土和特殊的聚合物。吸附后再用水泥或其他介质将其固化（定）。一种新型聚合物能吸附固定各种润滑油脂、TBP-煤油、闪烁液和油水混合废液，其产品可以直接送至处置场所，也可按需进行焚烧、水泥固定或长期贮存。当采用热解焚烧或湿法氧化处理有机废液时，应考虑设置防火、防爆装置。

常用放射性废液处理方法比较见表 9-2。

表 9-2　放射性废液处理方法比较

方法		优点	缺点	适用范围	净化系数
化学沉淀法	氢氧化铁沉淀	设备运行费低，生产能力大	产生的泥浆要处理	低放废液，含悬浮物、胶体物、溶解物的废液	4~20
	磷酸钙沉淀				10~100
	磷酸盐和亚铁氰酸盐共沉淀				50~100
离子交换法	化学沉淀后，蛭石处理	去除可溶性离子	杂质的影响大，废物要预处理，会产生二次废物	中、低放射性废液，含溶解物的废液	100~500
	两级离子交换树脂床				800~1 200
隔离膜分离法	电渗析	投资低，节能，易自动化运行	膜易碎，维修麻烦	中、低放废液，含溶解物的废液	50~100
	反渗透				10~100
	超滤				10~100
蒸发法		减容效果好，适应性强，净化系数高，费用低		中、低放废液，含胶体物、悬浮物、溶解物的废液	10^3~10^6
生物化学法		节省费用，能除去废液中的有机污染物	净化系数低	低放废液，含有机物、悬浮物、溶解物的废液	2~50

表 9-1 中的净化系数等于处理以前液体中的放射性活度的浓度（Bq/L 或 Bq/m³）除以被处理以后的该液体中的放射性活度的浓度之商。

四、日本福岛核污染水的处理

众所周知,2011 年日本福岛核事故产生了大量的放射性废水,废水的来源主要有两个方面。一是冷却水,福岛核事故是因为反应堆过热最终导致堆芯熔毁,而反应堆过热的原因是厂区停电导致冷却系统停运,不能及时带走反应堆产生的热量。为了保持反应堆稳定,反应堆堆芯需要有冷却水持续冷却。这些冷却水因为接触了反应堆的辐射物质,变成了有待处理的废水。二是来自地下水的渗透,下雨天会将降雨转化成地下水,由于地势原因,地下水会渗入反应堆内成为放射性废水。

为阻挡不断渗入反应堆下的地下水,日本政府耗资 350 亿日元建立冻土壁,于 2017 年动工,在福岛第一核电站 1 号至 3 号反应堆四周 1.5 千米的地层中,埋入 30 米深的冻结管,通过循环冷却液体在地下构建冻土壁。但是,冻土壁每日只能减少 80 吨的核污染水。除了冻土壁外,还使用了其他方法,包括"竖井",及从西侧井取地下水迂回排入大海,以及建成高级液体处理系统 (advanced liquid processing system, ALPS),改用净化水冷却堆芯等方式。

所谓的 ALPS,又称多核素去除设备 (multi-nuclide removal facility),2012 年 10 月,ALPS 系统完成研发,工艺图见图 9-4,2013 年 9 月正式投入使用。在没有 ALPS 系统之前,核电站只能处理废水中的放射性锶、铯、钴等几种关键的放射性金属元素,在 ALPS 上马之后,则可以去除的元素增加到除氚以外的 62 种(含同位素,见表 9-3)。经 ALPS 处理过的水被储存在现场的焊接制成的水罐中,其中大部分罐子的容量约为 1 000m³,(截至 2020 年 2 月 20 日,有 977 个水箱,见图 9-5)。在水箱储存区周围建造了双层堤坝,以减轻任何一个储罐泄漏时对周围地区的潜在污染。

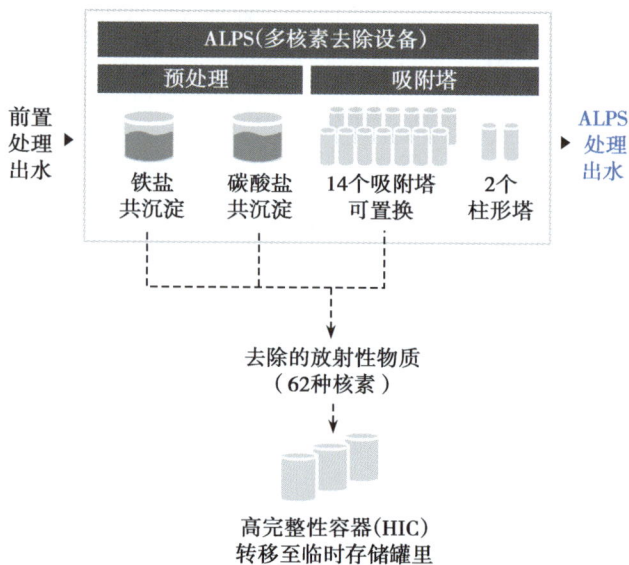

图 9-4　ALPS 系统的工艺组成简图

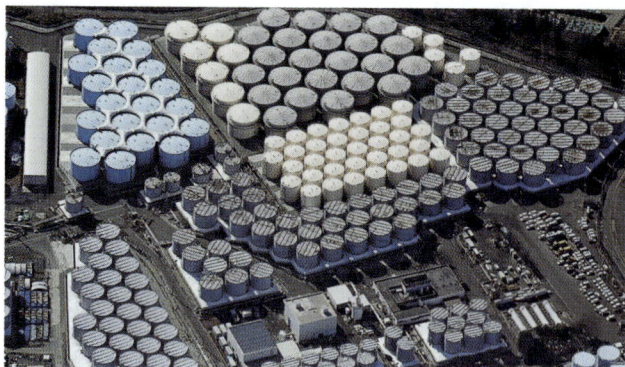

图 9-5　福岛核电站核污染水的存放罐

表 9-3　ALPS 系统可以去除的 62 种核素

序号	核素	半衰期	序号	核素	半衰期
1	铷 -86	19 天	32	钡 -140	13 天
2	锶 -89	51 天	33	铈 -141	32 天
3	锶 -90	29 年	34	铈 -144	280 天
4	钇 -90	64 小时	35	镨 -144	17 分钟
5	钇 -91	59 天	36	镨 -144m	7 分钟
6	铌 -95	35 天	37	钷 -146	6 年
7	锝 -99	210 000 年	38	钷 -147	3 年
8	钌 -103	40 天	39	钷 -148	5 天
9	钌 -106	370 天	40	钷 -148m	41 天
10	铑 -103m	56 分钟	41	钐 -151	87 年
11	铑 -106	30 秒	42	铕 -152	13 年
12	银 -110m	250 天	43	铕 -154	9 年
13	镉 -113m	15 年	44	铕 -155	5 年
14	镉 -115m	45 天	45	钆 -153	240 天
15	锡 -119m	290 天	46	铽 -160	72 天
16	锡 -123	130 天	47	钚 -238	88 年
17	锡 -126	100 000 年	48	钚 -239	24000 年
18	锑 -124	60 天	49	钚 -240	6600 年
19	锑 -125	3 年	50	钚 -241	14 年
20	碲 -123m	120 天	51	镅 -241	430 年
21	碲 -125m	58 天	52	镅 -242m	150 年
22	碲 -127	9 小时	53	镅 -243	7400 年
23	碲 -127m	110 天	54	锔 -242	160 天
24	碲 -129	70 分钟	55	锔 -243	29 年
25	碲 -129m	34 天	56	锔 -244	18 年
26	碘 -129	16 000 000 年	57	锰 -54	310 天
27	铯 -134	2 年	58	铁 -59	45 天
28	铯 -135	3 000 000 年	59	钴 -58	71 天
29	铯 -136	13 天	60	钴 -60	5 年
30	铯 -137	30 年	61	镍 -63	100 年
31	钡 -137m	3 分钟	62	锌 -65	240 天

资料来源：Tokyo Electric Power Company（TEPCO）。https://www.tepco.co.jp/decommission/progress/watertreatment/

经过上述的综合治理后,最终使含氚污水产生量由 2014 年的 540 吨/天减至 2020 年的 150 吨/天,预计到 2025 年降至 100 吨/天,见图 9-6。

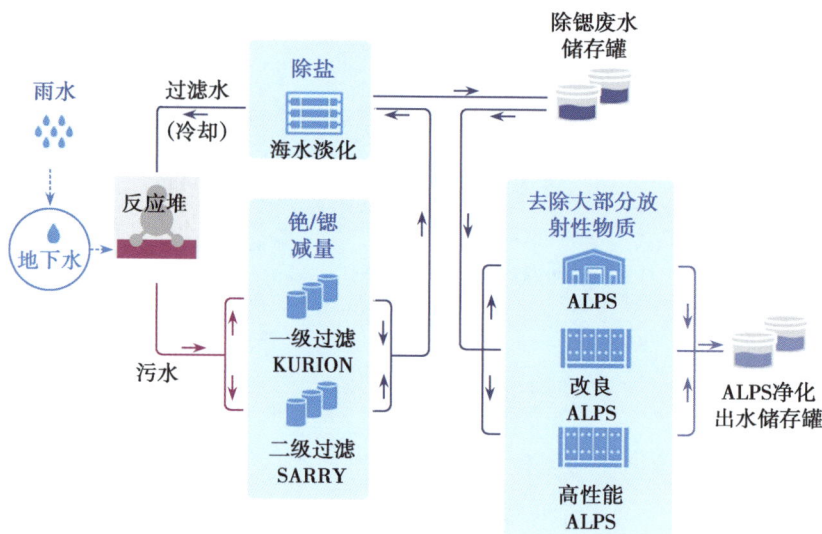

图 9-6   福岛核电站废水处理系统示意图

2021 年 4 月,日本政府正式决定自 2023 年起至 2035 年止,向海洋排放福岛第一核电站的核污染水。这些核污染水是震后为了避免反应堆芯熔毁,引入海水冷却从而产生的大量污水。

五、固体放射性废物的处理

固体放射性废物按其放射性比活度浓度分为高放、中放、低放、极低放和 α 废物。①高放废物的主要特征是放射性水平大于 1×10^{10}Bq/kg,且释热率大于 2kW/m³,因此要考虑遥控操作与较厚的辐射屏蔽和冷却措施;②中放废物的放射性水平大于 4×10^6Bq/kg,其释热率低于 2kW/m³,只要考虑辐射屏蔽的要求;③低放废物一般不需考虑屏蔽;④对于 α 放射体活度浓度单个废物包大于 4×10^6Bq/kg,多个废物包平均大于 4×10^5Bq/kg 的废物,其操作和安全监管必须十分严格。但是自 2018 年 1 月环保部、工业和信息化部、国家国防科技工业局联合发布了《放射性废物分类》的文件后,我国固体放射性废物的分类也做了相应的改变,详见本章第一节。

放射性固体废物按其形状和理化特性可分为可燃与不可燃、可压实与不可压实、干废物与湿废物等。固体废物的处理方法有数十种,但功能和目的各有不同,应根据实际情况作优选。固体废物的处理主要为使废物便于后续的贮存、运输和处置,以及实现废物最小化。随着核电和核技术的发展,低、中放固体废物量日益增加,废物最小化备受关注。可有效实现固体废物减容的许多方法,如焚烧、压缩、废金属熔炼等,正日益受到重视并获得发展。

减少固体废物体积的过程,称为减容。减容的目的是最大限度地缩小固体废物的体积,降低贮存、运输和处置废物的经费。把减容的凝聚态气体和把液体废物转变成固体废物的方法,称为废物固化。固化的目的是使废物稳定不易于弥散,便于贮存、运输和处置。固化后的废物体,称为固化废物体。已经开发的废物固化工艺很多:对于中、低放废物来说,主要是水泥固化、沥青固化和聚合物固化等;对于高放废物,主要采用玻璃固化。

1. 基本要求　应根据放射性固体废物的特性(如物理、化学和生物特性、放射性核素和活度浓度等)和后续整备、贮存、运输或处置的要求,选择合适的处理工艺,采用安全、高效、二次废物量少、包容性好和经济的方法和设备。

废物处理设施应设有完善的防护措施,保证工作人员的辐射安全。处理 α 废物的系统应安置在相应的密封屏障内,并注意确保核临界安全。

应考虑废物浓缩、减容后放射性活度浓度的提高所导致的辐射影响。必要时,应采取适当措施防止对工作人员和公众造成不可接受的照射。

固体废物处理中应考虑材料的回收和利用。

2. 固体废物减容　对于已经产生而且不可能再利用/再循环的固体废物,应作减容处理,尽量减少要作最终处置的废物的体积。减容处理的方法很多,最重要的有以下几种。

(1) 焚烧减容:对可燃性固体废物,通常在专用的焚烧炉内焚烧减容。焚烧使废物的有机成分转化成无机产物,但是不能破坏放射性元素。应根据废物特性(如化学成分、热焓、含水率、密度、不可燃物含量等)选择合理的炉型和操作条件,保证燃烧完全,防止炉内架桥、炉篦堵塞和产生有毒物或易爆物。焚烧系统应设置防火、防爆装置,并设有完善的排气净化系统,并保证排入大气的放射性及其他有害物质低于审管部门规定的限值。应根据焚烧灰渣的特性对其作进一步处理。应考虑回收其中有用的物质,或直接进行固定、熔融,或暂存在可靠的密封容器内,待整备后送废物处置场处置。实验动物尸体不宜直接焚烧减容,要经过防腐处理,焚烧后的灰渣收集在密闭容器内,待固化处理。焚烧可获得较大的减容和减重。焚烧炉建造和运行投资较高,焚烧炉宜连续运行,适宜于废物产生量大的单位使用,焚烧炉滤器芯等二次废物需要进一步处理。国际上已开发和使用了许多类型的焚烧炉,如表9-4所示。放射性废物焚烧工艺流程见图9-7。

表 9-4　焚烧炉类型及其应用

类型	应用
过量空气焚烧炉	应用最广泛
控制空气焚烧炉	焚烧含各种组分的废物
裂解炉	烧焚含塑料、橡胶多的废物
流化床焚烧炉	焚烧废树脂
高温熔渣炉	允许掺杂少量不可燃废物一起焚烧,得到的熔渣不必进行固化
熔盐炉	焚烧含钚废物

(2) 压实减容:对于不可燃性固体废物用压实法减容。压实减容是一项比较成熟的技术,基于提高废物密度,消除废物中的空隙而减少体积,应用广泛。压实减容后的固体废物收集在经过审管部门审核批准的标准容器内封好,待处理。应采取措施收集压实时产生的废液,并防止发生气载污染。必要时,压实前可将废物切割成小块或在桶内预压实,以提高压实的减容比。减容倍数比较小,但设备简单、成本低、操作容易。使用压头压力为 1 000~2 000t 的超高压压实机,可压缩废金属部件(如金属管道、箱体、泵、阀门)和破碎的混凝土类废物,桶

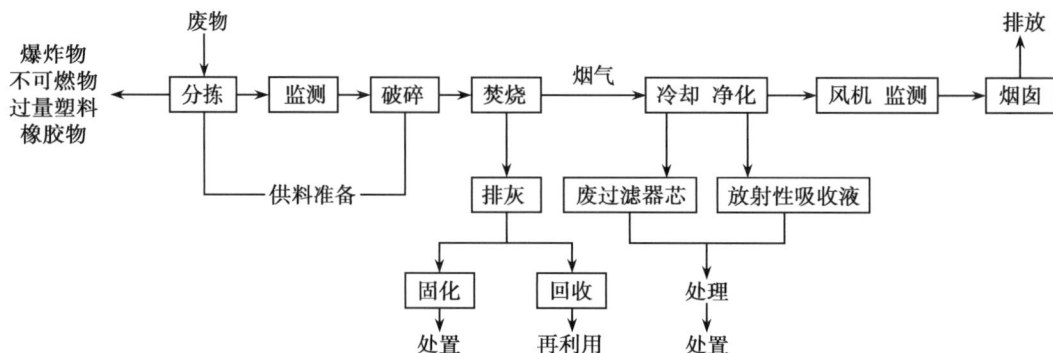

图 9-7 焚烧工艺流程示意图

装废物也可有效压实减容。

(3) 切割减容:对于受放射性核素污染,不准备再利用的设备,采取切割减容。按表面污染的程度不同,可以在热室内切割,或在其他专用操作间切割。将切割后的固体废物再压缩进一步减容。最后,将减容后的废物装入标准容器中封好,待处理。所谓"热室"是指通过窥视窗借助机械手对强放射性物质操作的具有厚屏蔽层的封闭室。对含有易裂变材料或废弃不用的核燃料的锆合金包壳的切割,应当在热室内进行。要考虑核临界安全问题和金属铀屑的自燃问题。核临界安全是指确保含有易裂变材料的系统不会达到或维持自持链式核反应的状态,以及为实现这一目标而采取的措施。金属铀屑在常温常压条件下氧化时会自燃,先冒白烟,后出现黄色火焰。

(4) 废金属熔融:通过高温熔炼,低污染废金属中的放射性核素进入炉渣或废气中,部分核素均匀分配于固定进铸锭中。熔铸的金属锭可以用作制造废物容器、屏蔽体等,经检测合格和批准甚至可有限使用。

压实、焚烧和废金属熔融都能很好地使放射性废物减容,它们的特性比较见表 9-5。

表 9-5 压缩、焚烧和废金属熔融的减容特性比较

减容方法	压缩	焚烧	废金属熔融
处理对象	可压缩废物	低放可燃性废物	低污染的废金属
特点	减容不减重,不改变可燃、辐解、热解、发酵和腐烂等风险	减容和减重比大,无机化转变;产生的焚烧灰稳定性好,有可能回收利用的有用物质	小量减容和减重;资源再利用意义大
设备投资	较低	高	较高
处理费用	较低	高	较高
特点	简单、减容倍数小、适用性大,二次废物极少	减容倍数大、投资高,适宜于废物产生量大的单位使用	少量二次废物(炉渣和过滤器芯)要处理和处置,铸锭可再利用

放射性固体废物处理方法还有:熔融盐氧化法、微波处理、催化湿法氧化、超临界水氧化、生物处理等,主要用于分解、破坏废物的有机成分。

3. 放射性废液的固化　经上述有效减容后的放射性废液,为了达到永久处置的目的,还需要进行相应的固化。即放射性废液在处置之前都应转化为某种稳定、牢固、惰性的固体形态,以避免由于自然过程而造成的放射性核素的迁移或扩散,从而实现安全处置。目前关于放射性废液的整备,世界上大多数国家都在大力研究和应用固化的方法。

放射性废液固化方法很多,有水泥固化、沥青固化、聚合物固化、玻璃固化、人造岩石固化等。使用最多的是水泥固化,最有发展前景的是玻璃固化。水泥固化、沥青固化、聚合物固化通常用于固化低于中水平的放射性废液、化学泥浆、蒸残液和废物树脂等。玻璃固化主要用于固化高放废液,人造岩石固化主要用于固化锕系核素废物。不同类型废物应选用不同固化方法,综合考虑安全性、可行性和经济性。

放射性废液的固化对固化体的导热性能、机械强度、浸出性能、化学稳定性、耐辐照性能、抗浸泡性能、抗冻融性能以及固化过程的减容比都有一定的要求。

(1) 水泥固化:设备和工艺简单,操作方便、安全;固化材料易得、价低、能耗小、成本低;固化体机械强度高,耐热性好抗辐照能力强;自屏蔽性能好。

(2) 沥青固化:固化体稳定性好,但工艺和设备复杂,适用于处理放射性水平较高的废物;但容易燃烧爆炸。

(3) 玻璃固化:玻璃固化时,大部分放射性核素在高温下以氧化物形式和玻璃形成剂熔制成均匀的玻璃体,从而使放射性核素有效地固定。固化体具有较高的抗化学介质侵蚀的能力和良好的辐照稳定性、热稳定性和机械稳定性。不足之处是玻璃是一种自由能较高的亚稳态物质,它有通过析出晶体,释放能量而到达稳定态的自发倾向。析出晶体的玻璃体在抗水浸出等性能上有所下降。高放废液玻璃固化工艺流程方框图见图 9-8。

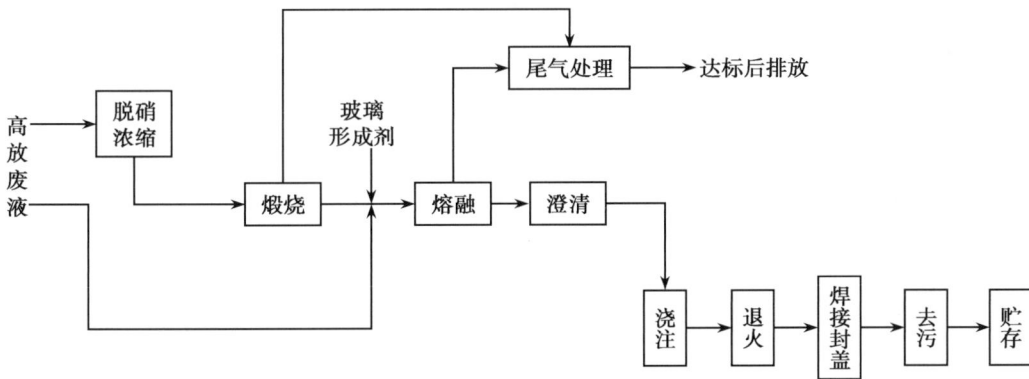

图 9-8　高放废液玻璃固化工艺流程方框图

(4) 放射性废物陶瓷固化:使放射性核素作为晶体的组成部分而固定的固化方法,主要有玻璃 - 陶瓷固化体(合适组成的硼硅酸盐玻璃固化体经热处理而部分析晶的产物)、过煅烧陶瓷固化体(废液与硅、铝、锶等添加剂一起转化为煅烧物后再经高温处理的产物)、交换剂热压陶瓷固化体(用特制的水合氧化物型无机离子交换剂吸附放射性核素后再经热压烧结的产物)等。硼硅酸盐玻璃固化体稳定性较好、工艺简单,但有可能析出晶体,改变玻璃性质,影响长期贮存的安全性。陶瓷固化体和复合固化体稳定性好,但工艺复杂,技术上要求较高。

第三节　放射性废物的整备

放射性废物整备即把放射性废物转变为适合运输、贮存和处置的形体,如将液体转变成固体废物(固化)、将废物转入容器加以固定以及提供附加的包装等。整备是放射性废物处置前的一个重要步骤。放射性废物处置是把放射性废物放置在一个经批准的专门设施中,不再回取,使之与人类生存环境永久隔离的行政和技术活动的总称,它是包括核燃料循环废物在内的所有放射性废物处理的最后一个环节。

一、目标

废物整备的目标是把废物转变成符合后续过程废物接收准则要求的废物体或废物包,保证搬运、运输、贮存和处置过程中的安全。

二、基本要求

应将放射性废液转变成固态废物体,并封闭在容器中。应根据放射性废液的特性(化学组成、放射性核素和活度浓度等)和后续贮存、运输或处置的要求选择合适的固体基质(如水泥、沥青、聚合物、玻璃、陶瓷体等)。

废物固化时应采用固化产品安全性能好、废物包容量大、减容效果好、操作与维修简单和安全的固化配方、固化工艺与设备。固化体的性能应满足以下基本要求:①放射性核素的浸出率低;②具有足够的化学、生物、热和辐射稳定性;③具有一定的机械强度和抗冲击性能;④质地均匀、密实,比表面积小,整体性好;⑤与基质材料和包装容器有良好的相容性。

埋置或包封固体废物时应选用合适的介质材料,以保证废物体尽可能均匀和密实。特别要考虑某些金属废物(如 Al、Mg、Zr)与碱性水反应产生氢气的可能影响。

各类废物应选用合适的包装(必要时包括外包装)才能进行贮存、运输和处置。废物容器应符合 GB 11806—2019《放射性物质安全运输规程》和其他有关包装容器标准的规定。废物包装的材料和结构应满足贮存、运输和处置的废物接受准则的要求。

应尽可能采用标准包装容器(如废物容器、屏蔽容器、运输容器或外包装),以便于装卸、运输、贮存和处置。

应充分考虑 α 废物包装容器的密闭性。采用高整体容器时,应考虑长期辐照对废物体及容器的影响。

废物整备设施的营运者应定期对其废物体和废物包的长期安全性进行评估,以保证在搬运、贮存和处置的正常工作条件下和设定的事故工况下能包容放射性物质。废物体和废物包装的技术特性应根据评估的结果加以改进。

废物包装容器应由具有制造许可证的单位生产,并按相应标准规定的要求进行检验和验收。

第四节　放射性废物的贮存和处置

废物贮存的目标是在规定的贮存期间内确保废物不丢失、可回取和废物容器的完好,以便进一步处理、整备、运输或处置。

放射性废物处置的基本原理是建造一种处置系统,使之能在一定的安全期内有效包容放射性废物。即使放射性废物会通过自然过程以多种扩散形式迁移并稀释,但稀释后的浓度不存在不可接受的危害。对铀矿山废石,一般利用废矿井就地回填处置,对短寿命中低放废物,一般采用近地表处置、岩洞处置或水力压裂和深井注入等方式,处置系统的有效期为300~500 年;对高放废物、α 废物、乏燃料和长寿命中低放废物,提出了宇宙处置、深海处置、海床处置、冰盖处置、岩石熔化处置等方式,但公认的有效可行的方式是深地质处置,其处置系统的有效期应达到 1 万 ~10 万年。

一、贮存的基本要求

(一) 固体废物的贮存

废物应按其放射性活度和所含核素半衰期的不同分类贮存。中、低放固体废物的贮存期一般不宜超过 5 年。应适时对废物进行相应的处理、整备或处置。

贮存库的设计和运行应便于废物包的监视、识别、回取和管理。

应根据库址的自然条件(如温度、湿度、空气中腐蚀性成分的含量)和废物特性(如侵蚀性、释热、放射性活度等)采取必要的措施(如通风、防湿、防火、防水、防震、防雷击、防撞击、屏蔽、冷却、实物保护、辐射剂量监测等),保证在规定的贮存期限内废物的安全和容器的完好。必要时,应对废物包进行探测,以便及早发现容器损坏、放射性泄漏或容器内有气体产生。

贮存库的设计应考虑适当的冗余度,以满足检修和事故工况下废物量可能增加的需要。贮存库中废物的贮量(体积和放射性总活度)和贮存时间不得超过贮存库设计规定或审管部门的要求。对贮存含易裂变材料的废物库,应采取防核临界措施。

经过贮存衰变,如果废物的放射性活度浓度达到或低于现行放射防护标准中规定的豁免水平时,经审管部门批准,可按豁免废物进行处理或处置。

应为检修或退役中产生的大件废物设置贮存场所。贮存场所的设计应考虑废物安全和废物对场地的可能影响,以及废物回取和转运的可能性。拟送贮存场所的废物的表面剂量应达到运输规定要求。

贮存库应建立废物贮存档案和出入库登记制度,保证废物始终处于有效监控之下。

(二) 液体废物贮存

废液贮槽的材料应选用经过检验证明能耐所存放废液侵蚀的金属或其他材料。

废液贮存设施应至少有一个与最大贮槽的容量相等的备用贮槽。

废液贮存设施应设置多重安全屏障,如采用双层贮槽、加托盘和多种检漏装置;设置必要的检测仪表(用于测温度、压力、液位、酸碱度等)以及通风、搅拌、转运和取样装置;采取监控废物特性和防止形成燃爆条件等措施。高放废液贮槽还应设置冷却、防核临界和控制气相中氢气浓度的系统。应采取措施保证设施的运行参数保持在可接受的限值内,防止放射性气溶胶和液态流出物超过规定的限值。

(三) 贮存管理

放射性废物的安全管理,必须坚持废物最小化、无害化和妥善处置、永久安全的基本原则。

1. 贮存衰变　对仅含极短寿命核素的废物,经过适当时间贮存之后,核素衰变到清洁解控水平,或可再利用,实现无害化、资源化;或可当作一般废物处置,大大降低废物处置费用。对含短寿命核素的废物,经过适当时间贮存之后,废物放射性水平降低,可以降级处置,如达到极低放废物水平者可做填埋处置,就可大大减轻废物处置的负担。

2. 贮存管理重点关注

(1) 按废物类别、特征(尤其是放射性活度、半衰期)实行分类入库,分区贮存。

(2) 对贮存设施及废物包装进行定期检查,保证贮存设施及废物包装在计划贮存期内的完好性。对有问题的废物包装,及时做安全处理,确保废物随时可回取。

(3) 对贮存设施及周边环境按计划进行放射性监测(包括地下水、地表水、土壤和空气),发现污染及时处理,如实上报。

(4) 编写并执行"废物贮存管理细则"及"废物贮存管理质量保证大纲"等文件。

(5) 对废物接收(来源、数量、特征、包装与标识等)、入库贮存(时间、位置)及外运处置(清洁解控、送交处置)等信息,如实完整地记录、建档保存,保持废物贮存信息的准确性和可追溯性。废物贮存是放射性废物管理三大环节(处理、贮存、处置 - 排放)的中间过程,须严格执行《放射性废物安全管理条例》中的相关条款。尤其要以取得放射性固体废物贮存许可证为前提,按照许可证规定的活动种类、范围、规模和期限从事废物贮存活动。

二、处置与排放

放射性废物处置是把废物安放进经过批准的设施中,提供安全隔离,确保进入环境的放射性核素的浓度处于可接受的水平的过程。放射性废物处置必须确保处置库(场)从选址、设计、建造、试运行、运行、关闭到监护各阶段都遵守有关法规和标准,严格执行许可审批制度,保护工作人员和公众健康,保护生态环境,保护子孙后代,不给后代人带来不适当的负担。20 世纪五六十年代,美、英、法等国家曾将低、中水平放射性固体废物投弃入大西洋和太平洋中。1972 年,71 个国家签字通过的《防止倾倒废物和其他物质污染海洋公约》禁止了在海上倾倒核废料。《中华人民共和国放射性污染防治法》明确规定,我国低、中水平放射性固体废物实行近地表处置;高水平放射性固体废物和 α 废物实行深地质处置。

各类辐射实践中产生的放射性流出物的排放,是放射性废物治理中的一个重要环节,应按照国家放射性物质向环境排放的控制规定,对纳入审管范围的实践或实践中的源,禁止非计划释放或有组织排放。

(一) 固体废物处置

处置是指将放射性固体废物最终放置于专门建造的设施内的实践活动。

1. 目标　固体废物的处置目标是将废物与人类及环境长期、安全地隔离,使废物对人类环境的辐射影响减小到可合理达到的尽量低水平。

2. 基本要求　产生放射性固体废物的单位,应当按照国务院生态环境行政主管部门的规定,对其产生的放射性固体废物进行处理后,送交放射性固体废物处置单位处置,并承担处置费用。

设立专门从事放射性固体废物贮存、处置的单位,必须经国务院生态环境行政主管部门审查批准,取得许可证。禁止未经许可或者不按照许可的有关规定从事贮存和处置放射性固体废物的活动。禁止将放射性固体废物提供或者委托给无许可证的单位贮存和处置。

被处置的固体废物应当是适宜处置的废物体,应当符合 GB 9132—2018《低、中水平放射性固体废物近地表处置安全规定》的规定。

固体废物处置设施系统应能提供足够长的安全隔离期。通常,中、低放废物的隔离期不应少于 300 年;α 废物和高放废物(包括不被后处理的乏燃料)的隔离期不应少于 10 000 年。每个处置设施的隔离期应经过评价,由审管部门在许可证条件中进行规定。

固体废物处置设施应当根据需要设置不同的多重屏蔽,包括工程屏障(如废物体、废物容器、处置结构和回填材料)和天然(地质)屏障,以实现废物与环境的有效隔离。应把多重屏障视作一个整体系统,每个屏障都应对系统的安全作出有效的贡献。整体系统中某一屏障的不足应由其他屏障加以弥补。

由于废物隔离的长期性和不确定性,废物处置系统的设计应留有较大的安全裕度。应尽量增加系统的固有安全性,减少对长期监护管理的依赖。

3. 中、低放废物的处置　中、低水平放射性固体废物(简称"中、低放废物")不含或只含很少的长寿命核素,包容隔离 300 年以上,就可达到安全水平。中、低放固体废物应按"区域处置"的方针实施处置。在考虑废物来源和数量、经济和社会因素的条件下,应建设若干个国家级区域处理场。

中、低放废物处置场选择地质构造稳定、无不良地质作用,水文地质、气象条件、地下资源、运输道路、人口分布和经济发展满足要求,并为公众所接受的场址,建设适宜的处置设施。中、低放废物的处置,各国从国情出发,因地制宜采用多种方式,包括:地面上混凝土窖仓或近地表混凝土沟壕、窖仓处置;井穴或洞穴处置;废矿井处置等。现在,国际上多数国家采用近地表混凝土工程构筑设施进行中、低放废物的处置,但这只适于不含或只含很少量长寿命核素的中、低放废物。

(1) 混凝土沟壕、窖仓处置:有全地下、半地下、全地上等多种形式。废物包以叠堆或卧堆形式整齐码放,上设活动挡雨帐篷,底部设排水孔,连接集水、排水管网和监测系统。废物装满一层和一单元后灌浇混凝土砂浆填充空隙,压实之后封混凝土盖板。最后覆盖几米厚多层结构组成的覆盖层(通常 3~5m)。我国西北处置场、广东北龙处置场和四川飞凤山处置场也属于这种类型。

(2) 井穴处置:建造直径一到数米、深度几米到二三十米内敷钢面的井筒,用来处置放射性较强的废物(如废树脂、废过滤器芯或废放射源等)。装满之后浇注水泥砂浆,盖混凝土盖板,加设顶盖层。印度、加拿大采用这样的设施,处置核电厂产生的较高活度的废物。

(3) 洞穴处置:利用天然洞穴或人工挖掘的洞穴处置低、中放射性废物。瑞典和芬兰在滨海几十米深海底结晶岩中建废物库,用斜井同海边的核电厂相连,处置核电厂的中、低放废物。美国将内华达核试验场的部分核试验坑改建后作为处置库,20 世纪 90 年代以来,已接收和处置了美国能源部近 30 个单位的许多低放废物、混合低放废物、放射性污染的石棉废物和含大量钍的低放废物。

(4) 废矿井处置:不属于近地表处置。国际上有采用废盐矿、废铁矿、废铀矿、废石膏矿等处置中、低放废物。原民主德国的莫斯莱本(Morsleben)处置库就是由废盐矿改建的处置库,在 320~630m 深层位置处置了大量中、低放废物,现已关闭。德国现改建了康拉德(Konrad)废铁矿,在 850m 深层位置建处置单元,已获许可运行。废矿井深度大,人类活动和自然干扰的影响小,处置废物安全性好。但是,矿井的水文地质情况往往比较复杂,裂隙和地下水发育,需要经过整治和安全分析与环境影响评价后才能使用。

(5) 长寿命核素中、低放废物的处置:对含较高浓度长寿命核素的废物,如废弃的镭源、

镭 - 铍中子源、镅 - 铍中子源、锎 - 铍中子源,含碳 -14 废物,废弃的反应堆石墨套管和石墨砌块(含 ^{14}C、^{36}Cl 等长寿命核素)等,虽然它们的比活度和释热率不属高放废物或 α 废物,不必作深地质处置,但它们含较高浓度的长寿命核素,不能作近地表处置。国外许多国家采用中等深度(地下几十米到一二百米深度)地质处置进行包容隔离。法国正在专建这样一个中等深度地质处置库。我国应制定相关标准和导则,以便安全处置好这类废物。

在我国中、低放固体废物应采用近地表(包括岩洞)处置方式,也可采用其他具有等效功能的处置方式。但均应按 GB 9132—2018《低、中水平放射性固体废物近地表处置安全规定》和 GB 13600—1992《低中水平放射性固体废物的岩洞处置规定》进行选址、设计、建造、运行、关闭和监护。

4. 高放废物的处置 高放废物的体积虽然只不过是核燃料循环所产生的放射性废物体积的 1%,但其所含放射性量却为核燃料循环总放射性量的 99%。由于高放废物具有极强 β/γ 辐照水平,释热率高,含有较多半衰期长和毒性大的 α 放射性核素,因此其最终处置难度大,费用高、任务艰巨。从 20 世纪 60 年代以来,科学家们提出了许多高放废物的处置方案(见表 9-6),但为人们普遍接受和现实可行的只有深地质处置。深地质处置是在几百米深(通常指 500~1 000m 深)的稳定地质层中,建立由工程屏障和天然屏障构成的多重屏障系统,将高放废物与人类生活环境安全隔离万年以上。

表 9-6　高放废物处置方案

处置方法		基本思想	可行性
深地层处置	深地质处置	选择适当地质层开设巷道,适当布置钻孔,将高放废物放置在钻孔中称巷道 - 钻孔型	研究最多,具有实用性和可行性
		选择适当地质层适当布置主巷道和支巷道,将高放废物卧放在巷道中,称巷道 - 巷道型	美国尤卡山的设计
	超深钻孔埋置	将废物放置在 3~15km 深的超深钻孔中	技术难度大,投资高
	深岩层中熔融处置	将高放废物(或高放废液)不经中间贮存冷却,直接注入深岩层中,利用衰变热使废物和岩石一起熔成固熔体	尚待评价和研究开发
海洋底沉积层处置		将废物置于深洋底下沉积层中	IAEA 组织一些国家的专家作研究评价
冰层处置		将废物埋藏于格林兰或南极洲冰层底下	国际公约不允许
宇宙处置		将废物送到其他星体上	风险太大,不可能采用

为确保地质处置的长期性安全性,需要做许多开发研究工作,包括:①选址;②实验室研究和数学模型推算;③地下实验室研究;④自然类比研究;等等。

各国从自己的国情出发寻找可能选用的主岩(也有称基岩),被研究的主岩有花岗岩、凝灰岩、片麻岩(结晶岩类)、盐岩(蒸发岩类)和黏土岩(泥质岩类)等。选址要经过区域调查,场址特性调查,候选场址筛选和评价,专家委员会评审,最后由国家批准。调查的内容包括:①构造地质调查(地壳稳定性、地震烈度、火山活动、活动断层、新构造运动、断裂带位置、裂隙构造、岩体形成的地质年代和成因等);②水文地质调查(地下水分布和流向等;选择弱含水、低流速、低渗透的水文地质环境);③工程地质调查[选择有利于处置库的挖掘、施工建造方式,有足够使用的厚度,可建造竖井(斜井)等牢固的地下处置工程,便于安全运行以及将来封闭的地质层];④地球化学调查(选择有强的吸附和离子交换作用,有利于吸附、滞留放射性核素,岩体有良好的导热性和辐照稳定性,对废物贮罐腐蚀作用低的地质层);⑤气候/气象调查(重大自然灾害情况,以及古气候、古生态、古环境和现代气候特征;预测未来气候不会出现会导致处置库环境发生严重恶化的环境);⑥人文/经济/社会调查(工农业生产布局、矿产资源——地下水、地热和矿产与土地利用价值、经济发展潜力、交通运输条件)等。

　　我国高放废物处置库的建设自 20 世纪 80 年代中期以来,在选址、核素迁移和安全评价等方面已做了不少开发研究工作,为高放废物处置库的建设和运行打下了初步基础。α废物的处置也要求采用多重屏障纵深防御体系实现与人类生活圈安全隔离万年以上。世界上只有美国在新墨西哥州建造了超铀废物隔离验证设施(WIPP),1999 年正式投入使用。WIPP 位于离地面 650m 深地下的盐层中,只处置美国能源部军工超铀废物,这些废物来自美国军工后处理厂、钚生产基地、核武器制造和试验场址以及实验设施。

　　高放废物的分离 - 嬗变。分离 - 嬗变(partitioning & transmutation,P-T) 技术是把高放废物中锕系核素、长寿命裂变产物和活化产物核素分离出来,制成燃料元件送到反应堆去燃烧或者制成靶件放到加速器上去轰击散裂,转变成短寿命核素或稳定同位素,减少高放废物地质处置负担和长期风险,并可能更好地利用铀资源。现在世界上不少国家在进行高放废液分离研究,我国清华大学开发的 TRPO 萃取分离流程已作了冷台架试验和热试验。对于嬗变,可以利用快中子堆、聚变堆和强流质子加速器等来实现。中国原子能科学研究院和中国科学院合作开发的加速器驱动次临界反应堆(ADS)技术,其目标之一也是为了嬗变高放废物中的长寿命放射性核素。高放废物的分离 - 嬗变难度很大,其工程应用的实现,尚需要做大量的研究开发工作。

　　5. 极低放废物的处置　　极低放废物是放射性水平很低,但没有达到解控水平的放射性废物。极低放废物产生于核电站、核燃料循环设施、核技术应用和核研究开发的许多活动和部门。特别是核设施退役和环境整治会产生大量极低放废物。分出极低放废物作填埋处置,可大大减少中、低放废物处置场的负担和降低处置费用。法国和西班牙考虑今后三十年核电站退役会产生大量的极低放废物,专建了极低放废物填埋场,集中处置极低放废物。日本原子力研究所把日本核动力示范堆退役产生的极低放废物处置在东海村场址内特建的填埋设施中。美国能源部允许把放射性水平很低的低放废物送获许可接收这类废物的工业垃圾填埋场或危险废物处置场处置,其所产生的公众个人剂量不超过 0.25mSv/a。瑞典核电厂运行产生的极低放废物填埋处置在核电厂的填埋场中。英国也批准把极低放废物处置在工业垃圾填埋场中。GB/T 28178—2011《极低水平放射性废物的填埋处置》按放射性残留物的场址对公众有效年剂量≤0.1mSv 规定了接受废物核素的活度浓度指导值。填埋场应重视减少渗漏液的产生和防止其渗透泄漏进入蓄水层,以免造成对地下水和周围环境的污染;填埋场不得填埋有潜在利用价值的物料;填埋场的选址和建造必须得到批准,不允许自行随意挖坑填埋。

　　6. 处置安全性和环境影响评价研究　　放射性废物处置库(场)设置多重屏障体系,使废物中所含的放射性核素牢固包容在处置库(场)中,在衰变到安全水平前无达到危害量的放射性核素释放进人类生物圈。处置库关闭后的长时间里,难免有地下水进入处置库。地下水会同废物固化体、废物容器、围岩发生各种物理和化学作用。废物固化体会被溶解或通过离子交换作用释出放射性核素来。这些放射性核素随地下水向处置库(场)外迁移。核素的真实迁移数据是难以获得的,人们研究模拟处置条件下地质介质对核素吸附的分配系数(又称吸附比、分配比),结合实验室研究、地下实验室研究和天然类比研究,建立数学模型来预测核素迁移作用和评估处置库的安全性。这套数学模型包括:①释放模型或核素浸出模型,重点计算分析放射性核素从固化体或乏燃料元件中被地下水的浸出,描述源项问题;②核素迁移模型,包括近场处置库迁移模型和远场地质圈迁移模型,重点计算分析溶出的放射性核素输运出处置库和通过岩石裂缝输运到近地表,描述过程问题;③剂量效应模型或生物圈食物链模型,重点计算分析进入地表水中的放射性核素通过食物链到达人体,产生内照射、外照射的剂量,描述后果效应。

　　放射性核素从处置库中的废物体溶出,输运到食物链,进入到人体,其过程是极其缓慢的,输运量也微乎其微。因为除了核素本身衰变外,还存在着一系列逆过程,如稀释分散、介质吸附、凝聚、沉淀、矿化、离子交换等。实际上,核素迁移受温度、压力、地下水化学成分、辐射场和微生物等的耦合作用的影响。为考证所建立的数学模式是否代表实际的处置系统,计算程序是否代表真实系统的各种过程,编程是否正确,要作灵敏度分析,找出强烈影响系统预期性能的因素,并将其影响定量化;还要作不确定度分析,将预期性能与实际性能可能的偏离程度加以定量化。为评价未来的影响,人们假定造成高放废物处置库破坏的事故可能有火山爆发、地震、断层、冰川、陨石坠落等自然事故和采矿、钻井、汲取地下水、战争等人为事故,还有废物感生作用(如衰变热、辐射、应力作用等)造成的事故。这些事故风险概率很小(10^{-13}/a~10^{-9}/a)。

(二) 放射性流出物的排放

　　在各类辐射实践中产生的放射性废气、废水经过相关处理达到国家相关排放标准后,就可以按照预定的途径以气载(气体、气溶胶)或液态流出物的形式向环境的排放。所谓的排放就是指来自各类辐射实践正常运行所产生的、正在进行的或预期产生的放射性核素在满足国家相关法规的要求后,以可控的方式排入大气(气载排放)或排入江、河、湖、海等地表水体(液态排放),并预期在大气和水环境中可以得到进一步的稀释与弥散。

　　1. 目标　放射性气态和液态流出物废物排放的目标是将符合排放限值的流出物分别在规定的受控条件下排放到弥散条件良好的大气或水体中,使它们对人类环境的影响减小到可合理达到的尽量低水平。

　　2. 基本要求　应设置适当的流量和浓度测量设备,在排放前对流出物进行监测和控制;排放口应考虑设置在居民区、水源或生态保护区的下风向或下游,并具有良好的弥散条件;排放口位置的选择应经过论证和审批,必要时应进行模拟试验。

　　放射性流出物是核与辐射设施向环境排放的放射性源项,流出物经过在环境中传输、稀释、弥散和累积,最后对公众形成辐射照射。对流出物的控制,一般是通过对核与辐射设施规定年排放量限值来实现的。年排放量限值可以通过对流出物中的放射性核素监测进行定量度量。

　　3. 常规排放　常规排放是指核与辐射设施在正常运行和管理情况下,向环境进行的有计划、有控制并实施有效监测的流出物排放。常规排放又可分为正常排放和异常排放两类。正常排放是指排放时间及排放方法事先均有安排,是在有一定计划和受到控制的情况下进行的排放,预期的核素活度浓度(或比活度)、成分以及排放时间都是预知的。"控制"是指对排放行为设置有监控措施(如监测流出物中放射性核素活度浓度、排放速率、排放物的理化性质等),且当发现排放不符合审管要求时,可以立即阻断排放。异常排放是指排放是在事先的排放计划之外,或由于废气、废液处理系统失效,或由于排放系统或设备故障,或操作不当而未按预期计划安排的排放。这种排放有可能导致流出物中放射性核素活度浓度水平短时间内超过营运单位规定的控制值(或管理目标值),但不超过国家规定的排放总量和排放浓度控制值。对于这类排放,要求分析其原因,并及时采取技术措施,实施严格管理,尽量减少和杜绝异常排放。

4. 非计划释放　又称无组织释放,由于设计缺陷而未能按预期计划安排的释放,或未能按设计流程合理收集和适当处理的废气、废液不经过排气筒或排水口的无规则释放。这种释放主要来自那些未能纳入审管范围的实践或实践中的源,或来自基于以前的标准而批准的实践或实践中的源,而按照目前放射性物质向环境排放的控制规定,对纳入审管范围的实践或实践中的源,已禁止放射性物质的非计划释放或无组织释放。

不同类型的实践或实践中的源,其流出物中的核素种类、含量、物理和化学性质不尽相同,排放特性也会有差异。此外,流出物在排入的大气环境及受纳水体的弥散、稀释条件各不相同,流出物中的放射性核素在环境中的行为也不尽相同。因此,产生放射性流出物的各类设施从选址、设计、建造到运行等各个环节都需要考虑流出物排放的管理要求,必须满足国家相关标准,并采用最适合技术使得流出物的排放总量和排放浓度均保持在可合理达到的尽量低水平,保障公众的健康和环境的安全,液态、气载流出物对公众的影响见图9-9、图9-10。

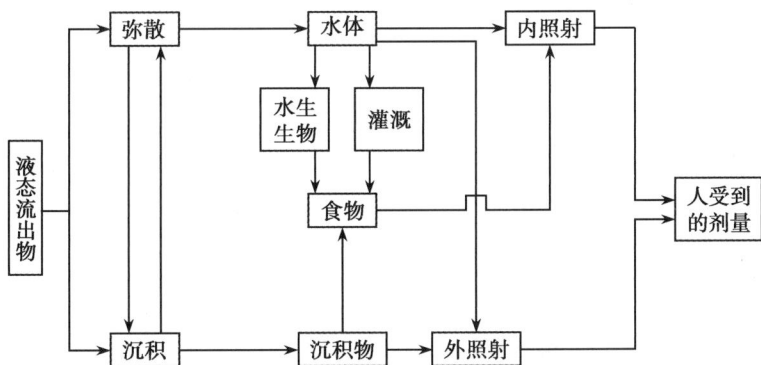

图 9-9　公众成员受到液态流出物照射的主要途径

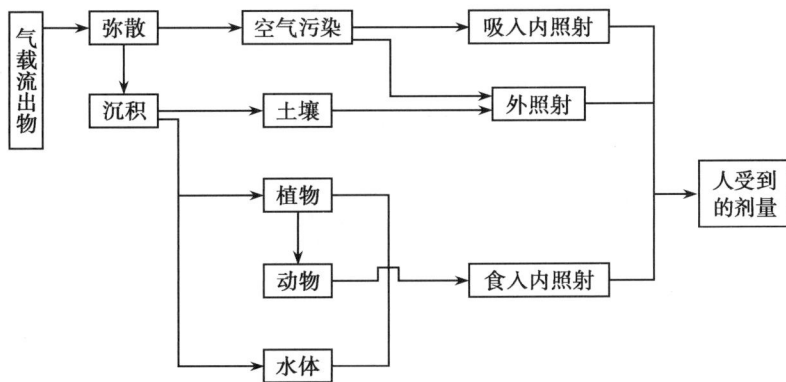

图 9-10　公众成员受到气载流出物照射的主要途径

　　必须指出,应严格控制向大气和江河湖海排放任何未经处理的放射性物质,废气、废水排放前必须经过净化处理,做到达标排放。对一些难以处理的放射性废物,要严格控制其排放,不能以难以处理为由而任意排放。比如含氚废水,由于氚与氢是同位素,其物理化学性质与氢接近,废水、废气中氚的去除十分困难,但氚的毒性低,允许排放浓度相对较高。由于目前尚没有理想的含氚废水处理方法,因此含氚废水的排放必须严格控制。核电站作为含氚废水、废气主要的排放源头,我国对其的控制标准主要是 GB 6249—2011《核动力厂环境辐射防护规定》,要求核动力厂必须按每堆实施放射性流出物年排放总量的控制,对于 3 000MW 热功率的反应堆,其氚的排放控制值,对气载氚流出物,轻水堆为 1.5×10^{13}Bq/a,重水堆为 4.5×10^{14}Bq/a;对液态氚流出物,轻水堆为 7.5×10^{13}Bq/a,重水堆为 3.5×10^{14}Bq/a。对于同一堆型的多堆厂址,所有机组的年总排放量应控制在上述控制值的 4 倍以内。

　　产生放射性废气、废液的单位向环境排放符合国家放射性污染防治标准的放射性废气、废液,应当向审批环境影响评价文件的生态环境行政主管部门申请放射性核素排放量,并定期报告排放计量结果。

　　产生放射性废液的单位,必须按照国家放射性污染防治标准的要求,对不得向环境排放的放射性废液进行处理或者贮存。向环境排放符合国家放射性污染防治标准的放射性废液,必须采用符合国务院环境保护行政主管部门规定的排放方式。液态废物应采用槽式排放方式进行排放。禁止利用渗井、渗坑、天然裂隙、溶洞或者国家禁止的其他方式排放放射性废液。

　　在放射性流出物排放前、排放过程中和结束后,均应该对排放口周边环境实施放射性监测,制定监测计划,表 9-7 简要给出了我国各类设施流出物放射性监测方案。其目的是:①检验和评价放射性废物处理设备对放射性物质包容的安全性和流出物排放控制的有效性,反馈有利于优化或改进"三废"排放和辐射防护设施的信息;②测定环境介质中放射性核素浓度或周围剂量当量率的变化,检验排放对环境影响程度是否控制在目标值内,评价公众受到的实际照射及潜在剂量,或估计可能的剂量上限值,以证明放射性流出物达标排放后,对公众和环境是安全的;③出现事故排放时,保持能快速估计环境污染状态的能力,对事故应急决策提供依据;④为监管部门和公众提供信息,客观反映放射性流出物排放对公众和环境的影响。

表 9-7　我国各类设施流出物放射性监测方案简表

设施	监测对象		排放方式	监测方式
压水堆核电厂	气态流出物	惰性气体	连续排放	在线连续监测(正常和事故监测,事故监测具有报警和连锁功能) 定期取样测量(γ 谱)
		气溶胶		在线连续监测(正常和事故监测,事故监测 具有报警功能) 连续取样,定期测量(总 β、γ 谱)
		碘		在线连续监测(正常和事故监测,事故监测具有报警功能) 连续取样,定期测量(总 α、γ 谱)
		^{3}H		连续取样,定期测量
		^{14}C		连续取样,定期测量
	液态流出物		槽式排放	在线连续监测(报警,连锁)每槽排放前取 样分析测量(总 β 或总 α、γ 谱,^{3}H、^{14}C、^{90}Sr) 定期取样监测(硼、Cl$^-$、温度)

续表

设施	监测对象	排放方式	监测方式
研究堆	气态流出物	连续排放	结合本设施排放情况,参考核电厂制定具体监测方案
	液态流出物	槽式排放	
铀加工设施	气态流出物	连续排放	在线连续监测 定期取样测量
	液态流出物	槽式排放	每槽排放前取样分析测量
后处理设施	气态流出物	连续排放	在线连续监测(气溶胶) 连续取样,定期测量(^{3}H、^{14}C、^{63}Ni、^{129}I、^{239}Pu、U、γ谱)
	液态流出物	槽式排放	在线连续监测(总 β) 每槽排放前取样分析测量(总 α、总 β)
铀矿山及水冶设施	气态流出物	连续排放	定期取样监测(U、^{226}Ra、^{210}Pb、^{210}Po、^{222}Rn 及子体)
	液态流出物	槽式排放	定期取样监测(总 α、总 β、U、^{226}Ra、^{210}Pb、^{210}Po)
核技术利用设施	气态流出物	连续排放	根据流出物排放特性确定
	液态流出物	槽式排放	
人为活动引起天然放射性增高设施	气态流出物	连续排放	根据流出物排放特性确定
	液态流出物	槽式排放或连续排放	

(三) 豁免与解控

豁免或者解控的剂量准则。即在合理预见的一切情况下,被豁免的实践或源(或者被解控的物质)使任何个人一年内所受到的有效剂量在 10μSv 量级或更小,而且即使在发生低概率的意外不利情况下,所受到的年有效剂量不超过 1mSv。对于主要含天然放射性核素的大量物质,应当采用年附加有效剂量不超过 1mSv 作为豁免剂量准则。部分含人工放射性核素固体物质的豁免水平和解控水平见表 9-8。

表 9-8　部分含人工放射性核素固体物质的豁免水平和解控水平

核素	活度浓度 [a]/(Bq·g^{-1})	活度浓度 [b]/(Bq·g^{-1})	活度 [b]/Bq
氢 -3	1×10^2	1×10^6	1×10^9
碳 -14	1	1×10^4	1×10^7
锰 -54	1×10^{-1}	10	1×10^6
铁 -55	1×10^3	1×10^4	1×10^6
铁 -59	1	10	1×10^6
钴 -58	1	10	1×10^6
钴 -60	1×10^{-1}	10	1×10^5
镍 -59	1×10^2	1×10^4	1×10^8
镍 -63	1×10^2	1×10^5	1×10^8

续表

核素	活度浓度 a/(Bq·g⁻¹)	活度浓度 b/(Bq·g⁻¹)	活度 b/Bq
锶 -90	1	1×10^2	1×10^4
锆 -95	1	10	1×10^6
铌 -94	1×10^{-1}	10	1×10^6
铌 -95	1	10	1×10^6
锝 -99	1	1×10^4	1×10^7
锝 -99m	1×10^2	1×10^2	1×10^7
银 -110m	1×10^{-1}	10	1×10^6
锑 -124	1	10	1×10^6
锑 -125	1×10^{-1}	1×10^2	1×10^6
碘 -129	1×10^2	1×10^2	1×10^5
铯 -137	1×10^{-1}	10	1×10^4
镎 -237	1	1	1×10^3
钚 -238	1×10^{-1}	1	1×10^4
钚 -239	1×10^{-1}	1	1×10^4
钚 -240	1×10^{-1}	1	1×10^3
钚 -241	10	1×10^2	1×10^5
钚 -242	1×10^{-1}	1	1×10^4
镅 -241	1×10^{-1}	1	1×10^4
镅 -243	1×10^{-1}	1	1×10^3
锔 -243	1	1	1×10^4
锔 -244	1	10	1×10^4

注：a 固体物质的解控水平以及批量固体物质的豁免水平。

b 小批量固体物质的豁免水平（通常适用于小规模使用放射性物质的实践，所涉及的数量最多为吨量级）。

综上所述，原则上，极短寿命放射性废物、极低水平放射性废物、低水平放射性废物、中水平放射性废物和高水平放射性废物对应的处置方式分别为贮存衰变后解控、填埋处置、近地表处置、中等深度处置和深地质处置，如图 9-11 所示。

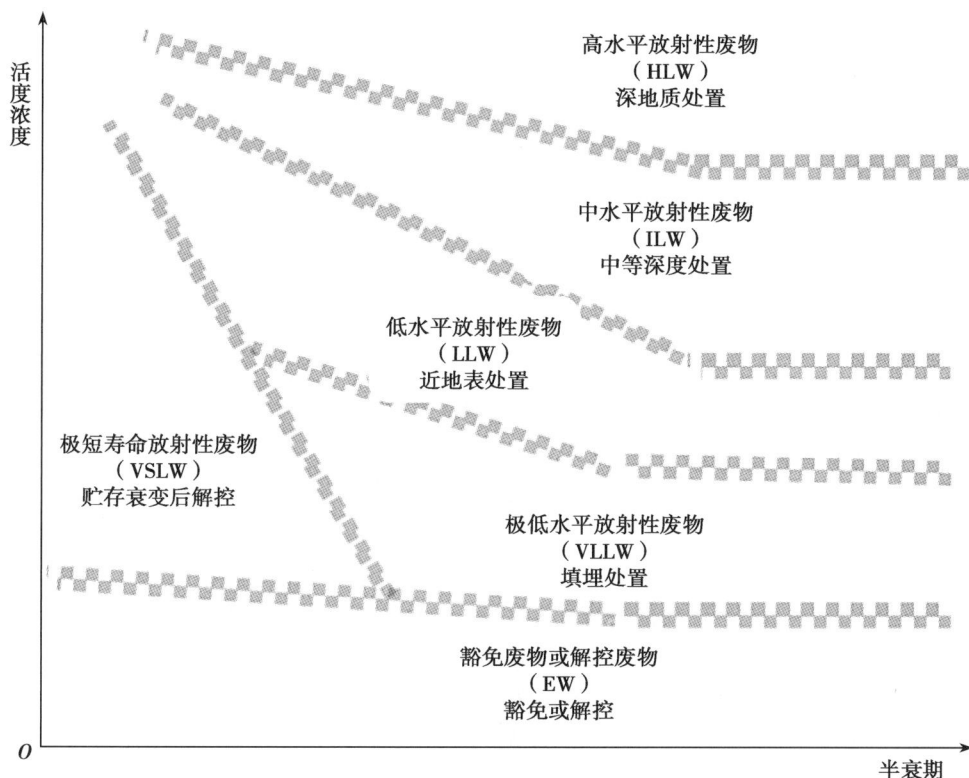

图 9-11　放射性废物分类及处置示意图

第五节　放射性物品运输

放射性物品运输（radioactive substance transport）是指用车、船、飞机等交通工具将放射性物品从一个地方搬运到另一个地方的实践活动。包括与放射性物品搬运有关和搬运中所涉及的所有作业和条件,这些作业有包装物的设计、制造、维护和修理,放射性物品和货包的准备、托运、装载、运载（包括中途贮存）、卸载和最终抵达目的地时的接收。

随着核能与核技术利用活动的日益广泛,其所产生的放射性废物的运输活动也越来越频繁。放射性废物的运输是放射性物品运输的一部分。目前,我国已针对放射性物品运输活动制定了一系列的法规、规章和有关标准。物品货包、运输工具、运输路线、运输计划、运输前准备和运输中的要求等应满足国家法规、规章及有关标准规定的要求。

一、放射性物品分类

我国 2009 年颁发的《放射性物品运输安全管理条例》将放射性物品分为一类、二类和三类。

一类放射性物品,是指 Ⅰ 类放射源、高水平放射性废物、乏燃料等释放到环境后对人体健康和环境产生重大辐射影响的放射性物品。

二类放射性物品,是指 Ⅱ 类和 Ⅲ 类放射源、中等水平放射性废物等释放到环境后对人体健康和环境产生一般辐射影响的放射性物品。

三类放射性物品,是指Ⅳ类和Ⅴ类放射源、低水平放射性废物、放射性药品等释放到环境后对人体健康和环境产生较小辐射影响的放射性物品。

按照放射性物品的特性及其对人体健康和环境的潜在危害程度,还可以进行以下分类。

根据比活度分类:放射性内容物分为低比活度物质和非低比活度物质两类。低比活度物质又分为Ⅰ类低比活度物质(LAS-Ⅰ)、Ⅱ类低比活度物质(LAS-Ⅱ)和Ⅲ类低比活度物质(LAS-Ⅲ)。例如,铀、钍矿石及其浓缩物属于 LAS-Ⅰ,氚浓度不高于 0.8TBq/L 的水属于 LAS-Ⅱ,一些混凝土、沥青固化废物属于 LAS-Ⅲ。

根据核素分布类型分类:放射性内容物分为表面污染物体和非表面污染物体两类。表面污染物体指本身不是放射性的,但在其表面分布着放射性物质的固态物体。表面污染物体可分为Ⅰ类表面污染物体(SCO-Ⅰ)和Ⅱ类表面污染物体(SCO-Ⅱ)两类。

根据裂变特性分类:放射性内容物分为易裂变材料和非易裂变材料两类。易裂变材料指 ^{233}U、^{235}U、^{239}Pu、^{241}Pu 或这些核素的任何组合,不包括未受辐照的天然铀或贫化铀和仅在热中子反应堆内受过辐照的天然铀或贫化铀。易裂变材料以外的其他材料都是非易裂变材料,包括可裂变材料(如 ^{238}U)和非裂变材料(如 ^{60}Co)。

根据毒性分类:放射性内容物分为极毒、高毒、中毒、低毒四类。具体可参考 GB 18871—2002《电离辐射防护与辐射源安全基本标准》的附录 D。

根据物理形态分类:放射性内容物分为固体(粉末或非粉末)、液体和气体三类。具体容器内的放射性内容物可能是上述三种物理形态之一,也可能是几种形态的混合物。例如六氟化铀(UF_6),在运输时主要呈固体形态,但由于其有较低的三相点,可直接升华为气态,在容器的空腔部分存在有气态 UF_6。氚水在运输时为液体形态,同时在容器内存在气态形式的氚水蒸气。

根据弥散特性分类:放射性内容物分为特殊形式放射性物质和非特殊形式放射性物质。特殊形式放射性物质主要指不弥散的固体放射性物质或装有放射性物质的密封件,在运输正常情况和 GB 11806—2019《放射性物质安全运输规程》规定的事故情况下不会产生弥散。典型的特殊形式的放射性物质包括辐照用或医疗上伽马刀机用 ^{60}Co 密封源、工业探伤机中用的 ^{192}Ir、^{137}Cs 等密封源。非特殊形式放射性物质运输时可能会弥散放射性物质,例如镭粉、氚水等属于非特殊形式放射性物质。

根据射线分类:放射性内容物分为 β 发射体、γ 发射体、α 发射体和中子发射体四类。有些核素在衰变时能产生多种射线,产生的射线又可能与内容物或包装材料中的物质发生核反应,生成其他的放射性核素而产生新的射线。

二、放射性物品运输容器的要求

放射性物品运输前要将其整备为物品货包。货包的类别、内容物及限值、污染水平,货包的设计、制造、试验以及货包的标识和装运必须遵守国家相关法规标准的要求。

对放射性废物的运输,应采用经检验合格的容器运输废物,并定期对循环使用的废物运输容器进行检查、去污和复验,以保证运输安全。

(一) 货包

1. 货包(package)　是提交运输的包装与其放射性内容物的统称。

2. 包装(packaging)　完全封闭放射性内容物所必需的各种部件的组合体。通常可以包括一个或多个腔室、吸收材料、间隔构件、辐射屏蔽层和用于充气、排空、通风和减压的辅助装置,用于冷却、吸收机械冲击、装卸与栓系以及隔热的部件,以及构成货包整体的辅助器件。包装可以是箱、桶或类似的容器,也可以是货物集装箱、罐或散货集装箱。

3. 外包装(overpack) 托运人为了方便将一个或多个货包作为托运的一个装卸单元而使用的包装物,如盒子或袋子等,以便于装卸、堆放和运载。

(二)货包污染水平

应使任何货包外表面的非固定污染保持在实际可行的尽量低的水平上,在运输的常规条件下,这种污染不得超过下述限值:①对 β 和 γ 发射体以及低毒性 α 发射体为 4Bq/cm^2;②对所有其他 α 发射体为 0.4Bq/cm^2。

(三)对各种包装和货包设计的一般要求

放射性物品运输包装容器(以下简称运输容器)设计单位应当建立健全和有效实施质量保证体系,按照国家放射性物品运输安全标准进行设计,并通过试验验证或者分析论证等方式,对设计的放射性物品运输容器的安全性能进行评价。设计单位应当建立健全档案制度,按照质量保证体系的要求,如实记录放射性物品运输容器的设计和安全性能评价过程。

进行一类放射性物品运输容器设计,应当编制设计安全评价报告书,在首次用于制造前,将设计总图及其设计说明书、设计安全评价报告书、质量保证大纲报国务院核安全监管部门审查批准;进行二类放射性物品运输容器设计,应当编制设计安全评价报告表,在首次用于制造前,将设计总图及其设计说明书、设计安全评价报告表报国务院核安全监管部门备案;三类放射性物品运输容器的设计,设计单位应当编制设计符合国家放射性物品运输安全标准的证明文件并存档备查。

各种包装和货包设计一般应满足以下要求。

1. 在设计货包时,应考虑其质量、体积和形状,以便安全地运输。此外,还应把货包设计成在运输期间能便于固定在运输工具内或运输工具上的形式。

2. 货包上的提吊附加装置在按预期的方式使用时不会失效,而且,即使在提吊附加装置失效时,也不会削弱货包满足运输标准规定的其他要求的能力。设计时应考虑相应的安全系数,以适应突然起吊。

3. 货包外表面上的可能被误用于提吊货包的附加装置和任何其他部件,应设计成能够承受货包的重量,或应将其设计成是可以拆卸的,或使其在运输期间不能被使用。

4. 应尽实际可能把包装设计和加工成其外表面无凸出部分并易于去污,外表面可防止集水和积水的形式。

5. 运输期间附加在货包上的但不属于货包组成部分的任何部件,均不得降低货包的安全性。

6. 货包应能承受在运输的常规条件下可能产生的任何加速度、振动或共振的影响,并且无损于容器上的各种密闭器件的有效性或货包完好性。尤其应把螺母、螺栓和其他紧固器件设计成即使经多次使用后也不会意外松动或脱落的形式。

7. 包装和部件或构件的材料在物理和化学性质上均应彼此相容,并且应与放射性内容物相容。应考虑这些材料在辐照下的行为。

8. 有可能引起泄漏放射性内容物的所有阀门应具有防止其被擅自操作的保护措施。

9. 货包的设计应考虑在运输的常规条件下有可能遇到的环境温度和压力。

10. 对于具有其他危险性质的放射性物质,货包设计应考虑这些危险性质。

（四）货包的制造

放射性物品运输容器制造单位,应当按照设计要求和国家放射性物品运输安全标准,对制造的放射性物品运输容器进行质量检验,编制质量检验报告。

从事一类放射性物品运输容器制造活动的单位,应当向国务院核安全监管部门申请领取一类放射性物品运输容器制造许可证;从事二类、三类放射性物品运输容器制造活动的单位,应当按规定将相关材料报国务院核安全监管部门备案。

（五）货包的试验

放射性物品运输货包应当按照设计要求和国家放射性物品运输安全标准,进行货包试验。

1. 验证经受运输正常条件能力的试验,包括喷水试验、自由下落试验、堆积试验和贯穿试验。

（1）喷水试验:试样应进行喷水试验,模拟在降水量为每小时约 5mm 的环境中暴露至少 1h。

（2）自由下落试验:试样应自由下落在靶上,以使试验部件的安全特性受到最严重的损坏。

1）从试样的最低点至靶的上表面的所测的下落高度不得小于表 9-9 中对应的可适用质量所规定的距离。

2）对质量不超过 50kg 的纤维板或木板作的矩形货包,应对一个试样的每个角进行高度为 0.3m 的自由下落试验。

3）对质量不超过 100kg 的纤维板或木板作的圆柱形货包,应对一个试样每个边缘的每四分之一取向,分别进行高度为 0.3m 的自由下落试验。

表 9-9　在运输的正常条件下试验货包的自由下落距离

货包质量/kg	自由下落距离/m
～<5 000	1.2
5 000 ～<10 000	0.9
10 000～<15 000	0.6
15 000～	0.3

（3）堆积试验:除非包装的形状能有效地防止堆积,否则试样应在 24h 内一直承受下述两种试验中压力荷载较大者。①相当于货包实际质量的 5 倍;②相当于 13kPa 与货包竖直投影面积的乘积。

应将荷载均匀地加在试样的两个相对面上,其中一个面应是货包通常搁置的底部。

（4）贯穿试验:应把试样置于在试验中不会显著移动的刚性平坦的水平面上。

1）应使一根直径为 3.2cm、一端呈半球形、质量为 6kg 的棒自由下落并沿竖直方向正好落在试样最薄弱部分的中心部位。这样,若贯穿深度足够深,则包容系统受到冲击。该棒不得因进行试验而显著变形。

2）所测棒的下端至试样的上表面预计的冲击点的下落高度应是 1m。

2. 验证经受运输事故条件能力的试验,包括力学试验（自由下落试验）、耐热试验、水浸没试验等。

（1）力学试验:力学试验包括三种不同的自由下落试验。

1）自由下落试验Ⅰ：试样应自由下落在靶上，以使试样受到最严重的损坏，而从试样的最低点至靶的上表面高度应是 9m。

2）自由下落试验Ⅱ：试样应自由下落在牢固地直立在靶上的一根棒上，以使试样受到最严重的损坏。从试样的预计冲击点至棒的端面高度应是 1m。该棒应由直径为 15.0cm±0.5cm、长度为 20cm 的圆形实心低碳钢制成，如果更长的棒会造成更严重的损坏，应采用一根足够长的棒。棒的顶端应是平坦而又水平的，其边缘呈圆角，圆角半径不大于 6mm。

3）自由下落试验Ⅲ：试样应经受动态压碎试验，即把试样置于靶上，让 500kg 重的物体从 9m 高处自由下落至试样上，使试样受到最严重的损坏。该重物应是一块 1m×1m 的实心低碳钢板，并应以水平状态下落。下落高度应是从该板底面至试样最高点的距离。

（2）耐热试验：试样应经受放射性内容物在货包内所产生的最大设计的内释热率和规定条件下的太阳曝晒，在环境温度为 38℃ 时仍处于热平衡状态。此外，允许这些参数在试验前和在试验期间具有不同的值，但在随后评定货包响应曲线时应予以考虑。在试验期间和试验后，不得人为地冷却试样，并且应允许试样的材料自然燃烧。

（3）水浸没试验：应使试样在水深至少 15m 并会导致最严重损坏的状态下浸没不少于 8h。为了论证的目的，应认为至少 150kPa 的外部表压即可满足这些条件。

（六）货包的标识

货包的标识包括：做标记、贴标志、挂标牌。

1. 做标记　应在每个货包包装的外部标上醒目而耐久的托运人或收货人或两者的识别标记、货包类型标志。

2. 贴标志　应按照相应的级别给每个货包、外包装和货物集装箱贴上与图 9-12、图 9-13 或图 9-14 所示样式相一致的标志，但对大型货物集装箱和罐来说，允许用放大型标志替代。此外，还应给装有易裂变材料的每个货包、外包装和货物集装箱贴上与图 9-15 所示样式相一致的标志，但符合标准规定的关于例外易裂变材料货包要求的情况除外。应除去或覆盖任何与内容物无关的标志。应在与图 9-12、图 9-13 或图 9-14 所示样式相一致的每个标志上按要求填写下述信息。

（1）在内容物栏内，填写放射性核素名称和或符号，对于放射性核素的混合物，应在该行空余处列出限制最严的那些核素。

（2）在放射性"活度"一栏内，填写在运输期间放射性内容物的最大放射性活度，以贝可（Bq），或同时采用 SI 的相应词头符号为单位表示，对于易裂变材料，可以克（g）或其倍数为单位表示的质量数值来代替放射性活度。

（3）当外包装或货物集装箱混合装载装有不同放射性核素的货包时，标志上的这两栏里可填写"见运输文件"。

（4）在标志的运输指数方框内，填写运输指数，Ⅰ级（白）无运输指数栏。

易裂变材料货包应贴有与图 9-15 所示样式相一致的临界安全指数标志，该指数应是主管部门颁发的特殊安排批准证书或货包设计批准证书上所表明的临界安全指数（CSI）。

按照 GB 13690—2009《化学品分类和危险性公示通则》及联合国的分类，放射性物品属第 7 类，因此应在所有放射性物品货包标志上填写联合国分类号"7"。

3. 挂标牌　运载货包（例外货包除外）的大型货物集装箱和罐应挂有四块符合图 9-16 所示样式的标牌。这些标牌应竖直地固定在大型货物集装箱或罐相对的两个侧面和两个端

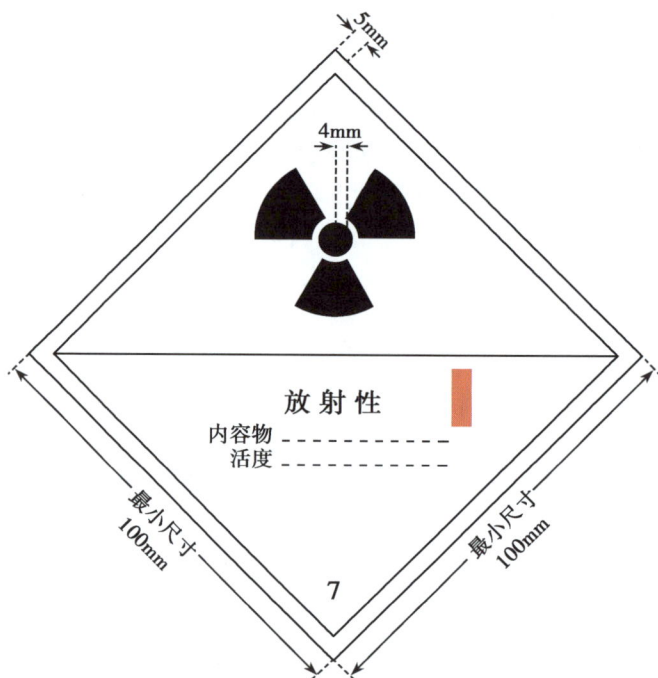

图 9-12　Ⅰ级（白）标志

注：此标志的衬底应是白色，三叶图形和印字应是黑色，级别竖条应是红色

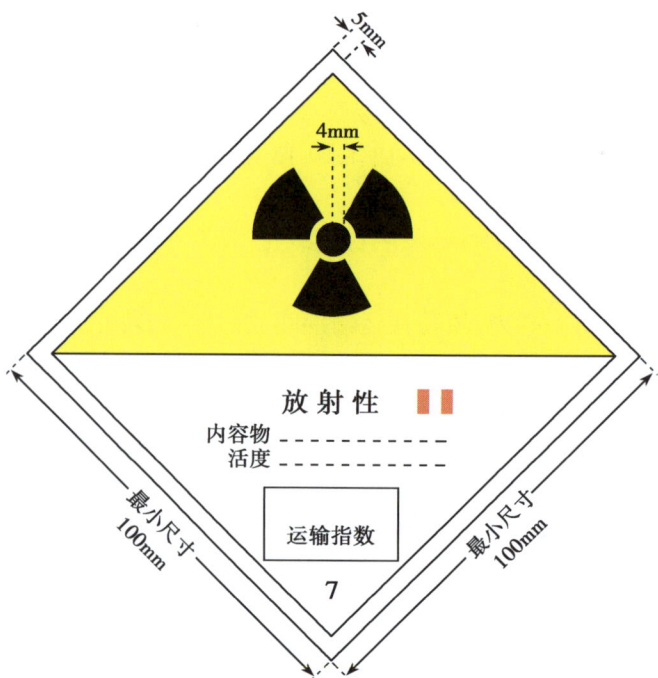

图 9-13　Ⅱ级（黄）标志

注：此标志上半部的衬底应是黄色，下半部的衬底应是白色，三叶图形和印字均应是黑色，级别竖条应是红色

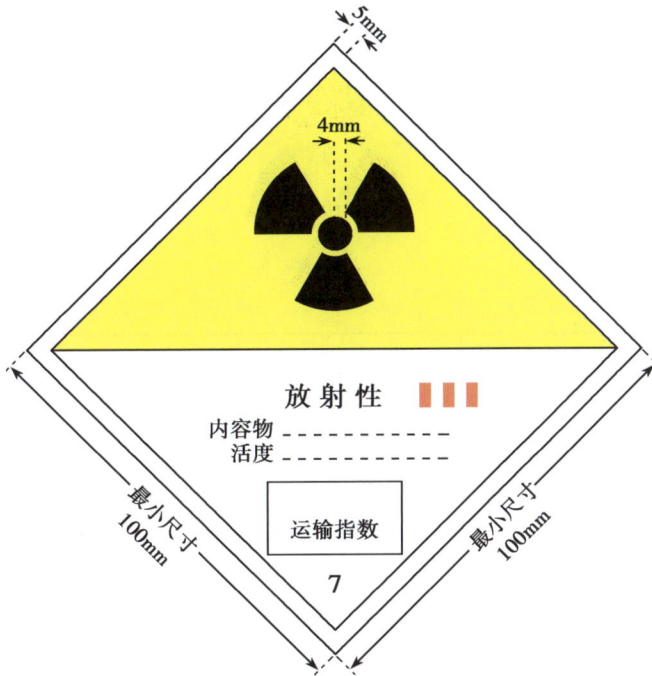

图 9-14　Ⅲ级(黄)标志

注:此标志的上半部衬底应是黄色,下半部的衬底应是白色,三叶图形和印字应是黑色,类别竖条应是红色

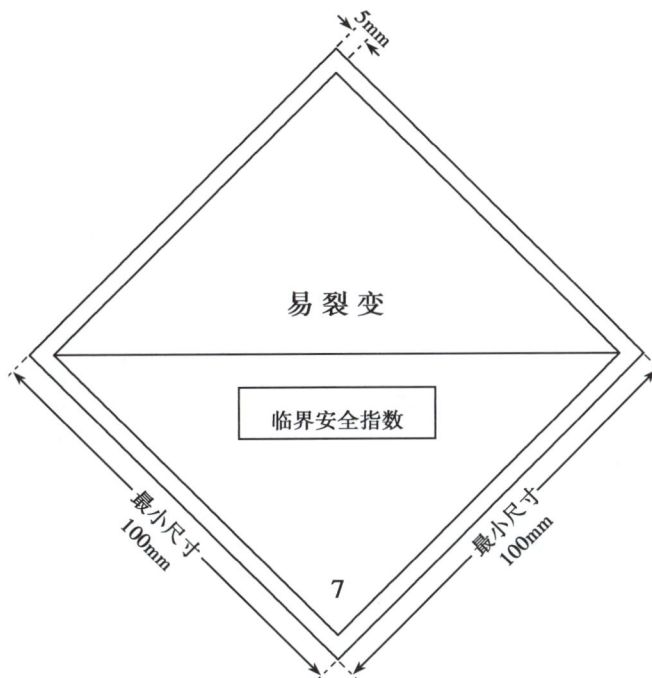

图 9-15　临界安全指数标志

注:衬底应为白色,印字为黑色

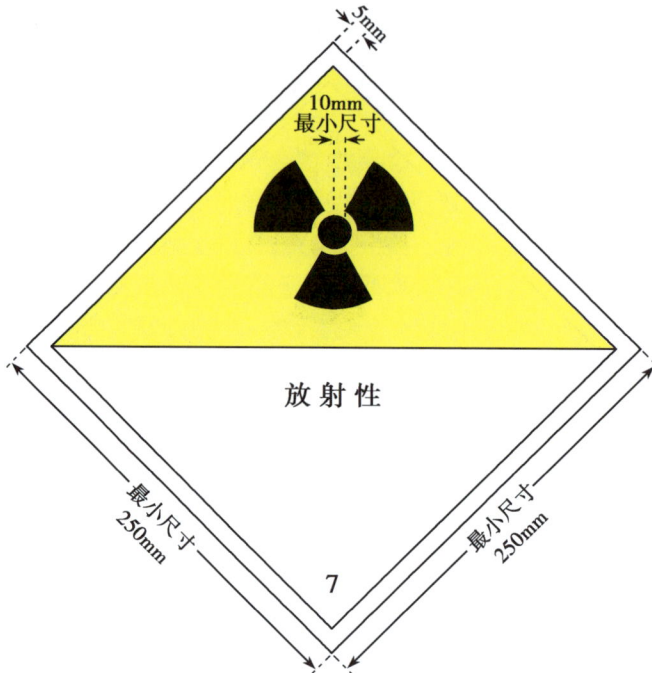

图 9-16　标牌

面上。应除去任何与内容物无关的标牌。合适时,可以仅用图 9-12、图 9-13 或图 9-14 或图 9-15 所示的放大型标志来替代,而不必同时使用标志和标牌。

三、放射性物品运输要求

(一)运输指数

货包、外包装或货物集装箱等的运输指数(transport index,TI)是按照下述步骤导出的数值。

1. 确定距货包、外包装、货物集装箱等外表面 1m 处的最高辐射水平(以 mSv/h 为单位),运输指数应为该值乘以 100。对于铀矿石和钍矿石及其浓缩物,在距装载物的外表面 1m 处的任一点的最高辐射水平可以取:对铀矿石和钍矿石及其物理浓缩物 0.4mSv/h;对钍的化学浓缩物 0.3mSv/h;对铀的化学浓缩物(六氟化铀除外)0.02mSv/h。

2. 对于罐、货物集装箱等的运输指数,应对上述程序 1 中确定的值乘以表 9-10 所列的相应系数进行修正。

3. 按照上述程序 1 和 2 计算得到的值应进位至小数点后第一位(例如将 1.13 进到 1.2),只有当计算结果等于或小于 0.05 时才可以认为运输指数为零。

表 9-10　罐、货物集装箱等的放大系数

装载物尺寸 [a]/m²	放大系数
~1	1
1<~5	2
5<~20	3
20<~	10

注:[a] 装载物所测得的最大截面积。

每个外包装、货物集装箱或运输工具的运输指数应以所装的全部货包的运输指数(TI)之和来确定。对于刚性外包装也可通过直接测量辐射水平来确定。

(二) 货包和外包装的分级

按放射性物质货包和外包装的表面剂量当量率及运输指数的大小,将放射性物质货包和外包装分为三个级别,见表9-11。

表 9-11　货包和外包装的分级

条件		分级
运输指数(TI)	外表面上任一点的最高辐射水平(H)/(mSv·h^{-1})	
0[a]	~0.005	Ⅰ级(白)
0<TI≤1[a]	0.005<~0.5	Ⅱ级(黄)
1<TI≤10	0.5<~2	Ⅲ级(黄)
10≤TI[b]	2<~10	Ⅲ级(黄)[b]

注:[a] 若测得的 TI 值不大于 0.05,此数值可取为零。

[b] 应按独家使用方式运输。

指数满足某一级别,而表面辐射水平却满足另一级别时,应该把货包或外包装划归级别较高的一级。Ⅰ级(白)是最低的级别。

在特殊安排下运输的货包和装有货包的外包装应划归Ⅲ级(黄)。

(三) 货包和外包装的运输指数、临界安全指数和辐射水平的限值

任何货包或外包装的运输指数应不超过10,而任何货包或外包装的临界安全指数应不超过50,但按独家使用方式运输的托运货物除外。

在运输的常规条件下,运输工具外表面上任一点的辐射水平应不超过2mSv/h,按独家使用方式运输的货包或外包装的任何外表面上任一点的最高辐射水平应不超过10mSv/h。

(四) 货包的道路运输

托运放射性物品的,托运人应当持有生产、销售、使用或者处置放射性物品的有效证明,使用与所托运的放射性物品类别相适应的运输容器进行包装,配备必要的辐射监测设备、防护用品和防盗、防破坏设备,并编制运输说明书、核与辐射事故应急响应指南、装卸作业方法、安全防护指南。运输说明书应当包括放射性物品的品名、数量、物理化学形态、危害风险等内容。

托运一类放射性物品的,托运人应当委托有资质的辐射监测机构对其表面污染和辐射水平实施监测,辐射监测机构应当出具辐射监测报告。托运二类、三类放射性物品的,托运人应当对其表面污染和辐射水平实施监测,并编制辐射监测报告。

承运放射性物品应当取得国家规定的运输资质。承运人的资质管理,依照有关法律、行政法规和国务院交通运输、铁路、民航、邮政主管部门的规定执行。

托运人和承运人应当对直接从事放射性物品运输的工作人员进行运输安全和应急响应知识的培训,并进行考核;进行个人剂量监测,建立个人剂量档案和职业健康监护档案。

托运一类放射性物品的,托运人应当编制放射性物品运输的核与辐射安全分析报告书,

报国务院核安全监管部门审查批准。一类放射性物品启运前,托运人应当将放射性物品运输的核与辐射安全分析报告批准书、辐射监测报告,报启运地的省、自治区、直辖市人民政府环境保护主管部门备案。

应根据货包的特性和运输条件选择合适的运输工具。运输工具应有足够的承载能力、可靠的栓固定货包的机构和明显的放射性货运标牌,并与所选择的运输路线相适应。必要时应采取辐射防护措施。

放射性物品运输路线的选择应考虑沿途的人口和经济发展情况、军事设施和大型危险品仓库情况;沿途的自然条件(地形、气候等);沿途的道路、桥梁、涵洞、隧道的通过能力和现状;交通流量、事故发生率和通信条件;沿途停靠地的社会治安状况和安全保卫条件;货包转运的条件(起重和转运工器具等)。

应按 GB 11806—2019 规定的运输中的隔离、货包的摆放、中转存放、货包和运输工具的标志等要求,以及经审管部门批准的运输计划和路线进行运输。运输中应保持对货包的监控和可靠的通信联络。如运输途中出现异常情况,应按预定的应急安排及时与有关方面联系,同时采取必要的措施,保证人员、货包和环境的安全。严禁无关人员搭车。货包运抵目的地后必须按计划做好交接工作。

(五) 场内运输

应根据废物包的特性和场内运输条件考虑实施上述部分或全部废物运输的基本要求。各单位应对其负责的那部分场内运输工作加强管理,并负有安全责任。

四、放射性物品运输对人员的影响

工作人员在放射性物品准备、装载、检查、运输、贮存、卸载和容器维修作业中,以及在处理、处置运输事故情况下的放射性物品时,可能接触内容物。公众在运输的正常情况下几乎不可能接触到放射性内容物。但在运输的事故工况下,在事故点附近和下风向区域内,以及水体下游的公众可能会直接或间接接触到从容器内洒落或泄漏的放射性物质。

(涂　彧)

思 考 题

1. 简述放射性废物管理应遵循的基本原则。
2. 我国放射性废物分哪几类?
3. 放射性废物如果处置不当,将会通过哪些途径影响人员健康?
4. 福岛核污染水排放应考虑哪些因素?
5. 放射性物品运输有哪些特别要求?

参考文献

[1] 罗上庚,张振涛,张华. 放射性废物处理与处置[M]. 北京:中国环境科学出版社,2007.
[2] 罗上庚. 放射性废物概论[M]. 北京:原子能出版社,2007.
[3] 郭志敏. 放射性固体废物处理技术[M]. 北京:原子能出版社,2007.

第十章

放射防护监测与评价

学习目的
与 要 求

　　通过对本章的学习,使读者了解辐射监测的重要性;了解辐射监测质量保证计划;了解各类型样品的采集、保存、预处理、分析方法及相关技术法规;了解个人监测方法及质量保证;了解空气放射性及其沉积物监测、陆地环境监测、水生环境监测方法;了解流出物监测项目、质量保证;了解核技术非医学应用设备防护要求。熟悉放射防护监测的含义;熟悉辐射监测的目的、类型和监测对象;熟悉常用的放射性监测设备的原理及其类型;熟悉外照射和内照射个人监测目的;熟悉氡及其子体类型以及测量方法;熟悉皮肤污染个人监测的目的及处理措施;熟悉环境监测方案;熟悉表面污染监测分类;熟悉流出物监测结果评价;熟悉核技术非医学应用设备种类;熟悉辐照装置分类。掌握个人剂量监测类型及各监测类型的含义;掌握个人监测结果评价;掌握周围剂量当量的含义、单位;掌握环境监测的对象和目的。

　　放射防护监测是指为估算和控制放射工作人员和公众所受辐射剂量而进行的测量,即为支持放射防护最优化,保持可合理达到的尽可能低的辐射水平,实现满意的工作条件和良好的环境质量而进行的辐射测量并对测量结果做出解释和评价的活动。

　　放射防护监测(或称为辐射监测)包括放射防护测量和对所测结果作出解释,只有当辐射监测有助于实现足够的辐射安全并得到证实时才能认为这种监测是合理的。辐射测量只是放射防护的一种技术手段,而不是放射防护的最终目的。本章节依据监测对象,分别介绍了放射防护监测的设计、方法和评价,以及针对核技术、医学应用设备的防护监测和常用放射性监测设备的类型等。

第一节　概　　述

一、辐射监测的目的

辐射监测的目的是控制和评价辐射危害。其内容主要有以下两方面：①对有关地点的辐射场、个人所受剂量及放射性污染情况进行测量；②对放射性操作的安全程度做出评价，提出有关防护方面的建议，改善防护措施，促进安全生产。

二、辐射监测的重要性

射线及放射性物质与一般有害因素（如粉尘、噪声、酸碱、普通废气等）相比有以下特点。

1. 人体无法感知　射线装置和放射性核素发射的射线无色、无味、无形，人体对其存在和照射无法感知，只有靠辐射监测仪器才能察觉放射性物质和射线的存在，从而控制或消除其危害。

2. 放射性物质的毒性大　放射性物质的毒性比一般化学毒物的毒性大得多。一般为衡量化学毒物的危害性，通常会通过剂量来表达，也就是以"造成特定毒性效应所需的质量"来表示毒性。造成特定毒性效应所需的质量单位为 g、mg 或 μg 而放射性物质的危害是以放射性活度（Bq、Ci、mCi 或 μCi）来衡量的。以放射性核素 ^{32}P 为例，质量为 0.011g 的 ^{32}P 相当于 3mCi（1.11×10^{8}Bq）的放射性活度，将质量为 0.011g 的 ^{32}P 注入人体内，凝聚在骨骼中，将引起几百厘戈瑞剂量照射，进而导致人体的严重损伤。

3. 放射性损伤的潜伏期长　在放射工作实践中（非事故情况下），辐射引起的损伤有相当长的潜伏期，短时间内无明显或特异的临床表现。因此，辐射的危害易被人们所忽视，只能依靠辐射监测数据和评价，来提醒和指导放射工作单位及放射工作人员改善防护措施，确保安全。

4. 监测数据具有法律效力　辐射监测结果可作为对人体放射性损伤或对环境放射性污染的法律依据。

2001 年 10 月我国颁布《中华人民共和国职业病防治法》，文件规定，"工作场所职业病危害因素的强度或者浓度超过国家职业卫生标准的"和"未按照规定对工作场所职业病危害因素进行检测、评价的"，用人单位将受到处罚。因此，任何一个放射工作单位，必须把辐射监测作为安全防护工作中的重要组成部分，即使有良好的设备、熟练的技术、一定的防护设施，也必须进行辐射监测，并建立档案，定期做出防护评价。

三、辐射监测的类型

1. 常规监测　对工作场所辐射水平和对职业照射人员个人受照剂量以及对环境质量的定期重复性监测。

2. 任务相关监测　针对某工作场所和该场所的工作人员受照剂量的监测，这种监测结果可以为立即确定安全运行方案提供数据支持。任务相关监测与常规监测有时不能截然分开，但其各自的作用迥然不同。

3. 特殊监测　对已经发生或预计可能发生异常照射的监测，可用于为控制照射但并无充分资料可用的场所监测,也可用于可能存在潜在照射场所的监测。特殊监测具有调查的性质,其特点是:目的明确,时间限定,达到预期目的就立即结束监测,代之以常规监测或任务相关监测。

4. 确认性监测 确认性监测是在需要检查有关照射条件的假设情况下执行的监测,其目的在于验证屏蔽及其他防护措施的优越性、有效性。

四、辐射监测的监测对象

1. 个人监测 利用个人所佩戴的器件或者其他的测量设备,对人员受到外照射剂量、内照射和皮肤污染所进行的监测。

2. 工作场所监测 利用固定的或可移动的测量设备,对工作场所中的外照射水平、空气污染、表面污染所进行的监测。

3. 环境监测 利用直接测量、取样后实验室测量等各种方法,对设施周围环境中的辐射水平和放射性污染水平所进行的测量。

4. 流出物监测 利用直接测量、取样后实验室测量等各种方法,对设施向环境的(气、液态)释放情况所进行的测量。

5. 辐射设备性能监测 辐射设备的性能监测按照实施机构和性能可分为三种:①验收监测;②状态监测;③稳定性监测。

五、辐射监测质量保证

质量保证(quality assurance,QA)是为使人们确信某一产品、过程和服务质量能达到规定的质量要求进行的有计划、有系统的活动。对于辐射监测来说,质量保证是指为保证监测结果的准确性和可靠性所采取的一系列的有计划、有系统的质量管理活动。质量保证体系包括质量控制(quality control,QC)和质量管理。

监测的全过程是指与给定的测量有关的所有信息、设备与操作等的组织准备直至测量结果的处理的各个环节。辐射监测的全过程必须有质量保证。

1. 质量保证计划 应根据监测类型和监测对象制订具体的质量保证计划。在制订计划时,一般应考虑以下几个方面:①健全的辐射监测和质量保证机构,或设专人对质量保证负责;②人员的选择和培训;③仪器和装置的质量及其维护与校准的频率;④标准方法、标准器具、标准物质和参考辐射的应用与保持;⑤监测过程中的质量保证措施;⑥监测的结果必须能溯源到国家基准;⑦检测结果与客观实际符合的程度已经达到和保持所要求质量的证明。

2. 具体要求 ①辐射监测所用的仪器、仪表必须可靠,在选购时必须确保其技术指标能满足该类监测的要求。②测量仪器必须定期校准,校准时所用的标准源应能追溯到国家基准。当有重要元件更换、工作位置变动或维修后,必须重新进行校准,并做记录。③环境核辐射监测仪在开始测量前,应检查本底计数率和探测效率,并将其记入质量控制图中。环境核辐射监测仪必须执行登记制度。④环境样品的采集必须由有经验的人员按照事先制定的程序进行。⑤放射化学实验室必须建立严格的质量控制体系。⑥从事环境监测的人员,必须经过专业培训且考试合格才能独立从事环境核辐射监测工作。⑦监测数据必须经复核(或复算)并签字。⑧辐射监测机构应建立并保存好完整的有关质量保证文件。⑨样品采集、运输贮存、分析测量、数据记录及数据处理等环节的质量保证工作,应符合国家有关法律、法规及标准。

第二节 常用的放射性监测设备

本章节主要介绍了气体探测器(电离室、正比计数器、盖革 - 米勒计数器)、闪烁体探测器、半导体探测器的工作原理,以及常见的用于 α、β、X、γ、n 辐射和氡气体测量的探测器类型。

一、设备的原理

(一) 气体探测器

基本原理为入射带电粒子通过气体时,由于与气体分子的电离碰撞而逐次损失能量,最后被阻止下来。碰撞的结果使气体分子电离或激发,并在粒子通过的径迹上生成大量的离子对(电子和正离子)。上述电离过程包括入射粒子直接与气体分子碰撞引起的电离,以及由碰撞打出的高速电子所引起的电离。前一过程产生的离子对数称为初级电离,后一过程产生的离子对数称为次电离,初级电离和次电离的总和称为总电离。此外,粒子在单位路程上产生的离子对数称为比电离。探测器通过收集所产生的电荷,从而达到记录射线的目的。

电离室、正比计数器和盖革-米勒计数器统称为气体探测器。它们均以气体为探测介质,在结构上也有相似之处,可以认为同属一种类型。在核物理发展的早期,它们曾经是应用最广的探测器,50 年代以后,由于闪烁计数器和半导体探测器的发展,才逐步被取代。然而,气体探测器所特有的优点,例如,制备简单、性能可靠、成本低廉、使用方便等,至今仍被用于核辐射探测。探测器的技术也仍在不断地发展,特别是 70 年代以来,在高能物理和重离子物理的实验中又获得新的应用。

1. 电离室分脉冲电离室和电流电离室两类。脉冲电离室以脉冲形式记录单个粒子入射时造成的电离效应,用于测量样品的相对活度和射线能量。这方面的应用已基本上被半导体探测器所代替。电流电离室记录一段时间进入电离室内的大量粒子所产生的总平均电离电流,反映总电离效应,用于测量 X、γ、β 射线的通量、剂量等。经过标定的电流电离室也可测量放射性活度。选择适当厚度的等效材料作为电极,可以测量吸收剂量和照射量。由于简单可靠,在监测场合常用。袖珍累计电离室也用作个人剂量计。

2. 正比计数管探测器输出脉冲幅度比电离室大,并与原初始电离数成正比,既可用于射线活度的测量,又可用于能量的测量。分辨时间也短,可用作快速计数。适合探测低能粒子、X 和 γ 射线。常用于场所固定式或便携式的个人 β、γ 沾污测试、垃圾袋监测、核场所监测等。还有 2π 和 4π 流气式正比计数器用于绝对活度和相等测量。有些正比计数器的正极由多根阳极丝组成,称为多丝正比计数器,它的探测效率高,空间和时间分辨率好,在核物理、天体物理及生物医学中日益受到重视。如 X 射线照相、正电子照相等,可获得器官、肿瘤等清晰的图像以及分析蛋白质结构等。正比计数器的缺点是对高压电源及线性放大器的稳定性要求严格。

3. 盖革 - 米勒计数器是用发明人 H. 盖革等人姓名命名的。其结构与正比计数管类似,但在阳极丝周围有更强的电场。这时由入射粒子引起的电离沿着整个阳极丝形成雪崩现象,而其输出电压脉冲的幅度与入射粒子能量和性质无关。一般在零点几伏到几伏左右。因此,用较简单的电子线路就可记录。盖革计数管的另一特点是必须在管内加入少量猝息气体或用外加猝息电路,才能使其在一次放电后恢复到正常状态,而且经过 $100\mu s$ 左右的恢复时间才能对新的入射粒子进行计数,因而在使用上受到一定的限制。

(二) 闪烁体探测器

主要由闪烁体、光的收集部件和光电转换器件组成的辐射探测器。基本原理是当粒子进入闪烁体时,闪烁体的原子或分子受激而产生荧光。利用光导和反射体等光的收集部件使荧光尽量多地射到光电转换器件的光敏层上并打出光电子。这些光电子可直接或经过倍增后,由输出极收集而形成电脉冲。早在 1903 年就有人发现 α 粒子照射在硫化锌粉末上可产生荧光的现象。但是,直到 1947 年,将光电倍增管与闪烁体结合起来后才制成现代的闪烁探测器。很多物质都可以在粒子入射后而受激发光,因此闪烁体的种类很多,可以是固体、液体或气体。

闪烁体和光敏器件之间可以直接耦合或通过光导耦合。以采用光电倍增管作光敏器件为例,闪烁探测器的工作过程可以概括为五个连续的阶段:①闪烁体吸收粒子或电磁辐射的能量;②被吸收的能量一部分转化为光发射;③光子被收集到光电倍增管的光阴极上;④在光电倍增管的光电阴极上产生光电子;⑤电子在电子倍增器中倍增,在阳极上收集,并形成电信号。

经选择合适的闪烁体和光敏器件,闪烁探测器能探测各种类型的带电粒子和中性粒子,既能测粒子强度、能量,也能作粒子甄别。和其他辐射探测器比较,其主要特点是探测效率高,分辨时间短,它是一种应用极为广泛的辐射探测器。

(三) 半导体探测器

半导体探测器是以半导体材料为探测介质的辐射探测器。最通用的半导体材料是锗和硅,其基本原理与气体电离室相似,故又称固体电离室。半导体探测器的基本原理是带电离辐射在半导体探测器的灵敏体积内产生电子 - 空穴对,电子 - 空穴对在外电场的作用下漂移而输出信号。常用半导体探测器有 PN 结探测器、锂漂移探测器和高纯锗探测器。

以高纯锗探测器为例:高纯锗探测器除具有锗锂漂移探测器的分辨率高、线性范围宽和响应时间快的优点,还具有制作工艺周期短、可耐中子辐照,并能在室温下保存、运输和在低温下使用的特点。

从制造的材料来分,有 P 型和 N 型;从探测器的结构来分,有平面型和同轴型,其中同轴型还包括 P 型同轴和井型高纯锗(HPGe)等。对环境样品的分析测量,通常选用 P 型同轴高纯锗(HPGe)γ 谱仪,因为价格相对较便宜。当需要测量低能 γ 和 X 射线时,可选用平面型高纯锗(HPGe)低能 γ 和 X 射线谱仪。N 型高纯锗(HPGe)γ 谱仪,也能有效地探测低能 γ 和 X 射线,但会产生严重的级联辐射相加效应,给解谱和效率刻度带来困难,当实验室不具备较好的符合相加效应的校正能力时,应避免使用 N 型高纯锗(HPGe)γ 谱仪。井型高纯锗(HPGe)γ 谱仪也只有特别需要高效率探测器的实验室愿意采用。

二、设备的类型

(一) 个人剂量监测设备

个人监测是利用工作人员佩戴的剂量计进行的测量,或对其体内排泄物中放射性核素的种类和活度进行的测量,以及对测量结果的解释。对职业照射人员个人受到的外照射累积剂量监测、对放射性核素体内污染监测和对皮肤污染的监测,称为个人剂量监测。

1. 热释光个人剂量计　由一个或多个热释光探测器组成的无源器件。探测器通常安装在适合使用的盒内,以便人体佩戴用来评价放射工作人员的个人剂量。经过照射的热释光探测器在被加热时放出光辐射,光辐射的强度是探测器受电离辐射照射过程中贮存在其中的能量的函数。剂量的测定工作是由热释光剂量计读出器完成的。通过采用不同的热释光探测器和相应的过滤片可以测量 α、β、γ、n、X 辐射及其他带电粒子所产生的剂量。这种剂量计具有灵敏度高、量程宽、剂量线性好、携带方便、可重复使用等优点。

2. 全身计数器　从人体外直接测量人体内的放射性物质所发射出的 X 射线或 γ 射线,进行放射性核素的定性及定量分析的装置。

3. 照射量计　测量个人 X 射线、γ 射线照射量用仪器。包括电离室、主机(测量系统)和检验源。

(二) α、β 射线监测设备

1. 总 α 测量设备　天然放射性核素所发射的 α 粒子能量一般分布在 4~9MeV 范围内,其射程很短,在一般的地质和生物样品中,较高能量的 α 粒子射程为几毫米($4\sim6mg/cm^2$)。常用的 α 辐射测量装置有正比计数器、闪烁计数器、半导体探测器等。

2. 总 β 测量设备　指样品中 β 最大能量大于 0.3MeV 的不挥发的 β 辐射体总称。不同核素所发射的 β 粒子的最大能量相差很大。因此,一般将总 β 放射性测量的样品的厚度控制在每平方毫米数十毫克,均匀制样,避免厚度过大或者不均匀带来的测量误差。对环境中天然总 β 放射性测定而言,^{40}K 的贡献是主要的,当需要考虑人工放射性贡献时,应确定 ^{40}K 的贡献。

在环境样品总 β 测量中,一般选用氯化钾(KCl)作为标准来刻度仪器的探测效率。其中 ^{40}K β^- 衰变电子的最大能量为 1 310.89keV,平均能量为 560.18keV(强度为 89.27%)。^{40}K 正电子平均能量为 197.325keV(强度为 0.00 100%)。与放置 2 年的混合裂变产物的平均 β 能量(0.48MeV)接近。选用优级纯 KCl,在玛瑙研钵中研细,100 目筛子过筛,烘箱中于 110℃下干燥 4~6h,冷却后在样品盘中铺成不同厚度的系列刻度源样品,测定样品源的探测效率 η_β(包括自吸收),并绘成 η_{β^-} 厚度曲线备用。实际测量计算时,只要根据样品盘中待测样品的实际质量厚度,在实验刻度曲线上查出相应的 η_β,即可算出样品的总 β 放射性。常用的 β 辐射测量装置有正比计数器、闪烁计数器、半导体探测器等。

3. α 谱仪　α 谱仪是鉴别和测定 α 核素的重要工具。现在用于 α 能谱分析的探测器一般有半导体以及大面积屏栅电离室两种,此外,还可以用质谱仪分析 α 核素,但是质谱仪的设备比较庞大,价格昂贵,也不适于对各种不同的环境介质进行分析,很少常规采用。

4. 半导体电子和 β 谱仪　这种谱仪主要由硅面垒型探测器或锂漂移型探测器、低温恒温装置、真空系统以及低噪声电荷灵敏放大器、多道分析器等组成。低温恒温装置和真空系统用来降低探测器的噪声,保持探测器清洁以提高其能量分辨率并实现对低能粒子的探测。

5. 固定式 α、β 表面污染监测装置　一种用测量物体表面放射性活度的方法来确定其污染程度的辐射仪。表面污染测量仪由探头和电子测量单元组成。最常用的探测元件是 ZnS(Ag)闪烁体(测 α),塑料闪烁体(测 β)、GM 计数管和半导体探测器等。这种测量仪的探头通常可以自由移动,并容易去污。固定式的表面污染测量仪常安装在小车或机架上。小车和机架可在桌面、地板或垂直墙面的轨道上滑动,以便保证探头与被测表面间的距离合适和恒定。

电子测量单元主要包括放大器、甄别器、整形器和计数率计或定标器,通常还备有耳机音响指示,以使操作人员能及时估计出污染区域和污染程度。表面污染测量仪一般用来测量放射性工作场所的 α、β 或 α+β 辐射的污染,也可以用来测量从事放射性工作人员的身体表面污染。

6. 便携式放射性污染监测仪 一种便携、可移动的通过测量放射性活度来确定放射性污染程度并有阈值报警的辐射监测仪器。根据被测污染对象的不同,放射性污染监测仪可分为表面污染监测仪、空气污染监测仪、手(或足)污染监测仪等。又可根据监测射线种类的不同,分为 α 污染监测仪、β 污染监测仪等。

(三) X、γ 光子监测设备

1. 半导体 X 射线和 γ 射线谱仪 一种用半导体探测器测量 X 射线和 γ 射线能谱的仪器。这种谱仪通常由半导体(锗锂、硅锂、高纯锗)探测器、真空室、抽真空系统、低温恒温装置以及与之相配合的低噪声电荷灵敏前置放大器、主放大器、多道分析器、微处理机等组成。用半导体探测器组成的谱仪测量 γ 射线与 X 射线时与用闪烁探测器组成的谱仪相比,其能量分辨率好、时间响应好,缺点是效率低,需要在低温 77K 的条件下使用。锗锂探测器还必须在低温 77K 下保存,主要用于 10keV~10MeV 的 γ 射线的测量;硅锂探测器虽可以在常温下存放,但时间不能太长(否则性能变坏),它适用于 10keV 以下的 γ 射线或 40keV 以下的 X 射线的测量,对 ^{55}Fe 的分辨率可达 150eV;高纯锗探测器的最大优点在于能在常温下长期存放,它适用于低能 X 或 γ 射线测量,其能量分辨率与硅锂探测器的相同。这种谱仪通常用于核衰变纲图的研究、核反应中的 γ 射线测量,也广泛用于 X 射线荧光分析、活化分析和核燃料燃耗的研究。

2. 便携式剂量率仪 一种便携、可移动的用来监测 X 射线和 γ 射线剂量当量率的仪器。

3. 便携式 γ 能谱仪 一种便携、可移动的用来测量 X 射线和 γ 射线能谱的仪器。

4. 固定式 X、γ 剂量率报警仪 当与电离辐射有关的某个量超过某一预定值,或测量值不在某个预定的范围内时,发出报警信号(通常是光或音响)的装置。有环境或场所外照射剂量率报警器、空气气溶胶或水内放射性核素监测报警器以及临界事故报警器等多种类型。

(四) 中子监测设备(含径迹蚀刻)

由于中子不带电,中子不能与物质中的电子发生相互作用引起直接电离。因此,中子探测器只能依靠中子与原子核相互作用后,产生的次级带电粒子来测量中子,这些作用决定了中子探测的基本原理。中子与原子核的反应过程,以及相互作用截面的大小,依赖于中子的能量和物质的性质。常见的中子监测设备主要有以下几种。

1. 中子剂量当量率仪 一种用来监测中子剂量当量率的仪器。该仪器包括探头和电子测量系统。两者可以装成一台仪器,也可以通过软电缆连接,使探头与测量系统分开。探头通常是用含氢物质(如水、石蜡、聚乙烯等)包围的一个热中子探测器(BF$_3$ 正比计数器、^{3}He 正比计数器、闪烁探测器等)和中子吸收介质(硼、镉)组成。

2. 中子谱仪 测量并确定中子的强度随中子能量分布的核测量设备。通常由一个或几个核辐射探测器和与其连接的分析器组成。

3. 飞行时间中子谱仪 通过中子飞行时间确定中子能谱的仪器。

4. 多球快中子谱仪 由一组不同直径的慢化球探测器和与其连接的分析器组成的快

中子谱仪。慢化球探测器通常由聚乙烯慢化球与热中子探测器件组成。

5. 反冲质子谱仪　通过测量含氢介质内中子弹性散射所产生的反冲质子的能量分布来确定快中子能谱的仪器。

6. 中子测井仪　一种利用中子和井孔周围岩石物质原子核之间的相互作用,研究岩层结构的放射性测井仪器。中子测井仪由探管、连接电缆和操作台组成。

7. 反照率中子剂量计　佩戴在人身上,利用中子从人体上的散射作用测量中子吸收剂量的一种剂量计。

8. 中子望远镜　由几个带电粒子计数器组成的测量中子能谱的装置。带电粒子计数器可以由气体正比探测器与闪烁探测器或半导体探测器等组合。对于能量在 13~14MeV 的入射中子的反冲质子,能量分辨率约为 5%。

9. 组织等效量热计　吸收体为组织等效材料的量热计。用于中子吸收剂量测量。

10. 反冲径迹探测器　通过中子与塑胶探测器中的核素发生弹性散射产生的质子或碳、氧和氮的原子等反冲粒子,并利用测量其产生的径迹来探测中子的探测器。最常用的探测材料有聚碳酸酯、硝酸纤维素和烯丙基二甘醇碳酸酯(CR-39)。

11. CR-39 径迹探测器　用 CR-39 制成的核径迹探测器。利用其在中子辐射场中的累积照射而形成的可观察径迹来测量中子剂量。

12. 活化探测器　利用辐射产生的感生放射性确定粒子注量率或粒子注量的辐射探测器。例如,常用中子活化探测器来测量中子注量。

13. 裂变室　利用裂变反应测量中子的电离室。在其电极上涂上 ^{235}U(测量快中子时为 ^{238}U 等),中子打在铀上使之裂变,记录裂变碎片的电离用以探测中子。由于裂变可释放较大能量,容易与 γ 本底区别。裂变室一般用在反应堆或加速器上监测中子,也有用于中子注量或裂变截面的测量。

14. 中子阈探测器　用以测量其能量超过某一阈能的中子探测器。中子的核反应截面一般随中子能量呈现明显的变化关系。有一些核反应,当中子能量低于某一阈能时,其核反应截面可忽略不计;而当中子能量高于此阈能时,其核反应截面急剧增加。利用这一特点,测量样品中引起的中子核反应数目,可以确定阈能以上的中子注量率。不同核素的阈能各异,可根据不同需要选择适当核素作为中子阈探测器的灵敏材料。利用一组具有不同阈能的核素做成几种中子阈探测器,还可以测出中子在几个能量区段间的中子注量率分布。

15. 闪烁中子探测器　①有机闪烁体:利用中子与有机闪烁体中氢原子的弹性散射产生的反冲质子使闪烁体发光,主要用于快中子的测量;②硫化锌快中子屏:用 ZnS(Ag) 粉与有机玻璃均匀混合成型,利用中子在有机玻璃中产生的反冲质子使 ZnS(Ag) 发光;③硫化锌慢中子屏:用 ZnS(Ag)、甘油和硼酸均匀混合成型,利用中子进入 $^{10}B(n,\alpha)^{7}Li$ 反应产生的 α 粒子和 ^{7}Li 使 ZnS(Ag) 发光;④锂玻璃闪烁体:锂玻璃闪烁体的成分为 $LiO_2 \cdot 2SiO_2(Ce)$,利用中子与 ^{6}Li 产生的 α 粒子和 ^{7}Li 使闪烁体发光,主要用于热中子到几百 keV 范围内中子的测量。

第三节　样品采集与处理

放射性污染物的环境监测数据是环境质量评价的重要依据。样品的采集、保存和预处理是整个监测工作的重要环节,是保证样品中被监测组分具有代表性的首要条件。可是在实际工作中,人们往往对此认识不足。经常有这样的情况:将极佳的测量技术用于监测不可信的样品,或者虽能制订出放射分析的详细的具体的操作步骤,但是对于采样过程却无具体的明确的要求。要想获得可靠的监测数据,不仅要采用灵敏、稳定准确的测量仪器,分析方法,以及科学、严谨的质量管理制度,而且要有正确的采样方法和必要的样品保存和预处理措施,使样品具有代表性。为了防止样品在从采集到测量这段时间内发生物理、化学和生物化学变化,保证分析数据具有与现代测试技术水平相适应的准确度,提高分析结果的可比性和有效性,必须对样品的采集提出明确的要求。采样工作者能否按要求采样,是环境监测质量保证的非常重要组成部分。对于样品的采集计划,监测分析人员与测量结果的使用者之间进行磋商是很必要的,它将保证采样和监测分析结果的可靠性。由于样品的采集和预处理方法与监测目的和方法有关,因此,不可能对所有样品的采集和预处理规定十分详尽的步骤。本章仅是一般性的讨论。

一、气溶胶样品

有关气溶胶样品的监测可参见本章第五节。

二、大气沉降物样品

1. 采样设备 常用的大气沉降物收集器为接收面积 $0.25m^2$ 的不锈钢盘,盘深大于 30cm。

2. 采样器位置 采样器安放在其开口上沿距地面或基础面 1.5m 高度、周围开阔、无遮盖的平台上,盘底面要保持水平。

3. 采样方法 ①湿法采样,采样盘中注入蒸馏水,要保持水深在 1~2cm,一般收集时间为一个季度;②干法采样,在采样盘的盘底内表面的底部涂一薄层硅油(或甘油),收集样品时,用蒸馏水冲洗干净,将样品收入塑料或玻璃容器中封存。

为了防止降雨会冲走沉积物和防止降水样与气载沉降物相混合,应采用降雨时会自动关上顶盖、不降雨时自动打开顶盖的沉降收集器。为防止地面扬尘,沉降盘位置不能太靠近地表。

4. 预处理 采样期结束后,把整个采集期间接收到的沉降物样品全部移入样品容器。对于附着在水盘上的尘埃,用橡胶刮板把它们刮下来,放入样品容器,待分析。

5. 采用双采样盘(A、B)模式采集沉降物 ①采样盘 A 在无降水时开始收集沉降物,应在采样盘中注入蒸馏水(对于极寒地区,采样器没有加热装置的,可加防冻液,防冻液应经过辐射水平测量),水深保持在 1~2cm,也可在其表面及底部涂一薄层硅油(或甘油);②采样盘 B 在降水时开启收集沉降物。收集样品时,用蒸馏水冲洗采样盘壁和采集桶 3 次,收入预先洗净的塑料或玻璃容器中封存。

采集期间,每月应至少观察一次收集情况,清除落在采样盘内的树叶、昆虫等杂物。定期观察采集桶内的积水情况,当降水量大时,为防止沉降物随水溢出,应及时收集样品,待采样结束后合并处理。

三、水样品

(一) 地表水

地表水是地球上表面循环水的一部分。包括河川水、湖泊水、溪流、池塘水等。

1. 采样设备 用自动采水器或塑料桶采集水样。容器预先用盐酸(1+10)洗涤后,再用净水冲洗干净,盖上盖子。分析 ^{3}H 样品用棕色玻璃瓶采集。

2. 采集位置 主要考虑水的使用地点,例如,娱乐区、公共供水源等;在动物饮水或取水后用于喂养动物的地方;用于灌溉的水源。

本底水样,一般应选在设施排放点的河流上游处,但要避免在紧靠汇合处的上游处取样。对湖泊和池塘水体,应在不受设施排放影响的附近类似水体取样。取水点选择应主要考虑水体中放射性核素浓度是否均匀。

在港湾内或靠近港湾的水体内收集代表性样品可能是困难的,因为淡水和海水之间的温度和密度差可以形成层流。应当对水样进行盐度分析。这一情况可由于潮汐运行引起浓度的瞬时变化而进一步复杂化。此时,有必要增加样品的数量,并根据潮汐条件来决定取样时间。最好在逐次潮汐之间的间歇时间内取样。

对河川水和湖泊、池塘的具体取样位置主要考虑如下。

河川水一般选择河川水流中心的部位(河川断面流速最大的部分)除特别目的外,可采表面水。水断面宽≤10m 时,在水流中心采样;水断面宽>10m,在左、中、右三点采样后混合。在有排放水和支流汇入处,则选在其汇合点的下游,使两者充分混合的地方。河川涨水时,当有浊流等情况出现时,原则上暂停取样。

湖泊水、池塘水一般选湖泊中心部位取样,避开河川的流入或流出处,采取表面水,由于比较容易分层,因此须多点采样。水深≤10m,在水面下 50cm 处采样;水深>10m,增加一次中层采样,采样后混匀。

3. 采样方法 采样前洗净采样设备。采样时用待采水样洗涤三次后开始采集。取样器浸入水中时,要让开口向着上游方向,小心操作,尽量防止扰动水体和杂物进入。先用取样器取水,再移入容器,可以防止容器外壁污染。对于小于 6m 深的水体,也可采用潜水泵取样。

4. 预处理 ①取样以后,立即在样品中加入盐酸(1+1)或者硝酸(1+1),每升样品水加 2ml 酸,然后盖严,监测 ^{3}H(HTO)、^{14}C、^{131}I 的水样不用加酸;②如有需要,测量 pH、水温;③为了排除沉淀物的影响而过滤(澄清)时,要在野外记录表上记录清楚,再完成①步骤。

(二) 饮用水、地下水

1. 采样设备 同地表水。

2. 采样点 自来水取自自来水管末端水,井水采自饮用水井,泉水采自水量大的泉眼。

3. 采样方法 让采样水(井水或自来水)先放水几分钟,并冲洗采样器具 2~3 次;用漏斗把样品采集到容器中;把样品水充入样品容器中,至预定体积。

4. 预处理 同地表水处理方法。

(三) 海水

1. 采样设备 同地表水。

2. 采样方法 近岸海域海水在潮间带外采集,近海海域(潮间带以外)海水水深 <10m 时,采集表层(0.1~1m)水样;水深 10~25m 时,分别采集表层(0.1~1m)水样和底层(海底 2m)水样,混合为一个水样;水深 25~50m 时,分别采集表层(0.1~1m)水样、10m 处水样和底层(海底 2m)水样,混合为一个水样;水深 50~100m 时,分别采集表层(0.1~1m)水样、10m 处水样、50m 处水样和底层(海底 2m)水样,混合为一个水样。其他海洋环境海水的采集参见 GB

17378.3—2007。

3. 预处理　海水样品采集后,原则上不进行过滤处理(当水中含泥沙量较高时,应立即过滤)。

(1) 供 γ 能谱分析的海水预处理:在每升样品中加入 1ml 浓盐酸。

(2) 供总 α、总 β、^{90}Sr、^{137}Cs 分析的海水预处理:在 30~50L 的塑料桶中进行,取上清液 40L,用浓盐酸调节至 pH<2,密封塑料桶后送回实验室待分析。

(3) 供 ^{3}H 分析的海水不作预处理,采集后送实验室,由相关人员处置。

(四) 降水

1. 采样设备　降水采集器。

2. 采样设备安放位置　降水采集器应安放在周围至少 30m 以内没有树林或建筑物的开阔平坦地域。采集器边沿上沿离地面高 1m,采取适当措施防止扬尘干扰。

3. 采样方法　①贮水器要定时观察。在降暴雨情况下,应随时更换,以防止外溢。②采样完毕后,贮水器用蒸馏水充分清洗,以备下次使用。③采集到的样品充分搅拌后用量筒测量降水总体积。采集到的雪样,要移至室内自然融化,然后再对水样进行体积测量。

4. 预处理　降水样品采集后,应于棕色玻璃瓶中加盖密封保存。

四、水体沉积物样品

水体沉积物指河川、湖泊、海水的沉积物中粒度较细(直径小于 2mm)的成分。

1. 采样设备　深水部位的沉积物,用专用采泥器采集。浅水处可用塑料勺直接采取。

2. 采样方法　可用抓斗式采泥器方法或柱状采泥器的方法,取到所需数量,装入样品盘,将用具净水洗涮后,进行干燥。

3. 预处理　样品放入盘中以后静置一段时间,除去上面的澄清液和异物,把底泥样品放入容器中,密封。

五、食品和生物样品

(一) 谷类

采样对象:食用作物中,特别是以其籽实供食用的作物中,除了大米、麦类之外,还有玉米、小米、稗子、荞麦等,其中以大米和麦类为代表性谷物,占主要地位。

1. 采集方法　选择当地消费较多和种植面积较大、生长均匀的地方,在收获季节现场采集谷类样品。

2. 预处理　把收割下来的作物晾晒风干后脱粒处理,去除夹杂物,只收集干籽 25kg。

(二) 蔬菜类

蔬菜类的栽培方式千差万别,种类繁多,主要以普通蔬菜或者当地居民消费较多或种植面积较大的蔬菜为采集对象。原则上不选择大棚或水箱中培植的蔬菜样品。蔬菜细分又可分为叶菜类(菠菜、白菜)、果菜类(西红柿、瓜、大豆)、根菜类(胡萝卜、萝卜等)以及芋类(甘薯、土豆)等。

采集方法:①对非结球性叶菜(菠菜、油菜),选定菜园中央部分几处生长均匀的场所,采集生长在该垄上一定距离(如 1m)范围内的全部作物;②对结球性叶菜(白菜、卷心菜等),大型果菜、根菜以及芋类,由于个体差异大,为了方便,可在菜园中央部位选择 5~7 处生长均匀的场所,选择大小均匀的个体作为样品。新鲜蔬菜需 25kg 左右,大豆等需 20kg 左右。

(三) 牛(羊)奶

指直接从母牛(羊)身上挤得的原汁牛(羊)奶和经过消毒杀菌、脂肪均匀化等加工处理以后直接在市场上销售的市售奶,以及脱水处理后的奶粉。

1. 采集用具和容器　聚乙烯瓶(5L)。

2. 试剂　质量浓度 37% 的甲醛溶液。

3. 采集方法　挤出来的鲜奶先在冷冻机中冷却搅拌后供取样,或装在奶罐里搅拌均匀后供取样用。采样前洗净采样设备,采样时用采样奶洗涤 3 次后采集,样品采集后应立即分析,如需放置时,要在鲜奶中加入甲醛防腐(加入量为 5ml/L)。从当地加工厂或市场购置同一批市奶(酸奶)或奶粉,但要确认原料产地。

(四) 牧草

采集牧草时,应考虑牧草地纵横面积情况,划分 10 个等面积区域。在每个区域中央位置,各取样 1~2kg。采集牧草时不可将土带入,把收集到的牧草样品放入聚乙烯口袋,封口。

(五) 家禽、畜、动物

根据与牧草、水体等介质的相关性,选择合适的采样场,首先选择健康的群体,随机选取若干个体。根据监测目的取其整体或可食部分(肉、脂或内脏等)。在取内脏组织作为样品时,不要使内脏破损,汁液流出,并注意保鲜。出于分析和保存目的,一般采集数千克。若委托采样,应做好相关记录。一般不可从市场采集,更不能采集加工后的产品(如罐头)。

1. 预处理　将采来样品的可食部分洗净、晾干表面水分,称鲜重并记录。

2. 干化处理　动物取瘦肉为主,用绞肉机绞碎。置于烤箱中于 200℃ 左右烘干,在烘干过程中可经常翻动,加快烘干速度,烘干后称干重,记录干鲜比。

3. 炭化处理　将烘干称重后的样品碾碎,使之尽量细小,加快炭化速度。将炭化温度控制在 450℃ 以下。炭化过程中要注意经常翻动样品,使其受热均匀,防止底面温度过高,造成放射性核素的损失。待样品全部变成结块的焦炭状后,可将其转移至研钵中粉碎再继续加热,当无黑烟冒出时,可认为炭化完全。

4. 灰化处理　将炭化好的样品移入马弗炉内灰化。关好炉门,按待检核素所要求的温度灰化,如待测核素包含铯的同位素,则灰化温度不高于 450℃,直至灰分呈白色或灰白色疏松颗粒状为止。为了避免某些元素在灰化样品中挥发损失,小样品可采用高频低温灰化法。测量 ^{131}I 时,样品可用 0.5mol/L 的氢氧化钠浸泡 16h 后,再进行灰化(在 660℃ 以内灰化,碘几乎不损失)。取出置于干燥器中,冷却至室温,称重、记录,计算灰鲜(干)比。将样品充分混匀后装入磨口瓶中保存,贴好标签。

(六) 淡水生物

以食用鱼类和贝类为淡水生物中的取样对象。在捕捞季节于养殖区直接捕集,或从渔业公司购买确知其捕捞区的淡水生物,不能采集以饵料为主要饲养方式养殖的水产品。

1. 样品采集部位　根据目的取其所需部位。整个或可食部分,或者内脏、肌肉等。

2. 采集量　包括用作分析和保存在内,一般采集数千克。另外,还要考虑处理和制备过程的干燥物、灰分与鲜料之比,以及所需部位与整体之间的比例。

3. 采集用具　一般可委托捕捞,再购入所需样品,若由自己直接捕捞,也需要与渔业人员商定。

4. 采集方法　①鱼类,随着鱼种不同,捕捞期也不同。多数情况下无渔业权者不能捕捞,所以需要委托有关部门进行取样。这时应向受委托部门交代清楚应当详细记录的各项有关内容。②贝类,同鱼类。

5. 预处理　①鱼类,采集到的样品,在其新鲜时用净水迅速洗净。直接供分析和测定用的小鱼、鱼苗等全体样品,放入竹篓等器具内,控水 10~15min。大鱼则用纸张之类擦干,去鳞、去内脏,称鲜重(骨肉分离后分别称重)。分取肌肉、内脏等部位时,注意不要损伤内脏,以免污染其他组织;勿使体液流出,以免引起损失。②贝类,在原水中浸泡一夜,使其吐出泥沙。用刀具取出贝壳中软体部分,称重(鲜重)。

(七) 海洋生物

根据海洋生物的不同,取样方法可以分为以下四类。①浮游生物:鱼类、乌贼类等浮游生物。②底栖生物:贝类、甲壳类、海参类、海星类、海胆类、海绵类底栖生物。③海藻类:裙带菜、羊栖菜、石花菜、苔菜、马尾藻、黑海带、褐海带等海藻类。④附着生物:淡菜类、牡蛎、海鞘等生息在岩石、礁石上的生物。

1. 采集部位　全体或可食部分,或者内脏、肌肉等,根据不同目的,采集不同部位。

2. 采集量　同淡水生物。

3. 采集用具　一般做法是委托取样,然后购入。但必须交代和记录清楚具体要求。若自行取样也得取得相关部门同意和协助。可采用的工具有:①底栖生物可采用拖网;②海藻类、附着生物可采用刮土机、钢凿。

4. 采集方法

(1) 浮游生物:在捕鱼期,随鱼种而定。若委托取样,需要交代清楚必须详细记录的内容。

(2) 底栖生物:海星类生物需要雇用拖网采集。海滨岩石上未利用的贝类,采用凿石、钢凿和刮刀。

(3) 海藻类:一般委托他人采集,需要交代清楚必须详细记录的内容。

(4) 附着生物:一般委托他人采集,需要交代清楚必须详细记录的内容。

5. 预处理

(1) 浮游生物:采集到的样品尽量在其新鲜时迅速用净水洗净。其余同淡水生物。

(2) 底栖生物、附着生物:同淡水生物。

(3) 海藻类:海藻类多数附着在其他动植物上。另外,藻类根部上常常容易附着岩石碎片等杂物,所以要注意把它们除去。用作指示生物时,要直接进行控水。控水以后,称样品重量(鲜重)。

六、指示生物样品

选择能够高水平或快速富集(富集时间短于采样周期)环境中的放射性物质的生物,通过测量可以容易地了解环境中放射性浓度的时间性和空间性变化。陆地上的松叶、杉叶、艾蒿、苔藓、菌菇等富集铯同位素,海洋环境的藻类、软体类、甲壳类富集 ^{60}Co、^{58}Co、^{54}Mn、^{99}Tc 等核素,鱼骨和贝类富集锶和钇同位素等。

1. 采集部位　松叶等,原则上采集二年生叶。艾蒿等野草,也以其叶部为样品,茎、花蕾、花、枯叶应去除。对海洋指示生物,参见海洋生物采集。

2. 采集用具和容器　乙烯手套、梯子(采集松叶)、聚乙烯口袋。

3. 采集方法　采集松叶,为防刺伤,要戴上乙烯手套。选择树高 4m 以下、树干直径小于 10cm 的年轻树,并且尚未经过人工修枝。只采集二年生的松叶,共采集 20kg 左右。采集艾蒿等野草时,选择上空没有树木覆盖的场所。不要花梗之类,只取新鲜叶子。苔藓可借助专门工具采集,取整体,不必去除假根,但需要去除泥沙。另外,也可用镰刀、修枝剪刀等采集茎和枝。

4. 预处理　将采集到的样品去除枯叶等杂物,把茎和枝等一起带回时,只把叶子选出来,清洗干净。

七、固体样品

(一) 土壤

1. 采集地点　对农耕地,要考虑作物种类、施肥培植管理等情况,选定能代表该地区状况的地点采集。对未耕地,最好选在有草皮(植皮)、无表面流失等引起的侵蚀和崩塌,周围没有建筑物和人为干扰的地点。农耕地的取样时间,最好选在作物生长的后期(能突出显示土壤条件对作物生长产量的影响)到下一期作物播种前。

2. 布点方法　采用梅花形布点或根据地形采用蛇形布点,采点不少于 5 个。每个点在 10m×10m 范围内,采取 0~10cm 的表层土。

3. 采集方法　①对选定的取样点编上系列号,去除散在表面上的植物、杂草石等。②把土壤采样器垂直于取样点表面放置,用锤子或大木桩把采样器冲打到预定深度(0~10cm)。③用铁锹,移植馒刀等物把采集器从冲打的深度回收上来,这时要注意去除其外围的土壤。把采集器内采集到的土壤放入聚乙烯口袋内。④如是砂质土壤,在回收取样器时,采样器内的土壤可能滑落。此时可用薄铁板或移植馒刀把采样器前端的开口部位堵住后再回收。

4. 预处理　将同一地方多点采集的土壤样品平铺在搪瓷盘中或塑料布上去除石块、草根等杂物,现场混合后取 2~3kg 样品,装在双层塑料袋内密封,再置于同样大小的布袋中保存待用。

(二) 建筑材料

是指用于建造建筑主体工程所使用的建筑材料。对于建成的建筑物,使用的建筑材料中主要含有一定量天然(^{226}Ra、^{232}Th 和 ^{40}K)或人工放射性核素,人类在其中进行生产、工作、生活或其他活动时,对人类造成一定量的内照射和外照射,因此应对建造建筑物的材料进行监测。

1. 样品采集　在现场随机采集样品两份,每份样品不少于 2kg。其中一份封存,另一份作为检测样品。

2. 样品制备　将检验样品破碎,磨细至粒径不大于 0.16mm。将其放入与标准品几何形态一致的样品盒中,称重(精确至 0.1g),密封 21d 后待测。

(三) 废石和尾矿渣等固体样品

主要是指在矿区对废弃的废石和尾矿渣进行取样监测,监测分析项目主要是 ^{222}Rn,其样品采集与制备方法同建筑材料。

八、样品的运输

1. 样品采集完毕应尽快运输至分析实验室,应采用样品运输车辆专门运输,在法律法规许可条件下可以委托物流公司运送,但必须保证样品不被污染和性状改变。

2. 妥善包装,防止样品受到污染,也防止样品破损洒落污染其他样品,特别是水样瓶颈部和瓶盖在运输过程中不应破损或丢失,注意包装材料本身不能污染样品。

3. 为避免样品容器在运输过程中因震动碰撞而破碎,应用合适的装箱和采取必要的减震措施。

4. 需要冷藏的样品(如生物样品)必须达到冷藏的要求,运输车辆需要经特别改装。水样存放点要尽量远离热源,不要放在可能导致水温升高的地方(如汽车发动机、制冷机旁),避免阳光直射。冬季采集的水样可能结冰,如容器是玻璃瓶,则应采取保温措施防止破裂。

5. 对于半衰期特别短的样品,要保证运输时间不影响测量。

6. 严禁环境样品与放射性水平特别高的样品(如流出物样品)一起运输。

九、样品的保存

1. 经过现场预处理的水样,应尽快分析测定,保存期一般不超过 2 个月。

2. 密封后的土壤样品必须在 7d 内测定其含水率,晾干保存。

3. 生物样品在采集和现场预处理后要注意保鲜。牛(羊)奶样品采集后,立即加适量甲醛,防止变质。

4. 采集后的样品要分类分区保存,并有明显标识,以免混淆和交叉污染。

5. 测量完后的样品,仍应按要求保存相当长一段时间,以备以后复查。对于设施运行前本底调查样品,以及部分重要样品需要保存至设施退役后若干年(如 10 年)。

十、样品的分析方法

样品监测核素所对应的常用仪器设备、分析方法的参考标准见表 10-1。随着监测技术的进步,方法标准还会不断更新和补充。

表 10-1 样品监测核素所对应的常用仪器设备分析方法的参考标准

测量项目	介质	测量仪器	标准号	标准名称
^3H	水	液闪谱仪	HJ 1126—2020	水中氚的分析方法
	水汽氚			
	生物组织自由水氚			
	生物有机结合氚			
^{14}C	空气	液闪谱仪	EJ/T 1008—1996	空气中 ^{14}C 的取样与测定方法
	生物		GB/T 37865—2019	生物样品中 ^{14}C 的分析方法 氧弹燃烧法
总α、总β	气溶胶	低本底 α/β 测量仪	EJ/T 1075—1998	水中总 α 放射性浓度的测定 厚源法
	沉降物		EJ/T 900—1994	水中总 β 放射性测定 蒸发法
	土壤		HJ 898—2017	水质总 α 放射性的测定 厚源法
	陆地水		HJ 899—2017	水质总 β 放射性的测定 厚源法
	生物			
	海水			

续表

测量项目	介质	测量仪器	标准号	标准名称
γ能谱	土壤、沉积物、底泥、潮间带土	γ能谱仪	GB/T 16145—2022	环境及生物样品中放射性核素的γ能谱分析方法
	气溶胶			
	沉降物			
	生物			
	淡水			
	海水			
^{90}Sr	气溶胶	低本底α/β测量仪	EJ/T 1035—2011	土壤中锶-90分析方法
	沉降物		HJ 815—2016	水和生物样品灰中锶-90的放射化学分析方法
	水			
	生物			
	土壤、沉积物、潮间带土			
^{137}Cs	水	低本底α/β测量仪	HJ 816—2016	水和生物样品灰中铯-137的放射化学分析方法
	牛奶	γ能谱仪	GB/T 16145—2022	环境及生物样品中放射性核素的γ能谱分析方法
^{131}I	气溶胶	γ能谱仪	GB/T 16145—2022	环境及生物样品中放射性核素的γ能谱分析方法
			GB/T 14584—93	空气中碘-131的取样与测定
	牛奶	低本底α/β测量仪	HJ 841—2017	水、牛奶、植物、动物甲状腺中碘-131的分析方法
	水			
	生物			
U	气溶胶	激光、荧光铀分析仪	HJ 840—2017	环境样品中微量铀的分析方法
	沉降物		GB 14883.7—2016	食品安全国家标准 食品中放射性物质天然钍和铀的测定
	土壤			
	生物			
	地表水			
	海水			
Th	水	分光光度计	GB 11224—89	水中钍的分析测定
	海水		GB 14883.7—2016	食品安全国家标准 食品中放射性物质天然钍和铀的测定

续表

测量项目	介质	测量仪器	标准号	标准名称
Pu	水	α谱仪	HJ 814—2016	水和土壤样品中钚的放射化学分析方法
		质谱仪	GB/T 16141—1995	放射性核素的α能谱分析方法
			GB 14883.8—2016	食品安全国家标准 食品中放射性物
	土壤、沉积物	α谱仪		质钚-239、钚-240的测定
		质谱仪		
	生物	α谱仪		
²²⁶Ra	淡水	氡钍分析仪	GB 11214—89	水中镭-226的分析测定
	海水	低本底α/β测	GB/T 11218—89	水中镭的α放射性核素的测定
		量仪	GB/T 16145—2022	环境及生物样品中放射性核素的γ能
		γ能谱仪		谱分析方法
²¹⁰Po	水	α谱仪	HJ 813—2016	水中钋-210的分析方法
	气溶胶		GB/T 16141—1995	放射性核素的α能谱分析方法
	生物			
²¹⁰Pb	水	低本底α/β测	EJ/T 859—1994	水中铅-210的分析方法
	生物	量仪		
	气溶胶	γ能谱仪	GB/T 16145—2022	环境及生物样品中放射性核素的γ能
				谱分析方法
⁴⁰K	水	原子吸收分光	GB 11338—89	水中钾-40的分析方法
		光度计		

第四节 个人监测

　　个人监测是利用工作人员佩戴个人剂量计进行外照射和内照射的测量,或对其体内或排泄物中放射性核素的种类和活度进行的测量,以及对测量结果的解释。对职业照射人员个人受到的内照射、外照射累积剂量,放射性核素体内污染和皮肤污染的监测,称为个人剂量监测。

　　GB 18871—2002《电离辐射防护与辐射源安全基本标准》规定,对于任何在控制区工作的工作人员,或有时进入控制区工作并可能受到显著职业照射的工作人员,或其职业受照剂量可能大于5mSv/a的工作人员,均应进行个人监测。在进行个人监测不现实或不可行的情况下,经审管部门认可后,可根据工作场所监测结果、受照地点和时间的资料对工作人员的职业受照做出评价。对在监督区或只偶尔进入控制区的工作人员,如果预计其职业受照剂量在1~5mSv/a范围内,则应尽可能进行个人监测。应对这类人员的职业受照进行评价,这种评价应以个人监测或工作场所监测的结果为基础。如果可能,对所有受到职业照射的人员均应进行个人监测,但对于受照剂量始终不可能大于1mSv/a的工作人员,一般可不进行个人监测。

　　用人单位应当对可能受到放射性物质体内污染的工作人员(包括使用个人呼吸器的工

作人员)安排相应的体内污染监测,以证明所实施的防护措施的有效性,并在必要时为内照射评价提供所需的核素摄入量或待积当量剂量数据。

一、外照射个人监测

(一)监测目的

监测职业人员在一个给定周期内或在一次操作过程中受到的外照射累积剂量,以评价个人受照剂量上限,或借以评价工作场所现有防护措施的有效性。任何放射工作人员,在正常情况下的职业照射水平应不超过规定的限值,通过职业照射人员佩戴的个人剂量计可获得事故受照剂量,作为医学处理的剂量依据。

(二)监测类型

外照射个人监测类型可分为常规监测、任务相关监测和特殊监测三种。

1. 常规监测　常规监测是为确定工作条件是否适合继续进行操作,在规定场所按预先规定的时间间隔所进行的监测。常规监测与连续操作有关,这类监测是要指明包括个人剂量水平和场所逗留满意度在内的工作条件,同时也是为了满足审管要求。确定常规监测的周期应综合考虑放射工作人员的工作性质、所受剂量的大小、剂量变化程度及剂量计的性能等诸多因素。常规监测周期一般为 1 个月,也可视具体情况延长或缩短,但最长不得超过 3 个月。

2. 任务相关监测　任务相关监测是为特定操作提供有关操作和管理方面的即时决策而进行的个人监测。它也能证明操作是否处于最佳状态。如:在进入核电厂、大型辐照场等的控制区时除佩戴常规个人剂量计外,还应佩戴报警式个人剂量计所进行的监测。

3. 特殊监测　特殊监测是为了说明某一特定问题而在一个有限期内进行的个人监测。特殊监测本质上是一种调查,常适用于有关工作场所安全是否得以有效控制的资料缺乏的场合。这类监测旨在提供为阐明任何问题以及界定未来程序的详细资料。如:事故和一般应急受照的剂量监测。

(三)监测方法

应根据个人监测的实际情况,分别选择 $H_p(10)$、$H_p(3)$ 和 $H_p(0.07)$ 个人剂量计进行个人监测,若没有符合 $H_p(3)$ 定义的商用剂量计,或没有校准 $H_p(3)$ 剂量计的条件,可使用 ICRP 推荐的方法,通过 $H_p(10)$ 或 $H_p(0.07)$ 剂量计的监测结果,对 $H_p(3)$ 进行粗略估算。

1. 光子辐射　对于单一成分已知能量的 γ 或 X 射线,可用无能量鉴别功能的普通个人剂量计测定个人剂量当量。

当遇到以下情况时,应使用能量鉴别式个人剂量计测定个人剂量当量:①单一成分未知能量的 γ 或 X 射线;②多种成分已知能量的 γ 或 X 射线;③多种成分未知能量的 γ 或 X 射线。

2. 强贯穿辐射和弱贯穿辐射混合辐射场　对于弱贯穿辐射(如 β 射线和低能 X 射线)不明显的强、弱贯穿辐射混合辐射场,一般可只监测 $H_p(10)$;对于弱贯穿辐射很明显的强、弱贯穿辐射混合辐射场,应使用能识别两者的鉴别式个人剂量计,或用躯体剂量计、眼晶体剂量计和四肢剂量计分别测量 $H_p(10)$、$H_p(3)$ 和 $H_p(0.07)$。

3. 中子和 γ 射线混合辐射场　中子剂量与 γ 剂量的比值不论为多大,且不论此比值是否已知,原则上都应使用能分别测量中子剂量和光子剂量的鉴别式个人剂量计,测定中子和光子的个人剂量当量,然后计算总剂量。中子剂量与 γ 剂量的比值不超过 10%,且该比值已知时,也可只用光子剂量计测定光子剂量,然后根据光子剂量监测结果和两者比值计算总剂量。

4. 不均匀照射 从事可能受到复杂和非均匀照射的操作时,工作人员除应佩带常规个人剂量计外,还应在身体可能受到较大照射的部位,或与主要器官相对应的体表部位佩带局部剂量计(如头箍剂量计、腕部剂量计、指环剂量计或足踝剂量计等),例如,在进行密封源操作时,需要在手指上另外佩带指环剂量计。

5. 异常照射 在预期外照射剂量大大超过剂量限值的情况下(例如从事有可能发生临界事故的操作或应急操作时),工作人员除应佩带常规个人剂量计外,还应佩带报警式个人剂量计或事故剂量计。当工作人员受到事故照射或应急照射时,除了根据其佩带的剂量计所提供的结果外,估算事故剂量还应参考其他方法测得的剂量资料。此外,基于外周血淋巴细胞染色体畸变分析的生物剂量计也是有价值的。

(四)监测器件

用于外照射个人剂量监测最常用的剂量计是热释光个人剂量计(thermoluminescent dosimeter,TLD)。热释光剂量计是利用热致发光原理记录积累辐射剂量的一种器件,热释光剂量计将接收照射的这种剂量计加热,并用光电倍增管测量热释光输出,即可读出辐射剂量值。热释光剂量计即使搁置很长时间后,其读数衰减仍很少。目前常用的热释光材料已经发展到十多种,如 LiF(Mg,Cu,P)、LiF(Mg,Ti)、CaF$_2$、Al$_2$O$_3$ 等,均为粉末状结晶体,可制成圆片、方片、圆棒、玻璃管等形状的剂量计元件,并制成盒式、笔式、卡片式、徽章式等佩戴盒。

热释光剂量计用途广泛,具有灵敏度高、衰退小的优点,适用于天然环境本底调查。在放射医学方面,用于对放射诊断和治疗的病人所接受的剂量监测;在辐射防护方面,用来测定同位素和射线装置性能指标;在生物学方面,用来研究电离辐射剂量,为放射损伤与诊断提供依据。我国从 1985 年开始在全国普遍采用热释光剂量计开展对放射工作人员的个人剂量监测。此外热释光剂量计在空间辐射监测、环境氡及其子体监测、核参数的测量、剂量标准传递、高能光子剂量测定等方面具有广阔的发展前景。

二、内照射个人监测

内照射个人监测是对体内或排泄物中放射性核素的种类和活度,以及利用个人空气采样器对吸入放射性核素的种类和活度进行的测量及对测量结果的解释。

(一)监测目的

内照射个人监测的主要目的是:估算待积有效剂量,需要时估算严重受照组织的待积当量剂量,以验证是否符合审管要求;有助于设施的设计和运行控制;在事故照射情况下,为启动和支持任何适宜的健康监督和治疗提供有价值的资料。

(二)监测类型

和外照射个人监测一样,内照射个人监测也分成常规监测、任务相关监测和特殊监测。其中引起内照射特有的伤口监测和医学应急监测均属于特殊监测。需要注意的是,内照射常规监测的频率与放射性核素的滞留及排出、测量技术的灵敏度、辐射类型,以及在摄入量和待积当量剂量估算中所能接受的误差有关。

(三)监测方法

1. 全身或器官中放射性核素的体外直接测量 全身或器官中放射性物质含量的体外

直接测量技术,可用于发射特征 X 射线、γ 射线、正电子和高能 β 粒子的放射性核素,也可用于一些发射特征 X 射线的 α 辐射体。用于全身或器官放射性核素含量的体外直接测量设备由一个或多个安装在低本底环境下的高效率探测器组成,且探测器的几何位置应符合测量目的。伤口中能发射高能量 γ 射线的放射性物质,通常可用 β-γ 探测器加以探测。当污染物为某些能发射特征 X 射线的 α 辐射体的情况下,可用 X 射线探测器探测。当伤口受到多种放射性核素污染时,应采用具有能量甄别本领的探测器。伤口探测器应配有良好的准直器,以便对放射性污染物进行定位。在进行直接测量前应进行人体表面去污。

2. 排泄物或其他生物样品中放射性核素的分析　对于不发射 γ 射线或只发射低能光子的放射性核素,排泄物监测可能是唯一合适的监测技术。对于发射高能 β、γ 射线的辐射体,排泄物分析也是常用的监测技术之一。尽管在某些情况下,如当元素主要通过粪排泄或要评价吸入 S 类物质(以慢吸收速率从呼吸道进入体液的相对不溶解的物质,其 0.1% 的物质以 10min 的生物半衰期被吸收,99.9% 的物质以 7 000d 的生物半衰期被吸收。)自肺部的廓清时,可能要求分析粪样,但排泄物监测计划一般只包括尿分析。在极毒放射性核素(如超铀元素)污染伤口的情况下,应对已切除的组织样进行制样和/或原样测量。

3. 空气样品中放射性核素的分析　根据空气样品的测量结果估算摄入量带有很大不确定度,对于不发射强贯穿辐射且在排泄物中浓度很低的放射性核素,如锕系元素,空气样品测量结果可用来估算摄入量。采样时,个人空气采样器(PAS)的采样头应处于呼吸带内,采样速率最好能代表职业人员的典型吸气速率(约 1.2m³/h)。可在取样周期终了时对滤膜上的放射性用非破坏技术进行测量,以及时发现不正常的高水平照射。然后将滤膜保留下来,把较长时间积累的滤膜合并在一起,再用放射化学分离提取方法和高灵敏度的测量技术进行测量。

三、氡及其子体的个人监测

氡是由镭衰变产生的原子序数为 86 的元素,其主要放射性同位素有 ^{219}Rn、^{220}Rn、^{222}Rn,分别是锕铀系、钍系和铀系衰变中间产物镭的子体,半衰期分别为 3.96s、55.6s 和 3.824d。天然放射系中氡同位素的主要辐射特性见表 10-2。^{219}Rn 半衰期太短,难以扩散到空气中,具有卫生学意义的为 ^{222}Rn 和 ^{220}Rn。通常所说的氡特指 ^{222}Rn,其衰变产生的放射性核素为氡子体,包括 ^{218}Po、^{214}Pb、^{214}Bi 和 ^{214}Po,其衰变类型主要为 α 衰变。个体所在场所受照于 ^{222}Rn 及其短寿命子体主要通过呼吸空气发生,导致肺部剂量。只有约 1% 的肺部剂量来自 ^{222}Rn 本身,其余剂量几乎完全来自短寿命子体;^{232}Th 含量偏高的场所个体吸入 ^{220}Rn 子体对肺部的辐射影响不可忽略。子体附着在空气中的凝结核和尘埃颗粒上,在空气中主要以结合态气溶胶存在,吸入人体沿着支气管树的各种气道沉积。

表 10-2　天然放射系中氡(Rn)同位素的主要辐射特性

质量数	放射系	习用名称	衰变方式	半衰期	粒子能量/MeV
219	4n+3	锕射气(An)	α	3.96s	6.819
220	4n	钍射气(Th)	α	55.6s	6.288
222	4n+2	镭射气(Rn)	α	3.824d	5.489

由于氡及其子体可以发射出不同能量和不同半衰期的 α、β 或 γ 射线,这些信号可通过多种途径探测到。

1. 对空气中氡的测量常用方法为闪烁室法、活性炭法、双滤膜法、径迹蚀刻法、静电扩散法。

(1) 闪烁室法:氡进入闪烁室后,氡及其子体发射的 α 粒子使闪烁室的 ZnS(Ag)产生闪光,光电倍增管把这种光讯号变成电脉冲,经过电子学线路把电脉冲放大,最后记录下来。单位时间内的脉冲数(脉冲计数率)与氡浓度成正比,从而可确定氡浓度。闪烁室法属于相对测量,因而要进行刻度。

(2) 活性炭法:此法是对经典的静电计法的一种补充。利用活性炭对氡有常温吸附、高温释放的特性,把大体积空气中的氡浓集起来,然后加热解析并转移至电离室中。封闭了 3h 后,用静电计测量电离电流,求出氡浓度。此法可把测量灵敏度提高到 3Bq/m³,既往曾长期用来测环境中的氡。在流气速度为 1~2L/min 情况下,活性炭吸附氡的效率可达 90% 以上。

(3) 双滤膜法:抽气过程中,入口滤膜滤掉空气中已有的氡子体,纯氡在通过双滤膜管的过程中又生成新的子体(主要是 ^{218}Po),其中的一部分为出口滤膜所收集。由于氡子体的增长遵守固有的积累、衰变规律,所以通过测出口滤膜上的 α 放射性活度就可以确定氡的活度浓度。

(4) 径迹蚀刻法:收集氡的容器通常制成杯形,故叫作径迹蚀刻杯。杯口是用滤膜封闭的。由于杯内外存在着氡活度浓度差,外面的氡便通过自由扩散的形式进入杯内。一般杯为有机玻璃的,里面的探测器(蚀刻片)为硝酸纤维或醋酸纤维膜。氡及其子体发射的 α 粒子轰击探测器时,便产生亚微观型损伤径迹,而在其射程的终端径迹最显著。用化学或电化学蚀刻的方法将有径迹部分同无径迹的基底材料分开,扩大损伤径迹,然后用光学显微镜或火花计数器读出径迹密度,从而可确定氡的活度浓度。若蚀刻片无覆盖层,则对其周围空气中的 ^{222}Rn、^{218}Po 和 ^{214}Po 等的 α 粒子均灵敏,灵敏区为半径 2~7cm 的半球。若加上不同厚度的覆盖层,即可作有选择性的测量。本方法是测定氡的累积活度浓度,属于相对测量,要通过实验来确定其标定常数。

(5) 静电扩散法:此法与径迹蚀刻法一样,没有抽气泵,氡通过扩散进入测量室。测量室内加有静电场,根据其作用的不同又分为静电收集式和静电清除式。由于扩散需要一定的时间,所以此法同样不能做瞬时测量。静电扩散测氡仪多为半球式连续测氡仪,也有圆筒式测氡仪和热释光测氡仪。

2. 对空气中氡子体的测量方法有托马斯三段法、积分谱法和五段法。

(1) 三段法:把测量三个点的计数率(三点法)改为测量三段时间间隔内的积分计数。该法比三点法具有更多的优点。最初此法由美国人托马斯创立。

(2) 积分谱法:用 α 谱仪分辨 ^{218}Po 和 ^{214}Po 的 α 粒子,测量的是某一时段内的 α 积分计数。本方法灵敏度高,标准偏差小。

(3) 五段法:总的测量时间为 590min,在取样结束后五个时段内测量样品的 α 活度,氡、Tn 子体浓度可同时测定。

四、皮肤污染的个人监测

皮肤污染个人监测的目的是:测量皮肤放射性污染程度,判断其与表面污染控制水平或剂量限值的符合情况；探测可能转移到控制区以外的污染，以便及时决定是否采取去污或其他合适的防护措施，防止污染继续扩散，控制和减少人体对放射性物质的吸收；为事故过量照射情况下启动和支持适当的健康监护和治疗提供信息；为制定内照射个人评价计划和修订操作规程提供资料。

皮肤污染往往是不均匀的，而且容易发生在身体的暴露部位，手是最容易受污染的部位。常规监测是测量 100cm^2 面积上单位面积的平均值；手部污染测量 300cm^2 面积上单位面积的平均值。都以 Bq/cm^2 表示测量结果。在大多数情况下的皮肤污染测量结果与 GB 18871—2002 中规定的表面污染控制水平相比较，当污染超过规定的控制水平时，首先的行动是去除皮肤污染物，并调查污染原因。如果污染水平没有超过规定的污染控制水平，不需要估计当量剂量。

当持续污染或初始污染水平较高时，当量剂量的估算可能是需要的。在这种情况下要求选用的探测器能估计出 1cm^2 面积上的平均剂量，以便与当量剂量限值相比较。但是，这种剂量的估计值往往是极不精确的，在污染物嵌入皮肤或被皮肤吸收的情况下更是如此。在估计 α 辐射体的局部剂量时，甚至可能会出现两个数量级的误差。

在严重皮肤污染事件的情况下，最直接的行动是尽力去除污染。有三种情况需要考虑进一步的处理措施。

1. 氚和某些形态的碘可能通过皮肤被吸收从而导致体内污染，这种情况下，须注意估算体内、外污染量。

2. β 辐射体污染物在皮肤上长时间滞留，如果污染水平足够高，可能导致确定性效应，皮肤烧伤。这种情况下，须采取大面积皮肤烧伤的特殊治疗措施。

3. 伤口被 α 辐射体污染时，可能导致污染物经伤口被吸收，或引起局部伤口纤维化。这种情况下须采取对伤口的外科扩创手术，去掉放射性污染物，并检查其尿样，通过尿样分析测量结果估算体内污染量。

五、个人监测质量保证

在个人监测计划中，质量保证是为控制测量结果和为监测计划提供足够置信度而采取的有计划的和系统的行动。质量保证是监测计划的重要组成部分，应贯穿于从监测计划制定到结果评价的全过程，目的是保证设备和仪器的功能正常，程序的正确建立和执行，分析技术可靠，用数据表达的误差在可接受的限值之内，记录正确而且能及时保存。

(一) 外照射个人监测质量保证

在制订职业外照射个人监测计划时，必须同时制订质量保证计划。制订质量保证计划一般应考虑：健全的个人监测和质量保证组织机构；标准方法、标准器具、标准物质和参考辐射的应用与保持；仪器、装置的性能与质量，及其定期校准和经常维护；监测过程中每一环节的质量控制措施；监测结果的量值必须能溯源到国家基准并符合不确定度要求；技术人员的选择和培训。

(二) 内照射个人监测质量保证

制定内照射个人监测计划时，必须同时制订质量保证计划。质量保证至少应达到以下要求：选用符合要求、工作正常的设备和仪器；定期检定/校准和维修使用的设备和仪器；定期比对选用的测量方法；按有关标准收集样品；按有关标准分析生物样品中的活度；按有关规定记录和保存监测数据;由合格的人员进行监测工作。

(三) 氡及其子体个人剂量监测质量保证

应选用符合要求、工作正常的剂量计、设备和仪器,并定期校准和维护系统;积极参与实验室间的相互比对,包括测量方法、技术规范等;应使用能够提供本底信息的跟随剂量计;应制定和严格遵守剂量计发放、佩戴、运输、回收和保存等环节的操作规程,对进行人工测读的人员进行技术培训并授权,妥善保留技术培训和授权文件;应认真记录并妥善保存监测数据,对发现的异常数据,使用现场复查或适宜的统计学方法进行剔除,同时检查和分析其产生原因,并记录在案。

(四) 皮肤污染个人监测质量保证

皮肤放射性表面污染水平监测的质量保证,至少应达到以下要求:应由熟悉相关法规及标准、正确和熟练使用监测仪器的合格人员从事皮肤污染监测工作;应选用符合要求、工作正常、性能稳定的仪器和设备,并定期对其检定(或校准)和维修;应对监测记录及其校核、监测报告签发、监测档案管理及其保存等予以规范。

六、个人监测结果评价

(一) 外照射个人监测结果评价

$H_p(10)$ 适用于体表下 10mm 深处的器官或组织的监测,在特定条件下用于有效剂量评价;$H_p(3)$ 适用于体表下 3mm 深处的器官或组织的监测,用于晶状体剂量评价;$H_p(0.07)$ 适用于体表下 0.07mm 深处的器官或组织的监测,用于皮肤剂量评价。

在仅有光子辐射,而且光子能量 >15keV 时,宜使用常规光子个人剂量计监测 $H_p(10)$。对于强贯穿辐射和弱贯穿辐射的混合辐射场,弱贯穿辐射的剂量贡献 <10% 时,一般可只监测 $H_p(10)$;弱贯穿辐射的剂量贡献 >10% 时,宜使用能识别两者的鉴别式个人剂量计,或用躯体剂量计和肢端剂量计分别测量 $H_p(10)$ 和 $H_p(0.07)$。对于中子和 γ 射线混合辐射场,当中子剂量与 γ 剂量的比值不超过 10%,可只用光子剂量计测定光子剂量,然后根据光子剂量监测结果和两者粗略比值计算总剂量。对于中子和 γ 射线混合辐射场,当中子剂量与 γ 剂量的比值超过 10%,原则上应使用能分别测量中子剂量和光子剂量的鉴别式个人剂量计(中子剂量测量可使用:固体核径迹探测器,TLD 反照率剂量计等),分别测定中子和光子的个人剂量当量,然后计算总剂量。从事可能引起非均匀照射的操作时,工作人员除应佩带常规个人剂量计外,还应在身体可能受到较大照射的部位佩戴局部剂量计(如头箍剂量计、腕部剂量计、指环剂量计或足踝剂量计等),例如在工作人员近距离进行密封源操作时,需要在手指上另外佩戴指环剂量计。在预期外照射剂量有可能超过剂量限值的情况下(例如从事有可能发生临界事故的操作或应急操作时),工作人员除应佩带常规监测个人剂量计外,还应佩带报警式个人剂量计或事故剂量计。

当剂量计丢失、损坏、因故得不到读数或所得读数不能正确反映工作人员所接受的剂量时,确定其名义剂量,并将名义剂量及其确定方法记入监测记录;根据具体情况合理选择以下方法之一确定名义剂量:1)用同时间佩戴的即时剂量计记录的即时剂量估算剂量;2)用同时间场所监测的结果推算剂量;3)用同一监测周期内从事相同工作的工作人员接受的平均剂量;4)用工作人员前年度受到的平均剂量,即名义剂量 = 前年度剂量 × 监测周期(d)/365。佩戴周期超过 3 个月的剂量计的记录:其剂量用名义剂量给出,并给出适当说明;报告中可给出实际结果,但必须说明此结果不符合本标准规范。

(二)内照射个人监测结果评价

体内污染个人测量结果评价的主要目标是:获得待积有效剂量,在合适的情况下也可以获得有意义照射的组织中的待积当量剂量,以说明是否遵守了管理要求和法规的要求;为操作控制和防护设施的可靠性设计作出贡献。

然而,应当指出,体内放射性核素污染活度的直接测定结果或生物样品的分析测定结果并不能充分地给出摄入量、有效剂量或当量剂量的估计结果,还需要关于核素摄入时间、在体内分布滞留的补充资料。标准的生物学代谢模型和剂量估算方法已被用在估算从摄入量到有效剂量的转换系数中,详见 ICRP 第 68 号出版物或 GB 18871—2002 附表 B3。

(三)皮肤污染个人监测结果评价

工作人员因职业照射所致皮肤年当量剂量应不超过 500mSv,皮肤及个人防护用品放射性表面污染水平的控制,应遵循 GBZ 166—2024《职业性皮肤放射性污染个人监测标准》中规定的限制要求。

皮肤污染与场所污染密切相关。在很少发生污染的区域,一旦发现污染就应足够重视,并应及时调查和控制污染源。在污染较为普遍的区域,污染变化的趋势可反映工作场所污染的控制程度,可在达到控制水平之前采取相应的防护行动。当发现明显的皮肤污染时,除了采取消除皮肤污染的措施外,还应监测场所的表面污染水平,并采取消除场所污染的措施。

在皮肤受到 γ、β 核素严重污染的情况下,除了以个人剂量当量 $H_p(10)$ 评估皮肤受放射性污染处下 10mm 深处器官或组织的当量剂量;需要以个人剂量当量 $H_p(0.07)$ 评估皮肤浅层(污染处下 0.07mm)的受照程度,特别是对于低于 15keV 的 γ 辐射的污染以及 α、β 污染。

第五节　工作场所监测

工作场所监测是为职业人员提供工作环境和与其从事的操作有关的辐射水平的数据而进行的监测。国际原子能机构安全标准《国际辐射防护和放射源安全基本安全标准》要求辐射实践的注册者和许可证持有者在适当情况下与雇主合作,必须在辐射防护负责人或合格专家的监督下制定、维护并经常审查工作场所的监测计划。该标准要求工作场所监测的类型必须能够:①评价所有工作场所的辐射状况;②评价控制区和监督区的照射情况;③审查控制区和监督区的划分情况。该标准要求监测的频率必须基于剂量率、空气中放射性浓度和表面污染,以及预期的波动情况,并基于预期运行事件、事故工况下照射的可能性和受照程度。

同时,该标准要求,注册者和许可证持有者在适当情况下与雇主合作,必须保存工作场所监测计划实施结果的记录。必须向职业人员提供工作场所监测计划的实施结果。

一、外照射周围剂量当量率监测

周围剂量当量(ambient dose equivalent),$H^*(10)$:指辐射场中某点的剂量当量是相应的齐向扩展辐射场在 ICRU 球体内、与齐向场方向相反的半径上、深度为 10mm 处产生的剂量当量。周围剂量当量的国际单位制(SI)单位是希[沃特](Sv)。

周围剂量当量率（ambient dose equivalent rate），$\dot{H}^*(10)$是 d$H^*(10)$与 dt 的商，其中 d$H^*(10)$是周围剂量当量在时间间隔 dt 内的增量：

$$H^*(10) = \frac{dH^*(10)}{dt}$$

式 10-1

周围剂量当量率的单位是希[沃特]或其倍数或分数与适当的时间单位的商（例如：mSv/h）。

便携式 X、γ 辐射周围剂量当量（率）仪和监测仪指用于测定由外照射 X、γ 辐射产生的周围剂量当量（率）的手持式辐射防护测量仪器。这类仪器能不依赖外部电源、支架以及数据网络等外部固定设施而独立使用。其结构至少包括一个探测部件和一个测量部件，两部件可以装成一个整体也可以直接或通过电缆、无线信号相互连接。探测部件中含有辐射探测器，如电离室、计数管、闪烁探测器、半导体探测器等。其在光子的作用下产生某种形式的电信号，由测量部件测量并指示出来。

周围剂量当量（率）仪的剂量（率）指示值应以剂量当量或剂量当量率为单位，例如：分别为 mSv 或 mSv/h。测量范围和读出刻度应同步变化并应清晰显示。在正常照明条件下，所有刻度应易读。

ICRP 建议书要求在较宽的范围内确定剂量当量率。在某些情况下，要求测量的剂量当量率可高达 10Sv/h。但在其他极端情况下，测量的剂量当量率也可能低至 0.1μSv/h。对于大多数应用，所关注的剂量当量率大约在 1μSv/h~10mSv/h 范围内。周围剂量当量率的最小有效测量范围应至少覆盖三个数量级并应包括 10μSv/h［测量 $\dot{H}^*(10)$］。剂量当量的最小有效测量范围应至少覆盖三个数量级并应包括 0.1mSv。

二、表面污染监测

在辐射防护领域，通常使用 α、β 表面污染仪对放射性工作场所及工作人员的手、衣服、鞋等表面的 α 或 β 放射性污染活度进行监测，这是现今评价工作场所及工作人员在辐射场所中所受 α、β 表面污染程度的主要技术手段。监测设备各项参数指标的检定结果是否准确可靠，将直接关系到广大工作人员的辐射防护安全，按监测类型可分为直接监测和间接监测。

（一）直接监测

直接监测是指用表面污染测量仪表对放射性表面污染水平进行的测量。

对 α 辐射体表面污染物的直接测量法，是将探测器的探头与表面保持一定距离进行扫描式测量。由于 α 粒子在空气中的辐射只有几个厘米，一层薄的液体或薄层固体将会影响测量结果，所有探头与表面的距离不应大于 0.5cm。扫描测量时，探测器对 α 辐射的响应时间和计数显示时间都比把探头放在表面上测量时的响应时间和计数的显示时间要长，所以探头在表面上方移动速度不能超过 15cm/s。

对 β 辐射体表面污染直接测量时，也采用扫描式测量。鉴于 β 粒子在空气中的射程远比 α 粒子的大，所以探头与表面保持在 2.5~5.0cm 的距离处。扫描速度为 15cm/s 时，以获得满意的测量结果。在探头上附加一个屏蔽 β 粒子的屏蔽罩，可以鉴别是 β 辐射体污染物还是 β、γ 混合辐射体污染物。

（二）间接监测

间接监测是指通过采样方法对放射性表面污染水平进行的测量。由于表面特性或几何形状的限制而无法用直接测量法测量其表面污染物时，可以采用间接测量方法，包括干擦拭法测量、湿擦拭法测量或胶带纸粘贴法测量。

干擦拭法测量是用一块面积约 $100cm^2$ 的清洁布料，在表面上多次反复擦拭，然后测量拭料上的放射性活度。这种方法仅适用于偶尔与污染表面相接触的或怀疑有污染的表面污染的测量。

湿擦拭法测量类似于干擦拭法测量，不同之处是将拭料蘸上合适的去污液后反复多次地擦拭污染表面，然后测量拭料上的放射性活度。^3H 的表面污染湿擦拭法测量比较特殊，需要将拭料蘸上甘油液后多次反复擦拭，然后测量拭料上的放射性活度。但要注意，拭料上的 ^3H 经过 20min，由于蒸发可能损失 50%。

胶带纸粘贴法测量是将 1~2cm 宽的胶带纸贴到污染表面上，然后仔细地揭下胶带纸测其黏度的放射性活度。

三、放射性气溶胶监测

气溶胶按其定义是指固体或液体粒子在空气或其他气体介质中形成的分散体系。气溶胶粒子的大小一般为 10^{-3}~$10^2\mu m$ 量级。若这种微粒载有放射性核素，则称为放射性气溶胶。从辐射防护观点出发，主要的对象是分散介质为空气的放射性气溶胶。在反应堆、加速器周围空气中的 ^{58}Fe、^{30}Si 等杂质受到中子活化作用，可能转变为放射性气溶胶。此外，在铀、钍矿石的开采和冶炼过程中，以及核燃料的生产和乏燃料后处理过程中，也可能产生含放射性物质的固体微粒。这些微粒泄漏到设备区域或扩散至环境空气中，形成放射性气溶胶。此外，一些放射性气态核素子体产物，如 ^{222}Rn 和 ^{220}Rn 的子体，也会在空气中形成放射性气溶胶。

（一）采样设备与过滤材料

气溶胶采集器，一般由滤膜夹具、流量调节装置和抽气泵等主要部分组成。取样系统应放置在闭锁的设备中，以防止受到气候的直接影响和意外受损。应根据监测工作的实际需要选择滤纸，包括表面收集特性和过滤效率好的滤材。

（二）取样位置的选择

根据监测目的、放射性物质的可能来源、监测区域大小、人员活动情况以及其他一些因素来确定采样点的位置和数目。在工作场所，一般是从工作人员的呼吸带空气层内采样，在整个操作过程中应使采样器尽量靠近人的口和鼻。从静止的气体中采样，采样头的入口气流一般应取水平方位。在设计一个操作放射性物质的设施时，就应考虑到采样点的预留位置和数目。在设施启用初期，应做较密的布点实验，以获取工作场所的最具有特征的采样点方面的资料。

在外环境中，应根据污染源的性质、分布情况和气象条件等确定采样点的位置与数目，一般在核设施的上风向和下风向都应设点，根据污染范围，在下风向应多布点。在障碍物的下风向采样时，采样点离障碍物的距离应大于障碍物高度的 10 倍，采样头入口气流的方向和速度一般应与被采样气流的方向和速度一致。

取样高度通常选在距地面或基础面约 1.5m 处。注意保持取样系统进气口和出气口之间有足够大的距离，以防止形成部分气流自循环。取样地点应避免选择在异常微气象情况或其他由于人为因素的影响可能导致空气浓度偏高或偏低的地点,如公路旁或高大建筑物附近。

(三) 采样频度和时间

在工作场所,原则上整个工作日都应进行采样,个人空气采样器一般应能连续工作 8h,累积式连续监测采样器也是在一个工作日连续运转。其他的固定式采样器,可在采样频度和采样时间上均匀分布。如需要监测短半衰期的核素,采样和测量应在 2~3 个半衰期内进行。

在环境中,放射性气溶胶的浓度一般较低,采样需要大流量、长时间,在本底调查时尤为如此。环境采样无需高频度和短周期,一般能够反映旬、月甚至季度的变化即可。在某些特殊情况下,可根据需要适当增加采样频度。对监测长半衰期的核素来说,除非排放率波动很大,或环境条件显著变化,采样周期可为一个月或更长时间。

在连续监测仪发出警报,已知或怀疑出现异常的场合时,必须增加采样点和频度,立即用大流量采样器收集样品,并采用单次与连续采样相结合的形式。可设置一套专门的采样站点,以备在非常规的情况下采样之用。

(四) 采集方法

放射性气溶胶采样器有两种类型:其一是对粒子大小无选择的总浓度采样器,其二是对粒子大小有选择的粒度分级采样器。这两类采样器都配有相应的抽气设备、流量指示和调节装置等。

采样系统采用的流量计、温度计、湿度计、气压计必须经过计量检定,确认性能良好后方可采用。空气取样的流量一般为每分钟数个立方米,理论上,取样流量越大,同样的时间内采样体积越大,探测下限越低。但空气中的含尘量会对最大流量构成限制,在太大流量下工作会造成滤纸堵塞甚至破损,因此只能视情况优化选择流量。

取样体积的测定,直接影响到空气中放射性气溶胶浓度的测定,取样体积的不确定度应在 10% 以内。取样流量在取样过程中要保持稳定,在正常运行和预期的滤纸负荷变化范围内,流量变化不应大于 5%。滤纸上的尘埃量有可能直接影响到取样流量,因此,必须根据具体情况及时更换滤纸。

环境条件(温度、气压)的变化,可能影响到取样体积估算的准确度,为了修正这种影响,空气取样体积 V(m³) 应换算为标准状态下的取样空气体积。首先,利用下式将流量计测录到的流量修正到标准状态下的流量:

$$Q_{nb} = Q_i \cdot \frac{T}{T_i} \cdot \frac{P_i}{P} \qquad \text{式 10-2}$$

式中:

Q_{nb}——标准状态下的流量,m³/min;

Q_i——在 P_i 和 T_i 条件下取样时的流量,m³/min;

T——标准状态下的热力学温度,K;

P_i——采样时的大气压力,Pa;

T_i——采样时的热力学温度,K;

P——标准状态下的大气压力,Pa。

然后,再根据换算后的标准状态下流量和取样时间算得取样体积:

$$V = Q_{nb}(t_2 - t_1) \qquad \text{式 10-3}$$

式中：

V——标准状态下的取样体积，单位为 m^3；

Q_{nb}——标准状态下的流量，单位为 m^3/min；

t_2——取样结束时刻；

t_1——取样开始时刻。

能自动修正到标准状态下流量和取样体积的采样器，不必重复以上修正，但在进行计量校准时，应对其修正结果进行验证。

有时为了提高监测灵敏度，常常把几次分段取样的取样量合在一起，此时可按下式计算总的取样体积：

$$V = \sum_{i=1}^{n} \frac{Q_{nbi} + Q_{nb(i-1)}}{2} (\Delta t_i) \qquad \text{式 10-4}$$

式中：

V——标准状态下的取样体积，单位为 m^3；

n——分段取样次数；

Q_{nbi}——标准状态下第 i 次分段取样的流量，单位为 m^3/min；

$Q_{nb(i-1)}$——标准状态下第 $(i-1)$ 次分段取样的流量，单位为 m^3/min；

t_i——第 i 次取样时间，单位为 min。

（五）样品预处理

对小型滤纸，可将其小心装入稍大一些的测量盒中封盖好。对大型滤纸可把载尘面向里折叠成较小尺寸，用塑料膜包好密封。

（六）测量

辐射环境监测时采用的监测方法应当：仪器设备适合于特定辐射类型和能量的测量；满足最低和最高辐射水平或放射性活度浓度的规定要求；满足测量的介质、点位和频度；适应监测时的环境条件。

用于测量的仪器设备的选择必须考虑使用这些仪器设备所要达到的目的，还必须考虑辐射源在正常运行和应急期间可能释出的放射性核素的量级，监测方法的选择和技术要求取决于监测目的。用于低水平测量的设备和方法，其探测下限（MDC）必须比用于管理或控制的相应放射性核素活度浓度限值（如评价限值、指导水平、导出浓度、参考水平、行动水平、干预水平，具体可参见 GB 18871—2002 或其他特定辐射源的辐射防护环境保护标准）低 1~2 个数量级。如果规定的限值等于或低于本底水平，那么 MDC 能保证测到低于本底水平即可。采样或监测的频度取决于环境辐射水平或介质中放射性活度浓度随时间的变化情况。浓度的变化相对不大，如辐射源的源项固定，监测的频次可以低一些。浓度的变化涨落较大或不确定，如核动力厂的气态排放，监测的频次要相对提高，直至连续采样或监测。测量的时间间隔必须与被监测的放射性核素的半衰期相适应。如果气体采样的时间比放射性核素的半衰期还长，就有可能探测不到该放射性核素。

对放射性气溶胶的辐射环境监测分析方法标准及其相应的辐射环境监测常用仪器、样品量和典型探测下限见表 10-3 和表 10-4。

表 10-3　辐射环境监测推荐方法

介质/对象	监测项目	标准号	标准名称
污染表面	α、β 表面污染	GB/T 14056.1—2008	表面污染测定第 1 部分：β 发射体（$E_{\beta max X} > 0.15 MeV$）和 α 发射体
空气	气溶胶总 α、β	EJ/T 1075—1998	水中总 α 放射性浓度的测定 厚源法（参考）
		EJ/T 900—1994	水中总 β 放射性测定 蒸发法（参考）
	气溶胶中 ^{90}Sr	EJ/T 1035—2011	土壤中锶-90 的分析方法（参考）
	气溶胶中 ^{137}Cs	HJ 816—2016	水和生物样品灰中铯-137 的放射化学分析方法（参考）

表 10-4　辐射环境监测常用仪器、样品量和典型探测下限

测量项目	测量仪器	样品量	典型探测下限 ^{a}	单位
总 α、总 β	低本底 α/β 测量仪	10 000m^3	α：15；β：10	μBq/m^3
γ 能谱	γ 能谱仪	10 000m^3	10（^{137}Cs）	μBq/m^3
^{90}Sr	低本底 α/β 测量仪	10 000m^3	2.0	μBq/m^3
^{131}I	γ 能谱仪	10 000m^3	5.0	mBq/m^3
^{210}Po	α 能谱仪	10 000m^3	10	μBq/m^3
^{210}Pb	γ 能谱仪	10 000m^3	20	μBq/m^3

注：探测下限与测量仪器的效率、仪器的本底计数率、样品取样量和测量时间等参数相关，针对不同的测量目的和测量要求，实际测量中的探测下限会跟本表所示典型探测下限有所差异，通常本底调查中的探测下限应优于本表的给定值。

四、气态氚的监测

放射性气体和蒸汽是重要的气载污染物质，通常采用分离出特定成分和不分离出特定成分的两种采样方法。采样点、频度、时间和采样数量的一般原则均与气溶胶的采样相同。

空气中的氚，可以分为降水中的氚以及水蒸气和氢气中的氚两个来源。想要监测降水中的氚，对降水的取样方法与 HJ/T 61—2021《辐射环境监测技术规范》中的降水取样方法基本相同，但采样容器中不加入酸。收集水蒸气中的氚，可使用干燥剂法、冷冻法、鼓泡法。

干燥剂法比较普遍，可用的干燥剂有硅胶、分子筛、沸石等。其中使用硅胶的方法比较简单、便宜，即在直径 5cm、长 50cm 左右的硬质玻璃或硬质塑料管中，填充粒度为 1.98~2.36mm 的干燥硅胶，称出其重量，上下端塞以石英棉将其固定。使空气通过该管一定时间，把水分捕集在硅胶上。通过流量计读数和抽气时间可以确定抽取的空气量。再通过测定吸收了水分的硅胶总重量，即可求出收集的水蒸气重量，驱出其中的水样供测量氚之用。

冷冻法是将待测气流引入冷阱中，气流中的氚化水蒸气在冷阱中凝结下来，供分析之用。

鼓泡法是使待测气流流经鼓泡器（如盛蒸馏水或乙二醇的容器瓶），使气流与液体发生气液两相交换，以便把氚化水蒸气收集在液体中。对于氢气中氚的收集，一般先通过催化剂（如：钯、铂和氧化铜）使氚被氧化成氚水，再用上述水蒸气收集法采集。

五、^{131}I 的监测

^{131}I 的监测使用组合式全碘取样器进行,它由以下几部分组成:最前面一层为滤纸,用于收集气流中气溶胶中的碘,第二层为活性炭滤纸,用于收集元素状态的碘,再下一层是浸渍TEDA(三乙烯二胺)的活性炭盒,用于收集有机碘。

采样体积视采样目的、预计浓度及测量探测下限而定。一般 ^{131}I 采样体积大于 $100m^3$。采样结束,将滤膜与活性炭盒放进样品盒,用胶粘纸封好,放入塑料袋中密封。对于采样收集好的样品,通常采用高纯锗 γ 能谱仪测量分析其活度浓度。

六、^{14}C 的监测

空气中 ^{14}C 的采样方法主要是采用碱液吸收。采样原理主要是用抽气空气采样泵抽取一定体积的空气经过气动滤水器、粒子过滤器除去空气中的灰尘,然后通过 400℃高温氧化床,使其中微量的 CO 和碳氢化合物氧化成 CO_2,最后气流经过 4 个串联连接的装有氢氧化钠碱液的吸收瓶,CO_2 气体完全被碱液吸收。采样结束后将吸收瓶取下,带回实验室待处理。根据液闪谱仪的探测灵敏度与空气中 ^{14}C 的浓度水平选择适当的取样时间,使总的累积取样空气体积不少于 $3~4m^3$,采集时长不少于 7d。

七、工作场所监测结果表示

数据处理与结果表示应经过有效数字和数值修约,判断限和探测下限计算,可疑数据的判断与处理,数据分析,宇宙射线响应值的扣除,测量不确定度评定与表示一系列过程,具体方法细节参见辐射环境监测技术规范。监测结果表示时应注意采用法定计量单位;当测量值大于探测下限时,监测结果一般表示为测量值、相应的扩展不确定度和包含因子,包含因子一般取 2,并注明不确定度的主要来源。若某些不确定度分量的评定困难时,可仅给出计数扩展不确定度;当测量值小于探测下限时,监测结果表示为"<MDC",并注明探测下限值和置信水平;平行样或留样复测的测量值在允许偏差范围内时,用其平均值表示监测结果。

八、工作场所监测质量保证与结果评价

(一)工作场所监测质量保证

监测剂量较小时,可用防护剂量仪测量;监测剂量远超过剂量限值时,应采用高精度(不确定度小于 5%)的监测仪器;检测设备的能量响应、灵敏度等满足测量对象要求,并且经法定计量部门检定或校准,在检定或校准的有效期内开展工作;检测程序要保证准确无误;测量误差在要求的范围内。

(二)工作场所监测结果评价

许可证持有者应在合格专家和辐射防护负责人的配合下(必要时还应在用人单位的配合下),制定、实施和定期复审工作场所监测大纲。

1. 工作场所监测内容和频度的确定应根据工作场所内辐射水平及其变化和潜在照射的可能性与大小来确定,并应保证:①能够评估所有工作场所的辐射状况;②可以对工作人

员受到的照射进行评价;③能用于审查控制区和监督区的划分是否适当。

2. 监测大纲的内容应包括:①拟测量的量、测量的时间、地点和频度;②最合适的测量方法与程序;③监测值达到参考水平和超过参考水平时应采取的行动。

3. 外照射场所监测计划应能提供:辐射场的空间和时间分布;辐射类型和能谱资料;外照射个人剂量。

4. 非密封源工作场所监测计划:①对 α 放射性物质,应考虑:工作场所和邻近地区的空气气溶胶浓度,废水中放射性物质活度浓度,设备和各类物件表面的表面污染;②对 β 放射性物质,应考虑:类似 α 放射性物质的各项要求,工作场所的剂量率,废物包装表面的剂量率等。

第六节 环境监测

一、概述

1. 环境监测的目的　环境监测被定义为对环境中源的外照射剂量率或环境介质中放射性核素浓度的测量。环境监测系统是对源监测系统的补充。环境监测一般分为两大类:源相关监测和个人相关监测。环境监测的基本目的是确保公众有适当防护而提供信息,具体目的有如下几方面:①验证放射源监测的结果及相关模型,以确保与预测相符,而不超过剂量限值;②如果适用,为符合管理用的环境限值,检查环境辐射条件;③提供信息,以便能实际评估典型人员的预期剂量(由授权的活动或源产生的);④探测活度浓度的非预期变化,评估由于排放引起的环境辐射水平的长期趋势;⑤为公众提供信息;⑥评估放射性物质中弥散源对环境的累积影响;⑦调查放射性物质通过环境的转移。

环境监测比放射源监测能更直接地提供因放射性核素设施释放放射性核素的污染水平,从而评估公众的受照水平。

上述④项中涵盖了放射性物质非计划释放到环境的情况。因而,环境监测还旨在确保设备可用于紧急情况,并对相关人员进行使用培训,以便在突发事件中迅速应对此外,日常监测可展示正常情况下环境中放射性核素的水平,便于与事故情况下的测量结果进行比较。为确定是否有非计划环境释放,应预先设置一个调查水平(诸如周围剂量当量等量的规定值,达到或超过此种值时应进行调查)。

长期以来,辐射防护主要集中于人类的防护。但是环境也应是辐射防护的对象,ICRP为了提供一个在所有照射情况下环境防护的合理框架,提出了"参考动物和参考植物"的概念,虽然该概念还不能用在环境监测方案中,但可作为评定非人类物种辐射防护预期结果的工具。

2. 环境监测的对象　环境监测的对象是环境介质(大气、水、土壤)和环境生物(包括陆生动植物和水生动植物)中的放射性核素浓度及环境中源的外照射剂量水平。

3. 环境监测的任务　环境监测的任务主要有以下几个方面。

(1) 对环境中各项要素进行经常性监测,开展放射性质量调查,掌握环境质量状况与发展趋势。

(2) 对各有关单位排放放射性污染物的情况进行监视性监测,对核设施运行时在邻近地区产生的现有影响和潜在影响进行评价,观察邻近地区放射性对公众引起的外照射和内照射,对这种照射可能达到的上限进行估计,对其辐射水平的意外升高提出警告。

（3）为政府部门执行各项环境法规、标准及全国开展环境管理工作提供准确可靠的监测数据和资料,为政府部门或行政领导的决策提供依据。

（4）检查放射性废物的处理和处置系统的效能,或者为合理利用环境自净能力处理放射性废物提供依据。

（5）开展环境监测技术研究,促进环境监测技术的发展。

二、环境监测方案的设计

环境监测方案的设计应使其能达到监测的目的。是否需要环境监测和所需监测的范围,主要取决于为了控制代表人员的预期辐射剂量而进行的有意义的放射性核素监测需求。因为环境监测是对放射源监测的补充,这两类监测都关系到公众的防护。在设计环境监测方案时,应在监测标准、范围和频率等方面与源监测相协调,以确保监测结果的完整性和一致性。

监测和取样的频率取决于环境的复杂性、典型人员预期剂量的大小和放射性核素的性质,例如,如果监测短寿命核素（如 ^{131}I）,监测和频率要做到能探测到这些核素。

环境监测方案也包括预选的本底监测,以便可以确定实践中的实际增量。这对于设计天然放射性物质排放的情况来说是很重要的。

在计划照射情况下,单位负责人有责任建立和实施环境监测方案,该方案应呈交监管部门审查。在现存照射和应急照射情况下,应由有相关资质的单位进行环境监测。进行验证性环境监测和以消除公众恐惧为目的的环境监测,均应由代表监管部门的独立组织进行监测。此外,监管部门可能希望独立监测包括照射途径的一些详细信息。

环境监测的重点是外照射剂量率的监测和环境介质中放射性活度浓度的监测。应监测的环境介质与公众受照的途径有关,这样的环境介质中放射性核素活度浓度也作为排放引起环境污染的依据。

三、空气放射性及其沉积物监测

放射性核素释放到大气后,会通过以下途径造成公众成员的照射:①烟羽外照射;②沉积核素引起的外照射;③从烟羽和地面再悬浮吸入的放射性核素产生的内照射;④从食物和水中食入沉积的放射性核素引起的内照射;⑤通过皮肤吸收放射性核素引起的内照射和局部外照射。

在建立正常气载放射性核素排放的环境监测方案中,应进行如下的测量:①γ剂量率及γ累积剂量,视情况监测累积中子剂量和中子注量率;②空气和沉降物的放射性核素活度浓度;③放射性核素的沉积量;④土壤、表面和地下水的放射性核素的活度浓度;⑤当地食物（蔬菜、水果、谷物、肉、牛奶、蘑菇、饮用水）中放射性核素活度浓度;⑥陆生指示物（青苔、苔藓、树叶、松针等）中放射性核素的活度浓度。具体样品采样采集与处理见第十章第三节。

四、陆地环境监测

由于大气沉积或灌溉,放射性核素可能被引入陆地环境。因此,在制订陆地环境的环境监测计划时,应考虑测量土壤、食品(蔬菜、水果、谷物、肉类、蘑菇、饮用水等中的 γ 剂量率和综合 γ 辐射水平和放射性核素浓度)和指示生物(草、地衣、苔藓等)。此类计划应补充对空气中放射性核素浓度、放射性核素沉积和灌溉用水的监测。

五、水生环境监测

排放到水生环境(海洋、湖泊或河流)的放射性核素可通过以下途径引起公众照射:①摄入已吸收放射性核素的水生环境的食品;②水浇地上生产的植物和动物食品;③污染水和沉积物中放射性核素的外辐射。

因此,在制订液体排放的环境监测计划时,应监测以下内容:①水中放射性核素的活度浓度;②食品(鱼、贝类及排放水浇灌的农产品等)中放射性核素的活度浓度;③指示物(例如海藻、海绵和底栖动物)的放射性核素活度浓度;④由于海浪和再悬浮沉积物等释放的空气中放射性核素的活度浓度;⑤来自受污染沉积物和水产生的 γ 剂量率和累积 γ 剂量。

常规环境监测计划应提供有关水生环境中活度浓度或剂量率长期趋势的信息,验证放射源监测计划的结果,并提供评估代表性人员剂量所需的信息。

监测计划应考虑:①受纳水体的当地条件和特征(如盛行洋流、当地地形和水深关系);②排放物在环境和受影响人群中心的主要迁移方向;③在水生环境中排放的放射性核素的预期活度浓度;④当地天气条件(如接收水体一年中是否有几个月被冰覆盖);⑤水生环境在娱乐和商业方面的应用情况。

六、环境辐射监测所需要的水文、气象参数

环境的水文和气象参数决定了放射性核素在排放后的扩散情况,因此应进行测量。这些参数也与事故排放释放有关。

为了评估排放到大气中的剂量,应监测以下参数,以便在适当的扩散模型中使用:①风向;②风速;③降水;④确定有效排放高度的参数(环境温度、湿度和排气管中的体积流量);⑤对确定放射性物质的扩散和大气传输具有重要意义的任何其他参数,如大气中的垂直温度梯度。

应监测以下参数,以便在适当的水生扩散模型中使用,以评估排放到水生环境中的剂量:①水道流速;②排放区的主导性水流;③水位变化;④冰况(如果相关);⑤影响排放的放射性核素在环境中的水生扩散或积累的任何其他现场的特定水文因素。

七、多源环境监测的特点

当来自多个设施的授权排放影响同一环境时,环境监测就不仅仅是针对单个设施的排放,而是需要评估所有排放源的综合影响。然而,当可能存在两个或两个以上设施的排放对代表人的辐射剂量产生不可忽视的贡献时,这类设施的排放源应被视为汇总源,并据此重新定义适当的代表人。代表人设定的剂量将基于各个设施的总贡献,以确保安全防护措施可以应对多个来源的叠加风险。如果多个设施共同影响一个区域,这一情况应被纳入每个设施的环境监测计划中。

在空气中排放放射性核素而造成的环境污染,随着与工厂距离的增加而迅速减少。通常,单一放射源的监测程序由授权机构设立,足以满足对环境监测的要求。只有在预期排放

具有不可忽略的累积和累加影响时,才需要进行额外的测量。

如果不止一个设施向同一河流或湖泊排放放射性核素,可能有必要量化每个设施对适当定义的代表性人员的照射影响。对于流入同一条河流的排放,任何处于下游的设施的注册者或许可证持有者应监测其排放位置上游的水生环境。测量应涵盖水、沉积物和鱼类中相关放射性核素的活度浓度。为便于比较,应同时采集上下游样品。采样和测量一般应按照上述关于环境监测的建议进行。对于排入同一湖泊的排放,确定各个设施各自的贡献可能更加困难,并且将涉及对水生环境中放射性核素分布模式的详细研究。

附加测量应反映照射途径的相关性,并侧重于放射学上更重要的放射性核素。监测应按照对于一般环境进行监测的相关建议进行。

第七节　流出物监测

为监控或查明从辐射源排到环境中的放射性流出物的数量、种类和其他特征,在排放口对流出物进行采样、分析或其他测量的监测活动。由于种类和处理工艺不同,核燃料后处理过程中产生的放射性核素组分可能存在显著差异,因此可选择理论和实际源项中的核素开展监测。

正常工况下有放射性物质排放的单位(例如核动力营运单位)必须制定流出物监测大纲,并依据该大纲对所排放的气载和液态放射性流出物进行监测。测量内容应包括排放总量、排放浓度及主要核素的含量。应及时分析和评价测量结果,并定期上报相关生态环境行政主管部门。

排放单位应建立可靠的流出物监测质量保证体系。对正常运行期间的流出物进行监测,应采用具有合适的量程的测量设备与测量方法。对于低于探测限的相关测量结果,应通过实验分析进行合理估算,确实无法估算的,在排放量统计时按探测限的二分之一进行取值。

流出物监测的取样应有足够的代表性,在流出物取样系统设计中,应采取有效的工程设计方案,以减少流出物在取样过程中的管道损失。流出物监测系统应保证正常运行和事故工况下均能获得可靠的监测结果。

一、气载和液态流出物监测项目

气载流出物监测的监测点设在废气排放口。主要监测项目由应用活动涉及的工艺和主要放射性同位素种类决定。后处理厂主要监测项目一般包括:^{3}H、^{14}C、^{85}Kr、^{60}Co、^{90}Sr、^{99}Tc(必要时)、^{106}Ru、^{125}Sb、^{129}I、^{131}I、^{134}Cs、^{137}Cs、^{154}Eu、^{237}Np、^{238}Pu、$^{239+240}$Pu、^{241}Pu、^{241}Am、^{242}Cm、^{244}Cm、^{234}U、^{235}U、^{236}U、^{238}U、总 α 和总 β。监测方式为连续在线监测或采样监测,其中 ^{3}H、^{14}C 连续采样,累积样每月分析一次。

液态流出物监测的监测点设在废水总排放口。主要监测项目由应用活动涉及的工艺和主要放射性同位素种类决定。后处理厂主要监测项目一般包括:^{3}H、^{14}C、^{60}Co、^{63}Ni、^{90}Sr、^{95}Zr-^{95}Nb、^{99}Tc、^{106}Ru、^{125}Sb、^{129}I、^{134}Cs、^{137}Cs、^{154}Eu、^{237}Np、^{238}Pu、$^{239+240}$Pu、^{241}Pu、^{241}Am、^{242}Cm、^{234}U、^{235}U、^{236}U、^{238}U、总 α 和总 β 等。

二、流出物监测质量保证

针对某项监测项目编制质量保证计划时,应满足本单位质量管理体系的要求,应将质量保证贯穿从监测方案制定到监测结果评价的全过程。根据监测类型和监测对象制订质量保证计划。质量保证计划应当对与质量保证有关的各种因素明确规定控制方法。质量保证计划一般包括以下方面:建立健全的辐射监测和质量保证机构,明确其职责;对监测(包括采样)依据的技术性文件和有关资料进行控制,以确保所使用的文件资料均为现行有效;对人员的选择、培训、监督、能力持续监控;监测仪器、试剂、标准物质和消耗性材料等的采购、验收、贮存和管理,以及对监测工作质量有影响的支持服务的质量控制;仪器和装备的质量及其维护和校准的频率;标准方法、标准器具和标准物质的应用与保持;监测过程中的质量保证措施;对监测过程中出现的不符合工作程序的程序进行识别、评价、控制和改进的程序;必须证明监测结果与客观实际符合的程度已经达到和保持所要求的质量。

(1) 组织机构和人员:针对辐射监测特点,建立组织机构,明确本单位质量管理体系建立、运行、维护和持续改进方面的责任、权力和工作程序。在设置机构和规定职责时,必须考虑到几方面。①辐射监测质量保证工作需覆盖监测过程中每个环节、所有工作人员;②必须对监测机构或人员在贯彻执行质量保证计划时的责任和义务作出明确规定;③当某项监测任务涉及多个部门或单位、个人时,必须明确规定各方的责任和义务,并形成文件;④现场监测应由不少于 2 名监测人员共同开展;⑤对从事辐射监测和质量管理的人员培训、资格确认、任用、授权和能力等进行规范管理,确保这些工作人员达到并保持与其承担的工作相适应的水平。

(2) 计量器具:必须采用与监测目标要求相适应的测量仪器和设备。对电离辐射监测计量器具定期实行检定或校准。放射性标准物质应是一种均匀、稳定、具有放射性计量特性的物质,其基体应与样品基体相同或相近,其放射性活度应与待测样品中的活度相近。各种计量器具需要进行定期维护、期间核查和/或稳定性控制,使其计量学特性维持在规定限度内。自动监测站的监测设备、采样设备、气象设备按要求进行期间核查。使用自动监测设备进行监测时,自动监测设备应具备数据保存功能。检验仪器工作状态的检验源应具有良好的长期稳定性,对流出物直接连续测量系统的定期检验尽可能使用遥控检验源。定期对各类低本底计数装置进行泊松分布检验,该类装置的计数须满足泊松分布。低本底测量装置的本底计数率和/或标准物质的计数效率按 GB/T 17989.2—2020《控制图 第 2 部分:常规控制图》的要求绘制质量控制图,检验分析测量装置性能的长期稳定性。

(3) 流出物监测方案:按照 GB 23727—2020《铀矿冶辐射防护和辐射环境保护规定》制定流出物监测方案,其方案如表 10-5 所示。

表 10-5　流出物监测方案

序号	监测介质	采样点或监测点	频次	测量分析项目
1	废气	矿山:排风井口 选冶厂:排气口	1 次 / 季	^{222}Rn 及其子体、U$_{天然}$
		废石、尾矿(渣)	1 次 / 半年	^{222}Rn 析出率
2	气溶胶	矿山:排风井口 选冶厂:排气口	1 次 / 季	长寿命核素 α 放射性
3	废水	排放口	1 次 / 月	U$_{天然}$、^{226}Ra、^{210}Po;^{210}Pb、pH(重金属、化学有毒有害物质等选择性测量)
4	废石、尾矿(渣)	场(库)边界外	1 次 / 半年	^{222}Rn

（4）样品的质量控制：采集样品时应满足相应的规范要求。依据相关技术规范和标准制订采样计划，包括选择合适的采样地点和位置，避开一些有干扰的、代表性差的地点，选择合理的采样时间、采样频率和采样方式。

采样计划和程序主要是要保证采集到具有代表性的样品并保持样品稳定。对于水样，只有分析方法中有明确规定时，才能向清液或过滤后的样品中按 HJ 493—2009《水质 样品的保存和管理技术规定》的规定加入化学稳定剂。对于流出物样品，除在物理、化学特性上要与所排放的流出物相同以外，在数量上也要正比于流出物中放射性的含量，即使在特殊释放条件下，也要保证样品的代表性。

必须制定和严格遵守各类样品的采样、包装、运输、交接、验收、贮存和领用的详细操作程序。该程序除了规定技术方法、要求以外，还应包括具体的操作步骤、记录内容、格式、标签设置等。样品在采集和运输过程中应防止样品被污染或样品对环境造成污染。运输中应采取必要的防震、防漏、防雨、防尘、防爆等措施，以保证人员和样品的安全。采取预防措施，避免样品中放射性物质通过化学、物理或生物作用产生损失或沾污等。

采样装置应以文件形式说明其对放射性物质的收集效率。一般应根据使用的实际条件通过实验测定收集效率，如果使用条件与采样装置的生产厂家的测定条件相同或相近，也可采用厂家给出的数据。

采集的样品量应满足测量的需求，包括质量控制样品和留样。只要样品可获得，应采集不少于每批次样品总数 10% 的平行双样。当样品总数少于 10 个时，至少取 1 个样品的平行双样。应有一定比例的留样备查，实验室应明确规定不同类型留样的保存期。环境质量监测的生物灰、土壤等固态样品应长期保存。

当样品是指一次观测或者是一个定性或定量的观测值时，如现场监测、γ 辐射连续测量等，布点应严格遵循相关的标准和规范的要求。测量设备应具备良好的抗干扰能力和稳定性，防止恶劣环境对连续监测系统的破坏和干扰。

（5）分析测量中的质量控制：样品的预处理和分析测量方法必须有完备的程序文件。样品的预处理和分析测量方法应采用标准方法，或者经过验证过的其他方法。如有必要，可制定相应的作业指导书，任何操作人员均不得擅自修改。

在分析测量操作过程中应该注意防止样品之间交叉污染。分析测量实验室和仪器设备应按样品中放射性核素种类及活度浓度大小分级使用。

为评定分析测量过程中产生的不确定度，了解测量结果的分散性，在条件许可的情况下应多分析测量质量控制样品。为确定分析测量的精密度，应分析测量平行样品，平行样品由尽可能均匀的样品来制备。为确定分析测量的准确度，应使用与待测样品相同的操作程序分析测量相应的基准物质或加标样品。对于分析测量中已确定的系统误差，必须进行修正。为发现和度量样品在预处理、分析过程中的沾污以及提供扣除本底的资料，应分析测量空白样品。空白样品与待测样品同时进行预处理和化学分析。分析测量的每种质量控制样品数不低于分析测量总样品数的 5%，而且应该均匀地分布在每批样品之中。若测量方法没有规定，监测机构应根据样品中放射性核素特性、水平等确定本监测机构平行样品测量的相对偏差控制值和加标回收率（它是指在样品中添加已知量的目标分析物（标记物）后，通过分析测量获得的回收结果与添加量的比率。）控制值，平行样品测量的相对平均偏差一般应控制在

40%以内,加标回收率一般应在80%~120%,已知参考值质量控制样品测量值归一化偏差 E_n(测量值与真实值的比值 -1)的绝对值应不大于1。

准确配制载体和标准溶液,并根据其稳定性确定使用期限。在采购、领用试剂时,要注意检查质量,不合格者一律不得使用。

监测机构应参加能力验证或实验室之间分析测量比对活动,对存疑和不满意结果应该分析、查明原因并采取纠正措施。

对分析测量装置的性能定期进行核查,操作步骤应严格按作业指导书实施,分析测量装置性能稳定性检验的结果应予以记录。

对流出物开展现场放射性活度连续测量的,还应定期从流出物中取样,在实验室里进行分析测量,并以此来验证流出物连续测量系统的测量结果。

(6)原始记录:原始记录应满足记录控制程序的要求。应确保所有质量活动和监测过程的技术活动记录信息的完整性、充分性和可追溯性。纸质记录和电子记录应安全储存。

每个样品从采样、预处理到分析测量、结果计算全过程中的每一步均需要清晰、详细、准确记录,对每个操作步骤的记录内容和格式、记录的修改都应有明确、具体的规定。每个样品上都应贴上相应的不易脱落或不易损坏的标签或标记。为了追踪和控制每个样品的流动情况,还应该有随样品一起转移的样品转移记录单,记录每个操作步骤的有关情况,有关工作人员也应在记录单上签名。海洋监测的样品采样、运输、贮存记录按 GB 17378.3—2007《海洋监测规范 第3部分:样品采集、贮存与运输》要求执行。采用计算机或自动设备对监测数据进行采集、处理时,对于手抄数据,应加以核查;对于光敏、热敏纸打印的数据,应复印后作为原始记录保存和管理;对于保存在仪器中的数据记录,需定期备份至另外的数据存储设备中安全保存,对备份的完整性应当进行检查。记录需要由记录人和复核人签字确认。最后,监测资料的记录、保存和使用应按照分类标准建立档案,并制定相应的管理制度,以确保资料的有效保管和合理使用对不同类型监测的原始记录以及监测结果,应规定保存期限。常规监测和应急监测的原始记录应永久保存,核查报告等质量保证记录应至少保存6年。重要纸质数据和资料应复制分地保存,重要数字信息应当采用双机备份技术保存。

(7)数据处理和监测报告:监测人员应正确理解监测方法中的计算公式,保证监测数据的计算和转换不出差错。计算结果应进行校对与核验。如果监测结果用回收率进行校准,应在原始记录的结果中明确说明并记录校准公式。

数字修约应遵守 GB/T 8170—2008《数值修约规则与极限数值的表示和判定》的规定。监测结果的有效位数应与监测方法中的规定相符,计算中间所得数据的有效位数应多保留一位。对于小于探测下限数值的处理方法,应编制文件进行规定。

监测结果应使用法定计量单位。对数据处理,其计算中的假设、计算方法、原始数据、计算结果的合理性、一致性和准确性必须进行复核。对计算结果的复核,可以由两人独立地进行计算或者由未参加计算的人员进行核算。

采用计算机或自动化设备进行监测数据的采集、处理、记录、结果打印、储存、检索时,应建立和执行计算机数据控制程序,在数据的采集、转换、输入、输出、储存等过程中,保证信息的完整性、数据处理过程的可溯性。数据处理的软件在投入使用前或修改后继续使用前须进行测试验证或检查,确认满足使用要求后方可使用。

向社会出具具有证明作用的数据和结果的,监测机构应当在其资质认定证书规定的监测能力范围内出具监测数据、结果。需要给出测量不确定度时,应按 GB/T 27418—2017《测量不确定度评定和表示》评定、测量不确定度。依据的测量标准或者技术规范中对监测报告有格式、内容有要求时,应予满足。

(8) 质量保证核查:应以文件规定内部和外部核查制度,定期检查质量管理体系运行情况、质量保证计划执行情况,以便更好地实现质量管理"计划、执行、检查、处理"的 PDCA 循环。这种核查可以是有计划地进行,也可以是随机抽查;可以是本监测机构组织的内部核查,也可以是行业主管部门或客户组织的外部核查;可以是对质量管理体系运行情况的全面核查,也可以是针对某一特定项目、特定领域的核查。

内部核查时,可参照《检验检测机构资质认定管理方法》制定并实施内部核查程序,这种内部核查不同于资质认定的内部审核,它主要是由内部资深人员通过过程方法来提高监测数据的质量,查找监测过程中存在的不符合项并给出核查报告。选择核查人员时需要考虑下列几方面:所核查领域内的专业知识、技术水平和工作经验;有关法规、标准、工作程序和监测过程等方面的知识;与所核查的监测工作没有直接关系。

接受外部核查时,应要求核查人员给出书面核查报告。针对内外部核查报告中的问题开展原因分析,采取整改措施,及时落实,并确认整改的有效性。

三、流出物监测结果评价

流出物监测结果评价应选择合适的评价方法,其评价方法应包括数据统计处理方法、评价项目、评价标准及方法。对于结果的评价应按照项目列出统计结果(样品数、最小值、最大值等),如发现异常数据时,应分析其原因并说明处理结果。

全面分析辐射环境质量,开展评价项目的对比分析和趋势分析,说清辐射环境质量状况、变换情况和变化原因。运用各种图表,辅以简明扼要的文字说明,以直观地展示和分析结果。

对比分析包括同一时段不同点位(断面)或区域(流域)间评价项目的空间对比分析、同一点位(断面)和区域(流域)不同时段评价项目的时间对比分析、与某一设定值(如本底值或管理限值)的对比分析等,此外也可使用置信区间法。置信区间计算及判定方法如下。

总体(服从或近似服从正态分布,且方差未知)均值的区间估计可按以下步骤进行。

(1) 计算一组测量值的平均值 $\bar{X}$、标准差 s 和自由度 $df=n-1$,n 是样本量。

(2) 确定置信水平 $(1-\alpha)$,从表 10-6 的分位数表中查得临界值 $t_{1-\alpha/2}(df)$。

(3) 计算 δ:

$$\delta = t_{1-\alpha/2}(df) \cdot s/\sqrt{n} \quad (2)$$

式 10-5

(4) 在 $(1-\alpha)$ 的置信水平下,总体均值 μ 的双侧置信区间为 $[\bar{X}-\delta, \bar{X}+\delta]$。

表 10-6 *t* 分布的分位数表

df	t$_{0.995}$	t$_{0.975}$	t$_{0.95}$	t$_{0.90}$	*df*	t$_{0.995}$	t$_{0.975}$	t$_{0.95}$	t$_{0.90}$
1	63.656 7	12.706 2	6.313 8	3.077 7	21	2.831 4	2.079 6	1.720 7	1.323 2
2	9.924 8	4.302 7	2.920 0	1.885 6	22	2.818 8	2.073 9	1.717 1	1.321 2
3	5.840 9	3.182 4	2.353 4	1.637 7	23	2.807 3	2.068 7	1.713 9	1.319 5
4	4.604 1	2.776 4	2.131 8	1.533 2	24	2.796 9	2.063 9	1.710 9	1.317 8
5	4.032 1	2.570 6	2.015 0	1.475 9	25	2.787 4	2.059 5	1.708 1	1.316 3
6	3.707 4	2.446 9	1.943 2	1.439 8	26	2.778 7	2.055 5	1.705 6	1.315 0
7	3.499 5	2.364 6	1.894 6	1.414 9	27	2.770 7	2.051 8	1.703 3	1.313 7
8	3.355 4	2.306 0	1.859 5	1.396 8	28	2.763 3	2.048 4	1.701 1	1.312 5
9	3.249 8	2.262 2	1.833 1	1.383 0	29	2.756 4	2.045 2	1.699 1	1.311 4
10	3.169 3	2.228 1	1.812 5	1.372 2	30	2.750 0	2.042 3	1.697 3	1.310 4
11	3.105 8	2.201 0	1.795 9	1.363 4	40	2.704 5	2.021 1	1.683 9	1.303 1
12	3.054 5	2.178 8	1.782 3	1.356 2	50	2.677 8	2.008 6	1.675 9	1.298 7
13	3.012 3	2.160 4	1.770 9	1.350 2	60	2.660 3	2.000 3	1.670 6	1.295 8
14	2.976 8	2.144 8	1.761 3	1.345 0	70	2.647 9	1.994 4	1.666 9	1.293 8
15	2.946 7	2.131 4	1.753 1	1.340 6	80	2.638 7	1.990 1	1.664 1	1.292 2
16	2.920 8	2.119 9	1.745 9	1.336 8	90	2.631 6	1.986 7	1.662 0	1.291 0
17	2.898 2	2.109 8	1.739 6	1.333 4	100	2.625 9	1.984 0	1.660 2	1.290 1
18	2.878 4	2.100 9	1.734 1	1.330 4	200	2.600 6	1.971 9	1.652 5	1.285 8
19	2.860 9	2.093 0	1.729 1	1.327 7	500	2.585 7	1.964 7	1.647 9	1.283 2
20	2.845 3	2.086 0	1.724 7	1.325 3	∞	2.575 8	1.960 0	1.644 9	1.281 6

趋势分析包括同一点位(断面)或区域(流域)多时段评价项目与时间序列的相关性分析等。一般可使用 Spearman 秩相关系数法、Kendall 秩相关系数法等。Spearman 秩相关系数计算及判定方法如下。

Spearman 秩相关系数计算公式如下:

$$\gamma_s = 1 - \frac{6}{n(n^2-1)} \sum_{j=1}^{n}(X_j - Y_j)^2$$ 式 10-6

式中:

γ_s——Spearman 秩相关系数;

n——时间周期的数量,$n \geq 5$;

X_j——周期 j 按时间排列的序号,$1 \leq X_j \leq n$;

Y_j——周期 j 内评价指标值按数值升序排序的序号,$1 \leq Y_j \leq n$。

(1)管理限值:由国家监管部门颁发的有关标准中规定的流出物中放射性成分的数量限值。其目的是建立健全辐射防护保证体系,杜绝辐射事故,防止辐射事故和较严重事故的发生,所以管理限值应低于剂量限值。

依据 GB 18871—2002《电离辐射防护与辐射源安全基本标准》,剂量约束值通常应在公众照射剂量限值 10%~30%(即 0.1~0.3mSv/a)的范围之内。

(2) 运行限值:为了确保达到管理限值的要求,由运行单位自行制定的流出物中放射性成分的数量限值。任何厂址的所有核动力堆向环境释放的放射性物质对公众中任何个人造成的有效剂量,每年必须小于 0.25mSv 的剂量约束值。核动力厂营运单位应根据经审管部门批准的剂量约束值,分别制定气载放射性流出物和液态放射性流出物的剂量管理目标值。核动力厂必须按堆实施放射性流出物年排放总量的控制,对于 3 000MW 热功率的反应堆,其控制值如表 10-7 和表 10-8。

表 10-7　气载放射性流出物控制值

	轻水堆	重水堆
惰性气体	6×10^4Bq/a	6×10^4Bq/a
碘	2×10^{10}Bq/a	2×10^{10}Bq/a
粒子(半衰期≥8d)	5×10^{10}Bq/a	5×10^{10}Bq/a
碳 -14	7×10^{11}Bq/a	1.6×10^{12}Bq/a
氚	1.5×10^{13}Bq/a	4.5×10^{14}Bq/a

表 10-8　液态放射性流出物控制值

	轻水堆	重水堆
氚	7.5×10^{13}Bq/a	3.5×10^{14}Bq/a
碳 -14	1.5×10^{11}Bq/a	2×10^{11}Bq/a
其余核素	5.0×10^{10}Bq/a	

对于热功率大于或小于 3 000MW 的反应堆,应根据其功率按照表 10-6 和表 10-7 的规定适当调整。对于同一堆型的多堆厂址,所有机组的年总排放量应控制在表 10-6 和表 10-7 规定值的 4 倍以内。对于不同堆型的多堆厂址,所有机组的年总排放量控制值则由审管部门批准。

核动力厂放射性排放量设计目标值不超过上述条款确定年排放量控制值。营运单位应针对核动力厂厂址的环境特征及放射性废物处理工艺技术水平,遵循使放射性流出物排放量在可合理达到的范围内尽量低的原则,向审管部门定期申请或复核(首次装料前提出申请,以后每隔 5 年复核一次)放射性流出物排放量。申请的放射性流出物排放量不得高于放射性排放量设计目标值,并经审管部门批准后实施。

核动力厂的年排放总量应按季度和月控制,每个季度的排放总量不应超过所批准的年排放总量的二分之一,每个月的排放总量不应超过所批准的年排放总量的五分之一。若超过,则必须迅速查明原因,采取有效措施。

核动力厂液态放射性流出物必须采用槽式排放方式,液态放射性流出物排放应实施放射性浓度控制,且浓度控制值应根据最佳可行技术,结合厂址条件和运行经验反馈进行优化,并报审管部门批准。

对于滨海厂址,槽式排放出口处的放射性流出物中,除氚和碳-14外,其他放射性核素浓度不应超过 1 000Bq/L;对于内陆厂址,槽式排放出口处的放射性流出物中,除氚和碳-14外,其他放射性核素浓度不应超过 100Bq/L,并保证排放口下游 1km 处受纳水体中总 β 放射性不超过 1Bq/L,氚浓度不超过 100Bq/L。如果浓度超过上述规定,营运单位在排放前必须得到审管部门的批准。

(3) 行动水平:行动水平是在持续照射或应急照射情况下,应考虑采取补救行动或防护的剂量率水平或活度浓度水平。对于获准的实践(如流出物监测)或源退役所造成的持续照射,其剂量约束应不高于该实践或源运行期间的剂量约束,使用这类剂量约束的典型情况有核设施退役后厂址的开放或以往实践所污染的厂区或土地的重新开发或利用,并且这种重新开发或利用可能导致公众照射的增加。

剂量约束值通常应在公众照射剂量限值 10%~30%(即 0.1~0.3mSv/a)的范围之内。但剂量约束的使用不应取代最优化要求,剂量约束值只能作为最优化值的上限。对于任何可能向环境释放放射性物质的源,剂量约束还应确保对该源历年释放的累积效应加以限制,使得在考虑了所有其他有关实践和源可能造成的释放累积和照射之后,任何公众成员(包括后代)在任何一年里所受到的有效剂量均不超过相应的剂量限值。

(4) 目的:获取区域内辐射背景水平,积累辐射环境质量历史监测数据;掌握区域辐射环境质量状况和变化趋势;判断环境中放射性污染及其来源;报告辐射环境质量状况。持续开展定时、定点的环境质量监测,掌握区域内辐射环境背景数据,可以为环境辐射水平和公众剂量提供评价依据,在评判核或辐射突发事故/事件(包括境外事故/事件)对公众和环境影响时提供必不可少的对比参考依据。

流出物监测目的如下:判明本设施流出物中的放射性物质的数量,以便与管理限值或运行限值进行比较;为应用适当的环境模式评价环境质量、估算公众受照的剂量提供源项数据资料;为判明设施的运行以及放射性废物的处理和控制装置的工作是否正常有效提供数据和资料;使公众确信核设施的放射性释放确实受到严格的控制;迅速发现和鉴定计划外释放的性质(种类)及其规模;给出是否需要启动报警系统或应急警报系统的信息。

第八节 核技术非医学应用设备防护检测

运用核技术的非医学应用设备较多,如:含密封放射源仪表及密封放射源容器;油气田测井设备;X 射线衍射仪和荧光分析仪;X 射线行李包检查系统;货物/车辆辐射监测系统;工业 X 射线探伤装置;γ 射线探伤机;γ 射线工业 CT 有关设备;γ 射线和电子束辐照装置等,无法尽数列于本参考书中。本章节以具有代表性且应用较为广泛的设备进行阐述。

一、密封放射源及容器的放射防护检测

(1) 密封放射源是指密封在包壳内或与某种材料紧密结合的放射性物质,密封源性能分级如表 10-9 所示。在规定的使用条件下和正常磨损下,这种包壳或结合材料足以保持源的密封性。

表 10-9 密封源性能分级

检验内容	级别						
	1	2	3	4	5	6	×
温度	免检	−40℃(20min)+80℃(1h)	−40℃(20min)+180℃(1h)	−40℃(20min)+400℃(1h)及400℃到20℃的热冲击	−40℃(20min)+600℃(1h)及600℃到20℃的热冲击	−40℃(20min)+800℃(1h)及800℃到20℃的热冲击	特殊检验
外压	免检	由绝对压力25kPa至大气压	由绝对压力25kPa至2MPa	由绝对压力25kPa至7MPa	由绝对压力25kPa至70MPa	由绝对压力25kPa至170MPa	特殊检验
冲击	免检	50g,下落距离1m或等值冲击能	200g,下落距离1m或等值冲击能	2kg,下落距离1m或等值冲击能	5kg,下落距离1m或等值冲击能	20kg,下落距离1m或等值冲击能	特殊检验
振动	免检	在49ms^{-1}(5g)条件下25Hz至500Hz试验3次,每次10min	在49ms^{-2}(5g)[a]条件下25Hz至50Hz在峰与峰之间振幅为0.635mm时,50Hz至90Hz和在98ms^{-2}(10g)[a]条件下90Hz至500Hz以上均试验3次,每次10min	在峰与峰之间振幅为1.5mm时,25Hz至80Hz和在196ms^{-2}(20g)[a]条件下80Hz至2000Hz以上均试验3次,每次30min	不需要	不需要		特殊检验
穿刺	免检	锤重1g,下落距离1m或等值冲击能	锤重10g,下落距离1m或等值冲击能	锤重50g,下落距离1m或等值冲击能	锤重300g,下落距离1m或等值冲击能	锤重1kg,下落距离1m或等值冲击能	特殊检验

注: [a] 加速的最大振幅。

(2) 密封 γ 放射源容器是指装载密封 γ 放射源,用于贮藏或运输放射源的具有辐射防护性能的容器。

密封 γ 放射源容器的放射防护要求如下:①密封 γ 放射源容器外表面的非固定放射性污染,β、γ 不得超过 4Bq/cm²;②活度大于 $2×10^{13}$Bq 的密封 γ 放射源专用容器的顶部必须设排气安全阀,下部必须设进水口,其阀门与进水口及周围的泄漏辐射水平,按表 10-10 的要求控制;③密封 γ 放射源容器的外表面应有鲜明的放射性符号与当心电离辐射的字样;④活度大于 $2×10^{10}$Bq 的 γ 辐射应用装置的工作贮源器的开口设计,必须根据迷路原理,防止有直射线射出,其开口周围处泄漏辐射水平也应按表 10-10 要求控制;⑤距离装有活度为 $4×10^{10}$Bq 以下的 γ 放射源容器外表面 100cm 处任意一点的空气比释动能率不得超过 0.05mGy/h;距离装有活度为 $4×10^{10}$Bq 以上的 γ 放射源容器外表面 100cm 处任意一点的空气比释动能率不得超过 0.2mGy/h。

表 10-10　密封 γ 放射源容器外表面辐射水平

核素容量（活度）/Bq	运输方式	运输等级	容器外表面任一点的空气比释动能率 $(\dot{K})/(mGy \cdot h^{-1})$
$7 \times 10^4 \sim 4 \times 10^7$	常规运输	I	$\dot{K} \leqslant 0.005$
$4 \times 10^7 \sim 4 \times 10^{10}$	常规运输	II	$0.005 < \dot{K} \leqslant 0.5$
$4 \times 10^{10} \sim 4 \times 10^{13}$	常规运输	III	$0.5 < \dot{K} \leqslant 2.0$
$4 \times 10^{13} \sim 2 \times 10^{15}$	专载运输	III	$2.0 < \dot{K} \leqslant 10$

注：1. 表中容量仅指装载放射性核素为 ^{60}Co 时的铅制源容器。若换装 ^{137}Cs 或 ^{92}Ir 时，其活度容量分别乘以系数 2 或 3。

2. 表中所列型号以外的特殊容器的外表面辐射水平限值，$\dot{K} \leqslant 10mGy/h$。

二、含密封源仪表的放射防护检测

含密封源仪表所用放射源多为Ⅳ类、Ⅴ类放射源，属于三类放射性物品；也有部分含密封源仪表使用Ⅱ类、Ⅲ类放射源，则属于二类放射性物品。

Ⅳ类、Ⅴ类放射源容器的设计单位应当编制设计符合国家放射性物品运输安全标准的证明文件并在档备查，从事三类放射性物品运输容器制造活动的单位，应当按规定将其制造的运输容器的型号和数量报国务院核安全监管部门备案。

含密封源仪表的源容器应满足下列要求。

1. 用于支持和容纳密封源的部件应做到既能牢固、可靠地固定密封源，又便于密封源的装拆。

2. 在不同的使用条件下，检测仪表中源容器的安全性能应符合 GB 14052—1993《安装在设备上的同位素仪表的辐射安全性能要求》规定的相应级别的源容器漏射线剂量当量率、正常工作条件下的最高和最低温度、源闸耐力及抗火能力等安全性能要求。

3. 源容器应有能防止未经授权的人员进行密封源安装与拆卸操作的结构与部件，例如具有由外表面不可直接视见的隐式组装结构，或具有使用特殊的专用工具时才能组装、拆卸源容器的零部件、安全锁等。

4. 当源容器设有限束器、源闸时，应满足下列要求：①当透射式检测仪表的探测器处于距密封源最远的使用位置时，以密封源为中心的有用线束的立体角不应超出无屏蔽体探测器或探测器的屏蔽体；②源闸在"开""关"状态的相应位置应可分别锁定，并有明显的"开""关"状态指示；③如果源闸为遥控或伺服控制的，则遥控电路或伺服控制电路发生故障时，源闸应自动关闭；④安装在物料传送带旁侧的源容器的源闸，在传送带运行时，应自动开启，在传送带停止运行时，应自动关闭；⑤当源闸自动关闭功能意外故障时，应有手动关闭源闸的设施。

5. 邻近密封源的部件应选用散射线、韧致辐射线少且耐辐照的材料。

6. 源容器的生产厂家应给出容器中可装载密封源的核素和最大活度。

7. 检测仪表在不同场所使用时，剂量检测位置处的周围剂量当量率应满足表 10-11 的要求。

8. 源容器外表面应有牢固的标牌并清晰地标明下列内容：①符合 GB 18871—2002 规定

的电离辐射标志;②制造厂家、出厂日期、产品型号和系列号;③核素的化学符号和质量数、密封源的活度及活度的测量日期;④符合 GB 14052—1993 规定的检测仪表的类别和安全性能等级的代号。

表 10-11　不同使用场所对检测仪表外围辐射的剂量控制要求

检测仪表的使用场所	下列不同距离[b]的周围剂量当量率 H^* 控制值/(μSv/h)	
	5cm	100cm
对人员的活动范围不限制	$H^*<2.5$	$H^*<0.25$
在距源容器外表面 1m 的区域内很少有人停留	$2.5 \leqslant H^*<25$	$0.25 \leqslant H^*<2.5$
在距源容器外表面 3m 的区域内不可能有人进入,或放射工作场所设置了监督区[a]	$25 \leqslant H^*<250$	$2.5 \leqslant H^*<25$
只能在特定的放射工作场所使用,并按控制区、监督区①分区管理	$250 \leqslant H^*(d)<1\,000$	$25 \leqslant H^*(d)<100$

注:[a] 监督区边界剂量率为 2.5μSv/h;
[b] 距测量头或源部件及探头表面的距离。

三、X 射线行李包检查系统的放射防护检测

1. 柜式 X 射线系统(cabinet X-ray system)　柜体内安装 X 射线球管的系统,它用于对进入柜体内部的行李包进行 X 射线照射检查。在 X 射线产生时,该系统不仅能屏蔽辐射,并可阻挡人员进入柜体内部。

2. X 射线行李包检查系统的放射防护技术要求

(1) 系统产生辐射时,距其外表 5cm 任意一点的空气比释动能率不得超过 5μGy/h。

(2) 系统通道口处铅胶帘的单片防护厚度不得小于 0.35mm 铅当量。

(3) 系统的安全联锁:①系统的每个门最少需两道安全联锁。当门开启时,其中任意一个联锁就可导致高压发生器供电线路自动断开。除门以外,其他部分移动都不会使电流切断。②每个盖板至少有一道安全联锁。盖板移开,安全联锁开关启动,系统将无法产生 X 射线。③任一安全联锁引起 X 射线发生中断后,必须重新使用开启控制器才能产生 X 射线。④系统任一独立部件的失灵不应引起多于一道的安全联锁失灵。

(4) 接地故障将不应导致系统产生 X 射线。

(5) 系统顶板上应永久安装通电指示灯和 X 射线发射指示灯。

(6) 系统用钥匙开启控制器应确保在钥匙取下后系统不产生 X 射线。

(7) 应确保系统安全的原始设计不被修改和变更。

3. X 射线行李包检查系统使用中的放射防护要求

(1) 系统工作时,不允许身体的任何部位通过通道口和窗口进入射线束内。

(2) 系统使用中遇紧急情况,应该按紧急停止按钮,使系统停止运行。

(3) 系统使用中发现该系统的通电指示灯和 X 射线发射指示灯不能正常工作,应该立即停机修复。

(4) 系统的安全联锁和电气性能应定期维修保养和检验,防止事故的发生。

（5）系统通道口处铅胶帘应保持完整，应及时更换破损铅帘。

（6）系统维修时，应首先切断电源。在恢复安全联锁后，通过强制按钮进行调试。

4. X射线行李包检查系统的检测检验要求

（1）对第三部分中所规定的系统外表面辐射控制值的检测，应在门及盖板封闭并固定到位，X射线管的电压、电流、射线束方向及散射状况的组合保证处于操作状态的系统外表面X射线辐射达到最大时，在直线距离不超过 5cm，横截面不小于 $10cm^2$ 的接受面积上进行平均测量。系统外表面辐射测量点平面示意图见图 10-1 和图 10-2，要求各点测量结果中的最

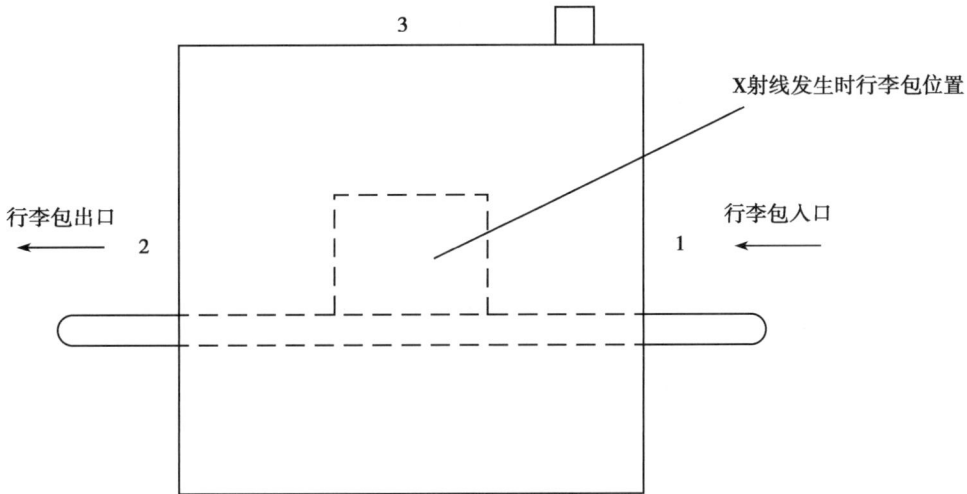

图 10-1　旅客通过侧平面示意图

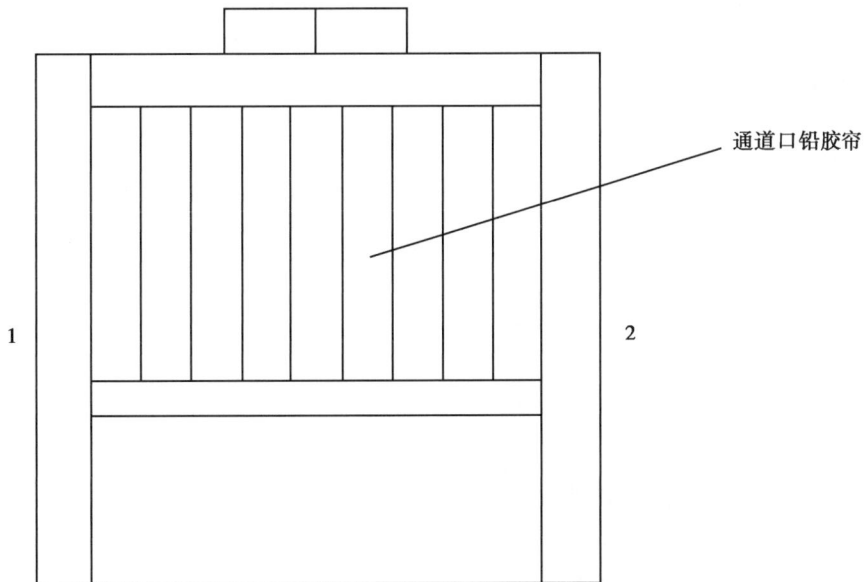

1，2—测量点参考位置

图 10-2　行李包入口侧平面示意图

大值符合第三部分中的规定。

（2）对系统进行辐射检测时,应使用经过已知能量响应校正的电离室或累积剂量计进行测量。

（3）对系统的任一安全联锁装置进行切断检验。

（4）对系统的供电开关的检测,在切断供电开关时该系统不应有 X 射线产生。

（5）新设计、新安装的 X 射线行李包检查系统必须进行防护性能的验收检测。对不合格设备,改造后重新进行检测。

（6）系统辐射安全的常规检测为每年一次。

四、工业 X 射线探伤装置的放射防护检测

1. 工业射线探伤中使用的低能 X 射线机　简单地说是由四部分组成:射线发生器（X射线管）、高压发生器、冷却系统、控制系统。当各部分独立时,高压发生器与射线发生器之间应采用高压电缆连接。

X射线机按照结构通常分为三类:便携式 X 射线机、移动式 X 射线机、固定式 X 射线机。也可以按其他方式分类,按照工作电压分为恒压 X 射线机和脉冲 X 射线机,按照加在 X 射线管上的电压脉冲频率可分为恒频 X 射线机和变频 X 射线机,按照所使用的 X 射线管可分为玻璃管 X 射线机和陶瓷管 X 射线机,按照 X 射线管的辐射角可分为定向 X 射线机和周向 X 射线机,按照 X 射线管焦点尺寸可分为微焦点、小焦点和常规焦点 X 射线机等,但目前较多采用的是按照结构进行分类。

2. X 射线探伤机的辐射安全与防护要求

（1）X 射线管头组装体:①移动式或固定式的 X 射线装置管头组装体应能固定在任何需要的位置上加以锁紧。②管头应有限束装置;③管头窗中孔径不得大于额定最大有用线束射出所需尺寸。④X 射线管头必须具有如下标志:制造厂名称或商标;型号及顺序编号;X射线管的额定管电压、额定管电流;焦点的位置;出厂日期。

（2）X 射线管头组装体漏射线空气比释动能率:X 射线装置在额定工作条件下,X 射线管焦点 1m 处的漏射线空气比释动能率应符合表 10-12 的要求。

表 10-12　X 射线管头组装体漏射线空气比释动能率控制值

管电压/kV	漏射线空气比释动能率/(mGy·h^{-1})
~<150	<1
150~200	<2.5
200<~	<5

（3）控制台:①控制台必须设有 X 射线管电压及其通或断状态的显示,以及管电压管电流和照射时间选取和设定值显示装置;②应设置有高压接通时的外部报警或指示装置;③控制台或 X 射线管头组装体上应设置探伤室联锁接口,并设有钥匙开关。

（4）连接电缆:移动式 X 射线装置,控制器 X 射线管头或高压发生器的连接电缆不得短于 20m。

（5）产品说明书:产品说明书应注明 X 射线装置的型号、规格和主要技术指标及防护性能。

五、γ射线探伤机的放射防护检测

1. γ射线探伤机 γ射线机广泛应用于机械冶金石化、化工、电力、宇航、原子能和军工等部门的无损检测。γ射线机是用放射性同位素作为γ射线源辐射γ射线,它与X射线机的重要不同是,γ射线源始终都在不断地辐射γ射线,而X射线机仅仅在开机并加上高压后才产生X射线,这就使γ射线机的结构具有不同于X射线机的特点。

我国有关标准(GB/T 14058—2023等)将γ射线机分为三种类型:手提式、移动式、固定式。手提式γ射线机轻便,体积小、重量小、便于携带,使用方便。但从辐射防护的角度,其不能装备能量高的γ射线源。移动式和固定式γ射线机,体积较大,重量也较大,移动需借助适当的装置。由于容许采用更多材料进行辐射防护设计,因此可以装备能量高和活度较大的γ射线源。

γ射线机主要由五部分构成:源组件(密封γ射线源)、源容器(主机体)、输源(导)管、驱动机构和附件。

2. γ射线探伤机的辐射安全与防护要求 如同其他辐射工作一样,γ探伤中存在着常规运行中的辐射和潜在辐射危害。

γ探伤机按源容器的可移动性分为三类:①P类,手提式。一个人能手提的,可携带式源容器。②M类,移动式。源容器可移动但不是手提式的,设计成能以适当的专用设备较容易移动。③F类,固定式。固定安装的源容器,或只能在某一特定工作区域内作有限移动的源容器。

探伤机的结构形式主要有两种,第一种是源容器中密封源不能从中取出来进行照射;第二种是可以将密封源从中移出来的照射装置,它通过一个输源管将源引入照射头进行照射。γ射线探伤机应符合GB/T 14058—2023《γ射线探伤机》的要求。

γ探伤源应符合国家标准GB 4075—2009,ISO 2919:2012,MOD《密封放射源 一般要求和分级》的各项要求。应选用有生产许可证的单位生产的放射源。使用^{192}Ir源,应符合EJ 1024-2008《无损检测用γ放射源》的要求。

探伤装置的安全使用期限为10年,禁止使用超过10年的探伤装置。

六、γ射线和电子束辐照装置的放射防护检测

1. 辐照装置分类

(1)γ射线辐照装置:按γ放射源的贮源和照射方式分为:

Ⅰ类自屏蔽(整装)式干法贮源辐照装置(图10-3)。

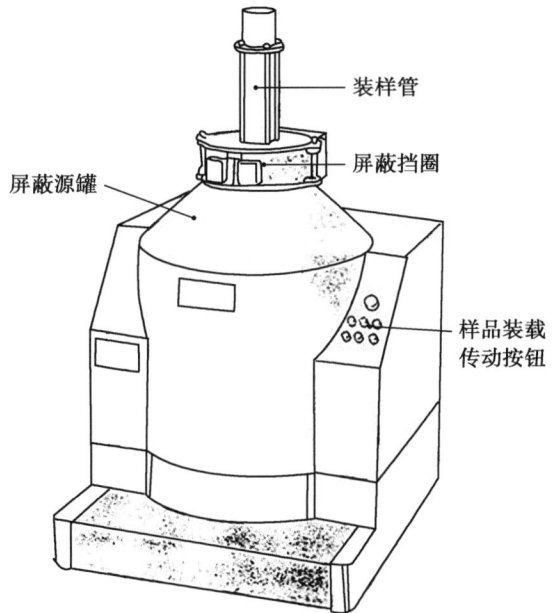

图 10-3 第Ⅰ类 γ射线辐照装置:整装 式干法贮源辐照装置

装样管
屏蔽挡圈
屏蔽源罐
样品装载传动按钮

Ⅱ类固定源室(宽视野)干法贮源辐照装置(图 10-4)。

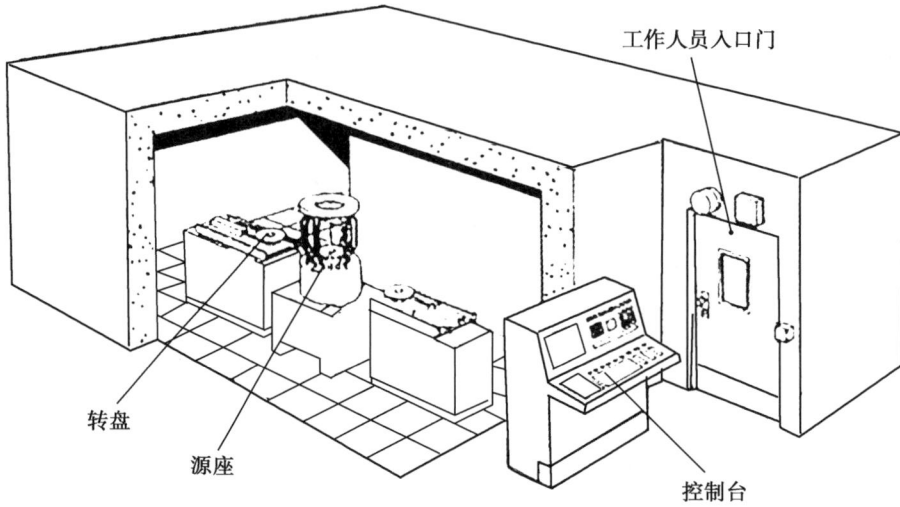

图 10-4　第Ⅱ类 γ 射线辐照装置:宽视野的干法贮源辐照装置

Ⅲ类整装式湿法贮源辐照装置(图 10-5)。

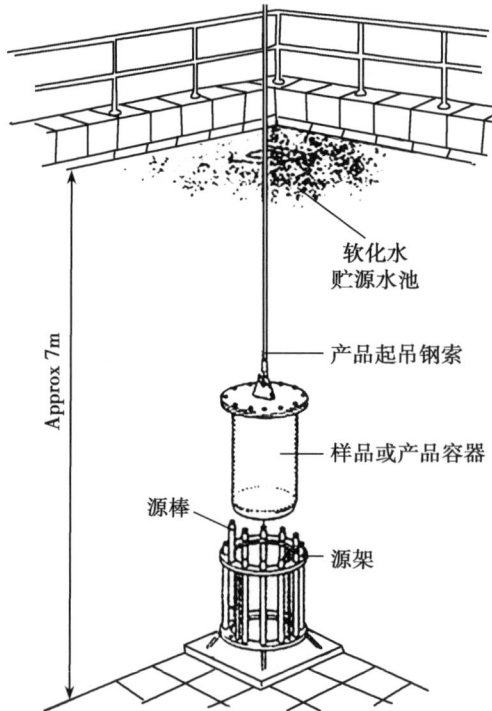

图 10-5　第Ⅲ类 γ 射线辐照装置:整装式(自屏蔽)湿法贮源辐照装置

Ⅳ类固定源室(宽视野)湿法贮源辐照装置(见图10-6)。

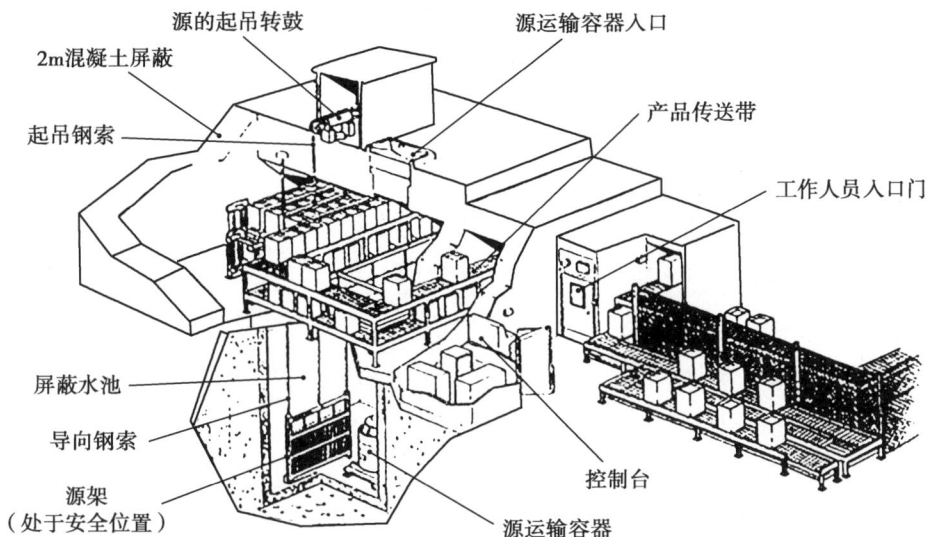

图 10-6　第Ⅳ类 γ 射线辐照装置:宽视野的湿法贮源辐照装置

(2) 电子束辐照装置:按人员可接近辐照装置的情况分为:

Ⅰ类配有联锁装置的整体屏蔽装置,运行期间人员实际上不可能接近这种装置的辐射源部件(图10-7)。

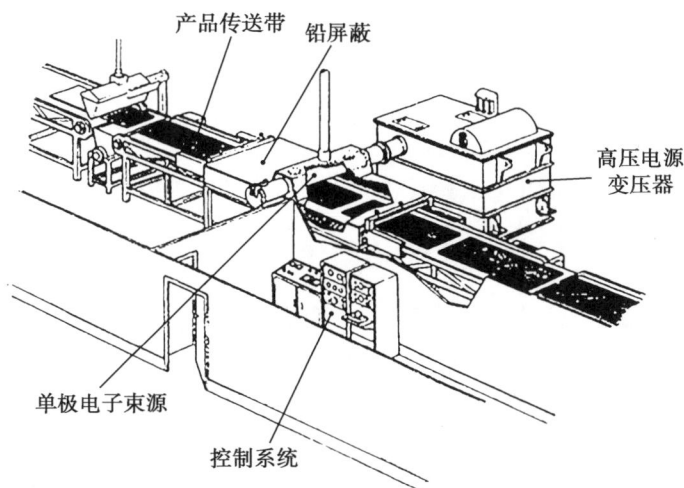

图 10-7　第Ⅰ类电子束辐照装置:配有联锁装置的整体屏蔽装置

Ⅱ类安装在屏蔽室(辐照室)内的辐照装置,运行期间借助于人口控制系统防止人员进入辐照室(图10-8)。

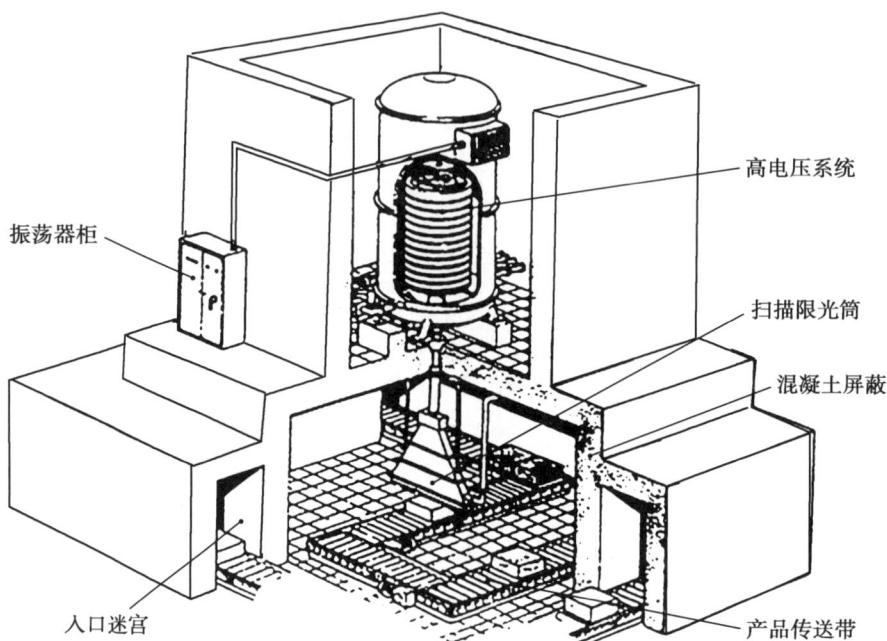

图 10-8　第Ⅱ类电子束辐照装置:安装在屏蔽室内的加速器的辐照装置

2. 检测项目、频率与仪器

(1) 外照射泄漏辐射水平检测

1) 检测内容:①装载辐照装置用的 γ 射线源的运输容器的泄漏辐射检测;②γ 射线辐照装置的放射源安装转移、退役过程中,对操作与工作场所检测;③Ⅰ、Ⅲ类 γ 射线辐照装置和Ⅰ类电子束辐照装置外部的辐射水平验收和使用中的定期检测;④Ⅱ、Ⅳ类 γ 射线辐照装置和Ⅱ类电子束辐照装置辐照室外围的辐射水平验收和使用中的定期检测。定期检测至少每年一次。

2) 检测仪器:①检测仪器应包括环境辐射水平和防护水平的测量仪器。环境水平仪器的最低位读出值应≤$1 \times 10^{-2} \mu Gy/h$。防护水平仪器的最高位读出值应≥$1 \times 10^{2} mGy/h$;②仪器测量误差应≤30%。

(2) 表面放射性污染检测

1) 检测内容:①放射源运输、倒装容器的表面放射性污染检测;②工作场所的设备、工具、地面和工作人员的衣服、体表的表面放射性污染检测。

2) 检测仪器:①仪器的探测器对 2π 方向入射的 Co-60β 放射性粒子的探测效率≥10%;②仪器的表面污染最小可探测下限(仪表本底标准偏差的三倍)≤$0.4 Bq/cm^{2}$;③当仪器用于表面污染擦拭样品(简称拭样)测量时,其最小可探测下限≤40Bq;④仪表的测量误差≤30%。

(拓飞,万骏)

思 考 题

1. 简述辐射监测的种类及含义。
2. 简述常规内照射监测的范围。
3. 个人监测包括哪些监测内容?
4. 工作场所监测需要注意的要点是什么?
5. 环境监测与流出物监测有什么异同?
6. 简述多源环境放射性监测的特点。
7. 简述核设施流出物监测的目的。
8. 简述核设施放射性流出物的监测方案。
9. 样品监测的类型有哪些?
10. 简述核技术非医学应用设备防护检测的类型。
11. 质量保证的通用要求有哪些?
12. γ 辐照装置有哪些类型?
13. γ 辐照装置的设计有哪些特殊要求?
14. 大型辐照装置安全联锁的作用是什么?
15. 工业辐照装置的剂量测量包括哪些内容?
16. 探伤装置的安全防护要求有哪些?
17. 列举常见的辐射监测设备(不少于 5 种)。

参考文献

［1］陈国云,魏志勇 . 辐射剂量学［M］. 北京:科学出版社,2017.
［2］涂彧 . 放射卫生学［M］. 北京:中国原子能出版社,2014.
［3］刘书田,夏益华 . 环境污染测量实用手册［M］. 北京:原子能出版社,1997.
［4］任在鸣 . 中华职业卫生大辞典［M］. 重庆:重庆出版社,2003.

第十一章

放射诊疗设备性能检测

学习目的
与 要 求

通过对本章的学习,使读者了解放射诊疗设备监测方案、基本结构、技术要求、性能检测方法及相关标准。熟悉放射源与射线装置分类;熟悉放射诊疗设备的质量控制检测项目;熟悉核医学诊断的定义及原理;熟悉各放射诊疗设备的定义及工作原理。掌握半值层、等中心、百分深度剂量的含义;掌握 X 射线诊断设备、放射治疗设备和核医学诊断设备的类型及其主要功能。

放射诊疗设备可以分为 X 射线诊断设备、放射治疗设备和核医学诊断设备。X 射线诊断设备利用 X 射线穿透人体时的衰减程度不同,投射在荧光屏或胶片上形成不同亮度,呈现出对比度差异的影像信息,包括 X 射线计算机体层摄影装置、介入诊断 X 射线装置、乳腺 X 射线摄影设备、医用 X 射线诊断设备。放射治疗设备是指通过原子核或人工装置产生射线,通过设备的准确定位和剂量的准确投放实现治疗肿瘤的设备,放疗设备按射线产生方式可分为人工加速治疗设备和放射性核素治疗设备,按照射方式可分为体外远距离照射治疗机和体内近距离照射治疗机。放射治疗设备有医用电子直线加速器、螺旋断层治疗装置、机械臂放射治疗装置、X 射线、γ 射线立体定向放射治疗系统、后装 γ 源近距离治疗机、医用质子重离子加速器等。核医学诊断主要是指核素显像诊断,其原理是将单光子/正电子放射性药物注射入人体内后进行放射性核素分布情况的显像,从而分析各脏器功能或代谢情况来诊断疾病的一种检查方法。核医学诊断设备包括单光子发射断层成像设备和正电子发射断层成像设备。以上各种诊断和治疗设备的功能和原理各不相同,因此实际使用中需要进行的性能检测项目和检测方法也多种多样,本章将对每种设备的性能检测项目及检测方法进行简单的介绍。

第一节　监测方案

为保障放射诊疗设备的安全应用,保证放射诊疗工作安全进行和操作人员安全,依据《放射性同位素与射线装置安全许可管理办法》《放射性同位素与射线装置安全和防护条例》,制定监测方案。

测量设备:参考剂量仪必须定期与国家一、二级标准进行比对,现场剂量仪只需与参考剂量仪作比对。两种剂量仪均应该用标钴源对其长期稳定性进行检查。

治疗机加速器的输出剂量、射线质以及射线均匀性等物理特性应做定期检查,检查方法应按国家规定的标准进行,检查结果和频度应符合国家标准。

治疗机加速器的电气、机械、光学性能应定期进行检查,检查项目及检查的频度、结果应符合国家标准。

模拟定位机的电气、机械、光学性能如等中心、光野重合、旋转刻度等应定期检查,检查的频度、方法和要求应和治疗机要求相同。

治疗计划系统:每月定期至少检查一次典型治疗计划(作为参考标准计划)的剂量分布,并与体模内规定点的测量值进行比较,当硬件或软件更新后,应立即检查束流物理数据(如PDD、TMR 等)和单野剂量分布等情况。所有检查应做好记录,以便进行比较。

周边环境:公众监测每月进行一次自检,记录结果,发现问题上报院方辐射管理小组及有关部门。

保障射线装置的安全应用,保证放射诊疗工作和操作人员安全,定期对射线装置、操作人员的接受剂量进行监测。配置必要的监测仪器和个人剂量监测装置。辐射诊疗部门的剂量监测仪表、个人防护用品应当经常检修,定期校验,保证正常使用。

定期进行辐射水平监测。

使用含放射性同位素设备或射线装置,应当符合下列要求:安装、维修或者更换与辐射源关键部件后的设备,应当经检测机构对其进行验收检测,确认合格后方可启用;定期进行稳定性检测和校正,每年进行一次全面的维护保养,并接受检测机构按照有关规定进行状态检测。

放射诊断、治疗装置的防护性能和与照射质量有关的技术指标,应当符合有关标准要求。对患者和受检者进行诊断、治疗时,应当按照操作规程,严格控制受照剂量,对邻近照射野的敏感器官和组织应当进行屏蔽防护;对孕妇和幼儿进行医疗照射时,应当事先告知对健康的影响。

委托经资质认证的检测机构,对含放射性同位素设备及射线装置、放射工作场所及其周围环境、放射防护设施性能等每年进行检测。对放射工作人员采用热释光辐射剂量探测器进行个人剂量监测、评价,并建立档案、妥善保存。

第二节　X 射线诊断设备性能检测

X 射线诊断常规检查包括 X 射线透视和摄影两大类,是 X 射线诊断所致剂量的重要检查类型。X 射线(X-ray)机利用 X 射线穿透人体时,人体组织对 X 射线的衰减程度不同,因而投射在荧光屏或胶片上可形成不同亮度(或密度),呈现出对比度差异的影像信息。

一、X射线计算机体层摄影装置性能检测

CT 是 Computed Tomography 的缩写，即 X 射线计算机断(体层)层摄影装置(X-CT)。就是利用 X 射线对人体进行一层一层的断层扫描，再根据人体内各种组织对 X 射线的吸收差异，即测定 X 射线在人体内的衰减系数为基础，采用一定的数学方法，经过计算机处理，得出该层面内的衰减系数值在人体内的二维分布矩阵，并转变为图像画面上的灰度分布，从而实现建立断层图像的现代医学成像技术。

CT 扫描成像系统的基本构成如图 11-1 所示，主要包括数据采集部分，图像重建部分，图像显示部分等。数据采集阶段包括 X 射线管、探测器、准直器、滤过器、对数放大器、模数转换器(A/D)、接口电路等；图像重建阶段包括数模转换器(D/A)、计算机等；图像显示阶段包括图像显示器、照相机与接口电路等。整个系统由中央系统控制器操纵，加上检查床便构成一套完整的 CT 扫描成像系统。

CT 摄影装置质量控制检测项目可概括为三大类：

辐射剂量测量：加权 CT 剂量指数(CTDIw)；

机械性能检测：定位光精度，诊断床定位精度，扫描架倾角精度；

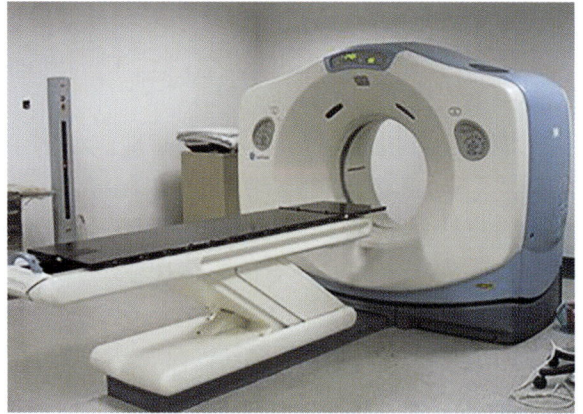

图 11-1　X 射线计算机断(体层)层摄影

影像质量评价：CT 值(水)，均匀性，噪声，重建层厚偏差，高对比分辨力，低对比可探测能力，CT 值线性。

1. X 射线 CT 的几个分辨能力性能　X-CT 扫描的医学影像质量与其所致受检者与患者医疗照射剂量是密切关联的。为此，必须了解放射防护检测与评价工作中，涉及图像分辨能力性能的有关基本概念：CT 值、空间分辨力、密度分辨力、时间分辨力、纵向(或称纵轴)分辨力等。

X-CT 所重建的图像实际上是把所扫描物体薄层对 X 射线衰减系数 μ 的分布，通过一定的算法处理与转换后用灰度(即各像素黑白或明暗的程度)显示出。人体软组织的线性衰减系数 μ(例如脂肪 $\mu_{脂肪}$ 为 0.18cm^{-1})与水的 $\mu_{水}(0.19\text{cm}^{-1})$ 很接近，国际上约定以 $\mu_{水}$ 为基准，定义了用 Hounsfield 标度(HU)表示的 CT 值(CT number)来反映各种物质在 X-CT 中对 X 射线的衰减特性。

空间分辨力是指在高对比度的情况下区分细微结构的能力，也称高对比分辨力。即在物体与背景衰减程度上的差别成高对比(相应 CT 值大于 100Hu)情况下，X 射线 CT 成像时分辨不同物体的能力。可采用专门的检测模体进行 X-CT 扫描，再对其影像进行视角评价。通常以每厘米的线对数(1p/cm)或每毫米的线对数(1p/mm)表示。一个线对是一对尺寸相同的黑白条纹。也有用能分辨两点空间的最小距离(mm)表示。除了用肉眼观察分辨检测模体 CT 成像的最小圆孔孔径或者黑白相间线对进行判定外，也可用点扩散函数计算方法求得。

密度分辨力是指 X-CT 分辨与均匀物质背景成低对比(相应 CT 值小于 $10H\mu$)的物体的能力,也称低对比分辨力。通常用百分数表示可区分开的密度差别,典型的 CT 对比度分辨力为 0.1%~1.0%,比传统 X 射线摄影高得多。密度分辨力也可方便地用专门的检测模体做 X-CT 扫描,再对其影像进行视角评价;依检测模体的结构也有用可以辨识的小圆孔的直径毫米数表示。

时间分辨力是描述 X-CT 对时间响应的能力。其大小与 X-CT 的扫描时间成反比。既要注重时间分辨力的时间跨度因素,又要关注其实时性。电子束(超高速)CT 和多排(层)螺旋 CT 的高时间分辨力,在人体运动脏器和动态检查等方面充分显示出显著优越性。

纵向(轴)分辨力是指与断层相垂直方向上(即纵轴或称 z 轴)的分辨能力。这是反映多排(层)螺旋 CT 各向同性成像的重要性能指标,表征有效层厚或者成像层厚。通常用断层灵敏度曲线(SSP)的半高宽(FWHM)来表示。此参数对高档 X-CT 的三维重建十分重要。而 X-CT 的许多性能(包括剂量学性能)是密切关联与相互制约的,需要掌握优化匹配以寻求最佳效果。

2. X 射线 CT 应配置曝光应急停止按钮　X-CT 应配置容易识别并且可以方便触及的曝光应急停止按钮,以便当发生可能危及安全的紧急情况时,可以用此曝光应急控制装置迅速中断供电,终止加载,有效防范发生意外医疗照射事故。

3. X 射线 CT 的剂量学信息应在设备随机文件中给出　X-CT 产品出厂前应按照有关标准规定的规范测试方法,进行相关剂量学信息的测试,并在产品随机文件中给出,为 X-CT 的验收检测和正确合理使用提供很有价值的帮助。根据国际电工委员会 IEC 和我国有关的国家标准 GB 9706.18—2006《医用电气设备第 2 部分:X 射线计算机体层摄影设备安全专用要求》规定,测量 CT 剂量指数 $CTDI_{100}$ 的圆柱体剂量测试体模用聚甲基丙烯酸甲酯(PMM)制成,其高度不小于 140mm;用于头部的,直径为 160mm;用于体部的,直径为 320mm。圆柱体剂量测试体模的中心及其以 90° 为间隔的四周表面下 10mm 处,都有平行于体模对称轴的专用的检测电离室插孔(该孔不测量时即插入与体模相同材料的组织等效的棒)。

4. X 射线 CT 设备防止过量照射的安全技术措施　X-CT 扫描装置在设计结构上应保证焦点到受检者与患者皮肤的距离(最小焦皮距)不小于 15cm。应配置当计时器发生故障时可自动切断辐射源电源而终止加载的装置;或者通过使用一个备用的定时器或能监视设备功能的装置,把总扫描时间限定在一个时间间隔内,这个时间间隔不应超过预置值的110% 或 X 射线源组件一次额外动作中的较小的。用这些方法终止加载的同时,应给 X-CT 操作者一个可见的指示。

5. X 射线 CT 设备应当有射线束状态和运行状态的指示装置　当 X-CT 发射 X 射线时,应在操作 X 射线的控制台上或扫描机架外壳上或其旁,提供一个明显可见的指示。

在 X-CT 扫描和扫描程序开始之前,应指明某一扫描程序期间所使用的 X-CT 运行状态。在设备上对有固定值的运行状态,其全部或一部分,可以用永久性标记来满足此要求。从可能开始扫描的任意位置上都必须能够看到 X-CT 运行状态的指示。

除了在控制台上显示有关运行状态参数外,对所有的 X 射线管组件和 X 射线管分组件,应在设备随机文件中指明可能的 X-CT 运行状态值。如果是在标称 X 射线管电压下工作,还应在设备随机文件中指明相应的最大连续热耗散。

X-CT 设备出厂检验应在窄束条件下测量所有可选择的 X 射线管电压值的第一半值层。

如果可选择的 X 射线管电压值多于三个,至少应测量 X 射线管电压为最小、最大和一个中间值。设备随机文件应提供这些信息。

满足有用 X 射线束最小第一半值层的限定要求必须通过 X 射线束的所有固有过滤与附加过滤片(即总过滤)的调节来实现。有关附加过滤片标识及其测试方法等与普通医用诊断 X 射线设备的安全通用要求一样。

二、介入诊断 X 射线装置性能检测

数字减影血管造影(DSA)是利用计算机处理数字化的连续摄影影像信息,以消除(减去)骨骼和软组织影像的血管造影成像技术。其性能检测项目一般分为 DSA 动态范围、DSA 对比灵敏度和伪影。

(一) DSA 动态范围

将性能模体水平放置在诊断床上,调整焦点-影像接收器距离(SID)为系统允许的最小值,设置影像视野(FOV)为系统允许的最大尺寸,调节球管角度使射线垂直入射模体表面。

在透视状态下进行定位观察,前后左右移动诊断床,使模体在视野的中心,调整限束器使得照射野与模体大小一致。

采用自动控制模式,选择 DSA 程序进行减影,采集模体的影像作为蒙片。

当蒙片影像采集完 3~5s 后,推动模体的血管插件模块,采集减影影像。通常蒙片与减影之间可选 3~5s 延迟时间。

观察减影后的影像,调节窗宽和窗位使影像显示最佳,0.4mm 血管模拟组件可见的灰阶数即为 DSA 动态范围。

为减少检测人员的辐射剂量,宜使用电动无线遥控体模推进器或气动推进器,使检测人员可以远程控制模体运动。

(二) DSA 对比灵敏度

检测条件与方法同上。

用同样的方法得到减影图像后,观察图像,得到灰阶上每一个血管模拟结构均可见的阶梯计数,即为 DSA 对比灵敏度。

(三) 伪影

检测步骤与 DSA 动态范围的检测基本一致。

为了检测伪影的时间依赖性,伪影检测时的持续时间应以每秒一帧图像的条件下进行。

将性能模体放置在诊断床上,选择 DSA 程序进行减影,并持续 10~20s。然后停止曝光,观察图像中是否有伪影并记录。

其间应使 DSA 体模中的模拟血管运动并产生位移,检查减影得到的图像上是否有伪影存在,并详细描述伪影的外观及可能产生的来源。

三、乳腺 X 射线摄影设备性能检测

乳腺 X 射线摄影设备通用检测项目一般包括胸壁侧射野与影像接收器一致性、光野与照射野一致性、管电压指示的偏离、半值层、输出量重复性、特定辐射输出量、AEC 重复性、乳腺平均剂量等。

1. 胸壁侧射野与影像接收器一致性　调整光野大小至少 10cm × 15cm,将光野/照射野

一致性检测工具(如检测板、检测尺或胶片暗盒等)放置于乳房支撑台上,并超出胸壁侧支撑台边沿 5cm,记录胸壁侧支撑台边沿对应在检测工具上的位置。按照检测工具所要求的条件曝光,记录射线在检测工具上留下的照射野标记物位置。测量胸壁侧照射野与胸壁侧支撑台边沿的距离。

2. 光野与照射野一致性　调整光野大小至少 10cm×15cm,将光野/照射野检测一致性工具放置于乳房支撑台上,分别记录除胸壁侧外光野三边在检测工具上的刻度位置。按照检测工具所要求的条件曝光,记录 X 射线在检测工具上留下的照射野标记物位置。分别计算除胸壁侧外的其他三边光野与照射野相应边沿的偏离。

3. 管电压指示的偏离　应采用非介入方法。曝光选用的靶/滤过、有无压迫器及附加滤过应与检测仪器检定或校准时的相同。将专用数字式高压测量仪探测器置于支撑台胸壁侧内 4cm 处 X 射线束轴上,光野大于测量探头面积。验收检测分别在大焦点和小焦点的状态下测量,应覆盖设备所有的靶/滤过组合,每种靶/滤过组合至少覆盖 3 个管电压值(包括28kV);状态检测时选用临床常用的焦点状态,应覆盖临床常用的靶/滤过组合(如 Mo/Mo),并检测 28kV 的管电压指示的偏离。选用适当的管电流时间积(如 3~60mAs)进行手动曝光,读取测量仪器读数,计算每个管电压测量值和标称值的差值。

4. 半值层　将剂量仪探测器放置于乳房支撑台胸壁侧向内 4cm 处 X 射线束轴上,探测器厚度有效点位于乳房支撑台上方 10cm 处(无厚度有效点标记的,以探测器厚度中心为准);对于底部有铅衬的半导体探测器,可以直接将探测器放置在设备支撑台上测量。将压迫器调至焦点与探测器之间约二分之一处。在没有铝片的情况下进行曝光,记录空气比释动能值。将 0.1mm 厚的铝片放置在压迫器上或半值层专用支架上,铝片应完全遮住光野,采用上一步中同样条件进行曝光,记录空气比释动能值。追加铝片,直到剂量仪的指示值降至没有铝片情况下数值的二分之一以下为止。对于 X 射线衰减率在 50% 前后的剂量,根据与各自剂量相对应的铝片厚度的值,根据式 11-1 求出半值层(HVL):

$$HVL = \frac{d_1 \cdot \ln(2 \cdot k_2/k_0) - d_2 \cdot \ln(2 \cdot k_1/k_0)}{\ln(k_2/k_1)}$$
　　式 11-1

式中:

HVL——半值层,单位为毫米(mm);

d_1——K_1 对应的铝片厚度,单位为毫米(mm);

K_2——经过铝片衰减后,比 $K_0/2$ 稍大的剂量,单位为毫戈瑞(mGy);

K_0——无铝片时的剂量,单位为毫戈瑞(mGy);

d_2——K_2 对应的铝片厚度,单位为毫米(mm);

K_1——经过铝片衰减后,比 $K_0/2$ 稍小的剂量,单位为毫戈瑞(mGy)。

也可选用半值层测量仪器对半值层进行直接测量。应在光野完全覆盖剂量仪探测器并在无附加铝片的情况下进行测量。验收检测应覆盖设备所有的靶/滤过组合。状态检测应覆盖临床常用的靶/滤过组合(如 Mo/Mo)。

5. 输出量重复性　移除乳房压迫器,将剂量仪探测器放置于乳房支撑台胸壁侧向内 4cm 处 X 射线束轴上,探测器厚度有效点位于乳房支撑台上方 10cm 处(无厚度有效点标记的,以探测器厚度中心为准);对于底部有铅衬的半导体探测器,可以直接将探测器放置在设备支撑台上测量。设置管电压为 28kV,临床常用的靶/滤过,适当的管电流时间积(如 30~60mAs),重复曝光 5 次,记录每次曝光的空气比释动能值。

6. 特定辐射输出量   探测器的摆放、曝光条件设置与上文的输出量重复性相同,记录焦点至探测器的距离 d_1,重复曝光 3 次,记录每次曝光的空气比释动能值,并计算其平均值。利用距离平方反比定律,计算距焦点 1m 位置处单位管电流时间积的特定辐射输出量。

7. AEC 重复性   将 4cm 厚的 PMMA 模体放置在乳房支撑台上,覆盖临床常用 AEC 区域,模体边沿与乳房支撑台胸壁侧对齐。将压迫器压在模体上,设置临床常用电压(如 28kV)和靶/滤过,选择自动曝光控制(AEC)条件进行曝光。如参数无法单独设置,则选择全自动曝光条件。重复曝光 5 次,每次曝光后记录毫安秒值,并计算 5 次的平均毫安秒值。若曝光过程中发现靶/滤过、焦点状态等曝光条件变化,应重复或者选择其他 PMMA 厚度保证 5 次曝光过程中除毫安秒外其他曝光参数稳定。按式 11-2 计算所记录的管电流时间积(mAs_R)与平均管电流时间积(mAs_m)值的偏差(E)。取其最大值作为该指标检测结果。

$$E = \frac{mAs_R - mAs_m}{mAs_m} \times 100\% \qquad\qquad 式\ 11\text{-}2$$

式中:

E——记录的管电流时间积与平均管电流时间积值的偏差,%;

mAs_R——每次曝光后记录的管电流时间积,单位为毫安秒(mAs);

mAs_m——5 次曝光的平均管电流时间积,单位为毫安秒(mAs)。

8. 乳腺平均剂量   乳腺平均剂量计算采用两种模式,即普通模式和乳腺数字体层合成摄影(DBT)模式。

(1)普通模式下乳腺平均剂量计算:将 4cm 厚的 PMMA 模体置于乳房支撑台上,模体边沿与乳房支撑台胸壁侧对齐。将压迫器调至底部距 PMMA 模体顶部 0.5cm 处。选用 AEC 模式进行曝光,记录管电压、管电流时间积、靶/滤过、焦点状态、滤线栅状态等曝光参数。

移去 PMMA 模体,将剂量仪探测器放置于乳房支撑台胸壁侧向内 4cm 处 X 射线束轴上,探测器厚度有效点与模体表面(乳房支撑台上方 4cm)的位置相同(无厚度有效点标记的,以探测器厚度中心为准)。选用相同的曝光参数进行手动曝光(如果手动曝光参数选择与 AEC 不能完全一致,则选用最接近的曝光参数),记录入射空气比释动能值(若无法直接测量模体表面处,则使用距离平方反比公式计算模体上表面位置空气比释动能)。计算乳腺平均剂量。

(2)乳腺数字体层合成摄影(DBT)模式下乳腺平均剂量计算将 4cm 厚的 PMMA 模体放置于乳房支撑台上,模体边沿与乳房支撑台胸壁侧对齐。将压迫器调至底部距 PMMA 模体顶部 0.5cm 处。将乳腺摄影设备设置成体层合成摄影模式,获取并记录临床常用的 3D 模式时对 4.5cm 厚人体乳房的 AEC 曝光条件和曝光过程。将剂量仪探头放置在乳房支撑台胸壁侧向内 4cm 处 X 射束轴上,探测器有效探测点与模体表面位置相同。调节乳腺摄影设备至 0°,用上述步骤记录的各角度的曝光参数分别进行手动曝光,记录入射体表空气比释动能值 K。计算乳腺平均剂量。

四、医用 X 射线诊断设备性能检测

为了准确评价医用诊断 X 射线设备的放射防护与安全性能,必须按照相关标准和计量技术规范中的测试方法进行各项指标检测,同时应采用适于该检测项目,已经过量值溯源且在有效期内的仪器。在放射防护性能检测前,应当查验该 X 射线设备的档案,包括 X 射线机产品说明书等随机文件,以及 X 射线设备验收检测记录、维修记录和质量控制检测情况等,并将 X 射线设备的电气性能等调整至正常状态下才可进行放射防护性能检测,确保测量结果反映真实情况并可进行规范评价。

(一)通用检测项目和检测方法

1. X 射线透视设备通用检测项目与检测方法

(1)透视受检者入射体表空气比释动能率典型值:按表 11-1 所列测量条件检测不同类型 X 射线设备的受检者入射体表空气比释动能率典型值。检测时,将尺寸为 30cm×30cm×20cm 的水模放置在剂量仪探头和影像接收器之间。应在影像接收器最大的视野(field of view,FOV)尺寸下,设定帧率为 15fps,普通剂量模式进行透视,检测条件见表 11-1。

表 11-1　X 射线设备受检者入射体表空气比释动能率检测条件

X 射线透视设备类型	剂量仪探头位置	影像接收器位置	有自动透视条件	无自动透视条件
直接荧光屏透视设备	床上	—	自动条件,水模	70kV,3mA,水模
X 射线球管在床上	床上 30cm	SID 最小	自动条件,水模	70kV,1mA,水模
X 射线球管在床下	床上	SID 最小,距床面 30cm	自动条件,水模	70kV,1mA,水模
C 形臂	影像接收器前 30cm	SID 最小	自动条件,水模	70kV,1mA,水模

(2)透视受检者入射体表空气比释动能率最大值:具备自动曝光控制的系统应测量本参数。检测条件同(1),在水模体和剂量仪探头之间加一块至少 15cm×15cm×2mm 的铅板,调节照射野小于铅板的尺寸,测量透视条件下受检者入射体表空气比释动能率最大值。如果设备有高剂量率模式,则还需测量高剂量率模式下受检者入射体表空气比释动能率最大值。

(3)高对比度分辨力:对于直接荧光屏透视设备,将测试卡紧贴在荧光屏后靠板的入射面上,以适当条件(如 70kV、3mA)进行透视,从荧光屏上观察并记录能分辨的最大线对数。

(4)低对比度分辨力:可使用低对比度分辨力检测模体进行检测,要求模体有 7~11mm 直径中的一组细节,对比度至少包含 2%~4%。将低对比度分辨力检测模体放在 X 射线管和影像接收器之间,尽量靠近影像接收器。设置照射野小于检测模体尺寸。并根据模体说明书要求,选择适当的滤过。检测条件同(1),无需放置水模,使用自动条件进行透视,若无自动条件,则手动调节进行透视。用目视法读出低对比模体中直径为 7~11mm 的一组细节的低对比度细节阈值。

(5)入射屏前空气比释动能率:检测条件同(1),无需放置水模,在 X 射线管组件出束口放置一块厚 1.5mm 的铜板,影像接收器距焦点最近。将不带附加屏蔽材料的剂量仪探头紧贴在影像接收器入射面,如果使用带屏蔽材料的剂量仪探头,应避开 AEC 的检测区域,测量空气比释动能率。

（6）自动亮度控制：将一块 18cm×18cm×2cm 的铝板放在诊断床上，调节照射野至略小于铝板。在自动亮度控制条件下进行透视，在透视过程中待亮度稳定后，用亮度计测量显示器屏幕中心位置的亮度，读取三个读数，计算平均值 C_1。在铝板上增加一块尺寸为 18cm×18cm，厚 1.5mm 的铜板，在不改变照射野尺寸、显示器亮度及对比度等控制旋钮状态条件下，在自动亮度控制条件下进行透视，在透视过程中待亮度稳定后，用亮度计测量显示器中心位置的屏幕亮度，读取三个读数，计算平均值 C_2。按式 11-3 计算分别两次测量结果与平均值的相对偏差 E_c。

$$E_C=\left(\frac{C_i-\overline{C}}{\overline{C}}\right)\times100\%\qquad\text{式 11-3}$$

式中：

E_C——相对偏差；

C_i——每种状态时 3 个读数的平均值，单位为 cd/m^2；

$\overline{C}$——两次测量的平均值，单位为 cd/m^2。

（7）透视防护区检测平面上周围剂量当量率

1）直接荧光屏透视设备立位和卧位：检测中采用尺寸为 30cm×30cm×20cm 的标准水模。将模体置于有用线束中，诊视床与影像接收器间距调至 250mm，影像接收器上照射野面积调至 250mm×250mm。设置管电压和管电流分别为 70kV、3mA。

2）近台同室操作的 X 射线设备：检测中采用尺寸为 30cm×30cm×20cm 的标准水模。检测条件同 1）。将 X 射线设备和设备配置的防护设施呈正常使用时的摆放状态，照射方式有自动亮度控制的设备，选择自动亮度控制条件；无自动亮度控制的设备选择 70kV、1mA 条件，射束垂直从床下向床上照射。

2. X 射线摄影设备质量控制检测通用项目与检测方法

（1）管电压指示的偏离：将管电压检测探头放在影像接收器外壳或诊断床上照射野中心，调节焦点到探头的距离为 100cm［小型便携机及透视实时摄影（点片装置）系统可采用实际 SID 值］，探头下方放一块铅板，设置光野 10cm×10cm（照射野应全部覆盖探测器灵敏区域并略小于铅板尺寸），中心线束与台面垂直。验收检测时，设置临床常用管电流时间积，分别在大小焦点条件下，至少应进行 60kV、80kV、100kV、120kV 各档测量。状态检测时，设置临床常用管电流时间积，测量大焦点条件下 80kV 和临床常用其他管电压档。每个管电压档至少测三次，计算管电压测量的平均值与管电压预设值的差值。

（2）输出量线性：将剂量仪探头放在影像接收器外壳上照射野中心，检测几何条件同上。选择 80kV、常用管电流时间积档，进行曝光并记录空气比释动能值。改变管电流和时间，并要使得改变后的管电流和时间积与改变前的管电流时间积相同或近似，进行曝光并记录空气比释动能值。

（3）有用线束半值层：将剂量仪探头放在影像接收器外壳上照射野中心，设置管电压为 80kV，临床常用管电流时间积，并进行曝光，记录空气比释动能值。分别将不同厚度（0mm，1~5mm）的铝吸收片依次放在诊断床上方 50cm（或 1/2SID）处，用同样的条件进行曝光，依次测量并记录空气比释动能，直至测得的空气比释动能值小于未加铝片时空气比释动能值的一半。用作图法或计算法求出 80kV 时的半值层。

（二）专用检测项目和检测方法

1. 数字 X 射线摄影（DR）设备专用检测项目与检测方法

（1）探测器剂量指示（DDI）：如果有可能，取出滤线栅。设置 SID 为 180cm，如达不到则调节 SID 为最大值。调整光野完全覆盖影像接收器，用 1.0mm 铜滤过板挡住限束器出束口，设置 70kV，对影像接收器入射空气比释动能选取参考剂量约 10μGy 进行曝光，记录 DDI 的数值。在上述相同的条件下重复曝光 3 次，记录 DDI 数值，计算平均值。

（2）信号传递特性（STP）：如果有可能，取出滤线栅。设置 SID 为 180cm，如达不到则调节 SID 为最大值。调整照射野完全覆盖影像接收器，用 1.0mm 铜滤过板盖住限束器出束口，设置管电压为 70kV，分别选取影像接收器入射空气比释动能约 1μGy、5μGy、10μGy、20μGy 和 30μGy 进行曝光，获取每一幅预处理影像。在每一幅预处理影像中央选取面积约 10cm × 10cm ROI，获取每幅影像 ROI 的平均像素值。以平均像素值为纵坐标，影像接收器入射表面空气比释动能值为横坐标进行拟合：对于线性响应的系统，拟合直线，计算相关参数 R_2；对于非线性响应的系统（比如对数相关或指数相关），拟合对数曲线或指数曲线，计算相关参数 R_2。

（3）响应均匀性：选取预处理影像，使用分析软件在影像中选取五个面积约 4cm × 4cm ROI，分别获取像素值，要求 ROI 分别从影像中央区和四个象限中央区各取一个，记录每个选点实测像素值。根据该系统 STP 的关系，将像素值换算成剂量。

（4）残影：如果有可能，取出滤线栅。设置 SID 为 180cm，如达不到则调节 SID 为最大值。关闭限束器，再用一块面积 15cm × 15cm，厚 2mm 的铅板完全挡住限束器出束口，设置最低管电压和最低管电流进行第 1 次曝光，获取一幅空白影像。打开限束器取走铅板，在影像接收器表面中央部位放置一块面积 4cm × 4cm，厚 4mm 的铅块。在 70kV、1mmCu 滤过和影像接收器入射空气比释动能约 5μGy 进行第 2 次曝光。

使用 70kV、1mmCu 滤过，影像接收器入射空气比释动能约 1μGy 曝光，获得一幅影像，这次曝光应在第 2 次曝光后 1.5min 内完成。调整窗宽和窗位，在工作站显示器上目视观察第 3 次曝光后的影像中不应存在第 2 次曝光影像中残影。若发现残影，则利用分析软件在残影区和非残影区各取相同的 ROI 面积获取平均像素值，残影区中平均像素值相对非残影区中平均像素值的误差应≤5.0%。

（5）伪影：设置 SID 为 180cm，如达不到则调节 SID 为最大值。将屏片 X 射线摄影密着检测板放在影像接收器上面，在 60kV 和约 10mAs 进行曝光，获取一幅预处理影像。在工作站显示器上观察影像，适当调整窗宽和窗位，通过目视检查影像接收器的影像不应存在影响临床诊断的伪影。如果发现伪影，检查伪影随影像移动或摆动情况，若伪影随影像移动或摆动表示来自影像接收器，不移动则表示来自显示器。应记录和描述所观察到的伪影情况。

2. 计算机 X 射线摄影（CR）设备专用检测项目与检测方法

（1）IP 暗噪声：检测前对选用的 IP 进行 1 次擦除处理。随机选三块 IP 放入阅读器中，用生产厂家提供的 IP 处理条件对每块 IP 读取，获得三幅影像。读取每块 IP 的指示值，其值应在生产厂家的规定值范围内。

（2）IP 响应均匀性：设置 SID 为 180cm，如达不到则调节 SID 为最大值。任选一块常用的 IP，调整光野完全覆盖 IP 暗盒，采用 80kV、0.5mmCu 和 1mm Al 滤过，选择入射空气比释动能约 100μGy 的曝光条件分别对 IP 曝光,每次曝光后保持相同的延迟时间读取。用生产厂家提供的 IP 处理条件对每块 IP 读取并获得影像。IP 应完全置于 X 射线束中均匀曝光,并保持重复的放置和相同取向。如果出现明显足跟效应,应将 IP 旋转 180° 方向各使用一半的入射空气比释动能进行 2 次曝光。在工作站对每一幅影像中选中央和四个象限的感兴趣区(ROI)获取五个平均像素值,选取的各感兴趣区面积应大致相同,或者用胶片光密度计分别测量每幅影像的中央区和四个象限区中心点光密度,获取并记录五个点光密度值。对单幅影像五个点计算平均光密度值或五个影像感兴趣区的平均像素值,所有单点测量值在五点的平均值的 ±10.0% 内一致,则单一 IP 的响应均匀性良好。

(3) 测距误差:设置 SID 为 180cm,如达不到则调节 SID 为最大值。选用两把带有毫米级刻度的铅尺,相互垂直放置在一个 IP 暗盒表面中央,用适当条件进行曝光并对 IP 曝光并读取。用测距软件对水平和垂直两个方向上的铅尺刻度不低于 100mm 的影像测量距离(D_m),与真实长度(D_t)进行比较。

(4) 高对比度分辨力:设置 SID 为 180cm,如达不到则调节 SID 为最大值。取一块高对比度分辨力测试卡,放置在影像接收器表面或最接近于影像接收器表面的位置,并与其面呈 45° 放置。在生产厂家给出条件进行曝光。如生产厂家未给出条件,选用适当曝光条件(如 60kV 和约 3mAs)进行曝光。调整窗宽和窗位,使其分辨力最优化。从显示器上观察出最大线对组数目,或者打印出胶片并观察。

(5) 低对比度分辨力:选择适当的低对比度分辨力检测模体,模体中同一直径的低对比度细节数不宜少于 10 个。将低对比度分辨力检测模体放置在影像接收器表面中间位置或最接近于影像接收器的位置。根据模体说明书要求,选择适当的管电压、滤过和 SID,照射野完全覆盖住影像接收器,进行曝光。

3. X 射线摄影设备安全性能专用要求及测试方法　X 射线摄影设备的放射防护与安全性能,许多均已涵盖前面所阐述的放射防护与安全性能的通用要求之中。此外,还必须达到下述归纳的 X 射线摄影设备防护与安全性能的专用要求。当然有关技术指标的检测也应采用规范的相应测试方法。

(1) 200mA 其以上的摄影用 X 射线机应有可更换附加过滤板的装置,并配备不同规格的附加过滤板。

(2) 摄影用 X 射线机使用中,有用 X 射线束的准直对放射防护与安全非常重要。因此,摄影用 X 射线机必须具有能调节有用 X 射线束照射野的限束装置。

(3) 鉴于摄影用 X 射线机要通过灯光野指示来调节照射野,必须限制灯光野与照射野之间的偏差足够小。

第三节　核医学诊断设备性能检测

核医学诊断主要是指核素显像诊断,根据所使用的放射性元素发射 γ 光子的方式和种类的不同可分为单光子发射式计算机断层(SPECT)和正电子发射式计算机断层成像(PET),其原理都是将单光子/正电子放射性药物注射入人体内后,通过 SPECT 或 PET 设备进行放射性核素分布情况的显像,从而分析各脏器功能或代谢情况来诊断疾病的一种检查方法。

一、伽马照相机、单光子发射断层成像设备（SPECT）性能检测

目前临床使用的单光子发射断层成像设备（single-photon emission computed tomography，SPECT）均是以 γ 相机为基础的旋转型设备，其核心部件为 γ 相机，可用于获得人体内放射性核素的三维立体分布图像。

1. γ 照相机的检测项目

（1）均匀性：指 γ 照相机的探头对一均匀源的响应。包括固有均匀性和系统均匀性。对 γ 照相机的均匀性的评价有定性法和定量法两种。定性法是用肉眼观察图像中放射性的分布是否均匀，用感兴趣区计数测量单位时间内的放射性计数。定量法是用于对均匀性更为精确的评价，常用方法有积分均匀性和微分均匀性两种。积分均匀性反映的是照相机视野内最大计数与最小计数之差的相对百分比；微分均匀性指的是均匀性随距离的变化。应考察 5~6 个像素单元内视野在 X、Y 两个方向最大计数和最小计数的相对百分比。

（2）空间分辨力：表示 γ 照相机探头分辨两个点源或线源最小距离的能力。它同样分为固有分辨力和系统空间分辨力。系统空间分辨力由固有分辨力加准直器共同决定。经常用公式 $Rs=(R12+RC2)1/2$ 表示，其中 Rs 为系统分辨力，R1 为固有分辨力，Rc 为准直器的分辨力。空间分辨力的测量方法有四象限铅栅测定法、线伸展函数测定法和线性模型测试法 3 种。

（3）平面源灵敏度：指某一采集平面对平行于该面放置的特定平面源的灵敏度，单位为计数/$(min \cdot 10^4 Bq)$ 表示。测量平面源灵敏度的模型为圆盘，容器深 5mm，内径为 100mm。测量前应将注入容器内的放射源经活度计测量，活度计应校正到 ±5% 的精确度。测量条件与均匀性测量时相同。采集总计数要达到 10^4，并记下采集时间。采集完毕，移去平面源模型，测量本底计数 1min，将平面源计数经衰减校正和减本底后以计数/$(min \cdot 10^4 Bq)$ 表示。平面源灵敏度测试主要用来检验仪器工作是否正常和比较各种准直器的计数效率。灵敏度明显下降说明 γ 照相机有问题，灵敏度增高则是污染等因素造成的。

（4）空间线性：描述 γ 照相机的位置畸变。测定按美国电气制造商协会（NEMA）规定应用圆形线性模型，该模型与测量空间分辨力的模型为同一模型。测量条件和模型放置均与空间分辨力测定相同。它也分为固有线性和系统空间线性两种。空间线性应在中心视野（CFOV）和有效视野（UFOV）中测量。有效视野的范围尺寸由制造厂给出，也可利用固有均匀性的图像确立探头的边界；中心视野为有效视野每边向中心方向收缩 12.5% 的区域。

（5）最大计数率：反映 γ 照相机对高计数率的响应特性，包括以下五个方面的性能：20% 的输入计数率、最大计数率、入射计数率与观察计数率关系曲线、75 000CPS 时的固有均匀性、75 000CPS 时的固有空间分辨力。

（6）多窗空间位置重合性：不同能量窗对一点源图像的 X、Y 方向的最大位置偏移是检验多窗重合性的指标。测量点源为准直的 ^{68}Ga 点源。分别将点源置于 X 轴和 Y 轴的两个不同位置，窗位分别位于能量 93keV、184keV 和 296keV，测量点源在两个位置时的位移，以 mm 为单位表示。

（7）固有能量分辨率的测定：卸掉准直器，置点源于探头下方，使点源照射探头全视野，用多道分析器测量能谱曲线，能谱曲线峰值为分母，半高宽为分子的相对百分比即为了照相

机的能量分辨率。

2. 单光子发射断层成像设备(SPECT)的检测项目

影响伽马照相机和 SPECT 整体性能的指标主要包括固有均匀性、断层均匀性、空间分辨力、固有空间线性、系统平面灵敏度、固有最大计数率、死时间和计数率特性、固有能量分辨率和旋转中心。

(1) 固有均匀性:应首先卸下准直器,将 ^{99m}Tc 或 ^{57}Co 点源(源在各方向的尺寸不大于 5mm,活度约为 20MBq)置于距探头平面中心 2.5m 左右(5 倍于视野最大或 UFOV 直径),点源上放置一块 2mm~3mm 铜片,以吸收 γ 射线以外的其他射线。设置的采集总计数和图像矩阵应保证采集的成像的中心像素计数 $\geq 1.0 \times 10^4$。能峰一般设置为 140keV,能量窗宽 20%。在进行均匀性计算之前,包含的像素按下列方法确定:UFOV 边沿的像素,像素面积的 50% 不在 UFOV 内,不包括在均匀性计算内;UFOV 周边的像素,如果像素计数小于 CFOV 内平均值的 75%,应将其值设置为 0;视野中的像素,若像素在其正四周方向相邻的像素值有一个为 0,则该像素值置为 0;经过以上处理过的剩余非 0 值像素将参与 UFOV 的分析,并进行 9 点平滑。在校正前后各采集 1 幅平面均匀性影像。然后用均匀性校正软件调出校正前后的平面均匀性影像,即可获得微分和积分均匀性测试值。

(2) 断层均匀性:SPECT 断层均匀性通常较 γ 照相机差。主要原因有三方面:构成断层图像的原始信息量低,统计噪声高;探头旋转造成均匀性变化;重建过程对非均匀性要加以放大。保证断层图像的均匀性不仅要把 γ 照相机探头的本身均匀性调节好,还要加大计数,加准直器和散射媒质。对 64×64 矩阵,校正总计数 32M;对 128×128 矩阵,校正总计数 128M。校正后的均匀性好于 1%。

(3) 空间分辨力:SPECT 机的空间分辨力是指能清晰分辨出两个点源或线源之间的最小距离,用点源或线源扩展函数的半高宽(FWHM)表示。分为固有空间分辨力,系统空间分辨力,断层空间分辨和全身成像系统空间分辨力。

1) 固有空间分辨力:固有空间分辨力的检测方法分为狭缝铅栅方法和四象限铅栅方法两种。在验收检测和状态检测时,建议使用狭缝铅栅方法;稳定性检测时,可使用四象限铅栅方法,宜使用狭缝铅栅方法。狭缝铅栅方法是通过狭缝铅栅模体进行图像采集。狭缝铅栅模体由 1mm 宽相距 30mm 狭缝构成,铅的厚度不小于 3mm,1 个铅栅模型为 X 方向,另一个铅栅模型为 Y 方向(参见图 11-2)。卸下准直器,置狭缝铅栅模体于探头表面,使铅栅模体的栅缝分别平行于探头的 X 轴和 Y 轴,以检测 Y 和 X 两个方向的空间分辨力。将一活度约为 200~400MBq 的 ^{99m}Tc 或 ^{57}Co 点源置于距探头平面中心 1.5m 以上位处,调节能量及窗宽(与均匀性测试相同),以采集的总计数应保证使后期数据处理时的线扩展函数的中心峰值不小于 1×10^3 计数为停止条件,采集矩阵 512×512(或能达到的最大矩阵)。为保证线扩展函数的精度,垂直每条狭缝方向的取样应 ≤0.2FWHM,平行狭缝方向的取样等于或小于 30mm。计算线扩展函数时,如果获取的数据为二维矩阵,应将平行于狭缝方向不大于 30mm 内的数据叠加形成一维线扩展函数。对每条线扩展函数以像素为单位求出对应的峰位、峰值和半高宽(FWHM)。将像素单位转换为距离单位 mm。应用视野内线扩展函数峰位差的平均值(像素单位)和模体狭缝间的已知距离(30mm)即可求出像素距离的转换系数。分别计算 UFOV 及 CFOVX 和 Y 两个方向半高宽的平均值,报告为探头的空间分辨力,单位为 mm,数值精确到 0.1mm。

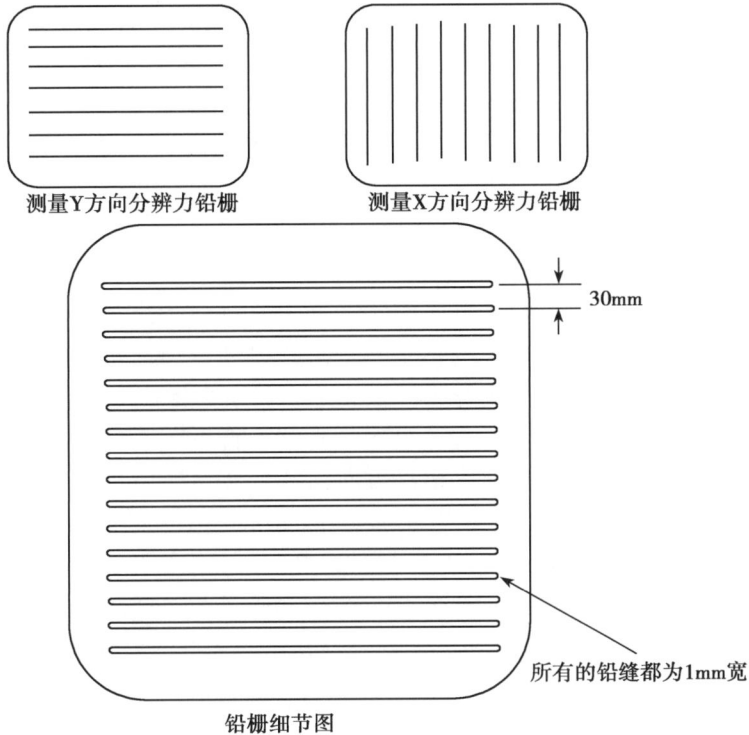

图 11-2　狭缝铅栅模体

注:铅栅的面积应大于探头的视野;

缝宽 1.0mm;

缝之间的距离为 30mm,铅厚度不小于 3mm

四象限铅栅方法则采用四象限铅栅模型,将一块类似与晶体大小的有机塑料板分为 4 个象限,分别贴上不同宽度和间隔的铅条组成。四象限铅栅线宽分别为 2mm、3mm、3.5mm 和 4mm,线宽应保证测试图像中至少有一组线宽没有被完全分辨。测量时卸下准直器,换上铅栅模型,将源置于探头平面中心前,调节能量及窗宽(与狭缝铅栅方法相同),以采集的总计数 6×10^4 为停止条件,采集 1 幅平面影像。旋转铅栅 90°、180°、270°,再将铅栅翻转一次,重复采集不同角度 4 幅图像,共采集 8 幅图像。从不同象限照片上确定分辨到的最小铅栅尺寸,分辨率半高宽为最小分辨尺寸乘以 1.75。

2)系统空间分辨力:系统空间分辨力是指带准直器时测得的空间分辨力。检测时探头配低能通用或低能高分辨准直器,采集矩阵 512×512(或能达到的最大矩阵)。将平行双线源模体(见图 11-3)置于距探头准直器表面 10cm 距离,悬空放置。线源模体应位于视野中心,并分别平行于探头的 X 和 Y 方向。使用的源为 ^{99m}Tc 溶液,体积约 1ml,活度约为 74MBq,每个探头采集总计数不小于 1×10^6。如果线扩展函数采集的数据为二维

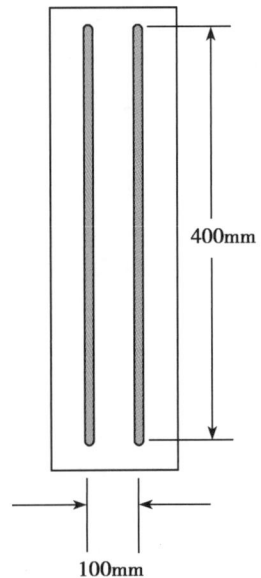

图 11-3　平行双线源模体

注:线源宽度不大于 1mm;

有机玻璃板厚度 10mm

矩阵,应将平行于狭缝方向的不大于 30mm 数据叠加形成线扩展函数。对每条线扩展函数以像素为单位,找出峰值、峰位,并求出半高宽。像素到毫米的校准因子用于将半高宽转换成毫米。空间分辨力报告应取 X 和 Y 方向空间分辨力的平均值,至少精确到 0.1mm。

3) 断层空间分辨力:断层空间分辨力是指断层成像系统的空间分辨力。首先 SPECT 配低能高分辨准直器,采用毛细管吸取一小滴 ^{99m}Tc 溶液作为点源。点源悬空置于轴向和横向视野中心,旋转半径 15cm。矩阵不小于 128×128,120 帧(3°/帧),3×10^3 计数/帧。采用滤波反投影方法(FBP)进行图像重建,滤波函数使用 RAMP,如果使用其他重建方式应在报告中注明。计算重建后点源图像的半高宽,单位 mm,至少精确到 0.1mm。分别报告横断面空间分辨力(点源图像在 X 方向和 Y 方向的半高宽的平均值)和轴向空间分辨力。

4) 全身成像系统空间分辨力:全身成像系统空间分辨力测定是检测 SPECT 垂直和平行于运动方向的分辨力。SPECT 配低能高分辨准直器。将平行双线源模体置于检查床上,并分别使线源平行于和垂直于扫描床的运动方向,其中一根线源的中心点与扫描床的中心点重合,线源距准直器距离为 10cm。采集矩阵 $256 \times 1\,024$,扫描长度 195cm;采用连续走床采集摸式,走床速度设定为 15cm/min。如果获取的数据为二维矩阵,应以形成不大于 30mm 宽,将平行于线源方向的数据叠加形成线扩展函数。对每条线扩展函数以像素为单位,最大值及相邻 2 点用抛物线拟合法确定峰值,峰值一半处相邻 2 点使用线性插值法确定半高位置并以此计算半高宽。以 mm 为单位,至少精确到 0.1mm,报告计算得到的垂直于和平行于运动方向的空间分辨力的平均值。

(4) 固有空间线性:固有空间线性是指一个直线放射源在显像装置上同样重现为直线影像的能力。线性度有随时间而缓慢变化的倾向,它与空间分辨力和均匀性都有一定的相互关系。

固有空间线性检测方法与固有空间分辨力一样,分为狭缝铅栅方法和四象限铅栅方法两种。在验收检测和状态检测时,建议使用狭缝铅栅方法;稳定性检测时,可使用四象限铅栅方法,宜使用狭缝铅栅方法。检测条件和数据采集与固有空间分辨力一致,区别在于数据处理。狭缝铅栅方法的数据处理方式为确定线扩展函数、线扩展函数峰位以及象素与距离的转换关系,采用最小二乘法对所有狭缝进行拟合,图像上狭缝的位置可用同一条狭缝上若干线扩展函数峰位的拟合曲线替代。线扩展函数峰位与拟合曲线的最大偏差为绝对线性,线扩展函数的峰位差的标准差为相对线性。空间线性的报告值为 X 和 Y 两个方向的平均值,UFOV 和 CFOV 分别报告。四象限铅栅方法则是通过目视判定是否有线性畸变。

(5) 固有最大计数率:对于 SPECT 最关键的问题是提高探头的最大计数率。最大计数率越高同等条件下图像质量越高。卸下准直器,源到探头表面中心的距离≥2m,当放射源垂直于探头表面从距离远的位置逐渐向探头表面移动时计数率会发生变化,先变大再变小,记录最大值即为固有最大计数率。

(6) 系统平面灵敏度:系统平面灵敏度即在给定条件下,计数率与放射源活度的比值。在规定条件下,此平面源具有给定尺寸并含有特定放射性核素,放置在垂直于准直器的轴上且对准中心。系统灵敏度描述了入射到探头上的 γ 光子被探测到的概率,描述的是每个探头对放射源(放射性药物)的响应能力,该指标与空间分辨力密切相关。SPECT 的灵敏度与多种因素有关,可供临床使用时参考,模型本身的几何特性、衰减及散射影响、准直器的类型等都会影响 SPECT 的灵敏度。

系统平面灵敏度测量首先需要用活度计精确测量放射源的活度 A，并记下测量活度时间 $t_{活度}$，然后将精确测量的放射源放入平面灵敏度模体（图 11-4），并加至 2~3mm 高的水。精确记录开始采集的时刻 t 采集及图像总计数 N，然后根据活度和总计数率计算灵敏度。

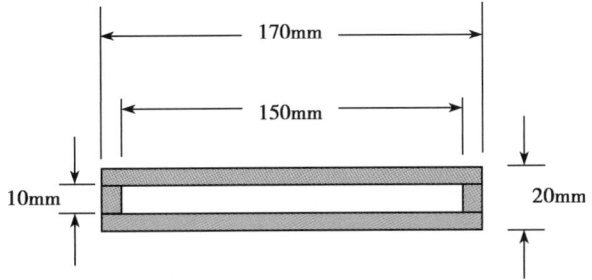

图 11-4　系统平面灵敏度模体

$$S = N \times e^{[(t_{采集} - t_{活度}) \times \ln 2 / T_{1/2}]} \times (\ln 2 / T_{1/2}) \times \left[1 - e^{(-T_{采集} \times \ln 2 / T_{1/2})}\right]^{-1} \times A^{-1} \qquad 式 11-4$$

式中：

S——系统平面灵敏度，单位为每秒每兆贝可（$s^{-1} \cdot MBq^{-1}$）；

N——总计数；

$t_{采集}$——图像采集的时刻，单位为秒（s）；

$t_{活度}$——测量净活度 A 的时刻，单位为秒（s）；

$T_{1/2}$——放射性核素的半衰期，单位为秒（s）；

$T_{采集}$——图像的采集持续时间，单位为秒（s）；

A——注入模体的放射性核素的净活度，单位为兆贝可（MBq）。

（7）死时间和计数率特性测定：探测器能够分开 2 个闪烁光子的最短时间称为死时间，用 τ 表示。任何计数单元如 ADC 等都会产生死时间。死时间造成计数丢失，因而真实计数率与观察计数率在低计数率时为线性关系，在高计数率时呈非线性关系。观察计数率对真实计数率所作的曲线称计数率特性曲线。死时间用双源法测量，计数率特性曲线可用铜片吸收法测定。一般 SPECT 机的死时间为 4.5~10μs。

（8）固有能量分辨率：固有能量分辨率是指 SPECT 机分辨能量相近的 2 个 γ 事件光电峰的能力，这一参数决定了 SPECT 机识别原发 γ 事件和散发事件的能力。一般用能谱曲线的半高宽（WHM）相对于峰值的百分比表示。

（9）旋转中心校正（COR）：SPECT 采集数据，需要探头绕人体转动，这样就存在一个旋转中心的问题。它的精度影响影像分辨率。旋转中心、旋转轴的偏移和被测物体对中心偏移，影响投影曲线微分的变化，以致在影像上产生正负误差的变化，可见旋转中心的精度给重建影像带来的影响是不可忽视的。

实际上，旋转中心有 3 个：①机械（或几何）旋转中心，即探头旋转一周轨迹的中心，严格地说应该是穿过该中心与轨迹面垂直的轴线（Y_m）；②晶体平面影像 X，Y 位置坐标旋转中心（Y_e）；③计算机投影采集存贮矩阵中心（Y_c）。理想的校正结果应该是：Y_e 与 Y_m 严格对准，Y_e 与 Y_c 严格重合。任何不重合表现为旋转轴倾斜和旋转中心漂移。

（10）国内外标准的区别：目前国内相关卫生标准主要为 WS 523—2019《伽马照相机、单光子发射断层成像设备（SPECT）质量控制检测规范》和 GB/T 20013.2—2005《核医学仪器例行试验第 2 部分：闪烁照相机和单光子发射计算机断层成像装置》，其中 WS 523 标准主要参考引用了美国电气制造商协会的 NEMA 标准《伽马相机的性能测量》，但某些指标与 NEMA 标准不同:①断层空间分辨力:NEMA 标准中采用的是 3 个点源。为了操作方便,便于标准的实施,WS523 标准只采用了 1 个点源。②测量固有空间线性和空间分辨力时,NEMA 标准要求放射性点源到铅栅模体的表面的距离 5 倍视野(FOV)以上(5 倍 FOV>2.5m),而 WS 523—2019 标准只要求了 1.5m 以上的距离。WS 523—2019 标准所要求的质量控制检测项目与技术要求见表 11-2。

表 11-2　质量控制检测项目与技术要求

序号	检测项目			验收检测要求	状态检测要求	稳定性检测	
						要求	周期
1	固有均匀性	积分均匀性	UFOV	出厂指标	≤5.5%	≤5.5%	1 周
			CFOV	出厂指标	≤4.5%	≤4.5%	
		微分均匀性	UFOV	出厂指标	≤3.5%	≤3.5%	
			CFOV	出厂指标	≤3.0%	≤3.0%	
2	固有空间分辨力/mm		UFOV	出厂指标	≤5.4	≤5.4	6 个月
			CFOV	出厂指标	≤5.4	≤5.4	
3	固有空间线性/mm	微分线性	UFOV	出厂指标	≤0.24	≤0.24	6 个月
			CFOV	出厂指标	≤0.24	≤0.24	
		绝对线性	UFOV	出厂指标	≤0.84	≤0.84	
			CFOV	出厂指标	≤0.60	≤0.60	
4	系统平面灵敏度/($s^{-1}\cdot MBq^{-1}$)			出厂指标	≥60	≥60	6 个月
5	固有最大计数率/s^{-1}			出厂指标	≥67×10³	≥67×10³	6 个月
6	系统空间分辨力/mm			出厂指标	—	—	
7	断层空间分辨力/mm			出厂指标	≤18.7		
8	全身成像系统空间分辨力/mm			出厂指标	≤15.4		

注:1. 对多探头 SPECT 系统,除断层空间分辨力项目外,检测报告中应给出每个探头的检测结果。

2. 报告中注明探头晶度厚度;需要使用准直器检测的项目,推荐使用低能高分辨力准直器,使用的准直器类型应在报告中注明。

二、正电子发射断层成像设备(PET)性能检测

正电子发射断层成像设备(positron emission tomography,PET)的成像原理是基于组织对于正电子核素标记的葡萄糖类似物的代谢,被称为"活体生化显像",其对肿瘤诊断有极高的灵敏度。将短寿命放射性核素注入人体,在核素衰变过程中释放出正电子,一个正电子与人体内的一个电子相遇而发生湮灭,从而产生方向相反(180°)的一对能量为 511keV 的光子,这对光子可通过高度灵敏的探测器捕捉,并经计算机进行散射和随机信

息的校正。经过对不同的正电子进行相同的分析处理,获得在生物体内聚集情况的三维图像。

影响正电子发射断层成像设备(PET)的性能指标主要包括空间分辨力、灵敏度、计数性能和成像质量。检测报告的基本内容应包括:被检单位基本信息和设备信息,并按本标准的要求给出有关的检测指标和检测方法、必要的检测条件、检测结果及其相应标准要求。

1. **空间分辨力** 一个点源经 PET 系统后所成的像不是一个点,而扩展为一个分布,该分布成为点扩展函数(PSF),PSF 最大值一半处的宽度成为半高宽(FWHM),用来描述 PET 系统的空间分辨力大小。PET 空间分辨力直接影响图像质量,体现了 PET 系统对细微结构的空间辨别能力,是制约 PET 对病灶探测能力的关键因素。

其检测方法为将置于毛细玻璃管内的高比活度放射性核素(^{18}F)作为点源,点源在任何方向的线径小于 1mm,将其分别放置在平行 PET 长轴轴向视野中心 1/2 处,横断面中心 1cm、10cm、20cm 处以及平行 PET 长轴轴向视野,距中心 3/8 处,横断面中心 1cm、10cm、20cm 处。每个点源响应函数最少采集 1.0×10^5 总计数。通过采集数据,获得三个正交方向上图像体积的剖面图,得到每个点源横断面径向、横断面切箱和轴向的点源响应函数,从而确定三个方向上点源响应函数的空间分辨力。半高宽至少应包括三个像素大小,像素大小不应超过标称半高宽的三分之一。点响应函数的宽度应接近或大于 FWHM 的两倍,其FWHM 由测量值相邻两像素间的线性插值确定,点响应函数的峰值由邻近两点的抛物线拟合确定。放射源的位置由响应函数中包含最大计数值的像素位置确定。报告每个直径(1cm、10cm、20cm)的横断面空间分辨力和轴向空间分辨力(半高宽),以两个轴向位置的平均值作为结果。

2. **灵敏度** 灵敏度指的是单位活度的辐射源所产生的计数率,表征的是系统捕捉湮灭事件产生的光子对的能力,通常用低活度下系统探测到的真符合事件占放射源发出的湮灭事件的百分比来表示。灵敏度的高低直接反映了该 PET 系统在一定活度下能够接受到的有效计数量占放射源发出 γ 光子对数量的比例,也将直接影响到最终 PET 图像的信噪比等相关性能。影响 PET 系统灵敏度的物理因素主要由系统的几何探测效率、探测器的探测效率和系统的能量窗与时间窗。

采用 5 根相同厚度,不同内径的铝管(具体参数见表 11-3)对 ^{18}F 溶液(活度保证随机符合计数率 < 总计数率的 5%)进行测量,通过铝管的衰减计数外推出无吸收介质时的灵敏度。将灵敏度模体置悬于横断视野的中心,与 PET 轴向对齐,确保支撑装置位于探测视野之外,模体中心位于 PET 轴向视野的中心。模体中的线源注入长度为 700mm±20mm 已知活度的 ^{18}F 溶液,记录活度和测量开始的时间。校正后的初始活度如下计算。

$$A_{cal} = A_{cal,meas} \frac{700}{L_{meas}} \qquad 式 11\text{-}5$$

式中:

A_{cal}——校正后的初始浓度,单位贝克(Bq);

$A_{cal,meas}$——测量活度,单位贝克(Bq);

L_{meas}——线源的实际长度,单位毫米(mm)。

表 11-3 灵敏度测量模体各层管套内外径尺寸

单位:mm

套管编号	内径	外径
1	3.9	6.4
2	7.0	9.5
3	10.2	12.7
4	13.4	15.9
5	16.6	19.1

在确保每一断层至少达到 1.0×10^4 真符合计数后停止采集。当断层面图像响应线(LOR)与扫描轴交叉时,使用单层重组方法将斜向 LOR 转化为轴向 LOR,记录测量的起始时间 T_1、采集持续时间 $T_{j,acq}$ 和采集计数。采集完第一根套管后,依次将另外 4 根套管加入模体中,重复测量并记录每一次的采集时间 T_j 和每层计数率 $R_{j,i}$。该采集也可以先采集所有套管的数据,然后依次移除外面的套管。为评估径向位置的灵敏度,应在偏离横断视野中心径向 10cm 处重复上述测量。使用公式(11-6)计算计数率的衰变校正,采用式 11-7 进行回归拟合,采用公式(11-8)计算灵敏度 S_{TOT}。

$$R_{CORR,j} = \frac{(T_{j,acq}\ln 2)e^{\frac{T_j - T_{cal}}{T_{1/2}}\ln 2}}{T_{1/2}\left[1 - e^{\frac{T_{j,acq}}{T_{1/2}}\ln 2}\right]}R_j \qquad \text{式 11-6}$$

式中:

$R_{CORR,j}$——第 j 次采集(即第 j 根套管)经衰变校正后的计数率;

$T_{j,acq}$——第 j 采集持续的时间;

T_j——第 j 采集开始的时刻;

T_{cal}——活度测量的时刻;

R_j——第 j 采集的计数率;

$T_{1/2}$——放射性核素半衰期。

$$R_{CORR,j} = R_{CORR,0} \times \exp(-\mu_M \times 2 \times X_j) \qquad \text{式 11-7}$$

式中:

$R_{CORR,0}$——无衰减时的计数率;

μ_M——铝管线性衰减系数;

X_j——累积套管壁厚度。

$$S_{TOT} = \frac{R_{CORR,0}}{A_{cal}} \qquad \text{式 11-8}$$

3. 计数性能 PET 系统计数性能也是一个非常重要的性能指标,它通过测量并计算 PET 系统在不同活度下的获取的真符合时间计数率、散射事件计数率、随机时间计数率,最终能够得到相应活度下的噪声等效计数率（noise equivalent count rate，NECR），定量的表征对应图像的信噪比。目前，计数性能主要包含了噪声等效计数率、散射分数（scatter faction，SF）、随机分数（random faction）几个方面。

噪声等效计数率的目的是通过评估不同活度下 PET 系统的计数性能以及真符合事件、散射事件、随机事件占所有事件的比例，来表示不同活度值对系统数据采集的影响，其计算公式如下所示：

$$NECR = \frac{R_{ture}^2}{R_{ture} + R_{scatter} + R_{random}}$$　　　　式 11-9

式中：

R_{ture}——真符合事件计数，表示 PET 系统在一定时间段内接收到的，通过符合判断后，相应 γ 光子对均由同一湮灭事件产生的且没有发生过散射的事件的总和；

$R_{scatter}$——散射符合事件计数，表示 PET 系统在一定时间段内接收到的，通过符合判断后，相应 γ 光子对中有一个或两个发生过散射的事件的总和；

R_{random}——随机符合事件计数，表示 PET 系统在一定时间段内接收到的，由分别来自不同湮灭事件的 γ 光子构成的符合事件的总和。

散射分数表征的是 PET 系统对散射计数的敏感程度，一般用散射计数在总计数中所占的百分比来表示。百分比越小，表明系统剔除散射线的能力越强。

4. 成像质量　在 PET 系统中，除上述性能指标外，成像质量还通过以下指标评估：

图像的均一性评估是采用一个假体中的标准圆柱部分，对其进行成像，在其中勾画一个感兴趣区域（VOI），评估该 VOI 内各像素值的均值、最大值、最小值以及标准偏差百分比。

恢复系统就是指不同尺寸大小的成像物体中，PET 系统定量结果与实际定量结果之间的比值。

冷热区对比度就是在高活度的假体中划分出一个仅有空气和仅有水的区域，评估周围热区对于两个冷区的定量影响结果。

第四节　放射治疗设备性能检测

放射治疗设备是指利用原子核或人工装置产生射线治疗肿瘤的设备，简称放疗设备。放疗设备按射线产生方式可分为人工加速治疗设备和放射性核素治疗设备；按照射方式可分为体外远距离照射治疗机和体内近距离照射治疗机。

区别于以成像为目的的放射诊断装置和核医学诊断设备装置，放射治疗设备主要以放疗剂量准确投放为目的，要求设备定位准确、投放剂量准确，因此其性能检测主要围绕定位与照射剂量这两个方面。放射治疗设备检测分为验收检测、状态检测和稳定性检测。

一、医用电子直线加速器性能检测

医用电子直线加速器是利用微波电场，沿直线加速电子到较高的能量应用于医学临床的设备，可以提供高能的 X 射线和电子射束。其基本结构包括加速管、微波源、电子枪、真空系统、束流输出系统、水冷系统、治疗床系统、自动控制系统。

医用电子直线加速器关键的性能分为剂量特性、深度吸收剂量特性、照射野的均整度和对称性、照射野的指示、等中心、旋转运动标尺的零刻度位置、治疗床的运动精度、治疗床的刚度和治疗床的等中心旋转。

1. 剂量特性　剂量作为装置最基本的性能参数,对于治疗以及患者安全具有直接的意义,若设备对患者给出了非所需要的剂量,则使用电子加速器做放射治疗时,可能会对患者造成伤害,因此剂量偏差必须满足一定的要求。由于大气压力和温度变化均可影响加速器电离室对输出剂量的监控,使电离室的剂量率出现偏差,因而每周需进行一次剂量校正。剂量特性指标主要有剂量偏差、重复性、线性、随设备角度位置的变化、随机架旋转的变化等。

剂量偏差是计算预设吸收剂量与实际测量得到的相对偏差以对其进行评估;重复性是计算连续 5 次照射测得的变异系数对其进行评估;线性针对不同的剂量和不同的剂量率分别进行评估,以近似相等的间隔选取 i 个不同吸收剂量(或吸收剂量率)预置值,进行 5 次辐照并测量,计算第 i 个吸收剂量平均值与用最小二乘拟合法计算值之间的最大线性偏差即对线性进行评估。在进行评估时设置机架角度为 0°,限束系统为 0°,正常治疗距离,照射野大小为 10cm×10cm,使用典型放射治疗条件下的吸收剂量率以及临床常用标称能量档,分别使用 X 射线和电子线进行照射。随设备角度位置的变化检测方法是设置机架角度分别为 0°~90°和 90°~180°,限束系统为 0°,在正常治疗距离条件照射野大小为 10cm×10cm,典型放射治疗条件的吸收剂量率,分别对 X 射线和电子线,在临床常用标称能量档等条件下,在机架旋转的整个范围内,选择 4 个不同的 45°扇区,对每个扇区进行 3 次测量,确定其中最大值和最小值,并求其平均值以对其进行评估。

2. 深度吸收剂量特性　尽管有不同的方法来表征病人受到的剂量,但是放射治疗中最关心的还是电离辐射在某一处的吸收剂量及空间分布,直接使用的量是深度吸收剂量。设置机架角度为 0°或 90°,限束系统为 0°,在正常治疗距离条件照射野大小为 10cm×10cm,典型放射治疗条件的吸收剂量率,在临床常用标称能量档等条件下,对于等中心设备,等中心点位于标准检测深度处。对于非等中心设备,体模表面置于正常治疗距离处。用辐射探测器测量沿辐射束轴方向上的随深度变化的相对剂量值,并转换成吸收剂量对深度的函数。

3. 照射野的均整度和对称性　照射野的均整度和对称性是保证治疗区域内剂量分布均匀,以及保护肿瘤周围的器官的重要指标,该指标的测试方法为设置机架角度为 0°,限束系统为 0°,在正常治疗距离条件照射野大小分别为 10cm×10cm 和临床常用照射野,典型放射治疗条件的吸收剂量率,分别在最大和最小标称能量档等条件下,将辐射探测器置于体模内的标准检测深度为 10cm 处(能量小于 6MV 时可在 5cm 处),并位于正常治疗距离处,沿照射野的两条主轴线方向连续或逐点测量。根据相对剂量的分布曲线分别计算均整度(吸收剂量测量最大值与最小值之比)和对称性(距中心距离 x mm 处与 $-x$ mm 处的吸收剂量之比最大值)。在标准检测深度上测出辐射束轴处吸收剂量 80% 和 20% 点之间的距离,该距离即为半影区的宽度。

4. 照射野的指示　照射野的指示分为数字指示和光野指示,数字指示采用吸收剂量检测,光野指示采用胶片进行检测。设置机架角度为 0°,限束系统为 0°,使用 X 射线典型放射治疗条件的吸收剂量率条件下,对应于机架角位 0°,使用体模在正常治疗距离处进行吸收剂量检测。使用数字野指示确定 10cm×10cm 的 X 射线照射野,在正常治疗距离处,沿两个主轴对辐射束扫描吸收剂量测量。由此可测出吸收剂量等于辐射束轴上吸收剂量的 50% 的点的位置。在保持上述照射野和标称能量不变,在标准检测条件下,照射一张慢感光胶片,可测出 50% 吸收剂量点的光密度。

5. 等中心 放射学设备中,各种运动的基准轴线围绕一个公共中心点运动,辐射束以此为中心的最小球体内通过,此点即为等中心。辐射束轴相对于等中心点的偏移检测方法为设置机架角度分别为 0°、45°、135° 和 270°(状态检测只测 0°),限束系统分别为 0°、90°、180° 和 270°(状态检测只测 0°),在正常治疗距离条件照射野大小为 10cm×10cm,使用常用标称能量档 X 射线在典型放射治疗条件的吸收剂量率条件下,等中心位置由一系列近似点决定,如果设备没有与限束系统一起旋转的前指针,则须在限束系统上固定一个适当的指针完成这一检测;当机架角位为 0°,并且前指针尖端位于正常治疗距离时,水平地放置一张坐标纸与前指针尖端相接触,当限束系统全范围旋转时,调节前指针使其在限束系统的旋转中,具有最小位移,检查机架位于 0°、90°、180°、270° 时的情况,以保证前指针尖端在限束系统的旋转中保持较小位移,当机架角位为 0°、45°、135°、270° 时,固定参考指针使其位于前指针尖端的平均位置处,移走前指针,将慢感光胶片,放在与辐射束轴相垂直的位置,在参考指针与胶片之间放置一定厚度的体模材料,使参考指针投影在胶片上,以 10cm×10cm 的照射野,在机架位于 90° 或者 270° 时对一张胶片进行照射,机架位于 0° 时对另一张胶片照射,顺时针或逆时针旋转到位。同样地,机架位于 180° 时也照射一张胶片,顺时针或逆时针旋转到位。用黑度计对胶片进行分析后,参考指针再调到确定辐射束轴的所有中心线交点的平均位置处,该点即等中心点的近似位置。参考指针的尖端确定进一步检测的参考点分析胶片可得到辐射束轴与参考点间的最大偏移。

等中心的指示检测常用激光灯,找出装配在墙壁上和屋顶上光野指示器光束的交点,测量该点相对于上述参考指针所确定的等中心之间的偏移。对于安装在机架上的等中心指示器,在各组检测条件,测量指示点相对于参考指示针所确定的等中心点之间的偏移。

6. 治疗床的运动精度、刚度及等中心旋转 治疗床对计划的影响,主要表现在两个方面一是床板的存在会改变照射(180°~0°)方向射线权重,对整体射线权重分布产生影响;二是床板使得射线硬化,对剂量产生影响。因此对治疗床的质量控制显得格外重要。

7. 检测项目与要求 目前国内对于医用电子直线加速器质量控制相关文件有 WS 674—2020《医用电子直线加速器质量控制检测规范》和 NCC/T—RT001—2019《医用电子直线加速器质量控制指南》。表 11-4 给出 WS 674—2020 标准中对医用电子直线加速器的质量控制检测项目与技术要求。

表 11-4　质量控制检测项目与技术要求

序号	检测项目		技术要求	验收检测 应检	验收检测 推荐	状态检测	稳定性检测 应检	稳定性检测 推荐	稳定性检测 周期
1	剂量偏差		≤3%	√	—	√	√	—	1 周
2	重复性(剂量)		≤0.5%	√	—	√	√	—	6 个月
3	线性	剂量	≤2%	√	—	√	—	√	
		剂量率	≤2%	√	—	√	—	√	
4	随设备角度位置的变化(剂量)		≤3%	—	—	—	—	√	

续表

序号	检测项目		技术要求	验收检测		状态检测	稳定性检测		
				应检	推荐		应检	推荐	周期
5	随机架旋转的 X 电子变化（剂量）		≤3%	—	—	—	—	√	—
			≤2%	—	—	—	—	√	—
6	日稳定性（剂量）		≤2%	√	—	—	√	—	6 个月
7	X 射线深度吸收剂量特性		≤3% 或 ≤3mm	√	—	—	√	—	6 个月
8	电子线深度吸收剂量特性		≤3% 或 ≤2mm	√	—	—	√	—	6 个月
9	X 射线方形照射野的均整度	5cm×5cm~30cm×30cm	≤106%	√	—	√	√	—	3 个月
		大于 30cm×30cm	≤110%	√	—	√	√	—	3 个月
10	X 射线方形照射野的对称性		≤103%	√	—	√	√	—	6 个月
11	电子线照射野的均整度	沿两主轴方向上 80% 等剂量线	≤15mm	√	—	—	√	—	3 个月
		沿两主轴方向上 90% 等剂量线	≤10mm	√	—	—	√	—	3 个月
		两对角线上 90% 等剂量线	≤20mm	√	—	—	√	—	3 个月
12	电子线照射野的对称性		≤105%	√	—	—	√	—	3 个月
13	照射野的半影		应符合厂家给出值	—	√	—	—	√	—
14	照射野的数字指示（单元限束）	5cm×5cm~20cm×20cm	≤3mm 或 ≤1.5%	√	—	—	√	—	1 个月
		大于 20cm×20cm	≤5mm 或 ≤1.5%	√	—	—	√	—	1 个月
15	照射野的数字指示（多元限束）	10cm×10cm	≤3mm	√	—	—	√	—	1 个月
		最大照射野	≤5mm 或 1.5%	√	—	—	√	—	1 个月
16	辐射束轴在患者入射表面上的位置指示		≤2mm	√	—	—	√	—	1 个月
17	辐射束轴相对于等中心点的偏移		≤2mm	√	—	√	√	—	1 个月
18	等中心的指示（激光灯）		≤2mm	√	—	—	√	—	1 天
19	旋转运动标尺的零刻度位置	机架旋转轴	≤0.5°	√	—	—	√	—	1 个月
		限束系统旋转轴	≤0.5°	√	—	—	√	—	1 个月
		治疗床面纵向转动轴	≤0.5°	√	—	—	√	—	1 个月
		治疗床面横向转动轴	≤0.5°	√	—	—	√	—	1 个月

续表

序号	检测项目		技术要求	验收检测		状态检测	稳定性检测		
				应检	推荐		应检	推荐	周期
20	治疗床的运动精度	垂直	≤2mm	√	—		√	—	6个月
		横向	≤2mm	√	—		√	—	6个月
		前后	≤2mm	√	—	±	√	—	6个月
21	治疗床的刚度	纵向(高度的变化)	≤5mm	√	—		√	—	1年
		横向(侧向倾斜角度)	≤0.5°	√	—		√	—	1年
		横向(高度的变化)	≤5mm	√	—		√	—	一年
22	治疗床的等中心旋转		≤2mm	√	—		√	—	1个月

注:"√"表示应进行对应项目的检测,"—"表示不进行对应项目的检测。

二、螺旋断层治疗装置性能检测

螺旋断层治疗装置(helical tomotherapy unit,Tomo)又称拓姆刀,是将直线加速器安装在滑环机架上,应用逆向 CT 成像原理,采用调强的扇形射线束,以螺旋旋转的方式进行放射治疗的装置。它避免了照射野衔接处出现剂量冷热点的问题,同时剂量的适形度更好,即高剂量区仅仅包裹着肿瘤,降低了周围正常组织的受照体积和照射剂量,可应用于全身各种肿瘤,特别是对多发病灶和紧邻重要脏器或组织肿瘤的治疗更显出其优势,在充分保护正常器官的前提下,提高靶区照射剂量,达到精准放疗的目的。

螺旋断层治疗装置的照射实施系统主要由直线加速器、次级准直器、多叶准直器、MVCT 探测器和主束铅屏蔽组成。其主要部件见图 11-5。检测项目主要为静态剂量输出检测、旋转剂量输出检测、射线质、射线横向截面剂量分布、射野纵向截面剂量分布、多叶准直器(MLC)横向偏移、激光灯指示准确性、治疗床的移动准确性、床移动和机架旋转同步性。

1. 静态剂量输出检测　静态剂量检测一般通过固定机架角、固定射野大小照射条件检测剂量输出稳定性。检测时设置治疗机架角度为 0°、照射野为 40cm×5cm 或 10cm×5cm。将模体置于治疗床上,源皮距(SSD)为 85cm,模体中剂量测量点中心与虚拟等中心对准。将剂量仪测量探头插入模体,剂量测量参考点位于模体表面下 1.5cm 处,探头与静电计连接,预热并进行温度和气压的校正,保证仪器功能正常。治疗装置按照预定的时间出束,记录静电计的测量读数,结合仪器检定或校准因子等参数计算出模体参考点的吸收剂量。一般要求模体中参考点处吸收剂量的测量值与标称值的偏差应在 ±2.0% 内。

2. 旋转剂量输出检测　旋转剂量输出检测是将电离室置于圆柱形固体水模体中心,加速器执行一项临床治疗计划,来检测机架旋转、治疗床运动、多叶准直器叶片延迟、铅门宽度、多叶准直器-机架-治疗床同步性等动态因素对剂量输出一致性的影响。

3. 射线质(百分深度剂量,PDD)　百分深度剂量(percentage depth dose,PDD)是指水模体中以百分数表示的,射线束中心轴上某一深度处的吸收剂量,与参考深度处的吸收剂

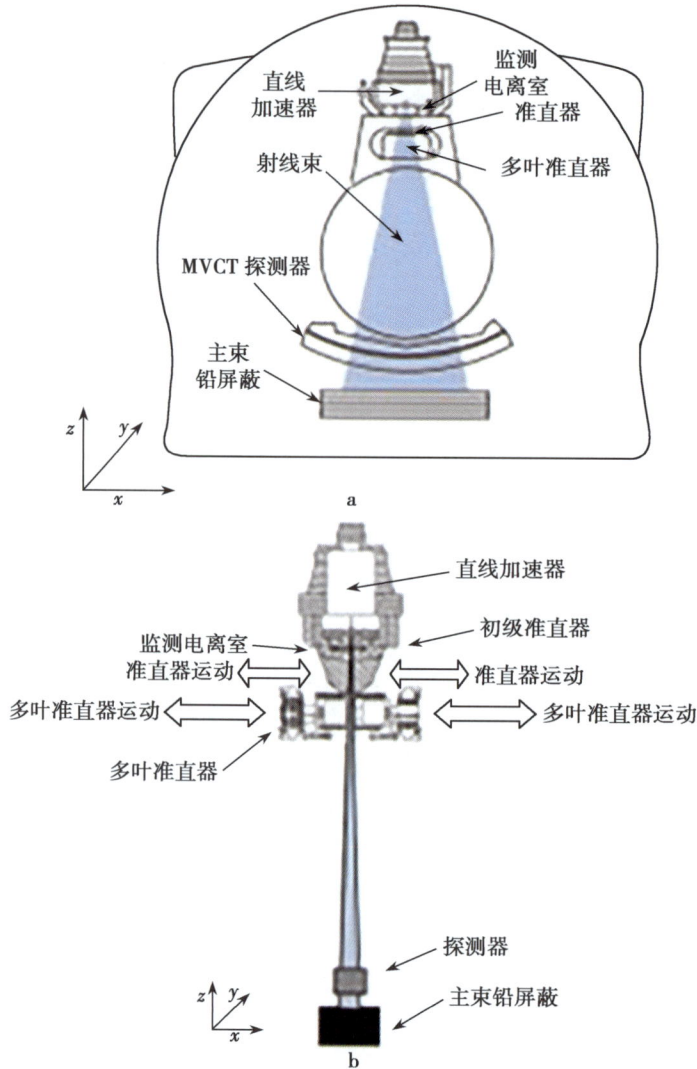

a. 主体部件结构图；b. 束流准直部件侧面图。

图 11-5　治疗装置的主要结构组成

量的比值。它主要反映了射线质的穿透能力,受射线能量、射野面积、源皮距以及组织深度的影响。

4. 射野横向截面剂量分布和射野纵向截面剂量分布　利用射束离轴剂量分布可以判断束流的稳定性。使用扫描水箱或其他等效模体进行测量,TOMO 机架角度固定为 0°、照射野为 40cm × 5cm 或 10cm × 5cm,源皮距为 85cm。在同一照射野条件下测量出距模体表面 1.5cm 深度处的横向截面剂量分布曲线和纵向截面剂量分布曲线。

5. 多叶准直器(MLC)横向偏移　多叶准直器(MLC)到位精度微小的偏差都会造成剂量分布的变化,因此其到位精度对调强放射治疗的剂量分布有着重要的影响。常用的检测方法有胶片法、电离室法、机载影像设备等。胶片法测量方法如下:用胶片测量,将胶片设置在机架等中心平面,源轴距(SAD)为 85cm,在机架角度为 0°、32°~33°和 27°~28°叶片打开时照射一次;在机架角度为180°、只打开27°~28°叶片时再照射一次,胶片照射后得到图11-6所示的图像。分析图11-6,确定中间照射野的中心点和两侧照射野的中心点。两侧照射野中心点与中间照射野中心点的距离偏差应在±1.5mm内。

6. 激光灯指示准确性 在临床肿瘤放射治疗的过程中,需要通过激光定位系统进行治疗摆位,因此激光系统的准确性直接影响到治疗的结果。激光灯系统的作用可以概括为指示等中心的准确性,辅助摆位(位置的重复性)。红色激光灯用于患者摆位,也就是辅助患者重复出相同的

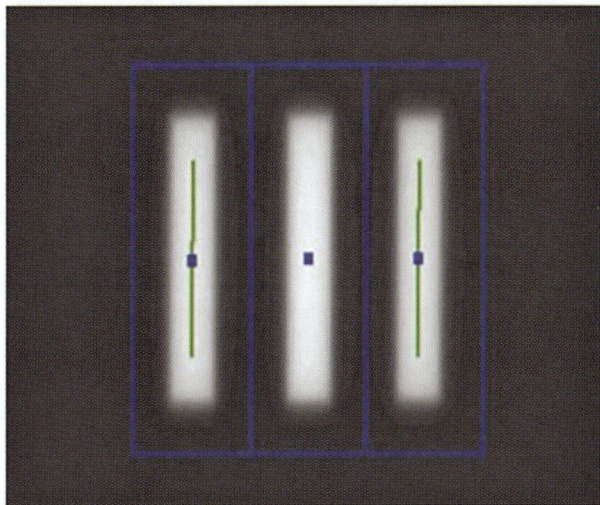

图 11-6 MLC 横向偏移测试的胶片图像

体位,防止体位发生扭曲、偏转等情况。绿色激光灯用于设备质控工作。在"home"位置,红色激光灯与绿色激光灯是重合的,当然也可能存在一定偏差,允许最大偏差为1mm。绿激光灯指示虚拟等中心的准确性测量是根据激光灯摆位的原理,3个激光灯的交点应与加速器等中心重合。测量方法分为模体法和胶片法。模体法测量是使用圆柱形组织等效均匀模体,其中心与绿激光灯对齐,扫描图像后进行配准,确定绿激光灯在 Z 轴和 X 轴方向的偏移。胶片法测量是指在胶片上标记绿激光灯位置,进床70cm后实施照射,照射时 Y 轴照射野宽度为1cm,测量绿激光灯在 Y 轴方向的偏移。偏移距离应在±1.0mm内,红激光灯指示准确性测量是将红激光灯处于初始位置时,检查其与绿激光灯的重合度。距虚拟等中心±20cm范围内,红激光灯与绿激光灯的重合偏差应在±1.0mm内。

7. 治疗床的移动准确性 治疗床70kg均匀负重条件下,在治疗床上确认虚拟等中心位置并标识出该标记点。通过摆位控制面板控制治疗床的运动,将治疗床进出、升降20cm。在治疗床进出和升降移动的同时,观察并用直尺分别测量标记点偏离绿激光灯的距离,偏移距离应在±1.0mm内。

8. 床移动和机架旋转同步性 在治疗床上平铺一张胶片,在胶片上标记激光灯位置。在 Y 轴方向照射野宽度为1cm时对胶片进行旋转照射,机架旋转周期为20s/圈,共旋转13圈,床速0.5mm/s,在第2、7和12圈中机架为270°~90°时打开所有叶片。胶片照射后形成如图11-7所示的图像,分

第12圈　　　第7圈　　　第2圈

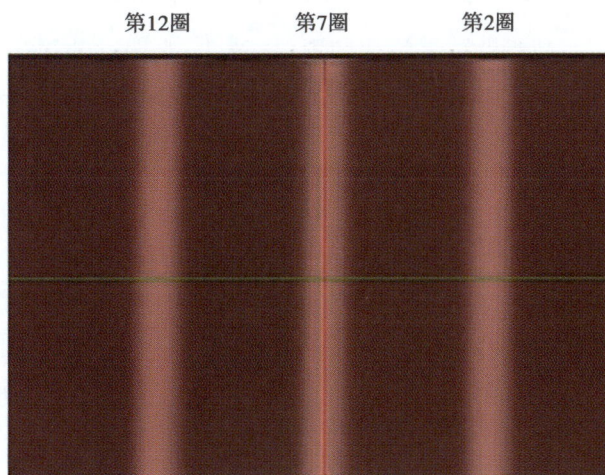

图 11-7 床移动和机架旋转同步性测试的胶片图像

析相邻照射野中心之间的距离。该距离与设定的床移动距离的偏差应在 ±1.0mm 内。目前有研究考虑采用 Arc CHECK 半导体矩阵用于床移动和机架旋转同步性检测。

9. 螺旋断层治疗装置的检测项目与技术要求　美国医学物理学会（American Association of Physicists in Medicine，AAPM）的 TG-148《螺旋断层治疗的质量保证：AAPM 工作组 148 的报告》对螺旋断层治疗装置质控提出了要求，WS 531—2017《螺旋断层治疗装置质量控制检测规范》中检测项目与技术要求见表 11-5。

表 11-5　螺旋断层治疗装置的检测项目与技术要求

序号	检测项目	评价值	验收检测	状态检测	日检	月检	年检
					稳定性检测		
1	静态输出剂量	±2.0% 内	√	√	√	√	√
2	旋转输出剂量	±4.0% 内	√	√	√	√	√
3	射线质（百分深度剂量，PDD）	±3.0% 内	√	√	—	√	√
4	射野横向截面剂量分布	±3.0% 内	√	√	—	√	√
5	射野纵向截面剂量分布	±1.0mm 内	√	√	—	√	√
6	多叶准直器（MLC）横向偏移	±1.5mm 内	√	√	—	√	√
7	绿激光灯指示虚拟等效中心的准确性	±1.0mm 内	√	—	√	√	√
8	红激光灯指示准确性	±1.0mm 内	√	√	√	√	√
9	治疗床的移动准确性	±1.0mm 内	√	√	—	√	√
10	床移动和机架旋转同步性	±1.0mm 内	√	√	—	—	√

三、机械臂放射治疗装置性能检测

机械臂放射治疗装置（cyber knife）又称射波刀，是指通过机械臂将多条高能量 X 射线束汇聚到靶区，用于治疗人体各部位病变的一种放射治疗设备。该装置包含三个主要组件：直线加速器、机械臂和 X 射线影像系统。影响机械臂放射治疗装置治疗疗效与安全最根本的两个方面是照射剂量和照射位置。相关指标主要有剂量输出稳定性偏差、成像系统定位偏差、治疗床位置偏差、靶区定位系统追踪偏差、自动质量保证（AQA）偏差、静态追踪方法的端到端（E2E）偏差、同步呼吸追踪方法的端到端（E2E）偏差、肺部追踪方法的端到端（E2E）偏差和计划剂量与实测剂量的偏差。验收检测和状态检测的报告内容至少应包括：被检单位基本信息、被检设备基本信息、检测项目、检测条件、检测结果及检测结论。使用单位应对稳定性检测的日期、检测人员、检测结果等相应信息进行记录并存档。

1. 剂量输出稳定性偏差　剂量输出稳定性是指机械臂放射治疗装置输出的剂量相对于初始状态下的基线值保持稳定的性能。将机械臂放射治疗装置组织等效平板模体或其他等效模体置于治疗床上，使用前指针确定模体的摆放位置，然后插入电离室。将静电计连接到电离室上预热。对加速器进行预热。预热完成后,使用60mm准直器,获取3次输出200MU时的静电计读数。对3次静电计读数取平均值,使用温度、气压修正后得到剂量输出值。将剂量输出值与基线值(通常由最初的性能检测得到)比较,得到输出稳定性偏差S。

2. 成像系统定位偏差　将机械臂放射治疗装置专用等中心柱(直径约4.5cm、高度约92cm的圆柱体,顶端带有等中心指示点)连接到影像探测器支架。在治疗计划系统(TPS)中,创建一个治疗计划。X射线影像系统设置适当的曝光条件(如60kV,50mA),曝光并获取等中心指示点影像。使用缩放工具将影像放大至能够清晰观察到十字线居于影像中心并拍摄影像快照。测量并记录等中心指示点位置与基线位置偏差。

3. 治疗床位置偏差　使治疗床处于归位状态,使用数字式角度测量仪,测量治疗床X轴(左右)和Y轴(前后)方向上的水平角度偏差。当治疗床处于归位状态时,在治疗床的底座上做一个标记,同时在可移动封盖上的对应位置处做一个标记。使用手控盒将治疗床平移5.0cm,按归位按钮,直到治疗床停止移动。测量治疗床底座上的标记与可移动封盖上标记的偏差。

4. 靶区定位系统追踪偏差　靶区定位系统追踪偏差检测的是照射位置准确。获取专用模体(头部和颈部模体)的CT扫描图像(扫描层厚不大于1.25mm),并导入TPS。在TPS中,创建一个治疗计划并保存为可执行计划,生成DRR。将模体摆放在治疗床上。在模体模式下,经过一系列用户界面窗口转到治疗执行界面。重新定位模体,使治疗床的偏差接近于零。使用治疗执行界面的治疗床移动功能,将模体平移或旋转多个不同的位置并记录移动的实际值。在每个位置上使用X射线影像系统曝光,将采集的实时图像和DRR进行对比,记录靶区定位系统位移估计值(即显示在治疗执行界面上的治疗床校正值)。将治疗床校正值与使用自动床功能移动的实际值进行比较,记录偏差。

5. 自动质量保证(AQA)偏差　获取自动质量保证专用模体(AQA模体)的CT扫描图像(扫描层厚不大于1.25mm),并导入TPS。在TPS中,勾画模体内的球形靶区,使用金标追踪方法制定AQA测试计划并保存。在模体内装入免冲洗胶片并置于治疗床上大致的影像系统等中心位置处。执行已保存的AQA测试计划。从模体中取出胶片,标记方向。扫描胶片,将图像导入胶片分析软件;通过分析胶片上圆形剂量区中心与模体中小球中心的吻合程度得到AQA偏差。

6. 静态追踪方法的端到端(E2E)偏差　端到端(E2E)测试是指通过使用模体模拟临床放射治疗过程,从扫描模体制定放疗计划(起始端)到完成照射(结束端),对机械臂放射治疗装置定位追踪精度进行的一种质量控制测试,旨在确定机械臂放射治疗装置每种追踪模式的总体位置偏差。将获取带球方的专用模体(头部和颈部模体)的CT扫描图像(扫描层厚不大于1.25mm),并导入TPS。在TPS中,勾画模体内的相关治疗体积,分别使用六维颅骨追踪方法、金标追踪方法、脊柱追踪方法制定E2E测试计划并保存。在模体内装入免冲洗胶片并置于治疗床上。执行已保存的E2E测试计划。从模体中取出胶片,标记方向。扫描胶片,将图像导入胶片分析软件;通过分析胶片上等剂量曲线中心与球方模体中心的吻合程度分别得到3种静态追踪方法的E2E偏差。

7. 同步呼吸追踪方法的端到端(E2E)偏差　获取带球方的专用模体(圆顶模体)的CT扫描图像(扫描层厚不大于1.25mm),并导入TPS。在TPS中,使用同步呼吸追踪方法制定

E2E 测试计划并得到通过靶区中心的每个方向上的剂量分布图。在模体内装入免冲洗胶片并置于治疗床上。在无运动情况下执行已保存的 E2E 测试计划。使用 5cm 厚的聚苯乙烯泡沫塑料垫在模体的下方，然后放置在同步呼吸运动追踪工具上；对最大前后运动至少使用两个发光二极管追踪标记。在同步呼吸运动追踪工具运动情况下（相移不超过 10°，转速介于 15r/min 至 16r/min 之间）执行 E2E 测试计划。从模体中取出胶片，标记方向。扫描胶片，将图像导入胶片分析软件；将静态与动态测试的剂量分布图重叠，通过分析图像重合度，得到同步呼吸追踪方法的 E2E 偏差。

8. 肺部追踪方法的端到端（E2E）偏差　获取专用模体（胸部模体）的 CT 扫描图像（扫描层厚不大于 1.25mm），并导入 TPS。在 TPS 中，使用肺部追踪方法制定 E2E 测试计划并保存。将免冲洗胶片安装到球方中，将球方置于移动杆的空腔中。将移动杆的一端插入胸部模体，另一端与运动控制器相连。在治疗床上摆放模体后，首先使用脊柱追踪方法调整模体，接着使用肺部追踪方法调整靶区，再使用同步追踪方法在治疗过程中追踪靶区。治疗计划执行完毕后，从模体中取出胶片，标记方向。扫描胶片，将图像导入胶片分析软件；将静态与动态测试的剂量分布图重叠，通过分析图像重合度，得到肺部追踪方法的 E2E 偏差。

9. 计划剂量与实测剂量的偏差　获取已插入电离室的、带有标志物的剂量检测模体或其他等效模体的 CT 扫描图像，并导入 TPS。使用的电离室探测器有效收集体积的边界和被测照射野边界的距离要满足侧向带电粒子平衡的距离要求。在 TPS 中，使用金标追踪方法制定 60mm 准直器的 E2E 测试计划并保存。从 TPS 中读出电离室测量参考点位置处的计划剂量。

10. 机械臂放射治疗装置的检测项目与技术要求　美国医学物理学会（American Association of Physicists in Medicine，AAPM）的 TG135《机械臂放射外科的质量保证》报告对机械臂放射治疗装置质控提出了要求，WS 667—2019《机械臂放射治疗装置质量控制检测规范》中检测项目与技术要求见表 11-6 和表 11-7。

表 11-6　机械臂放射治疗装置质量控制和防护性能检测项目、检测条件与要求

序号	检测项目	验收检测		状态检测		稳定性检测		
		检测条件	要求	检测条件	要求	检测条件	要求	周期
1	剂量输出稳定性偏差	60mm 准直器	建立基线值	—	—	60mm 准直器	±2% 基线值以内	1 天
2	成像系统定位偏差	—	±1.0mm 以内	—	±1.0mm 以内	—	±1.0mm 以内	1 个月
3	治疗床位置偏差	—	角度偏差 ±0.3° 以内；平移偏差 ±1.0mm 以内	—	角度偏差 ±0.3° 以内；平移偏差 ±1.0mm 以内	—	角度偏差 ±0.3° 以内；平移偏差 ±1.0mm 以内	1 个月
4	靶区定位系统追踪偏差	—	±2.0mm 以内	—	±2.0mm 以内	—	±2.0mm 以内	3 个月

续表

序号	检测项目	验收检测		状态检测		稳定性检测		
		检测条件	要求	检测条件	要求	检测条件	要求	周期
5	自动质量保证（AQA）偏差[a]	自动质量保证模体	≤1.0mm	—	—	自动质量保证模体	≤1.0mm	1 天
6	静态追踪方法的端到端（E2E）偏差[a]	头部和颈部模体	≤0.95mm	—	—	头部和颈部模体	≤0.95mm	1 个月
7	同步呼吸追踪方法的端到端（E2E）偏差[a]	圆顶模体	≤1.5mm	—	—	圆顶模体	≤1.5mm	1 个月
8	肺部追踪方法的端到端（E2E）偏差[a]	胸部模体	≤1.5mm	—	—	胸部模体	≤1.5mm	1 个月
9	计划剂量与实测剂量的偏差[a]	60mm 准直器	±5% 以内	60mm 准直器	—	60mm 准直器	±5% 以内	1 个月
10	深度吸收剂量偏差[a]	60mm 准直器	±3% 以内	60mm 准直器	—	60mm 准直器	±3% 以内	6 个月
11	剂量监测系统的指示值偏差[a]	60mm 准直器	±3% 以内	60mm 准直器	—	—	—	—
12	照射野尺寸偏差[a]	各准直器	±1.0mm 以内	40mm 准直器	—	各准直器	±1.0mm 以内	6 个月
13	照射野半影宽度[a]	40mm 准直器	≤4.5mm	40mm 准直器	≤4.5mm	40mm 准直器	≤4.5mm	1 个月
14	透过准直器的泄露辐射率[a]	—	≤1.0%	—	—	—	—	—

注：[a] 配有固定准直器和可变准直器的机械臂放射治疗装置，应对固定准直器和可变准直器分别进行检测。

表 11-7　机械臂放射治疗装置剂量联锁和指示的功能试验项目和要求

序号	试验项目	要求	验收检测	状态检测	稳定性检测周期
1	剂量监测系统的数量	具备双道剂量监测系统	√	—	—

续表

序号	试验项目	要求	验收检测	状态检测	稳定性检测周期
2	剂量监测系统的功能	其中任何一道剂量监测系统发生故障时,另一道应能够正常显示已输出的剂量	√	—	1个月
3	剂量监测系统的功能	其中任何一道剂量监测系统发生故障时,另一道应能够终止照射	√	—	1个月
4	低剂量率联锁	当剂量率低于正常剂量率的85%时应能够终止照射	√	—	1个月
5	治疗床碰撞指示	当治疗床位置可能导致发生碰撞时应能够终止执行治疗计划并给出碰撞指示信息	√	—	1个月
6	固定准直器拾取错误的指示	当准直器尺寸错误时应能够终止执行计划并给出指示信息	√	—	1个月
7	控制台显示	应能够显示照射剂量、照射时间参数	√	—	
8	密码保护功能	治疗计划输出时应具有密码保护	√	—	
9	控制台联锁	缺省照射参数预选值,照射应不能够被启动;未打开钥匙开关时,照射应不能够被启动	√	—	6个月

注:"√"表示应进行该项功能试验。

四、X、γ 射线立体定向放射治疗系统性能检测

X、γ 射线立体定向放射治疗简称 SRT(stereotactic radio therapy),是指利用立体定向装置、X 射线计算机断层摄影装置(CT)等影像设备及放射治疗计划系统(TPS),确定病变组织和邻近重要器官的准确位置及范围,使用 X 射线或 γ 射线聚焦在靶点进行放射治疗的装置。由于立体定向放射治疗的单次剂量大,且多用于较小肿瘤病灶,因此如何保证在定位、计划和治疗过程中的治疗精度是相当重要的。

按射线种类分为 γ 射线立体定向放射外科治疗系统和直线加速器放射外科治疗系统。γ 射线立体定向放射外科治疗系统简称伽马刀,将多颗 ^{60}Co 放射源的射线汇聚到一个焦点上,单个射线的剂量较低,但汇聚的焦点处剂量非常高,周围正常组织的剂量很低,靶区边缘的剂量跌落陡峭,像"断崖"一样,也像刀一样锋利,因此称作刀。X 射线立体定向放射治疗系统又名 X 刀,其原理是将直线加速器与医用机械手臂相结合,在影像引导下采用非等中心射线进行立体定向放疗的技术。其本质上是直线加速器,发射的是 X 射线,经过准直器的调制,采用三级准直系统或特殊限束装置或专用小型高能 X 射线机,通过非共面或共面弧形照射或多野集束技术产生高度聚焦的剂量分布区,以达到高剂量集中在靶区,靶区外剂量递减陡峭,靶区周边正常组织剂量小的效果。

1. γ 射线立体定向放射治疗系统

(1) 定位参考点与照射野中心的距离:将专用测量工具放在定位支架的定位销上,按生产厂商说明调定位置。将胶片装入专用测量工具内,使胶片处于水平位置,按压专用工

具上的压针,在胶片上扎一个孔,随治疗床把专用工具送入预定照射位置,选用最小准直器进行照射。更换专用测量工具内的胶片,使胶片处于垂直位置,重复上述扎孔和照射操作。扫描胶片后,使用胶片分析软件给出 X 轴、Y 轴、Z 轴三个方向的剂量分布,分别计算出三个方向上定位参考点与照射野中心的距离,按照下式计算定位参考点与照射野中心的距离 d_{v1}。

$$d_{v1} = \sqrt{(d_x)^2 + (d_y)^2 + (d_z)^2}$$
式 11-10

式中:

d_{v1}——定位参考点与照射野中心的距离,单位为毫米(mm);

d_x——照射野中心在 X 轴上与定位参考点的距离,单位为毫米(mm);

d_y——照射野中心在 Y 轴上与定位参考点的距离,单位为毫米(mm);

d_z——照射野中心在 Z 轴上与定位参考点的距离,单位为毫米(mm)。

(2)焦点剂量率:伽马刀照射治疗通过聚焦、适形方法将大剂量外源性放射束单次投照于神经组织或病灶,利用焦点的高能量损毁病变细胞伽马刀焦点剂量率指 γ 射线汇聚焦点处单位时间的照射剂量。其检测方法是将电离室探测器插板插入模体,按临床方法对模体固定后,使用 CT 扫描定位。将定位图像导入 TPS,配准,建立坐标系。在模体中心断层上,将电离室测量参考点所在的位置作为治疗计划的靶区中心(即焦点位置),作最大准直器的单靶点放射治疗计划。按照约为 300s 的照射时间预置照射剂量。将模体转移至治疗床上,执行放射治疗计划。照射开始后,使用剂量仪测量 60s 照射时间的水吸收剂量。在照射结束前,完成 3 次相同的测量并取平均值作为测量结果。当模体为固体水材料时,测量结果即为焦点剂量率。当模体为非固体水材料时,应对测量结果进行修正,以水介质中相同深度处的水吸收剂量作为焦点剂量率。

(3)焦点计划剂量与实测剂量的相对偏差:根据 ICRU 第 24 号报告中原发肿瘤根治剂量的误差应低于 ±5%,以及 WS 582—2017 中的要求,对焦点计划剂量与实测剂量的相对偏差要求为 ±5%。测量方法分为电离室直接测量和半导体探测器间接测量。

(4)照射野尺寸偏差和照射野半影宽度:由于伽马刀的辐射场比较小,剂量分布曲线边缘陡峭,形成焦点的射线束是从各个方向入射,所以对伽马刀辐射场焦点处的半影和半高宽等剂量学指标进行测量,并将测量结果与治疗计划系统的剂量分布进行比较,就显得尤为重要。伽马刀照射野尺寸偏差和半影宽度测量一般采用胶片法,但胶片在使用中需要注意在冲洗和处理时人为方面的影响,尽量减少分析时的误差。

(5)质量控制的检测项目与要求:表 11-8 给出了 WS 582—2017《X、γ 射线立体定向放射治疗系统质量控制检测规范》标准中的 γ 刀质量控制检测项目与要求。

表 11-8 γ 射线立体定向放射治疗系统检测项目与技术要求

序号	检测项目	验收检测 检测条件	要求	状态检测 检测条件	要求	稳定性检测 检测条件	要求	周期
1	定位参考点与照射野中心的距离	最小准直器	≤0.5mm	最小准直器	≤0.5mm	最小准直器	≤0.5mm	1周
2	焦点剂量率	头部治疗最大准直器 a	≥2.5Gy/min	头部治疗最大准直器 a	≥1.5Gy/min	头部治疗最大准直器 a	≥1.5Gy/min	1年
		体部治疗最大准直器 b	≥2.0Gy/min	体部治疗最大准直器 b	≥1.0Gy/min	体部治疗最大准直器 b	≥1.0Gy/min	
3	焦点计划剂量与实测剂量的相对偏差	各准直器	±5%	1档常用准直器	±5%	各准直器	±5%	6个月
4	照射野尺寸偏差	头部治疗各准直器	±1.0mm	头部治疗1档常用准直器	±1.0mm	头部治疗各准直器	±1.0mm	6个月
		体部治疗各准直器	±2.0mm	体部治疗1档常用准直器	±2.0mm	体部治疗各准直器	±2.0mm	
5	照射野半影宽度 c	照射野尺寸≤10mm	头部治疗，≤6mm；体部治疗，≤标称值	照射野尺寸≤10mm	头部治疗，≤6mm；体部治疗，≤标称值	照射野尺寸≤10mm	头部治疗，≤6mm；体部治疗，≤标称值	6个月
		10mm<照射野尺寸≤20mm	头部治疗，≤8mm；体部治疗，≤标称值	10mm<照射野尺寸≤20mm	头部治疗，≤8mm；体部治疗，≤标称值	10mm<照射野尺寸≤20mm	头部治疗，≤8mm；体部治疗，≤标称值	
		20mm<照射野尺寸≤30mm	头部治疗，≤10mm；体部治疗，≤标称值	20mm<照射野尺寸≤30mm	头部治疗，≤10mm；体部治疗，≤标称值	20mm<照射野尺寸≤30mm	头部治疗，≤10mm；体部治疗，≤标称值	
		照射野尺寸>30mm	≤标称值	照射野尺寸>30mm	≤标称值	照射野尺寸>30mm	≤标称值	

注：a 体部治疗最大准直器照射野的标称尺寸不应大于30mm。

b 体部治疗最大准直器照射野的标称尺寸不应大于60mm（特殊形状的照射野可采用等效于直径60mm圆面积的尺寸）。

c 照射野半影宽度验收检测和稳定性检测时，应测量所有准直器；状态检测时，可测量1档常用准直器。

2. X 射线立体定向放射治疗系统检测方法　X 射线立体定向放射治疗病变中心位于机架旋转中心位置,病变得到大剂量的破坏性的照射,保护邻近重要的组织器官,对定位、计划设计、摆位治疗整个过程要求很高。如何保证三精的顺利进行确保摆位的准确性和重复性是提高放射治疗的有效保证。X 射线立体定向放射治疗系统的质控指标有等中心偏差、治疗定位偏差、照射野尺寸与标称值最大偏差、照射野半影宽度、等中心处计划剂量与实测剂量相对偏差。

(1) 等中心偏差:等中心指的是在放射过程中,射束中心轴、旋转轴与机架三者之间的重合点。为了减少或者避免等中心偏差的产生,需要设置等中心的检测标准与调校标准,一般设置在机架 0°,距离射束中心轴上距源 100cm 的位置处。在放射治疗过程中,机架需要进行一定旋转,导致射束中心轴的位置出现习惯性地偏移现象,这是等中心误差产生的重要原因。由于重力因素的产生会导致等中心偏移变形,出现 0° 时等中心向左右偏移或者 90° 或270° 等中心向左右偏移的现象,同时机架的磨损对此也产生了相当重要的影响作用,增大了机架间的间隙,由此产生了较大的误差。等中心偏差分为不带落地支架的 X 刀和带落地支架的 X 刀两种。不带落地支架 X 刀检测方法通过测量大机架、小机头和治疗床的旋转偏差得到。将被简称材料板夹住的胶片沿 LAT 方向垂直立于治疗床面,使胶片中心位于辐射束轴上,源-胶距为正常治疗距离。加速器的上钨门打开、下钨门关闭、留一窄缝,将大机架分别旋转至 0°、45°、90°、135° 照射胶片并显影,不同黑线中心交点间的最大距离的 1/2 为大机架的旋转偏差。然后另取一张胶片,同样步骤水平放置治疗床,采用小机头旋转,测到小机头的旋转偏差。同样步骤水平将胶片放置治疗床,旋转治疗床得到治疗床的旋转偏差,按下式计算 X-刀的等中心偏差 d_{v2}:

$$d_{v2} = \sqrt{(d_a)^2 + (d_b)^2 + (d_c)^2} \qquad\qquad 式\ 11\text{-}11$$

式中:

d_{v2}——X-刀的等中心偏差,单位为毫米(mm);

d_a——大机架的旋转偏差,单位为毫米(mm);

d_b——小机头的旋转偏差,单位为毫米(mm);

d_c——治疗床的旋转偏差,单位为毫米(mm)。

带落地支架 X-刀的等中心偏差:安装零指针校验器,调整各激光束使其交汇到指针的尖端。将三维坐标头架中心的坐标设置为(0,0,0),使已知靶点的中心坐标与系统的等中心一致,安装夹片装置,装上胶片。选一常用能量,准直器的直径可在 26~30mm 中选择一种,按照表 11-9 给出的各组合位置,分别曝光。用胶片分析软件给出等中心平面的剂量分布,以剂量半峰高度和半谷高度确定照射野和已知靶点的几何中心,测量各个组合位置上的两个几何中心(照射野、已知靶点)的距离,取最大者并用毫米(mm)表示单位。

表 11-9　等中心偏差测量时机架与治疗床的位置组合

旋转轴	组合				
	组合 1	组合 2	组合 3	组合 4	组合 5
机架	0°	90°	270°	120°	330°
治疗床	0°	0°	0°	45°	270°

（2）治疗定位偏差：将装有靶点的模体按临床方法固定，以不大于 2mm 的层厚进行 CT 扫描。将扫描数据送入治疗计划系统，计算出靶点坐标，并定位到系统的等中心处。选取系统的一常用能量和一常用准直器，分别拍摄靶点的正位片和侧位片。用胶片分析软件给出 LAT、AP、VERT 三个方向的剂量分布，分别测量出三个方向上照射野中心与靶点中心的距离，按下式计算治疗定位偏差 d_{v3}：

$$d_{v3} = \sqrt{(d_{LAT})^2 + (d_{AP})^2 + (d_{VERT})^2}$$ 式 11-12

式中：

d_{v3}——X-刀的治疗定位偏差，单位为毫米（mm）；

d_{LAT}——LAT 轴方向照射野中心与靶点中心之间的距离，单位为毫米（mm）；

d_{AP}——AP 轴方向照射野中心与靶点中心之间的距离，单位为毫米（mm）；

d_{VERT}——VERT 轴方向照射野中心与靶点中心之间的距离，单位为毫米（mm）。

（3）照射野尺寸与标称值最大偏差和照射野半影宽度：与 γ 刀一样，需采用胶片对照射野尺寸与标称值最大偏差和照射野半影宽度进行测量，选取系统的常用能量，将胶片置于等中心平面的中央，加速器机架置于 0°，选取适当剂量，对某一准直器完成一次曝光。用胶片分析软件给出剂量分布，测出剂量半峰值对应的宽度并与标称值比较，求出其最大偏差。半影宽度则是按照射野尺寸与标称值最大偏差步骤进行测量。用胶片分析软件给出剂量分布，测出 $80\%D_{max}$ 剂量点到 $20\%D_{max}$ 剂量点对应的宽度，其结果单位用毫米（mm）表示。

（4）等中心处计划剂量与实测剂量相对偏差：与 γ 刀一样，可采用电离室探测器或半导体探测器进行直接或间接测量。将电离室插入模体内，按临床方法固定，以不大于 2mm 的层厚进行 CT 扫描。将扫描数据送入 TPS，使电离室测量参考点与靶点重合，制定一放疗计划。选择某一准直器，设定靶点的吸收剂量，进行模拟治疗照射并测量治疗剂量。测量结果经处理后计算等中心处计划剂量与实测剂量相对偏差。不适合电离室探测器测量的准直器照射野，该准直器的等中心处计划剂量与实测剂量相对偏差可使用半导体探测器测量出准直器照射野输出因子后间接得出。

（5）质量控制的检测项目与要求：表 11-10 给出了 WS 582—2017《X、γ 射线立体定向放射治疗系统质量控制检测规范》标准中的 X 刀质量控制检测项目与要求。

表 11-10 X 刀质量控制检测项目与技术要求

序号	检测项目	验收检测		状态检测		稳定性检测		
		检测条件	要求	检测条件	要求	检测条件	要求	周期
1	等中心偏差	胶片法	±1.0mm	胶片法	±1.0mm	胶片法	±1.0mm	6 个月
2	治疗定位偏差	模体靶点法	≤2.0mm	模体靶点法	≤2.0mm	模体靶点法	≤2.0mm	6 个月
3	照射野尺寸与标称值最大偏差	胶片法，各准直器	±1.0mm	胶片法，1 档常用准直器	±1.0mm	胶片法，各准直器	±1.0mm	6 个月

续表

序号	检测项目	验收检测		状态检测		稳定性检测		
		检测条件	要求	检测条件	要求	检测条件	要求	周期
4	焦平面上照射半影宽度	胶片法，各准直器	照射野直径≤20mm 时，≤4mm；照射野直径>20mm 时，≤5mm	胶片法，1档常用准直器	照射野直径≤20mm 时，≤4mm；照射野直径>20mm 时，≤5mm	胶片法，各准直器	照射野直径≤20mm 时，≤4mm；照射野直径>20mm 时，≤5mm	6个月
5	等中心处计划剂量与实测剂量相对偏差	模体法，各准直器	±5%	模体法，1档常用准直器	±5%	模体法，1档常用准直器	±5%	6个月

五、后装 γ 源近距离治疗机性能检测

后装治疗机是使用放射核素产生的射束治疗肿瘤的设备。按治疗射线的类型可分为 γ 射线后装机和中子后装机；按放射源在治疗时的传送方式可分为手动后装机和遥控后装机；按放射源在治疗时的运动状态可分为固定式、步进式、摆动式等。

治疗机中放射源的活度和源驻留时间误差决定了投放剂量的准确，放射源输送过程中累计定位误差和源传输到位精确度决定了投放位置的准确，贮源器表面泄露辐射决定了辐射防护方面带来的影响。使用放射源的源强是制定放射计划的依据。放射治疗计划是以放射源活度来计算治疗剂量，因此放射源活度的精度将直接影响到放射治疗的效果和准确性。国家标准中要求必须保证放射源在施源器中正常驻留或运动，并按照剂量学原则形成各种预定的剂量分布，最大限度地防护周围正常组织和器官，因此源传输到位精度和放射源累计定位误差直接关系到治疗的实际情况与治疗计划设计的情况是否一致。

1. 源活度　放射源能谱复杂，不同厂家生产的源的封装也存在差异，由于源活度是制定治疗计划的依据，故放射源活度是质量控制的关键。井型电离室由于其特殊的结构特点，且有效测量体积 >200cm³，不存在辐射场梯度变化效应，信噪比高，所以使用井型电离室测量放射源活度相对于指形电离室测量方法方便、快速且准确。后装治疗机通过井型电离室测量放射源的活度，测量时将源传输到电离室最大灵敏度响应的位置，测量电离电荷计数，重复测量 5 次，根据电离室的响应值和相关的校准因子计算空气比释动能强度 S_k，通过源空气比释动能强度与源活度转换系数计算得到源活度。通过比较检测源活度值($A_{app,t}$)与临床实际使用源活度值($A_{app,B}$)得到二者相对偏差 DeV。放射源活度的误差不应超过 ±5%：

$$S_k = M_u \cdot N_{sk} \cdot N_E \cdot C_{TP} \cdot A_{ion}$$

式 11-13

式中：

M_u——剂量仪测量电离电荷读数的平均值，单位库仑（C）；

N_{sk}——¹⁹²Ir 或 ⁶⁰Co 源空气比释动能强度刻度因子，单位戈瑞每库伦（Gy/C）；

N_E——静电计刻度系数；

C_{TP}——环境温度、气压校正因子；

A_{ion}——电离电荷符合率校正因子。

$$A_{app} = \frac{S_k}{F}$$
式 11-14

式中：

F——源空气比释动能强度与源活度转换系数，单位贝克每戈瑞（Bq/Gy）。

2. 放射源累计定位误差　放射源累计定位误差是指后装设备在运行多个驻留点后，最后一个驻留点实际治疗距离和预置治疗距离之间的误差。通过设定 10 个点，点与点之间距离 5mm，真源设置时间 5min，每点驻留 30s，利用厂家提供的质量保证尺，通过照相机（具有摄像功能）或机房监控装置观测质量保证尺上每点的误差值，测量每个点的误差值并进行累加得到累计定位误差。也可采用胶片测量法，真源设置时间 20s，每点驻留 2s，用胶片软件测量并估算每点误差值，也可使用厂家提供的带刻度胶片进行测量。

3. 源传输到位精确度　放射源实际到达的位置与预设位置之间的差值即为到位精确度，通过照相机或者机房的监控装置，测量任意给出的源长度下，源的到位精确度。采用厂家提供质量保证尺，通过放射计划系统，按厂家规定或任意给出源长度，通过照相机（具有摄像功能）或机房监控装置，观察源出来后到达预定位置，并与放射治疗计划预定值进行比较，其最大差值为到位误差。

4. 贮源器表面泄露辐射所致周围剂量当量率　用辐射防护仪器，测量距贮源器表面 5cm 和 100cm 泄露辐射所致周围剂量当量率，取 5 个读数求算术平均值。原则上 5cm 处不应大于 50μSv/h；100cm 处不应大于 5μSv/h。

5. 源驻留时间误差　通过放射治疗计划，任意选择一个驻留位置，测量时间 60s，出真源时，用秒表同时计时，并与放射治疗计划预定值进行比较，最大差值为驻留时间误差。

6. 多源系统重复性　源单独选择步进或固定多源系统，源在最佳驻留位置，测量仪高压 300V，收集电离电荷时间 60s，读取 10 个读数。源随机选择步进或固定多源系统，源在最佳驻留位置，测量仪高压 300V，收集电离电荷时间 60s，读取 10 个读数。利用贝塞尔公式计算其标准偏差，标准偏差与平均值之比为多源系统的重复性。

$$V = \frac{1}{\overline{X}} \sqrt{\frac{1}{n-1} \sum_i^n (X_i - \overline{X})^2} \times 100\%$$
式 11-15

7. 后装 γ 源近距离治疗设备质量控制的检测项目与要求　表 11-11 中给出了国家规定的对后装 γ 源近距离治疗设备必须进行的检测项目和基本要求。

表 11-11　后装治疗设备质量控制检测项目与技术要求

序号	检测项目	指标要求			
		验收检测	状态检测	稳定性检测	
		判定标准	判定标准	判定标准	检测周期
1	源活度	±5%	±5%	±5%	换源或维修后（^{192}Ir），3 个月（^{60}Co）

续表

序号	检测项目	指标要求			
		验收检测	状态检测	稳定性检测	
		判定标准	判定标准	判定标准	检测周期
2	源传输到位精准度	±1mm	±1mm	±1mm	换源或维修后(^{192}Ir)，3个月(^{60}Co)
3	放射源累计定位误差	±2mm	±2mm	—	—
4	贮源器表面(5cm、100cm)泄露辐射所致周围剂量当量率	5cm(50μSv/h)；100cm(5μSv/h)	5cm(50μSv/h)；100cm(5μSv/h)	5cm(50μSv/h)；100cm(5μSv/h)	换源或维修后(^{192}Ir)，3个月(^{60}Co)
5	源驻留时间误差	±0.5s	±0.5s	—	—
6	多源系统重复性	0.02%(源单独选择多源系统)；0.03%(源随机选择多源系统)	0.02%(源单独选择多源系统)；0.03%(源随机选择多源系统)	—	—

注:剂量重复性检测无周期要求,但在投入使用前或大修后应做该项检测。

六、医用质子重离子加速器性能检测

质子重离子放射治疗系统(proton & heavy ion radio therapy system)是一种由质子重离子组成的离子射线作为治疗媒介进行放射治疗的系统装置。该装置包含三个主要子系统:加速器子系统、治疗子系统和其他配套系统。目前世界上医用质子/重离子加速器治疗中心使用的加速器基本有三种类型:直线加速器、回旋加速器和同步加速器。医用质子加速器通常采用回旋加速器或者同步加速器,将质子加速到 70~250MeV 的能量用于临床治疗。现有或正建的医用重离子加速器治疗中心主加速器均采用能量可调的同步加速器,注入器则采用直线加速器或回旋加速器。

质子重离子放射治疗系统的质量控制检测分为验收检测、状态检测和稳定性检测。检测项目主要分为三个部分:剂量学部分、机械部分和影像部分。

1. 剂量学部分

(1)输出剂量偏差:至少高中低三档能量条件(最高、中间、最低能量),水模体或等效水模体中,在设备参考点,即等效中心处 10cm×10cm×10cm 的立方体照射野,照射 2Gy,电离室在等中心测量,至少五次,计算测量剂量值和预设剂量值的偏差。

(2)射程:离子束射程是指在水等效模体中距离其表面最远端的深度,此深度处非射程调制射野的吸收剂量为峰吸收剂量的 90%。至少高中低三档能量条件,分别出单能束照射,在水模体或等效水模体中,通过改变电离室位置,测量深度剂量分布曲线,插值得到射程(远端最大剂量 90% 处的等效水深度),计算其与预设射程的偏差。

(3)束斑位置与大小:束斑是指窄离子束与垂直于离子束参考轴的平面之间的截面面积。点扫描模式下,分别采用高中低 3 档能量,分别在最大射野范围内形成 50mm 间距的束斑网格,用二维探测器在等中心处进行测量,分析每个束斑点相对于射束中心点的位置,实测值与理论值应≤1.5mm,对于旋转机架,应测试的机架角度至少包括0°、45°、90°、135°、180°情况。同样条件下,单束斑,在等中心处测量束斑的半高宽,与治疗计划系统中的对应值比较。

(4) 射野均整度:点扫描模式下,用均匀间隔的束斑,扫描形成大于或等于10cm×10cm射野;在散射模式或均匀扫描模式下,直接形成大于或等于10cm×10cm射野,分别用低中高三档能量离子束进行扫描,用二维探测器分别测量不同条件下等中心处射野横向均整度。

(5) 标称射程调试宽度:散射模式和均匀扫描模式下,在水箱或固体水中,应检测标称射程调制宽度,近端和远端90%的剂量间距偏差应≤2.0mm,距离远端90%剂量位置设定SOBP宽度距离的近端深度点的剂量在88%~92%之间。

(6) 剂量线性:在均匀10cm×10cm射野条件,电离室在等中心处,选取最高、中间和最低能量三档能量区照射,每档能量条件下,分别照射剂量为0.5Gy、1Gy、2Gy、4Gy、6Gy,每组条件下连续测量5次,求各测量点的平均值及标准偏差,利用最小二乘法拟合预设值与测量值的线性关系方程,各组条件下测量平均值与预设值的相对偏差应小于或等于±3%。

(7) 虚源:高中低三档能量点扫描时,束斑横向偏转±5cm~±10cm,在距离束流等中心-40cm、0cm、20cm处,分别用二维探测器测量束斑位置,通过束斑位置的线性拟合得到虚源的位置;扫描模式为散射式时,在距离束流等中心-40cm、0cm、20cm处分别用二维探测器测量指定射野大小,通过射野不同位置处射野面积线性拟合得出虚源位置,两类扫描模式条件下,测量的虚源位置与治疗计划系统的虚源位置进行比较,偏差应小于或等于±40mm。

2. 机械部分

(1) 等中心处的激光位置重合度:固定机架条件下,检查等中心处激光十字线重合度和激光与室内墙壁标记点位置重合度;旋转机架条件下,在等中心处检查激光线的重合度。

(2) 床位移和旋转精度:治疗床在70kg均匀负重条件下,直接测量床在XYZ方向位移±5cm,±10cm和±20cm时,计算测量值与预设值之间的偏差;绕等中心Z轴旋转直到激光与坐标纸0°和180°重合,记录旋转显示的角度与实际角度偏差;分别绕等中心X轴和Y轴旋转±5°和±10度,分析实际旋转角度与预设角度的绝对偏差。

(3) 床旋转中心:带刻度尺的球针模体,将球针对准激光,刻度尺归零,旋转治疗床到0°和180°,调整刻度尺时球针再次对准激光,查看刻度尺XYZ三方向的读数,中心偏移应小于或等于1.0mm。

(4) 射束等中心:固定机架条件下,胶片或其他二维探测器平铺放置在激光等中心处,标记激光中心点,旋转治疗床,每隔30°利用单能单束照射一次,分析各条束线中心与标记的激光中心距离;旋转机架条件下,同样胶片平铺,旋转机架于不同角度,每隔30°利用单能单束照射一次,分析各束线中心与标记的激光中心的距离。

(5) 机架旋转角度精度要求:旋转机架条件下,将水平仪或倾角仪固定到治疗头表面,记录设备显示机头角度和倾角仪机械读数,随机转动一个机架角度进行检测,机架旋转角度偏差应小于或等于0.25°。

3. 影像部分　影像部分包括影像等中心、位置校正功能、kV级X射线影像系统性能要求和CBCT影像系统性能要求。用带刻度尺的球针模体或带标记点的立方模体进行影像等中心检测,拍摄正交方向两张图像,分析图像上球针图像中心或立方模体标记点中心位置的重合性,横向和竖直方向标记点连线的线性。将带铅标记的塑料模体的标记线利用室内激光摆位,并引入 X、Y、Z 方向 1.0cm 位移偏差,利用影像系统自动校正,自动移动治疗床到校正后位置,查看移动后标记线与激光中心重合程度。利用 kV 影像检测模体检测对比度、分辨率、剂量等,利用 CBCT 影像检测模体检测 HU 精度、空间线性、均匀性、高对比度分辨率等,检测结果应符合随机文件要求。

4. 医用质子重离子加速器质量控制的检测项目与要求　表 11-12 中给出了国家规定的对医用质子重离子加速器的检测项目和基本要求。

表 11-12　医用质子重离子加速器质量控制检测项目与技术要求

序号	检测类别	检测项目	技术要求	验收检测 应检	验收检测 推荐	状态检测	稳定性检测 应检	稳定性检测 推荐	稳定性检测 周期
1	剂量学部分	输出剂量偏差[1]	≤±3%	√[4]	—[5]	√	√	—	1 周
2		射程	≤±1mm	√	—	√	√	—	1 周
3		束斑位置[2]	≤±1.5mm	√	—	√	√	—	1 周
4		束斑大小[2]	≤±15%	√	—	√	√	—	1 周
5		射野均整度	≤±5%	√	—	√	√	—	1 周
6		标称射程调制宽度[3]	≤2%/2mm	√	—	√	√	—	1 周
7		剂量线性[1]	≤±3%	√	—	√	√	—	3 个月
8		虚源	≤±40mm	√	—	√	√	—	1 年
9	机械部分	等中心处的激光位置重合度	≤1mm	√	—	√	√	—	1 天
10		床位移/旋转精度	≤1mm/1°	√	—	√	√	—	1 天
11		床旋转中心	≤1mm	√	—	√	√	—	1 天
12		射束等中心检测要求	≤1mm	√	—	√	√	—	1 天
13		机架旋转角度精度要求	≤0.25°	√	—	√	√	—	1 天
14	影像部分	影像等中心	≤±1.5mm	√	—	√	√	—	1 天
15		位置校正功能	≤±1.5mm/±1°	√	—	√	√	—	1 天
16		KV 影像系统性能要求	符合随机文件要求	√	—	√	√	—	1 年
17		CBCT 影像系统性能要求	符合随机文件要求	√	—	√	√	—	1 年
18	安全部分	治疗床及影像系统机械臂紧停、碰撞功能测试要求	符合随机文件要求	√	—	—	√	—	1 天
19		脊型滤波器、射程位移器表明完整度	表面完整性	√	—	√	√	—	1 天

续表

序号	检测类别	检测项目	技术要求	验收检测		状态检测	稳定性检测		
				应检	推荐		应检	推荐	周期
20	安全部分	紧急救护按钮	功能正常	√	—	—	√	—	1天
21		安全联锁功能要求	功能正常	√	—	—	√	—	1周
22		各区域束流急停功能要求	符合随机文件要求	√	—	—	√	—	1周
23		机房对讲和监视系统要求	功能正常	√	—	—	√	—	1天
24		区域的安全流程要求	功能正常	√	—	—	√	—	1个月
25		机头感生放射性防护要求	<20μSv/h	√	—	√	√	—	1个月

注:1. 被动散射模式或均匀扫描模式条件,因MLC叶片尺寸无法形成10cm×10cm射野,可选10cm×10cm左右的射野进行检测;

2. 若同档能力存在不同束斑大小,应予以分别测量,以临床使用的能量和束斑的频次选择测量;

3. 仅被动散射模式和均匀扫描模式检测;

4. "√"表示应进行对应项目的检测;

5. ""表示不进行对应项目的检测。

(拓飞,万骏)

思 考 题

1. 放射源主要分为几类?分别是什么?
2. CT扫描成像系统的基本构成包括哪些?
3. 乳腺X射线摄影设备质控中半值层如何测定?
4. 如何对X射线摄影设备质控中管电压指示的偏离进行检测?
5. 贮源器表面泄露辐射所致周围剂量当量率的限值?
6. 正电子发射断层成像设备工作原理是什么?
7. 简述放射治疗设备的定义及分类。
8. 什么是等中心,如何进行医用电子直线加速器的辐射束轴相对于等中心点的偏移检测?
9. 治疗床对治疗照射计划存在什么影响?
10. 什么是百分深度剂量?
11. 什么是端到端(E2E)测试?

参考文献

[1]《中国电力百科全书》编辑委员会,中国电力百科全书:综合卷[M].北京:中国电力出版社,2001.

[2] 杨朝文.电离辐射防护与安全基础[M].北京:原子能出版社,2009.

[3] 何仕均,电离辐射工业应用的防护与安全[M].北京:原子能出版社,2009.

[4] 郑钧正.电离辐射工业应用的防护与安全[M].北京:原子能出版社,2009.

［5］康婉星,姚国庆,李涛,等.SPECT 应用质量评价指标的研究[J].中国医院管理,2019,39(7):60-62.

［6］刘辉,谭展,姚杰,等.基于 WS523-2019 标准对单光子发射断层成像设备进行性能检测及探讨[J].中华放射医学与防护杂志,2021,41(7):534-538.

［7］程轶峰,刘东,徐德生,等.伽马刀治疗原发性三叉神经痛焦点剂量率的临床研究[J].中国微侵袭神经外科杂志,2018,23(11):485-487.

［8］刘立明,郭朝晖,程金生.伽马刀辐射场的质量控制测量研究[J].中国辐射卫生,2015,24(3):3.

［9］姜德智.放射卫生学[M].苏州:苏州大学出版社,2004.

［10］康婉星,姚国庆,李涛,等.SPECT 应用质量评价指标的研究[J].中国医院管理,2019,39(7):60-62.

［11］刘辉,谭展,姚杰,等.基于 WS523-2019 标准对单光子发射断层成像设备进行性能检测及探讨[J].中华放射医学与防护杂志,2021,41(7):534-538.

［12］王瑞,耿建华.PET 空间分辨率及其影响因素的研究进展[J].中国医学装备,2019,16(5):4.

［13］GUANQ,YANGB,WANGXH,et al.Quality Assurance Procedure for the Output Constancy of Tomo Therapy HI-ART［J］.Medical Journal of Peking Union Medical College Hospital,2013.

［14］卢峰,宋钢,陈英民,等.γ 刀焦点计划剂量与实测剂量相对偏差的测量与分析[J].中国辐射卫生,2019,28(6):642-645.

［15］程轶峰,刘东,徐德生,等.伽马刀治疗原发性三叉神经痛焦点剂量率的临床研究[J].中国微侵袭神经外科杂志,2018,23(11):485-487.

［16］刘立明,郭朝晖,程金生.伽马刀辐射场的质量控制测量研究[J].中国辐射卫生,2015,24(3):3.

第十二章

建设项目放射性职业病危害评价

学习目的
与 要 求

通过对本章的学习,使读者了解职业卫生评价的产生与发展;职业卫生评价的目的与意义;了解我国放射性职业病危害评价的发展过程。熟悉放射性职业病评价分类及程序、评价的质量控制措施;熟悉放射性职业病危害的分类;熟悉放射性职业病危害预评价内容与要求;熟悉放射性职业病危害控制效果评价内容与要求。掌握放射性职业病评价方法、原则及其在各类辐射实践过程中的灵活应用;掌握放射工作场所的分区、分级等原则及其应用。

建设项目进行职业病危害评价是《中华人民共和国职业病防治法》的一项基本要求,是国家预防为主、防治结合的职业病防治工作方针的体现,也是从源头预防和控制职业危害的一项重要管理措施。电离辐射是职业病危害因素之一,因其不可被人体主动感知的特殊性而尤其受到关注。降低辐射至合理的低水平,实现辐射利益的最大化,通过建设项目放射性职业病危害评价,助力人类社会在文明、经济、安全、健康方面的发展。

第一节 概 述

一、职业卫生评价的产生与发展

生产实践活动是人类社会发展的推动力量,在各类生产实践过程中存在着各种职业病危害因素。我国关于职业卫生的记载历史悠久,宋代的孔仲平在《谈苑》中记载有"贾谷山采石人,石末伤肺,肺焦多死。"及"后苑银作镀金,为水银所熏头,手俱颤。"记载了矽肺和汞中毒的病变和临床表现,是我国早期关于职业病的描述。早期社会发展缓慢,人类对职业卫生的认识和理解也相应滞后,1949年后,特别是改革开放以后,由于生产力的解放,工业技术不断革新,科技迅猛发展,我国的职业卫生工作也得以全面发展。

建设项目职业危害评价的提出起源于30年代的保险行业,经过近半个世纪的历程,逐渐发展并形成危害识别、剂量反应评价、暴露评价和危险度描述4个阶段,1950年,国际劳工组织(ILO)和世界卫生组织(WHO)共同做出了"职业卫生"的明确定义:促进和保持每个工人最高水平身体、心理和社会完美状态;预防工人因工作所致的健康问题;保护工人就业期间免受职业有害因素危害;安排并保持工人在适合其生理和心理能力的职业环境中工作。简言之,使工作适应工人,每个工人适应其工作。到1983年联合国环境规划署(UNEP)、国际劳工组织(ILO)和世界卫生组织(WHO)联合发布的环境健康标准,提出了化学物暴露人体健康危险性评价原则和人体暴露评价,并牵头通过了国际层次的保护职业人员职业安全公约、标准和法规。第二次世界大战后,健康保护和职业卫生服务越来越得到重视,预防职业性癌症成为职业卫生重点,1975年的国际劳工大会呼吁各国制定国家政策和企业政策,使职业卫生与职业安全开始转向"有序的管理",1981通过了《职业安全与卫生公约》,1985年通过了《职业卫生服务公约》,欧洲化学品管理局(ECHA)于2003年修订了化学物质危险性评价技术指南文件,从不同侧面规范了生产过程中或环境污染物对人类健康危害的评价技术与方法。有些国家为了预防和控制工作场所的职业危害,依据国际组织提出的指导文件或标准分别建立了适合本国使用的工作场所危险性评价模式。工作场所危险因素评价的模式主要涵盖了5个方面:①危害识别;②谁可能受到危害,如何遭受危害;③评价危害产生的危险和现行防护措施是否充分、有效以及进一步应该采取的措施;④记录评价结果;⑤必要的跟踪评价。形成了很多关于危害评价的理论、方法和应用技术。各国用于危害评价和危害源辨识的法规和标准,基本围绕着这5个方面。

职业卫生主要以人群和工作环境为对象,旨在创造安全、卫生和高效的作业环境,提高职业生命质量,保护劳动者健康;职业病是专指企业、事业单位和个体经济组织(统称用人单位)的劳动者在工作或者其他职业活动中,因接触粉尘、放射线和有毒、有害物质等职业危害因素而引起的疾病;职业医学以个体为主要对象,旨在对受到职业危害因素损害或存在潜在健康危险的个体进行早期检测、诊断、治疗和康复的处理。防治职业病在于有效控制存在于工作场所或者与特定职业相伴随,对从事该职业活动的劳动者可能造成健康损害或产生影响的职业危害。我国制定的职业病防治法,在各种有害的化学、物理和生物等职业危害因素中,明确提出放射性物质是三大类重点职业危害之一,这表明我国政府十分重视加强放射卫生防护工作,同时国家实行职业卫生监督制度,职业病防治法的出台,是为放射卫生防护与监督依据最高层次的法律,是对建设项目放射性职业病危害检测与评价工作的坚实法律依托。

二、职业卫生评价的目的与意义

随着社会经济和人类文明的进步与发展,改善劳动者的工作环境,预防和控制职业病危害,使所有的劳动者都能够享受高质量的生活。

职业卫生水平与社会经济发展及劳动人口的生活质量和福利紧密相连,是国家经济发展和社会文明程度的反映,也是保持社会安定团结和国民经济持续、快速、健康发展的重要条件。预防和控制职业病危害,改善劳动者的工作环境,提高劳动者的职业健康水平,是尊重和维护劳动者健康权益的集中体现,是党和政府代表广大劳动者根本利益的具体体现,是关系到亿万劳动者切身利益和促进社会经济发展的一件大事。不断提高职业卫生管理水平,并积极与国际职业卫生管理模式接轨,对我国经济的发展具有重要的作用。

为了有效地预防、控制或消除职业病危害因素,改善不良劳动条件,首先要通过建设项目的前期预防、动态的工作场所评价、职业病危害防护评价、职业流行病学调查评价、实验研究以及必要的健康危险度评价等,充分识别、评价和预测职业病危害因素的危害性质、程度、作用条件、作用方式、防护水平等,并对其远期影响的危险度进行估测,从而防止职业病及职业相关疾病的发生,职业卫生评价是防治职业病的重要手段。

当建设项目尚在可行性论证阶段即对其设计工艺、装置、技术路线等进行辨识和分析,针对用人单位存在的职业病危害风险,做出客观而科学的评价,以确定处理风险的最佳方案,最大限度地降低项目投产后可能造成的职业病危害。可以说,职业病危害评价,尤其是预评价是企业职业病防治工作的基础,真正体现预防为主的原则。不仅能够从源头上控制职业病发生,帮助决策者做出决策,避免不应发生的损失,为建设单位职业卫生管理的系统化、标准化和科学化提供依据,为卫生行政部门审批建设项目提供依据;建设项目职业病危害控制效果评价主要目的是对已完成的建设项目各项防护安全设施和措施进行检测、验收,指出该建设项目存在的职业卫生问题和提出整改建议,为项目建设单位或行政部门竣工验收提供参考和依据,为企业加强职业卫生管理提供技术指导。

三、我国放射性职业病危害评价的发展

1957 年国家把原子能科学技术的发展列为重点项目,同年卫生部首次把接触电离辐射工作者所患疾病列为职业病,1958 年 7 月卫生部成立电离辐射处,1960 年国务院批准发布了《放射性工作卫生防护暂行规定》,1963 年卫生部和国家科委联合发布了《放射性同位素工作卫生防护管理办法》,是 1949 年后我国早期预防和防治放射性职业病发布的法规。1974 年国家计委、国家建委、国防科委和卫生部同时批准和发布了第一个《放射防护规定》的国家防护标准,正式确定职业照射年限值剂量 5 雷姆。1979 年我国国务院规定了"新的建设项目要认真做到劳动保护设施与主体工程同时设计、同时施工、同时投产,搞好设计审查和竣工验收工作"等要求。卫生、劳动、经贸委等部门在建设项目安全、卫生评价法规建设和评价方面做了大量的工作。国务院 1989 年发布了《放射性同位素与射线装置放射防护条例》(44 号令),放射防护工作走上了法制化管理的轨道。1994 年卫生部颁布"工业企业建设项目卫生评价规范";2001 年 10 月 27 日第九届全国人民代表大会常务委员会第二十四次会议通过《中华人民共和国职业病防治法》,这是我国第九部卫生法律,开创了劳动卫生、放射卫生和职业病防治工作新局面。2002 年 3 月 21 日施行《建设项目职业病危害评价规范》;2005 年 12 月 1 日施行《放射性同位素与射线装置安全和防护条例》;2006 年 3 月 1 日施行《放射诊疗管理规定》;2007 年 11 月 1 日施行《放射工作人员职业健康管理办法》;2006 年 7 月 27 日施行《建设项目职业病危害分类管理办法》。卫生部相继制定并颁布了一系列职业卫生实施细则及配套标准。

2012 年 4 月 23 日卫生部发布关于印发《放射卫生技术服务机构管理办法》等文件的

通知,卫监督发〔2012〕25号中"放射诊疗建设项目卫生审查管理规定"第四条规定:放射诊疗建设项目按照可能产生的放射性危害程度与诊疗风险分为危害严重和危害一般两类。危害严重类的放射诊疗建设项目包括立体定向放射治疗装置(γ刀、X刀等)、医用加速器、质子治疗装置、重离子治疗装置、钴-60治疗机、深部X射线治疗机、中子治疗装置以及后装治疗机等放射治疗设施,正电子发射计算机断层显像装置(PET)、单光子发射计算机断层显像装置(SPECT)和γ照相机及使用放射性药物进行治疗的核医学设施。其他放射诊疗建设项目为危害一般类。第三条规定,地方卫生行政部门负责本辖区放射诊疗建设项目的卫生审查。省级卫生行政部门负责放射治疗、核医学建设项目的卫生审查。地市级卫生行政部门负责介入放射学建设项目的卫生审查。县区级卫生行政部门负责X射线影像诊断建设项目的卫生审查。同一医疗机构有不同类别放射诊疗建设项目的卫生审查由具有高类别审批权限的卫生行政部门负责。省级卫生行政部门可以根据本地区实际情况,调整审批权限。第六条规定,放射诊疗建设项目职业病危害放射防护评价报告分为评价报告书和评价报告表。对放射性危害严重类的建设项目,应编制评价报告书。对放射性危害一般类的建设项目,应编制评价报告表。同时具有不同放射性危害类别的建设项目,应当按照危害严重的类别编制评价报告书。

全国各级卫生部门及相关机构依据上述的法规、标准和规范,对存在职业病危害因素的建设项目进行了大量的职业危害评价工作。职业病专家认为:建设项目职业病危害预评价改变了先建设、后治理的被动局面;建设项目职业病危害控制效果评价的主要目的是指出该建设项目存在的职业卫生问题和提出整改建议,为行政部门竣工验收和建设单位加强职业卫生工作提供参考和依据。有资料显示,由职业病造成经济损失与预防职业病的资金投入之间的比例为7∶4∶1,即如果企业发生职业病和职业性损害所造成的经济损失是7,那么在发生这些损害前对生产中的职业病危害进行治理所需投资为4,如果企业在新建时就将预防职业病危害的措施与主体工程同时考虑,其投资仅为1。建设项目职业病危害评价制度的落实,使职业病危害防治工作逐步走上了规范化、科学化的管理轨道。

第二节 评价的一般要求

建设项目职业病危害评价是指取得省级以上人民政府卫生行政部门资质认证的职业卫生技术服务机构,依据国家有关法律、法规和卫生标准,对新建、改建、扩建建设项目和技术改造、技术引进等项目的全过程,运用科学方法进行职业病危害因素的辨识、检测、分析及配套防护设施的评价。它包括可行性研究和初步设计阶段对项目的职业病危害预评价和竣工验收阶段的职业病危害控制效果评价。

一、评价的分类

职业卫生评价按其评价内容不同,一般可分为:建设项目职业病危害预评价、建设项目职业病危害控制效果评价、职业病危害现状评价、职业病防护设施及防护用品评价、职业病危害事故评价、职业性健康监护评价、职业流行病学调查评价、职业卫生服务评价等。其中:建设项目职业病危害预评价、建设项目职业病危害控制效果评价、职业病危害现状评价、职业病防护设施及防护用品评价及职业性健康监护评价是依据我国现有的法律、法规规定进行的职业卫生评价,而职业病危害事故评价、职业流行病学调查评价、职业卫生服务评价等一般是为了提高职业病防治工作水平,加强职业病防治工作管理,针对不同的评价目的而进行的专项职业卫生评价。放射类建设项目分为放射性职业病危害预评价和控制效果评价两类,并按该项目可能造成的潜在照射危害程度分为危害严重和一般两类,危害严重类编写报告书,一般类编写报告表。

二、评价单位与评价人员

《中华人民共和国职业病防治法》及配套法规规定:职业病危害评价应有依法取得相应评价资质的职业卫生技术服务机构承担,职业卫生技术服务机构应当按照资质证书规定的项目,从事职业卫生技术服务工作。涉及放射性职业病危害因素的评价,应由具有放射防护评价资质的评价机构进行评价。评价报告书扉页应同时列出评价机构的职业卫生技术服务机构的资质证书和负责及参与评价人员的个人资质证明。

建设项目放射性职业病危害评价报告书(表)的编制人员,应具有相应的放射卫生专业知识和工作经历,建设项目放射性职业病危害评价报告书(表)编制的负责人、审核人同时还应有与放射卫生相关的副高以上职称,并接受建设项目放射性职业病危害评价相关专业理论和技术培训,取得相应个人资质。

三、评价工作的基本程序

无论是建设项目放射性职业病危害预评价还是建设项目放射性职业病危害控制效果评价,其工作的开展都分为三个阶段,即准备阶段、实施阶段和完成阶段。所不同的是预评价的重点是收集相关资料,要求建设单位提供有职业卫生专篇的可行性论证报告及设计平面图、剖面图,并对这些文献确认无误后,加以研究,引用相关的放射卫生法规、标准和规范进行计算和核实,并对拟采取的所有防护措施的效果进行预评估。而控制效果评价侧重于对新建成项目进行放射卫生学调查、现场复核和防护效果进行验收检测,通过检测结果和调查出的管理措施等对该项目运行的职业病危害进行评估,给出新建成项目放射性职业病危害可否通过验收的结论和建议。

(一)准备阶段

收集有关资料,进行初步调查分析,编制评价方案,确定质量控制措施与评价要点,必要时组织专家对评价方案进行评议。

1. 进行建设项目放射性职业病危害预评价应收集以下资料:①评价工作所需的法律、法规、规范性文件;②评价工作所需的技术性标准、规范等资料;③与评价项目同类的建设项目的监测评价资料;④评价项目的可行性研究资料,本项目的全部详细工程或诊疗流程;⑤本项目拟采取的全部硬件防护设施与职业病危害管理措施等资料;⑥与本项目放射性职业病危害预评价的其他有关资料。

2. 进行建设项目放射性职业病危害控制效果评价时,除要求项目建设单位提供该项目的放射性职业病危害预评价报告外,还应收集下列资料:①行政审批部门对该项目在可行性研究阶段及设计阶段的审查意见和该项目放射性职业病危害预评价报告书的批复意见或专家评审意见;②项目建设的技术资料,包括项目建设过程对于评价防护设施的建设情况,有无生产工艺与设备的调整或改动、各项职业病危害防护设施与措施建设情况、相关的设计施工图纸资料；③建设单位的职业病危害因素自主监测方案及监测记录等资料；④建设单位的职业卫生组织管理机构及职责、应急响应预案及演练记录，人员的培训和职业人员的健康监护等资料；⑤项目的全工艺流程及调试情况；⑥与该项目放射性职业病危害控制效果评价有关的其他资料。

(二) 实施阶段

依据评价方案开展评价工作，进行工程分析、现场调查、对放射性职业病危害因素进行检测，预评价主要对辐射防护的屏蔽设计进行复核和验算，控制效果评价对主要对现场调查、防护措施复核和防护效果检测，而后会同职业人员健康影响、放射防护管理等进行总体评价。

(三) 完成阶段

汇总和分析实施阶段获取的资料，完成放射性职业病危害评价报告书(表)，并根据有关要求组织专家对评价报告书(表)进行评审。

四、评价报告的质量控制

(一) 质量控制的主要措施

建设项目职业病危害评价工作应当遵循科学、严谨、客观、规范的原则，保证评价报告质量，包括委托评审、合同评审、内部质量控制、内部初审、专家组审查和评价单位审，对评价报告全过程实行质量控制。

1. 主要编制人员的专业水平和工作态度，是决定评价报告质量的首要因素，加强编制人员的法律知识和专业知识培训，提高编制人员的业务素质。

2. 编制全过程实施质量控制。从资料收集、现场调研、辐射监测、数据分析处理，到报告编写、专家审查，均应采取保证质量的有效措施，做好书面记录并存档备查。

3. 评价前应制定评价方案或计划，并根据实际工作进行调整和完善。

4. 落实报告专家评审制度，邀请熟悉评价项目知识、有评价或审查经验的同行专家参加审查，集思广益，防止出现技术失误，保证评价报告质量。

(二) 提高评价质量的提示

1. 评价依据列出的应是现行有效的法规、标准和规范。

2. 评价报告的内容以职业病危害因素(辐射源项)分析、防护设施、防护措施为重点，以保护工作人员的健康为中心，应和环境评价相区别，不把环境、选址单独设章。

3. 转变以屏蔽防护为主的传统评价方式，应同时重视配套的防护设施和防护管理、健康监护、个人剂量监测和应急计划等。

4. 控制效果评价应有监测方法、监测仪器、质量控制和监测结果描述。其中，监测仪器种类、能响、量程、灵敏度等性能应符合测量项目的要求。

5. 注意辐射量应用的准确性，不应有剂量单位的错误。

6. 语言表述应规范、通俗、图表清晰。

7. 质量保证活动必须贯穿于监测的整个过程，保证现场监测数据满足质量要求采取的管理体系中实施进行证实的全部有计划和有系统的技术活动，其目的是要保证监测数据具有准确性、完整性、代表性。必须建立完善的监测检验质量保证程序，包括采样、样品处理、方法选择、分析过程、实验记录、数据检查、数据统计分析、结果的表达等等，都必须按照国标、行业标准和规范等进行。

8. 结论应简洁、明确、具有综合性,给出建设项目职业病危害分类;建议应具体、有针对性和可操作性。

第三节　建设项目放射性职业病危害预评价报告

建设项目放射性职业病危害预评价,在建设项目的可行性论证阶段,对建设项目可能产生的职业病危害辐射因素种类、性质、分布、危害程度、对劳动者健康影响、职业病防护措施、项目的运行管理和应急救援措施等进行预测性卫生学评价。建设项目都需要采用一定的辐射防护技术、工艺、材料,而辐射因素的技术、工艺、材料都不可避免地存在自身固有的辐射危害因素,或者在使用、运行过程中产生其他危害因素,并可能对人体的健康造成影响。因此,建设项目是否产生职业病危害,其产生职业病危害的可能性大小,须经过专业机构的预评价来确定。建设项目放射性职业病危害预评价要明确给出建设项目在职业病防治方面是否可行? 是否贯彻落实了职业卫生法律、法规、标准、规范要求,从设计上实现建设项目的卫生安全。

"建设项目放射性职业病危害评价报告编制标准",于 2024 年以国家职业卫生建议标准 GBZ/T 181 形式提出,针对辐射危害所涉及的各项内容规定得比较具体,结构完整,重点突出,例如项目场址对公众的影响,要求提供场址的位置,描述场址的布局、分区和临近地区情况、人口分布和环境辐射水平等特征,内容涉及从硬件的防护措施到软件的防护管理。

一、预评价报告内容要求

建设项目放射性职业病危害预评价报告书应包括项目概述、工程分析(放射诊疗过程分析)、辐射源项分析(辐射危害因素)、放射防护措施评价、放射监测与核查计划、放射危害评价、应急准备与响应、放射防护管理和项目评价的结论和建议等内容,重点拟对使用的辐射源项进行分析、对辐射源项工作过程、工作负荷和过程所产生的影响进行全面描述、分析,依据相关的法规、标准和规范对拟采取的防护措施进行科学评价,评估正常运行和可能发生的事故情况下电离辐射对放射工作人员和公众可能造成的健康影响。

根据危害程度的大小,预评价报告有报告书和报告表之分,具体分类见表 12-1 和表 12-2。

表 12-1　用于放射性职业病危害评价的医用建设项目分类

类别	建设项目	举例
危害严重类	放射治疗	立体定向放射治疗装置(γ 刀、X 刀等)、医用加速器、质子治疗装置、重离子治疗装置、钴-60 治疗机、深部 X 射线治疗机、中子治疗装置以及后装治疗机等
	核医学	正电子发射计算机断层显像装置(PET)、单光子发射计算机断层显像装置(SPECT)和 γ 照相机等的核医学诊断工作场所,放射性核素治疗、粒籽植入治疗、敷贴治疗等核医学治疗工作场所,以及其他非密封放射性物质工作场所等
危害一般类	介入放射学	使用数字减影血管造影(DSA)设备的设施

续表

类别	建设项目	举例
危害一般类	X 射线影像诊断	X 射线摄影设备[X 射线屏片摄影设备、数字 X 射线摄影(DR)设备、计算机 X 射线摄影(CR)设备等]、X 射线透视设备(直接荧光屏透视设备、影像增强器透视、平板透视设备等)、牙科摄影 X 射线设备(口内机和口外机)、乳腺摄影 X 射线设备[乳腺 X 射线屏片摄影设备(乳腺屏片)、乳腺数字 X 射线摄影(乳腺 DR)设备、乳腺计算机 X 射线摄影(乳腺 CR)设备等]、移动式 X 射线设备、便携式 X 射线设备、车载式诊断 X 射线设备、医用常规 X 射线模拟定位设备、X 射线计算机体层摄影(CT)装置、锥形束 CT 等

表 12-2　用于放射性职业病危害评价的非医用建设项目分类

类别	建设项目	举例
危害严重类	核电厂	压水堆核电厂、沸水堆核电厂、重水堆核电厂、高温气冷堆核电厂等
	核反应堆	研究堆、实验堆、快中子堆、临界装置、核供热堆等
	核燃料循环	铀矿开采、铀矿水冶、铀的浓缩和转化、燃料制造、燃料后处理、核燃料循环研究等
	辐照加工	γ 射线和电子束辐照加工设施
	工业探伤	γ 射线探伤、X 射线探伤、加速器探伤和中子探伤等设施
	加速器应用	使用电子直线加速器、中子发生器、回旋加速器、高压倍加器、正负电子对撞机、同步辐射装置等的设施
	地质勘探	矿藏勘探、油田测井、水文同位素示踪等
	安全检查	钴-60 安全检查系统、加速器安全检查系统、X 射线安全检查系统、X 射线 CT 安全检查系统等的设施
	放射性实验室	科研用放射性实验室、教学用放射性实验室、放射化学实验室、辐射测量实验室等
	其他	甲级和乙级非密封放射性物质工作场所,I 类、II 类、III 类、IV 类密封放射源工作场所,放射源库、放射性废物库、放射性废物处理等
危害一般类	核子计	核子秤、厚度计、水分计、料位计、密度计等
	含源分析仪表	荧光分析仪、同位素的质谱仪等
	低能射线装置	能量低于 1MeV 的 X 射线衍射仪、X 射线荧光分析仪、离子注入装置、电子束焊机、静电消除器、电子显微镜和测厚、称重、测孔径、测密度射线装置的设施等
	其他	丙级非密封放射性物质工作场所作业、V 类密封放射源工作场所等

(一) 预评价报告书准备

接受任务前应充分了解拟建项目情况,首先看项目是否在技术服务机构的资质范围内? 建设单位的要求是否合理? 技术服务机构的人力、物力、能否在规定时间内完成?

接受委托后尽快组成项目组,按程序文件分工准备好实施方案,方案按程序通过后开始实施。

(二) 预评价报告调研过程

通过调研获取评价所需全部资料,包括拟建项目筹备及准备情况、拟使用设备情况、人员配置、拟建现场、防护设施配置和建成后的管理措施等,必要时去项目拟建现场,核实现场及周边情况及辐射水平等。

(三) 预评价报告书编写要点

将收集的资料进行分类核实、分析处理、复核运算等,对建设单位明确的事项予以确认;对项目产生的危害因素和相对应拟采取的防护措施与国家法规、标准及项目管理目标值进行逐项比较;对项目拟配置的人员、远后的危害程度及应急和管理措施等逐项评价,确保评价方法科学、合理,不发生任何遗漏。

(四) 过程管理及质量保证

报告书的编写过程应遵循技术服务机构的质量手册和程序文件要求,严格编写过程的规范性,计算数据和方法的准确性、科学性和完整性。报告初稿出来后依内部审核程序,进行严格、公正、客观审核修正,确保报告质量。内部审核无问题后,按建设项目职业病危害放射防护评价报告编制规范格式要求编制打印,装订成册,会同建设单位,请同行专家例会审核,再认真研究专家组意见,合理修订后重新成册签章交付项目建设单位。

二、预评价报告书内容

建设项目职业病危害放射防护评价报告编制规范要求,预评价报告书应由九个章节加附录组成。

第一章为概述部分,主要编排以下内容:

1.1 项目背景,简述建设单位的基本情况,现有放射诊疗设备、核设施、放射性同位素、射线装置的情况,项目立项及审批情况、任务来源等内容。

1.2 评价目的,说明建设项目放射性职业病危害评价的目的意义。

1.3 评价范围:描述评价的区域、设备、人员。对于改建、扩建建设项目和技术改造、技术引进项目,评价范围还应包括建设单位的放射防护管理情况以及设备设施和人员的利旧内容。

1.4 评价内容:简要介绍评价的主要内容,包括工程分析、辐射源项、总体布局、防护设施与措施、放射监测计划、放射危害评价、应急准备与响应、放射防护管理等。

1.5 评价依据:列出评价依据的法律、法规、规章、标准和规范性文件,建设单位提供的有关资料,评价参考的其他资料。

1.6 评价目标:包括放射相关工作应遵循的放射防护原则;建设单位拟采用的管理目标值;建设项目相关的技术条件或技术指标要求。

1.7 评价方法:通常采用理论计算法、类比分析法、检查表法、风险评估法、现场调查法等。

1.8 评价程序:分准备阶段、实施阶段和完成阶段简要说明评价过程。

1.9 质量控制措施:列出评价过程主要采取的质量控制措施,包括但不限于合同评审、评价方案审核和评价报告审核措施。

第二章为建设项目概括与工程分析,主要编排:

2.1　项目概况,包括以下内容:

(1) 建设项目名称:此项需反复核实,不能出错!

(2) 建设单位:如实填写。

(3) 建设地址:如实填写。

(4) 建设项目性质,从新建、改建、扩建、技术引进或技术改造中选取。

(5) 建设规模,给出工程主要设施名称、建筑面积、投资总额。

(6) 人员配备计划,建设项目拟配置的工作人员总数、不同类别人员配置情况。

(7) 发展规划,重点为辐射源和射线装置增加计划。

(8) 周围环境,给出项目地理位置示意图和总平面布局图,对周围环境进行说明。

(9) 环境本底辐射水平,对建设项目拟建场址及其周围环境本底辐射水平进行监测和分析。

2.2　工程分析(或诊疗流程分析)

叙述生产工艺、工作流程与设施布置概况,给出设施布置规划图和工作流程图,对工作流程中关键人群组接触放射性职业病危害因素的情况进行重点分析和描述。按照放射卫生学要求对设施布置规划及工作流程进行分析并作出评价。

第三章为辐射源项分析部分,主要由以下四个小节组成:

3.1　辐射源项概况:介绍拟装备的辐射源项概况,包括:射线装置的结构,与辐射有关的主要参数;辐射源的位置分布;放射性同位素或放射性物质的名称、状态、活度、能量、半衰期等指标。

3.2　不同运行状态下的辐射源项:包括正常运行和异常情况以及伴生的其他健康危害因素。

叙述正常运行状态下的主要辐射源、射线种类、放射类型、产生方式、辐射水平;如放射性核素,给出核素名称、状态、活度。

分析异常或事故状态下的主要辐射源、射线种类、放射类型、产生方式、辐射水平;如放射性核素,给出核素名称、状态、活度。

3.3　职业病危害因素的识别和分析:结合工作岗位识别和分析危害因素,包括照射时间、照射频度和照射水平等。

3.4　与辐射有关的其他职业病危害因素的识别与分析,结合辐射源项工作过程和原理,识别和分析与辐射有关的其他职业病危害因素,包括臭氧、氮氧化物等。

第四章是建设项目放射防护措施评价,本章要评价本项目的所有防护措施,是本报告书的主要部分,主要由以下三个小节组成:

4.1　工作场所布局、分区:描述工作场所布局,给出工作场所的布局图,标明各工作场所以及毗邻场所的名称和区域类别。工作场所按 GB 18871—2002 划分的控制区及监督区划分情况;若辐射源为非密封放射性物质,应在给出非密封放射性物质工作场所部分的布局图,图中表明各工作间名称并说明使用的核素情况,同样按 GB 18871—2002 要求对非密封放射性物质工作场所进行分区(控制区及监督区)和分级,还要对划为控制区的各工作房间按核素使用量进行分类。对工作场所布局合理性进行评价。

4.2　屏蔽:对建设项目放射防护屏蔽设计进行全面描述,包括建筑结构设计图、屏蔽使用的材料及其厚度。对屏蔽设计进行必要的核验,列出依据、模式或公式、使用的参数,对屏蔽设计进行评价。

4.3 防护与安全装置:依据项目情况和相应的防护标准逐项核实其装置的防护情况,如安全联锁装置、装置运行的故障保证系统、观察和对讲装置、警示标识设置情况、紧急停机或源复位按钮、工作状态指示灯或声光报警装置、感生放射性的防护措施、工作场所通风、控制空气放射性污染的措施、非密封放射性物质工作场所的设备表面、墙壁、工作台等处表面放射性污染控制措施、非密封放射性物质工作场所控制区出口、人员污染监测及去污措施、个人防护用品和辅助防护设施的配备计划、放射性废物处理过程中的防护措施和其他防护措施等。

第五章是放射监测与计划:主要核实评价建设单位对本项目的辐射监测计划和监测设备配置情况,看其是否能满足本项目运行后的辐射防护监测要求? 医疗机构还应考虑放射诊疗设备放射防护性能、稳定性和治疗保证设备的配置及使用要求:

5.1 辐射源监测:简要介绍建设单位拟制定的辐射源监测计划并进行评价,包括监测实施单位、项目、参数、监测频度、自主监测仪器、监测记录与档案等。放射诊疗建设项目应对放射诊疗设备质量控制验收检测、状态检测和稳定性检测计划进行分析和评价。

5.2 工作场所监测:简要介绍建设单位拟制定的工作场所监测计划并进行评价,包括监测地点、项目、监测频度、自主监测仪器、监测记录与档案等。

5.3 个人剂量监测:简要介绍建设项目单位对涉及本项目工作人员的个人剂量监测策略及计划,具体到监测人数、种类、监测周期、档案保存等。

5.4 安全防护设施核查:简要介绍建设单位拟制定的安全防护设施核查计划并进行评价,包括核查的内容、核查方法、核查频度、核查记录与档案等。

第六章是放射危害评价,本章主要写本项目建成运行后可能对涉及人员的健康影响评价,包括:

6.1 正常运行条件下可能对工作人员的健康影响:结合工作人员岗位,分析放射性职业病危害因素,包括照射时间、照射频度和照射水平等,分析工作人员可能受到的内、外照射以及关键人群组可能的平均年有效剂量、最高年有效剂量、关键器官的当量剂量等,并与管理目标值和标准规定的剂量限值进行比较。

6.2 事故情况下可能对工作人员的健康影响:根据建设项目放射性职业病危害类别,合理评价潜在照射的健康影响,包括估计异常和事故情况发生的可能性,可能受到照射的人数及其受到危害的程度。

第七章是医学应急准备与响应,本章主要写本项目运行后如发生意外事故应急处理准备的评价:

7.1 应急组织与职责:介绍建设单位包含本项目管理拟设立的应急组织及配置人员的职责,给出人员配置和职责等能否满足或胜任本项目突发应急事件时的处置能力?

7.2 应急预案:介绍建设单位拟制定或已制定应急预案的基本情况,结合建设项目可能发生辐射事故或事件的风险对合理性和可行性进行评价。

第八章是放射防护管理,本章主要对本项目运行后应进行的日常管理措施给予评价,主要为以下两部分:

8.1 管理组织:介绍拟制定或已制定放射防护管理组织及其职责、拟配备或已配备的人及其职责,并作出评价。

8.2 管理制度:介绍已制定或拟制定的管理规章制度并对合规性、完整性、可行性和可操作性进行评价,包括但不限于以下方面:质量保证、许可管理、放射安全防护和管理、放射监测、操作规程、岗位职责、放射工作人员管理、台账管理、放射性职业危害警示与告知、放射性职业病防治宣传教育培训、放射防护设施维护检修制度等。

8.3 职业人员健康管理:叙述职业人员健康管理的以下内容并做出评价

(1) 放射工作人员培训情况,是否通过相关考核? 可否上岗?

(2) 放射工作人员个人剂量监测及管理

(3) 职业健康检查,其中包括放射工作人员就业前、从业中、离岗时的健康检查和应急健康检查;

(4) 工作人员培训、个人剂量监测与职业健康监护档案的统一管理情况

逐项评价,给出明确的结论和具有可操作性的建议。

8.4 放射卫生档案:介绍放射卫生档案建立计划,包括建设项目档案、许可档案、放射卫生管理制度档案、设备档案、放射工作人员档案、监测档案、防护用品档案。

第九章是本报告的结论和建议,对本项目总体评价的结论和建议

9.1 结论:结论应与评价目标相对应,对预评价报告内容进行全面总结和归纳,语言应简练、准确,内容应全面并具有概括性,即对建设单位对本项目的建设与管理有明确的帮助与指导,又可以作为审批机构的技术依据。

结论包括但不限于以下内容:

a) 建设项目主要放射性职业病危害因素和职业病危害严重程度分类;

b) 拟采用的设施平面布置与分区是否能够满足放射卫生学要求;

c) 工作人员配备和职业健康管理是否可行;

d) 放射防护和安全设施在正常运行时能否有效控制放射性职业病危害,与相关法规、标准和规范性文件的符合情况;

e) 防护措施和设施,能否有效预防事故照射和控制潜在照射;

f) 应急准备与响应计划是否可行;

g) 放射防护管理是否可行。

9.2 建议:对建设项目的防护设施、防护措施等提出整改和完善建议,建议应具体,具有针对性。

三、预评价报告表格式与内容

建设项目职业病危害放射防护评价报告编制规范给出了预评价报告表的式样,评价单位主要是按预评价报告表格式填写内容,预评价报告表是简化版的预评价报告。详见表12-3。

表 12-3　建设项目放射性职业病危害预评价报告表

单位名称				负责人	
地址				邮编	
联系人		电话		传真	
项目名称					
项目用途				本项目计划配备的放射工作人员数	
建设地址					
建设性质	新建□　扩建□　改建□　技术引进□ 技术改造□			投资额	建设面积
辐射源项	射线装置	装置名称			
		主要参数			
		所在场所			
	放射性同位素	同位素名称、符号、活度、半衰期、衰变模式、放出的射线种类、射线能量、剂量率常数、所在场所等			
主要评价依据					
评价目标					
项目概述					
职业病危害因素分析					
工作场所布局					
防护设施和措施	放射防护分区				
	屏蔽设施				
	联锁保护措施				
	电离辐射警示标识				
	个人防护用品				
	放射性废物处置				
	其他				
健康影响评价	正常情况下				
	异常情况下				
放射防护管理	组织机构				
	管理制度及措施				
	放射工作人员配置与管理				
	个人监测				
	职业健康监护				
	放射防护培训				
结论与建议					

编制负责人：　　　　　　　　　　　　　　　　　　　　编制单位:(盖章)

　　　　　　　　　　　　　　　　　　　　　　　　　　年　　　月　　　日

第四节　建设项目放射性职业病危害控制效果评价

在建设项目建成后,应对新建项目运行中存在的化学毒物、粉尘、物理(电离辐射)因素、致病生物因素等有害物质的浓度、强度、进行检测,对除尘、排毒、屏蔽防护、通风、照明等各种职业卫生防护设施、辅助设施、突发事件的应急救援设施、职业卫生管理情况、劳动者健康影响等做出综合评价。通过评价来判断职业病危害控制的效果,评价的结论是项目建设单位落实职业病防护措施的重要依据,也是政府行政部门对建设项目是否通过竣工验收和实施职业卫生管理的客观依据。建设项目职业病防护设施经验收合格后,方可投入正式生产和使用。

建设项目放射性职业病危害控制效果评价,是职业病防治法规定在建设项目竣工验收前必须进行的评价,一般应在调试结束时进行。评价的重点是工作场所布局、分区、分级和分类及其合理性进行评价;检查屏蔽设施是否按预评价要求建造;对核设施等职业病危害风险较大的建设项目,应仔细核实每一项防护安全装置、设施,检查其运行状况,并对其有效性进行核实;核查建设单位的自主监测情况,同时进行辐射防护验收检测,核实应急计划,核实放射防护管理、管理制度落实情况,将监测、核查、核实结果与相应法规、标准或规范比较,做出客观、科学、公正的评价和结论。

一、控制效果评价报告书的要求

建设项目放射性职业病危害控制效果评价报告书是项目建成后的验收环节,侧重对建成设施的检测与复核及与预评价或标准要求的复核,包括评价依据、建设项目概况、辐射危害因素,放射防护措施的核实与测试、项目单位的自主监测、评价单位的验收验证监测、健康影响评价、辐射应急和响应、放射防护管理、总体的结论及建议等内容,重点拟对使用的辐射源项进行核实、对辐射源项工作过程、工作负荷和过程所产生的影响进行全面核实、监测、验证监测结果分析,依据相关的法规、标准、规范和预评价的要求对采取的防护措施进行科学评价,评估正常运行和可能发生的事故情况下电离辐射对放射工作人员和公众可能造成的健康影响,对建设项目的运行能力及职业卫生管理等措施给出结论和建议。

二、控制效果评价报告书的内容

建设项目放射性职业病危害评价报告编制规范要求,放射性职业病危害控制效果评价主要以核实、检测为依据对完工的建设项目进行全方位验收,报告书格式也是九章加附录构成。

第一章是概述,包括以下内容:

(1) 项目背景

(2) 评价目的

(3) 评价范围

(4) 评价内容

(5) 评价依据

(6) 评价目标

（7）质量控制措施，列出评价过程主要的质量控制措施，包括但不限于合同评审、评价方案审核、评价资料核实和评价报告审核措施。

（8）预评价报告建议的落实情况

（9）与预评价报告不一致的情况

第二章写建设项目概况与工程分析，主要介绍项目名称、建设单位、建设地址、施工单位、建设项目性质、规模、人员配置、发展规划、周边环境、环境辐射水平等情况和本项目使用设备的生产工艺原理、过程（诊疗原理及过程）和防护设施概况，给出设施布置图和工艺流程图，按照放射卫生学要求，对设施布置及工作流程进行分析评价。

第三章写辐射源项分析：概况主要介绍辐射源的位置、装置结构；辐射源产生的射线种类，辐射强度；对放射性同位素或放射性物质，应列表给出核素的名称、状态、活度、能量、半衰期等指标。

不同运行状态下的辐射源项分析，正常运行状态描述与分析正常运行状态下的主要辐射源、射线种类、放射类型、产生方式、辐射水平。异常运行状态描述与分析异常或事故状态下的主要辐射源、射线种类、放射类型、产生方式、辐射水平。

放射性职业病危害因素的分析，核实预评价报告中识别出的放射性职业病危害因素，结合工作岗位分析危害因素，包括照射时间、照射频度等。

与辐射有关的其他职业病危害因素的分析，结合辐射源项工作过程和原理，分析与辐射有关的其他职业病危害因素，包括臭氧、氮氧化物等。

第四章写放射防护措施评价，主要是对本项目所有建设完成的防护设施进行逐项核实验收，包括核实与评价的要求、建设单位的自主核查情况和评价单位的核实情况，给出其产生职业病危害的性质。本章是报告书的重点部分。

4.1 核实工作场所布局、分区、分级与分类的落实情况，对其合理性进行评价；

4.2 检查屏蔽设施是否按屏蔽设计要求施工建造；

4.3 对核设施等职业病危害风险较大的建设项目，应核实防护安全装置的设施，检查其运行情况。对安全装置和措施的有效性进行评价

4.4 核实放射防护措施落实情况，对其防护的有效性进行评价。根据建设项目辐射危害种类不同，对放射工作人员和可能进入的公众（患者）个人防护用具配备和使用情况要详细说明，介绍个人防护用品的配备情况，列出个人防护用品清单，个人防护用品使用情况，对个人防护用品的配备和使用情况作出评价。

第五章是放射监测与评价，本章主要是核实建设单位的自主监测情况，评价单位对建设项目的设备放射防护或放射防护性能（放射诊疗项目）进行验收检测，对辐射（放射）设备机房和配套设施进行防护验收检测。

5.1 建设项目单位的自主监测：介绍建设单位放射监测大纲（方案）制定情况，监测与核查内容，如设备防护及性能监测、工作场所监测、个人监测和安全防护设施核查；监测实施单位安排情况，明确本单位监测或委托技术服务机构监测；监测档案管理和质量保证措施，核实试运行期间建设单位的自主监测记录。

分析监测实施情况：

a）个人监测情况，内容包括：

1）监测实施单位，委托监测的注明监测机构的资质条件，核实委托证明文件；

2）个人监测种类、监测周期、个人监测设备和剂量计；

3）建设单位监测仪器的检定、校准、比对、认证记录（适用时）；

4）现有监测结果及对结果的分析。

b）辐射源的监测实施情况，内容包括：

1）监测实施单位，委托监测的注明监测机构的资质条件、核实委托证明文件；

2）辐射源种类、名称，监测项目、采用的监测设备、监测方法、监测周期；

3）建设单位监测仪器的检定、校准、比对、认证记录；

4）现有监测结果及对结果的分析。

c）工作场所的监测情况，内容包括：

1）监测实施单位，委托监测的注明监测机构的资质条件、核实委托证明文件；

2）对核设施项目，介绍监测点分布，绘制监测点平面图；

3）监测项目，监测方式，包括连续监测、巡测或定期采样分析；

4）采用的监测设备、监测方法、监测周期；

5）建设单位监测仪器的检定、校准、比对、认证记录；

6）现有监测结果及对结果的分析。

d）工作场所的安全防护设施核查情况，内容包括：

1）核查的实施部门；

2）核查的具体内容，必要时附图说明核查位置；

3）核查方法、频度、记录、结果分析；

4）核查资料的档案。

对建设单位监测状况作出评价，包括放射监测大纲（方案）的制定、实施和定期复审情况；监测的项目、种类、方法及其监测结果是否符合相关法规、标准与规范性文件的要求。

5.2　评价报告编制单位的验证监测：描述验证监测的范围与内容，包括监测的区域和位置，人员范围；介绍验证监测的内容，如工作场所辐射水平、放射设备的防护性能监测，人员个人监测，表面污染监测，放射性核素分析，工作场所气溶胶监测，固体放射性废物和人员排泄物监测等。

描述监测使用的仪器与方法，给出监测仪器的名称、型号、检定（校准）状态及主要性能参数并列表表示；介绍主要监测项目的监测方法，如属于标准方法，给出标准名称；如属于经过认证的非标准方法，给出监测方法的出处。

描述监测过程中的质量控制措施。

以列表的方式给出监测结果，宜附图给出具体监测点位，并对监测结果进行分析和评价。

第六章是放射危害评价，接第五章技术服务机构的检测结果，对运行后涉及此项目的人员产生的辐射危害影响和潜在危险的风险进行评估、评价。

6.1　正常运行条件下的放射危害评价：根据建设单位提供的预期工作负荷情况、验收监测结果和其他资料，分析工作人员受到的内、外照射情况，评价是否符合管理目标值和标准规定的剂量限值要求。放射工作人员若参加多个建设项目工作，受照剂量需要累加。

6.2　异常和事故情况下的放射危害评价：根据试运行调试情况和其他相关资料，估计潜在照射发生的可能性,分析潜在照射发生的概率或可能性,可能受到照射的人数及危害情况。

第七章是应急准备和响应,主要对本项目验收后运行中如发生意外事件或潜在照射风险的应急处理准备及处置措施进行评价。

7.1 应急组织与职责:介绍应急组织的组成及其职责并进行评价。

7.2 应急预案:介绍建设单位应急预案的基本情况,结合建设项目可能发生辐射事故或事件的风险进行评价。

7.3 应急准备和响应:介绍应急计划落实和准备实施情况,包括物资、通讯、技术、人员、经费等准备的落实情况。

7.4 应急能力的保持:介绍应急人员培训和应急演习等情况并给出评价结论。

第八章是放射防护管理部分,主要对本项目验收后应进行的日常管理措施给予评价。

8.1 管理组织:介绍放射防护管理组织机构的设置及其人员编制和职责并进行评价。

8.2 管理制度及其实施:介绍针对本项目建设单位制定的放射防护管理制度和质量保证大纲,检查其落实情况并进行评价。

8.3 职业人员健康管理:核实和检查以下管理内容并做出评价:

(1) 放射工作人员培训情况;

(2) 放射工作人员个人监测及管理;

(3) 职业健康检查情况;

(4) 个人剂量、健康监护与教育培训档案等的集中管理。

8.4 放射卫生档案:介绍放射卫生档案建立情况,建设项目档案;包括许可档案、放射卫生管理制度档案、设备档案、放射工作人员档案、监测档案、防护用品档案,但不限于上述内容。

第九章是本报告书的结论和建议,结合前面各章节的评价情况,给出对本项目验收的总体结论和建议。

9.1 结论:依各章节评价验收、复核情况给出切合实际的结论,作为建设单位日常管理和审批机构验收的技术依据。

结论应包括以下内容:建设项目主要放射性职业病危害因素和职业病危害严重程度分类;采用的设施平面布置与分区是否能够满足放射卫生学要求;放射防护和安全设施在正常运行时能否有效控制职业病危害,与相关法律、法规、标准和规范性文件的符合情况;防护措施和设施,能否有效预防事故照射和控制潜在照射;对放射防护管理、应急准备与响应管理、相应规章制度的评价;是否达到竣工验收的条件。

9.2 建议:对建设项目的防护设施、防护措施等提出整改和完善的建议,建议应具体,具有针对性。

三、控制效果评价报告表的内容与格式

建设项目放射性职业病危害评价报告编制规范给出了控制效果评价报告表的式样,评价单位主要是按控制效果评价报告表格式填写内容,控制效果评价报告表是简化版的控制效果评价报告,其填写应尽可能详细、翔实、全面。报告表格式见表12-4。

表 12-4 建设项目放射性职业病危害控制效果评价报告表

单位名称			负责人	
地址			邮编	
联系人		电话	传真	
项目名称				
项目用途			本项目计划配备的放射工作人员数	
建设地址				
建设性质	新建□ 扩建□ 改建□ 技术引进□ 技术改造□		投资额	建设面积
辐射源项	射线装置	装置名称		
		型号		
		生产厂家		
		出厂日期		
		设备编号		
		主要参数		
		所在场所		
	放射性同位素	同位素名称、符号、活度、半衰期、衰变模式、放出的射线种类、射线能量、剂量率常数、所在场所等		
主要评价依据				
评价目标				
项目概述				
职业病危害因素分析				
工作场所布局				
预评价有关建议的落实情况				
监测结果与评价				
防护设施和措施	放射防护分区			
	屏蔽设施			
	联锁保护措施			
	电离辐射警示标识			
	个人防护用品			
	放射性废物处置			
	其他			
健康影响评价	正常情况下			
	异常情况下			
放射防护管理	组织机构			
	管理制度及措施			
	放射工作人员配置与管理			
	个人监测			
	职业健康监护			
	放射防护培训			
结论与建议				

编制负责人：

编制单位：(盖章)

年　　月　　日

（陈大伟）

思 考 题

1. 为什么要做建设项目放射性职业病危害评价？评价分哪几种？
2. 建设项目放射性职业病危害评价依据是什么？
3. 预评价和控制效果评价有什么区别与联系？
4. 报告书和报告表有什么区别？

第十三章

放射工作人员职业
健康监护

学习目的
与 要 求

通过对本章的学习,使读者了解放射工作人员培训要求,了解职业健康监护档案和个人剂量档案的管理;熟悉职业健康监护要求和检查内容;掌握职业放射性疾病诊断的基本原则,掌握过量照射的处理原则。

放射工作人员健康管理(health management for radiation workers)是我国放射卫生防护的一项重要制度,主要包括放射工作人员的教育培训、个人剂量监测、职业健康监护(health surveillance)以及职业性放射性疾病诊断等。狭义的放射工作人员健康管理是指放射工作人员健康监护。目的是提高工作人员防护的自觉性和意识,确保工作人员健康适应岗位要求(适任性),及时了解工作人员的受照剂量,确保放射工作人员职业健康。

第一节　放射工作人员

一、定义

放射工作人员可以理解为从事放射工作的人员,但实际上,因为它有随之而来的一些义务和权利,在国内外它都是有严格定义的。职业病防治法中,出现了放射工作场所,没有出现放射工作人员。根据部门规章《放射工作人员职业健康管理办法》,放射工作人员是指在放射工作单位从事放射职业活动中受到电离辐射照射的人员。放射工作单位的定义是用列举法给出的,它是指在工作中涉及放射性同位素、射线装置各个工作环节的工作人员,指核工业各个环节的工作人员,也包括从事辐射监测的工作人员,最后还有一个兜底条款,卫生行政部门规定的其他活动的工作人员。

要注意的是,射线装置不同于放射性同位素,在断电的非工作状态下,射线装置一般说来是不会产生射线的,因此,在生产、销售、使用、运输、贮存和废弃处理的各个环节中,射线装置的销售、运输、贮存和废弃环节的工作人员不是放射工作人员,这一点不同于放射性同位素,后者各个环节的工作人员都是放射工作人员。

在国际上,根据《国际电离辐射防护和辐射源安全的基本安全标准》(No GRS Part 3),放射工作人员是指受聘用全日、兼职或临时从事放射工作并已了解与职业放射防护有关的权利和任务的任何人员,自聘用人员被认为同时具有法人和工作人员的责任。从这一定义出发,放射工作人员接受旨在了解自己权利和义务的培训是成为工作人员的前提条件。

二、职业照射类别

放射工作人员在工作中接受职业照射,职业照射可以按照不同的原则和方法进行分类,常用的是按照所在的行业进行分类(表 13-1)。

表 13-1 职业照射类别

职业分类		代号
1. 核燃料循环	铀矿开采	1A
	铀矿加工	1B
	铀的富集和转化	1C
	核燃料制造	1D
	反应堆运行	1E
	核燃料后处理	1F
	核燃料循环系统的研究开发	1G
	退役及废物管理	1H
2. 医学应用	诊断放射学	2A
	牙科放射学	2B
	核医学	2C
	放射治疗	2D
	介入放射学	2E
	其他应用	2F
3. 工业应用	工业辐照	3A
	工业探伤	3B
	发光涂料工业	3C
	放射性同位素生产	3D
	测井	3E
	加速器运行	3F
	其他应用	3G
4. 天然源	民用航空	4A
	煤矿开采	4B
	其他矿藏开采	4C
	石油和天然气工业	4D
	矿物和矿石处理	4E
	其他	4F

续表

职业分类		代号
5. 国防活动	核舰艇及支持设备	5A
	其他防卫活动	5B
6. 其他	教育	6A
	兽医学	6B
	其他	6C

其他还可以按照接触的源的来源进行分类,分为接触人工源的放射工作人员,主要涉及计划照射场景,接受天然辐射源的放射工作人员,主要涉及现存照射场景。

第二节　健康检查与健康监护

放射工作人员的职业健康监护主要包括职业健康检查和评价、以及职业健康监护档案管理等内容。职业健康检查包括上岗前、在岗期间、离岗时、受到应急照射或者事故照射时的健康检查,以及职业性放射性疾病患者和受到过量照射放射工作人员的医学随访观察。放射工作单位应当按照国家有关法规的要求,建立健全本单位放射工作人员的职业健康监护制度,保证职业健康监护工作的实施。

一、放射工作人员健康要求

放射工作人员接受健康检查有两个目的:一是判定拟参加职业照射的人员是否具备所承担的职业照射工作的健康条件;二是为其在就业以后的定期健康监护或事故照射后的医学检查作对照。《中华人民共和国卫生部令第 55 号:放射工作人员职业健康管理办法》和GBZ 98—2020《放射工作人员健康要求及监护规范》都指出"放射工作人员上岗前,应当进行上岗前的职业健康检查,符合放射工作人员健康标准的,方可参加相应的放射工作。放射工作单位不得安排未经职业健康检查或者不符合放射工作人员职业健康标准的人员从事放射工作"。同时,规定了放射工作人员健康条件:

神志清晰,精神状态良好,无认知功能障碍,语言表达和书写能力未见异常。

内科、外科和皮肤科检查未见明显异常,不影响正常工作。

裸眼视力或矫正视力不应低于 4.9,无红绿色盲;耳语或秒表测试无听力障碍。

造血功能未见明显异常,参考血细胞分析(静脉血仪器检测)结果,白细胞和血小板不低于参考区间下限值(表 13-2)。

表 13-2　放射工作人员血细胞分析参考区间

性别	血红蛋白/(g·L^{-1})	红细胞数/($\times 10^{12}$/L)	白细胞数/($\times 10^9$/L)	血小板数/($\times 10^9$/L)
男	120~175	4.0~5.8	4.0~9.5	100~350
女	110~150	3.5~5.1	4.0~9.5	100~350

高原地区应参照当地参考区间

甲状腺功能未见明显异常。

外周血淋巴细胞染色体畸变率和微核率在正常参考值范围内。

GBZ 98—2020《放射工作人员健康要求及监护规范》还规定了不应从事放射工作的指征:严重的视、听障碍。严重和反复发作的疾病,使之丧失部分工作能力,如:严重造血系统疾病、恶性肿瘤、慢性心肺疾患导致心肺功能明显下降、未能控制的癫痫和暴露部位的严重皮肤疾病等。未完全康复的放射性疾病。

二、职业健康监护要求

放射工作人员职业健康监护(occupational health surveillance of radiation worker)保证放射工作人员上岗前及在岗期间能适任其拟承担或所承担的工作任务而进行的医学检查(也就是职业健康检查)及评价。其性质不同于一般的健康检查,是一种准入与从业或继续从业的前提条件。其主要包括职业健康检查和职业健康监护档案管理等。

健康监护早期称为医学监督,始于 20 世纪 40 年代核工业起步阶段的美英等国家。1965 年 ICRP 第 9 号出版物《辐射防护基本标准》中得到体现,1977 年,ICRP 第 26 号出版物提出射防护三原则,并建议用健康监护(health surveillance)代替医学监督(medical supervision)。我国放射工作人员健康监护始于 20 世纪 50 年代,是伴随着我国核工业的起步而建立起来的,主要强调严格的个人剂量监测和严格的频繁的健康检查,突出对血象特别是白细胞计算的检查。到 20 世纪 80 年代后期开始扩展到军事和核工业以外的系统。1985年 10 月实施放射工作人员个人剂量监测制度,1988 年 4 月开始在全国普遍实行放射工作人员健康检查制度,1997 年 6 月 5 日,卫生部发布第 52 号令《放射工作人员健康管理规定》,至此,我国放射工作人员健康管理基本定型。2007 年 6 月 3 日以《放射工作人员职业健康管理办法》(卫生部令第 55 号),自 2007 年 11 月 1 日起开始施行。

职业健康检查的目的是通过一系列的临床检查,检出不适合拟从事或继续从事放射工作及其具体岗位的人员。同时,获得和积累基线健康资料以作为事故或应急照射时医学干预、职业病诊断等辐射危险价的重要参考资料,在职业病诊断时或法律诉讼时,健康检查资料在厘清各方责任中也有一定的作用。

健康检查根据检查的时间分为上岗前、在岗期间、离岗时健康检查以及应急/事故照射后的健康检查。

新上岗不仅仅是第一次从事放射工作,也是从事放射工作的职业照射类别和岗位的变动。因为不同的职业照射类别和岗位需要的防护知识和身体条件可能有所不同。比如,原先从事放射诊断,现在改为从事核医学,原先从事放射诊断现在改为从事放射治疗等,因为新的岗位所需要的知识以及健康条件有所不同,也应视为新上岗。再者,如果是更换用人单位和雇主,从厘清未来职业病防治责任的角度,即使从事同样的工作及其岗位,也应进行原单位的离岗和新单位的上岗前职业健康检查。放射工作单位不得安排未经上岗前职业健康检查或者不符合放射工作人员健康要求的人员从事放射工作。

三、职业健康检查内容

(一)确定职业健康检查项目的原则

放射工作单位和职业健康检查机构在确定职业健康检查项目时,应收集并分析放射工作单位和具体每一名放射工作人员职业健康检查的具体情况,并充分考虑以下因素:①根据职业病危害因素分类与目录,明确具体接触的放射性职业病危害因素,如密封源、非密封源、射线装置、中子发生器、氡及其子体等;②明确照射类型(外照射、内照射、皮肤污染;全身照射、局部照射)、照射时间、操作方式(隔室操作,近源操作)以及防护情况(设施防护是否合格、个人防护用品佩戴情况等);③受照剂量的大小;④放射工作人员的基本情况:性别、年龄、个人疾病史、婚育史、吸烟饮酒史、家族疾病史、自觉症状等;职业史和职业照射史;⑤应包括对电离辐射损伤敏感组织和器官(如眼晶状体、血液和造血系统以及甲状腺等)的检查;⑥结合对个人剂量监测情况(监测是否科学完整、实际佩戴情况、是否有超剂量照射等)的考虑,可增加外周血淋巴细胞染色体非稳定畸变分析等生物剂量检测的内容;⑦为评价机体各个系统功能状态,评估低剂量照射健康风险,可选择一些血清标志物检测或无损检查项目。

还应考虑职业健康检查的分类与性质:①上岗前检查,检查项目应更为系统和完整,以便于全面和科学地评价工作人员的初始健康情况。上岗前检查应包括全部在岗期间体检的项目,以便于对检查结果的评价;②在岗期间检查,检查项目在上岗前检查项目的基础上,进一步结合工作人员具体的职业照射史、医学史、症状和体征等,侧重于内照射靶器官和对电离辐射损伤敏感组织和器官的检查,例如,对于接触放射性碘等非密封源的工作人员,可以进行甲状腺超声检查和功能测定;对于长期吸烟并有高水平氡及其子体暴露的工作人员,可以进行痰细胞学检查;③离岗检查,检查项目应与上岗前检查一致,并根据实际情况补充必要的检查。

实际工作中,这些具体项目的确定,是由放射工作单位和放射工作人员职业健康检查机构协商决定的,并应满足国家相关法规的最低要求。卫生部 55 号令《放射工作人员职业健康管理办法》和 GBZ 98—2020《放射工作人员健康要求及监护规范》对放射工作人员职业健康检查项目有明确的规定。

(二)染色体畸变分析

电离辐射导致健康效应的生物学机制之一是照射导致了 DNA 双链断裂。染色体非稳定性畸变特别是双着丝粒染色体自发率低(每 1 000 个淋巴细胞中 0.5~1 个)、对电离辐射照射敏感且特异,在需要对可疑物理剂量测量值的确认或舍弃、缺失物理剂量、既往未被确认的辐射事故以及判定个体的放射敏感性方面特别有用。

在实践中,我国有特色的放射工作人员职业健康检查项目是外周血淋巴细胞染色体畸变分析,一般要求在岗前、离岗时和应急/事故照射检查项目进行,特别是对于存在显著的职业照射健康风险的核医学、介入放射学、工业探伤等放射工作人员而言,这一分析可以弥补个人剂量监测的不足(不按照要求佩戴个人剂量计、故意让个人剂量计受到照射等)。

考虑到现在个人剂量佩戴还有不规范之处,放射工作人员职业健康检查时开展染色体畸变分析还是不可或缺的。我国各地区个人剂量异常人次占总人次百分比在 0.2%~1.6% 之间,其原因多种多样。在其他国家,除非放射工作的受照剂量较大,比如剂量远大于年剂量限值但低于特定器官的确定性效应阈值时,一般才需要进行生物剂量估计。但即使这样,有证据表明,为了确定放射工作人员的真实受照情况,染色体非畸变分析是非常有价值的。

(三)眼晶体检查

眼晶状体是电离辐射照射损伤的最敏感器官之一。长久以来认为,电离辐射照射导致的眼晶体浑浊和影响视力后表现为白内障是典型的有害组织反应,有明确的剂量阈值,主要与皮质型浑浊和后囊下浑浊有关。但进入 21 世纪后的一系列研究发现,眼晶体的辐射敏感性比原先认识的可能更高,因此其组织反应的剂量阈值有了大幅降低。特别地,与职业照射水平和模式接近的我国阳江高本底地区居民健康研究证实,每年 2.4mSv 的慢性外照射,显著增加了当地居民眼晶体发生浑浊的风险,且后囊下浑浊的发生不存在剂量阈值。

ICRP 2011 年 4 月 21 日发表《关于组织反应的声明》,认为眼晶体出现迟发型组织反应(白内障)的剂量阈值为 0.5Gy,No GRS Part 3 2014 接受了建议,大幅度降低了工作人员眼晶体当量剂量限值,由原来的一年 150mSv 降低为 5 年平均不超过 20mSv,且任何单一年份不得超过 50mSv。因此,放射工作人员职业健康检查中应包括裂隙灯眼晶体检查,并详细描述是否存在浑浊、浑浊的性质、浑浊发生的部位。提倡记录检查得到的影像。

(四)职业健康检查项目、体检周期

根据《放射工作人员职业健康管理办法》卫生部令第 55 号(以下简称 55 号令)和 GBZ 98—2020《放射工作人员健康要求及监护规范》,放射工作人员职业健康检查首先分为上岗前、在岗期间、离岗时健康检查以及应急/事故照射时的健康检查,体检项目分为两大类必检项目和选检项目,如表 13-3 所示。

表 13-3　法规标准规定的放射工作人员职业健康检查项目

上岗前检查项目	在岗期间检查项目	离岗前检查项目	应急/事故照射检查项目
1. 必检项目 医学史、职业史调查;内科皮肤科常规检查;眼科检查(色觉、视力、晶体裂隙灯检查、玻璃体、眼底);血常规和白细胞分类;尿常规;肝功能;肾功能检查;外周血淋巴细胞染色体畸变分析;胸部 X 线检查;心电图;腹部 B 超	1. 必检项目 医学史、职业史调查;内科、外科、皮肤科常规检查;眼科检查(色觉、视力、晶体裂隙灯检查、玻璃体、眼底);血常规和白细胞分类;尿常规;肝功能;肾功能检查;外周血淋巴细胞微核试验;胸部 X 线检查	1. 必检项目 医学史、职业史调查;内科、皮肤科常规检查;眼科检查(色觉、视力、晶体裂隙灯检查、玻璃体、眼底);血常规和白细胞分类;尿常规;肝功能;肾功能检查;外周血淋巴细胞染色体畸变分析;胸部 X 线检查;心电图;腹部 B 超	1. 必检项目 应急/事故照射史、医学史、职业史调查;详细的内科、外科、眼科、皮肤科、神经科检查;血常规和白细胞分类(连续取样);尿常规;外周血淋巴细胞染色体畸变分析;外周血淋巴细胞微核试验;胸部 X 线摄影(在留取细胞遗传学检查所需血样后);心电图
2. 选检项目[a] 耳鼻喉科、视野(核电厂放射工作人员);心理测试(如核电厂操纵员和高级操纵员);甲状腺功能;肺功能(放射性矿山工作人员,接受内照射、需要穿戴呼吸防护装置的人员)	2. 选检项目[a] 心电图;腹部 B 超、甲状腺功能;血清睾酮;外周血淋巴细胞染色体畸变分析;痰细胞学检查和/或肺功能检查(放射性矿山工作人员,接受内照射、需要穿戴呼吸防护装置的人员);使用全身计数器进行体内放射性核素滞留量的检测(从事非密封源操作的人员)	2. 选检项目[a] 耳鼻喉科、视野(核电厂放射工作人员);心理测试(核电厂操纵员和高级操纵员);甲状腺功能;肺功能(放射性矿山工作人员,接受内照射、需要穿戴呼吸防护装置的人员);使用全身计数器进行体内放射性核素滞留量的检测(从事非密封源操作的人员)	2. 选检项目[a] 根据受照和损伤的具体情况,参照 GB/T 18199、GBZ 215、GBZ 112、GBZ 104、GBZ 96、GBZ 113、GBZ 106 有关标准进行必要的检查和医学处理

注:[a] 根据职业受照性质、类型和工作人员健康损害状况选检。

选检项目或者称为补充检查项目,是在必检项目的基础上,结合一些有特殊要求的放射工作岗位,比如非密封放射性物质工作场所(皮肤不能有疾患或伤口)、需要穿戴呼吸防护装置的场所(对心肺功能有一定要求),对高氡暴露矿工如铀矿工、高氡暴露的非铀矿工等井下工作人员,结合年龄、工龄、吸烟其他风险因素,可以考虑增加肺部的低剂量CT扫描和痰脱落细胞检查。对涉及铀的工作人员,注意铀肾脏毒性相关的对肾脏和肝脏的检查。对接触放射性碘者,重视对甲状腺的检查。近年来,对核辐射的心理后果较为关注,必要时,对关键岗位的工作人员包括应急队员可以增加人格的心理学测试,对放射存在严重心理障碍的人不宜从事这样的工作。

关于外周血淋巴细胞染色体畸变分析,在表中为岗前必检项目,在岗期间为选检项目,必检项目为外周血淋巴细胞微核试验。尽管微核试验价格更为便宜,但其特异性较差,且在没有岗前基线的情况下,仅在岗期间开展微核试验很难判定其意义和价值,建议还是要突出染色体畸变分析,特别是从事近源、非密封等操作的工作人员。在岗前、离岗时检查中要增加外周血淋巴细胞微核试验。

还要处理好与一般健康体检的关系,如果工作人员的平均年龄较大,结合常见病、慢性病的一级预防,可以增加血糖、血脂等检查项目,也可以考虑一些常见的防癌筛查项目。

在职业健康检查周期方面,用人单位应当根据放射工作人员岗位的性质(与照射方式和剂量有关)和工作条件,及时组织上岗后的放射工作人员定期进行职业健康检查,两次检查的时间间隔不应超过2年。也可以根据工作人员职业照射的具体情况和健康状况,将体检周期适当缩短。目前放射诊疗机构的放射工作人员基本是一年一次。

(五) 适任性评价及报告义务

有了检查结果之后,适任性评价中最重要的是对一些血象指标的评价。考虑到造血系统对电离辐射极为敏感,白细胞计数特别是淋巴细胞计数降低甚至在较低剂量的情况下就会表现出显著的降低。GBZ 98—2020《放射工作人员健康要求及监护规范》中给出了血红蛋白、红细胞数、白细胞数和血小板数的分析参考区间。职业健康检查机构在评价时,基本的做法是如果一个人的任一个检查结果不在这个给定的区间,会继续安排受检者在同一医疗机构再接受2~3次检查,如果结果正常了,就评价为合格,否则就是不合格。这一简单可操作性强的做法就是单项淘汰。参考区间的统计学含义是健康人中95%的人的检查结果位于这一范围内,隐含着有5%的健康人,其检查的结果不在这一区间内。也就是说,一个健康的人其检验结果可能不在参考期间内。这个问题引起了很多讨论,包括媒体的关注。理论上,当检查的结果不在参考区间内时,主检医师应结合各项检查综合判定,给出评价结果。因为涉及更多的主管判定,考虑到当前的医疗环境,主检医师意愿不强。

职业健康监护作为一项准入与工作的前提条件,其结论与一般的临床健康检查不同,它不是发现或诊断了什么疾病,而是要围绕工作适任性,根据GBZ 98—2020《放射工作人员健康要求及监护规范》,其结论可以分为①可以从事;②在一定限制条件下可以从事;③不宜从事。对已经从事了放射工作人员的,也就是在岗期间的职业健康检查,增加了一个暂时不能从事(暂时脱离放射工作)。

为了避免可能带来的就业歧视,在放射工作人员职业健康监护中,不使用"职业禁忌证"这一说法,而是列出了"不应从事放射工作的指征",主要包括:①严重的视、听障碍;②严重和反复发作的疾病,使之丧失部分工作能力;③未完全康复的放射性疾病。

IAEA、ILO 和 WHO 认为,没有理由认为放射工作人员的健康监护迥异或异于其他职业的职业健康监护。但这并不意味着,放射工作岗位没有特殊的要求。对放射工作人员的健康要求总的原则是,放射工作人员必须具备在正常、异常和紧急情况下,都能准确无误地、安全地履行其职责的躯体和心理健康以及体能,不至于引发导致危害公众和自身安全与健康的误操作。也就是,从事放射工作的基本要求就是一个躯体和心智正常的人,但对涉及生命健康的岗位。当然对于从事某些岗位的放射工作人员,比如核电站工作人员,还有一些更为具体的健康与心理要求,比如色觉要能分辨红、绿、橘黄等颜色,能分辨安全操作的符号、代语等。

《中华人民共和国职业病防治法》《放射工作人员职业健康管理办法》以及《职业健康检查管理办法》还规定了检查机构需要履行的一些法定义务,主要包括:①应当在职业健康检查结束之日起 30 个工作日内将职业健康检查报告送达放射工作单位;②发现有可能来自放射性因素导致健康损害的,应当通知用人单位,并及时告知放射工作人员本人;③发现疑似职业病病人时,应当告知劳动者本人并及时通知用人单位,同时向所在地卫生健康主管部门报告。

第三节　放射防护培训要求

放射危害因素不同于其他职业危害因素,是密封源、非密封放射性物质或射线装置发出的以 α、β、γ 和中子射线等形式存在的电离辐射,它无色、无嗅、无味,人体是感知不到的。无论是外照射、内照射还是皮肤表面污染,都可能导致组织反应和随机效应,特别是随机效应,一般认为不存在剂量阈值,风险的大小与受照剂量相关。通过教育培训了解一些基本的知识,了解自己的权利和义务,以提高工作人员的意识和认知水平,提高自觉采取防护行动的自觉性是重要的。

一、ICRP 关于放射工作人员的培训

在一些有着先进的卫生保健系统国家中,使用电离辐射诊断医疗程序的平均数目接近或超过每年人口的数量,而诊断 X 射线检查的病人的辐射剂量也是有很大不同的,这表明目前很需要有一个普遍的放射防护的优化。为了达到这种放射防护的优化,放射工作人员不仅需要放射防护优化方面的相关知识,同时还需要相关的实践技能和经验,这些医疗工作人员的教育和培训计划对确保病人和工作人员的放射防护最优化是非常必要的。

任何医疗照射的基本原则都是:对病人的照射都应当是合理的。医疗行业和其他卫生保健专业人员都要理解到辐射的危害,并且尽可能地避免不必要的危害的发生,这是非常重要的。而知识的缺乏则可能导致在不需要曝光或需要较小的剂量曝光的时候,进行更多的电离辐射操作,这一点对于相对剂量较高的 CT 来说是非常重要的。辐射暴露最后的责任依赖于实施曝光的医生和其他医疗工作人员,他们必须清楚这些过程中的利益和风险。因此,对于需要使用电离辐射进行放射诊断、介入程序、核医学和放射治疗的放射工作人员,培训是必须进行的。

(一)培训内容

在辐射危害、风险和应用方面课程的推荐内容给予所有的放射医生,培训的种类和科目对每一组或多或少是重要的,见表 13-4 和表 13-5。

表 13-4　为不同类别的医生和牙医推荐的放射防护培训内容

培训内容	种类							
	放射诊断学医生	核医学医生	介入性心脏病学医生和其他专业岗位的介入医生	其他使用X射线系统的医生	其他使用核医学的医生	其他协助透视程序的医生(如麻醉师和职业卫生医师)	牙医	涉及照射风险的医生和医学生
原子结构，X射线产生和辐射的相互作用	熟悉	掌握	了解	了解	了解	了解	了解	—
原子核结构和放射性	熟悉	掌握	了解	—	熟悉	—	—	—
放射量和单位	熟悉	掌握	熟悉	熟悉	熟悉	了解	了解	了解
X射线机的物理特性	熟悉	了解	熟悉	熟悉	了解	了解	熟悉	—
辐射探测原理	熟悉	掌握	了解	了解	熟悉	—	了解	—
辩护的原理和过程	掌握	掌握	掌握	掌握	掌握	掌握	掌握	熟悉
放射生物学基础，辐射生物学效应	掌握	掌握	熟悉	熟悉	熟悉	了解	了解	了解
癌症和遗传性疾病的风险	掌握	掌握	熟悉	熟悉	熟悉	了解	熟悉	熟悉
确定性效应的风险	掌握	掌握	掌握	熟悉	了解	了解	熟悉	了解
辐射防护的总体原则，包括优化	掌握	掌握	掌握	熟悉	熟悉	熟悉	熟悉	了解
操作的辐射防护	掌握	掌握	掌握	熟悉	掌握	熟悉	熟悉	了解
特定病人的辐射防护方面	掌握	掌握	掌握	掌握	掌握	熟悉	掌握	了解
特定员工的辐射防护方面	掌握	掌握	掌握	掌握	掌握	熟悉	掌握	了解

续表

培训内容	种类							
	放射诊断学医生	核医学医生	介入性心脏病学医生和其他专业岗位的介入医生	其他使用X射线系统的医生	其他使用核医学的医生	其他协助透视程序的医生（如麻醉师和职业卫生医师）	牙医	涉及照射风险的医生和医学生
诊断程序中典型的剂量	掌握	掌握	熟悉	熟悉	熟悉	熟悉	熟悉	熟悉
胎儿时期接触照射的风险	掌握	掌握	了解	熟悉	熟悉	了解	了解	了解
质量控制和质量保证	熟悉	掌握	熟悉	了解	了解	—	了解	—
国家规定和国家标准	熟悉	熟悉	熟悉	熟悉	熟悉	了解	熟悉	了解
建议培训时间（小时数）	30~50	30~50	20~30	15~20	15~20	8~12	10~15	5~10

表 13-5　医生或牙医除外的医疗专业人员的放射防护培训需求类别

培训内容	种类							
	辐射防护中的医学物理师	技师（放射线,核医学）	维护工程师和应用程序专家	直接参与X射线程序的医疗教授	协助X射线或核医学程序的护士	牙科保健人员（保健员,牙科护士和牙科保健助理）	放射性核素实验室工作人员	管理人员
原子结构,X射线产生和辐射的相互作用	熟悉	掌握	了解	了解	了解	了解	了解	—
原子核结构和放射性	熟悉	掌握	了解	—	熟悉	—	—	—
放射量和单位	熟悉	掌握	熟悉	熟悉	熟悉	了解	了解	了解
X射线机的物理特性	熟悉	了解	熟悉	熟悉	了解	了解	熟悉	—
辐射探测原理	熟悉	掌握	了解	了解	熟悉	—	了解	—
辩护的原理和过程	掌握	掌握	掌握	掌握	掌握	掌握	掌握	熟悉
放射生物学基础,辐射生物学效应	掌握	掌握	熟悉	熟悉	熟悉	了解	了解	了解

续表

培训内容	种类							
	辐射防护中的医学物理师	技师(放射线,核医学)	维护工程师和应用程序专家	直接参与X射线程序的医疗教授	协助X射线或核医学程序的护士	牙科保健人员(保健员,牙科护士和牙科保健助理)	放射性核素实验室工作人员	管理人员
癌症和遗传性疾病的风险	掌握	掌握	熟悉	熟悉	熟悉	了解	熟悉	熟悉
确定性效应的风险	掌握	掌握	掌握	熟悉	了解	了解	熟悉	了解
辐射防护的总体原则,包括优化	掌握	掌握	掌握	熟悉	熟悉	熟悉	熟悉	了解
操作的辐射防护	掌握	掌握	掌握	熟悉	掌握	熟悉	熟悉	了解
特定病人的辐射防护方面	掌握	掌握	掌握	掌握	掌握	熟悉	掌握	了解
特定员工的辐射防护方面	掌握	掌握	掌握	掌握	掌握	熟悉	掌握	了解
诊断程序中典型的剂量	掌握	掌握	熟悉	熟悉	熟悉	熟悉	熟悉	熟悉
胎儿时期接触照射的风险	掌握	掌握	了解	熟悉	熟悉	了解	了解	了解
质量控制和质量保证	熟悉	掌握	熟悉	了解	了解	—	了解	—
国家规定和国家标准	熟悉	熟悉	熟悉	熟悉	熟悉	了解	熟悉	了解

　　根据从事放射工作的类型,风险水平,程序的频率和病人或工作人员发生过量曝光的概率的不同,培训内容侧重点也应该有所不同。例如,介入程序经常多次照射病人的皮肤,CT检查对病人的辐射剂量是相对较高的,所以对放射防护的需要也相应地更大。由于介入程序包括高剂量辐射,并且需要考虑特殊的辐射风险——是否皮肤的确定性效应是可以避免的。在第85号出版物(ICRP,2000)中,ICRP提出了另一个介入放射科医生和心脏病医生的放射防护培训的水平。

　　(二) 培训要求

　　在放射工作人员上岗前都应该进行相应的放射工作人员培训,且在岗期间也应该定期进行培训或进修,培训时间间隔不超过36个月,并且,当有重要的放射学技术或辐射风险改变时,放射防护培训应该更新,最后,放射工作人员培训后还应该进行考核。

　　提供放射防护培训的培训机构条件:

　　最低要求:一个培训机构认证的最低要求应该考虑涉及的所有方面。这些应该包括足够的行政支持;保证存档文件,文凭等的最少年限;足够的说教支持(教室,视听支持等);教师资格和在医院医疗物理学,实际练习的仪器仪表和临床设施的实用性方面的教学经验。实践培训应在医疗设施室中被提供,而不是实验室——或计算机模拟练习。

教师的经验:在放射防护方面,一定要有能够胜任的讲师,这也是培训机构认证最好的证明,同时,这些讲师对医学设备和临床实践工作也必须有一定的经验。通常,医学物理师接受这方面的培训,但其他没有物理师的工作人员(如放射科医生,放射线技师和其他临床医生)也需要得到这些方面的指导。培训教师还应该满足当地相关部门的要求,并且在放射工作人员的培训中,有足够的放射防护方面知识(例如,心血管医生放射防护培训,培训人员应该证明心脏实验室中在放射防护方面先前的实践经验,这个经验可以是通过医学工作者对辐射剂量的观察得到的)。同时,对放射工作人员开办讲座并且在课程期间进行讨论,对受培训人员的知识和技能的增长也是很有帮助的。

培训人员的反馈:待培训完成后,还应该对培训机构进行评估,后续的工作应该对培训人员培训后的对培训课程和培训活动的意见进行调查分析,这个调查应该包含多方面的:包括教育的内容,方法、培训材料,实践工作,培训的时间以及在特定的主题下对讲师的适应性。

二、我国放射工作人员培训

我国《放射工作人员职业健康管理办法》(卫生部 55 号令)明确指出:放射工作人员上岗前应当接受放射防护和有关法律知识培训,考核合格方可参加相应的工作。培训时间不少于 4 天。放射工作单位应当定期组织本单位的放射工作人员接受放射防护和有关法律知识培训。放射工作人员两次培训的时间间隔不超过 2 年,每次培训时间不少于 2 天。放射工作单位应当建立并按照规定的期限妥善保存培训档案。培训档案应当包括每次培训的课程名称、培训时间、考试或考核成绩等资料。放射防护及有关法律知识培训应当由符合省级卫生行政部门规定条件的单位承担,培训单位可会同放射工作单位共同制定培训计划,并按照培训计划和有关规范、标准实施和考核。

为了细化培训工作,根据卫生部 55 号令精神出台的 GBZ/T 149—2015《医学放射工作人员放射防护培训规范》,对放射工作人员培训要求进行详细地阐述。

(一) 培训对象

从事电离辐射医学应用的放射工作人员,包括从事医用 X 射线诊断、介入放射学、核医学和放射治疗等工作的人员。从事与电离辐射医学应用工作的医疗、科研、教学单位中的相关专业人员、见(实)习人员及有关管理人员等。

(二) 培训内容

防护培训内容和深度应根据培训对象、工作性质和条件确定。教育培训的主要内容包括但不限于:

1. 放射防护培训的内容和深度以及培训的频度和时间,应与放射防护培训对象的职责和责任相称,与其工作性质和条件相适应。可参照 GBZ/T 149 附录 A 和附录 B 分别给出的培训内容提纲和培训课程举例加以选择。

2. 在医学放射工作人员的放射防护培训中应强调受检者与患者的防护,医疗照射的正当性判断和最优化分析应列为放射防护培训的重要内容。

3. 接触医用非密封放射性物质的工作人员的放射防护培训内容应包括内照射防护和放射性废物处理知识；

4. X 射线诊断、介入放射学、核医学和放射治疗的质量保证，应列为相应医学放射工作人员的放射防护培训内容；

5. 放射防护培训内容应适时更新。

（三）培训要求

根据《放射工作人员健康管理规定》，放射工作人员上岗前、调换工作岗位前应接受放射防护培训，考核合格方可参加相应的工作。上岗后每 1~2 年接受一次再培训和再考核。上岗前的培训时间不少于 4 天，再培训时间不少于 2 天。放射防护培训应当由有资格的单位承担。用人单位会同有资格单位共同负责培训计划的制定，并按照国家有关规定和标准的要求实施培训和考核。

关于培训的具体要求，按照 GBZ/T 149—2015《医学放射工作人员放射防护培训规范》执行，在相关事件的具体防护标准中有更加明确和更有针对性的要求，如 GBZ 139—2019《稀土生产场所放射防护要求》。

有些地方，不仅对放射工作人员进行培训，还特别注意到了强化对企业法人代表和分管领导的培训，加强对这些负责人法律法规的培训，取得了较好的效果。

经过上岗培训后，应落实职业病防治法第 33 条的要求，将应当将工作过程中可能产生的职业病危害及其后果、职业病防护措施和待遇等如实告知劳动者如实告知工作人员，包括劳务派遣人员、临时工等。比如在 GBZ/T 256—2024《非铀矿山工作场所放射防护标准》提供了格式化的告知。

第四节 个人剂量

一、个人监测

个人监测（individual monitoring, personal monitoring）是相对于工作场所监测（workplace monitoring）而言的一种监测（monitoring），指通过个人佩戴设备进行的监测，或对个人体内及排泄物中的放射性物质量的测量。从工作环节看，个人监测就是对个人接受的辐射照射进行测量，以及对测量结果的解释和评价，目的在于记录和并控制工作人员接受的外照射和内照射剂量。个人监测常见的分类包括：①外照射监测，个人佩戴设备主要包括常见的热释光个人剂量计、光释光个人剂量计、电子个人剂量计等；②内照射监测，如利用全身计数器、组织器官计数器开展的体外直接测量，对尿液、粪便等排泄物的生物样品测量，也包括在呼吸带空气采样监测。体表污染监测也是个人监测的一种方法。工作场所监测（workplace monitoring），包括空气样品和表面擦拭样品也可以作为个人监测的补充。

二、个人剂量评价

个人监测的意义十分重要，首先它是辐射防护三项基本原则（实践的正当化、防护的最优化和个人剂量限值）的重要体现，是放射工作人员职业健康管理的重要内容，是保障放射工作人员职业健康的重要技术手段，是诊断职业性放射性疾病的重要依据。IAEA 在其

Safety Standards Series No. RS-G-1.3《Assessment of Occupational Exposure Due to External Sources of Radiation》中，可操作性很强地总结了个人监测的 9 方面的作用，见表 13-6。

表 13-6　IAEA 总结的个人监测的主要作用和意义

确认良好的工作实践和工程标准；

提供有关工作场所情况的信息，并提供方法以证实放射工作场所情况是否得到了令人满意的控制，以及操作的变化是否改善或恶化了放射工作的情况；

评估工人的实际暴露情况以表明符合监管的要求；

通过分析积累收集到的个人、群体的数据来评估和改进操作程序；

提供可用于使工人了解他们是如何、何时、何地受到照射的信息，以及促使他们减少受照的信息；

事故照射情况下，提供评估剂量的资料；

用于代价利益分析；

法律和诉讼用途，作为对医学记录的重要补充；

用于受照射人群的流行病学研究。

在 20 世纪 40 年代初核工业起步阶段，开展放射工作健康管理的主要措施就是医学监督。随着科学技术的进步，各种便于携带的个人剂量监测设备和装置不断涌现，为从根本上保障放射工作人员健康提供了技术条件。西方工业化国家从 40 年代末 50 年代初就开始普遍实行放射工作人员个人剂量监测。我国放射工作人员个人剂量监测始于 1959 年中国原子能科学院。此后个人剂量监测主要限于核工业系统。20 世纪 80 年代初期，北京市放射卫生防护所使用 TLD 对北京的部分放射工作人员进行了个人剂量监测，此后辽宁也开展了个人剂量监测，全国性的非核工业系统的个人剂量监测才逐步开展起来。1985 年 10 月 20 日卫生部印发《关于发布《放射工作人员个人剂量监测规定》的通知》，我国开始在非核工业领域普遍施行放射工作人员个人剂量监测制度。

鉴于个人监测的重要意义，我国的法规中对放射工作人员个人监测做了明确的要求。《中华人民共和国职业病防治法》第二十五条规定，保证接触放射线的工作人员佩戴个人剂量计。《放射工作人员职业健康管理办法》有一章专门给出了个人剂量监测的管理要求，放射工作单位应当按照本办法和国家有关标准、规范的要求，安排本单位的放射工作人员接受个人剂量监测；外照射个人监测的周期一般为 1 个月，最长不超过 3 个月。监测服务机构应取得相应的资质，并按照要求向国家中央数据库报送个人监测数据。

关于应该接受个人监测的工作人员范围，法规标准的规定是有层次和递进关系的。《中华人民共和国职业病防治法》的精神是全部放射工作人员应接受个人监测。卫生部第 55 号令第十一条规定，放射工作单位应当按照本办法和国家有关标准、规范的要求，安排本单位的放射工作人员接受个人剂量监测。技术标准的规定更为细致，GB 18871—2002 的 6.6.2. 是按照辐射工作场所分区（控制区和监督区）以及预期的年剂量来要求的。它规定，任何在控制区工作的工作人员，或有时进入控制区工作并可能受到显著职业照射的工作人员，均应进行个人监测。对在监督区或只偶尔进入控制区工作的工作人员，如果预计其职业照射剂量在大于 1mSv/a，则应尽可能进行个人监测。如果可能，对所有受到职业照射的人员均应进行个人监测。但对于受照剂量始终不可能大于 1mSv/a 的工作人员,一般可不进行个人监测。但从实践来看,放射工作人员都应接受个人监测,首先其执行成本不高,可以提供年剂量始终小于 1mSv 的证据,有利于澄清用人单位的法律责任。

放射工作人员应该普遍接受个人外照射监测,它方便,价格低廉,适用面广。

涉及非密封源放射性物质操作的工作人员应接受内污染监测,这些工作岗位包括:操作大量气态和挥发性物质,如在大规模生产过程中产生的氚及化合物;核工业的一些环节(如钚和其他超铀元素的处理;钍矿的开采、选冶和处理,以及钍及其化合物的应用;高品位铀矿石的采矿、选冶和处理;天然铀和低浓缩铀的处理及反应堆燃料的生产);放射性同位素生产和集中分装;在氡浓度超过行动水平的铀矿、非铀矿山和其他工作场所工作;使用 ^{131}I 进行甲状腺疾病治疗;以及可引起裂变和活化产物照射的反应堆维修。更具体的规定参见 GBZ 129—2016《职业性内照射个人监测规范》。

根据《中华人民共和国职业病防治法》和 55 号令,提供个人监测的机构服务机构必须取得相关的行政资质,并定期参加国内、国际组织的实验室比对,按照要求及时上报个人监测数据。

个人剂量监测技术服务机构为放射工作单位提供个人监测技术服务时,应根据工作场所辐射源项、辐射水平的高低与变化和潜在照射的可能性与大小,选用适当的剂量计,确定个人监测的类型、周期和不确定度要求。比如,涉及 β⁻、光子辐射,不能仅仅监测 $Hp(10)$,还要考虑开展 $Hp(0.07)$ 和 $Hp(3)$ 监测。涉及非密封放射性物质,要开展内照射监测。

还必须注意,为了预防发生核辐射超剂量照射导致的事故和工作人员及在放射工作场所的其他人员伤害,进入辐照装置、工业探伤、放射治疗等强辐射工作场所时,除佩戴常规个人剂量计外,还应当携带报警式剂量计。这方面是有很多放射事故和人员伤亡事故作为教训的。

第五节 档案管理

一、职业健康监护档案的管理

放射工作单位应当为放射工作人员建立并终生保存职业健康监护档案。放射工作人员职业健康监护档案应有专人负责管理,妥善保存。应采取有效措施维护放射工作人员的职业健康隐私权和保密权。放射工作人员职业健康监护档案应包括以下内容:①职业史(放射和非放射)、既往病史、个人史、职业照射接触史、应急照射和事故照射史;②历次职业健康检查结果及评价处理意见;③职业性放射性疾病诊治资料(病历、诊断证明书和鉴定结果等)、医学随访资料;④需要存入职业健康监护档案的其他有关资料,如工伤鉴定意见或结论;怀孕声明等。

放射工作单位应为放射工作人员建立并终生保存职业健康监护档案。放射工作人员职业健康监护档案应有专人负责管理,妥善保存;应采取有效措施维护放射工作人员的职业健康隐私权和保密权。放射工作人员有权查阅、复印本人的职业健康监护档案。放射工作单位应如实、无偿提供,并在所提供复印件上盖章。

二、个人剂量档案的管理

1. 建立并终生保存个人剂量监测档案,个人剂量监测档案应当包括:①常规监测的方法和结果等相关资料;②应急或者事故中受到照射的剂量和调查报告等相关资料;

2. 允许放射工作人员查阅、复印本人的个人剂量监测档案;

3. 辐射工作单位应当将个人剂量监测结果及时记录存档;

4. 凡接受个人剂量监测的放射工作人员工作期间必须佩戴符合要求的个人剂量计;

5. 辐射工作单位的个人剂量监测由其放射防护部门负责,放射防护部门必须定期向上级有关部门报告监测结果,发现异常情况应随时报告。并且放射防护部门负责发放和定期(或工作完毕后)回收个人剂量计,并及时送个人剂量监测服务单位进行测读,按规定记录和保存监测结果并将监测结果通知本人,同时,对临时工作人员和访问人员也应该进行个人剂量监测。

第六节　过量照射和放射病的诊断管理

放射工作人员的职业病主要包括两类,一类是接受的剂量超过一定阈值后发生的确定性效应,另一类是辐射导致的随机效应。本节首先讨论放射工作人员接受过量照射后的医学处理原则与职业性放射性疾病的诊断,然后讨论放射性工作人员罹患肿瘤的赔偿与病因概率判定问题。

一、过量照射

过量照射(over exposure)就是个人所受剂量超过年剂量限值的外照射或摄入放射性核素大于年摄入量限值的内照射。但这一定义并不能令人满意,因为它带有一种在所有情况下具有严重伤害的暗示。GBZ 215—2009《过量照射人员医学检查与处理原则》定义,过量照射是指在应急或事故情况下,所受剂量超过年有效剂量限值并小于1Gy的照射,还可以以全身均匀照射100mSv为界划分轻度过量照射与明显过量照射。

核辐射技术在我国医疗和国民经济各个行业应用十分普遍,因为事故、应急救援等种种原因,仍然存在较高剂量照射的问题。根据1991—1999年核工业系统以外的放射工作人员个人剂量监测资料,这九年期间受到过量照射(>50mSv)的放射工作人员数为546人,占全部监测对象的0.13%。后5年与前4年相比,年均受过量照射的人数由51人降低到47人,比例降低到0.06%。2003—2014年,个人剂量监测中超过调查水平(一般为5mSv/监测周期数,一般为4个周期,也就是周期剂量超过1.25mSv)的比例在0.2%~1.6%,随着监管的加强,个人佩戴越来越规范,近年来明显的降低趋势,2020年为0.248%,年剂量大于20mSv的人数占比为0.04%。还必须认识到,在核辐射卫生应急时,应急人员是可能受到较大剂量照射的,但仍有指导值限制。根据国际BSS—2014和GB 18871—2002,应急人员也不应受到50mSv的照射,但为了抢救生命或防止演变为重大灾难,可以接受更大剂量的照射,但也不应超过500mSv,为了避免大的集体剂量,应急人员的剂量不能超过100mSv。

国际原子能机构(IAEA)、国际劳工组织(ILO)与世界卫生组织(WHO)共同编写的Safety reports series No.5:Health surveillance of persons occupationally exposed to ionizing radiation:Guidance for occupational physicians 第 6.4 款的建议,对过量照射人员的处理原则如下:

剂量接近或刚超过剂量限值:一般不需要特殊的临床观察或治疗,职业医师要与过量照射人员交流(不管受照人员有无要求),告诉他们这样的照射不可能产生有害的健康效应。

剂量远大于剂量限值但低于确定效应的阈值:此时职业医师要与受照人员讨论,确定是否需要进行生物学剂量(淋巴细胞计数与染色体畸变)分析以证实估计的照射剂量。需要采集血液样本,进行检查与剂量估计。一般不需要采取更进一步的措施。

剂量在确定性效应阈值附近或大于剂量阈值:此时可能需要采取治疗措施。首先对受照者进行临床检查,记录所发现的任何异常或症状。为了观察临床病程,需要进行血液学检查。如果照射十分严重,可能导致急性放射病,最根本的要迅速把受照者转运到专门的治疗单位。职业医师要协助调查并尽早采取对症治疗措施。如果发生危及生命的骨折和烧伤,在转运前要予以治疗。此类病人的长期临床治疗与管理,需要专门治疗单位的专家进行。

二、职业性放射病的诊断管理

人体受到大于特别是远远高于剂量限值的照射时,特别是受照剂量大于组织反应的阈值剂量(例如 1Gy)就有可能发生各种组织反应,甚至导致各种疾病。

我国实行法定职业病名单制度,这是一个以保障为主、兼顾预防和统计报告的名单,主要是为了伤残等级鉴定和经济赔偿。1957 年 2 月,卫生部公布了《职业病范围和职业病患者处理办法的规定》,确定包括放射性疾病(无具体疾病)在内的 14 种疾病为法定职业病。1987 年 11 月,卫生部、劳动人事部、财政部、中华全国总工会修订颁发了《职业病范围和职业病患者处理办法的规定》,包括 9 类 99 种职业病,其中职业性放射性疾病 4 种和放射性白内障共 5 种,但不包括放射性肿瘤。《中华人民共和国职业病防治法》实施后,2002 年 4 月卫生部和劳动保障部联合印发《职业病名单》,包括在职业性放射性疾病在内共 10 大类 115 种。

职业性放射性疾病共 13 种疾病。2013 年 12 月 23 日,国家卫生计生委、人力资源和社会保障部、安全监管总局和全国总工会国卫联合印发《职业病分类和目录》将职业病扩大到 10 类 132 种,包括第七类职业性放射性疾病 11 种、第三类职业性眼病中的放射性白内障,以及分在第五类职业性化学性中毒中的铀及其化合物中毒共 13 种疾病。

(一)职业放射性疾病诊断的基本原则

总体来说,诊断职业性放射病要根据临床表现和医学检查结果,依据国家发布的放射病诊断标准,结合职业照射接触史、工作场所监测与评价、个人剂量监测等健康监护档案、放射事故档案(如适用)等资料,由特定的医疗机构组织医生在综合分析基础上做出的不同于临床诊断的归因诊断。不同阶段发布的规定中具体程序有所变化。早期,诊断主要由本单位医疗部门或指定医疗机构负责治疗的医师负责。1984 年卫生部颁布《职业病诊断管理办法》,规定职业病诊断必须实行以当地为主和以职业病防治机构或职业病诊断组的集体诊断为准的原则。设立国家、省、市级职业病诊断组,对职业病诊断进行技术指导和监督检查,并受理疑难病例的诊断。2002 年 5 月实施职业病防治法以来,职业病诊断机构依法独立行使诊断权,并对其做出的诊断结论承担责任。

现行的诊断程序是由《中华人民共和国职业病防治法》(2018 年 12 月修正)和卫健委令第 6 号《职业病诊断与鉴定管理办法》(2021)规定的。第一,诊断机构应为医疗机构,并经过备案,诊断应在备案的诊断项目范围内开展职业病诊断。第二,诊断医师按规定参加职业病诊断医师相应专业的培训,并考核合格。对参与诊断的医师数量没有明确要求,但要求诊断医师在诊断证明上签名,机构加盖公章。第三,劳动者可以在三地(用人单位所在地、本人户籍所在地或者经常居住地)申请诊断。诊断需要的材料包括:职业史和职业病危害接触史、职业健康检查结果、工作场所职业病危害因素检测结果,职业性放射性疾病诊断还需要个人剂量监测档案等资料。材料齐全的情况下,应当在收齐材料之日起三十日内作出诊断结论。第四,对诊断有异议的,可以在30日内申请鉴定。鉴定分为两级,首先是设区的市级鉴定,省级鉴定为最终鉴定。鉴定委员会人数为五人以上单数。对最终鉴定不服的还可以走法律途径。

职业性放射性疾病诊断基本的要素有三个:必须是法定的放射工作人员(也就是55号令列出的放射工作单位在职业活动中接受电离辐射照射的工作人员);临床检查确认有相关的疾病;必须有个人剂量,或是个人剂量监测材料,或者在缺乏个人监测材料时,主要依据职业史、双方认可的工作负荷和防护情况等照射史重建的个人受照剂量。

职业性放射性疾病诊断显著不同于其他的职业病诊断之处在于,不但要有职业史和照射史,还有有个人剂量,且满足有关标准规定的各个疾病的剂量要求(表13-7)。

表 13-7 职业性放射性疾病名单、诊断标准及剂量要求

编号	职业性放射性疾病	GBZ 代号	剂量要求
1	外照射急性放射病	104—2014	骨髓型 >1Gy,肠型 >10Gy,脑型 >50Gy
2	外照射亚急性放射病	99—2002	数月内累积剂量 >1Gy
3	外照射慢性放射病	105—2017	全身累积剂量 >1.5Gy
4	内照射放射病	96—2011	数日内摄入的核素导致数月内的待积剂量 >1Sv
5	放射性皮肤疾病	106—2020	急性,局部剂量:I度≥3Gy,II度≥5Gy,III度≥10Gy,IV度≥20Gy 慢性,局部累积剂量 >15Gy
6	放射性肿瘤(含矿工高氡暴露所致肺癌)	97—2017	计算得到的 PC 的 95% 置信区间的上限≥50% 局部照射。
7	放射性骨损伤	100—2010	急性照射 20Gy,慢性照射 50Gy
8	放射性甲状腺疾病	101—2020	慢性甲状腺炎,≥0.3Gy 放射性甲状腺功能减退,≥10Gy 外照射或 25(20)Gy 内照射
9	放射性性腺疾病	107—2015	急性照射暂时不孕睾丸≥0.15Gy、卵巢≥0.65Gy;永久不孕睾丸 3.5~6.0Gy、卵巢 2.5~6.0Gy 慢性照射暂时不孕睾丸≥0.2Gy;永久不孕睾丸≥0.4Gy、卵巢≥0.2Gy
10	放射复合伤	102—2007	与 104 相同 + 冲击伤分类

续表

编号	职业性放射性疾病	GBZ 代号	剂量要求
11	根据《职业性放射性疾病诊断标准(总则)》可以诊断的其他放射性损伤	112—2017	—
12	铀及其化合物中毒	108—2002	轻度,肾内最大铀含量大于 3mg 重度,肾内最大铀含量大于 10mg
13	放射性白内障	95—2014	急性、慢性照射,眼晶状体剂量≥1Gy

(二)职业放射性疾病的处理原则

职业性放射性疾病处理原则要求:根据病情需要及各期不同特点,早期有针对性地对症治疗,尽早使用辐射损伤防治药物,采取中西医综合救治措施;极其努力控制病情进展,积极预防和治疗极其并发症,纠正代谢紊乱,维持体内环境相对稳定;康复期以营养支持治疗为主,逐渐增加体能训练,必要时辅以心理帮助。

(孙全富,陈　娜)

思 考 题

1. 什么叫职业健康监护? 主要分为哪几类?
2. 放射工作人员的健康要求有哪些?
3. 什么叫过量照射? 接受不同剂量水平的过量照射后该如何进行医学处理?
4. 什么叫职业性放射性疾病? 申请职业性放射性疾病诊断时需要递交哪些材料?
5. 放射工作人员的职业健康监护档案包括哪些内容?

第十四章

放射卫生监督

学习目的
与 要 求

通过对本章的学习,使读者了解我国放射卫生监督体系的基本构成和历史沿革;熟悉放射卫生监督工作一般内容、基本方法、工作要求和基础性法律依据;了解医疗机构放射诊疗管理制度、体系和法规标准。熟悉医疗机构放射卫生监督的职责、内容、方法和特点;掌握医疗机构放射卫生监督要点;熟悉放射工作人员健康监护管理、放射诊疗设备质量控制管理;掌握受检者(患者)放射防护的管理内容和方法。了解工业放射及工业放射卫生监督的概念,熟悉工业放射卫生监督依据、特点、内容与方法,掌握工业放射卫生监督主要内容。了解放射卫生技术服务机构的功能、定位及与职业卫生技术服务机构的异同;熟悉放射卫生技术服务机构监督管理的依据、内容、方法和特点。掌握放射工作人员健康监护法律依据、主要内容、管理方式和管理要求。

世界各国对放射卫生防护的行政管理没有统一的模式,一般会根据本国实际情况或采取由政府部门主导的行政管理模式或采取由行业组织主导的行业自律管理模式。国际组织如国际辐射防护委员会(ICRP)、国际原子能机构(IAEA)等学术或政府间技术合作机构会根据核物理与辐射生物学等最新研究成果及核辐射技术具体应用的实践,出台一些技术应用及放射卫生防护管理方面的标准和工作建议供各国在本国标准制定和工作实践中借鉴。放射卫生管理是伴随着核辐射技术应用发展成长起来的,与核辐射技术应用的普及密不可分。在我国,核辐射技术应用管理和放射卫生管理分别由政府的不同行政部门承担。国家生态环境部承担核和辐射技术应用准入与核安全的监督管理,实施严格的行政许可准入及运行安全监督检查制度。放射卫生监督管理责任则由卫生健康行政部门承担。

第一节　我国放射卫生监督管理体系

卫生监督全称社会公共卫生监督,是指国家卫生行政机关及其公务人员、法律法规授权的组织及人员依照国家卫生法律法规的规定,对社会各部门、单位或个人执行国家卫生法律法规的状况进行监察督导,对违反卫生法规、危害人民身体健康的行为追究法律责任的一种行政执法管理活动。传统上,公共卫生监督包含五大卫生领域,放射卫生监督是公共卫生监督工作的组成部分。

一、我国放射卫生历史沿革

我国的放射卫生防护工作起始于 20 世纪 50 年代中期。1956 年国家将同位素应用研究列入十年科技发展规划。为了保护放射工作从业人员的健康,1960 年国务院批准发布了《放射性工作卫生防护暂行规定》,这是我国第一部放射卫生防护法规。《放射性工作卫生防护暂行规定》发布后,国务院所属部委参考国际上通行做法制订出台了放射卫生防护管理、医疗照射管理、食品卫生管理及核工业卫生管理等若干单项法规。1987 年国务院颁布《关于加强放射性同位素和射线装置放射防护管理工作的通知》后,进一步了加快放射卫生法规的研制进度,基本做到一种类型放射工作制定一项具体规定,并配套相应的实施标准。1989 年国务院颁布《放射性同位素与射线装置放射防护条例》,规定国务院卫生、环境保护和公安部门按照各自的职能和该条例的有关规定,对放射性同位素与射线装置生产、使用、销售中的放射防护(简称放射工作)实施监督管理。标志着我国放射卫生防护管理工作步入了法制化、规范化的轨道,放射卫生防护工作得到了进一步加强。1989—1999 年间,国务院卫生行政部门根据《放射性同位素与射线装置放射防护条例》陆续制订和修订了多项部门规章和工作规范,初步形成较为完备的放射卫生防护法规体系。

随着改革开放的深入推进和我国社会主义市场经济体系的建立,计划经济时代制定的规章中部分内容已不适应市场经济环境下对市场主体依法依规管理和行政机关依法行政的要求。根据《国务院关于全面推进依法行政的决定》等文件精神,使卫生立法与卫生监督体制改革相结合并满足我国加入 WTO 的需要,1999 年卫生行政部门开始对放射卫生防护管理规章和规范性文件进行清理和修订。2001 年颁布了《放射工作卫生防护管理办法》《放射事故管理规定》和《放射防护器材与含放射性产品卫生管理办法》等一系列新的放射卫生管理规章。

《中华人民共和国职业病防治法》于 2001 年颁布,是适应新形势、保护劳动者职业健康和相关权益的重要法律,也是进行职业卫生和放射卫生管理的基础性法律依据。为更好地贯彻落实《中华人民共和国职业病防治法》,国家卫生部于 2002 年和 2003 年相继组织制订了 10 余部配套法规和规章,为新形势下的放射卫生防护管理奠定了法律基础。

《中华人民共和国放射性污染防治法》是由第十届全国人民代表大会常务委员会第三次会议于 2003 年 6 月 28 日通过并颁布实施的。这是一部旨在防治放射性污染,保护环境,促进核能、核技术的开发与和平利用的法律,明确由国务院环境保护主管部门对全国放射性污染防治工作实施统一监督管理。国务院卫生行政部门和其他有关部门依据国务院规定的职责,对有关的放射性污染防治工作依法实施监督管理。

根据上述法律法规的授权,我国核与辐射技术应用和放射卫生防护管理职责实际上由环境保护、卫生健康和公安等众多政府部门共同承担。中央机构编制委员会办公室于2003年12月8日发布《关于放射源安全监管部门职责分工的通知》(中央编办发〔2003〕17号),明确界定卫生行政部门、环境保护部门、公安机关等部门对放射源的监督管理职责。在国务院机构改革和职能调整过程中,国家核工业部被撤销,组建了中国核工业总公司;国家核安全局并入国家环保总局。2005年,国务院对原《放射性同位素与射线装置放射防护条例》进行了修订,改为《放射性同位素与射线装置安全和防护条例》(国务院令第449号),规定国务院环境保护主管部门对全国放射性同位素与射线装置的安全和防护工作实施统一监督管理。放射防护主管行政部门由卫生行政部门变更为环境保护部门。《放射性同位素与射线装置安全和防护条例》同时还规定,医疗卫生机构使用放射性同位素和射线装置进行放射诊疗的,应取得卫生行政部门颁发的放射源诊疗技术和医用辐射机构许可。即,卫生行政部门承担医疗机构的放射卫生防护和辐射技术应用的监督管理责任。2006年,卫生部颁布《放射诊疗管理规定》(卫生部令第46号)及与之配套的《放射诊疗许可证发放管理程序》。

二、放射卫生监督法律依据及职责分工

根据现行法律、法规授权,国务院生态环境部、卫生健康委、公安机关等根据职责分工分别对放射性同位素和射线装置的生产、销售和使用等工作的辐射安全和放射卫生防护承担相应的监督管理责任。

2003年中央机构编制委员会办公室发布《关于放射源安全监管部门职责分工的通知》(中央编办发〔2003〕17号),界定卫生、环保、公安等部门对放射源的监督管理职责如下:

1. 环境保护部门(核安全主管部门)负责放射源的生产、进出口、销售、使用、运输、贮存和废弃处置安全的统一监管。制订和组织实施放射源安全的法律法规和技术标准;建立并实施放射源登记管理制度;根据涉源单位提供的环境影响评价报告书(表)、辐射安全评价报告书和职业病危害评价报告书等核发放射源安全许可证,并通报同级公安部门;负责放射源的生产、销售、使用、贮存和废弃处置领域从事辐射安全关键岗位工作的专业技术人员的资格管理;负责放射源的放射性污染事故的应急、调查处理和定性定级工作,并将有关情况通报国家核事故应急协调委员会;协助公安部门监控追缴丢失、被盗的放射源;组织开展放射源安全技术科学研究。

2. 卫生部门负责放射源的职业病危害评价管理工作;负责放射源诊疗技术和医用辐射机构的准入管理;参与放射源的放射性污染事故应急工作,负责放射源的放射性污染事故的医疗应急。公安、商务、海关、铁路、交通、民航和邮政等部门根据职责分工对放射源运输安全及出入境管理等安全管理承担相应责任。

2010年,中央编制委员会办公室发布《关于职业卫生监管部门职责分工的通知》(中央编办发〔2010〕104号文),调整了卫生行政部门、安全生产监督管理总局等行政机构在放射性职业病危害监督管理方面的职责划分。其中,卫生行政部门的职责是:①负责会同安全生产监管总局、人力资源和社会保障部等有关部门拟订职业病防治法律法规、职业病防治规划,组织制定发布国家职业卫生标准。②负责监督管理职业病诊断与鉴定工作。③组织开展重点职业病监测和专项调查,开展职业健康风险评估,研究提出职业病防治对策。④负责化学

品毒性鉴定、个人剂量监测、放射防护器材和含放射性产品检测等技术服务机构资质认定和监督管理;审批承担职业健康检查、职业病诊断的医疗卫生机构并进行监督管理,规范职业病的检查和救治;会同相关部门加强职业病防治机构建设。⑤负责医疗机构放射性危害控制的监督管理。⑥负责职业病报告的管理和发布,组织开展职业病防治科学研究。⑦组织开展职业病防治法律法规和防治知识的宣传教育,开展职业人群健康促进工作。安全生产监管总局:①起草职业卫生监管有关法规,制定用人单位职业卫生监管相关规章。组织拟订国家职业卫生标准中的用人单位职业危害因素工程控制、职业防护设施、个体职业防护等相关标准。②负责用人单位职业卫生监督检查工作,依法监督用人单位贯彻执行国家有关职业病防治法律法规和标准情况。组织查处职业危害事故和违法违规行为。③负责新建、改建、扩建工程项目和技术改造、技术引进项目的职业卫生"三同时"审查及监督检查。负责监督管理用人单位职业危害项目申报工作。④负责依法管理职业卫生安全许可证的颁发工作。负责职业卫生检测、评价技术服务机构的资质认定和监督管理工作。组织指导并监督检查有关职业卫生培训工作。⑤负责监督检查和督促用人单位依法建立职业危害因素检测、评价、劳动者职业健康监护、相关职业卫生检查等管理制度;监督检查和督促用人单位提供劳动者健康损害与职业史、职业危害接触关系等相关证明材料。⑥负责汇总、分析职业危害因素检测、评价、劳动者职业健康监护等信息,向相关部门和机构提供职业卫生监督检查情况。

核与辐射技术应用一般分为两大类,即医疗方面的应用与非医疗方面(工业电离辐射)的应用。因医疗方面的辐射技术应用涉及医学临床诊疗风险与受检者(患者)生命安全问题,世界各国管理上普遍较为重视,采用较为审慎的监管方法。在我国,根据《放射性同位素与射线装置安全和防护条例》(国务院令〔2005〕第449号)第八条的规定,医疗机构放射诊疗活动的辐射安全和放射卫生防护管理分别由国家生态环境部和卫生健康行政部门根据职责划分实施准入许可和日常监督管理。即,医疗机构开展放射诊疗活动,首先需要按照生态环境主管部门的要求设置放射防护管理人员、机构,对放射工作人员进行专业知识培训,取得生态环境部门颁发的"辐射安全许可证"并接受生态环境部门的监督管理。根据卫生健康行政部门的管理要求,进行放射诊疗建设项目放射性职业病危害预评价、控制效果评价和放射防护设施的竣工验收,设立放射防护管理组织、制定放射卫生防护规章制度,对放射诊疗设备进行防护和性能检测、对工作场所进行防护检测,对从事放射诊疗的工作人员进行法律和防护知识培训、实施健康监护,并取得卫生健康行政部门核发的"放射诊疗许可证",接受卫生健康行政部门或其委托的监督机构的监督管理。

对于非医疗的核与辐射技术应用中的放射卫生防护问题,一般是把电离辐射作为众多职业病危害因素中的一种——放射性职业病的致病因素,按《中华人民共和国职业病防治法》对职业病危害因素的控制办法进行管理控制的。在2011—2018年,由国家安全生产监督管理部门根据《中华人民共和国职业病防治法》的规定进行管理。2018年,《中华人民共和国职业病防治法》修订后,安全生产监督管理部门的职业卫生监督管理职能交由国务院卫生健康行政部门、劳动保障行政部门依照该法和国务院确定的职责分工承担。国务院其他有关部门在各自的职责范围内负责职业病防治的有关监督管理工作。国家卫生健康行政部门为承担《中华人民共和国职业病防治法》规定的职业病危害监督管理责任的主要行政部门。相应的,放射性职业病危害因素控制的监督管理责任也交由国家卫生健康行政部门承担。

三、放射卫生监督内容与方法

2018 年《中华人民共和国职业病防治法》修订后,非医疗电离辐射(工业电离辐射)应用的放射卫生防护监督管理职责重新由卫生健康行政部门承担。根据放射卫生监督管理对象及其特点的不同,一般将放射卫生监督管理内容分为三部分,即医疗机构放射卫生防护监督管理、工业放射卫生防护监督管理和放射卫生技术服务机构监督管理。监督管理的主要依据是《中华人民共和国职业病防治法》《放射性同位素与射线装置安全和防护条例》等法律法规及一系列配套部门规章、规范性文件和国家(行业)标准。根据国务院部门分工安排,生态环境部门(核安全主管部门)负责放射源的生产、进出口、销售、使用、运输、贮存和废弃处置安全的统一监管等工作。卫生健康行政部门负责放射源的职业病危害因素预防控制的监督管理和放射性职业病危害相关作业人员的健康监护医疗救治等工作的监督管理;负责放射源诊疗技术和医用辐射机构的准入及日常监督管理;参与放射源的放射性污染事故应急工作,负责放射源的放射性污染事故的医疗应急。

卫生健康行政部门针对医疗机构放射诊疗活动、工业电离辐射应用和放射卫生技术服务等管理的法律依据不同、行业特点不同、从业机构和人员职业要求差距较大的具体特点,行政管理上分别采取了不同的管理模式。对医疗机构放射诊疗活动,为保障患者诊疗安全和医务工作者的健康安全,采取的事先许可(放射诊疗许可)、事中常态化监督检查检测和校验变更时复审等严格监管的模式;对工业企业的电离辐射应用,则采取和职业卫生监督管理相同的模式,即采取"事中、事后"的监督管理模式。工业企业开展电离辐射应用事前无需获得卫生健康行政部门的许可(需根据使用辐射源的具体情况取得生态环境部门颁发的《辐射安全许可证》),但必须进行职业病危害放射防护预评价、放射性职业病危害控制效果评价、依法进行放射性职业病危害项目申报(备案),健全职业卫生管理规章制度,健全职业人员健康监护自主管理制度。企业运行过程中,放射卫生监督一般采取"双随机一公开"的监督检查和行政执法模式。放射卫生技术服务机构是指为医疗机构提供放射卫生技术服务的机构;为企业提供放射卫生技术服务的技术机构属于职业卫生技术服务机构中的一部分(开展检测评价的项目不同),这两类机构属于不同类型的技术服务机构,按不同的管理办法管理,采取事先资质认可并颁发资质证书的"事先"许可的管理模式,监管具体内容与方法见下文。

第二节   医疗机构放射卫生监督

根据 IAEA 和 UNSCEAR 的数据,医疗照射所致群体剂量已居人工辐射所致群体剂量的首位,部分国家医疗照射所致群体剂量已超过天然辐射的贡献。截至 2020 年末,我国开展放射诊疗的医疗机构约有 6.8 万家(国家辐射防护与核医学安全所数据),医疗机构中放射工作人员约 36 万人。在放射诊疗领域,放射卫生防护工作不仅应关注放射工作人员的辐射防护和健康安全,还需关注受检者、患者的辐射安全和诊疗质量。医疗机构放射卫生防护监督管理一直由卫生健康行政部门及其委托机构承担。随着卫生监督体系建设的逐步完善,医疗机构放射卫生监督工作日趋成熟和规范。

一、医疗机构放射卫生监督概述

(一) 医疗机构放射诊疗许可

医疗机构开展放射诊疗活动,是指使用放射性同位素、射线装置进行临床医学诊断、治疗和健康检查的活动。随着核技术与影像技术的进步,放射性同位素与射线装置在医疗服务中的应用越来越普及、越来越丰富。医疗机构开展放射诊疗活动,一是需要获得国家环境保护部门颁发的《辐射安全许可证》,二是需要获得国家卫生计生行政部门颁发的《放射诊疗许可证》。这里的"放射诊疗的许可",指国家卫生行政部门根据《放射性同位素与射线装置安全和防护条例》(国务院令〔2005〕第449号)的授权颁发的许可。

2005年,国家卫生部制订并颁布《放射诊疗管理规定》(卫生部令〔2005〕第46号)、《放射诊疗许可证发放管理程序》等规章和规范性文件,明确医疗机构获得放射诊疗许可所需要的机构条件、人员数量资质要求、设备配置及质量控制、质量保证管理等具体要求;同时明确界定卫生健康行政部门所承担的责任及公开透明的放射诊疗许可发放过程、程序和时限等。

卫生健康行政部门对医疗机构开展放射诊疗活动的许可是按属地管理的原则实施分级分类管理。即医疗机构开展不同类型的放射诊疗工作应由医疗机构所在地的不同级别的卫生行政部门实施管辖。《放射诊疗管理规定》第四条规定,放射诊疗工作按照诊疗风险和技术难易程度分为四类管理:放射治疗、核医学、介入放射学、X射线影像诊断。医疗机构开展放射诊疗工作,应当具备与其开展的放射诊疗工作相适应的条件,经所在地县级以上地方卫生行政部门的放射诊疗技术和医用辐射机构许可(简称放射诊疗许可)。第十一条规定,医疗机构设置放射诊疗项目,应当按照其开展的放射诊疗工作的类别,分别向相应的卫生行政部门提出建设项目卫生审查、竣工验收和设置放射诊疗项目申请:开展放射治疗、核医学工作的,向省级卫生行政部门申请办理;开展介入放射学工作的,向设区的市级卫生行政部门申请办理;开展X射线影像诊断工作的,向县级卫生行政部门申请办理。同时开展不同类别放射诊疗工作的,向具有高类别审批权的卫生行政部门申请办理。

医疗机构在向有管辖权的卫生行政部门申请办理《放射诊疗许可证》之前,还需按照《放射诊疗管理规定》第十二条、第十三条的要求进行放射诊疗建设项目卫生审查等一系列准备工作。第十二条新建、扩建、改建放射诊疗建设项目,医疗机构应当在建设项目施工前向相应的卫生行政部门提交职业病危害放射防护预评价报告,申请进行建设项目卫生审查。立体定向放射治疗、质子治疗、重离子治疗、带回旋加速器的正电子发射断层扫描诊断等放射诊疗建设项目,还应当提交卫生部指定的放射卫生技术机构出具的预评价报告技术审查意见。卫生行政部门应当自收到预评价报告之日起三十日内,做出审核决定。经审核符合国家相关卫生标准和要求的,方可施工。第十三条医疗机构在放射诊疗建设项目竣工验收前,应当进行职业病危害控制效果评价;并向相应的卫生行政部门提交下列资料,申请进行卫生验收:①建设项目竣工卫生验收申请;②建设项目卫生审查资料;③职业病危害控制效果放射防护评价报告;④放射诊疗建设项目验收报告。立体定向放射治疗、质子治疗、重离子治疗、带回旋加速器的正电子发射断层扫描诊断等放射诊疗建设项目,应当提交卫生部指定的放射卫生技术机构出具的职业病危害控制效果评价报告技术审查意见和设备性能检测报告。

医疗机构上述准备工作完成后,提交下列资料,向相应的卫生行政部门提出放射诊疗许可申请：①放射诊疗许可申请表；②《医疗机构执业许可证》或《设置医疗机构批准书》（复印件）；③放射诊疗专业技术人员的任职资格证书（复印件）；④放射诊疗设备清单；⑤放射诊疗建设项目竣工验收合格证明文件。

医疗机构取得《放射诊疗许可证》后，应到核发《医疗机构执业许可证》的卫生行政执业登记部门办理相应诊疗科目登记手续。执业登记部门应根据许可情况，将医学影像科核准到二级诊疗科目。如，某医院已具备经核准登记的医学影像科诊疗科目，现要使用CT机开展CT诊断工作，首先应向有审批权限的卫生健康行政部门申请办理《放射诊疗许可证》（部分省市设有专门的行政审批服务局，承接各行政部门委托或授权办理的审批许可业务）。经批准获得许可后，再向核发《医疗机构执业许可证》的卫生健康行政部门申请二级诊疗科目CT诊断专业执业登记。医学影像科为一级科目，而具体的放射诊疗工作，如X线诊断专业、CT诊断专业、介入放射学专业、核医学专业以及放射治疗专业等属于二级科目，应核准登记为医学影像科CT诊断专业，核准登记后方可开展相应工作。未取得《放射诊疗许可证》或未进行诊疗科目登记的，不得开展放射诊疗工作。

同时，医疗机构还应注意，《放射诊疗许可证》未设置独立的有效期，其有效期与本机构的《医疗机构执业许可证》同步。《放射诊疗管理规定》第十七条规定，《放射诊疗许可证》和《医疗机构执业许可证》同时校验，申请校验时应当提交本周期有关放射诊疗设备性能与辐射工作场所的检测报告、放射诊疗工作人员健康监护资料和工作开展情况报告。医疗机构变更放射诊疗项目的，应当向放射诊疗许可批准机关提出许可变更申请，并提交变更许可项目名称、放射防护评价报告等资料；同时向卫生行政执业登记部门提出诊疗科目变更申请，提交变更登记项目及变更理由等资料。

随着职业卫生监督管理职能回归卫生健康行政部门，个别地方卫生健康行政部门将职业卫生监督管理模式引入放射诊疗卫生监督管理工作中，例如要求医疗机构进行放射性职业病危害项目申报。从管理学的角度，职业病危害项目申报是备案管理的一种方式，属于"事中、事后"监管模式，而"许可"属于"事前"监管模式，相对来说是更为严格的一种监管模式。对相对人来说，这两种监管模式是不应该重复的，《工作场所职业卫生管理规定》第五十九条也明确规定，医疗机构放射卫生管理按照放射诊疗管理相关规定执行。

（二）医疗机构放射卫生监督

医疗机构放射卫生监督是卫生健康执法机构或卫生健康行政部门委托或授权的监督执法机构依据卫生法律法规和国家标准对医疗机构开展放射诊疗活动的合法性、规范性进行监督检查，对举报投诉案件和违法违规行为线索进行调查核实取证，制止和惩处违法违规行为。进而预防、控制放射性危害，降低放射工作人员及公众的受照剂量，保障受检者、患者的放射诊疗质量，降低辐射危害发生的概率，以保障放射工作人员、患者及公众的身体健康与生命安全，促进放射诊疗技术的合理应用及可持续发展。

放射卫生监督应由有资质（行政执法证）或法律授权的专业执法人员（以下称"放射卫生监督员"）承担。放射卫生监督员应了解电离辐射、放射防护和放射诊疗基础知识，熟练掌握放射卫生监督相关法律法规和技术标准，熟练使用放射卫生监督检测仪器设备，正确穿戴和使用个人防护用品。同时，放射卫生监督人员还应配备开展放射卫生监督工作所需的交通工具、执法取证设备、必要的个人防护装备和便携式放射防护检测仪表。

医疗机构放射诊疗卫生监督的主要方法有：

（1）事前监督：根据《放射诊疗许可证发放管理程序》的要求，地方卫生行政部门应当对医疗机构提出的放射诊疗许可申请进行资料审查，必要时，可以进行现场审核。现场审核工作应当由两名以上工作人员。审核人员的组成应当满足审核所需法律知识和专业技术能力的需要。一般而言，放射诊疗许可现场审核人员应由放射卫生监督员组成或参与。放射诊疗许可证的变更、校验参照许可程序执行。

（2）事中监督：按属地管理的原则，各级卫生监督机构应对辖区内的开展放射诊疗的医疗卫生机构进行日常监督管理。根据国务院"放管服"、"双随机一公开"的监管要求，卫生健康行政部门及其监督机构对医疗机构的放射卫生监督检查，主要采取"双随机一公开"的随机监督检查、年度监督检查和专项监督检查等三种模式。这三种监督检查也可合并进行。各级卫生健康行政部门为减少监督检查对被监督单位正常工作的干扰，提倡实施将各专业卫生监督检查合并进行的"综合执法检查"模式以最大限度降低监督检查对医疗机构正常工作的干扰。

（3）举报投诉和案件调查：这是一种特殊的监督检查方式，主要根据举报投诉情况和案件线索进行专门监督检查，对相关人员进行问询，对工作现场进行调查，收集固定相关证据。

现场监督检查一般采取查阅核实档案材料、现场查看、对相关人员调查问询等方式，对监督检查的整个过程可同步录音、录像。监督检查结束应形成文字材料，向被监督单位下达监督意见书。

二、放射诊疗卫生监督特点

放射诊疗卫生监督是对医疗机构全面落实国家放射诊疗相关法律法规、技术规范和国家标准的监督检查，既包括对放射防护设施、设备、放射工作场所等放射防护硬件合规性的监督检查，也包括对放射防护管理制度、组织和具体运行状况等放射防护管理状况的监督检查；包括对职业人群—放射工作人员健康监护制度措施落实情况的监督检查，也包括对受检者（患者）、陪侍人员甚至公众在放射诊疗过程中放射卫生防护制度措施落实情况的监督检查。

（一）医疗机构放射工作人员管理的监督

从事放射诊疗工作的医务工作者首先是医务工作者，承担医务工作者应承担的对受检者、患者的医疗诊断治疗责任。同时，他们还代表医疗机构承担对受检者（患者）提供放射卫生防护和放射安全保障的责任和义务。当然，这些医务工作者因工作的原因接触电离辐射，成为放射工作人员。医疗机构应为他们提供符合国家放射卫生防护标准要求的工作环境和合格足够的个人防护用品，提供规范的放射性职业病危害健康监护措施和保障。医疗机构应根据《放射诊疗管理规定》和《放射工作人员职业健康管理办法》（卫生部令〔2007〕55号）的具体要求，做好放射工作人员健康监护和受检者、患者的放射卫生防护工作。

为保障放射诊疗工作诊疗质量和防护安全，医疗机构应配备符合资质要求的医务人员。《放射诊疗管理规定》对医疗机构开展不同类别的放射诊疗工作，提出了具体人员资质要求。开展放射治疗工作的，应当具有：①中级以上专业技术职务任职资格的放射肿瘤医师；②病理学、医学影像学专业技术人员；③大学本科以上学历或中级以上专业技术职务任职资格的医学物理人员；④放射治疗技师和维修人员。开展核医学工作的，应当具有：①中级以上专业技术职务任职资格的核医学医师；②病理学、医学影像学专业技术人员；③大学本科以上学历或中级以上专业技术职务任职资格的技术人员或核医学技师。开展介入放射学工作的,应当具有:①大学本科以上学历或中级以上专业技术职务任职资格的放射影像医师;②放射影像技师;③相关内、外科的专业技术人员。开展 X 射线影像诊断工作的,应当具有专业的放射影像医师。

从事放射诊疗工作的人员应当按照有关规定佩戴个人剂量计。医疗机构应当按照有关规定和标准,对放射诊疗工作人员进行上岗前、在岗期间和离岗时的健康检查,定期进行专业及防护知识培训,建立个人剂量、职业健康管理和教育培训档案。

医疗机构放射卫生工作人员管理的监督首先应关注放射诊疗工作人员的配置是否符合《放射诊疗管理规定》的要求。其次应核查放射工作人员个人剂量计佩戴和个人剂量监测情况是否符合 GBZ 128—2019《职业性外照射个人监测规范》的规定;第三应核查放射工作人员健康监护资料,重点关注岗前、在岗期间和离岗时的职业健康检查资料及档案,是否符合GBZ 98—2020《放射工作人员健康要求及监护规范》的要求。另外,应检查是否存在放射工作人员应急照射或事故照射,体检结果不符合职业健康标准的放射工作人员如何安排,放射工作人员放射防护知识和有关法律法规的培训情况以及是否有发现(放射性)职业病病人或疑似病人的情况及相关的处理。

(二) 放射诊疗设备质量控制管理的监督

放射诊疗使用放射性同位素、射线装置进行临床医学诊断、治疗和健康检查。质量可靠、性能良好的放射诊疗设备是规范开展放射诊疗活动的基础。《放射诊疗管理规定》对此有明确要求,医疗机构应当采取有效措施,保证放射防护、安全与放射诊疗质量符合有关规定、标准和规范的要求。从诊疗技术许可的角度来说,医疗机构开展不同类别放射诊疗工作,应当具备相应的设备。如,开展放射治疗工作的,至少具备一台远距离放射治疗装置,并配有模拟定位设备和相应的治疗计划系统等设备;开展核医学工作的,具有核医学设备及其他相关设备;开展介入放射学工作的,应具有带影像增强器的医用诊断 X 射线数字减影装置等设备;开展 X 射线影像诊断工作的,配备医用诊断 X 射线机或 CT 机等设备。

医疗机构配备的放射诊疗设备和检测仪表必须保持良好的工作状态。性能指标必须符合国家相关标准的要求。新安装、维修或更换重要部件后的放射诊疗设备,应当经省级以上卫生行政部门资质认证的检测机构对其进行检测,合格后方可启用;医疗机构应定期进行稳定性检测、校正和维护保养,由省级以上卫生行政部门资质认证的检测机构每年至少进行一次状态检测。开展放射治疗的医疗机构应配备辐射剂量仪和辐射防护测量仪器,开展核医学工作的应配备活度计和表面污染仪等,这些用于放射防护和质量控制的检测仪表应按照国家有关规定定期检定或者校准,医用活度计的检定周期为 2 年,辐射防护测量仪和辐射剂量仪的检定周期为一年。为保证放射诊疗设备使用的安全可靠,国家卫生健康行政部门制定颁布了一系列设备状态、性能检测的技术方法和检测标准,医疗机构应保证自己使用的放射诊疗设备的技术指标和安全、防护性能,符合有关标准的要求。不合格或国家有关部门规定淘汰的放射诊疗设备不得购置、使用、转让和出租。

放射卫生监督人员应重点检查各类放射诊疗设备的检测报告,包括由有资质的放射卫生技术服务机构承担的放射诊疗设备状态检测报告、放射诊疗设备防护性能、放射诊疗工作场所辐射水平检测报告和医疗机构自行承担或委托其他机构承担的放射诊疗设备稳定性和质量控制检测报告或检测记录。对于开展放射治疗的医疗机构,一是应检查其自主质量控制检测仪器(如电离室剂量仪)的配备及按期检定(每年 1 次)情况;二是重视核查医疗机构的质量控制检测记录,关注其检测项目和具体指标的稳定性是否符合相应技术标准,如 WS 674—2020《医用电子直线加速器质量控制监测规范》等的要求。对于开展核医学诊疗的医疗机构则应关注其表面污染检测设备及质控设备如活度计的配备和使用情况。注意活度计的检定周期为 2 年。开展核医学诊疗的医疗机构相关设备如 PET、SPECT 等设备的稳定性检测,因多数医疗机构没有自行检测能力,一般委托供货商或放射卫生技术服务机构承担。

(三) 受检者(患者)放射卫生防护管理的监督

《放射性同位素与射线装置安全和防护条例》对开展放射诊疗的医疗机构设定制定质量保证方案、遵守质量保证监测规范、对患者和受检者进行辐射危害告知和落实辐射防护措施的义务。《放射诊疗管理规定》则对上述义务进行了细化和落实。规定医疗机构应当制定与本单位从事的放射诊疗项目相适应的质量保证方案,遵守质量保证监测规范,放射诊疗工作人员对患者和受检者进行医疗照射时,应当遵守医疗照射正当化和放射防护最优化的原则,有明确的医疗目的,严格控制受检者(患者)受照剂量;对邻近照射野的敏感器官和组织进行屏蔽防护,并事先告知患者和受检者辐射对健康的影响。医疗机构在实施放射诊断检查前应当对不同检查方法进行利弊分析,在保证诊断效果的前提下,优先采用对人体健康影响较小的诊断技术。实施放射诊断检查时应注意严格执行检查资料的登记、保存、提取和借阅制度,不得因资料管理、受检者转诊等原因使受检者接受不必要的重复照射;不得将核素显像检查和 X 射线胸部检查列入对婴幼儿及少年儿童体检的常规检查项目;对育龄妇女腹部或骨盆进行核素显像检查或 X 射线检查前,应问明是否怀孕;非特殊需要,对受孕后八至十五周的育龄妇女,不得进行下腹部放射影像检查;应当尽量以胸部 X 射线摄影代替胸部荧光透视检查;实施放射性药物给药和 X 射线照射操作时,应当禁止非受检者进入操作现场;因患者病情需要其他人员陪同检查时,应当对陪检者采取防护措施。

实际上,上述放射诊疗活动中对受检者实施放射防护最优化是专业性和技术性很强的一项工作,非专业人士即使是通过专门培训的放射卫生监督员也不容易做出正确恰当的判断。如有观点认为,医学 X 射线影像检查中,照射野外的内部器官的辐射剂量主要来源是体内散射的 X 射线,覆盖在这些器官表面上的屏蔽对这种散射没有影响。对于照射野内的情况下,所有现代 X 射线成像系统都使用自动曝光控制,在成像视野中存在屏蔽物会大大增加 X 射线输出,从而增加患者的辐射剂量并降低图像质量。在 X 射线放射诊断检查中,简单机械地强调为受检者使用个人防护用品并不能总是有效地降低受检者的受照剂量。除保护照射野内眼晶体等重要器官的特殊情形外,个人防护用品不应出现在有用线束的照射野内。部分放射卫生监督人员以抽查 X 线摄影工作站或存档的 X 射线影像图片中是否存在屏蔽物(铅衣)影像为证据,核查医疗机构是否为受检者临近照射野的敏感器官进行屏蔽防护是不可取的。因为这势必将防护用品不恰当地引入照射野,增加患者的辐射剂量并降低图像质量。另外,辐射防护最优化是一系列包括设备选择、照射条件确定、投照方式、照射野调整、质量控制措施等综合措施的组合,个人防护用品的使用应在上述最优化措施落实之后实施。不同地域、不同级别的医疗机构完成同样的 X 射线检查时受检者检查部位的 ESD 差异可达千倍以上,建议放射卫生监督员聚焦采取综合措施加强放射诊断设备质量控制、提升放射技师辐射防护最优化意识和能力,以期在保证影像质量的前提下最大限度降低受检者的受照剂量。

医疗机构应承担的对患者和受检者的放射防护责任还有：①使用放射影像技术进行健康普查的，应当经过充分论证，制定周密的普查方案，采取严格的质量控制措施。②在对患者实施放射治疗前，应当进行影像学、病理学及其他相关检查，严格掌握放射治疗的适应证。③对确需进行放射治疗的，应当制定科学严谨的治疗计划。

不同的放射诊疗活动有不同的具体操作要求。①对体外远距离放射治疗，放射诊疗工作人员在进入治疗室前，应首先检查操作控制台的源位显示，确认放射线束或放射源处于关闭位时，方可进入。②对近距离放射治疗，放射治疗工作人员应当使用专用工具拿取放射源，不得徒手操作。③对接受敷贴治疗的患者采取安全护理，防止放射源被患者带走或丢失。④在实施永久性籽粒插植治疗时，放射诊疗工作人员应随时清点所使用的放射性籽粒，防止在操作过程中遗失；放射性籽粒植入后，必须进行医学影像学检查，确认植入部位和放射性籽粒的数量。⑤放射治疗过程中，治疗现场至少应有 2 名放射治疗工作人员，并密切注视治疗装置的显示及病人情况，及时解决治疗中出现的问题。⑥严禁其他无关人员进入放射治疗场所。⑦放射诊疗工作人员应当严格按照放射治疗操作规范、规程实施照射；不得擅自修改治疗计划。⑧放射治疗工作人员应当验证治疗计划的执行情况，发现偏离计划现象时，应当及时采取补救措施并向本科室负责人或者本机构负责医疗质量控制的部门报告。⑨开展核医学诊疗的医疗机构，应当遵守相应的操作规范、规程，防止放射性同位素污染人体、设备、工作场所和环境。⑩按照有关标准的规定对接受体内放射性药物诊治的患者进行控制，避免其他患者和公众受到超过允许水平的照射。

三、放射诊疗现场监督内容和方法

医疗机构放射诊疗现场监督检查一般采用查阅核实书面材料、现场查看、对相关人员调查问询等方式进行。书面文字材料包括医疗机构相关组织机构文件、放射卫生防护规章制度、工作报告、工作总结、检测报告、评价报告、检测记录、培训档案、放射工作人员健康档案材料等。放射卫生监督人员应两人以上并持有有效执法证件，对监督检查过程可全程同步录音、录像，监督检查结束后应形成书面文字材料，向被监督单位下达监督意见书。

（一）放射诊疗工作场所和放射防护设施现场监督检查

GB 18871—2002《电离辐射防护与辐射源安全基本标准》要求对放射工作场所实施分区管理—分为监督区和控制区，并要求采取适当的控制手段控制区域边界。《放射诊疗管理规定》第十条规定，医疗机构应当对下列设备和场所设置醒目的警示标志：装有放射性同位素和放射性废物的设备、容器，设有电离辐射标志；放射性同位素和放射性废物储存场所，设有电离辐射警告标志及必要的文字说明；放射诊疗工作场所的入口处，设有电离辐射警告标志；放射诊疗工作场所应当按照有关标准的要求分为控制区、监督区，在控制区进出口及其他适当位置，设有电离辐射警告标志和工作状态指示灯。

医疗机构还应按照法规和国家标准的要求配备并使用安全防护装置、辐射检测仪器和个人防护用品。如，放射治疗场所应当按照标准设置多重安全联锁系统、剂量监测系统、影像监控、对讲装置和固定式剂量监测报警装置；配备放疗剂量仪、剂量扫描装置和个人剂量报警仪；开展核医学工作的，应设有专门的放射性同位素分装、注射、储存场所，放射性废物屏蔽设备和存放场所；配备活度计、放射性表面污染监测仪；介入放射学与其他 X 射线影像诊断工作场所应当配备工作人员防护用品和受检者个人防护用品。

对放射诊疗工作场所、放射性同位素储存场所和防护设施医疗机构应当定期自行或委托有资质的放射卫生技术服务机构进行放射防护检测,保证辐射水平符合有关规定或者标准。放射性同位素不得与易燃、易爆、腐蚀性物品同库储存;储存场所应当采取有效的防泄漏等措施,并安装必要的报警装置。放射性同位素储存场所应当有专人负责,有完善的存入、领取、归还登记和检查的制度,做到交接严格,检查及时,账目清楚,账物相符,记录资料完整。核医学诊疗产生的放射性固体废物、废液及患者的放射性排出物应当单独收集,与其他废物、废液分开存放,按照国家有关规定处理。

GBZ 130—2020《医用 X 射线诊断放射防护要求》对放射工作人员和受检者个人放射防护用品的配置提出明确具体的要求,医疗机构根据自身放射诊断设备配置和机房情况按照标准要求配置即可,需要注意的是为儿童配备的个人防护用品应为在 0.5mm 铅当量的。

放射卫生监督人员在监督检查时不仅应关注每台 X 射线设备是否按照国家相关标准要求为放射工作人员、患者和受检者配备了相应的防护用品,还应重点关注医疗机构是否为陪检人员配备了铅防护衣,防护用品铅当量是否符合相关标准要求;实施 X 射线影像检查时,是否有非受检者进入操作现场;因患者病情确需其他人员陪同检查时,陪检人员是否做好了相应的防护;现场检查时是否对受检者(患者)邻近照射野的敏感器官和组织采取了屏蔽防护措施,并事先告知其辐射对健康的影响等一系列具体操作层面的实际问题。

投入使用后的放射诊疗工作场所的布局、放射性职业病防护设施与建设项目竣工验收时的情况应保持一致,不得擅自进行改建、改动。

应定期对放射诊疗工作场所辐射水平开展检测和评价,检测内容应覆盖工作场所存在的所有辐射源项。若检测结果超过相关标准或者控制效果评价规定的限制,应查明原因并纠正,经复测合格后重新投入使用。

(二) 放射卫生防护书面资料(档案)检查

《中华人民共和国职业病防治法》《放射诊疗管理规定》《放射工作人员职业健康管理办法》以及《放射工作人员职业健康监护技术规范》对建立健全放射诊疗单位放射防护管理档案均有明确规定。《中华人民共和国职业病防治法》第二十一条规定,用人单位建立、健全职业卫生档案和劳动者职业健康监护档案;第二十七条规定,用人单位应当按照规定,定期对工作场所进行职业病危害因素检测、评价。检测、评价结果存入用人单位职业卫生档案;第三十七条规定,用人单位应当为劳动者建立职业健康监护档案,并按照规定的期限妥善保存。《放射诊疗管理规定》第二十三条规定,医疗机构应分别建立个人剂量、职业健康管理和教育培训档案。

建立健全放射诊疗档案一方面是法律法规的要求,另一方面对规范、完善医疗机构的放射卫生管理工作有极大的促进作用。一般来说,卫生健康监督机构在对医疗机构放射诊疗活动进行监督检查时,要求提供的放射卫生防护书面资料包含放射诊疗依法执业档案(许可、校验、变更档案)、放射诊疗建设项目卫生审查档案、放射诊疗设备档案、放射诊疗工作场所防护检测和放射诊疗设备性能及防护检测档案(危害因素监测及评价制度、监测及评价结果)、放射工作人员职业健康监护档案、放射防护工作机构、组织、管理制度及应急演练等六套档案。其中,放射工作人员健康监护档案包括放射工作人员培训档案(包括每次培训的课程名称、培训时间、考试或考核成绩等资料)、个人剂量监测档案(包括常规监测的方法和结果、应急或者事故中受到照射的剂量和调查报告等相关资料并终生保存)、职业健康监护档案(包括职业史、既往病史和职业照射接触史、历次职业健康检查结果及评价处理意见、职业性放射性疾病诊疗、医学随访观察、怀孕声明、工伤鉴定意见或结论等健康资料)等资料。

放射工作人员职业健康监护档案应有专人负责管理,妥善保存,采取有效措施维护放射工作人员的职业健康隐私权和保密权。放射工作人员有权查阅、复印本人的职业健康监护档案。放射工作单位不得拒绝或者提供虚假档案材料。放射工作人员在离开放射工作单位时,有权向放射工作单位索取本人的职业健康监护档案的复印件,放射工作单位应当如实、无偿提供,并在所提供的复印件上签章。放射工作单位停止涉及职业照射的活动或发生分立、合并、解散、破产等情形的,应按审管部门的规定,为保存放射工作人员的职业健康监护档案做出妥善安排。

所有放射诊疗工作场所、放射诊疗设备均应按照《放射诊疗管理规定》等法规的要求,按规定周期进行检测,及时保养、维修放射诊疗设备,并保证检测结果符合国家标准要求;开展放射诊疗活动的医疗机构自主开展的稳定性检测、质量控制检测等检测记录和检测结果也应建立相应档案并妥善保管;开展放射诊疗活动的医疗机构自主检测设备,如剂量仪、活度计、辐射防护剂量检测仪器应该按照相关要求进行定期检定、校准,检定、校准证书归入设备检测档案。

(三) 医疗机构放射卫生防护监督检查的其他内容

1. 医疗机构建立放射防护组织制订放射防护管理规章制度情况　应配备专(兼)职的管理人员,职责分工明确。放射防护管理组织及其管理人员具体职责如下:

(1) 制定内容全面且符合国家法律法规和标准的放射防护管理制度,制度的内容涵盖放射诊疗工作相关安全和防护问题。

(2) 建立与本机构所开展的诊疗项目相适应的质量保证方案,质量保证方案的内容包含放射诊疗活动的全过程。

(3) 组织对放射诊疗工作场所防护设施及防护用品、放射诊疗设备进行放射防护检测、监测和检查。

(4) 制订突发放射事件应急处置预案,定期进行应急演练。

(5) 组织放射诊疗工作人员接受专业技术、放射防护知识和法律法规培训。

(6) 组织放射诊疗工作人员进行职业健康检查、个人剂量监测,建立职业健康监护和个人剂量监测档案。

2. 放射诊疗建设项目管理情况　放射诊疗建设项目在可行性论证阶段进行放射性职业病危害预评价;放射诊疗建设项目开工建设前,向卫生健康行政部门提交预评价报告并经审核同意;放射诊疗建设项目的职业病防护设施所需费用纳入建设项目工程预算,并与主体工程同时设计,同时施工,同时投入使用;放射性职业病危害严重的放射诊疗建设项目的防护设施设计,经卫生健康行政部门审查同意后施工;放射诊疗建设项目在竣工验收前,进行放射性职业病危害控制效果评价;放射诊疗建设项目竣工验收时,其放射性职业病防护设施经卫生健康行政部门验收合格后,投入使用。

3. 放射诊疗许可情况　开展放射诊疗工作,取得放射诊疗许可证;单位名称、放射诊疗场所、法定代表人等信息与放射诊疗许可内容一致;按规定办理放射诊疗科目登记;开展的放射诊疗项目内容与许可项目一致;射线装置、放射性同位素(含密封源装置)等使用情况与放射诊疗许可内容一致;按规定进行放射诊疗许可证的校验。

4. 放射诊疗设备管理情况　新安装的放射诊疗设备由放射卫生技术服务机构进行验收检测合格后投入使用;放射诊疗设备的重要部件维修、更换后,由放射卫生技术服务机构进行验收检测合格后重新投入使用;放射诊疗设备在投入使用后,由放射卫生技术服务机构每年进行一次状态检测,对状态检测结果不合格的放射诊疗设备进行维修或更换,经复测合格后重新投入使用;放射诊疗设备在投入使用后,按照相关标准或质量保证方案规定的周期和指标进行稳定性检测,稳定性检测结果与验收检测得到的相应基线值进行比较,若二者偏差超过允许水平,应查明原因并纠正,经复测合格后重新投入使用。

第三节　工业放射卫生监督

核与辐射技术民用领域应用习惯上分为医疗应用与非医疗应用,非医疗应用也称工业放射。工业放射卫生监督是指卫生健康行政部门及其监督机构依据《中华人民共和国职业病防治法》等法律法规对工业放射用人单位执行职业病防治法律法规和国家放射卫生标准的情况进行监督检查,对违法违规行为和举报投诉案件进行调查,对企业工作人员健康监护状况和工作现场放射卫生防护状况进行监督管理。

一、工业放射卫生监督概述

核与辐射技术在工业方面的应用非常广泛,包括工业探伤、含密封源仪表、同位素测井、辐照加工、安全检查、放射性发光涂料操作、核分析仪器等诸多方面。

不同类别的工业放射应用,辐射源项和使用场景差异巨大,放射卫生防护和安全管理要求也有很大不同。但放射卫生防护监督管理和放射工作人员健康监护管理具有共同的特性。

2011年《中华人民共和国职业病防治法》第一次修订,工业放射卫生作为职业卫生的一部分,监督管理职责由卫生行政部门调整至安全生产监督管理部门。2018年,《中华人民共和国职业病防治法》第四次修订,职业卫生(含工业放射)监督管理职能重新调整至国务院卫生健康行政部门。根据《中华人民共和国职业病防治法》《放射性同位素与射线装置防护和安全条例》等法律法规的要求及国务院相关部门职责分工,卫生健康行政部门在工业放射卫生监管方面的主要职责是:负责放射源的职业病危害因素预防控制的监督管理;放射性职业病危害相关作业人员的健康监护医疗救治等工作的监督管理;参与放射源的放射性污染事故应急工作,负责放射源的放射性污染事故的医疗应急。

工业放射卫生监督重点是对用人单位放射卫生防护管理组织设置、管理制度建立、放射卫生培训、建设项目职业病防护设施"三同时"制度落实、职业病危害项目申报、职业病危害因素监测、检测、评价等情况进行监督。同时,对职业病防护设施、应急救援设施的配置、职业病防护用品的发放及劳动者佩戴使用、职业病危害因素及危害后果警示告知、劳动者职业健康监护、放射工作人员个人剂量监测等情况进行监督检查。

二、工业放射卫生防护监督依据及特点

依据《中华人民共和国职业病防治法》给出的定义,职业病是指企业、事业单位和个体经济组织等用人单位的劳动者在职业活动中,因接触粉尘、放射性物质和其他有毒、有害因素而引起的疾病。职业病种类繁多,职业性放射性疾病是其中的一大类。导致职业性放射

性疾病的放射性物质或电离辐射是严重职业病危害因素之一。工业放射卫生防护监督将电离辐射或放射性物质作为一种严重职业危害因素进行控制和监督管理,主要法律依据是《中华人民共和国职业病防治法》《放射性同位素与射线装置安全和防护条例》等法律法规及卫生健康行政部门颁布的规章和标准。

2011—2018年期间,国家安全生产监督管理总局制定了一系列职业卫生管理规章,细化对职业健康安全的管理,主要有《工作场所职业卫生监督管理规定》(国家安监总局令第47号)、《职业病危害项目申报办法》(国家安监总局令第48号)、《用人单位职业健康监护监督管理办法》(国家安全生产监督管理总局令第49号)、《职业卫生技术服务机构监督管理暂行办法》(国家安监总局令第50号)和《建设项目职业卫生"三同时"监督管理暂行办法》(国家安监总局令第51号)等。卫生行政部门2011年之台的《职业病危害项目申报管理办法》(卫生部令〔2002〕第21号)、《职业健康监护管理办法》(卫生部〔2002〕令23号)等职业卫生管理规章被替代。但《职业病分类和目录》(国卫疾控发〔2013〕48号)、《职业病危害因素分类目录》(国卫疾控发〔2015〕92号)、GBZ/T 225—2010《用人单位职业病防治指南》、GBZ 188—2019《职业健康监护技术规范》和GBZ 235—2011《放射工作人员职业健康监护技术规范》依然继续有效。

2018年,职业卫生监督管理职能重新划归卫生健康部门承担后,卫生健康行政部门着手对职业卫生管理规章、规范进行修订完善。现已修订完成的有《工作场所职业卫生管理规定》(国家卫健委员会令〔2020〕第5号)、《职业卫生技术服务机构管理办法》(国家卫生健康委令〔2020〕第4号)和《建设项目职业病危害风险分类管理目录》(国卫办职健发〔2021〕5号)等。2018年5月《国务院关于国务院机构改革涉及行政法规规定的行政机关职责调整问题的决定》(国发〔2018〕17号)规定,现行行政法规规定的行政机关职责和工作,确定由国务院机构改革后组建的行政机关或者划入职责的行政机关承担的,在有关行政法规规定尚未修改或者废止之前,调整适用有关行政法规规定,由组建后的行政机关或者划入职责的行政机关承担;相关职责尚未调整到位之前,由原承担该职责和工作的行政机关继续承担。即,职能调整未到位的相应职能继续由原行政机关承担;行政法规修订未完成的,由新承担行政职能的机构按原法规规定的方法程序执行。

除上述职业卫生监督管理法律法规外,工业放射卫生监督还需遵守放射卫生防护专项法律法规和标准,如《中华人民共和国放射性污染防治法》《中华人民共和国突发事件应对法》《放射性同位素与射线装置安全和防护条例》等。

根据《中华人民共和国职业病防治法》及卫生健康行政部门管理规章的要求,工业放射卫生防护的监督管理采用备案管理模式,即用人单位在工业生产中使用核与辐射技术事先无需向卫生健康行政部门申请获得许可(建设项目相关程序性工作应当按照职业病防治法的要求执行),但开展相应工作后应当按照《职业病危害项目申报办法》向有管辖权的卫生健康行政部门申报。按照相关卫生防护技术要求进行建设项目职业病危害放射防护预评价、职业病危害防护设施放射防护控制效果评价和竣工验收、承担本单位职业病危害因素控制、检测和劳动者健康监护的责任。卫生健康行政部门有权对用人单位的上述工作情况进行监督检查、举报投诉案件调查、违法行为调查取证和行政处罚。当然,用人单位仍需按"事前许可"的管理模式,向生态环境部门申请放射源购买安装使用的许可,未取得许可之前不得购买、安装和投入使用。

放射卫生监督管理技术性很强,专项标准数量众多,仅国家职业卫生标准系列的放射卫生标准的就有 83 项,其中职业性放射性疾病的诊断标准 15 项,健康监护技术及质量控制规范 14 项,工业放射具体设备及场所的放射卫生防护要求如 GBZ 117—2022《工业探伤放射防护标准》、GBZ 125—2009《含密封源仪表放射卫生防护要求》、GBZ 114—2006《密封放射源及密封放射源容器的放射卫生防护要求》等有 32 项,在日常放射卫生监督管理实践中需全面认真学习、深刻领会,结合工作特点和监督管理要求使用。

三、工业放射卫生监督内容与方法

根据法律法规授权,卫生健康行政部门及监督机构的职责是放射性职业病危害因素控制的监督管理和放射性职业病危害作业人员的健康监护医疗救治等。既包括对放射防护设施、设备等放射防护硬件合规性的监督检查,也包括对放射工作场所控制管理、放射防护管理组织制度措施运行及健康监护等工作开展情况的监督检查。

工业放射卫生监督的主要方法:

1. 事前监督　根据《中华人民共和国职业病防治法》的要求,应用单位在开展电离辐射应用之前,应该按建设项目职业病危害放射防护设施"三同时"制度的要求将建设项目职业病防护设施所需费用应当纳入建设项目工程预算,并与主体工程同时设计,同时施工,同时投入生产和使用。在建设项目可行性论证阶段进行放射性职业病危害预评价;建设项目的职业病防护设施设计应当符合国家职业卫生标准和卫生要求;建设项目在竣工验收前,建设单位应当进行放射性职业病危害控制效果评价。及时组织放射卫生专业技术人员对职业病危害控制效果评价报告进行评审并组织专业人员对职业病防护设施进行验收,形成符合职业病防治有关法律法规和标准要求的评审意见和验收意见。若用人单位存在"三同时"违法行为时,则应依据《中华人民共和国职业病防治法》的相关规定进行处罚。

2. 事中监督　按属地管理的原则,各级卫生监督机构应对辖区内的应用单位开展日常放射卫生监督管理。强化"事中、事后"监管,主要按照"双随机一公开"要求进行的随机监督检查、当地卫生健康监督部门按年度计划组织的监督检查和各层级的专项监督检查。当然,这三类监督检查可合并进行。卫生健康行政部门提倡将各类监督检查合并进行的"综合执法检查"以期在严格完成监督任务的情况下尽量减小对企业日常生产经营活动的干扰。

3. 举报投诉和案件调查　这是一种特殊的监督检查方式,主要根据举报投诉情况和案件线索进行专门监督检查,对相关人员进行调查、问询、收集相应资料和证据。

（一）工业放射卫生监督内容

卫生健康行政机关及监督机构对工业放射用人单位进行常规监督检查的主要内容有以下十个方面:

1. 放射卫生管理组织　职业性放射性疾病防治管理组织设置是用人单位落实职业病防治主体责任的主要措施,是落实职业病防治责任制的关键。放射性职业病危害因素是严重职业病危害因素之一,用人单位应设置或者指定放射卫生管理机构或者组织,配备专(兼)职放射卫生管理人员。

GBZ/T 225—2010《用人单位职业病防治指南》明确放射卫生管理机构及其相关组织的职责是:①组织建立放射卫生管理体系;②制定放射卫生管理工作计划,确定目标及量化指标,并组织实施;③组织对劳动者的放射卫生培训以及劳动者之间(包括劳动者及其代表)的合作与交流,以全面实施其职业卫生管理;④负责职业病危害因素识别、评价,明确责任人及其职责、义务和权力,并告知劳动者;⑤制定有效的职业性放射性疾病防治方案;⑥监督管理和评估本单位的职业病防治工作;⑦负责工作场所放射卫生监测和职工职业健康监护。

2. 放射卫生管理制度　放射卫生管理制度是用人单位管理者与劳动者共同遵守的规范,建立、健全放射卫生管理制度是用人单位的自律行为,也是用人单位履行保护劳动者职业健康的法定义务。用人单位应建立、健全包括岗位操作规程在内的十三项管理制度和操作规程,并在放射卫生公告栏内进行公示。

(1) 放射性职业病危害防治责任制度;

(2) 放射性职业病危害警示与告知制度;

(3) 放射性职业病危害项目申报制度;

(4) 职业性放射性疾病防治宣传教育培训制度;

(5) 职业病放射防护设施维护检修制度;

(6) 放射防护用品管理制度;

(7) 放射性职业病危害监测及评价管理制度;

(8) 建设项目职业病防护设施"三同时"管理制度;

(9) 劳动者职业健康监护及其档案管理制度;

(10) 放射事故处置与报告制度;

(11) 放射事故应急救援与管理制度;

(12) 岗位放射卫生操作规程;

(13) 法律法规规定的其他职业性放射性疾病防治制度。

3. 放射卫生防护培训　《中华人民共和国职业病防治法》(国家主席令第 24 号)第三十四条规定,用人单位的主要负责人和放射卫生管理人员应当接受放射卫生培训,遵守职业病防治法律、法规,依法组织本单位的职业病防治工作。用人单位应当对劳动者进行上岗前的放射卫生防护培训和在岗期间定期的放射卫生防护培训,普及放射卫生防护知识,督促劳动者遵守职业病防治法律、法规、规章和操作规程,指导劳动者正确使用放射防护设备和个人放射防护用品。劳动者应当学习和掌握相关的放射卫生防护知识,增强职业性放射性疾病防范意识,遵守放射卫生防护法律法规、规章和操作规程,正确使用、维护放射防护设备和个人使用的放射防护用品,发现放射防护事故隐患应当及时报告。放射卫生监督员对用人单位放射卫生防护专业培训状况的把握可以参考《工作场所职业卫生管理规定》(国家卫生健康委员会令第 5 号)中的具体规定。

4. 建设项目管理　用人单位应通过公告栏、网站等方式及时公布建设项目职业病危害放射防护预评价、职业病危害放射防护设施设计、职业病危害放射防护控制效果评价的承担单位、评价结论、评审时间及评审意见,以及职业病放射防护设施竣工验收时间、验收方案和验收意见等信息。建设项目"三同时"管理办法在卫生行政部门出台新的管理规定前,仍按安全生产监督管理部门颁布的《建设项目职业病防护设施"三同时"监督管理规定》(国家安监总局令第 90 号)的要求执行。

5. 工作场所放射性职业病危害项目申报　《中华人民共和国职业病防治法》规定国家建立职业病危害项目申报制度。用人单位工作场所存在放射性职业病危害因素的,应当及时、如实向所在地卫生行政部门申报职业病危害项目,接受监督。原卫生部 2002 年 3 月颁布过《职业病危害项目申报管理办法》(卫生部令 21 号),2011 年职能调整后该办法被国家安监总局颁布的《职业病危害项目申报办法》(国家安监总局令第 48 号)替代。2018 年,国务院相关部门职能再次调整,但根据国务院 2018 年 5 月的《国务院关于国务院机构改革涉及行政法规规定的行政机关职责调整问题的决定》,国家安监总局颁布的《职业病危害项目申报办法》在卫生健康行政部门颁布新的管理办法之前依然有效。职业病危害项目申报工作实行属地分级管理的原则,中央企业、省属企业及其所属用人单位的放射性职业病危害项目,向其所在地设区的市级人民政府卫生健康行政部门申报,其他用人单位向其所在地县级人民政府卫生健康行政部门申报,并接受卫生健康主管部门的监督检查。

《职业病危害项目申报办法》第八条规定,用人单位有下列情形之一的,应当按照本条规定向原申报机关申报变更职业病危害项目内容:①进行新建、改建、扩建、技术改造或者技术引进建设项目的,自建设项目竣工验收之日起 30 日内进行申报。②因技术、工艺、设备或者材料等发生变化导致原申报的职业病危害因素及其相关内容发生重大变化的,自发生变化之日起 15 日内进行申报。③用人单位工作场所、名称、法定代表人或者主要负责人发生变化的,自发生变化之日起 15 日内进行申报。

6. 工作场所放射性职业病危害因素检测　《中华人民共和国职业病防治法》第二十六条规定,用人单位应当实施由专人负责的职业病危害因素日常监测,并确保监测系统处于正常运行状态。用人单位应当按照国务院卫生行政部门的规定,定期对工作场所进行职业病危害因素检测、评价。检测、评价结果存入用人单位职业卫生档案,定期向所在地卫生行政部门报告并向劳动者公布。职业病危害因素检测、评价由依法设立的取得国务院卫生行政部门或者设区的市级以上地方人民政府卫生行政部门资质认可的职业卫生技术服务机构进行。发现工作场所职业病危害因素不符合国家职业卫生标准和卫生要求时,用人单位应当立即采取相应治理措施,仍然达不到国家职业(放射)卫生标准和卫生要求的,必须停止存在职业病危害因素的作业;职业病危害因素经治理后,符合国家职业(放射)卫生标准和卫生要求的,方可重新作业。

《工作场所职业卫生管理规定》(国家卫生健康委员会令第 5 号)第二十条进一步明确,职业病危害严重的用人单位,应当委托具有相应资质的职业卫生技术服务机构,每年至少进行一次职业病危害因素检测,每三年至少进行一次职业病危害现状评价。职业病危害一般的用人单位,应当委托具有相应资质的职业卫生技术服务机构,每三年至少进行一次职业病危害因素检测。针对具体的工业放射设备和放射工作场所,国家卫生行政部门制定了具体的放射卫生防护检测标准和放射防护要求,如 GBZ 114—2006《密封放射源及密封 γ 放射源容器的放射卫生防护标准》、GBZ 115—2023《低能射线装置放射防护标准》、GBZ 117—2022《工业探伤放射防护标准》、GBZ 118—2020《油气田测井放射防护要求》、GBZ 119—2006《放射性发光涂料卫生防护标准》、GBZ 125—2009《含密封源仪表的放射卫生防护要求》、GBZ 117—2022《工业探伤放射防护标准》、GB 143—2015《货车/车辆辐射检查系统的放射防护要求》、GBZ 118—2020《油气田测井放射防护要求》、GB 11930—2010《操作非密封源的辐射防护规定》等一系列放射卫生防护标准。放射卫生监督员应基本掌握上述标准,至少应基本了解其技术指标控制值,以便在具体监督工作中按标准所要求的检测项目和指标监督执行。

用人单位应把职业病危害因素检测与评价结果应存入职业卫生档案,检测与评价结果应及时向劳动者公示,公示内容包括检测地点、检测日期、检测项目、检测结果、职业接触限值、评价结果等。

7. 放射卫生防护设施设备配置　《工作场所职业卫生管理规定》第十七条规定,生产、销售、使用、贮存放射性同位素和射线装置的场所,应当按照国家有关规定设置明显的放射性标志,其入口处应当按照国家有关安全和防护标准的要求,设置安全和防护设施以及必要的防护安全联锁、报警装置或者工作信号。放射性装置的生产调试和使用场所,应当具有防止误操作、防止工作人员受到意外照射的安全措施。用人单位必须配备与辐射类型和辐射水平相适应的防护用品和监测仪器,包括个人剂量测量报警、固定式和便携式辐射监测、表面污染监测、流出物监测等设备,并保证可能接触放射线的工作人员佩戴个人剂量计。进入辐照装置、工业探伤、放射治疗等强辐射工作场所时,除佩戴常规个人剂量计外,还应携带报警式剂量计。操作结束离开非密封放射性物质工作场所时,应按要求进行个人体表、衣物及防护用品的放射性表面污染监测,发现污染是否及时处理,做好记录并存档。

8. 职业病危害因素及危害告知　《工作场所职业卫生管理规定》第十五条规定,产生职业病危害的用人单位,应当在醒目位置设置公告栏,公布有关职业病防治的规章制度、操作规程、职业病危害事故应急救援措施和工作场所职业病危害因素检测结果。

按 GBZ 158《工作场所职业病危害警示标识》的规定,在工作场所、作业岗位、设备、设施的醒目位置设置图形、警示线、警示语句等警示标识和中文警示说明。载明放射性职业病危害因素的种类、后果、预防和应急处置措施等内容。

用人单位与劳动者订立劳动合同时,应当将工作过程中可能产生的职业病危害及其后果、职业病防护措施和待遇等如实告知劳动者,并在劳动合同中写明,不得隐瞒或者欺骗。

劳动者在履行劳动合同期间因工作岗位或者工作内容变更,从事与所订立劳动合同中未告知的存在职业病危害的作业时,用人单位应当依照前款规定,向劳动者履行如实告知的义务,并协商变更原劳动合同相关条款。

用人单位违反本条规定的,劳动者有权拒绝从事存在职业病危害的作业,用人单位不得因此解除与劳动者所订立的劳动合同。

9. 劳动者职业健康监护　劳动者职业健康监护是指以预防为目的,根据劳动者的职业接触史,通过定期或不定期的医学健康检查和健康相关资料的收集,连续性地监测劳动者的健康状况,分析劳动者健康变化与所接触的职业病危害因素的关系,并及时地将健康检查和资料分析结果报告给用人单位和劳动者本人,以便及时采取干预措施,保护劳动者健康。职业健康监护主要包括职业健康检查和职业健康监护档案管理等内容。职业健康检查包括上岗前、在岗期间、离岗时和离岗后医学随访以及应急健康检查。职业健康监护是保护劳动者健康权利的重要途径,也是落实职业病诊断鉴定制度的基础。

《工作场所职业卫生管理规定》(国家卫健委员会令第 5 号)第十一条规定,用人单位应当建立、健全劳动者职业健康监护及其档案管理制度;第三十条规定,对从事接触职业病危害因素作业的劳动者,用人单位应当按照有关规定组织上岗前、在岗期间、离岗时的职业健康检查,并将检查结果书面如实告知劳动者;第三十一条,用人单位应当为劳动者建立职业健康监护档案,并按照规定的期限妥善保存。职业健康监护档案应当包括劳动者的职业史、职业病危害接触史、职业健康检查结果、处理结果和职业病诊疗等有关个人健康资料。劳动者离开用人单位时,有权索取本人职业健康监护档案复印件,用人单位应当如实、无偿提供,并在所提供的复印件上签章。

除健康检查外,放射工作人员的健康监护工作还包括放射工作人员个人剂量监测。放射卫生监督员应根据用人单位提供的放射工作人员名单,抽查放射工作人员个人剂量监测档案,核实个人剂量监测周期和异常数据处理记录等,查阅个人剂量监测相关制度和个人剂量发放回收记录等资料;也可以采取现场询问的方式了解放射工作人员个人剂量监测情况。

卫生监督机构在对用人单位进行职业健康监护监督检查时,要关注三个不得和二个应当。即,用人单位不得安排未经上岗前职业健康检查的劳动者从事接触放射性职业病危害因素的作业;不得安排有职业禁忌的劳动者从事其所禁忌的作业;对未进行离岗前职业健康检查的劳动者不得解除或者终止与其订立的劳动合同。用人单位对在职业健康检查中发现有与所从事的职业相关的健康损害的劳动者,应当调离原工作岗位,并妥善安置;对遭受或者可能遭受急性职业病危害的劳动者,用人单位应当及时组织救治、进行健康检查和医学观察。

10. 放射事故应急和报告　《放射性同位素与射线装置安全和防护条例》第四十一条规定,生产、销售、使用放射性同位素和射线装置的单位,应当根据可能发生的放射事故的风险,制定本单位的应急方案,做好应急准备。第四十二条,发生放射事故时,生产、销售、使用放射性同位素和射线装置的单位应当立即启动本单位的应急方案,采取应急措施,并立即向当地生态环境主管部门、公安部门、卫生健康主管部门报告。生态环境主管部门、公安部门、卫生健康主管部门接到放射事故报告后,应当立即派人赶赴现场,进行现场调查,采取有效措施,控制并消除事故影响,同时将放射事故信息报告本级人民政府和上级人民政府生态环境主管部门、公安部门、卫生健康主管部门。第四十四条:县级以上人民政府生态环境主管部门、公安部门、卫生健康主管部门,按照职责分工做好相应的放射事故应急工作:①生态环境主管部门负责放射事故的应急响应、调查处理和定性定级工作,协助公安部门监控追缴丢失、被盗的放射源;②公安部门负责丢失、被盗放射源的立案侦查和追缴;③卫生健康主管部门负责放射事故的医疗应急。

在放射事故应急和报告工作中,放射卫生监督人员主要责任是核查用人单位是否建立放射事故应急和报告机制,卫生健康主管部门与生态环境主管部门、公安部门的相互通报放射事故应急响应机制和卫生健康部门医疗应急情况。

(二) 工业放射卫生现场监督检查方法

工业放射卫生现场监督检查一般采用查阅核实书面材料、现场查看、对相关人员调查问询等方式进行。书面文字材料包括用人单位组织机构文件、放射卫生防护规章制度、工作报告、工作总结、检测报告、评价报告、检测记录、培训档案、放射工作人员健康档案要求材料等。实施现场监督检查时,放射卫生监督人员应两人以上并持有有效执法证件,对整个监督检查过程可全程同步录音、录像,监督检查结束后应形成书面文字材料,向被监督单位下达监督意见书。

监督检查前应制订监督检查工作方案,充分收集被监督检查单位信息,包括被监督单位基本情况、人员、设备档案、健康监护历史资料等。

1. 现场核查　是否设有放射卫生负责人;是否配备相应的放射卫生防护检测设备,设备是否正常运行,监测方法是否规范;监测项目是否齐全,检测周期是否符合要求;检测记录和结论是否规范、完整;是否存在放射防护检测不合格情况;若检测不合格,是否采取相应治理措施;采取措施改进防护设施设备后是否进行了复测,复测结果是否符合要求;超标场所的治理和计划是否有相关领导或部门的批复。现场检查时还要注意核实放射性防护设施、劳动者个人剂量计配备情况,劳动者个人防护用品配备情况;注意是否存在涉及放射性的工作交由承包单位负责的情况,若存在则应关注是否按规定签订职业病危害转移协议书,承包单位是否具有职业病防护设施设备、个人防护用品及职业病防护相关人员、机构及制度。

2. 资料核查　放射工作场所放射线种类清单、岗位分布以及放射工作人员接触情况一览表;监测人员书面聘用文件,计划和实施方案;放射工作场所监测,是为了解工作场所及邻近地区的辐射水平与辐射分布情况,监测数据用以评价工作场所是否符合辐射防护标准,达到改善防护措施,保证工作场所的辐射水平和放射性污染水平符合辐射防护规定的要求,以确保工作人员工作环境安全。检测分为日常监测、定期检测和现状评价。在核查检测报告的同时,应注意核查检测机构资质证明文件,劳务服务合同,区分年度放射防护检测报告、复测报告、现况评价报告。抽查劳动者劳动合同、接害人员名单、个人防护用品领用记录等相关工作记录。查阅资料时应注意查阅放射卫生档案。《工作场所职业卫生管理规定》中规定了 12 类档案资料归类整理的情况,查验其中放射性职业病危害因素防治的相关内容,检查是否按照规定建立、健全放射卫生档案。

3. 收集信息　查看日常放射卫生防护监测装置和仪器,连续自动检测装置和仪表是否正常使用和运行,也可延伸至职业卫生检测服务机构收集核实上述情况。

4. 调查问询　现场检查时,可随机询问劳动者,核实其用工关系及职业健康监护、放射卫生防护、个人剂量档案等情况。如实施投诉举报调查或违法违规案件线索调查,则问询为收集案件线索和证据的主要手段,应围绕已知案件线索和主要当事人和相关人员展开。

(三) 工业放射卫生监督的特殊要求

1. 工业探伤放射卫生监督要点

(1) 工业探伤职业病危害作业转移问题:工业探伤时,经常涉及不同用人单位共同或交互使用放射设备的问题,因此,对工业探伤项目可重点核查用人单位是否存在转移(外包)产生放射性职业病危害作业的记录,抽查放射性职业病危害作业场所,对存在转移产生职业病危害作业的,核查接受作业的单位和个人具备的放射性职业病防护条件,重点关注是否存在将产生放射性职业病危害的作业转移给没有职业病放射防护条件的单位和个人。《中华人民共和国职业病防治法》第三十一条规定,任何单位和个人不得将产生职业病危害的作业转移给不具备职业病防护条件的单位和个人。不具备职业病防护条件的单位和个人不得接受产生职业病危害的作业。《工作场所职业卫生管理规定》第二十六条规定任何单位和个人不得将产生职业病危害的作业转移给不具备职业病防护条件的单位和个人。不具备职业病防护条件的单位和个人不得接受产生职业病危害的作业。用人单位将产生职业病危害的作业转移给没有职业病防护条件的单位和个人,或者没有职业病防护条件的单位和个人接受产生职业病危害的作业的。责令限期治理,并处 5 万元以上 30 万元以下的罚款;情节严重的,责令停止产生职业病危害的作业,或者提请有关人民政府按照国务院规定的权限责令关闭。

(2) 工业探伤室探伤和移动探伤的不同特点:

1) 对探伤室探伤来说,探伤室屏蔽体的防护要求如下:① X 射线探伤室墙和入口门的辐射水平应同时满足:人员在关注点的周剂量参考控制水平,对职业工作人员不大于 100μSv/周,对公众不大于 5μSv/周;关注点最高周围剂量当量率参考控制水平不大于 2.5μSv/h。②探伤室顶的辐射水平是否满足以下要求:探伤室上方已建、拟建建筑物或探伤室旁邻近建筑物在自辐射源点到探伤室顶内表面边缘所张立体角区域内时,探伤室顶的辐射水平要求与墙和入口门的辐射水平要求相同;对不需要人员到达的探伤室顶,探伤室顶外表面 30cm 处的剂量率参考控制水平通常可取为 100μSv/h。

2)而移动式探伤对工作场所的要求:①一般应将作业场所中周围剂量当量率大于 15μSv/h 的范围内划为控制区。如果每周实际开机时间明显不同于 7h,控制区边界周围剂量当量率应按 100/t 计算,单位为 μSv/h,t 为实际周开机时间,单位为小时;②应将控制区边界外、作业时周围剂量当量率大于 2.5μSv/h 的范围划为监督区。

3)探伤室探伤和移动探伤现场检查的共同关注点:①X 射线装置的型号、规格和主要技术指标;②距 X 射线管头表面 5cm 处和距离焦点 1m 处的最大泄漏辐射剂量率;③在典型工作条件(管电压、管电流、常用探伤工件等)下,探伤装置周围等剂量曲线示意图。

4)安全联锁装置和其他:①注意各类安全联锁的设置和有效性,如预备信号和照射信号应有明显的区别,并且应与该工作场所内使用的其他报警信号有明显区别;照射状态指示装置应与 X 射线探伤装置联锁;②探伤室的机械通风装置是否正常工作;③移动探伤则应现场抽查放射工作人员对现场探伤作业使用的警戒线(绳)、警示标识、警告标语、工作状态指示灯、声音提示装置、个人剂量计、个人剂量报警仪和辐射剂量仪等放射防护设备、防护用品和监测仪器进行日常检查操作,查阅相关维护、检修、定期检测记录,查验其运行、使用情况,检查用于划分监督区、控制区的警戒线(绳)配备情况;④用于控制区边界的禁止进入 X 射线区警告牌、用于监督区边界的无关人员禁止入内警告牌和电离辐射警示标志配备情况;提示预备和照射状态的指示灯和声音提示装置的工作状况。在控制区的所有边界能否清楚地听见或看到预备信号和照射信号。⑤探伤工作场所需要特别强调便携式剂量仪和个人剂量报警仪的配备和使用。射线探伤操作工作期间,工作人员必须佩戴个人剂量计、直读剂量计和个人剂量报警仪。便携巡测仪应处于开机状态。

2. 密封放射源应用放射卫生监督特点　料位计、密度计、湿度计、核子秤、测厚仪及油田 γ 射线测井、γ 射线探伤等工业放射应用的共同特点是使用密封 γ 放射源作为辐射源。

除前述放射卫生防护监督通用内容外,还应格外关注以下内容:

(1)含密封源仪表固定使用场所是否设有醒目的电离辐射警告标志和相应的指令标识。

(2)固定场所使用的含密封源仪表,源容器是否安装牢固、可靠,是否采取安保措施防止密封源的丢失,是否能够阻止人员进入源容器与受检物之间的有用线束照射区域。

(3)含密封源仪表固定使用场所人员活动管理是否与检测报告描述相符,核实固定使用场所含密封源仪表使用场所的适宜性。

(4)密封源处于工作位置时,源容器外围剂量和控制边界的剂量,仪表固定安装时,每年至少监测一次;若仪表移动应用,应逐次监测。

(5)核查放射源贮存场所,检查放射源储存库入口处和存放处是否设置有电离辐射警告标识和中文警示说明,查阅相关维护、检修、定期检测记录,查验其运行、使用情况,检查有关安全装置是否正常。

3. 安全检查系统的放射卫生监督特点　根据《射线装置分类》(环境保护部、国家卫生计生委公告 2017 年第 66 号)的规定,对公共场所柜式 X 射线行李包检查装置的生产、销售活动按Ⅲ类射线装置管理,对其设备的用户单位实行豁免管理。卫生健康行政部门对此类设备的监督管理可参照执行。

4. 非密封放射性物质其他应用的放射卫生监督特点　对放射性发光涂料操作的放射卫生监督应按 GBZ 119—2006《放射性发光涂料卫生防护标准》和 GB 11930—2010《操作非密封源的辐射防护规定》中放射卫生防护要求执行,其他诸如 X 射线衍射仪和荧光分析仪的使用活动的放射卫生监督可依据 GBZ 115—2023《低能射线装置放射防护标准》中放射卫生防护要求执行。

第四节　放射卫生技术服务机构监督管理

电离辐射的种类和量的大小决定了电离辐射对人及环境可能造成的危害。而辐射的识别和辐射量的测量需要专门的技术、设备和人才。放射卫生技术服务机构正是随着社会主义市场经济体系的确立,随着政府行政部门、企业和社会公众对客观公正检测评价数据的需要发展起来的第三方技术服务机构。2001 年颁布的《中华人民共和国职业病防治法》第一次提出了职业卫生技术服务机构的概念,2012 年《放射卫生技术服务机构管理办法》(卫监督发〔2012〕25 号),首次提出了放射卫生技术服务机构的概念即为医疗机构提供放射诊疗建设项目职业病危害放射防护评价、放射卫生防护检测,提供放射防护器材和含放射性产品检测、个人剂量监测等技术服务的机构。卫生健康行政部门和监督机构对这类服务机构的准入、监督和行政管理目前仍处于探索和逐步完善的阶段。相关的管理法规和监督管理措施仍需不断完善。

一、放射卫生技术服务机构概述

为应对大气层中核爆试验和可能的核战争,我国在 20 世纪 50 年代末及 60 年代初,逐步建立起国家级辐射防护监测和研究机构。其后在部分省级卫生防疫或职业病防治机构中逐步建立并发展起了一定规模和水平的放射卫生防护研究和监测能力,以应对电离辐射技术应用在医疗卫生和工农业生产领域的快速普及。

随着改革开放和社会主义市场经济体系的建立,以公益性监测、检测和科学研究为主要目的的国家级省级职业卫生、放射卫生研究监测机构提供的数据和服务逐渐不能满足社会经济发展的需要。2001 年颁布的《中华人民共和国职业病防治法》第一次提出了职业卫生技术服务机构的概念—职业病危害预评价、职业病危害控制效果评价由依法设立的取得省级以上人民政府卫生行政部门资质认证的职业卫生技术服务机构进行。2002 年颁布的《职业卫生技术服务机构管理办法》(卫生部〔2002〕31 号令)给出职业卫生技术服务机构的定义—为实施职业病防治法服务的职业卫生技术机构,服务内容包括建设项目职业病危害评价、职业病危害因素的检测与评价、化学品毒性鉴定、放射卫生防护检测与评价、职业病防护设施与个人职业病防护用品效果评价、放射防护器材和含放射性产品检测等项目。将开展放射卫生防护检测与评价、职业病防护设施与个人职业病防护用品效果评价、放射防护器材和含放射性产品检测等项目的职业卫生技术服务机构作为职业卫生技术服务机构中的一类进行管理。

2011 年《中华人民共和国职业病防治法》修订,将职业卫生监督管理职能交由国家安全生产监督管理总局承担。工业放射卫生作为职业卫生监督管理的一部分同步划转。医疗机构放射诊疗监督管理职能仍由卫生行政部门保留,医疗机构放射性职业病危害控制的监督管理由卫生行政部门依照职业病防治法的相关规定实施。为此,卫生行政部门紧急出台了《放射卫生技术服务机构管理办法》(卫监督发〔2012〕25号),首次提出了放射卫生技术服务机构的概念即为医疗机构提供放射诊疗建设项目职业病危害放射防护评价、放射卫生防护检测,提供放射防护器材和含放射性产品检测、个人剂量监测等技术服务的机构称为放射卫生技术服务机构。将原《职业卫生技术服务机构管理办法》(卫生部〔2002〕31号令)界定的开展放射卫生防护检测与评价、职业病防护设施与个人职业病防护用品效果评价、放射防护器材和含放射性产品检测等项目的职业卫生技术服务机构分为两类,一类是为医疗机构提供放射诊疗建设项目职业病危害放射防护评价、放射卫生防护检测、放射防护器材和含放射性产品检测、个人剂量监测等技术服务的,称之为放射卫生技术服务机构;另一类是为工业企业提供建设项目职业病危害放射防护评价、作业场所和放射设备放射卫生防护检测的职业卫生技术服务机构,仍然作为职业卫生(工业放射)技术服务机构的一部分进行管理。放射卫生技术服务机构由卫生行政部门按照《放射卫生技术服务机构管理办法》进行资格认定(许可)和监督管理;开展企业放射卫生检测评价的职业卫生技术服务机构由安全生产监督管理部门按《职业卫生技术服务机构监督管理暂行办法》(国家安全生产监督管理总局令第50号)进行资质认可和监督管理。此后,各地依托各省市疾控机构、职业病防治机构、科研机构等成立了数量众多的放射卫生技术服务机构,通过资质认可并陆续开展放射卫生技术服务。同时,各级各类民营放射卫生技术服务机构也如雨后春笋般快速发展壮大。放射卫生防护检测逐渐褪去了神秘色彩,从科研、职业病防治等专门机构和特殊实验室步入了大众的日常社会生活中。

2018年,《中华人民共和国职业病防治法》第四次修订,职业卫生监督管理职能再次交还卫生健康行政部门承担。修订后的《职业卫生技术服务机构管理办法》(中华人民共和国国家卫生健康委员会令〔2020〕第4号)明确,为工业企业提供建设项目职业病危害放射防护评价、作业场所和放射设备放射防护检测的职业卫生技术服务机构,仍然按职业卫生(工业放射)技术服务机构进行资质认证(甲级的一部分)和监督管理。个人剂量监测、放射防护器材和含放射性产品检测、医疗机构放射性危害评价等技术服务机构的管理办法另行规定。即,放射卫生技术服务机构的准入、监督和管理在新办法出台前,仍然按现行的《放射卫生技术服务机构管理办法》(卫监督发〔2012〕25号)执行。国务院部门之间的职能调整和行政管理"放管服"的改革,使得《放射卫生技术服务机构管理办法》(卫监督发〔2012〕25号)在具体操作层面上也进行了部分调整。2022年国家卫生健康委发布《国家卫生健康委办公厅关于进一步规范放射卫生技术服务机构资质管理工作的通知》(国卫办职健发〔2022〕7号),取消了设置审批前申请机构需完成计量认证(CMA)的资质认可前置条件,资质认可申请机构的具体检测评价能力、评价检测项目的认定依据、程序和方法也随之进行优化。

二、放射卫生技术服务机构监督依据与特点

按照《放射卫生技术服务机构管理办法》(卫监督发〔2012〕25号)给出的定义,放射卫生技术服务机构是为医疗机构提供放射诊疗建设项目职业病危害放射防护评价、放射卫生防护检测,提供放射防护器材和含放射性产品检测、个人剂量监测等技术服务的机构。放射

卫生技术服务机构最显著的特点就是为医疗机构提供放射卫生技术服务,帮助医疗机构履行《放射性同位素与射线装置安全和防护条例》《放射诊疗管理规定》等法规设定的放射卫生防护责任义务,为卫生健康行政部门履行对医疗机构放射诊疗技术安全有效使用、保障放射工作人员、受检者(患者)及公众放射防护安全的监督管理职责提供有效的技术支撑。

国家对放射卫生技术服务机构实行资质认可制度。放射卫生技术服务机构首先应当依照《放射卫生技术服务机构管理办法》(卫监督发〔2012〕25号)取得放射卫生技术服务机构资质;未取得放射卫生技术服务机构资质的,不得从事放射卫生检测、评价技术服务。

放射卫生技术服务机构根据取得的技术服务项目,分为甲、乙两类,省、自治区、直辖市卫生健康主管部门负责资质认可及颁发证书。具体资质认定和管理模式,全国各省区并不一致。根据国务院行政许可管理"放管服"的要求,部分省区已将此类资质认定许可权限委托或下放至设区的市或区的专门行政审批机构(如,××行政审批服务局)承担。

省(自治区、直辖市)卫生健康主管部门或其委托机构统称资质认可机关。

甲类放射卫生技术服务机构技术服务范围至少应当包含外照射个人剂量监测,放射诊断[至少包含但不限于数字X射线摄影(DR)设备、乳腺数字X射线摄影(DR)设备]、介入放射学、放射治疗(至少包含但不限于γ后装治疗机、医用电子直线加速器治疗装置、立体定向放射治疗系统)、核医学[至少包含但不限于SPECT(SPECT-CT)、PET(PET-CT、PET-MR)]检测与评价等。

乙类放射卫生技术服务机构技术服务范围至少应当包含外照射个人剂量监测,放射诊断、介入放射学检测与评价等。

下列放射卫生技术服务,必须由取得甲类资质的放射卫生技术服务机构承担:①能量在10MeV及以上的医用电子直线加速器治疗装置、最高输出剂量率在1Gy/min以上的其他放射治疗设备、中子后装机、机械臂放射治疗装置、螺旋断层放射治疗装置、质子重离子放射治疗装置、硼中子俘获放射治疗装置、立体定向放射治疗系统及其他未在资质申请表中明确列出的新型放射诊疗设备检测及评价;②内照射个人剂量监测;③放射防护器材和含放射性产品检测。

国家卫生健康委负责指导全国放射卫生技术服务机构的监督管理工作。县级以上地方卫生健康主管部门负责本行政区域内放射卫生技术服务机构的监督管理工作。国家鼓励放射卫生技术服务行业加强自律,规范执业行为,维护行业秩序。

尽管放射卫生防护检测评价技术已从专门科研机构走入寻常百姓生活之中,但它仍是一门相对"小众"的专业,放射卫生技术服务机构人员不经正规、专业、足够时间的科学培训,很难真正掌握专业要领,很难为放射诊疗机构放射卫生防护提供准确可靠的专业数据和结论。确保专业技术人员熟悉职业病防治和放射卫生法律、法规和标准规范,并具备与其从事的放射卫生技术服务相适应的专业能力,是卫生健康行政部门对放射卫生技术服务机构服务能力资质认可的重要内容,也是放射卫生监督机构对放射卫生技术服务机构资质、能力及工作开展状况进行监督检查的主要内容。各地对放射卫生技术服务机构从业人员专业能力培训的要求不一,但基本认可国家级专门技术机构和高等院校放射卫生防护方面的专业培训。申请人可以自行开展或者委托有条件的培训机构开展培训。专业技术人员的培训计划、培训记录(包括书面及影像资料)等应当归档备查。申请人申请前可向资质认可审批机构核实相关培训要求。

放射卫生技术服务机构应当建立、健全放射卫生技术服务责任制。主要负责人对本机构的放射卫生技术服务工作全面负责。专职技术负责人和质量控制负责人应当按照法律、法规和标准规范的规定,加强放射卫生技术服务的全过程管理。报告审核人、授权签字人、技术服务项目负责人及参与人员按照职责分工参与技术服务,在技术报告及原始记录上签字,并承担相应责任。未达到技术评审考核评估要求的专业技术人员,放射卫生技术服务机构不得安排其参与放射卫生技术服务。放射卫生技术服务机构应当依据放射卫生技术服务机构专业技术人员考核评估大纲组织专业技术人员每年接受不一定学时的放射卫生相关专业继续教育培训。放射卫生技术服务机构应当按照法律法规、标准规范的要求,开展现场调查、危害因素识别、现场采样、现场检测、样品管理、实验室分析、屏蔽计算、数据处理及应用、危害程度评价、防护措施及其效果评价、技术报告编制等放射卫生技术服务活动,如实记录技术服务原始信息,确保相关数据信息可溯源、科学、客观、真实地反映技术服务事项,并对出具的放射卫生技术报告承担法律责任。放射卫生技术服务机构应当依法独立开展放射卫生技术服务活动。因含短半衰期放射性核素而无法在有效时间内自行完成检测的样品,可以委托具备相应检测能力的放射卫生技术服务机构进行样品测定。样品现场采集和检测结果分析及应用等工作不得委托其他机构实施。放射卫生技术服务机构应当使用本机构质量管理体系内的仪器设备开展现场检测工作。现场检测时,专业技术人员应不少于2人。放射卫生技术服务机构应当公开办事制度和程序,方便服务对象,并采取措施保证服务质量。

三、放射卫生技术服务机构监督内容与方法

放射卫生技术服务机构应当在资质认可的范围内开展技术服务工作,接受技术服务所在地卫生健康主管部门的监督管理,按照规定及时报送放射卫生技术服务内容、时间、参与人员等相关信息。按照属地管理的原则,县级以上地方卫生健康主管部门应当按照有关"双随机一公开"的规定,加强对本行政区域内从业的放射卫生技术服务的机构的监管。

卫生健康行政部门及其监督机构的职责是放射卫生技术服务机构资质认定(准入)和日常监督管理,促使放射卫生技术服务机构全面贯彻落实国家放射卫生防护法律法规、技术规范及国家标准,依法依规开展放射卫生技术服务工作,为医疗机构全面履行放射卫生防护法律责任和义务提供技术服务、专业咨询和技术保障,为卫生健康行政部门对放射诊疗工作科学有效的管理提供技术支撑。资质认可机关应当对其认可的放射卫生技术服务机构在资质认可有效期内至少进行一次评估检查,重点检查资质条件保持和符合情况。评估检查可以通过能力验证、现场核查等方式开展,也可以与放射卫生监督部门合作以监督检查的方式进行。

卫生健康行政部门及其监督机构对放射卫生技术服务机构的监督检查一般采用查阅档案、现场查看实验室、仪器室及办公场所,核查检验检测仪器设备、工作场所及工作记录,检查放射卫生技术服务机构的质量管理体系及其运行情况,对放射卫生技术人员进行现场提问、考核和调查询问等方式进行。监督机构可邀请放射卫生技术专家参加监督检查组,共同完成拟定的监督检查任务。检查书面材料包括放射卫生技术服务机构资质认可证明文件、组织机构相关文件、质量管理体系文件、技术档案和检测评价报告、原始记录、工作总结、检测报告内部审查记录、评价报告外部评审结果及记录、培训档案、放射检测评价技术人员档案材料等。放射卫生监督人员应两人以上并持有有效执法证件,对整个监督检查

过程可采取全程同步录音、录像,监督检查结束后应形成书面文字材料,向被监督单位下达监督意见书。

放射卫生监督员在对放射卫生技术服务机构进行检查时,应重点关注放射卫生技术服务机构依法执业问题。如开展技术服务时,是否以书面形式与服务单位明确技术服务内容、范围、完成时间以及双方的责任。服务单位提出的技术服务内容、范围及要求违反法律法规和标准规范规定的,放射卫生技术服务机构应当予以拒绝。其次,应重点核查放射卫生技术服务机构及其工作人员在从事放射卫生技术服务活动中,是否有下列行为:①超出资质认可范围从事技术服务活动;②出具虚假或者失实的放射卫生技术报告;③转包放射卫生技术服务项目;④擅自更改、简化放射卫生技术服务程序和相关内容;⑤向负责监督检查的行政机关隐瞒有关情况、提供虚假材料或者拒绝提供反映其活动情况的真实材料等。第三,重点关注放射卫生技术服务机构是否有使用非本机构专业技术人员从事放射卫生技术服务活动的行为,其放射卫生专业技术人员行为是否规范。核查放射卫生技术人员是否有下列行为:①在放射卫生技术报告或者有关原始记录上代替他人签字;②未参与相应放射卫生技术服务事项而在技术报告或者有关原始记录上签字;③出租出借放射卫生检测评价能力评估考核证书证明等。

放射卫生技术服务机构应当参加省级以上卫生健康主管部门组织的放射卫生检测能力比对、能力考核或能力验证活动。放射卫生技术服务机构应当建立放射卫生技术服务档案,并长期妥善保管。放射卫生技术服务档案包括放射卫生技术服务合同评审、过程控制记录、现场勘查记录、相关原始记录、影像资料、技术报告及相关证明材料。放射卫生技术服务机构应当对专业技术人员进行职业病危害知识培训、职业健康检查、个人剂量监测并提供必要的个体防护用品,建立相关档案。放射卫生技术服务机构应当自出具放射卫生技术报告之日起二十个工作日内,在本单位网站、网页上公开技术报告相关信息(涉及国家秘密、军工保密和法律、法规规定可不予公开的除外),公开的时间不少于五年。公开的信息应包括以下内容:①服务单位名称、地址及联系人;②技术服务项目组人员名单;③现场调查、现场采样、现场检测的专业技术人员名单、时间,服务单位陪同人;④证明现场调查、现场采样、现场检测的图像影像。

资质认可机关应当建立放射卫生技术服务机构信息管理系统,县级以上地方卫生健康主管部门建立放射卫生技术服务机构及其从业人员信用档案,记录违法失信行为并依法向社会公开,依据放射卫生技术服务机构信用状况,实行分类监管。

放射卫生技术服务机构如存在下列情形之一的,放射卫生监督人员可提请资质认可机关应当注销其资质:①资质认可有效期届满未延续的;②依法终止的;③资质认可依法被撤销、撤回,或者资质证书依法被吊销的;④法律、法规规定的应当注销资质认可的其他情形。

放射卫生监督机构对在监督检查中发现的问题,可以采取以下方法处理:①由县级以上地方卫生健康主管部门对放射卫生技术服务机构予以约谈;②通报辖区放射诊疗机构、实施风险警示;③提请资质认可机关撤销资质证书;④依法应予以追究法律责任的,按照国家有关法律法规及相关规定处理。

关于涉嫌虚假技术报告认定的,可以参考市场监管部门的相关规定:①未开展现场调查的;②未到现场进行检测或采样的;③未进行样品实验室分析的;④出具的技术报告与工作场所、设备放射危害情况严重不符的;⑤伪造、变造原始数据、记录,或者未按标准规定采用原始数据、记录的;⑥减少或变更标准规定检测项目,或变更关键检测条件的;⑦调换检测样品或改变其原有状态进行检测的;⑧伪造检测机构公章或者检测专用章,或伪造专业技术人员、授权签字人签名及签发时间的;⑨使用非本机构质量管理体系内的仪器设备开展现场检测或采样工作的。

关于涉嫌失实技术报告的认定:在放射卫生技术服务活动中,存在下列情形的,且数据、结果存在错误或者无法复核的,可以认为是失实的技术报告:①样品的采集、标识、分发、流转、制备、保存、处置不符合标准规定,或存在样品污染、混淆、损毁、性状异常改变等情形的;②使用未经检定或者校准的仪器、设备、设施的;③违反国家有关强制性标准或方法的;④现场检测原始记录检测数据与实际情况存在较大出入的。

(刘　兵)

思 考 题

1. 放射诊疗卫生监督的主要法律依据和主要监督方法有哪些?
2. 简述放射卫生服务机构分类功能和监督管理。
3. 工业放射卫生监督和放射诊疗卫生监督有何异同? 分别有何特点?
4. 放射工作人员健康监护管理主要法律依据有哪些? 具体要求如何落实?

参考文献

［1］赵延配,胡光.卫生执法监督法律基础［M］.北京:人民卫生出版社,2019.
［2］苏旭,侯长松.放射防护检测与评价［M］.北京:中国原子能出版社,2016.

第十五章

核与辐射事故卫生
应急概况

**学习目的
与要求**

通过对本章的学习,使读者了解核事故、辐射事故、核辐射恐怖袭击事件的特征和危害;了解国家核与辐射卫生应急体系;熟悉核与辐射卫生应急专业设备、人员队伍、后勤保障的要求;熟悉核辐射三级医疗救治体系;熟悉核辐射卫生应急响应流程;掌握核辐射伤员检伤分类、过量受照人员处置、体表污染人员处置、内污染人员处置、伤员转运后送、辐射损伤临床救治的基本方法。

当前我国核能核技术利用事业发展十分迅速,运行核电机组居全球第三,同时是全球在建核电机组最多的国家,预计到 2030 年,国内将有 18~20 个核电基地近 100 台机组运行或在建,核电站周围 50 公里范围内公众超过 1 亿人。核能是一把"双刃剑",在造福人类的同时,核电站一旦发生事故,会对公众健康及社会稳定造成严重影响。1986 年苏联切尔诺贝利核事故,造成重大人员伤亡和大面积放射性污染。2011 年日本福岛核事故,除造成本国放射性污染,还使我国境内食品和饮用水受到污染。在核技术利用方面,截至 2021 年底,我国现有用源单位 9 万余家,放射源总数 36 万余枚,各类射线装置 22 万余台,其中医用放射性同位素和射线装置约占 80%。由于一些核技术利用单位重生产、轻防护,放射源或射线装置失控导致的辐射事故时有发生,部分事故导致人员受到放射损伤,甚至死亡。核与辐射事故发生后,能及时、有效地开展卫生应急处置,最大限度地减少核与辐射事故或事件造成的人员伤亡和社会影响,对于保障人民身心健康、维护社会稳定具有重要意义。我国不断完善核与辐射事故卫生应急体制机制,形成了国家、省、市、县四级核与辐射事故卫生应急体系。在国家卫生健康委的领导下,全国核与辐射事故卫生应急救援机构在核事故场外应急体系中发挥着重要作用,在历次核与辐射事故卫生应急处置中做出了应有贡献。本章主要介绍核与辐射事故的特征、我国核与辐射事故卫生应急体系、卫生应急准备、分级医疗救治体系、卫生应急响应、事故伤员的医学处理等内容。

第一节　核与辐射事故

核辐射突发事件是指核设施、核武器、核材料、放射源、射线装置或其他放射性物质由于自然灾害、设备故障、技术局限、人为原因(失误或故意),造成或可能造成人员伤亡、财产损失、环境破坏和社会危害,危及公共安全的突发事件。按照射线来源的不同,核辐射突发事件可分为核事故、辐射事故和核辐射恐怖袭击事件三类。

一、核事故的特征和危害

核事故是指核电厂或其他核设施中发生的严重偏离运行工况的状态。在这种状态下,放射性物质的释放可能或已经失去应有的控制,达到不可接受的水平。

1. 核事故的特征　核事故一旦发生,会对核设施场内工作人员和周边公众的身心健康造成严重危害,并可能对社会稳定造成严重影响。核事故一般具有以下一些特点:

(1) 事发时间和后果难以预料:核事故何时发生、程度和影响范围难以预料和准确把握。有些核事故是由于客观因素导致的,如由地震、海啸等不可抗拒的自然灾害引发的核事故;另一些则是由人为因素导致的,如人员误操作、故意破坏等引发。无论哪种核事故,都难以事先预测其发生时间、事故后果及严重程度。

(2) 有明显的阶段性和多种照射途径:核事故进程一般分为早期、中期和晚期。早期是从核事故发生到放射性物质释放开始后的几小时,此时主要辐射照射途径有放射性烟羽外照射、吸入烟羽引起的内照射、皮肤和衣物上沉积核素的外照射等。中期是从放射性物质释放后的几小时到几周,此时事故释放的放射性物质主要部分已沉积于地面,这一时期主要照射途径有地面沉积核素外照射、吸入再悬浮核素的内照射及食入被放射性污染的食品和饮用水引起的内照射等。晚期是由事故后的几周到几年甚至更长时间,此时主要照射途径是食入被污染食品和饮用水引起的内照射。

(3) 后果严重,影响范围大:严重的核事故,特别是有大量放射性物质释放的情况,由于放射性烟羽的漂移,辐射影响的范围比较广泛,通常达到几十甚至几百公里,受照人数通常也较多,危害后果严重。事故后,可在短时间内造成大量人员出现急性放射损伤或放射复合伤,还可造成严重的放射性污染。放射性物质可随空气、水体和人员流动而扩散,造成跨地域大范围的放射性污染。由于长寿命放射性核素的存在,放射性污染的影响时间可达几十年甚至更长。

(4) 可造成较大的社会和心理影响:核事故除可造成人员躯体损伤外,还可造成严重的社会心理影响,引起公众焦虑、恐慌和长期慢性心理应激反应。核武器爆炸造成的恐怖灾难使人们谈"核"色变。公众多不熟悉核事故,对这类事故的危险和防护措施缺乏认识,这加重了其心理恐慌程度。核事故干扰、破坏正常的生产生活秩序,可造成重大经济损失和国际影响,影响社会稳定和国家安全。

(5) 应急难度和投入巨大:重大核事故的后果严重而复杂,波及范围广,涉及人员多,应急处理的专业技术性强,投入力量大,持续时间长。同时,核事故造成的放射性污染会阻碍应急行动,增加现场救援和伤员救治的难度。为应对严重核事故,政府往往要动员各行业、各方面的人力物力,甚至需要全国范围及国际的协调合作。

2. 核事故的危害　核事故主要对核设施场内工作人员和场区附近的公众造成危害。核事故释放的放射性物质可引起人员全身受辐射外照射损伤;人员吸入放射性烟羽或食入受放射性污染的食品和饮用水可导致甲状腺、肺、胃肠道、骨等组织和器官发生内照射损伤;沉积于衣物、体表的放射性核素会对人员的皮肤造成外照射损伤;场内工作人员还可能受事故爆炸、起火等因素影响,出现放冲复合伤或放烧复合伤。此外,核事故会引起工作人员和公众不同程度的心理应激反应,影响其心理健康。

二、辐射事故的特征和危害

辐射事故是因放射源丢失、被盗、失控,或因放射性同位素和射线装置的设备故障或操作失误导致人员受到异常照射的意外事件。在工业辐照等领域发生的辐射事故可能造成人员出现严重的放射损伤,甚至死亡。

1. 辐射事故的特征　辐射事故一旦发生,可造成事故地点附近人员受到过量照射,甚至伤亡。更严重的是,如果事故导致放射性物质扩散,可造成事故周边地区放射性污染,引起严重的社会恐慌。辐射事故主要有以下一些特点:

(1) 事发时间地点难以预判:除辐照装置事故等情况外的辐射事故,诸如放射源丢失事故、放射性物品运输事故等,发生的地点难以预先判断。此类事故发生前往往没有先兆,属于突发事件。事故严重程度,尤其是是否造成放射性污染及其污染范围,都难以事先准确判断。

(2) 源项种类多,照射途径多样:辐射事故所涉及的放射源是多种多样的。源项可以是 α、β、γ 放射源、也可以是各类射线装置;可以是液体、固体和粉末状源;可以是短寿命或长寿命放射性核素,其生物学作用和毒性也可有很大区别。由于源项不同,照射途径也多种多样。可以是全身外照射,也可以是皮肤的局部照射或内照射。内照射情况中,放射性物质可通过呼吸道、消化道、伤口、皮肤等途径侵入体内造成放射损伤。

(3) 危害程度差异较大:不同类型的辐射事故所造成的危害、影响的范围及导致的后果差别很大。例如密封放射源丢失或被盗事故,放射源活度较低时,仅造成捡拾者或盗窃者本人及周围人受照,危害不大,影响范围很小。如果放射源被破坏,且放射性活度较大时,可造成人员外照射和内污染,引发急性放射损伤,严重的甚至危及生命,并可能引起环境放射性污染。

(4) 造成较大的社会和心理冲击:从以往的辐射事故经验看,往往事故本身造成的人员伤害有限,但事故会造成严重的公众心理恐慌,影响社会稳定。电离辐射看不见、摸不着,使人捉摸不定。事发当地公众因害怕受到辐射伤害,谈"辐"色变。人们的普遍恐惧可能会导致社会秩序紊乱,扰乱正常社会生活。放射损伤的受害者可能因社会歧视、担忧辐射致癌等远后效应,而长期生活在辐射阴影之下。

2. 辐射事故的危害　放射源丢失或被盗事故可导致接触或接近该放射源的人员全身或局部受到高剂量照射,同时还可能伴有体内或体表放射性污染,此类事故可导致人员严重放射损伤,甚至死亡。放射源或射线装置故障及误操作事故可造成该装置附近的人员全身或局部受到高剂量照射,导致人员伤亡。放射性物品运输或存储事故可造成大量放射性物质外泄,对环境造成严重放射性污染,对附近公众危害较大。

三、核辐射恐怖袭击事件的特征和危害

核辐射恐怖袭击事件是出于政治或意识形态的理由,以危害人、财产和环境为目的,拥有或使用放射性物质或核装置的行为,以及出于同样目的破坏核设施或威胁使用放射性物质或核装置的行为。核辐射恐怖袭击主要有以下几种形式:攻击核电站或核设施、攻击核电站或核设施的乏燃料储存库、利用"脏弹"以及其他放射性物质散布装置袭击、利用自制核武器袭击等。

1. 核辐射恐怖袭击事件的类型与特征　核辐射恐怖袭击,按照袭击手段和袭击目标的不同,主要可分为如下几类:

(1)单一核武器袭击:从当前世界局势看,发生全球层面大规模核战争的可能性较小。但是中小型拥核/潜在拥核国家由于地缘政治或宗教矛盾等原因,对周边国家或全球主要大国发动单点核武器攻击的可能性不能排除。此外,恐怖分子可能利用非法取得的核材料(如高浓缩铀)制造简陋核爆装置,对主要大国发动单点核攻击。根据国际裂变材料专家组的估计,2009年全球高浓缩铀和分离钚的储量分别为1 600吨和500吨,共计可制造约10万件核武器。据国际原子能机构数据库统计,1993—2014年共发生700多起涉及核材料或放射性材料的失窃或丢失事件,核材料安保问题不容忽视。这些核材料一旦落入恐怖分子手中,有可能用于制造简陋核爆装置。当前,国际上一些地区由于地缘政治、教派矛盾不断恶化,以往的非核冲突有可能转化为核武器攻击。

(2)攻击核电站或核设施的乏燃料储存库:即利用炸药等攻击手段对核电站、铀浓缩厂、核燃料循环设施在内的核设施实施破坏,或袭击核设施的乏燃料储存库,以产生大量的放射性物质泄漏为目的,对显著数量人群的生命健康造成威胁,并产生严重的社会心理效应。主要手段为,直接攻击或通过核电站的内部人员进行破坏,使核设施、核电站停机停堆状况发生,对核电站确保核安全的关键设施进行袭击,或者窃取核电站的乏燃料制造恐怖活动。

(3)脏弹袭击:"脏弹"又称放射性物质散布装置,是恐怖分子实施恐怖活动的一种放射性散布装置,可能是将固体放射源与常规炸药混合制成,也可以是非密封源与常规炸药混合制成,即恐怖分子将普通烈性炸药与固体或液体放射性物质混合,制成的爆炸装置。它通过传统炸药巨大的爆炸力,将内含的放射性物质,抛射散布到环境中。脏弹爆炸后放射性物质可能会广泛弥散,微小的粒子黏附于大气飘尘上形成气溶胶,部分颗粒降落到爆炸中心附近区域。影响的范围与放射性物质用量、炸药用量及气象条件有关。如果发生在城市,最可能的情景是附近几个街道部分区域的建筑物和地面受到放射性污染。爆炸可能造成建筑物倒塌,爆炸产生的金属碎片和其他物体及建筑物倒塌是造成人员伤亡的主要原因。此外,脏弹爆炸还会造成放射性尘埃污染和水体污染,形成灾难性生态破坏。脏弹中的放射性物质虽不产生核爆炸,但其引起的放射性颗粒传播,仍会对人体造成伤害。用脏弹袭击人口稠密的城市区域,接触者会在短时间内死亡、慢性损伤或导致癌症。遭袭击的城市、街区和建筑物都会受到放射性物质的污染,甚至在以后数十年或更长的时间内,退化为不适合人类居住的放射性污染地区。生活在其中的公众不仅癌症患病率大幅度增加,而且区域内经污染的任何东西都不能再使用。脏弹爆炸更大的社会影响是引起人们的心理恐惧和社会恐慌,导致混乱局面出现,使地区经济遭到重创。与小型核武器相比,脏弹所具有的现实威胁更大。脏

弹与其他普通爆炸装置一样结构简单,容易制造,并且不少脏弹体积小、方便随身携带,因此近来频频成为恐怖分子发动袭击所使用的手段。

2. 核辐射恐怖袭击事件的危害

(1) 单一核武器袭击:随着我国周边地区地缘政治不断变化,核恐怖袭击风险不能完全排除。通常,恐怖分子发动单一核武器攻击使用的核武器当量较小,破坏范围仅限于单个城市及其郊区。但相对于传统恐怖袭击手段,单一核武器袭击的破坏力还是要大得多。核武器的杀伤效应主要包括光辐射、冲击波、早期核辐射和放射性沾染。

(2) 袭击核设施或脏弹攻击:袭击核设施或脏弹攻击都会造成放射性物质释放到环境中,造成周边公众或工作人员外照射或内污染,对人员健康造成危害。脏弹的危害主要来自爆炸产生的冲击波,在不知道放射源类型时,很难评估它对人体健康影响有多大,然而脏弹的放射性往往不足以导致严重的放射性损伤。袭击核设施或脏弹攻击还会导致严重的社会心理效应,造成公众出现心理应激反应,有可能影响社会稳定,因此在这方面需要高度关注。

第二节　卫生应急体系

国家核与辐射卫生应急体系是国家核与辐射应急体系的重要组成部分,在核事故应急与辐射事故应急牵头部门的协调指导下,承担核与辐射事故卫生应急处置任务。核与辐射事故卫生应急体系采取属地管理、分级负责的原则,设置国家、省、市、县四级卫生应急组织。各级卫生健康行政部门领导本级核与辐射紧急医学救援机构和放射卫生机构;上级卫生健康行政部门或技术机构分别指导下级卫生健康行政部门或技术机构的工作。

一、国家核与辐射应急体系

1. 国家核应急体系　核应急是为了控制核事故、缓解核事故、减轻核事故后果而采取的不同于正常秩序和正常工作程序的紧急行为,是政府主导、企业配合、各方协同、统一开展的应急行动。核应急事关重大、涉及全局,对于保护公众、保护环境、保障社会稳定、维护国家安全具有重要意义。中国核应急基本方针是:常备不懈、积极兼容,统一指挥、大力协同,保护公众、保护环境。为加强核应急管理体制建设,中国核应急实行国家统一领导、综合协调、分级负责、属地管理为主的管理体制。从上到下,分为国家、省、核设施营运单位三级核应急体系。

国家层面,1995 年成立了国家核应急协调委,由中国的核工业主管部门,即工业和信息化部(国防科工局)牵头,主要职责是贯彻国家核应急工作方针,拟定国家核应急工作政策,统一协调全国核事故应急,决策、组织、指挥应急支援响应行动。除牵头部门外,国家核应急协调委主要成员单位和承担的职责包括:卫生健康委负责核事故卫生应急的组织协调等工作,生态环境部负责核事故应急监测和污染区划定等工作,公安部负责治安、保卫、交通管制等工作,应急管理部负责公众转移和救助等工作。同时,国家层面制定了《国家核应急预案》,对核应急准备与响应的组织体系、核应急指挥与协调机制、核事故应急响应分级、核事故后恢复行动、应急准备与保障措施等作了全面规定。在省份层面,设立核应急协调机构,用于指导本省份核应急工作。核设施营运单位也设立本单位的核应急组织。

在核应急救援力量建设方面,建设了核应急辐射监测、辐射防护、航空监测、医学救援、海洋辐射监测、气象监测预报、辅助决策、响应行动等 8 类国家级核应急专业技术支持中心以及 3 个国家级核应急培训基地,基本形成专业齐全、功能完备、支撑有效的核应急技术支持和培训体系。设立了核应急监测、防护、去污、医学救援等 30 余支国家级专业救援分队,承担核事故应急处置各类专业救援任务。同时,组建一支 300 余人的国家核应急救援队,主要承担复杂条件下重特大核事故突击抢险和紧急处置任务,并参与国际核应急救援行动。

2. 国家辐射应急体系　　中国的辐射事故应急工作,根据《放射性同位素与射线装置安全和防护条例》要求,生态环境部门牵头负责辐射事故的应急响应,公安部门、卫生健康部门按照职责分工做好相应的辐射事故应急工作。生态环境部门负责辐射事故的应急响应、调查处理和定性定级工作,协助公安部门监控追缴丢失、被盗的放射源;公安部门负责丢失、被盗放射源的立案侦查和追缴;卫生健康部门负责辐射事故的医疗应急。

生态环境部门、公安部门、卫生健康部门应当及时相互通报辐射事故应急响应、调查处理、定性定级、立案侦查和医疗应急情况。国务院指定的部门根据生态环境部门确定的辐射事故的性质和级别,负责有关国际信息通报工作。

二、国家卫生健康核与辐射应急体系

为进一步加强核应急医学救援能力建设,国家核事故应急协调委员会于 2014 年建立了 1 个国家核应急医学救援技术支持中心及 4 个分中心,成立了 13 支国家核应急医学救援分队,设立了 2 个国家核应急医学救援培训基地(见图 15-1)。

卫生健康系统内部建立了四级核辐射应急医学救治体系:国家层面建立了国家卫生健康委核事故医学应急中心(下设 4 个临床部,1 个监测评价部,1 个技术后援部);建成(或在建)4 个国家级核辐射紧急医学救援基地(北京、天津、辽宁、吉林),建成 3 支国家级核辐射卫生应急救援队伍(北京、江苏、广东)。国家级基地和队伍主要负责核事故场外卫生应急支援、重度以上辐射损伤人员及严重内污染患者院内救治等工作。省级层面已建或拟建 19 个省级核辐射紧急医学救援基地,其他省份指定了核辐射损伤救治机构。省级基地或指定机构主要负责核事故场外卫生应急救援、中重度辐射伤员及内污染患者院内救治等工作。核电站或核设施所在市、县指定了市、县级级核辐射医疗救治机构。核辐射应急医学救援技术机构,是我国放射卫生防护和核辐射事件医学应急领域的集科研、研究生培养、管理、技术支撑为一体的技术机构,承担着技术支撑、指导的任务。在国家卫生健康委的领导下,为核技术应急体系发挥着重要作用,为核辐射应急医学准备与响应等方面做了大量工作。

(一) 国家卫生健康委

国家卫生健康委负责全国核事故卫生应急的组织和协调工作,主要包括:

1. 负责组织、协调、指导全国卫生系统有关单位及地方卫生健康系统做好核应急准备相关工作,以及全国核应急医学技术支持体系建设和相关管理工作;

2. 在应急情况下,根据情况提出保护公众健康(含心理健康)的措施建议,组织医学应急支援,指导、支持地方卫生健康系统开展饮水和食品的应急辐射监测,参与事故调查,开展健康效应评价,组织对受过量照射人员的医学跟踪。

国家核事故应急协调委员会

国家核应急医学救援培训基地
- 中国人民解放军军事科学院军事医学研究所
- 苏州大学（医学部放射医学与防护学院和附属第二医院）
- 中国人民解放军第313医院
- 中国人民解放军陆军军医大学
- 中国人民解放军军事科学院军事医学研究所

国家核应急医学救援分队
- 核工业419医院
- 核工业417医院
- 核工业416医院
- 苏州大学附属第二医院（核工业总医院）
- 南华大学附属南华医院（原核工业415医院）
- 广东省职业病防治院
- 上海市肺科医院
- 江苏省疾病预防控制中心
- 中国医学科学院放射医学研究所和血液病医院
- 国家卫生健康委员会核事故医学应急中心

国家核应急医学救援技术支持中心（分中心）
- 中国人民解放军军事科学院军事医学研究所
- 苏州大学附属第二医院（核工业总医院）
- 中国人民解放军陆军军医大学
- 中国医学科学院放射医学研究所和血液病医院
- 国家卫生健康委核事故医学应急中心

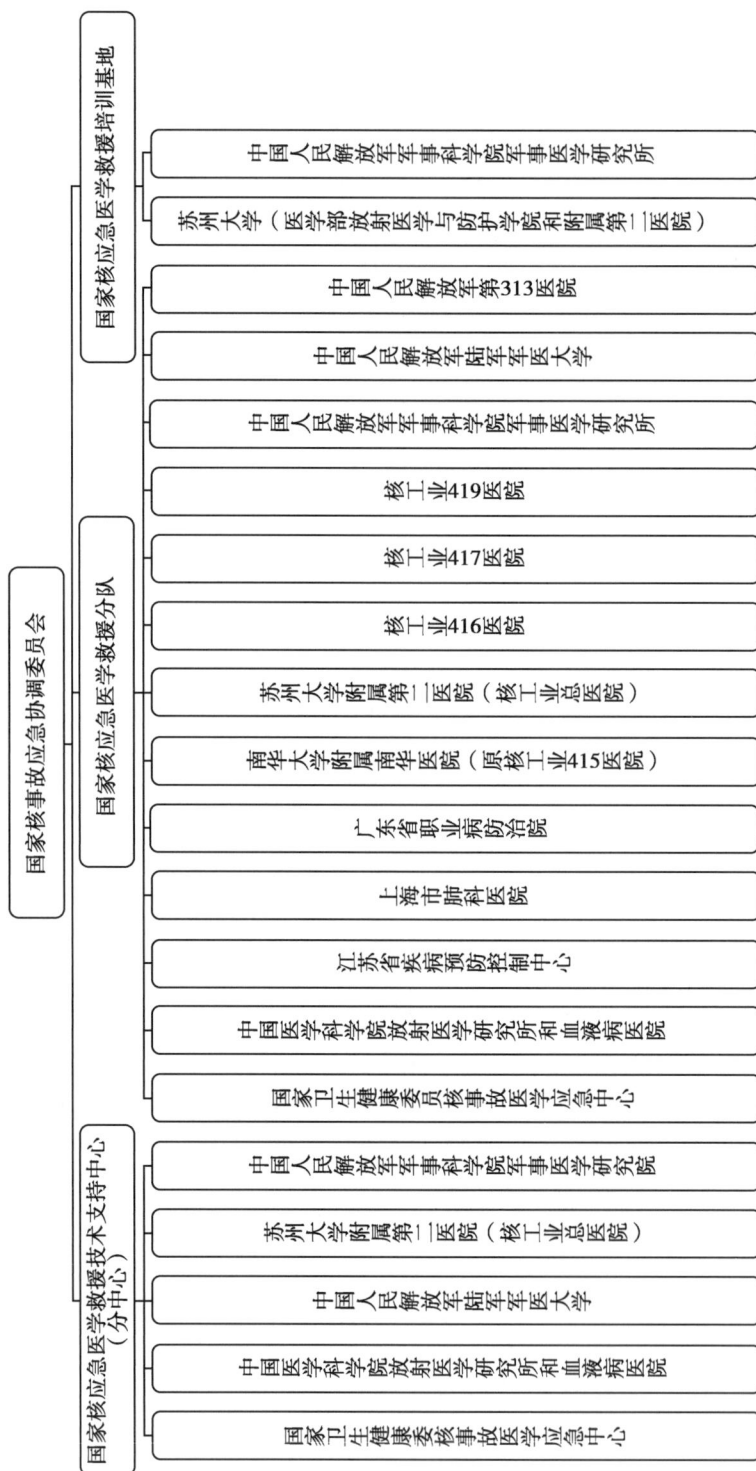

图 15-1 国家核应急医学救援相关单位组成

(二) 国家卫生健康委突发事件卫生应急专家咨询委员会核与辐射事件处置组

国家卫生健康委突发事件卫生应急专家咨询委员会核与辐射事件处置组由国内放射医学、放射卫生、辐射防护和核安全等方面的专家组成,其主要职责是:

1. 提供核事故与辐射事故卫生应急准备与响应的咨询和建议,参与救援准备与响应。
2. 参与国家卫生健康委核事故与辐射事故卫生应急预案的制定和修订。
3. 参与和指导核事故与辐射事故卫生应急培训和演练。
4. 参与核事故与辐射事故卫生学评价。

(三) 国家卫生健康委核事故医学应急中心

国家卫生健康委核事故医学应急中心(以下简称"国家卫生健康委核应急中心")设在中国疾病预防控制中心辐射防护与核安全医学所。国家卫生健康委核事故医学应急中心下设四个临床部,第一临床部设在中国医学科学院放射医学研究所和血液病医院,第二临床部设在北京大学人民医院和北京大学第三医院,第三临床部设在解放军总医院第五医学中心,第四临床部设在苏州大学附属第二医院(核工业总医院),监测评价部设在中国疾控中心辐射安全所,技术后援部设在军事科学院军事医学研究院。同时国家卫生健康委核应急中心也是国家核应急医学救援技术支持中心和国家核应急医学救援分队。国家卫生健康委核应急中心的主要职责是:

1. 参与国家卫生健康委核事故与辐射事故卫生应急预案、工作规范和技术标准等的制订和修订。
2. 做好国家卫生健康委核事故与辐射事故卫生应急技术准备与响应工作。
3. 对地方卫生健康系统核事故与辐射事故卫生应急准备与响应实施技术指导。
4. 承担国家卫生健康委突发事件卫生应急专家咨询委员会核与辐射事件处置组的秘书处工作。
5. 负责国家级、省级核与辐射处置类卫生应急队伍建设和管理的技术指导。
6. 负责国家卫生健康委核事故与辐射事故卫生应急技术支持系统的管理和日常运行。
7. 承担国家卫生健康委核事故与辐射事故卫生应急备用指挥中心职责。
8. 组织开展核事故场外应急和特别重大辐射事故的健康效应评价,指导开展其他级别核事故与辐射事故健康效应评价,指导对受到超过年剂量限值照射的人员实施长期医学随访。
9. 作为世界卫生组织辐射应急医学准备与救援网络(WHO-REMPAN)在中国的联络机构,承担我国与 WHO-REMPAN 的联络工作,做好国际核与辐射事故卫生应急救援相关工作。

(四) 国家级核辐射紧急医学救援基地

国家级核辐射紧急医学救援基地的主要任务是:承担全国核事故与辐射事故医疗救治支援任务,指导开展人员所受辐射照射剂量的估算和健康影响评价,以及特别重大核事故与辐射事故卫生应急的现场指导;开展辐射损伤救治技术培训和技术指导。

(五) 省、市(地)、县级卫生健康行政部门

省、市(地)、县级卫生健康行政部门的主要职责是:

1. 制定本级的核事故与辐射事故卫生应急预案。
2. 组织实施辖区内的核事故与辐射事故卫生应急准备和响应工作,指导和支援辖区内

下级卫生健康部门开展核事故与辐射事故卫生应急工作。

3. 负责本级核事故与辐射事故卫生应急专家咨询组、队伍的建设和管理工作。

4. 负责与同级其他相关部门建立核事故与辐射事故卫生应急的沟通与协调机制,加强应急信息沟通和信息联动工作。

(六) 省级核辐射紧急医学救援基地或指定医疗机构

省级核辐射紧急医学救援基地或指定医疗机构的主要任务是:承担辖区内核事故与辐射事故辐射损伤人员的医疗救治和医学随访,以及人员所受辐射照射剂量的估算和健康影响评价;负责核事故与辐射事故损伤人员的现场医学救援。

(七) 地市级、县级指定医疗机构

地市级、县级指定医疗机构承担核事故与辐射事故现场医疗救治任务,负责事故伤病员的现场救治、转运等现场医学处理任务。

(八) 指定放射卫生机构

各级卫生健康行政部门指定的放射卫生机构,承担辖区内的核事故与辐射事故卫生应急放射防护、人员放射性污染检测、辐射剂量估算、食品和饮用水的放射性监测,以及公众健康风险监测和评估工作。

三、相关职责与任务

(一) 核事故卫生应急职责

1. 卫生健康部门负责的职责

(1) 场外伤员救治。

(2) 场外伤员去污洗消。

(3) 过量受照人员的剂量估算。

(4) 心理援助。

(5) 食品和饮水应急辐射监测(和评估)。

(6) 健康效应评价。

(7) 过量受照人员的医学跟踪。

(8) 卫生应急人员剂量监测。

(9) 指导地方政府和核设施营运单位制定核事故医学应急工作方案(医学救援组职责,国家卫生健康委和军委后勤保障部牵头,国防科工局等参加)。

2. 卫生健康部门参与的职责

(1) 场内伤员救治(核设施营运单位负责,卫生健康部门支援)。

(2) 污染人员去污洗消(军委联合参谋部与生态环境部门牵头,卫生健康部门和军委后勤保障部参与)。

(二) 辐射事故卫生应急职责

1. 伤员医疗救治。

2. 伤员去污洗消。

3. 过量受照人员的剂量估算。

4. 过量受照人员的医学跟踪。

5. 污染人员去污洗消。

6. 心理援助。

7. 提出保护公众健康的措施建议。

8. 食品和饮用水监测（和评估）。

9. 卫生应急人员剂量监测。

10. 事故报告。

（三）核辐射突发事件卫生应急具体任务

1. 信息沟通与协调联动　各级卫生健康行政部门与同级核应急管理机构、环保、公安、气象等相关部门，以及军队和武警部队卫生部门保持密切信息沟通和协调联动。

2. 队伍建设　国家卫生健康委负责国家卫生健康委核事故与辐射事故卫生应急队伍的建设和管理。省级卫生健康系统建立健全辖区内的核事故与辐射事故卫生应急队伍。核设施所在地的市（地）级卫生健康系统建立核事故与辐射事故卫生应急队伍。

3. 物资和装备准备　各级卫生健康系统负责建立健全核事故与辐射事故卫生应急仪器、设备装备和物资准备机制，指定医疗机构和放射卫生机构做好应急物资和装备准备，并及时更新或维护。核事故与辐射事故卫生应急物资和装备包括核与辐射应急药品、医疗器械、辐射防护装备、辐射测量仪器设备等。

4. 技术储备　国家和省级卫生健康系统组织有关专业技术机构开展核事故与辐射事故卫生应急技术研究，建立和完善辐射受照人员的剂量估算方法、分类和诊断方法、医疗救治技术、饮用水和食品放射性污染快速检测方法、健康效应预警监测和后果评价方法等，并做好相关数据储备。

5. 通信与交通准备　各级卫生健康部门要在充分利用现有资源的基础上建设核事故与辐射事故卫生应急通信网络，确保医疗卫生机构与卫生健康部门之间，以及卫生健康部门与相关部门之间的通信畅通，及时掌握核事故与辐射事故卫生应急信息。核事故与辐射事故卫生应急队伍根据实际工作需要配备通信设备和交通工具。

6. 资金保障　核事故与辐射事故卫生应急所需资金，按照《财政应急保障预案》执行。核电厂省份的核事故卫生应急准备经费纳入核应急储备资金列支。

7. 培训和演练　各级卫生健康系统要组织加强应急培训和演练，不断提高应急救援能力，并注重应急人员自身防护，确保在突发核事故与辐射事故时能够及时、有效地开展卫生应急工作。

（1）培训：各级卫生健康系统定期组织开展核事故与辐射事故卫生应急培训，对核事故与辐射事故卫生应急技术人员和管理人员进行国家有关法规和应急专业知识培训和继续教育，提高应急技能。

（2）演练：各级卫生健康系统适时组织开展核事故与辐射事故卫生应急演练，积极参加同级人民政府和核应急协调组织举办的核事故与辐射事故应急演练。

8. 公众宣传教育　各级卫生健康系统通过广播、影视、报刊、互联网、手册等多种形式，做好公众的风险沟通工作，广泛开展核事故与辐射事故卫生应急宣传教育，指导公众用科学的行为和方式应对突发核事故与辐射事故，提高自救、互救能力。

9. 国际合作　按照国家相关规定，开展核事故与辐射事故卫生应急工作的国际交流与合作，加强信息和技术交流，合作开展培训和演练，不断提高核事故与辐射事故卫生应急的整体水平。

第三节 卫生应急准备

核与辐射事故卫生应急准备包括应急专业设备的准备、专业人才建设、应急队伍的组建与培训演练、后勤保障工作及技术准备等方面,本节将分别介绍卫生应急准备的主要环节。

一、专业设备

核辐射突发事件卫生应急设备装备配备原则包括:能够满足现场的救援需要;体积小、重量轻,便于携带;分类、分包、分箱标准装配,并附有清单;装备的设备、仪器和仪表都必须操作简便,其性能能够满足恶劣条件下的需要;药品必须在有效期内;装备、仪器和仪表必须经过刻度、标定或校准;所有配置的装备,救援队伍(最小组成单位)能够随身携带。核辐射突发事件卫生应急设备装备具体包括以下 11 类:

1. 现场急救医疗器械和仪器 核与辐射应急医学救援队伍装备的医疗设备、器械以满足核与辐射事故情况下的基本需要、不同事故(事件)可适当增减。包括成套标准手术器械、输血设备、一次性注射器、血细胞计数器、显微镜、外周血涂片设备、止血箱、急救袋与面罩、心脏除颤器,电池与充电器、生物样品收集与储存容器、急救箱等。

2. 核事故应急药箱 核事故应急药箱包括急性放射性损伤防治药品、急性放射性疾病早期的救治药品、常见放射性核素的阻吸收药品(碘化钾、普鲁士蓝、褐藻酸钠、磷酸铝凝胶等)、加速体内放射性核素排泄的药品(DTPA-Ca、DTPA-Zn)、放射损伤防治药(尼尔雌醇、雌三醇、氨磷汀)、细胞生长刺激因子、局部放射损伤防治药(维斯克、放烧膏)等。主要用于核与辐射事故(事件)的应急医学处理和放射损伤的早期救治。每个药箱内的药品可供 10 人使用 1 天。

3. 急救药箱 急救药箱配备了现场急救的基本药品,包括止痛剂、强心剂、升压药、抗高血压药、止吐剂、抗生素、利尿剂、生理盐水和其他对症治疗药品等。

4. 去污洗消用品 去污洗消用品包括 $KMnO_4$ 饱和溶液、5% 的 $NaHSO_3$ 溶液、0.1mol/L 的 H_2SO_4、5% 的次氯酸钠溶液、0.1mol/L 的盐酸溶液、无菌洗眼液、手术棉卷包、擦鼻用棉签、遮蔽胶带、刷子,包括钉刷、石蜡纱布敷料、药签、鼻导管、洗涤剂、伤口和皮肤消毒液、标记污染点的去污不可擦毡笔等。

5. 普通装备(通用物资) 普通装备包括调频袖珍收音机、手机、笔记本电脑、备用电池、关键备用件、塑料单、塑料带、塑料袋(不同规格)、手术服、单子和毯子、可移动担架床、标牌与可贴标签、医学信息表、放射事件患者表、消毒盖布、废品袋、办公用品、运送箱、手电筒等。

6. 辐射监测仪器 核与辐射应急医学救援队伍配备的辐射监测仪器包括:多用途 γ/β 巡测仪、β/γ 表面污染监测仪、α/β 表面污染监测仪、场所辐射监测仪、中子当量仪、自读式剂量计、累积剂量计、全身计数器、液体闪烁计数器等。

7. 个人防护装备 个人防护装备包括自读式剂量计、累积剂量计、防护服、防护靴、棉手套、尼龙手套、橡皮手套。

8. 通信设备 核与辐射应急医学救援队伍配备的通信设备包括:可调频的便携式无线电台、移动电话、对讲机、带无线网卡的笔记本电脑、手持/车载卫星定位系统、备用电池。

9. 着装和标志 核与辐射应急医学救援队伍统一着装,印有救援队伍标志。

10. 运输工具　运输工具包括应急救援装备车、救护车(有防止污染扩散的措施)。

11. 生物样品采样装备　生物样品采样装备包括一次性注射器、止血带、75% 医用酒精、碘伏、无菌肝素抗凝试管、抗凝试管、不抗凝试管、可收集 24h 尿的容器、可收集 24h 粪便的容器、收集唾液、痰液、呕吐物和其他体液或分泌物的容器、收集指甲、毛发、衣物、口罩、饰品等的容器、标签和带不粘胶的标签、空塑料容器(容积 20 ~30L)、剪刀、指甲钳、透明胶带、标记笔等。

二、人员队伍

各级核辐射卫生应急机构应开展本级人才队伍建设,因为专业人才及应急队伍是开展核辐射突发事件卫生应急处置的中坚力量。国家卫生健康委负责国家级核事故与辐射事故卫生应急队伍的建设和管理。省级卫生健康部门建立健全辖区内的核事故与辐射事故卫生应急队伍。核设施所在地市级卫生健康部门建立地市级核事故与辐射事故卫生应急队伍。

(一) 专业人才建设

各级核辐射卫生应急机构应当加强专业人才队伍建设,注重人才培养。招收或培养放射医学、放射卫生学、卫生毒理学、公共卫生与预防医学、公共卫生管理等方面人才,并通过培训加强核辐射突发事件卫生应急相关技能。培训的目的是掌握核辐射突发事件现场救援技能,明确职责、权利和义务,保证救援活动的有效衔接,规范现场救援行动。具体培训内容包括:放射防护基本知识和相关法规、标准;可能发生的放射事故及其医学应急处理措施;国内外典型放射事故及其医学应急处理的经验教训;所涉及的应急预案或程序;急救基本知识和操作技能;人员去污基本知识和操作技能;心理危机干预基本知识和技术;有关放射测量仪表的性能和操作等。

同时,各级卫生健康行政部门或核辐射卫生应急机构应当组建本级核辐射突发事件卫生应急专家咨询组,为核辐射卫生应急提供决策支持,包括为伤员救治和卫生应急监测提出专业建议,评估大范围人群健康效应,提供公众防护行动对策等。

(二) 卫生应急队伍的职责

1. 迅速赶赴事故(事件)现场,实施或指导现场救援。

2. 收集分析事故(事件)医学后果所需要的相关信息,评估事故(事件)的医学后果和现场的医学处置能力,适时向现场应急指挥部提出建议,并向本级核事故医学应急指挥部报告,将事故(事件)的医学后果减轻到最低程度。

3. 确保受到过量照射或放射性核素体表污染、伤口污染、体内放射核素摄入的患者得到及时而有效的处置。

4. 建立现场临时救援处置站,做好伤员的分类和转送工作;为后续诊治收集并提供相关信息,采集必要样品。

(三) 卫生应急队伍的组成

核与辐射卫生应急医学救援队伍的人数在 30 人左右。其中队长 1 名,负责组织和指挥等全面工作;副队长 2 名,组织和协调各组工作。分为现场防护监测组、体表污染检测与分类组、现场急救组、去污洗消组、生物样品采集及检测组、空气、食品、饮用水监测组、心理干预组、后勤保障组。承担事故现场防护监测、伤员的检伤分类及现场急救、人员体表放射性污染监测及去污、对疑似内污染人员的生物样品采集及阻吸收措施、过量照射人员的现场处置、伤员转运、心理干预以及对事故影响地区的食品和饮用水放射性监测等任务。各组成员人数及主要承担的任务见表15-1。

表 15-1 应急救援队伍的组成

组别名称	人员数量	专业背景	主要承担任务
队长	1	放射医学、辐射防护或卫生应急管理	总指挥
副队长	1~2	放射医学、辐射防护或卫生应急管理	组织协调
现场防护监测组	3~4	辐射防护或核物理	现场辐射水平监测、应急区域设置、人员引导
体表污染检测与分类组	3~5	内科医师/外科医师、辐射防护	体表污染检测、伤员分类、填写伤员分类标签
现场急救组	4~6	内科医师、外科医师、护理、辐射防护	对重伤员进行现场紧急医学救治
去污洗消组	6~8	辐射防护或核物理	指导全身污染人员进行去污洗消,对局部污染人员实施局部洗消,洗消前后进行体表污染检测
生物样品采集及检测组	2~3	放射医学或辐射防护	对疑似受照人员和疑似内污染人员采集并检测生物样品、指导其采取阻吸收和促排措施
食品、饮用水监测组	3~4	辐射防护、辐射检测或核物理	在事故现场周边开展食品、饮用水监测工作
心理干预组	1~2	心理干预(有放射医学背景)	对伤员及公众开展心理疏导及风险沟通工作
后勤保障组 *	2~3	车辆驾驶、电气维修、烹饪等	通用物资准备、分发、整理

注:* 不包含人员及物资运输。

(四)卫生应急队伍的任务分工

队伍工作领域:由放射医学、辐射防护、辐射检测、临床医学、卫生应急管理等方面的专业人员组成。根据每次事件的初步判断、事件规模以及复杂性,选定相应专业和数量的人员组建现场应急队伍。

1. 现场防护监测 事故发生后,现场防护监测组首先进入应急现场。使用手持式风速风向仪对现场风速风向进行测量,以便选择事故发生地上风向地区设置现场应急处置区,并使用便携式 γ 谱仪测量现场放射性污染核素。使用 β/γ 辐射巡测仪从事故现场外围向内展开测量。搭建指示物(如警戒线)明确划出控制区与监督区。在控制区边界(上风向处)设置一个人员出口,作为场内人员(包括伤员)的撤离通道,引导从事故现场撤离的人员从撤离通道进入检测区域。若监测发现现场风向改变、或辐射剂量率水平异常升高,应立即向应急分队队长报告,并提出应急区域调整的建议。

2. 体表污染检测与分类 到达应急现场后,按照现场防护监测组划分的工作区,立即调试表面污染检测设备(如有条件,可以安装搭建门式污染检测系统),同时建立污染分类区。引导从事故现场撤离的人员进入污染检测与分类区域,依次通过门式检测系统,重伤员不需通过门式检测系统,在救援人员的帮助下由快速通道离开污染分类区,送至现场医学救治区。对门式检测系统检出的受污染人员,令其脱去外套,置于污物桶中,然后用表面污染仪对其进行检测。检测时将表面污染仪探头置于距人体约1cm处,从头顶开始,在身体一侧沿颈部、肩部、手臂、体侧、腿和鞋的顺序进行,然后再检测身体另一侧。探头移动速度保持在5cm/s。记录受污染的部位和污染水平,引导其进入去污洗消区。无污染人员经无污染通道撤离。

体表污染检测与分类组配备一名临床医学专家,对非放射性损伤与放射性损伤人员的伤情进行判断,并填写核与辐射伤员分类标签。红色标签代表重伤员,应立即处理;黄色标签为中度伤员,其次处理;绿色标签为轻伤员,可延期处理;黑色标签为死亡遗体,最后处理。注意应将伤员的受污染信息也填入分类标签中,将分类标签佩戴于伤者左腕处。

3. 现场急救　从事故现场撤出的危重伤员,不经过污染检测,直接送到现场急救区进行抢救。暂且不管污染水平如何,用常规的急救方法抢救生命,因为放射性污染不会危及生命。采取止血、对骨折部位固定、包扎创面、抗休克、防止窒息等措施稳定病情。处理方法尽量采用无创措施,一般仅给予基础生命支持(basic life support,BLS),必要时再给予气管插管、补液用药等加强生命支持(advanced life support,ALS)治疗。处理伤口时应注意防止污染物扩散。需紧急处理的伤员苏醒、血压和血容量恢复和稳定后,及时进行去污处理。需进一步进行手术治疗的伤员用无纺布包裹,用救护车立即送至后方救治基地。

4. 体表污染去污洗消　经体表污染检测和分类组判定为全身污染的人员,先用湿毛巾、肥皂擦洗局部高污染部位,再指导其进入去污洗消帐篷或现场附近有洗浴条件的设施,进行全身淋浴,然后换上干净衣物,用表面污染仪检测,判断是否达标,未达标则再次淋浴。经体表污染检测和分类组判定为局部污染的人员,用表面污染仪对污染部位进行确认,对确定的污染部位进行局部洗消。对体表(非伤口)受污染人员,首先用棉球蘸清水擦拭2~3遍,若污染依然存在,用棉球蘸肥皂水再清理2~3遍,若污染依然存在,用棉球蘸EDTA-Ca溶液再清理2~3遍,直至表面污染仪检测其剂量率达到本底水平3倍以下,方可让受污染人员离开。对伤口受污染的人员,首先用棉球蘸灭菌水或生理盐水冲洗伤口2~3遍后,用表面污染仪检测污染情况,若剂量率达到本底水平3倍以下,受污染人员贴止血带,防治静脉血回流,带至生物样品采集组抽血并检测,若污染依然存在,用棉球蘸EDTA-Ca溶液再清理直至剂量率达到本底水平。若局部受污面积较大且处于平整位置,可选择用局部洗消器加洗消液进行去污处理。

5. 生物样品采集及检测　由体表污染检测与分类组确定的疑似放射性损伤的伤员,引导其进入生物样品采集区,对伤员登记个人基本情况,测量血压,采集血样用于以下分析:①全血细胞计数;②细胞遗传学分析;③生物化学分析(血清淀粉酶);④放射性核素分析。对疑似吸入内污染人员或头部污染人员采集鼻拭子。对于血压异常、白细胞降低或淋巴细胞降低者建议立即后送,其余可缓送医院进行临床观察。根据放射性核素分析结果,对受到内污染的人员指导其尽快服用相应的阻吸收药物或促排药物。注意在使用阻吸收药物前留取生物样品(如尿样、粪样等)。

6. 食品和饮用水监测　根据核事故发生期间的气象条件,选取事故下风向地区生长的叶类蔬菜(如菠菜)进行现场采样,将样品带回现场检测车。取其可食部分,不经清洗,直接用蔬菜粉碎机粉碎鲜样后,装入样品盒,称重,标记密封后测量。根据核事故发生期间的气象条件,结合下风向地区的地理条件,采集当地居民的露天生活饮用水,取样点应设在水源、进水管入口处,或处理后的水进入配水系统之前。采样前注意先将水桶用待采样的水清洗,采样后将水桶密封后带回现场检测车。将水桶内的水样摇匀后,直接装入样品盒,称重,标记密封后测量。利用检测车上的现场 γ 谱仪,分析采集制备好的样品。如果检测结果表明样品的放射性活度浓度超过国家相关标准,应立即停止食用被污染的食品和饮用水,并用清洁食品代替。如果没有替代食品,要建议有关部门考虑对居民实施撤离和临时避迁。如污染物中存在放射性碘,要考虑采取稳定碘预防措施。

7. 心理干预　从事故现场撤出的工作人员及公众(受污染人员经过去污洗消后),视情况对其开展必要的心理援助。首先要取得受影响人员的信任,建立良好的沟通关系。与他们进行一对一的谈话,提供其发泄愤怒、恐惧、挫折和悲伤的机会,使不良情绪得到及时疏导。及时、公开、透明地发布事故信息及救援工作的进展情况,预测未来可能出现的问题,提供应对指导意见,让公众了解真实、准确的情况,消解公众的恐慌和不安全感。向公众介绍辐射危害和防护的基本知识,发放核与辐射科普宣传手册。向公众普及正确的心理危机干预知识和自我识别症状的方法,指导积极应对,消除恐惧。保持家庭成员在一起,以减轻公众的焦虑情绪。

(五) 卫生应急队伍的演练

1. 演练的目的和意义　为保持和提升核辐射卫生应急救援队伍的能力和水平,应急队伍需定期开展救援演练。演练是将应急人员置身于模拟的突发事件场景之中,要求他们依据各自职责,按照真实事件发生时应履行的职能而采取行动的一种实践性活动。《突发公共卫生事件应急条例》规定,县级以上地方人民政府卫生行政主管部门,应当定期组织医疗卫生机构进行突发事件应急演练;《国家突发公共事件总体应急预案》也规定,有关部门、单位要加强应急救援队伍的业务培训和应急演练。通过核辐射卫生应急救援演练,可以检验应急计划的有效性、应急准备的完善性、应急能力的适应性和应急人员的协同性,并不断完善预案和工作机制,有效提升应急处置能力。

演练目的是检验核辐射卫生应急救援队伍的响应能力、现场处置技能、通信保障、现场救援的协调性,为修订国家核与辐射应急医学救援队伍的工作规范提供依据。通过核辐射应急医学救援队伍演练,能够培养应急决策人员的心理素质和技能,培训应急处置人员的技能,检验核与辐射卫生应急准备的有效性和合理性,对核与辐射事件卫生应急预案、人员、装备、通信等准备情况进行有效验证。通过演练,能发现问题,不断完善,提高核与辐射卫生应急准备的水平,在实战时有效处置核与辐射突发事件。

2. 演练的类型　核辐射卫生应急救援演练类型主要包括桌面演练、单项演练、综合演练和联合演练等。桌面演练由主要人员在非正式环境下围绕模拟场景进行建设性讨论,参演人员针对模拟的核辐射事件场景、事故进展,对预期的应急救援行动进行讨论,桌面演练的时长通常为 1~4 小时。单项演练是某一单位内部就某一项应急功能或作业进行练习或测试,用于检验核辐射卫生应急队伍的某项技术能力(例如:伤员体表污染检测能力),单项演练时长通常为半小时至 2 小时。综合演练是全方位模拟真实核辐射事件的实际环境,检验整体核辐射卫生应急救援系统,测试和评估卫生应急响应能力,演练时长通常为 1 天。联合演练是核设施场内场外多部门多单位联合开展的综合性应急演练,卫生应急救援队伍作为其中一支队伍参与演练,联合演练时长可从 2 小时到 1 天或数天。

开展核辐射卫生应急救援演练的单位,应首先开展需求评估。根据自身的职责任务,分析既往实战或演练的情况,找出目前最需要加强和提高的项目,并综合考虑演练时间、经费、场地等因素,确定演练的类型。

3. 演练的科目　根据我国核辐射卫生应急队伍的职责分工,设置相应的演练科目。核辐射卫生应急救援演练科目通常包括应急指挥协调、辐射防护、伤员分类、现场医学救治、去污洗消、伤员转运、食品饮用水监测、空气采样监测、受照剂量估算及健康效应评价、心理援助、后勤保障等。应根据演练目标和演练类型,选择适当的演练科目。

4. 演练的实施　开展桌面演练,可以选择应急指挥中心,因为它可以提供最真实的环境,如果条件不允许也可选择会议室或多功能厅。开展桌面演练时,可以按人员分组将桌子间隔开形成独立的小组,在集体讨论和总结时也可摆成“回”字形。开展单项演练,由于参与人数较少,可以选择单位内部的空场或实验室。开展综合演练或联合演练,通常选择有较大空间的场地,比如体育场或大型绿地。大型联合演练可以选择在核电站场内、场外同时进行,还可以增加一些附加场地,比如辐射损伤救治定点医院、居民临时安置点等。

演练的控制人员需要在演练进展过程中,不断对演练进程加以控制。当演练进展过快或过慢时,控制人员要干预演练的进展速度。干预方法可以是降低或增加事件进展信息的输入速度,也可以通过控制模拟人员的行为来实现,比如减少或增加模拟伤员出现的速度。当某些处置组别进展过快时,可以增加旁事件或次生事件。比如如果去污洗消组完成过快,可以临时增加断水断电等事件情节,使他们需要连接启动自备发动机和自带水源。

当演练进程偏离演练原本的设计时,演练控制人员要采取措施使演练“重回正轨”,以保证演练目标的实现。当受练人员出现超出预期行动的预料外响应时,控制人员可以临时编写一些事件进展信息,引导受练人员回到演练设计的思路上。但是如果预期外行动有利于完善应急预案或工作方案,那么可以采取不干预的方式,使受练人员在总体可控的情况下自主发挥。

三、后勤保障

核辐射卫生应急处置任务能否取得成功很大程度上取决于后勤保障工作的开展。后勤保障工作主要包括物资装备保障、人员装备运输保障、现场物资及设施管理、仪器设备维修保障、场地保障、水电保障、通信保障、安全保障等。在应急准备及响应阶段,要指定专人负责各项后勤保障任务。除了后勤保障组专门负责外,应急队伍的其他组别通常也要承担本组使用物资及仪器的管理工作。

(一) 物资准备

核与辐射卫生应急的物资装备包括专业设备和通用物资装备两部分。专业设备包括针对核与辐射应急现场处置工作内容所需的手持式 γ 谱仪、门式检测仪、表面污染检测仪、洗消帐篷、血球分析仪、空气采样器、现场 γ 谱仪等放射性监测和样品检测设备,以及常规医学救援所需的除颤仪、呼吸机等急救设备。通用物资包括 C 级防护服(黄色、白色、蓝色)、覆盖于仪器表面的塑料膜等放射性污染防护装具(各专业处置小组需注意防止放射性污染扩散及二次沾染),笔纸、标签等现场记录用品,警戒带、指挥棒等现场安保装备,对讲机、喇叭等通信装备,以及日常医药箱等。核辐射卫生应急需要准备的主要物资列于表 15-2。

物资装备的准备工作由后勤保障组和各应急专业处置小组共同完成。各专业处置小组根据本组承担的任务列出本组所需的专业设备和通用装备清单,专业设备由各小组自行协调准备,通用装备由后勤保障组负责统一采购和准备。应急物资装备清单应作为卫生应急准备的一部分,平时就建立并固化下来,每次应急任务或演练时只需根据不同的情景(核事故或辐射事故,事故规模等)做出适当调整即可。

表 15-2 核与辐射卫生应急各专业处置组主要物资装备示例

组别名称	专业设备	通用装备
现场防护监测组	手持式 γ 谱仪、GPS、风速仪	黄色 C 级防护服、挎包、记录本、塑料膜、插线板、对讲机、立柱、警戒带、指挥棒、小旗子、标志牌
体表污染检测与分类组	表面污染检测仪、门式检测仪、伤员分类标签	黄色 C 级防护服、塑料膜、污物桶、便携式椅子、标志牌
现场急救组	除颤仪、血压计、呼吸机、应急医药箱、固定夹板、手术刀具、担架车	白色 C 级防护服、污物桶、棉签、纱布、无纺布、标志牌
去污洗消组	洗消帐篷、局部去污洗消装置、废水收集袋、表面污染检测仪、去污药箱、检测记录单	黄色 C 级防护服、塑料膜、污物桶、胶带、棉签、棉球、纱布、油料、标志牌
生物样品采集及检测组	血球分析仪、生化分析仪、现场 γ 谱仪、棉拭子、采血针管及辅助材料	白色 C 级防护服、棉签、记录纸、标志牌
空气、食品、饮用水监测组	空气采样器、现场 γ 谱仪、粉碎机、GPS 系统、样品盒及实验工具等	蓝色 C 级防护服 *、插线板、塑料模、记录纸
心理干预组	核与辐射宣传手册、折页、宣传画等资料	白大褂、标志牌、便携式桌椅

注:* 后勤保障组同样穿着蓝色 C 级防护服。

(二)物资运输和管理

应急物资装备按清单准备齐全以后,专业设备由各专业处置小组自行负责装箱,通用装备由后勤保障组负责统一装箱,装箱时将每组的装备尽可能装入一个箱中并标注清楚。考虑到前往应急场地的运输途中可能出现颠簸等问题,物资运输箱应结实、耐用,并尽量轻便,以便于搬运。贵重且便携的设备可由使用的个人保管。

物资运输尽可能由专用应急车辆完成,如果物资装备过多,则需要临时租用社会车辆进行运输。由于物资装备中存在可能涉及放射源的设备以及含有液氮等危险品的设备,所以确保物资装备的安全非常重要。如果租用了社会车辆运输应急物资,尽可能避免装运贵重易损毁的设备,注意防止丢失,必要时采取专人跟车看守并配锁等措施。

物资运入应急现场后,要统一分发管理。各专业处置小组负责自行看护本组的专业设备,后勤保障组负责通用装备的分发和管理。按事先标注的组别分发各组的通用装备,各小组领取本组的装备后要签字确认,防止遗失。在应急过程中,如果出现物资装备损坏等情况,要进行登记,应急任务完成后要及时更新补充。应急结束后,各专业处置组交还本组的通用装备,由后勤保障组统一装箱运回。专业仪器设备要做到平战结合,各专业处置组人员注意日常练习使用,熟练操作,这样在战时才能得心应手。

(三) 通信保障

核与辐射卫生应急队队长和各专业组之间要建立及时可靠的通讯联系,可以给他们配发对讲机。在应急任务中,各专业处置小组之间可以通过对讲机加强沟通,使现场应急处置各个环节更好地衔接配合。对讲机在应急任务或演练前要充电并调试,保证应急任务或演练过程中通讯畅通。

(四) 安全保障

核与辐射卫生应急处置由于可能涉及放射源等危险品,安全保卫工作非常重要。应急物资运输和应急现场要有必要的安保措施,必要时可以对应急现场进行管制,保证应急任务安全进行。核辐射卫生应急除了要考虑辐射安全外,还要考虑人员、设备、运输、现场水电油安全。建议为全体应急人员购买商业保险。应急中使用的设备要妥善存放,防止损坏。使用的应急车辆在出发前要做好检修工作,配备专职司机,且要建立司机轮岗制度,防止疲劳驾驶。应急现场用电用油要注意安全,防止发生爆炸或火灾。

(五) 人员生活保障

核辐射卫生应急除了关注现场处置环节外,还需考虑应急人员的生活保障。如果有条件,应急队可以配备生活保障方舱、住宿帐篷等装备。后勤保障组在到达应急现场后,负责搭建住宿帐篷,建立临时厕所、洗浴场所等设施,使用野战炊事车完成应急炊事任务,以保障应急人员的餐饮、住宿等生活需要。如果没有相关装备,后勤保障组应负责协调住宿和用餐地点,可以入住应急现场附近的宾馆。此外,后勤保障组还需要准备充足的食品和饮用水等生活物资,以备不时之需。

四、技术储备

国家和省级卫生健康系统组织有关专业技术机构应围绕职责任务,开展核事故与辐射事故卫生应急技术研究,建立和完善辐射受照人员的剂量估算方法、分类和诊断方法、医疗救治技术、饮用水和食品放射性污染快速检测方法、健康效应预警监测和后果评价方法等,编制相关技术指南和手册,并做好相关数据储备。充分利用大数据和人工智能等新技术,重点开展大人群高通量放射性筛查、生物剂量估算、物理剂量模拟分析、核应急稳定碘干预策略、核事故内污染人员医学处置策略等关键技术研究,为核辐射卫生应急工作增加技术储备。

第四节　分级医疗救治体系

为有序有效救治患者,世界各国在核辐射突发事件伤员救治中通常采用分级救治原则,我国也借鉴国际经验,对核辐射事件受照人员实行三级医疗救治体系,即现场救护(一级)、当地救治(二级)和专科救治(三级)。三级医疗救治体系中的医疗卫生机构分别承担不同的职责任务,一级救治一般由核设施营运单位医学应急力量或现场卫生应急队完成,主要任务是抢救生命、放射性去污、伤情判断和初步处理等;二级救治一般由核设施所在地市、县级医院完成,主要任务是中度及以下放射损伤人员治疗、放射性污染去污、非放射伤救治等;三级救治一般由省级或国家级核辐射紧急医学救援基地承担,主要救治重度及以上放射损伤及内污染人员。

一、一级医疗救治(现场救护)

(一) 职责任务

一级医疗救治的主要职责任务包括抢救危重伤员、对伤员进行检伤分类、污染人员去污、现场对过量照射初步处置进行初步处置、生物样品采集、伤员信息登记、伤员转运后送以及卫生应急人员的个人防护。这里重点介绍现场搜救伤员、危重伤员抢救和卫生应急人员的个人防护,其他处置环节将在后续章节详细讨论。

(二) 现场搜救伤员

接到现场搜寻伤员的指令,医学应急人员必须根据现场的实际情况穿戴防护用品,佩戴报警式个人剂量计,做好现场辐射测量的准备,必要时服用预防性药物。现场搜寻要了解和观察现场环境,保护自身和所有救援人员的生命安全。应持续监测搜寻现场的辐射水平,评估救援人员的受照情况,向现场的救援人员提出现场可停留时间的具体建议。发现伤员后,首先对是否需要现场紧急处置的伤员进行分类。需要紧急处置的伤员应立即实施现场抢救;不需要紧急处置的伤员应立即撤离事故现场,并进行分类转送。

(三) 危重伤员抢救

对情况危重的伤员,即使未进行放射性污染监测,也应立即救助。若现场不具备救助条件,应立刻被转送到医院。必须告知转送此类伤员的工作人员其所转运的伤员尚未接受去污,并由其将此信息告知医院工作人员。若现场的体表污染伤员救治模块具备救治条件,可立即进行紧急医学处置,如抗休克、心肺复苏、骨折固定、止血等,必要时可实施手术治疗。可在紧急救治的同时,对伤员进行体表放射性污染检测和局部去污处置。尤其是对于需要紧急手术治疗的伤员,应在手术的同时对伤口部位进行放射性污染的检测和去污处置。伤员伤情稳定后送往医院,伤员转运过程中要注意做好救援人员、车辆的防护。若现场运力不足,可请求医院前接。伤员有伤口时,用消毒敷料盖住伤口,做好送往医院的准备。

(四) 卫生应急人员个人防护

1. 外照射防护　核辐射突发事件情况下的外照射防护,应遵守时间防护、距离防护和屏蔽防护的三原则。卫生应急人员在现场开展处置工作时,为保护自身健康,应持续监测个人受照剂量,因此需佩戴个人剂量监测设备。个人剂量监测设备可分为被动式个人剂量监测设备和主动式个人剂量监测设备。被动式个人剂量监测装备是由被动式个人剂量计及其配套的读出系统组成。被动式个人剂量计根据其测量原理的不同可分为热释光个人剂量计、光致发光个人剂量计、玻璃荧光个人剂量计和胶片个人剂量计等。主动式个人剂量监测设备主要指电子个人剂量计,它通常具有实时剂量显示、剂量率报警等功能,作为被动式个人剂量计的补充,在应急和其他可能出现急性照射的情况下,它可确认所受剂量是否超过剂量限值。

2. 内照射防护　突发核与辐射事故应急队员进入事故现场时,应针对放射性核素进入人体内的途径和方式,采取相应的防护措施。

（1）防止吸入放射性核素：在突发核与辐射事故应急人员进入事故现场前，如果现场条件允许，可以通过通风或过滤等措施降低放射性气溶胶的浓度水平。对于空气中可能存在放射性核素的场所，应急队员应穿戴个人呼吸防护器具，如专用口罩、面具、气衣、全面罩等。可根据空气中放射性气溶胶的情况，佩戴有专用滤膜的呼吸器。对空气中同时存在有毒气体及放射性核素的应急处置现场，可采用有呼吸面罩和压缩空气罐的呼吸器。

（2）防止食入放射性核素：突发核与辐射事故应急队员在事故现场救援期间应禁止进食、饮水和吸烟等。应急救援期间核结束后，未经体表污染去污前，不用手抚摸面部。必要时，饮用来自应急响应组织的自备清洁饮用水。

（3）防止皮肤和伤口吸收放射性核素：突发核与辐射事故应急队员进入事故现场时，应穿好个人防护用品，尽量减少皮肤暴露，如果有皮肤伤口，应对伤口包扎处理后，再开展相关应急工作。突发核与辐射事故应急人员个人防护用品应具有防护性能好、容易去除污染、化学稳定性高、耐腐蚀、结构简单、使用方便等特点。常用的个人防护用品包括防护服、防护鞋（靴套）、口罩、手套、护目镜等。

3. 防护装备穿脱方法

（1）穿防护装备流程：累积式个人剂量计佩戴、戴呼吸面罩（全面罩）、穿防护服、穿内层短鞋套、穿防护靴、戴内层手套、戴外层手套、戴报警式个人剂量计、检查全套防护装备穿戴、身份识别标记。

（2）脱防护装备流程：除去防护衣上的粘带、解开外层鞋套系带、摘掉并回收报警式个人剂量计、脱外层手套、脱防护服及防护靴、摘全面罩、脱内层手套、摘掉并回收累积式个人剂量计、按规范进行表面污染监测。

二、二级医疗救治（当地救治）

（一）职责任务

二级救治的主要职责任务是中度及以下急性放射病和放射复合伤伤员救治、放射性污染院内（二次）去污；对中度以上急性放射病和放射复合伤伤员进行二级分类诊断，并及时将重度和重度以上急性放射病、放射复合伤伤员以及难以确诊和处理的伤员后送到三级医疗救治机构。

（二）医院准备

1. 医院应急区应当有足够面积，能容纳预期数量的伤员；移走应急区原有患者，移走或覆盖暂时不用的设备。

2. 用覆盖物覆盖应急区所有地面，覆盖物与地面用胶带固定。

3. 应急区采取严格隔离措施，禁止无关人员进入，应急人员穿防护服进入，必要时设缓冲区和第二控制线。

4. 检查监测仪器，准备对离开应急区的人和物进行放射性监测。

5. 治疗台面铺一次性防水台布，防止去污过程中污水积聚在伤员身下。

6. 准备有塑料内衬的大型废物收集器、不同尺寸的塑料袋、警示标签和标识。

7. 在应急区去污入口处地面设置有明显标示的控制线，区分污染侧和清洁侧。

8. 使用防水敷料，防止污染液体扩散。

9. 准备充足器械、外层手套等必需品。

（三）救护车接待区的伤员处置

1. 安排伤员救治

（1）安排救治顺序，注意严重医学问题优先于放射问题。

（2）对有生命危险的伤员，若稳定伤情，转重症监护室；若伤情不稳定，暂不进行放射性监测。

（3）登记怀疑受照但无创伤人员，以进行长期医学随访。

2. 伤员脱衣　除有医学禁忌的伤员外，尽快脱去伤员衣服。

3. 对伤员进行放射性污染监测　剂量检测人员对身体状况允许的伤员进行放射性污染监测，确定有无污染和污染部位。

4. 伤员转送　根据伤员状况，转送相应部门：

（1）有放射性污染并受照伤员，送应急区去污（有医学禁忌除外）。

（2）无放射性污染但受照伤员和常规创伤伤员，送普通治疗区。

（3）有放射性污染未受照伤员，留救护车接待区，在去污和评估后离开。

5. 填伤员登记表　把在救护车接待区获得的信息填入伤员登记表。

（四）应急区内的伤员处置

1. 再次评估伤员状况　按重、轻伤员顺序，再次评估伤员意识水平与生命指征、放射性污染与受照状况，稳定病情。如怀疑或确知伤员有放射性污染，医生穿防护服，遵守放射防护规定。

2. 伤员急救　对生命体征不稳定的伤员，进行必要的急救处置甚至带污进行手术治疗，手术过程中应对伤口部位的放射性污染进行去污处置。

3. 伤员脱衣　在不危及伤员生命或损伤肢体情况下，对未脱衣伤员尽快脱衣，放入塑料袋密封、标记并正确存放，以备测量分析。在有外照射情况下，收集伤员手表、纽扣、牙冠和饰物，以估算剂量。

4. 监测伤员的放射性污染及去污　剂量检测人员进行放射性污染监测，并进行去污。

5. 检查和询问伤员，获取相关资料　检查和询问伤员，获取伤员职业史、过敏史、疾病史和正在使用的药物等资料，提供心理支持。如伤员为怀孕女性，估算胎儿辐射剂量，给出合理建议。

6. 掌握完整事故资料　取得完整事故资料，确定外照射可能性。如资料不全，可根据放射引起的体征或症状。由医学人员进行剂量估算。

7. 生物样品采集　如怀疑有放射内污染，收集样品进行分析。

（五）转往医院相关医疗科室的处置

完成急救和去污后的伤员，根据创伤分类和放射损伤情况，送往医院清洁区相关医疗科室进行进一步专科处置，包括手术治疗、急性放射病的诊断和治疗、内污染的监测与处置等。

三、三级医疗救治（专科医治）

（一）职责任务

三级救治的主要职责任务是救治重度及以上放射损伤、放射复合伤及内污染人员。当一、二级救治力量不足或专业技术能力不足时，三级救治机构（通常是国家级或省级核辐射紧急医学救援基地）可以对一、二级救治机构给予现场支持或远程指导等。

（二）救治基地建设情况

为提升核辐射损伤专科（三级）救治能力，有效应对核辐射突发事件，"十一五"期间，原卫生部建设了 2 个国家级（北京、天津）、15 个省级核和辐射损伤救治基地，实现了重点区域覆盖。"十三五"期间，根据《全民健康保障工程建设规划》（发改社会〔2016〕2439 号）中关于公共卫生服务能力提升工程的要求和"十三五"期间卫生应急能力建设相关安排，为进一步完善核辐射卫生应急救援网络，启动核辐射紧急医学救援基地建设，截至目前，共有 6 个省份完成核辐射紧急医学救援基地建设（待评估），其中国家级基地 2 个（辽宁、吉林），省级基地 4 个（新疆、黑龙江、安徽、海南）。

（三）三级救治机构能力

在核辐射突发事件应急情况下，能开展核辐射事故伤病员的现场医学处理和院内救治，能够承担 5 名中重度放射患者、20 名放射复合伤患者、30 名轻度放射患者的救治；能开展核辐射事故伤病员的辐射剂量监测和健康影响评价，能够开展外照射和内照射辐射剂量检测及剂量评估；对受过量照射人员进行医学跟踪；并根据情况提出保护公众健康（含心理健康）的措施建议。

第五节　卫生应急响应

在核辐射事故/事件发生时，各级核辐射卫生应急机构应根据相关预案，开展核辐射卫生应急响应行动。本节主要介绍核辐射卫生应急响应行动的流程和相关管理工作，包括响应行动的启动、响应措施、响应终止、总结评估、国际通报和援助等内容。

一、核事故卫生应急响应

（一）卫生应急响应行动

根据核事故性质、严重程度及辐射后果影响范围，核设施核事故应急状态分为应急待命、厂房应急、场区应急、场外应急（总体应急），分别对应Ⅳ级响应、Ⅲ级响应、Ⅱ级响应、Ⅰ级响应。

1. Ⅳ级响应

（1）启动条件：当出现可能危及核设施安全运行的工况或事件，核设施进入应急待命状态，启动Ⅳ级响应。

（2）响应措施：①国家卫生健康委卫生应急办公室接到国家核应急办关于启动Ⅳ级响应通知后，立即通知国家卫生健康委核应急中心及涉事地区省级卫生健康行政部门；②国家卫生健康委核应急中心加强值班（电话 24h 值班），密切关注事态发展，做好相应的卫生应急准备；③涉事地区省级、地市级、县级卫生健康系统密切关注事态发展，做好相应的卫生应急准备。

（3）响应终止：国家核应急办终止Ⅳ级响应，国家卫生健康委应急办宣布核事故卫生应急响应终止。

2. Ⅲ级响应

（1）启动条件：当核设施出现或可能出现放射性物质释放，事故后果影响范围仅限于核设施场区局部区域，核设施进入厂房应急状态，启动Ⅲ级响应。

（2）响应措施：①国家卫生健康委卫生应急办公室接到国家核应急协调委关于启动Ⅲ级响应通知后，立即向国家卫生健康委主管卫生应急工作的领导报告，并通知国家卫生健康委核应急中心及涉事地区省级卫生健康行政部门；②国家卫生健康委核应急中心加强值班（电话24h值班）。各专业技术部进入待命状态，做好卫生应急准备，根据指令实施卫生应急；③涉事地区省级、地市级、县级卫生健康系统密切关注事态发展，做好相应的卫生应急准备。

（3）响应终止：国家核应急协调委终止Ⅲ级响应，国家卫生健康委宣布核事故卫生应急响应终止。

3. Ⅱ级响应

（1）启动条件：当核设施出现或可能出现放射性物质释放，事故后果影响扩大到整个场址区域（场内），但尚未对场址区域外公众和环境造成严重影响，核设施进入场区应急状态，启动Ⅱ级响应。

（2）响应措施：①国家卫生健康委卫生应急办公室接到国家核应急协调委关于启动Ⅱ级响应通知后，国家卫生健康委主管卫生应急工作领导、卫生应急办公室主任及相关司局负责人进入国家卫生健康委卫生应急指挥中心指导应急工作。国家卫生健康委及时向国家核应急协调委报告卫生应急准备和实施卫生应急的情况；②国家卫生健康委核应急中心各专业技术部进入场区应急状态，做好卫生应急准备，根据指令实施卫生应急；③涉事地区省级、地市级、县级卫生健康系统做好伤员救治、受污染伤员处理、辐射损伤人员受照剂量估算、人员健康风险评估、卫生应急人员防护、心理援助与风险沟通等卫生应急准备。同时各级卫生健康系统及时向上一级卫生健康系统报告卫生应急准备及实施情况。

（3）响应终止：国家核应急协调委终止Ⅱ级响应，国家卫生健康委宣布核事故卫生应急响应终止。

4. Ⅰ级响应

（1）启动条件：当核设施出现或可能出现向环境释放大量放射性物质，事故后果超越场区边界，可能严重危及公众健康和环境安全，进入场外应急状态，启动Ⅰ级响应。

（2）响应措施

1）启动Ⅰ级响应后，国家卫生健康委卫生应急办公室接到国家核应急协调委关于核事故卫生应急、成立国家核事故应急指挥部的指令后，国家卫生健康委组织相关司局和中央军委后勤保障部卫生局、生态环境部、工业和信息化部、国防科工局等部委成立医学救援工作组，组织开展医学救援工作。中央军委后勤保障部卫生局负责组织军队卫生力量支援核事故卫生应急救援；生态环境部负责提供环境监测、污染范围、事故发展趋势研判、事故后果中长期环境影响等数据；工业和信息化部负责提供有关卫生应急医药用品；国防科工局负责提供核事故及评估有关信息。

同时，国家卫生健康委参加指挥部辐射监测组、放射性污染处置组、信息发布和宣传报道组、涉外事务组以及社会稳定组的工作。

2）国家卫生健康委核应急中心做好伤员救治、人员放射性污染处理、食品和饮用水放射性监测、健康风险评估等卫生应急技术支持工作，各专业技术部进入场外应急状态，按照国家卫生健康委的指令实施卫生应急任务。

3）涉事地区省级卫生健康系统根据地方核事故应急组织或国家卫生健康委的指令实

施卫生应急,提出医疗救治和保护公众健康的措施和建议,做好伤员救治、受污染伤员处理、受照剂量估算、饮用水和食品的放射性监测、公众健康风险评估、公众防护、卫生应急人员防护、心理援助与风险沟通等工作。必要时请求国家核事故卫生应急组织的支援。

4)地市级、县级卫生健康系统按照本级人民政府统一部署,或上一级卫生健康系统的要求,开展伤员分类、转运和现场救治、受污染人员去污的技术指导、碘片发放和指导服用、心理援助与健康教育等工作;协助开展饮用水和食品放射性监测。

对核事故伤员进行现场检伤分类和应急救治后,按照分级救治原则,根据伤员伤情轻重和辐射损伤严重程度,将伤员及时分送省级核辐射救治基地或指定医疗机构、地市级和县级指定医疗机构。中度及以上放射损伤人员送省级核与辐射损伤救治基地或指定医疗机构救治。在后续治疗过程中,根据救治需要,适时将伤员转送上级医疗机构救治。

(3)响应终止:国务院批准终止Ⅰ级响应,核事故卫生应急工作完成,伤病员在指定医疗机构得到救治,受污染食品和饮用水得到有效控制,国家卫生健康委宣布核事故卫生应急响应终止。

核事故卫生应急流程见图 15-2。

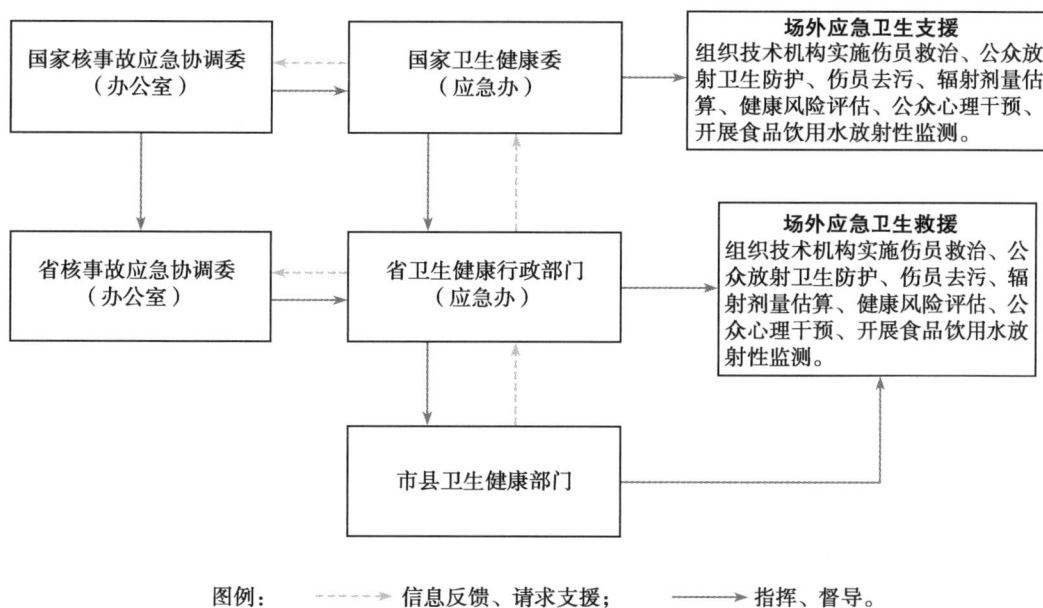

图例: ------→ 信息反馈、请求支援; ——→ 指挥、督导。

图 15-2 核事故卫生应急流程

(二)总结报告

核事故卫生应急响应完成后,卫生健康各相关部门应对卫生应急响应过程中的经验进行总结,总结报告及时上报上级卫生健康部门。国家卫生健康委卫生应急办公室汇总和总结核事故卫生应急工作情况,总结报告及时报国家核应急协调委。

(三)国际通报和援助

1. 国际通报 按照《国际卫生条例(2005)》等有关规定要求,国家卫生健康委协调相关部门做好向世界卫生组织的国际通报工作。

2. 请求国际援助 当核事故超过我国卫生应急响应能力范围时,国家卫生健康委协助国家原子能机构向国际原子能机构提出核事故卫生应急援助请求,或根据《国际卫生条例(2005)》向世界卫生组织提出技术指导和援助请求。

(四) 其他核事故卫生应急响应

对乏燃料运输事故、涉核航天器坠落事故等,根据其可能产生的辐射后果及影响范围,国家和受影响省(自治区、直辖市)的卫生健康系统进行必要的响应。

1. 乏燃料运输事故 乏燃料运输事故发生后,省(自治区、直辖市)、市、县级卫生健康部门参照本预案和《乏燃料运输事故应急预案》立即组织开展卫生应急处置工作。必要时,国家卫生健康委组织有关单位予以支援。

2. 我国台湾地区核事故 我国台湾地区发生核事故可能或已经对大陆造成辐射影响时,参照本预案开展卫生应对工作。根据国家的指令,协调调派核事故卫生应急专业力量协助救援。

3. 境外发生核事故 境外发生的对我国大陆(或我国公民)已经或可能造成影响的核事故的卫生应急响应参照本预案进行。国家卫生健康委统一组织协调全国卫生应急响应,各级卫生健康部门组织开展本辖区内卫生应急响应工作。当接到国际卫生应急救援请求或指令时,国家卫生健康委按照相关规定和程序组织开展国际援助。

4. 涉核航天器坠落事故 涉核航天器坠落事故在我国局部区域产生辐射影响,并可能造成公众健康风险,或导致食品和饮用水放射性污染,国家卫生健康委组织协调卫生应急响应,涉事省(自治区、直辖市)卫生健康部门组织开展辖区内卫生应急响应工作。

二、辐射事故卫生应急响应

(一) 辐射事故的卫生应急响应分级

根据辐射事故对公众健康的影响,从重到轻将辐射事故卫生应急响应分为特别重大辐射事故、重大辐射事故、较大辐射事故和一般辐射事故四个等级。

特别重大级别的辐射事故卫生应急响应:放射源丢失、被盗、失控或者放射性同位素和射线装置失控导致 3 人以上(含 3 人)受到全身照射剂量大于 8Gy。

重大级别的辐射事故卫生应急响应:放射源丢失、被盗、失控或者放射性同位素和射线装置失控导致 2 人以下(含 2 人)受到全身照射剂量大于 8Gy 或者 10 人以上(含 10 人)急性重度放射病、局部器官残疾。

较大级别的辐射事故卫生应急响应:放射源丢失、被盗、失控或者放射性同位素和射线装置失控导致 9 人以下(含 9 人)急性重度放射病、局部器官残疾。

一般级别的辐射事故卫生应急响应:放射源丢失、被盗、失控或者放射性同位素和射线装置失控导致人员受到超过年剂量限值的照射;以及铀矿冶、伴生矿超标排放,造成人员受到过量照射。

(二) 辐射事故的报告

医疗机构或医生发现意外辐射照射人员时,医疗机构应在 2 小时内向当地卫生健康行政部门报告。

接到辐射事故报告的卫生健康行政部门,应在 2 小时内向上一级卫生健康行政部门报告,直至省级卫生健康行政部门,同时向同级生态环境部门和公安部门通报,并将辐射事故信息报告同级人民政府;发生特别重大辐射事故时,应同时向国家卫生健康委报告。

省级卫生健康行政部门接到辐射事故报告后,经初步判断,认为该辐射事故可能需启动特别重大级别的辐射事故卫生应急响应和重大级别的辐射事故卫生应急响应时,应在2小时内将辐射事故信息报告省级人民政府和国家卫生健康委,并及时通报省级生态环境部门和公安部门。

(三) 辐射事故卫生应急响应

辐射事故的卫生应急响应坚持属地为主的原则,实行分级响应。特别重大级别的辐射事故卫生应急响应由国家卫生健康委组织实施,重大级别、较大级别和一般级别的辐射事故卫生应急响应由事故所在地省、市、县级卫生健康系统组织实施。

1. 特别重大级别的辐射事故卫生应急响应　接到特别重大辐射事故的通报或报告,且人员放射损伤情况达到特别重大辐射事故卫生应急响应级别时,国家卫生健康委立即启动特别重大辐射事故卫生应急响应工作,并上报国务院应急办,同时通报生态环境部。国家卫生健康委组织专家组对损伤人员和救治情况进行综合评估,根据需要及时派专家或应急队伍赴事故现场开展卫生应急响应工作。

辐射事故发生地的省(自治区、直辖市)卫生健康系统在国家卫生健康委的指挥下,组织实施辐射事故卫生应急响应工作。

2. 重大级别、较大级别和一般级别的辐射事故卫生应急响应　省(自治区、直辖市)卫生健康行政部门接到重大辐射事故、较大辐射事故和一般辐射事故的通报、报告或指令,并有人员受到过量照射时,负责组织协调和指导卫生应急响应工作,必要时可请求国家卫生健康委支援。

辐射事故发生地的市(地)、州和县级卫生健康系统在省(自治区、直辖市)卫生健康系统的指导下,开展辐射事故卫生应急工作,包括伤员救治、受污染人员处理、根据环保部门提供的信息开展受照剂量估算、饮用水和食品的放射性监测、公众健康风险评估、公众防护、卫生应急人员防护、心理援助与风险沟通以及信息沟通等工作。

国家卫生健康委在接到支援请求后,根据需要及时派遣专家或应急队伍赴事故现场开展卫生应急。

辐射事故卫生应急流程见图15-3。

(四) 卫生应急响应终止

伤病员在医疗机构得到有效救治及辐射危害得到有效控制时,国家卫生健康委可宣布特别重大辐射事故的卫生应急响应终止,并报国务院应急办公室备案,同时通报生态环境部;省(自治区、直辖市)卫生健康行政部门可宣布重大辐射事故、较大辐射事故和一般辐射事故的卫生应急响应终止,并报当地政府应急办公室及国家卫生健康委核应急中心备案,同时通报当地政府环保部门。

(五) 总结报告

辐射事故卫生应急响应终止后,组织和参与卫生应急响应的地方卫生健康部门在一个月内提交书面总结报告,报送上级卫生健康行政部门,抄送同级生态环境部门和公安部门。重大辐射事故和较大辐射事故的卫生应急响应总结报告上报国家卫生健康委。

(六) 国际通报和援助

1. 国际通报　按照有关规定和国际公约的要求,国家卫生健康委协助国家原子能机构

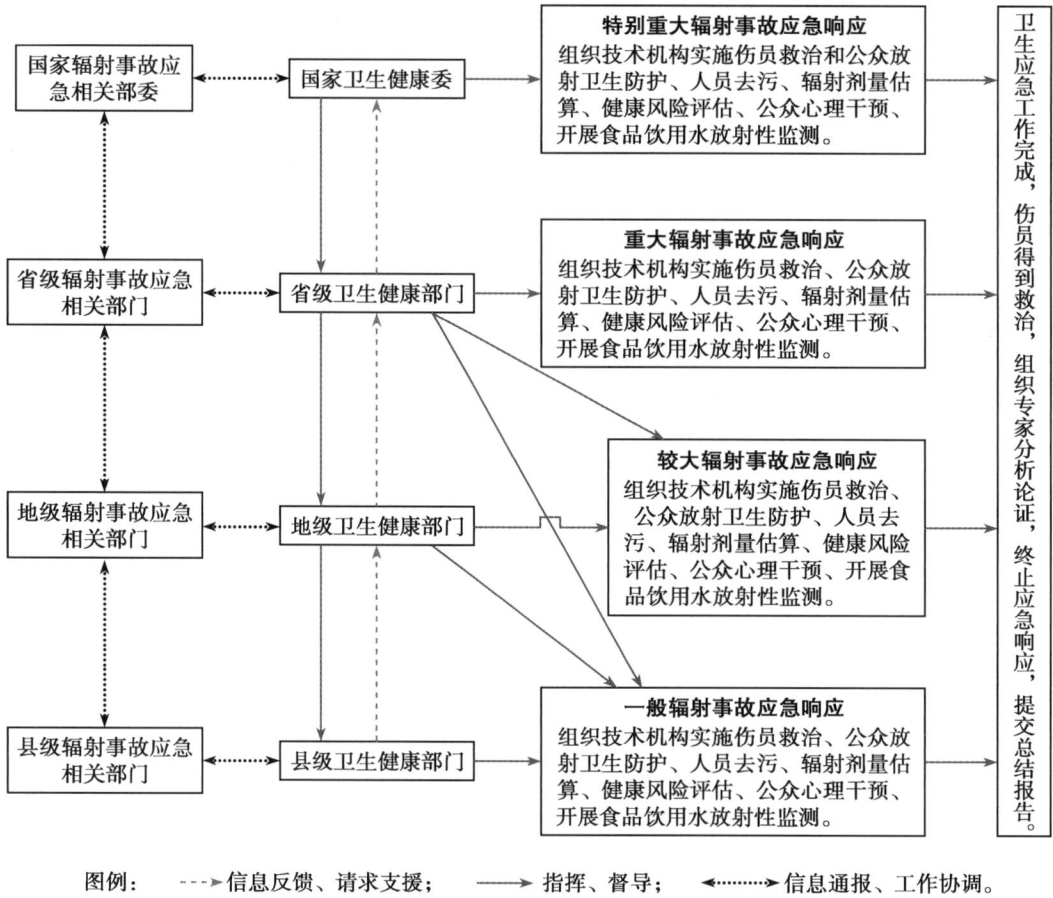

图例：　- - - ▶ 信息反馈、请求支援；　━━━▶ 指挥、督导；　◀┈┈┈▶ 信息通报、工作协调。

图 15-3　辐射事故卫生应急流程图

做好有关卫生应急响应的国际通报工作。同时,根据《国际卫生条例(2005)》要求,国家卫生健康委协调相关部门做好向世界卫生组织的国际通报工作。

2. 请求国际援助　当辐射事故超过我国卫生应急响应能力范围时,国家卫生健康委协助国家原子能机构向国际原子能机构提出卫生应急援助请求,或根据《国际卫生条例(2005)》向世界卫生组织提出援助请求。

(七) 其他辐射事故卫生应急响应

1. 食品放射性污染事故　食品放射性污染事故指食品受到放射性污染,对人体健康有危害或者可能有危害的事故。食品放射性污染事故发生后,根据事故发生地人民政府有关部门或县级以上人民政府食品安全办等相关部门的指令,省(自治区、直辖市)、市、县级卫生健康系统参照本预案和《国家食品安全事故应急预案》立即组织对染人员去污和救治、开展流行病学调查和食品放射性污染检测、食品安全风险评估、公众受照剂量估算和健康风险评估等卫生应急响应工作。必要时,国家卫生健康委组织有关单位予以支援,同时通报国务院食品安全办。

2. 饮用水放射性污染事件　饮用水放射性污染事件指饮用水受到放射性污染,对人体健康有危害或者可能有危害的事件。饮用水放射性污染事件发生后,根据事件发生地人民政府有关部门或国务院有关部门的指令,省(自治区、直辖市)、市、县级卫生健康系统参照本预案中辐射事故卫生应急响应和《国家突发公共卫生事件应急预案》立即组织对受污染人员的去污和救治、开展流行病学调查和饮用水放射性污染检测、饮用水安全风险评估、公众受照剂量估算和健康风险评估等卫生应急响应工作。必要时,国家卫生健康委组织有关单位予以支援。

3. 境外发生的辐射事故　境外发生辐射事故,并已对我国境内公众造成健康影响时,参照本预案开展卫生应急响应。国家卫生健康委统一组织协调全国卫生应急响应,各级卫生健康系统组织开展辖区内卫生应急响应工作。

当接到其他国家或国际组织的救援请求时,国家卫生健康委组织卫生健康系统开展国际援助。

第六节　事故伤员的医学处理

对核与辐射事故伤员的医学处理,可以抢救生命、减轻内外污染,最大限度地减轻核与辐射事故对人员健康造成的早期及远后健康效应。对核与辐射事故伤员的医学处理主要包括伤员检伤分类、过量受照人员处置、体表污染人员处置、内污染人员处置、伤员转运后送、临床救治等,本节将分别介绍这些医学处理环节。

一、救援的原则和基本任务

1. 救援原则

(1) 现场急救,分类救治:突发核与辐射事故现场不同于其他灾害事故,事故现场可能存在有严重的放射性核素污染,以及高剂量水平的外照射。因此应及时将伤员撤离事件现场,减少伤员暴露在放射性核素污染场所中的时间,避免接触放射性核素污染,防止大剂量照射。所以首先应该对是否需要现场紧急处置的伤员进行分类。需要紧急处置的伤员立即进行现场抢救,不需要紧急处置的伤员进行分类转送,以减少不必要的现场停留时间。

(2) 抢救生命优先:突发核与辐射事故导致的急性放射病或放射性污染一般不会导致伤员短时间内死亡,但严重外伤、大出血、休克等则可能造成伤员生命受到严重威胁。因此,对搜救出的危重伤员应立即进行急救,救援原则是首先抢救生命,再考虑放射性去污洗消。

(3) 做好过量照射和体表污染人员现场处置:突发核与辐射事故可能会造成伤员过量照射,放射性核素体表污染或内污染。应对这些伤员进行及时有效的预防性治疗,初步估算受照剂量,留取血液、尿液、鼻拭子等生物样品。减少放射性核素的摄入,加速放射性核素从体内的排出,减小患者的吸收剂量。现场去污,只需去除疏松沾染;对于难以去除的体表固定污染,不宜在现场处置,而应及时后送。去污时,要防止放射性核素经眼、口、鼻、耳进入体内。

(4) 做好伤员分级转送工作:根据伤员分类的结果,分类分级转送。8Gy 以上送国家级核辐射紧急医学救援基地治疗,4~8Gy 送省级核辐射紧急医学救援基地治疗,2~4Gy 送省级指定救治医院治疗,2Gy 以下送普通医院治疗。伤员转送要明确转送地点,转送人员应做好伤员转送记录,包括伤员的基本情况,伤类、伤情、转送人员名单、转往的医疗机构,已实行的救治措施等。有放射性核素体表或伤口污染的伤员,要做好伤员的防护,防止污染扩散。伤员转送途中要有安全保障措施,做好转送人员个人防护,防止放射性污染。

2. 基本任务　突发核与辐射事故的现场救援任务与事故的特点密切相关,通常突发核与辐射事故现场救援的基本任务有以下几个方面:

(1) 应急救援队伍的准备和集结。

(2) 医学应急救援队伍的个人防护。

(3) 建立现场临时救援设施。

(4) 伤员检伤分类。

(5) 危重伤员急救。

(6) 体表污染人员的去污洗消。

(7) 过量受照人员的剂量估算。

(8) 事故受影响人员的心理援助

(9) 伤员及受影响人员健康效应评价。

(10) 采集现场救治和后续诊治需要的相关样品。

(11) 应急人员剂量监测。

(12) 现场救援的总结和报告等。

二、伤员检伤分类

1. 检伤分类原则　突发核与辐射事件既有单一的放射性损伤的伤员,又有非放射性损伤的伤员,还有复合性损伤和放射性核素污染人员。对放射损伤的判断,专业性要求比较强,除了医务人员外,还需要保健物理专家一起监测、估算剂量,判断伤情。为了简化核和辐射事件的伤员分类过程,避免不同专业的影响,保证现场伤员分类快速有效地进行,在核和辐射事件的伤员分类时,应遵循下列原则:

(1) 非放射性损伤的伤员,按照一般通用的临床分类方法执行。

(2) 放射性损伤的伤员,按照放射性损伤的伤员分类标准和方法进行分类。

(3) 合并放射性照射和放射性核素污染的伤员,分别进行一般分类和放射性损伤的分类,按照其中任一的分类最高一级进行现场处置。

(4) 死亡人员要进行有无体表放射性核素污染分类,以免搬运和处理尸体时造成放射性污染扩散。

2. 检伤分类方法

(1) 非放射性损伤检伤分类:非放射性损伤的分类按照通用的方法进行。检伤分类法分为五步检伤分类法和简明检伤分类法。

1) 五步检伤分类法

气道检查:首先判定呼吸道是否畅通,有无舌后坠,口咽气管异物梗阻或颜面部及下颌骨折,并采取相应的救护措施,保持气道畅通。

呼吸情况:观察是否有自主呼吸、呼吸频率、呼吸深浅或胸廓起伏程度、双肺呼吸运动对称性、双侧呼吸音比较,以及患者口唇颜色等。如怀疑有呼吸停止、张力性气胸或连枷胸存在,需立即给予人工呼吸,穿刺减压或胸廓固定。

循环情况：检查桡动脉、股动脉或颈动脉搏动，如可触及，则收缩压估计为60~80mmHg；检查甲床毛细血管再灌注时间，正常为2秒，以及有无活动性大出血。

神经系统功能：检查意识状态，瞳孔大小及对光反射，有肢体运动功能障碍或异常、昏迷程度评分等。

充分暴露检查：根据现场具体情况，短暂解开或脱去伤员衣服，充分暴露身体各部位，进行望、触、叩、听等检查，以便发现危及生命或正在发展为危及生命的严重损伤。

2）简明检伤分类法

行动能力检查：对行动自如的患者先引导到轻伤接收站，暂不进行处理，或仅提供辅料、绷带等让其自行包扎皮肤挫伤及小裂伤，常不需要医护人员立即进行治疗。但其中仍然有个别患者可能有潜在的重伤或可能发展为重伤的伤情，故需复检判定。

呼吸检查：对不能行走的患者进行呼吸检查之前，应打开气道，注意保护颈椎，可采用提颏法或改良推颏法，尽量不让头部后仰。检查呼吸时应采用"一听二看三感觉"的标准方法。无呼吸的患者，标识黑标，暂不处理。存在自主呼吸，但呼吸次数每分钟超过30次或少于6次者标识红标，属于危重患者，需优先处理；每分钟呼吸6~30次，则可开始第3步检伤-血液循环状况检查。

循环检查：患者血液循环的迅速检查，可以简单通过触及桡动脉搏动和观察甲床毛细血管复充盈时间来完成。搏动存在并复充盈时间小于2s者为循环良好，可以进行下一步检查；搏动不存在并复充盈时间大于2s者，为循环衰竭的危重症患者，标红标并优先进行救治，必须立即检查是否有活动性大出血，并给予有效止血及补液处理。

意识状态：判断伤病者的意识状态前，应先检查是否有头部外伤，然后简单询问，并命令其做诸如张口、睁眼、抬手等动作。不能正确回答问题、进行指令动作者，多为危重患者，应标识红标并予以优先处理；能回答问题、进行指令动作者，可初步判断为轻症患者，标识绿标，暂不处理；但需警惕其虽轻伤，但隐藏内脏的严重损伤，或逐渐发展为重伤的可能性。

（2）放射性损伤检伤分类：放射性损伤的伤员现场检伤分类，应结合物理检测和临床分析综合判断。

1）具备下列任意条件的即为第一优先处理的伤员：外照射剂量可能大于2Gy；放射性核素摄入量可能大于10倍年摄入量限值（annual intake limit, ALI）；伤口有活动性出血，并伴有放射性核素污染；体表放射性核素污染可能造成皮肤的吸收剂量大于5Gy；放烧复合伤，放冲复合伤。

2）具备下列任意条件的即为第二优先处理的伤员：外照射剂量可能在1~2Gy之间；放射性核素摄入量可能为5~10倍的ALI；伤口放射性核素污染；体表放射性核素污染可能造成皮肤的吸收剂量为3~5Gy。

3）具备下列任一条件的即为可延期处理的伤员：外照射剂量可能在0.2~1Gy之间；放射性核素摄入量可能为1~5倍的ALI；体表放射性核素污染可能造成皮肤的吸收剂量小于3Gy。

4）最后处理：死亡人员最后处理；对于死亡遗体要区分体表有无放射性核素污染，体表有放射性核素污染的尸体要防污染扩散，体表没有放射性核素污染的尸体按常规处理。

3. 检伤分类注意事项

（1）最先到达现场的医护人员应尽快进行检伤分类。对放射性损伤的伤员检伤时必须依据现场的监测情况,由辐射防护人员和临床医师共同作出判断。

(2) 检伤人员须时刻关注全体伤病员,而不是仅检查、救治某个危重伤病员,应处理好个体与整体、局部与全局的关系。

(3) 伤情检查时应认真迅速,方法应简单易行。

(4) 现场检伤分类的主要目的是救命,重点不是受伤种类和机制,而是创伤危及生命的严重程度和致命性和并发症。

(5) 对危重伤病患者需要在不同的时段由初检人员反复检查、记录并对比前后检查结果。通常在患者完成初检并接受了早期急救处置、脱离危险境地进入"伤员处理站"时,应进行复检。复检对于昏迷、聋哑或小儿伤病员更为需要。初检应注重发现危及生命的征象,病情相对稳定后的复检可按系统或解剖分区进行检查,复检后还应根据最新获得的病情资料重新分类并相应采取更为恰当的处理方法。对伤病员进行复检时,还应该将其性别、年龄、一般健康状况及既往疾病等因素考虑在内。

(6) 检伤时应选择合适的检查方式,尽量减少翻动伤病者的次数,避免造成"二次损伤"(如脊柱损伤后不正确翻身造成医源性脊髓损伤)。还应注意,检伤不是目的,不必在现场强求彻底完成,如检伤与抢救发生冲突时,应以抢救为先。

(7) 检伤中应重视检查那些"不声不响"、反应迟钝的伤病患者,因其多为真正的危重患者。

(8) 双侧对比是检查伤病患者的简单有效方法之一,如在检查中发现双侧肢体出现感觉、运动、颜色或形态不一致,应高度怀疑有损伤存在的可能。

4. 伤员分类标识 根据突发核与辐射事故伤员的特点,伤员分类标识的内容包括超剂量照射,伤口放射性核素污染及体内放射性核素摄入的种类,和体表放射性核素污染的部位。

(1) 红色分类标识的核与放射事故伤员分类标签,用于重度伤员,第一优先,立即处理。

(2) 黄色分类标识的核与放射事故伤员分类标签,用于中度伤员,其次优先,可延迟处理。

(3) 绿色分类标识的核与放射事故伤员分类标签,用于轻度伤员,延期处理。

(4) 黑色分类标识的核与放射事故伤员分类标签,用于死亡人员,最后处理。

三、过量受照人员处置

1. 临床症状 核和辐射事故情况下,一次或短时间内受到超过年剂量限值且低于1Gy的照射称为过量照射。受照剂量小于0.1Gy,一般无明显的临床症状,外周血象基本上在正常范围内波动;受照剂量大于0.1Gy,小于0.25Gy,临床上一般也看不到明显的症状,白细胞数量的变化不明显,淋巴细胞数量可有暂时性的下降;受照剂量大于0.25Gy,小于0.50Gy,临床上约有2%的受照射人员可能有症状,表现为疲乏无力,恶心等,白细胞、淋巴细胞数量略有减少;受照剂量大于0.50Gy,小于1Gy,临床上约有5%的受照人员有症状,表现为疲乏无力,恶心等,白细胞、淋巴细胞和血小板数量轻度减少;受照剂量大于1Gy,可引起急性放射病。急性放射病的严重程度取决于吸收剂量,以及主要的受照部位、受照范围,个体对辐射的敏感性等。急性放射病的病程有明显的阶段性,可分为初期、假愈期、极期和恢复期。但是各期之间的界限往往不能划分得很清楚,患者接受的剂量小,急性放射病的病程短,初期反应期症状轻微而无明显的客观体征,可由初期反应期直接进入恢复期,整个病程分期不明显。当患者受照剂量比较大时,常无假愈期或者假愈期极短,特别是极重度以上的急性放射病损伤可直接从初期进入极期,在受照后数小时或数天死亡。通常急性放射病的阶段性病程分期在中度和重度急性放射病表现得比较典型。

2. 现场处置内容 对过量受照人员及时进行合理、有效的处置能大大地缓解伤员的辐射损伤效应,延缓病情发展,降低死亡率,有利于患者恢复。过量受照人员现场救援时要按照以下程序处置:

(1) 初步估算受照剂量:为判明病情发展,应及时估算突发核与辐射事故情况下过量受照人员的受照剂量。如果受照人员带有剂量计,可以直接读取剂量数据。如果受照射的人员没有佩戴个人剂量计,就要根据受照的时间、地点、受照射的人员所处的体位、姿势、与放射源的距离、停留时间、放射源或射线装置的种类和强度、受照方式、有无屏蔽和防护措施等因素进行初步估算。在初步估算剂量时,除进行物理剂量估算外,还要观察受照射人员的临床变化,观察受照射人员的精神状态,询问有无恶心、呕吐、腹泻,及其出现的时间、持续的时间和严重程度等。特别要注意受照射人员的皮肤变化,有无红斑和温度的改变,这些临床症状和体征都会为初步估算受照剂量提供依据。

(2) 留取生物样品:受照射人员的早期症状和血象变化是判断病情的重要依据。一般情况下,受照剂量小于 0.1Gy,受照射的人员无症状,血象基本在正常范围内波动;受照剂量大于 0.1Gy,受照射的人员一般也没有症状,白细胞数的变化不明显,淋巴细胞数可有暂时性的下降;受照剂量大于 0.25Gy,受照射的人员约有 2% 的人员有临床症状,白细胞数、淋巴细胞数略有下降;受照剂量大于 0.50Gy,受照射的人员约有 5% 的人员有临床症状,白细胞数、淋巴细胞数和血小板轻度减少;受照剂量大于 1.0Gy,受照射的人员多数有临床症状,白细胞数、淋巴细胞数和血小板明显减少。血象变化和受照剂量的大小有着明显的关系,对早期临床诊断和处理有着积极意义,因此,对过量照射人员处置时要注意留取血液样品。此外,为后续开展受照人员剂量估算,还应注意留存粪样、尿样、鼻拭子等样品。

(3) 尽早使用抗辐射药物:过量受照人员早期使用抗辐射药物能有效地减低辐射损伤效应,缓解患者的病情,有利于患者恢复和预后。因此在现场救援时,对于疑似受过量受照人员,特别是初步估算剂量可能大于 0.5Gy 的受照射人员要尽可能早的使用抗辐射药物,减轻辐射损伤,缓解病情,为临床进一步救治打好基础。

(4) 做好伤员交接和转运:为进行进一步治疗,在现场初步处置后,应及时转运后送。转运时,应为伤员佩戴分类标签,这可以为后续治疗机构提供伤员的伤情状况和严重程度,以及现场采取的措施,这对临床诊断和后续治疗有很大的帮助。此外,还要做好伤员的转送记录,以便进一步跟踪和其他后续处理。

四、体表污染人员处置

1. 体表污染检测

(1) 检测前准备

1) 检查放射性污染监测设备是否处于正常工作状态;

2) 打开污染监测仪音频信号开关,把探头用塑料薄膜包裹(不要遮挡探头窗口),探测器活性面积一般应大于 20cm²,但对仅是手或指尖局部污染,宜用小探测面积的污染监测仪。

(2) 对无伤和轻伤员的检测步骤:

1) 表面污染检测一般是将污染监测仪器的探头放在距离人体(皮肤)约 1cm 处(小心不要碰到探测器);进行 α 监测时探头放在距离人体约 0.5cm 处。注意当人体表面没有 α 污染时应使用 β/γ 表面污染仪。

2) 检测顺序:从头顶开始,沿身体一侧向下移动探头,依次监测颈部、衣领、肩部、手臂、手腕、手、手臂内侧、腋下、体侧、腿、裤口和鞋、腿内侧;再监测身体另一侧;监测体前、体后。特别注意脚、臀部、肘、手和脸部。探头移动速度为 5cm/s。用耳机监听污染声音信号。无伤和轻伤员放射性污染监测顺序见图 15-4。

3) 对皮肤和衣服,按 100cm² 的面积求平均值;手部按 30cm² 面积求平均值;指尖按 3cm² 面积求平均值(宜用小探测器面积的探测器)。

(3) 对重伤员的检测:对重伤员的监测应获得医学应急队员同意。通常重伤员要仰卧接受监测,这时仅对能监测到的部位进行监测,例如对头顶、面部、双手、双腿和前身进行检测;仅在身体状况允许的情况下进行背部检测;体表污染检测不能影响对生命垂危伤员的救治和转送。

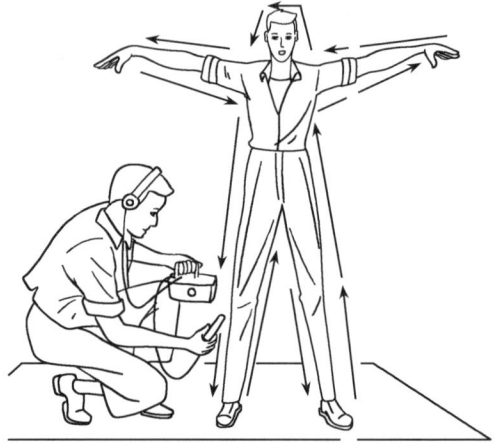

图 15-4　对无伤和轻伤员进行放射性污染检测

(4) 伤口和身体孔口污染检测:对伤口的检测应在伤口无覆盖物的情况下进行,若有可能,宜用专门的伤口探测器进行检测。常用大面积探测器初步检测眼睛和鼻子周围区域的放射性污染,然后用小面积探测器找出污染点;用湿润干净棉签取口、鼻擦拭物进行放射性污染检测。注意须在事故发生后十分钟之内取得擦拭物,因为放射性核素会经口、鼻被快速吸入体内。

(5) 体表污染检测的记录:对撤离人员进行体表污染检测时要记录放射性核素污染部位,污染面积,用于指导人员去污。同时也要记录放射性核素的污染水平和可能的污染时间,便于估算皮肤剂量时使用。

2. 体表污染去污

(1) 皮肤污染去污

1) 头面部的去污要防止放射性核素进入眼、耳、鼻、口,防止沾染到身体其他部位。

2) 眼部污染要翻起眼睑,从内眼角到外眼角直接用水或盐溶液冲洗,应由受过训练的人员操作。

3) 耳部污染应冲洗外耳,用棉签清洗耳道口,用耳道冲洗器冲洗耳道,注意保护鼓膜。

4) 鼻腔污染要剪去鼻毛,湿棉签擦洗,去污时要注意防止鼻腔组织的损伤。

5) 口部污染应刷牙漱口,用 3% 过氧化氢溶液漱口;若咽下放射性物质,则要视情况洗胃。

6) 对未损伤局部皮肤去污,从污染周边到中心,用温水逐渐加力擦洗(不可喷溅),避免损伤皮肤。若无效,改用中性肥皂水或稀释 1~10 倍的次氯酸钠水擦洗 3~4min,不可使皮肤发红或损伤;冲洗 2~3 遍后,擦干,探测器检查污染部位。如需要,重复上述步骤。当污染水平不再下降,或皮肤刺激明显时,停止操作。用棉敷料盖住污染皮肤(戴棉手套和塑料手套),待出汗后,再清洗和监测,必要时可重复。

7) 全身污染,首先要去除局部高污染的部位,再进行全身淋浴、冲洗。

8) 每次去污后要监测去污效果,并记录。经三次去污,不能去除的皮肤污染,视为固定污染,做好皮肤防护,给伤员佩挂分类标签并立刻后送,转运时做好伤员的转送记录。

(2) 伤口污染去污:伤口放射性核素污染现场进行合理、有效的处置,能大大地减少患者的伤口局部组织的受照剂量,减少放射性核素通过伤口的吸收,降低内照射剂量。伤口放射性核素污染人员现场救援时要按照以下程序处置:

1) 脱掉或剪下衣服,暴露创面。充分暴露创面,有利于伤口放射性核素的去污和创面的处理。

2) 失血不多时,不要急于止血;如果伤口出血严重,立刻止血。

3) 压迫伤口处回流的静脉,及时用敷料等蘸除伤口流出的血液,或渗出的液体,这些放射性污染的物品要统一收集。

4) 冲洗伤口,清除伤口可见的异物。现场伤口去污的有效方法之一就是伤口冲洗。放射性核素污染伤口冲洗时,用 0.9% 生理盐水缓慢冲洗,同时要注意污染扩散的问题,不要把冲洗液流到身体的其他部位。伤口的异物,要及时清除,特别是放射性核素污染的异物,清除后要对异物进行放射性核素测量,放射性核素污染异物的清除也是减少伤口放射性核素吸收的重要措施之一。

5) 如去污后伤口仍有污染,尽早清创,并保留切除组织,留作样品,以便剂量估算。

6) 用防水敷料覆盖去污后的伤口,防止污染扩散。

7) 在缝合伤口或进行其他处理前,对伤口周围的皮肤彻底去污;注意烧伤痂对敷料和床单的放射性污染。

8) 使用阻吸收药物。阻吸收药物的使用直接影响放射性核素在体内的沉积和治疗效果,用药愈早效果愈好,超过 24h,效果就明显降低。因此,在核事故和辐射事故现场,如果发现伤口放射性核素污染,要尽早使用阻吸收药物,减少放射性核素从伤口吸收后在体内的沉积,加速放射性核素的排出。

3. 体表污染处置注意事项

(1) 存在于人体体表放射性核素的污染,原则上应尽快去除干净,但也不能过度实施去污程序,以免损伤体表,促进放射性核素吸收。

(2) 尽可能地从事故情况判断出污染核素种类,选择适当的仪器进行体表污染检测。

(3) 在对污染人员分类救治时,体表污染两倍于天然本底以上者,应视为放射性核素污染人员,应进一步测量和去污处理。体表污染测量 10 倍于天然本底,或体表 γ 剂量率大于 $0.5\mu Sv/h$ 者,为严重放射性核素污染人员,要尽快进行去污处理。

(4) 对放射性污染人员尽可能现场就近处理。

(5) 在去污过程中,污染衣物的脱放、去污剂的选取、污染人员的管理等一系列措施都要注意避免放射性核素进入体内和扩散到其他地方。

(6) 禁用可能促进污染放射性核素进入体内的有机制剂、浓度较大的酸碱溶剂和对皮肤有较强刺激性的溶剂。

（7）对 β-γ 放射性核素和可转移性放射性核素的严重污染，应尽早去污和检测评估，以避免发生急性 β 射线皮肤烧伤和放射性核素内污染。

（8）对严重污染人员和深度创伤污染人员，要尽可能擦拭取样，或留存清创组织/血液，进行放射性核素分析，以便确定放射性核素种类，指导医学处理和损伤评估。

（9）对疑似放射性内污染人员，应作进一步开展生物样品放射性核素分析，估算摄入量，以指导进一步的医学处理。

五、内污染人员处置

1. 处置原则

（1）尽快撤离放射性核素污染现场，减少吸入和食入放射性核素。

（2）尽快开展阻吸收和促排治疗，减少放射性核素在组织和器官中的沉积。

（3）放射性核素促排治疗应权衡利弊，既要减小放射性核素的吸收和在体内沉积，以降低内照射危害，又要防止促排治疗可能带来的毒副作用。特别要注意因内污染核素促排治疗而导致肾功能损害的可能性。

（4）一般而言，估计放射性核素摄入量小于 5 倍年摄入量限值时，不考虑促排；对放射性核素摄入量可能超过 5 倍年摄入量限值的人员，要认真估算摄入量和内照射剂量，采取阻吸收和促排治疗措施，并对其登记，以便追踪观察；超过 20 倍年摄入量限值的人员属于严重内污染人员，应进行积极治疗并开展长期医学随访，注意远后效应。

2. 参考摄入水平
摄入放射性核素后，器官或组织中发生严重确定性或随机性效应的风险是摄入量的函数。表 15-3 列出了核事故涉及的主要放射性核素的参考摄入水平（RLI），这些值对应于表 15-3 中所示的在应急照射情况下进行干预的一般风险准则。如果放射性核素内污染人员的摄入量超过这一水平，可以考虑对其实施干预（促排治疗）。

表 15-3　在应急照射情况下进行干预（促排）的参考摄入水平

核素	参考摄入水平/Bq	核素	参考摄入水平/Bq	核素	参考摄入水平/Bq
^{3}H	2.6×10^{9}	^{89}Sr	1.2×10^{7}	^{137}Cs	9.9×10^{6}
^{32}P	3.0×10^{7}	^{90}Sr	8.7×10^{5}	^{140}Ba	1.7×10^{7}
^{51}Cr	1.4×10^{9}	^{95}Zr	1.8×10^{7}	^{141}Ce	2.7×10^{7}
^{54}Mn	6.3×10^{7}	^{106}Ru	1.7×10^{6}	^{144}Ce	2.1×10^{6}
^{59}Fe	2.8×10^{7}	^{110m}Ag	8.2×10^{6}	^{203}Hg	4.3×10^{7}
^{57}Co	9.9×10^{7}	^{124}Sb	1.5×10^{7}	^{226}Ra	3.2×10^{4}
^{58}Co	4.7×10^{7}	^{125}Sb	2.2×10^{7}	^{228}Ra	7.1×10^{4}
^{60}Co	3.7×10^{6}	^{125}I	5.8×10^{6}	^{228}Th	2.8×10^{3}
^{65}Zn	2.4×10^{7}	^{129}I	8.8×10^{5}	^{232}Th	8.5×10^{3}
^{86}Rb	2.8×10^{7}	^{131}I	4.5×10^{6}	^{234}Th	1.1×10^{7}
^{85}Sr	1.1×10^{8}	^{134}Cs	7.2×10^{6}	^{234}U	1.3×10^{4}

续表

核素	参考摄入水平/Bq	核素	参考摄入水平/Bq	核素	参考摄入水平/Bq
^{235}U	1.5×10^4	^{238}Pu	1.0×10^4	^{241}Am	1.3×10^4
^{238}U	1.6×10^4	^{239}Pu	1.1×10^4	^{242}Cm	2.5×10^4
^{237}Np	2.1×10^4	^{240}Pu	1.1×10^4	^{244}Cm	1.5×10^4

3. 阻吸收和促排治疗

（1）阻吸收治疗及其药物

1）首先进行口腔含漱、机械或药品催吐，必要时用温水或生理盐水洗胃，放射性核素入体 3~4 小时后可服用沉淀剂或缓冲剂。

2）对某些放射性核素可选用特异性阻吸收剂：放射性碘大部分浓集在甲状腺，用稳定性碘（碘化钾）阻断可阻止甲状腺对放射性碘的吸收。铯的污染可用亚铁氰化物（普鲁士蓝）；褐藻酸钠对锶、镭、钴等具有较好的阻吸收效果；锕系和镧系核素可口服适量磷酸铝凝胶等。摄入放射性核素锶等二价元素，可酌情服用硫酸钡 50~100g，用温水混合成稀糊状口服或磷酸铝凝胶 50ml 口服；也可服医用药用炭（10g 与水混合口服，能吸附多种离子）。在服用以上药品后约半小时，口服泻剂如硫酸镁 10g 或硫酸钠 15g 等，以加速被吸附沉淀的放射性核素的排出。

3）摄入的放射性核素已超过 4 小时，应首先使用泻剂。注意不要使用蓖麻油作泻剂，避免增加放射性核素吸收。

（2）促排治疗及其药物

1）对锕系元素（^{239}Pu、^{241}Am、^{252}Cf 等），镧系元素（^{140}La、^{144}Ce、^{147}Pm 等）和 ^{90}Y、^{60}Co、^{59}Fe 等均可首选二乙烯三胺五醋酸（DTPA）。DTPA 可全身或局部使用，也可用于皮肤或肺灌洗。早期促排治疗宜用钙钠盐，晚期连续间断促排宜用其锌盐，以减低 DTPA 毒副作用。也可选用喹胺酸盐，其对钍的促排作用优于 DTPA。

2）对 ^{210}Po 内污染则首选二巯丙磺钠，也可用二巯丁二钠。

3）铀的内污染可给予碳酸氢钠进行促排治疗。

4）在摄入氚的情况下，应大量给予大量液体（水、茶水）作为稀释剂，要持续一周，同时也可给利尿剂。

5）激活(置换)剂是增加自然转换过程的化合物，可增加放射性核素从体内组织的排出。如果污染后很快服用这种制剂，其效果更好。

6）其他放射性核素可采用的促排方法和首选促排方法总结于表 15-4。

表 15-4 其他放射性核素的促排治疗方法

核素	可能的治疗剂	首选治疗方法
砷	BAL、青霉胺、DMPS[a]、DMSA	BAL
钡	硫酸钡钙疗法（见锶）	见锶
铋	DMPS[a]、DMSA、BAL、青霉胺	DMPS[a]
锔	DTPA	DTPA
钙	钙疗法（见锶）、钡	见锶

续表

核素	可能的治疗剂	首选治疗方法
碳	考虑水合作用和稳定碳	考虑水合作用和稳定碳
铈	DTPA	DTPA
铬	DTPA、EDTA、青霉胺、NAC[b]	DTPA
铜	青霉胺、DMSA、DMPS[a]、曲恩汀	青霉胺
裂变产物（混合）	处理取决于当时存在的主要放射性核素（例如早期：碘；晚期：锶、铯等）	
氟	氢氧化铝	氢氧化铝
镓	考虑青霉胺、DFOA[c]	青霉胺
金	青霉胺、BAL、DMPS[a]	青霉胺、BAL
铱	DTPA、EDTA	考虑 DTPA
铁	DFOA[c]、地拉罗司、DFOA[c] 和 DTPA 一起使用	DFOA[c]
铅	DMSA、EDTA、EDTA 与 BAL 一起使用	DMSA
锰	Ca-DTPA、Ca-EDTA	Ca-DTPA
镁	考虑锶疗法（见锶）	考虑锶疗法
汞	BAL、DMPS[a]、DMSA、EDTA、青霉胺	BAL、DMPS[a]、DMSA
镎	考虑 DFOA[c] 和/或 DTPA、DMPSa	考虑 DFOA[c] 和/或 DTPA
镍	DDTC[d]、DTPA、BAL、EDTA	DDTC[d]、BAL、DTPA
磷	水合作用、口服磷酸钠或磷酸钾、氢氧化铝/磷酸铝、钙	水合作用、口服磷酸钠或磷酸钾
钾	利尿剂	利尿剂
镨	DTPA	DTPA
镭	镭、锶疗法	锶疗法
铷	普鲁士蓝	普鲁士蓝
钌	DTPA、EDTA	DTPA
钠	利尿剂和用 0.9% 氯化钠同位素稀释	利尿剂和用 0.9% 氯化钠同位素稀释
硫	考虑硫代硫酸钠	考虑硫代硫酸钠
锝	高氯酸钾	高氯酸钾
铊	普鲁士蓝	普鲁士蓝
钍	考虑 DTPA	考虑 DTPA
钇	DTPA、EDTA	DTPA
锌	DTPA、EDTA、硫酸锌作为稀释剂	DTPA
锆	DTPA、EDTA	DTPA

注：[a] DMPS：二巯基丙磺酸盐。

[b] NAC：N-乙酰半胱氨酸。

[c] DFOA：去铁胺。

[d] DDTC：二乙基二硫代氨基甲酸酯。

六、伤员转运后送

1. 转运后送原则

（1）采取前接与后送、逐级转运与越级转运相结合，减少转运后送层次，实现分类分级转运。出现大批伤员时，要确立医疗转运的优先权。

（2）建立由海上、空中、陆上相结合的立体医疗转运后送体系，有条件时，可一步转运至指定治疗机构。

（3）尽量选择合适的转运工具，保持合适的转运体位，妥善保护伤员；做好转运途中的防护，避免转运过程中对装备及其他人员造成二次污染。

（4）转运过程中，要配备随队医生、护士和担架员等，要进行连续性监护和不间断治疗，随时观察处置伤员伤情。

2. 转运的实施

（1）转运前准备：现场应急救援人员在伤员转运前，应当对被转运的伤员进行医学评估，检查伤员携行药品器具、担架、被服，检查和补充医疗转运文书及相关证明，填写伤员转运交接单。为伤员佩挂分类标签，留取生物样品，保证伤员在生命体征稳定状态下实施后送。放射性污染伤员转运选用正压式救护车，应在车内及仪器设备表面贴防护膜以防放射性污染，医护人员要穿戴个人防护装具（包括 C 级防护服、防毒面具、防护靴、防护手套、防护眼镜等），佩戴报警式个人剂量计、热释光剂量计等。

（2）转运途中：伤员转运途中，医护人员应当对伤员进行连续性医疗监护和巡视，实施继承性治疗措施，密切观察伤病情变化，随时检查具体损伤和治疗措施的改变情况，例如外伤包扎固定后有无继续出血、肢体肿胀改变及远端血供是否缺乏、脊柱固定有否松动。医护人员对发现的问题应及时处理和调整，必要时采取急救措施或申请送往就近救治机构抢救。注意与清醒伤员的语言交流，了解伤员的意识状态，及时给予心理治疗，帮助缓解紧张情绪，稳定伤员生命体征。医护人员应当主动了解行（航）程的环境变化等情况，根据伤员伤病情变化，提出维护伤员生命安全的转运措施建议。

（3）伤员交接：将伤员转运到指定地点交接时，交接双方应办理交接手续，重点交接重伤员和特殊伤员，清点伤员数量，交接医疗文书、伤员携带物品，交换担架、卫生被服等必要物资。采集的生物样品（如血液、尿样、鼻拭子等）要随伤员一并交接。

（4）转运后去污：放射性污染伤员转运任务结束后，卫生应急人员应当对转运工具（如救护车、担架等）进行去污、消毒处理。小心揭除救护车内部及仪器设备表面的防护膜，装入放射性污染物收集袋；车辆进行整体清洗并进行放射性表面污染检测至合格。车辆检测合格后重新贴防护膜可继续从事转运工作。

3. 转运的注意事项

（1）转运途中应严密观察伤员生命体征的改变，包括神志、血压、呼吸、心率、口唇颜色等，必要时停车抢救。

（2）随时检查各种引流管是否通畅、输液管道是否安全可靠、氧气供应是否充足、仪器设备工作是否正常等，对发现的问题及时采取必要的处理和调整，维持伤员在途中生命体征平稳。

（3）转运中防止伤员坠落或碰伤，适当采取保暖或降温措施，酌情添加补液或药品。对有特殊需要的伤病员适当给予镇静或止痛治疗，采取防光、防噪声或防颠簸等措施。

七、临床救治

(一) 外照射急性放射病的救治

1. 早期治疗

(1) 辐射防治药物应用:辐射损伤预防和照后早期给予药物雌三醇(肌内注射)和尼尔雌醇(口服)等。照射后 1 天给药,能提高存活率。

(2) 改善微循环和造血微环境:照后 1~3 天给予静脉点滴低分子右旋糖酐、复方丹参注射液、维生素 C、山莨菪碱等药物。用于防止红细胞聚集和微血栓形成,减轻微循环障碍。

2. 对症综合治疗

(1) 感染是急性放射病主要并发症和致死原因之一,因此抗感染是急性放射病的重要环节。根据急性放射病不同的分型、分期、分度建立不同的抗感染措施。

1) 全环境保护隔离(total environmental protection, TEP):根据病情建立不同的消毒隔离制度,这是对抗外源性感染的有力措施之一:可分为简易保护性隔离、环境灭菌消毒隔离、全环境保护隔离,后二种分别适用于中度偏重、重度偏重的骨髓型急性放射病患者。全环境保护隔离包括层流病房和层流罩。

2) 抗感染:感染主要是内源性与条件致病菌感染为主。疾病早期以皮肤、口腔及呼吸道革兰氏阳性菌居多,疾病后期多为革兰氏阳性菌,也常见混合感染,后期体内菌群失调可出现一种或多种真菌感染,还可发生病毒、卡氏肺囊虫及结核感染。抗感染治疗方案中早期应用以抗革兰阳性菌为主的抗生素,在后期应用以抗革兰氏阴性菌为主的抗生素。

3) 增强免疫功能:重症感染的患者注意抗真菌与抗病毒或针对特殊感染的治疗。在抗感染中早期应用大剂量丙种球蛋白是很有效的措施。输注经过 γ 射线照射 15~25Gy 的全血、血浆也有助于增强免疫功能和抗感染。

(2) 防治出血:急性放射患者的大出血,也是引起患者死亡的重要原因之一,尤其是重要脏器的大出血。临床实践表明,出血大致分为 3 个阶段:①早期出血主要与微循环障碍和微血管损伤有关;②中期出血,发生在假愈期,主要与血小板减少和功能改变、微血管损伤和血液凝固状态改变有关,③极期的出血尤其在感染发热后,可能是在造血衰减、微血管损伤和血凝障碍基础上,因严重感染诱发而加重。目前有效的止血措施是输注新鲜全血或血效果较无关供者为好。目前多用血细胞分离器单采,可尽量固定少量血小板供者,减少抗体形成机会。安络血、维生素 C 及芦丁有改善毛细血管功能作用。纠正凝血障碍常用药物有对氨甲苯酸(羧基苄胺)、6-氨基己酸、维生素 K、凝血酶原复合物、纤维蛋白愿、氨甲环酸(止血环酸)、立止血等。

3. 特殊治疗

(1) 造血生长因子(HGF)的应用:造血因子种类有重组人粒-巨噬细胞系集落刺激因子(rhGM-CSF)、重组人粒系集落刺激因子(rhG-CSF)、巨核细胞系集落刺激因子(Meg-CSF)、红细胞生成素(EPO)等,其中以 rhM-CSF、rhGM-CSF 临床应用较成熟。

1) 适用对象:全身或身体大部分吸收剂量 3~10Gy;合并多处创伤或烧伤,吸收剂量 2~6Gy;小于 12 岁和大于 60 岁的患者吸收剂量 2Gy。

2) 使用时间:受照当天尽早使用。

3) 停用时间:中性粒细胞绝对数(ANC)大于 $1.0 \times 10^9/L$,如果停用造血因子后 ANC 重

新降至 $0.5 \times 10^9/L$，可再用造血因子治疗。

用剂量:rhG-CSF(或 rhGM-CSF)300μg/d[6~10μg/(kg·d)],使用前注意做过敏试验,以免发生过敏性休克等过敏反应。

(2) 造血干细胞移植的应用:①适应证:极重度骨髓型急性放射病和轻度肠型急性放射病是造血干细胞移植的适应证,在照射 7~10Gy 后,没有明显烧伤和其他重要器官损伤可以考虑骨髓移植,如果照射后 6 天粒细胞计数仍 $>0.5 \times 10^9/L$,血小板计数 $>100 \times 10^9/L$,说明体内有残存造血而不适宜造血干细胞移植。②预处理方法:有清髓性与非清髓性(小移植)造血干细胞移植两种方法。前者为传统的方法,临床应用的多,已积累了许多有益的经验。后者是近几年才在临床开展,其中关键是预处理中使用免疫抑制剂的剂量和种类如何掌握。③治疗急性放射病的时机:应当是越早越好,但由于选择供授者 HLA 配型和对供者进行造血干细胞动员、采集干细胞等需要一定的时间等原因,应选择照后 7 天内进行造血干细胞移植。而肠型急性放射病整个病程短仅约两周,因而更应在照后头几天内进行。④移植造血干细胞的数量:移植足够数量的造血干细胞是移植成功或失败的关键条件,自身骨髓移植输注的骨髓有核细胞以 $(3~5) \times 10^8/kg$ 为宜,同种骨髓移植一般为 $(2~3) \times 10^8/kg$。HLA 单倍体相合或不全相合骨髓移植时采量宜更多。为确保移植骨髓细胞的质量,宜采用多点穿刺少量抽吸的采髓方法,以尽量减少外周血的混入。

(3) 预防早期并发症:在急性放射病基础上实施造血干细胞移植,势必会影响多种组织器官,造成各种并发症。最常见的早期表现为恶心、呕吐、黏膜炎,以下并发症并不常见,但可以是导致早期死亡的重要原因。①出血性膀胱炎(HC):是由预处理中使用的药物(环磷酰胺)直接毒性或尿道病毒感染引起。表现为尿痛和血尿。预防方法在预处理同时给予水化治疗。每日液量 $3L/m^2$。保证尿量 100~150mL/h。治疗强制水化外加用血小板输注;用生理盐水持续膀冲洗或用 1% 白蛋白及 GM-CSF 缓慢膀胱滴注;应用高压氧疗及雌二醇治疗,选择性膀胱动脉栓塞,耻骨上膀胱切除术等。②急性移植物抗宿主(aGVHD)是异基因移植重要并发症,是供者成熟 T 细胞和受者抗原提呈细胞(APC)相互作用导致靶器官受损表现。一般发生在移植后 100 天,靶器官多为皮肤、肠道、肝脏。造血干细胞移植后的并发症临床表现非常复杂,除上述常见并发症外还有移植后感染、移植后神经系统并发症、移植后肺部并发症、肾脏并发症、心脏并发症、口腔黏膜炎等。

4. 预后　事故照射导致的急性放射病的病情和临床特点不但与受照剂量大小、剂量率有直接量效关系,且与均匀照射程度密切相关。全身各部位受照射的均匀程度可以大致分为均匀照射或比较均匀照射、不均匀照射和极不均匀照射三大类。一般从国内外资料看重度以下骨髓型急性放射病经过积极治疗均能存活,但到目前为止,无论移植或是细胞因子治疗,受照射剂量大于 8Gy 的放射病病例尚无长期存活的报道,肠型放射病存活时间 10~15d死亡。脑型放射病病情危重,患者一般在 2~3d 内死亡。

(二)放射性皮肤损伤的救治

1. 一般处理原则

(1) 立即脱离辐射源或防止被照区皮肤再次受到照射或刺激:疑有放射性核素沾染皮肤时应及时予以洗消去污处理。对危及生命的损害(如休克、外伤和大出血),应首先给予抢救处理。皮肤损伤面积较大、较深时,不论是否合并全身外照射,均应卧床休息,给予全身治疗。

（2）给予镇静止痛药物：疼痛严重时，可使用哌替啶类药物，但要防止成瘾。

（3）注意水、电解质和酸碱平衡，必要时可输入新鲜血液。加强营养给予高蛋白和富含维生素及微量元素的饮食。

（4）加强抗感染措施，选用有效的抗生素类药物。

2. 特殊治疗

（1）大面积重度损伤伴有全身放射病的情况下，争取在放射病极期之前使创面得以覆盖或大部分愈合，为放射病的治疗创造良好的条件。可进行简单的坏死组织切除，以游离皮片或生物敷料覆盖，消灭创面。待恢复期后再施行完善的手术治疗。

（2）位于功能部位的Ⅳ度损伤或损伤面积大于 25cm² 的溃疡，经久不愈的溃疡或严重的皮肤组织增生或萎缩性病变，应尽早手术治疗。

（3）应进行早期手术治疗。

3. 预后　急性放射性皮肤损伤后期往往迁延为慢性放射性皮肤损伤改变。凡身体局部受到一定剂量的射线外照射后，要进行远后效应医学随访观察。对于局部皮肤长期受到超过剂量限值的照射，皮肤及其附件出现慢性病变，更应该注意远后效应医学随访观察，对于角化过度或长期不愈的放射性溃疡应警惕放射性皮肤癌的发生。

（三）内照射放射病的救治

内照射放射病的治疗不同于外照射放射病的是体内放射性核素污染的处理。体内放射性核素污染的处理通过放射性核素入体前减少吸收和入体后的促排来降低内照射剂量。其他治疗措施参照外照射放射病，对症处理。

对放射性核素进入体内造成严重内照射者，应进行长期系统的医学观察，特别是该放射性核素主要沉积的器官和系统，对发现的损害进行有效的治疗，并注意恶性疾病发生的可能性，做到早期诊断和促排治疗。在长期医学观察中，特别应对放射性核素诱发有关器官或组织恶性疾病发生率的增高予以注意。收集完整的剂量、临床及病理资料，积累放射远期效应的人类证据。

内照射放射病患者原则上调离放射性工作，系统监测体内放射性核素的变化，视病情和治疗情况适当休息和疗养。

（四）放射复合伤的救治

放射复合伤救治的首要任务是建立一套紧急医疗救护组织和伤员的科学评估系统，积极抢救危及伤员生命的主要损伤，如出血、休克等。一般说来，治疗急性放射病的方案和药物同样适用于放射复合伤，根据伤情和病期不同，采取综合救治措施。根据复合伤的特点，在治疗主要损伤的同时，必须兼顾次要损伤；局部处理必须注意全身情况和病程阶段，使两方面起相辅相成作用，不同时期的治疗各有侧重。

1. 急救　急救包括止血，敷盖创面、镇静、止痛、保暖、口服补液防止休克、骨折固定、防止窒息和口服抗菌药物预防感染等。如在放射污染区，对放射性物质污染的伤口，应先用纱布或棉花填塞后再予包扎，以保护伤口和减少放射性物质的吸收。尽早地收集各种生物样品以供监测，迅速撤离污染区。

2. 治疗　放射复合伤的治疗要充分考虑到既不同于单纯放射病（因其有创面、伤口等其他伤害），又不同于单纯烧伤、创伤等伤害（因其有放射损伤），因而比单一伤治疗复杂，难度大，依据急性放射病的治疗原则，应积极地进行综合对症治疗，防止休克，早期使用抗放射药物,适时进行外科处理,控制感染,防止出血,促进造血和纠正水、电解质平衡紊乱等。在治疗过程中特别注意以下几点。

(1) 休克的防治:按休克的抢救原则采取平卧位,给予镇静、止痛剂。注意补充营养,纠正水电解质平衡紊乱。维持呼吸功能,保持呼吸道通畅,若有心功能不全、肺水肿或静脉压增高时,可酌情应用去乙酰毛花苷等强心药物。

(2) 早期采用抗放措施:伤后应尽早给予抗辐射药物;重度以上伤情,当天尽早静脉输注低分子右旋糖酐以改善微循环。有放射性物质内污染者,应尽早采取阻吸收或加快排出措施。

(3) 控制感染和调节免疫功能:放射损伤后机体对厌氧杆菌的敏感性增加,在放射复合伤时尽早注射破伤风抗毒素。在中度以上放射复合伤时,感染发生早而重,伤后早期即应开始用抗感染措施。中度以上伤员,消毒措施要严密,根据需要和可能使用层流洁净病房。

(4) 改善造血功能,防止出血:在中度以上放射复合伤时,造血功能障碍和出血较单纯急性放射病发生得早而重。

1) 血小板低于 $20 \times 10^9/L$ 或有严重出血时,应输注血小板悬液,血红蛋白低于 80g/L,可少量多次静脉输注新鲜血为宜,速度不宜太快,以防止输血反应。

2) 白细胞 $1.0 \times 10^9/L$ 以下可给予 GM-CSF、G-CSF、IL-3,血红蛋白降低时可给予 EPO,血小板低于 $20 \times 10^9/L$ 时可给予 TPO 等。在输注全血、血小板前须经 15~25Gy γ 射线照射处理。

3) 对中、重度伤员可进行胎肝细胞移植。对极重伤员,如有条件可考虑同种异基因骨髓移植,并注意抗宿主病的防治。

3. 外科处理　在放射复合伤中的烧伤、冲击伤的外科处理基础上与一般外科治疗原则相同,只是由于急性放射病影响,治疗时应注意以下几点:

(1) 手术时机:除初期因严重休克不能实施手术,外科手术应及早在初期,假愈期进行,争取在极期前伤口愈合,变复合伤为“单纯伤”。在极期除了应急抢救外,一般禁止实施外科手术,因为这时患者耐受性很差,常见出血和感染,手术会使症状加重,出血不止,伤口不愈,出现败血症或中毒休克。当恢复期全身情况好转,能耐受手术时,方可进行手术,但仍须作充分准备,谨慎进行,防止引起严重反应。

(2) 麻醉问题:局部麻醉在伤后各个时期均可使用。乙醚麻醉和硫喷妥钠静脉麻醉,在初期和假愈期可以使用。有严重肺损伤者,不宜用吸入麻醉。

(3) 手术注意点:软组织或内损伤的初期外科处理及其他有关手术,要根据外科救治原则尽早完成。手术时应注意保存健康组织,严密止血,术前作好充分准备,尽量缩短手术时间。骨折应争取时间作复位,骨折固定时间应根据临床及 X 线检查结果适当延长。

(4) 局部处理:在抗休克的过程中,注意对烧伤创面的保护以防感染。休克缓解后,在镇痛与无菌条件下清洗创面,清除游离表皮,然后根据具体情况,采用包扎、暴露或湿润疗法。创面止痛除口服或注射止痛药外,局部可采用呋喃西林、硼酸液冷敷;也可用维斯克溶液外敷。以各种生物敷料(异体皮、辐射猪皮、人工皮等)暂时覆盖创面,可以收到良好的止痛效果。

4. 预后　恢复期后,作器官修复和整形手术。尽早可利用的器械作自动或被动运动,也可作局部或全身浸浴等,维护伤部关节功能。深度烧伤愈合后,宜用弹性绷带压迫瘢痕。同时制定远后效应医学随访计划,进行定期医学随访观察。

(袁　龙)

思 考 题

1. 核事故和辐射事故的特征和危害分别有哪些?
2. 核与辐射事故卫生应急工作主要包含哪些机构? 它们分别承担哪些职责?
3. 核与辐射卫生应急救援队伍主要包括哪些组别? 每个专业组需要执行哪些任务、配备何种装备?
4. 核与辐射卫生应急演练包括哪些类型? 主要演练哪些科目?
5. 核辐射三级医疗救治体系分别承担哪些任务?
6. 核事故卫生应急处置与辐射事故卫生应急处置有哪些异同?
7. 事故伤员的处置包括哪些任务? 简述对过量照射人员和内、外污染人员的处置措施。

参考文献

[1] 涂彧,孙全富 . 核与辐射事故医学救援与应急管理 [M]. 北京:中国原子能出版社,2022.
[2] 苏旭 . 核和辐射突发事件处置 [M]. 北京:人民卫生出版社,2013.
[3] 徐卸古 . 反恐处突核化生医学救援方法 [M]. 北京:军事医学科学出版社,2015.

第十六章

辐射流行病学调查

学习目的
与 要 求

　　通过对本章的学习，读者可以了解辐射流行病学研究的基本概念和方法，包括一般流行病学原理与方法、电离辐射随机性效应的特征以及近年来的新发现、辐射致癌研究中常用的以及国内外研究辐射流行病学时采用的统计分析方法、分子流行病学在辐射研究领域的应用进展；了解国内外（包括军事、医疗、核工业、职业照射和天然本地辐射等）对辐射致癌辐射健康效应的影响研究实例和对国际辐射流行病学研究进展。

第一节　辐射流行病学概述

一、辐射流行病学定义

　　流行病学（epidemiology）是研究特定人群中疾病和健康状态的发生、分布及其影响因素，以及相关知识在健康问题防控中的应用。而辐射流行病学是研究受附加电离辐射照射的人群中的辐射健康效应相关事件的发生、分布及其影响因素的科学，它是流行病学的一个分支，其目的是解决辐射防护中的问题。其发展始于第二次世界大战期间的核武器的研制，随后电离辐射相关技术的使用和对放射防护学的不断更新认知为辐射流行病学的研究提供了发展的契机。时至今日，流行病学方法在电离辐射应用和放射防护过程中得以实践。1945 年日本广岛、长崎两市遭原子弹袭击后，幸存者中间出现的白血病、实体癌和出生畸形的发病增高等一系列电离辐射远后期效应，而揭开放射流行病学研究的序幕，此后民用核技术的快速发展和应用，促使辐射流行病学得到进一步的发展。

551

二、辐射流行病学研究目的

辐射流行病学根据现有辐射效应研究队列,总结前人的结果和经验,形成更加具体的方案和体系。研究的目的在于探索在不同放射暴露人群中的照射情况下,对这些人群的分布及电离辐射所致的健康影响,主要是致癌危险和致遗传效应危险的评估以及近年来关注度非常高非癌症疾病的患病和死亡风险的评估;进而为辐射流行病学研究发展补充证据链,为制定放射卫生防护标准和解决放射卫生与防护实践中的实际问题,如放射工作人员健康检查的规范,核电站的选址和放射性废物的处置选址以及放射诊疗中的指导,以及不同类型的辐射对公众造成的健康影响的评价,以及放射性事故的中卫生学评价等提供科学依据。

三、辐射流行病学研究人群和研究的生物学结局

辐射流行病学是放射卫生学与传统的流行病学和数理统计学相结合的一门新兴学科。辐射流行病学作为放射卫生与放射医学学术发展的主要分支之一,随着在放射卫生,特别是辐射致癌研究方面的广泛应用,近年得到迅速发展,并形成一套比较系统的方法学。

辐射流行病学的研究人群是受到附加照射的人群,也就是剂量显著高于一般人群平均水平的人群,可以分为:①职业照射的人群,比如从事放射诊疗的医院放射工作人员,包括早年从事 X 射线影像学诊断工作的放射科医师、后来以操作各种影像学设备为主的放射科技师。现代工作条件下,可能受到一定附加剂量照射的医院放射工作人员还包括介入放射学工作人员、核医学科放射工作人员,以及核工业等领域的放射工作人员;②因为天然的原因,或核事故人工污染等原因受到一定剂量照射的公众,比如中国阳江天然高本底地区居民,苏联哈萨克斯坦地区因污染排放受到照射的河流流域的居民等,切尔诺贝利污染地区的儿童,日本福岛核电站周围地区的居民等;③受到显著剂量照射的放射诊疗的患者,包括 20 世纪 30—50 年代因接受肺部塌陷疗法受到照射的肺结核患者,20 世纪 30—40 年代使用了钍造影剂的 X 射线诊断检查患者;④其他的特殊人群,比如受到高氡职业照射的铀矿工和其他矿工,高氡地区的居民等。

辐射流行病学研究重点是研究者们按照不同人群,不同类型的电离辐射而展开不断深入的研究。尽管各个研究任务的具体内容都有所不同,但是都是围绕着如何确定辐射流行病学中电离辐射对纳入人群的健康影响这个中心论点展开研究的。在辐射流行病学的研究中,学者们一致认为,辐射致癌的危险性和辐射导致的遗传效应是当前面临的最大问题,要得出明确的因果关系结论,一般比生物性因子的研究要困难得多,因为非生物因子引起的效应大多是非特异性的,一个因素可以引起多种效应,而同一种效应又常常可由多种因素引起。电离辐射在其中影响程度是怎样的,需要不断地深入探讨。因此,辐射流行病学的研究仅靠定性描述,其说服力是不强的,必须拿出定量分析的充足证据,辐射致癌危险性和辐射遗传效应的定量分析即是在此前提下产生的定量分析研究内容:一是照射剂量的评价,它是进行一系列分析的前提和基础,如何精确测定个人受照剂量是剂量学人员研究的课题。二是选择合适的剂量效应模式,这是流行病学和统计学工作者的任务。三是研究可能的辐射效应包括电离辐射致癌、遗传和非癌症效应研究,以及可能的混杂因素和与对照组的可比性的研究。

第二节 辐射流行病学主要研究方法

一、现况研究

现况研究,又称横断面研究(cross sectional study),是在一个特定时点或时期内,在特定范围内的人群中,对某种(些)疾病或健康状况以及相关因素进行调查的一种方法。它通过描述所研究的疾病或健康状况以及相关因素在该调查人群中的分布,按不同暴露因素的特征或疾病状态进行比较分析,从而为建立病因假设提供证据。其有以下特点:设计阶段不设立对照组(在资料处理和分析时,根据特征结果或者是否患病来确定分组情况)、特定时间、因果关联受限、固有暴露因素可作因果推断、可以用现有暴露替代和估计过去的暴露情况、定期重复进行可以获得发病率资料。

(一) 目的与用途

横断面调查研究除可用于掌握目前群体中疾病或健康状况的分布,提供疾病病因研究的线索外,主要用途还包括:首先,确定高危人群是疾病预防控制中一项极其重要的措施,特别是慢性病的预防与控制,确定高危人群是早发现、早诊断、早治疗的首要步骤。其次,评价疾病监测、预防接种等防制措施的效果在疾病监测、预防接种的实施过程中,通过在不同阶段重复开展横断面研究调查,既可以获得开展其他类型流行病学研究的基线资料,也可以通过对不同阶段患病率差异的比较,对防制策略、措施的效果等进行评价。

(二) 种类与特点

横断面研究根据涉及研究对象的范围可分为普查和抽样调查。

1. 普查(census) 即全面调查,就放射流行病学研究的人群总体来看,由于战争原因受照的群体最小,仅日本的广岛和长崎两市的原爆幸存者约 10 万人;受环境辐射群体的范围最广泛,因医疗因素而受照的人数也是大量的;而由于职业因素受照的人数仅占全人口的极小部分。如果我们再按射线性质,受照射的类型等项目细分,职业受照人群下面的亚群或次级组内人数就更少了。此种情况下可以开展普查。

普查的目的主要包括:①早期发现、早期诊断和早期治疗患者,如高氡导致的肺癌普查;②了解慢性放射性损伤的患病及急性放射性损伤的病情分布,如对医疗机构放射工作人员和核工业工作者开展的职业健康普查;③了解某地区放射工作人员健康水平,如剂量状况调查;④了解人体各类生理生化指标的正常值范围,如职业体检生理指标测量等。

普查的优点有:①调查对象为全体目标人群,不存在抽样误差;②可以同时调查目标人群中多种疾病或健康状况的分布情况;③能发现目标人群中的全部病例,在实现"三早"(早期发现,早期诊断,早期治疗)预防的同时,全面地描述疾病的分布与特征,为病因分析研究提供线索。普查的缺点包括:①不适用于患病率低且无简便易行诊断手段的疾病;②由于工作量大而不易细致,难免存在漏查;③调查工作人员涉及面广,掌握调查技术和检查方法的熟练程度不一,对调查项目的理解往往很难统一和标准化,较难保证调查质量;④耗费的人力、物力资源一般较大,费用往往较高。

2. 抽样调查 抽样调查(sampling survey)是相对于普查的一种比较常用的横断面研究方法,指通过随机抽样的方法,对特定时点、特定范围内人群的一个代表性样本进行调查,以样本的统计量来估计总体参数所在的范围,即通过对样本中的研究对象的调查研究来推论其所在总体的情况。

与普查相比,抽样调查具有节省时间、人力和物力资源,同时由于调查范围小、调查工作易于做得细致等优点。但是抽样调查的设计、实施与资料分析均比普查要复杂;同时资料的重复或遗漏不易被发现;对于变异过大的研究对象或因素和需要普查普治的疾病则不适合用抽样调查;患病率太低的疾病也同样不适合用抽样调查,因为需要很大的样本量,如果抽样比大于75%,则不如进行普查。抽样调查的基本要求是能从样本获得的结果推论到整个群体(总体),为此,抽样必须随机化,样本量要足够。

(三) 步骤和方法

由于横断面调查研究的规模一般都较大,涉及的工作人员和调查对象也很多,因此,良好的设计方案是保证研究成功实施的前提,也是研究项目获得成功的保障。在横断面调查研究设计中要特别引起重视的是抽样调查中所选择的研究对象的代表性,这是将研究结果向总体推论时的必要前提。随机抽取足够的样本和避免选择偏倚的介入,是保证研究对象(样本)具有代表性的重要条件。

1. 单纯随机抽样(simple random sampling) 也称简单随机抽样,是最简单、最基本的抽样方法。从总体 N 个对象中,利用抽签或其他随机方法(如随机数字)抽取 n 个,构成一个样本。它的重要原则是总体中每个对象被抽到的概率相等(均为 n/N)。

在估算样本量时,该抽样方法既可根据总体率进行估算,也可根据总体均数进行估算。若已知总体率,则无限总体抽样公式如下,有限总体须在其基础上进行校正。

在实际工作中,单纯随机抽样往往由于总体数量大,编号、抽样麻烦以及抽到的个体分散而导致资料收集困难等原因而较少得到应用,但它是其他各种抽样方法的基础。

2. 系统抽样(systematic sampling) 又称机械抽样,是按照一定顺序,机械地每隔若干单位抽取一个单位的抽样方法。

具体抽样方法如下:设总体单位数为 N,需要调查的样本数为 n,则抽样比为 n/N,抽样间隔为 K=N/n。每 K 个单位为一组,然后用单纯随机方法在第一组中确定一个起始号,从此起始点开始,每隔 K 个单位抽取一个作为研究对象。

系统抽样的优点有:①可以在不知道总体单位数的情况下进行抽样。例如,想抽取一年中所有新生儿的一个样本,不必准确了解一年中新生儿数量,可以根据估计而确定抽样间隔(K)。②在现场人群中较易进行。例如调查员可按户或按门牌号,每隔 K 户调查一户,这比单纯随机抽样要容易操作。③样本是从分布在总体内部的各部分的单元中抽取的,分布比较均匀,代表性较好。

系统抽样的缺点主要是:加入总体各单位的分布有周期性趋势,而抽取的间隔恰好与此同期或其倍数吻合,则可能使样本产生偏性。例如疾病的时间分布有季节性,调查因素的周期性编号等,如果不能注意到这种规律,就会使结果产生偏倚。系统抽样标准误的计算可用单纯随机抽样的公式代替。

3. 分层抽样(stratified sampling) 是指先将总体按某种特征分为若干次级总体(层),然后再从每一层内进行单纯随机抽样,组成一个样本。分层可以提高总体指标估计值的精确度,它可以将一个内部变异很大的总体分成一些内部变异很小的层(次总体)。每一层内个体变异越小越好,层间变异则越大越好。分层抽样比单纯随机抽样所得到的结果精确度更高,组织管理更方便,而且它能保证总体中每一层都有个体被抽到。这样除了能估计总体的参数值,还可以分别估计各个层内的情况,因此分层抽样技术常被采用。

分层抽样又分为两类:一类叫按比例分配(proportional allocation)分层随机抽样,即各层内抽样比例相同;另一类叫最优分配(optimum allocation)分层随机抽样,即各层抽样比例不同,内部变异小的层抽样比例小,内部变异大的层抽样比例大,此时获得的样本均数或样本率的方差最小。

4. 整群抽样(cluster sampling)　是将总体分成若干群组,抽取其中部分群组作为观察单位组成样本,这种抽样方法称为整群抽样。若被抽到的群组中的全部个体均作为调查对象,称为单纯整群抽样(simple cluster sampling);若通过再次抽样后调查部分个体,称为二阶段抽样(two stages sampling)。

整群抽样的特点有:①易于组织、实施方便,可以节省人力、物力;②群间差异越小,抽取的群越多,则精确度越高;③抽样误差较大,故通常在单纯随机抽样样本量估算的基础上再增加 1/2。

5. 多阶段抽样(multistage sampling)　是指将抽样过程分阶段进行,每个阶段使用的抽样方法往往不同,即将以上抽样方法结合使用,其在大型流行病学调查中常用。其实施过程为:先从总体中抽取范围较大的单元,称为一级抽样单位(primary sampling unit,PSU)(如省、自治区、直辖市),再从每个抽得的一级单元中抽取范围较小的二级单元(县、乡、镇的医疗机构)……以此类推,最后抽取其中范围更小的单元(如放射科)作为调查单位。

每个阶段的抽样可以采用单纯随机抽样、系统抽样或其他抽样方法。多阶段抽样可以充分利用各种抽样方法的优势,克服各自的不足,并能节省人力、物力。多阶段抽样的缺点是在抽样之前要掌握各级调查单位的人口资料及特点。我国进行的慢性病大规模调查就是采用此方法。

现况调查一般在设计阶段不设对照组,可根据暴露(特征)的状态或是否患病的状态来分组比较。现况调查关注的是某一特定时点上或某一特定时期内某一群体中暴露与疾病的状况或联系。现况调查在确定因果联系时受到限制,一般而言,现况调查所揭示的暴露与疾病之间的统计学联系,仅为建立因果联系提供线索,是分析性研究(病例对照研究和队列研究)的基础,而不能据此做出因果推断。对研究对象固有的暴露因素可以作因果推断诸如性别、种族、血型、基因型等因素,在疾病发生之前就存在,且不会因是否患病而发生改变,则在排除和控制了可能存在的偏移的情况下,横断面研究调查可以提供相对真实的暴露(特征)与疾病的时间先后顺序的联系,从而进行因果推断。现况调查定期重复进行可以获得发病率资料两次现况调查的现患率之差,除以两次现况调查之间的时间间隔,即是该时期的发病率。现况调查具有不同于其他研究的显著特点。一项设计良好的现况研究不仅可以准确描述基本或健康状况在某一人群中的分布,还可以同时探讨多个暴露因素与多种疾病之间的关系。

二、队列研究

队列研究(cohort study)是将特定人群按是否暴露于某可疑因素及其暴露程度分为不同组,追踪其各组的结局,比较不同组之间结局频率的差异,从而判定暴露因素与结局之间有无因果关联及关联大小的一种观察性研究方法,其检验病因假设的能较强,在流行病学研究者被广泛使用。队列(cohort)主要指出生队列和暴露队列,其中出生队列又分为固定队列和动态队列。结局(outcome)主要是与暴露因素可能有关的结局。暴露(exposure)是指研究对象接触过某种待研究的物质(如从事放射性工作)或具有某种待研究的特征(如天然本底照射)。其研究过程主要包括确定研究因素、确定研究结局、确定研究现场和人群、确定样本量、资料的收集与随访、质量控制及后续的资料整理和分析七部分。队列研究的特点主要包括属于观察法、事先设立对照、研究方向由"因"及"果"、能确证暴露与结局的因果联系。其主要用于检验病因假设、评价预防效果。

(一) 基本原理

根据人群进出队列的时间不同,队列又分为两种:一种叫固定队列(人群)(fixed cohort),是指人群都在某一固定时间或一个短时期之内进入队列,之后对他们进行随访观察,直至观察期终止,成员没有因为结局事件以外的其他原因退出,也不再加入新的成员,即在观察期内保持队列的相对固定。另一种叫动态队列(人群)(dynamic cohort),即在某队列确定后,原有的队列成员可以不断退出,新的观察对象可以随时加入。

危险因素(risk factor),又称为危险因子,泛指能引起某特定不良结局(outcome)(如疾病)发生,或使其发生概率增加的因子,包括个人行为、生活方式、环境和遗传等多方面的因素。危险因素的反面称为保护因素(protective factor)或影响因素。暴露就是具有该研究因素。暴露因素除按课题规定的明确定义外,还需将其量化,明确其性质、时间、强度、单位等。例如选定电离辐射为职业暴露因素,则不论其受照方式为外照射还是内照射,射线种类为 α、β、γ、中子或 X 射线等,只要连续接触工龄满 1 年及以上者均为暴露组,再按剂量单位[希沃特(Sv);或工作水平月(WLM)]大小分成不同的暴露组,连续工龄未满 1 年者不列入研究对象。

队列研究的基本原理是在一个特定人群中选择所需的研究对象,根据目前或过去某个时期是否暴露于某个待研究因素(危险因素或保护因素),或其不同的暴露水平而将研究对象分为不同的组,如暴露组和非暴露组,高剂量暴露组和低剂量暴露组等,随访观察段时间,检查并登记各组人群待研究的预期结局的发生情况(如疾病、死亡、或其他健康状况),比较各组结局的发生率,从而评价和检验研究因素与结局的关系。如果暴露组某结局的发生率明显高于非暴露组,则可推测暴露与结局之间可能存在因果关系,暴露是该结局发生的危险因素。队列研究的资料统计可按照表 16-1 来解释。

表 16-1　队列研究资料统计分析表

是否发病	某因素		合计
	暴露	非暴露	
发病	a	b	a+b
不发病	c	d	c+d
合计	a+c	b+d	n

从表中可知暴露组发病率 a/(a+c),非暴露组发病率 b/(b+d),如果存在 a/(a+c)>b/(b+d)(并有显著意义),则可以认为该因素与某病有联系(包括因果联系)。

(二)研究类型

队列研究依据研究对象进入队列时间及终止观察的时间不同,分为前瞻性队列研究(prospective cohort study)、历史性队列研究(historical cohort study)和双向性队列研究(ambispective cohort study)三种。

1. 前瞻性队列研究是队列研究的基本形式。研究对象的分组是根据研究对象现时的暴露状况而定的,此时研究的结局还没有出现,需要明确观察段时间才能得到。这样的设计模式即称为前瞻性或即时性(concurrent)队列研究。在前瞻性队列研究中,由于研究者可以直接获取关于暴露与结局的第一手资料,因而资料的偏倚较小,结果可信;其缺点是所需观察的人群样本很大,观察时间长、花费大,因而影响其可行性人。

2. 研究对象的分组是根据研究开始时研究者已掌握的有关研究对象在过去某个时点的暴露状况的历史材料做出的;研究开始时研究的结局已经出现,不需要前瞻性观察,这样的设计模式称为历史性或非即时性(non-concurrent)队列研究。在历史性队列研究中,虽然研究是现在开始的,但研究对象是在过去某个时点进入队列的;暴露与结局虽然跨时较长,但资料搜集及分析却可以在较短时期内完成;尽管搜集暴露与结局资料的方法是回顾性的,但究其性质而言仍是从因到果的。因此,该法是一种深受欢迎的快速的队列研究方法,具有省时、省力、出结果快的特点。缺点是因资料积累时未受到研究者的控制,所以内容上未必符合要求。

3. 双向性队列研究,也称混合型队列研究,即在历史性队列研究的基础上,继续前瞻性观察一段时间,它是将前瞻性队列研究与历史性队列研究结合起来的一种设计模式,因此兼有上述两类的优点,且相对地在一定程度上弥补了各自的不足(图16-1)。

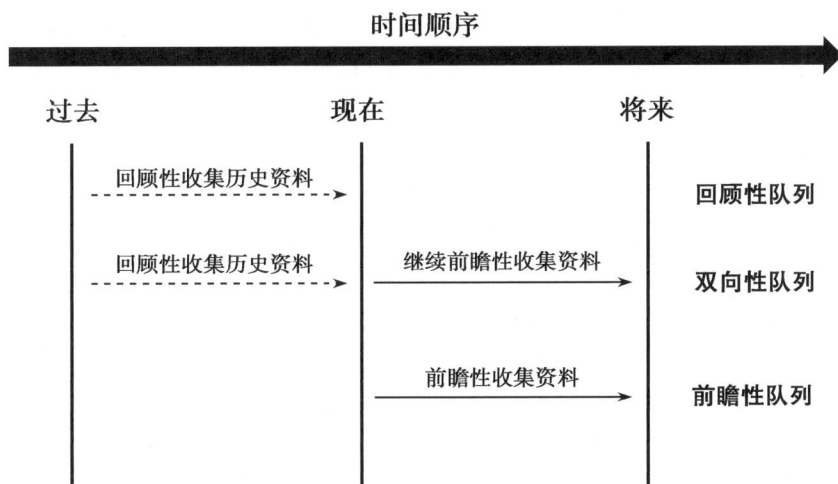

图 16-1 分析队列研究设计示意图

(三)研究人群确定

暴露组的确立:①具有某种特殊因素的暴露人群:如因医疗原因而接受各种电离辐射照射的人群、日本原子弹爆炸后的幸存者。②职业人群:核工业职工、放射科医生中的辐射远期效应研究;染料业工人与膀胱癌的关系研究,炼焦工人与肺癌关系的研究等。③特定地区的居民构成暴露组:如我国广东省阳江市高本底地区居民的健康调查已引起人们注意。④其他:国外有人选择参加人寿保险的人群作为某种健康效应的观察人群,该研究人群的特点是便于观察,各种资料亦较易获得。

非暴露人群(对照组)的选择:①内对照:许多队列研究是在一个群体中进行的,将暴露因素按强弱程度分成不同等级,其中非暴露的或暴露程度最轻的一组便是对照组。例如,调查核工业职工中的辐射远期效应,企业内非放射工种的职工就是非暴露组。调查吸烟与健康的关系时,不吸烟者便构成非暴露组;调查胆固醇与冠心病关系时,可将血清胆固醇正常水平的人群作为对照组等。②设立对照组:有时队列研究需另设对照组进行比较。例如,研究辐射高本底地区居民健康状况,就需要另外找正常本底地区的居民作为对照组;研究放射科医生健康效应时,需另立本院内科、眼科或耳鼻喉科医生作为对照等。暴露组与对照组除有无暴露因素或暴露程度不同外,原则上要求非暴露组与暴露组在性别、年龄、民族、文化程度、主要生活环境和习性等方面的构成要一致或接近,尽量使两组具有可比性,这一点对结果分析的影响至关重要。③全人群对照:有时某种较特殊的因素,其暴露人群较少,不能进一步分组计算年龄别发病(或死亡)率时,可用全人群相应的发病(或死亡)资料与之比较。这种利用总人口作为对照时要尽量采用邻近地区的全人口资料,照顾到地理与时间上的一致性,万不得已才用全国人口相应资料作比较。例如,我国在进行核厂矿辐射流行病学的调查中,因为这些企业散布于全国数个省份,当各厂间资料﹒无显著差别而进行合并后,对照人群选哪个省份人口都觉不太合适,倒不如用全国总人口的资料作为对照最为适当。当然有条件时可将暴露人群的资料分别与内对照、专设的对照组和全人群资料进行多次比较,以增强结果判断的依据。

(四) 优点和局限性

优点:①由于研究对象的暴露资料是在结局发生之前收集的,并且都是按照设计研究者亲自观察得到的,所以资料完整可靠,信息偏倚相对较小;②可以直接获得暴露组和对照组人群的发病或死亡率,可直接计算出 RR 和 AR 等反映疾病危险强度的指标,可以充分而直接地分析暴露的病因作用;③由于病因发生在前,疾病发生在后,因果现象发生的时间顺序是合理的,加之偏倚较少,又可直接;④有助于了解人群疾病的自然史,有时还可能获得多种预期以外的疾病的结局资料,可分析﹣因与多种疾病的关系。

局限性:①不适于发病率很低的疾病的病因研究,因为在这种情况下需要的研究对象数量太大,前瞻性队列研究一般难以达到;②由于随访时间较长,对象不易保持依从性,容易产生失访偏倚;③在随访过程中,未知变量引入人群(如环境的变化,其他干预措施的引进等),或人群中已知变量的变化(如原有吸烟者戒烟了)等,都可使结局受到影响,使分析复杂化;④研究耗费的人力、物力、财力和时间较多,其组织与后勤工作亦相当艰巨。

三、病例对照研究

病例对照研究的基本原理是以当前已经确认的患有某特定疾病的一组患者作为病例组,以不患有该病但具有可比性的一组个体作为对照组,通过询问、实验室检查或复查病史,搜集研究对象既往各种可能的危险因素的暴露史,测量并采用统计学检验,比较病例组与对照组各因素暴露比例的差异是否具有统计学意义,如果病例组的暴露比例高于对照组,说明该暴露可能会增加疾病发生的危险,反之,病例组的暴露比例低于对照组,则该暴露可能会降低疾病发生的危险。然后评估各种偏倚对研究结果的影响,并借助病因推断技术,判断某个或某些暴露因素是否为疾病的危险因素,从而达到探索和检验病因假说的目的。该方法是一种由果及因的分析性研究方法,是在疾病发生之后去追溯假定的病因因素的方法,可在一定程度上检验病因假说。

(一) 基本原理

病例对照研究的基本原理是以当前已经确认的患有某特定疾病的一组患者作为病例组,以不患有该病但具有可比性的一组个体作为对照组,通过询问、实验室检查或复查病史,搜集研究对象既往各种可能的危险因素的暴露史,测量并采用统计学检验,比较病例组与对照组各因素暴露比例的差异是否具有统计学意义,如果病例组的暴露比例高于对照组,说明该暴露可能会增加疾病发生的危险,反之,病例组的暴露比例低于对照组,则该暴露可能会降低疾病发生的危险。然后评估各种偏倚对研究结果的影响,并借助病因推断技术,判断某个或某些暴露因素是否为疾病的危险因素,从而达到探索和检验病因假说的目的。该方法是一种由果及因的分析性研究方法,是在疾病发生之后去追溯假定的病因因素的方法,可在一定程度上检验病因假说。

(二) 研究类型及衍生类型介绍

1. 研究类型 病例对照研究有很多类方法。实际工作中通常根据选择对照是否有某些限制可将病例对照研究分为非匹配病例对照研究和匹配病例对照研究两种基本类型。随着流行病学研究的发展,又产生了多种改进的、非上述传统意义的病例对照研究的衍生类型。

(1) 非匹配病例对照研究:非匹配病例对照研究又称为成组病例对照研究,即在设计所规定的病例和对照人群中,分别抽取一定数批的研究对象进行组间比较,对照的选择没有其他任何限制与规定。一般对照的人数应等于或多于病例人数,但病例与对照的数量不需呈严格的比例关系。这种方法较匹配法更容易实施,但方法本身控制混杂因素的能力较弱,应在统计分析中予以弥补。

(2) 匹配病例对照研究:匹配病例对照研究即要求选择的对照在某些因素或特征上与病例保持一致,目的是使匹配因素在病例组与对照组之间保持均衡,从而排除这些因素对结果的干扰。这种方法可增加分析时的统计学检验能力,提高研究效率,但也增加了选择对照的难度,并且资料整理与统计分析较麻烦。

2. 衍生的几种主要研究类型

(1) 巢式病例对照研究(nested case-control study):是一种在队列研究基础上的病例对照研究,是队列研究与病例对照研究结合的设计形式。其基本设计方法是在队列研究的基础上,在一定的观察期中,当所研究疾病的新发病例累积到一定数量,则可将全部病例集中组成"病例组";在每个病例发病当时,从同一队列的未发病者中,按一定匹配条件随机选择对照,集中组成"对照组";然后,抽取病例与对照的基线资料,并检测收集的生物学标本,按匹配病例对照研究的方法进行资料的统计分析。"巢式"即病例、对照均来自同一特定队列。

(2) 病例-队列研究(case-cohort study):也是一种队列研究与病例对照研究结合的设计形式。其基本设计方法是队列研究开始时,在队列中按一定比例随机抽样选出一个有代表性的样本作为对照组;观察结束时,将队列中出现的所研究疾病的全部病例作为病例组,与上述随机抽取的对照组进行比较。病例-队列研究与巢式病例对照研究的不同之处在于:

①前者的对照是从基线纳入的全部队列成员中随机选取;而后者的对照是与病例按个体匹配的;②前者的对照组可作为多种疾病结局的共用对照组;而在后者中,不同疾病结局的研究,对照组不同。

(3) 病例-病例研究(case-case study):在病例对照研究中,有时选择合适的对照颇为不易,特别是在分子流行病学研究中,从无疾病的对照中去获取某种生物标本也受到医学伦理方面的制约。如果对一种疾病的两个亚型进行对比研究,例如出血性脑卒中与缺血性脑卒中、p53 突变阳性基因型的食管癌与 p53 突变阴性基因型的食管癌或者食管癌的鳞癌与腺癌的比较研究,可以不另外设对照组,而采取两个亚组的直接比较。由于比较的两组均为病例,故称为病例-病例研究,也称为单纯病例研究(case only study)。这种设计适用于研究两组病因的差异部分,而其相同或近似的危险因素则将被掩盖或低估。病例-病例研究方法也可用于研究遗传与环境因素之间的交互作用。

(4) 病例交叉研究(case crossover study):临床上有许多诱发因素可导致突发事件如脑梗死、脑出血、心肌梗死、消化道出血等。对于这些事件诱发因素的研究,可采用病例交叉研究,即以每个病例发病之前的一个或多个时间段作为"对照"时间段,疾病发生时的暴露情况和同一个个体"对照"时间段的暴露情况进行比较。适用于研究暴露的瞬时效应,即暴露对发生急性事件的影响。此为自身对照,个体不同时间点上的可比性较好。只有少数情况适合病例交叉研究。首先,整个时间里个体的暴露必须是变化的,而不是恒定的;其次,暴露的诱导期和效应期都必须短暂,否则最近疾病发作可能是由遥远的过去的暴露造成。

(三) 研究设计

病例与对照的选择,尤其是对照的选择是病例对照研究成败的关键之一。

1. 病例的选择

(1) 病例的定义:首先,病例应符合统一、明确的疾病诊断标准。尽量使用国际通用或国内统一的诊断标准,以便与他人的研究结果比较,并尽可能使用金标准,例如癌症病例,尽可能应用病理诊断。对于尚无明确诊断标准的疾病,可根据研究的需要自定标准,此时要注意均衡诊断标准的假阳性率及假阴性率,使诊断标准宽严适度。其次,若研究者为了某个特殊的研究目的,可以对研究对象的某些特征作出规定或限制,如老年病例、女性病例、重症病例、某城市的病例等。

(2) 病例的类型:通常有三种类型的病例(即新发病例、现患病例和死亡病例)可供选择。这三种类型的病例各有优缺点。在病例对照研究中,首选的病例类型是新发病例,其优点在于:新发病例包括不同病情和预后的患者,代表性好,另外,患者确诊不久即被调查,对有关暴露的回忆信息较为准确可靠,不受各种预后因素的影响,且病历资料容易获得。但是,其缺点是在一定范围或一定时间内较难得到预期的病例数,对于罕见疾病更是如此。应用现患病例则可能弥补上述缺陷,在较小范围或较短时间内得到足够的病例数。但是,现患病例患病时间较长,对暴露史回忆的可靠程度要比新发病例差,难以区分暴露与疾病发生的时间顺序。因此,在应用现患病例时,要尽量选择诊断时间距离进行调查的时间间隔较短的病例。死亡病例的暴露信息主要由其家属提供,准确性较差,但对那些主要靠亲友提供资料的疾病如儿童白血病的研究,也不排除应用死亡病例,只是在资料整理和分析时要充分考虑到可能的偏倚。

(3) 病例的来源:病例的来源主要有两类:一类是从医院选择病例,即从一所或几所医院甚至某个地理区域内全部医院的住院或门诊确诊的病例中选择一个时期内符合要求的连续病例。医院来源的病例可节省费用,合作性好,资料容易得到,而且信息较完整、准确,但不同医院接收的患者具有不同的特征,如果仅从一所医院选择病例,代表性较差,为减少偏倚,病例尽量选自不同水平、不同种类的医院。另一类是从社区人群中选择病例,即以某一地区某一时期内放射性疾病的全部病例或从其中的一个随机样本作为研究对象。可以利用疾病检测资料或居民健康档案选择合格的病例或从现况调查资料中获得,也可以选自人群队列中发生的某种疾病的患者。其优点是病例的代表性好,结果推及该人群的可信程度较高。但调查工作比较困难,且耗费人力物力较多。

2. 对照的选择　在病例对照研究中,对照的选择往往比病例的选择更复杂、更困难。

(1) 选择对照的原则:对照必须是以与病例相同的诊断标准确认为不患所研究疾病的人。另外,对照应该能够代表产生病例的源人群(source population);换句话讲,对照的暴露分布应该与病例源人群的暴露分布一致。

(2) 对照的来源:从病例的源人群中抽取对照,或者获取对照的人群的暴露分布与病例源人群的暴露分布一致。①因已知与所研究的暴露因素有关的病种入院的患者不能作为对照。这种排除标准是针对此次就诊的疾病而非疾病史。例如,研究吸烟与白血病之间的关联,当使用医院对照时,因心血管疾病、呼吸系统疾病等与吸烟有关的病种入院的患者不能作为对照;但是,对于有心血管疾病或呼吸系统疾病史、但本次因为外伤入院者,仍为合格的对照。②对照应由尽可能多的病种的患者组成,以避免因过多地代表某一类患者,而该病种恰与所研究疾病具有共同的危险因素,从而影响研究结果的真实性。③社区人群或团体人群中非该病病例或健康人:不易出现上述医院对照可能面临的选择偏倚问题,但实施难度大,费用高,所选对照不易配合。④该病例的邻居或同一住宅区内的健康人或非该病病例:有助于控制社会经济地位的混杂,用以匹配设计。⑤病例的配偶、同胞、亲戚、同学或同事等:有助于排除某些环境或遗传因素对结果的影响,用于匹配设计。

在实际工作中,可以选择多个对照,以弥补各自的不足。也应注意各种不同来源的对照可解决的问题不同,在下结论时一定要综合考虑。

选择对照的方法主要采取匹配(matching)与非匹配两种方法选择对照

非匹配设计时,选择对照时没有任何限制和要求。匹配或称配比,是要求对照在某些特征或因素上与病例保持一致,保证对照与病例具有可比性(comparability),以便对两组进行比较时排除匹配因素的干扰。匹配的目的主要是提高研究效率,其次是控制混杂因素的干扰。

匹配变量必须是已知的混杂因素,或有充分的理由怀疑为混杂因素,否则不应匹配。疾病因果链上的中间变成不应匹配。例如,吸烟对血脂有影响,而血脂与心血管疾病有因果关系,在研究吸烟与心血管疾病关系的病例对照研究中,按血脂水平对病例和对照进行匹配,则吸烟与疾病的关联可能消失。另外,只与可疑病因有关而与疾病无关的因素不应匹配。

根据匹配的方式不同,可分为频数匹配(frequency matching)和个体匹配(individual matching)两种形式。频数匹配是指对照组具有某种或某些因素或特征者所占的比例与病例组一致或相近。个体匹配是以对照与病例个体为单位进行匹配。1个病例可以匹配1个对照,这种情况叫配对(pair matching),也可以1个病例匹配多个对照,如1:2,1:3,…,1:r匹配。病例与对照的比例要根据研究的具体情况而定。一般情况下,总样本量一定时,如果病例和对照的来源都较充足,病例与对照之比为1∶1时的统计学效率最高。但如果所研究的是罕见病或所能获得的合格病例数很少,为了达到较满意的研究功效,可以增加匹配的对照数,即采用1∶r匹配。随着r值的增加,效率逐渐增加,但增加的幅度越来越小,而工作量却显著增大,尤其超过1∶4时。因此,实际应用时要权衡利弊选择匹配的比例。

(四) 优点与局限性

优点:①病例—对照研究比队列研究容易做,可从现时收集到的资料很快分析出结果,省时、省力、省经费;②对于罕见疾病的研究特别有价值,它不像队列研究那样需要大样本,某些情况下,病例—对照研究是研究稀有疾病唯一可行的办法;③在选择病例组的过程中,同时在对疾病作鉴别诊断,选入病例组的对象都是确诊病例,由疾病误诊引起的偏差很小;④一次研究中可以探索多个可疑因素。

缺点:①不能直接估计暴露组与非暴露组的发病率;②收集来的资料是靠回忆得到的,病例组和对照组对于暴露史回忆的程度可能不等,调查员对两组调查对象的认真细致程度也可能不等,容易产生回忆偏性;③较难满足"对照组是全人口的无偏样本"这样一个要求;病例组本身也有多种类型(新发、现患和死亡病例)选择,稍不注意就会产生各种偏性。

第三节　辐射流行病学的主要统计方法

在进行统计分析时,统计设计是基础,对数据进行收集、整理、分析、报告过程中的正确表达与解释是医学统计学的基本内容以及统计工作中的基本步骤。统计设计涉及比较多的是在呈现一个比较完整的报告前,首先需要对其进行资料的整理,根据资料类型来分门别类,以确定不同资料的计算方法。而对于不同类型的资料应与数值变量的相关定义结合,系统对相应指标的描述、分析与表达。另外,统计分析包括统计描述和统计推断,由于辐射流行病学研究往往得不到确定的辐射剂量学资料,大多是定性分析,为了让计算的结果更符合实际情况,往往会选择合适的理论模型对其进行探索甚至验证,因此本章节内容主要是围绕辐射流行病学的资料分析方法层层递进进行描述、概括,以体现统计学在辐射流行病学中各项应用。

一、率的比较与使用

(一) 常用率的种类

率是指某现象实际发生的频数与某一时间点或时间段可能发生该现象的观察单位总数的比值,主要用以说明该现象可能发生的强度或频率。根据计算公式中的分母是否引入时间因素,将率分为速率和频率两种指标。

频率(rate)又称频率指标,常以百分率(%)、千分率(‰)……表示。

$$率 = \frac{发生某现象的观察单位数}{可能发生某现象的观察单位数} \times K \qquad 式16\text{-}1$$

式中:

K——比例基数(100%,1 000‰……);

发病率、患病率、死亡率、阳性率等都是频率指标。

如阳性率一般用百分率(%)表示:例某镇随机抽查 329 人,作血清登革热血凝抑制抗体反应检验,阳性人数 28 人,则阳性率为 $p = \dfrac{28}{329} \times 100\% = 8.51\%$。

再如癌症发病率或死亡率一般以十万分比率 1/10 万(或 10^{-5}),有时甚至以 1/100 万(或 10^{-6})表示;某省 1973—1975 年三年死因回顾调查中,平均每年死于白血病 2 102 例,年平均人口数为 55 241 239 人,则白血病的年平均死亡率为

$$p = \frac{2\ 102}{55\ 241\ 239} \times \frac{10^5}{10^5} = 3.8 \times 10^{-5}（即 3.8/10 万）$$

速率是带有时间因素的频率,是指随时间变化而变化的速度,此处主要是指单位时间内发生频率之意。如 5 年肿瘤患者生存率,根据随访资料可以计算相应的死亡率或病死率,都是包括时间的含义,在流行病学中也称为发病密度。速率具有量纲,取值范围是 0,计算公式为:

$$速率 = \frac{观察时间段内某现象的发生数}{观察时间段内某现象可能的发生数} \times K \qquad 式 16-2$$

式中:

比例基数 K 与上述相同。

(二) 率的比较

率的比较是指一个率在另外一个率中占的比例是多少,或者说一事物的发生率与另外一事物发生率比较的大小,没有单位,一般以百分比(a/b)表示,也称"比例",一般情况下,计算结果与 1 比较,如果 >1,说明前一事物发生率大于后一事物,相反,如果 <1,则前一事物发生率小于后一事物。其计算公式如下:

$$比值 = \frac{前一事物发生率}{后一事物发生率} \qquad 式 16-3$$

(三) 率的标准化法

影响率的大小的因素或特征是普遍存在的,如研究某病的治疗效果(治愈率),受疾病类型、病程及严重程度影响。研究职业病发生率时应考虑工龄的构成,此外还有其他混杂因素(confounding factors)如经济状况、文化程度等,但性别和年龄是对疾病发生最大的自然影响力,是在研究致病危险因素与疾病的关系时首先要考虑的干扰因素。不同性别、年龄组人群的发病率(或死亡率)往往相差悬殊,但以人群总人口数计算的发病率或死亡率(粗率)并未考虑人群内部的性别、年龄构成情况.因此,若两组人群在性别、年龄构成上有差别时,只比较两组粗率的大小是不合理的。为解决这一矛盾,统计上常人为地设法消除由于人口内部某些特征构成不同对粗率造成的影响,使其能够合理地进行比较,这种方法称率的标准化法,标化以后的率称标准化率(standardized rate),简称标化率,又称调整率(adjusted rate)。率的标准化方法常见的是两种:直接法和间接法。

1. 标准人群选择的原则和方法

(1) 具有代表性、数量较大、较稳定的人群作标准:例如全国、全省、本地区或本市和本县

的人口资料。

(2) 选择相互比较的人群本身作标准:如比较甲乙两组人群资料,可以拿任一组作标准或者两组合并的数据作标准均可。

2. 应用标准化率的注意事项

(1) 标准化率随着选定的标准不同或标化方法不同,所得结果也不相同。因此,在比较几个标准化率时,只限于采用同一"标准"和同一标化方法。

(2) 计算标准化率的目的是进行合理的比较,它只表明相互比较的率的高低、大小的相对关系,而不反映当时当地率的实际水平。

(3) 所选"标准人口"或"标准人口年龄别死亡率"要与被标化资料调查的年代一致或相距不远。例如:当年全肿瘤防治办公室发起的(1973—1975 年)3 年死因回顾调查,为使各疾病死亡率在全国各省有可比性,统一采用 1964 年全国第二次人口普查资料作为"标准人口"(当时仅有此资料作全国共用标准),60 年代中期人口构成较 70 年代中期年轻,因此标化率大多低于实际率。反之,采用老年化人口作标准,则标化率高于实际率。目前基本上用 1982 年全国第三次人口普查数据作标准,如要与世界各国比较,可查看世界标准人口。

(4) 常用"率的标准化方法"虽有直接和间接两种,一般调查资料以直接法作为首选。但在下述情况时采用间接法:

1) 两组人群(或其中一组)只有某病死亡总数和各年龄组人口数时,无法计算年龄别死亡率;

2) 某几组年龄别人口数过少,使算得的年龄别死亡率不稳定不可信,不宜用直接法;

3) 罕见疾病研究,观察时期短,尚未有足够数量的病例产生,致使较多的年龄组内出现病例数为零。

理论上直接法和间接法标化的结果是近似的,但下面这个例子中,两种标化方法会出现相反结果。

又如:核工业厂矿进行的(1971—1985 年)15 年死因回顾调查,为了与全国居民的癌症死亡率进行比较,采用(1973—1975 年)3 年全国死因回顾调查中的"癌症死亡率"作标准,计算间接标化率(以 SMR 为指标)往往比(1971—1985 年)15 年平均水平高,SMR 比实际偏高的原因是 1973—1975 年平均癌症死亡率(以 1974 年为代表值)低于 1971—1985 年的平均癌症死亡率(以 1978 年为代表值),相隔的 4 年(1974—1978 年)间癌症死亡率年年上升。若以 1978 年全国癌症死亡率作标准进行间接标化,算出的 SMR 就小于以 1974 年为标准算出的 SMR。但是我们实际找不到 1978 年全国癌症死亡率的情况下,可以找以后任一年的全国癌症死亡率,算出它的年平均增长速度后,再对 SMR 进行时间调整。

二、相对危险分析

前面已经介绍了流行病学研究中观察致病因素的效应可用疾病的发生率、死亡率或阳性率等指标。进一步衡量效应的强度,也即是疾病与致病因素的联系程度主要用两大统计分析方法:①危险分析;②回归与相关分析。本内容主要介绍危险分析,回归相关分析方法后面内容中介绍。

危险度估算的目的是要能够回答:在暴露于致病因素的条件下,疾病的发生率(或死亡率)为非暴露人群的几倍以及前者比后者多多少?以发病率的倍数表示的称相对危险,以超出多少表示的称绝对危险(或超额危险、归因危险等)。若将相对危险和绝对危险除以暴露人群接受致病因素的平均累积剂量就得到了单位剂量表现出的发病增加倍数和超额发病率,这就称为相对危险增加系数和绝对危险系数(即相对危险度和绝对危险度)。本内容主要介绍相对危险分析,绝对危险分析在后一部分内容中介绍。

(一) 相对比

相对比(relative ratio),简称"比(ratio)",表示两个同质的数值或数量的比值。反映了一个指标是另外一个指标的几倍或几分之几。如前面说的变异系数、流行病学中的相对危险度、人口学常用的性别比等都属于相对比。相对比的分子和分母可以是绝对数,也可以是相对数或平均数。计算公式如下:

$$相对比 = \frac{甲指标}{乙指标}(\times 100\%) \qquad 式16\text{-}4$$

根据其分子分母的关系,相对比可分为关系指标:指两个有关的非同类事物的指标,如医护人员与病床比值,住院日数与床位数的比值等。对比指标:指同类事物的两个指标的比值,以达到比较的目的。例如2011年我国男女性别比为117.78,说明2011年我国男性出生人数比女性高17.78%等。

(二) 相对危险计算

相对危险计算在大量的辐射随机效应研究资料中都可能出现,我们已经知道剂量和效应间的关系符合线性无阈模型:

$$P_1 = P_0 + rD \qquad 式16\text{-}5$$

式16-5是个一元线性回归方程(已假设排除了其他因素)。

式中:

D——辐射剂量是方程中的自变量;

P——应变量;

P_0——截距即$D=0$时癌症的基线发生率;

r——斜率也就是回归系数,即我们所要求的危险系数。

我们在已经学过率的比较、相对比和相对危险的基础上,结合式2-8可以得出下列超额危险关系式:

$$AR = PEx = P_1 - P_0 = rD \qquad 式16\text{-}6$$

$$r = \frac{AR}{D} \qquad 式16\text{-}7$$

由此可得出绝对危险系数的定义为单位剂量照射所引起的癌症发生率。式中D由观察期间人均累积剂量代入。这是辐射致癌危险的一种表示方式。

又相对危险$RR = \dfrac{P_1}{P_0}$,若把"$RR-1$"称作相对危险增加额,并记作ERR,则

$$ERR = RR-1 = \frac{P_1 - P_0}{P_0} = \frac{AR}{P_0} = \frac{rD}{P_0} \qquad 式16\text{-}8$$

辐射致癌危险的另一种表示方式为相对危险增加系数,它的定义为单位剂量照射所引起相对危险的增加额,记作 k(或 ERR 系数)。

$$k = \frac{ERR}{D} = \frac{rD/P_0}{P_0} = \frac{r}{P_0} (\times 100\%)$$ 式 16-9

换言之,相对危险增加系数等于绝对危险系数与基线发生率之比,一般以单位剂量下增加的百分数表示。

三、绝对危险分析

(一)概述

近年来由于流行病学统计分析方法的飞速发展,介绍危险度计算方法的书籍较多,限于本书篇幅,不能广为罗列,只介绍应用广泛且有代表性的方法。在例子选择上尽量结合受照人群资料,(有时仅为了说明计算方法,有些例题并无统计上的显著性意义)相对危险计算中分以下几种研究设计情况:

队列研究:①不分层资料;②分层资料;③按暴露水平分组的资料。

病例对照研究:①成组设计:不分层资料;分层资料;按暴露等级分组资料。②配对资料:1:1 配对;1:2 配对。

由于相对危险度与相对危险系数在前面的流行病学研究方法相关章节中做了详细介绍,本部分内容不再详细叙述,下面主要介绍绝对危险度和绝对危险系数。

绝对危险(absolute risk, AR)是以暴露组发病(或死亡)率减去非集露组同指标的差值表示,这部分差额纯系接触某因素(假定出排除其他混杂因素)所致,故又称归因危险(attributable risk)或超额发病(或死亡)率[excess incidence(or mortality)rate]。

(二)绝对危险的计算

令 Y 代表特定的效应(如癌症),S 代表研究和对照人群共有的一组特征(如性别、年龄、文化程度、经济状况、生活习惯等),X 表示电离辐射的存在,$\overline{X}$ 表示不存在。则暴露组癌症发生率 P(Y|X;S)就是当 X 存在时,特征 S 作为条件,出现 Y 的概率,记作 p_1;同样 $p(Y|\overline{X};S)$ 为非暴露组癌症发生概率,记作 p_0。那只有在满足下述不等式时,X 才是 Y 的可能原因。

$$P(Y|X;S) > P(Y|\overline{X};S)$$

根据定义可以得到绝对危险(Absolutely risk, AR),则:

$$AR = Ex(Y|X;S) = P(Y|X;S) - P(Y|\overline{X};S)$$

令 Ex(Y|X;S)=PEx,则上式简化为:

$$AR = PEx = P_1 - P_0$$ 式 16-10

上节相对危险中已提过实际应用时由于内部年龄构成等因素差别,一般不直接使用 P_1 和 P_0 计算相对危险,而多数采用全国(或全省)居民的癌症自然发生(或死亡)率为标准率对暴露组进行间接标化时得的预期值(E)和暴露组的实际数(m)来计算。因为计算 E 时使用了暴露组的人年数 N,所以此时的 AR 已是暴露、对照(全国或全省居民)两组的标化率之差。

$$AR = PEx = P_1' - P_0' = \frac{m}{N} - \frac{E}{N} = \frac{m - E}{N}$$ 式 16-11

四、危险模型与危险系数

流行病学在统计计算过程中,一般都会计算一个比较稳定的统计模型以用于对其他数据资料进行预测,判断其发生的可能性。统计模型是指以概率论为基础,采用数学统计方法建立的模型,有些过程无法用理论分析方法导出其模型,但可通过试验测定数据,经过数理统计法求得各变量之间的函数关系,称为统计理论模型。常用的数理统计分析方法有最大事后概率估算法、最大似然率辨识法等。常用的统计模型有一般线性模型、广义线性模型和混合模型,统计模型的意义在对大量随机事件的规律性做推断时仍然具有统计性,因而称为统计推断。广义线性模型是一般线性模型的直接推广,在广义线性模型中,因变量可以是连续的,也可以是集散的,如正态分布、二项分布、Poisson 分布等。常用的广义线性模型包括对数线性模型、logistic 回归模型、Probit 回归模型、Cox 比例风险回归模型、Poisson 回归模型,负二项回归模型等。本部分内容主要介绍一般线性模型、线性平方模型,logistic 回归模型、Cox 比例风险回归模型和 Poisson 回归模型,而所谓的危险系数就是模型中自变量的变化速度,也叫自变量系数。这些模型的使用通常视研究设计类型而定,不同的模型对应不同的研究设计,为流行病学的研究提供可行的科学的数据支持。

第四节 分子流行病学

分子辐射流行病学随着生命科学和分子流行病学的发展而发展起来的学科,主要为了阐明电离辐射暴露人群和相关生物群体中生物标志的分布及其与疾病和健康的关系和影响因素,并提出防治疾病、促进健康的策略与措施。

一、生物标志概述

生物标志(biological markers,BM):指能代表生物结构和功能的可识别物质。其中最主要的是各种分子生物标志(molecular biomarker),即代表生物结构和功能的生物大分子特征,如 DNA、RNA、蛋白质等,其是生物标志的主要部分。生物标志是分子流行病学的基础,可以毫不夸张地说没有生物标志就没有分子流行病学。

(一)生物标志的分类

根据有害因素暴露到疾病连续过程的不同阶段,生物标志通常可以分为暴露标志(exposure marker,ME)、效应标志(effect marker,MEF)和易感性标志(susceptibility markers,MS)。

1. 暴露标志 与疾病或健康状态有关的暴露因素的生物标志。其包括外暴露标志和内暴露标志。外暴露标志指暴露因素进入机体之前的标志和剂量,如病毒、细菌、吸烟烟雾等,如个人所处直接环境(空气、水、土壤或食物)中的某物质浓度或强度,是通过环境监测来估计。体内剂量是指暴露因素进入机体之后的标志,即外源性物质于暴露后在体内可测量到的剂量标志,是外源性物质进入人体的可靠证据。

2. 效应标志 宿主暴露后产生功能性或结构性变化的生物标志。效应标志比较复杂,包括生物学反应、疾病、健康状态等各标志。生物学反应标志(BR)反映了由于结合到靶细胞的外源性物质的持续作用,这种作用可以进一步引起细胞与组织的生化变化,可能引起机体某些不可逆转的生物学效应。疾病标志(MD)和健康状态标志(MH)。

3. 易感性标志　是指个体对疾病发生、发展易感程度的生物标志。易感性主要与宿主的遗传特征，以及生长发育、营养、免疫、机体活动状态等有关。不同疾病的不同阶段，都有可能具有不同的易感性标志。易感性影响着其他生物学标志在机体内的水平；不同个体的易感性不同，与之相关的其他生物学标志的水平也可以不同。

（二）电离辐射生物标志

电离辐射生物标志（biomarkers of ionizing radiation）包括用物理学和生物学等方法检测的各种生物样本，以区别放射性损伤或非放射性损伤。电离辐射生物标志是反映放射损伤的特有标志，可以作为放射性疾病诊断和治疗的依据。

1. 物理学测量的内污染生物标志　当放射性核素内污染时，蓄积体内的放射性物质可分布于全身各器官、组织。此时，机体各组织、血液、尿液和粪便等所涉及的放射性可直接作为重要的生物标志。放射性的检测多用物理学测量，主要是应用计数的方法定量检测蓄积体内的放射性物质，包括全身计数及组织、血液、尿液和粪便分析等。除了这些常规的生物样本，还可采用一些特殊生物样本，如骨骼和牙齿，可通过电子自旋共振（electron spin resonance，ESR）也称电子顺磁共振（Electron Paramagnetic Resonance，EPR）技术测量自由基来估算放射性。ESR除了随时间检测累积照射量，其反应的变化可作为总照射的函数，并且对低水平照射很敏感，在某些暴露类型，其是一种检测电离辐射生物标志的很有价值的手段。

2. 辐射细胞遗传学　辐射细胞遗传学研究工作开始于20世纪初，即观察显微镜下可见的染色体改变，如X射线对果蝇的致突变作用及植物体系染色体的改变等。但由于技术方面的原因，直到20世纪50年代才开始哺乳类染色体的研究。随着生命科学的发展，辐射细胞遗传学领域的研究突飞猛进，现在已经是辐射生物标志物中研究最透彻、了解最清楚的领域。辐射细胞遗传学的标志包括常规染色体畸变检测、早熟凝聚染色体、荧光原位杂交技术（fluorescence in situ hybridization，FISH）、微核等。

二、生物标志的选择

在选择生物标志时，应遵循下列要求：①较强的特异性和稳定性；②检测的方法具有较高的灵敏度和特异度；③检测方法快速、简便。

生物标志选择时应遵循质量控制原则，严格的设计和正确的评价是标志物开发和应用的必要前提，正确的应用才能导致正确的决策和良好的结局。对暴露和效应的测量要重视标志物的灵敏度、特异度和信度，真实反映暴露和疾病之间的统计学关联，降低误差。不同类型的标志物需要不同的生物样品，样本采集、贮存和处理的程序会影响标志物检测的准确性，因此要注重程序的标准化。

疾病相关的生物标志选择时，还应按照循证医学的思想，做到最佳证据、经验和研究对象意愿的最佳结合。比如，关于肿瘤生物标志物的研究，美国国家肿瘤研究所（NCI）创建的早期检测研究网络（early detection research network，EDRN）就提出了关于肿瘤标志物开发和评估的五阶段原则：探索阶段，识别可能有前景的研究方向；临床试验和验证阶段，评估某种标志物发现特定疾病的能力；回顾性/前瞻性的研究阶段，确定公认的标志物检出临床前疾病的能力，界定判断筛查阳性的规则；前瞻性的筛查阶段，识别由某种检验发现的疾病的程度和特点以及假阳性率；前瞻性的随机试验阶段，确定筛查指标对降低人类疾病的影响。

第五节 辐射流行病学研究进展

自 1895 年伦琴发现 X 射线以来,人类在探索电离辐射的奥秘上从未停下过脚步,而辐射流行病学研究实例主要是探索在利用电离辐射时引起的随机性效应。由于电离辐射的使用范围广,可能受到的影响也非常广泛。根据电离辐射影响的不同人群进行系统概述介绍,如日本原爆幸存人群、职业受照者和天然高本底辐射地区的居民等。这样划分的优势凸显在受照人群界线清晰,有助于读者更好地了解不同受照人群的健康情况。

一、原爆与核事故辐射流行病学研究

(一)日本原爆幸存者队列研究概述

国际辐射流行病学研究的发展离不开日本原子弹爆炸后幸存者的健康影响研究,迄今为止,日本广岛、长崎原子弹爆炸后的幸存者(下文简称"原爆幸存者")是唯一在战争条件下产生的受到电离辐射照射的特殊人群。70 多年以来对这个群体进行的医学追踪研究,提供了关于人类辐射效应,特别是受照以后的远期效应的宝贵资料。这一研究引起了对辐射致癌研究的热潮,以及将辐射致癌的研究水平提到一个新的高度,并对各种类型的辐射防护工作具有重大的指导意义。

在 1950 年日本全国人口普查中,将原子弹爆炸时人群是否在广岛或长崎作为另外的亚组分析。在此基础上,建立了原爆幸存者寿命跨度研究(LSS)队列。20 世纪 50 年代后期,LSS 队列最初由 10 万成员组成,并于 1968 年和 1980 年扩大至 12 万成员。其中包括暴露在爆心 2.5km 范围内的 53 800 人,暴露于 2.5~10km 范围内的 39 900 人,以及轰炸时不在任何一个城市的 26 600 人(对照组)。大多数是离原子弹爆炸震源的近端的幸存者(近端幸存者)被选入 LSS 远端幸存者和非城市受试者被随机选入队列,根据性别和年龄与近端幸存者进行匹配。所有成员在被招募入队之前都接受了专业流调人员的面谈,以确定他们的位置和轰炸时的基本防护信息。虽然最初的调查队列是在 20 世纪 50 年代末正式建立的,但大部分相关信息是通过 ABCC 在 20 世纪 40 年代末和 50 年代初进行的各种调查收集的。成员的重要身份和死亡原因进行了回顾性追踪,从 1950 年到每个人各自的注册日期和之后的前瞻性研究。广岛和长崎癌症发病率的后续跟踪分别始于 1957 年和 1958 年。时至今日这部分研究仍旧在继续。

该委员会主要从事医学健康观察的三方面问题:①监测原爆受影响的人群的死亡率(其中包括 284 000 名原爆幸存者 27 000 名对照者),称"寿命研究人群"(lifespan study,LSS);②成人健康研究(adult health study,ASS),为上述 LSS 人群的一个随机样本,约 2 万人,每两年作一次临床体检并进行医学评价;③病理学研究:主要针对 LSS 人群,也面向定期体检的 AHS 人群。利用死亡诊断证明书、尸解诊断和外科手术的病理报告来确诊疾病。这些资料来自肿瘤发病登记处和地区医院,结果发现临床诊断与尸体解剖之间的符合率较高。

(二)剂量估算模型

原子弹爆炸当时是异常混乱的战争环境,无法留下任何照射剂量的记录,只能事后推断幸存者接受的个人剂量。在广岛爆炸的是铀弹,射线类型有 γ 和中子射线,长崎爆炸的是钚弹,几乎全是 γ 射线。受照者的剂量估计由早期的 ABCC 和后来的 RERF 做了大量的实地回顾性调查和实验室模拟工作。开始时,作为个人受照剂量强弱程度,仅能以爆炸当时,某人离原子弹爆炸的地面投影点的距离远近来表示。原爆后五年(1950 年)日本全国人口普查时,调查清楚广岛、长崎两市原爆当时各人所在位置距爆心的距离,并规定以离爆心2 500m 以内作为受照者,将他们与离爆心 2 500~10 000m 的以及 1 万米以外和爆炸当时不在城里的两组人群在性别、年龄相应的情况下进行对照比较。以后,美国原子能委员会(AEC)在橡树岭国家实验室制订了名为 ICHIBAN 的计划,它的主要工作是两方面:一是所受剂量在(无任何阻碍物的空气中)参照组织内比释动能剂量为离开爆心距离的函数;二是考虑日本住房类型的屏蔽、衰减因素。第一次得出的剂量估算体系称为试验剂量 1957(T57D),使用到 1965 年经过修正,更换用试验剂量(1965)(T57D)剂量体系。后来又发现T65D 对广岛的中子剂量估计过高,所以自 75 年代中期以后一直在探索更符合实际的剂量,并在 1986 年 3 月确定了新的剂量换算系统,这个剂量体系命名为:剂量体系(1986)(DS86),它综合了各种人工模拟的情形包括了原子弹生产和爆炸时产生的放射线、土壤中的辐射环境、各种各样的屏蔽物性质和体内各器官因身体的所处位置而受到掩蔽的情况等。即使如此,用新体系估算剂量时仍然存在许多不确定因素,但 DS85 较 T65D 毕竟更进一步地接近客观实际。

在剂量学重新评估的过程中,工作组由来自美国的科学家组成、日本和德国,有重做的各方面广岛和长崎辐射传输计算,使新的快中子和低背景热中子测量,升级提供的辐射屏蔽计算地形和大型建筑,进行了全面评估的原位辐射测量和执行一个剂量测定法的不确定性分析系统。RERF 用于估计广岛和长崎原子弹爆炸幸存者辐射剂量的测定系统的一项新评估已经完成。这次重新评估确定了一个新的剂量测定系统(DS02)的参数,以取代现有的剂量测定系统(DS86)。

DS02 包括 15 个器官部位的计算剂量。与以往报道一致,所有实体癌的分析均以结肠剂量作为所有器官的代表,而血液淋巴恶性肿瘤的分析则以骨髓剂量作为代表。对特定部位的癌症和主要器官的非癌症疾病的分析使用相应的特定器官剂量。对于单个剂量估计值,屏蔽比释动能估计值高于 4Gy(317 个成员)被截断为 4Gy,因为它们可能代表关于暴露因素(如屏蔽或确切位置)的错误信息。为了修正由于随机测量误差造成的剂量不确定性,未调整的 DS02 估计值被使用 Pierce 等人开发的方法的预期幸存者剂量估计值所取代,并假设单个剂量的测量误差为 35%。

(三)实体癌死亡风险

由于 LSS 队列研究内容非常广泛,其中实体癌的发病与死亡风险是科研人员重点关注的方向,因此本书中选取实体癌的死亡情况进行汇总。2017 年广岛和长崎原子弹爆炸的 LSS 队列实体癌报道综合了 1958—2009 年的所有数据,这也是该队列第三次系统的分析队列中实体癌的发病情况。本次实体癌的估算实施了一些改进,包括更新的剂量估算(DS02R1)和对吸烟的调整。而且这次的研究主要关注实体癌。从 1958 年至此符合条件的队列包括 105 444 名活着的受试者,并且随访之初没有已知的癌症病史。共有 80 205名受试者进行了个人剂量估计,同时也包括在爆炸发生时未在城市中生活的 25 239 名受试者。随访期为 1958—2009 年,提供了 3 079 484 人年的随访。通过与基于人口调查的广岛县和长崎癌症登记处的联系确定病例。采用泊松回归方法使用超额相对危险度(ERR)和超额绝对危险度(EAR)模型对吸烟进行调整,用于阐明每戈瑞加权结肠吸收剂量的辐射相关风险。

截止到 2009 年,共计确认出 22 538 例首次发生的原发性实体癌病例,其中 992 例与辐射有关。从以往的研究来看,在 11 年(1999—2009 年)中发生了 5 918 例(26%)病例。对于女性,剂量效应与线性一致,估计的 ERR/Gy 为 0.64(95%CI:0.52-0.77)。对于男性,在整个剂量范围和受限剂量范围内均观察到明显的向上弯曲,因此,使用线性二次模型,结果在 1Gy 时的 ERR 为 0.20(95%CI:0.12-0.28),在 0.1Gy 时的 ERR 为 0.01(95%CI:−0.000 3-0.021)。男性和女性的 ERR 剂量效应的形状均存在显著差异(P = 0.02)。尽管随着年龄的增长,ERR 显著下降,但男性的下降速度要快于女性。使用性别平均的线性 ERR 模型,显示出具有统计学意义的剂量效应的最低剂量范围是 0~100mGy(P = 0.038),见表 16-2。

总之,该分析表明,实体癌症风险在暴露 60 多年后仍保持较高水平。在剂量效应中观察到性别平均的向上弯曲,而与吸烟调整无关。当前分析中关于剂量效应模型的发现与先前报道的结果并不完全一致,从而提出了尚未解决的问题。此时,剂量效应模型的不确定性排除了确定的结论用于指导辐射防护政策制定。也需要一系列针对特定器官或器官家族的放射风险的分析得出的最新结果,以及持续的随访,以充分了解与放射有关的癌症风险及其对公共健康指导的重要性。

表 16-2　1958—2009 年已知剂量的 LSS 队列实体癌发病率

	总人群				男性				女性			
	数量	人年	案例	发病率/10 000⁻¹	数量	人年	案例	发病率/10 000⁻¹	数量	人年	案例	发病率/10 000⁻¹
城市												
广岛	73 401	2 193 282	16 387	74.7	29 498	807 723	7 566	93.7	43 903	1 385 559	8 821	63.7
长崎	32 043	886 203	6 151	69.4	13 412	334 477	2 907	86.9	18 631	551 726	3 244	58.8
暴露年龄/年												
0-19	45 787	1 629 029	8 690	53.3	21 588	727 781	4 845	66.6	24 199	901 249	3 845	42.7
20-39	30 089	988 517	8 463	85.6	8 525	238 547	2 909	121.9	21 564	749 970	5 554	74.0
40-	29 568	461 938	5 385	116.6	12 797	175 872	2 719	154.6	16 771	286 066	2 666	93.2
年龄/岁												
<40	56 657	646 102	450	7.0	23 792	292 684	128	4.4	32 865	353 417	322	9.1
40-	15 260	486 309	1 178	24.2	4 889	187 441	402	21.4	10 371	298 868	776	26.0
50-	16 637	614 709	3 210	52.2	6 796	229 557	1 477	64.3	9 841	385 152	1 733	45.0
60-	11 258	651 170	6 491	99.7	5 228	238 159	3 504	147.1	6 030	413 010	2 987	72.3
70-	4 649	457 149	6 990	152.9	1 874	143 814	3 428	238.4	2 775	313 335	3 562	113.7
80-	983	224 046	4 219	188.3	331	50 545	1 534	303.5	652	173 501	2 685	154.8

续表

	总人群				男性				女性		
数量	人年	案例	发病率/10 000⁻¹	数量	人年	案例	发病率/10 000⁻¹	数量	人年	案例	发病率/10 000⁻¹

DS02R1 加权结肠剂量/Gy

NIC	25 239	761 569	5 222	68.6	10 488	287 800	2 560	89.0	14 751	473 769	2 662	56.2
<0.005	35 978	1 032 561	7 370	71.4	14 574	378 725	3 452	91.1	21 404	653 836	3 918	59.9
−0.1	27 511	807 885	5 674	70.2	11 175	302 141	2 635	87.2	16 336	505 744	3 039	60.1
−0.2	5 594	164 111	1 217	74.2	2 132	57 898	497	85.8	3 462	106 213	720	67.8
−0.5	5 926	169 177	1 414	83.6	2 301	59 840	599	100.1	3 625	109 337	815	74.5
−1	3 136	88 992	889	99.9	1 282	32 202	382	118.6	1 854	56 790	507	89.3
−2	1 565	42 236	560	132.6	716	17 815	254	142.6	849	24 420	306	125.3
2+	495	12 953	192	148.2	242	5 778	94	162.7	253	7 175	98	136.6
总计	105 444	3 079 484	22 538	73.2	42 910	1 142 200	10 473	91.7	62 534	1 937 284	12 065	62.3

注:NIC 是原爆时不在两个城市的人。

从 1958 年到 2009 年底的研究期间,在最终分析队列的 105 444 名受试者中,在集水区内共诊断出 24 448 例初发原发癌。在排除造血系统癌症(n = 1290)和仅在尸检时诊断出的癌症(n = 620)之后,仍有 22 538 个实体癌需要分析。在这些合格病例中,自先前的 LSS 实体癌发病率分析的随访期结束以来的 11 年(1999—2009 年),发生了 5 918 例(26%)病例。

胃是男性和女性最常见的癌症部位,占男性病例的 29.5%,女性病例的 21.3%。其他常见的癌症部位包括男性中的肺(13.8%),肝脏(10.7%),结肠(7.5%)和直肠(4.9%),以及女性中乳腺癌(12.2%),结肠(9.4%),肺(8.3%))和女性子宫颈(7.3%)。在 76.7% 的病例中,组织学证实了癌症的诊断(自 1999 年以来,有 85% 的病例)。经组织学确认的病例中,口腔癌,直肠癌,皮肤癌(非黑素细胞癌),乳腺癌,子宫颈癌,子宫体,前列腺癌和甲状腺癌的占比为 90% 或更高。肝癌病例的组织学确诊率最低(38.6%)。在 9.2% 的病例中,癌症诊断仅通过死亡证明(DCO)作出,由于缺乏病理,不能得到进一步的证实。

LSS 队列中约 70% 是广岛居民,超过一半(59%)是女性,这些人中,估计有 251 人受照剂量 >4Gy。广岛的原始实体癌发病率(74.7/10⁴ 人年)高于长崎(69.4/10⁴ 人年)。两个城市的男性患病率均高于女性,两个城市的患病率比率(男女之比)相同(1.47)。所有实体癌的诊断平均年龄为 68.6 岁。在小于 40 岁的受试者中,女性的发病率高于男性;在 40 岁以上的受试者中,男性的发病率高于女性。

2017 年的数据分析可知,男性危险度 ERR/Gy 的降低随着年龄的增长相对女性而言更加明显。此外,男性中每 10 000 人年/Gy,其 EAR 增长比女性更高。因此,由于男性剂量效应的结果可推测,ERR 和 EAR 受到性别比受年龄和剂量的影响更明显。ERR 和 EAR 随暴露年龄的增加而降低。另一方面,当剂量低于约 1.5Gy 时,男性的危险度低于女性,但在较高剂量时,男性的危险度高于女性。这种对辐射过量的替代测量方法的比较,突出了考虑辐射在相对和绝对尺度上的影响的重要性。对非性别特异性癌症亚组的分析表明,与女性相比,男性的 EAR 一直较低,尤其是在较低剂量下。这些研究结果之间略有不同,最新研究表明男女之间的 EAR 可能不存在差异。

在原子弹爆炸后的六十多年里,实体癌仍然作为归因于辐射暴露的主要健康损害结局在统计。实体癌的额外风险仍然存在,并且很可能会在原子弹幸存者的整个生命周期中持续存在。截止到 2009 年,LSS 队列的平均年龄为 78 岁。预计在未来 10~15 年内会发生许多癌症。关于部分年轻幸存者的长期风险的关键问题尚待回答,可能对剂量效应和辐射风险的规律有重要影响。而新趋势可能已经开始出现。以前在死亡率数据中观察到的剂量效应中的向上变化,现在在发病率数据中特别是在男性中很明显。女性在非性别特异性癌症的剂量效应中也显示出差异性改变,尤其是在 0~2Gy 范围内。证据表明,成年年龄对 ERR 和 EAR 具有性别依赖性的改变作用。

尽管对该队列进行了长时间的随访,研究者们对辐射相关癌症风险的理解仍在发展,导致了新的未解决的问题。例如,将来女性的剂量效应会出现上升吗? 实体癌症发病率剂量效应曲线的性别差异是否反映了不同器官之间剂量效应的异质性以及男性和女性癌症的分布,还是取决于其他因素? 当前有些器官特异性的调查正在进行中,可能有助于为这些问题提供答案。研究者们还计划调查对照组的影响,并进一步探索更新后的剂量估算的结果是否存在差异。相信随着这些问题的发展和进一步的调查,更加谨慎科学的分析,后续者一同努力,肯定会得出更为可靠的结论。

二、国际核工业从业人员职工健康状况调查

早期美国、加拿大和英国对从事核工业的工作人员进行了一系列的流行病学调查,随后该调查为进一步组织欧美国家为评估长期低剂量电离辐射诱发的癌症风险的准确性,加强辐射防护标准的科学基础,开展了国际核工业放射工作人员癌症风险合作研究,按照共同制定的协议书,共计在 15 个国家对近 60 万放射工作人员的健康进行了系统的调查。这项研究评估不同核工业设施和不同时间、不同剂量估算的可比性,并确定剂量估计中的偏差和不确定性的来源,这些偏差和不确定性在结果的统计分析中得到了考虑。在这项由 15 个国家组成的研究中,来自法国、英国和美国的涉核工作者提供了关于早期该系统内的绝大多数信息。提供了 62% 的人年随访和 67% 的癌症和白血病死亡记录。近年来,法国、英国和美国的各项研究也有更新。

(一)队列介绍和方法汇总

INWORKS 是一项对受雇于以下机构的工人回顾性队列研究:包括法国原子能委员会等来自不同国家的涉核单位一同展开的跨区域研究。表 16-3 列出了参与研究的国家的设施和公司。按照协议制定的纳入标准以确保数据的完整性和质量。从事核工业工作不到一年的工人被排除在 INWORKS 之外。

表 16-3　INWORKS 队列中的核设施(1943—2005 年)

国家	核设施	核电站	其他混合核设施	开始年份
澳大利亚	卢卡斯高地研究实验室	0	1	1959
比利时	Doel 和 Tihange 电气公司	2	3	1953

续表

国家	核设施	核电站	其他混合核设施	开始年份
加拿大	AECL 核研究公司的员工,以及安大略省运营的发电设施水电	3	1	1954
芬兰	不伦瑞克电器和核废料处理厂	2	1	1960
法国	原子能委员会(CEA)	1	8	1946
匈牙利	帕克斯核电站	1	0	1982
日本	16 家核电站	16	17	1957
韩国	KHNP 员工和乌尔钦伍颂和龙光核设施	4	0	1977
立陶宛	伊格纳利纳核电公司	1	0	1984
斯洛伐克	布洪尼斯核电站	1	0	1973
西班牙	核燃料循环设施	8	2	1968
瑞典	ABB 原子机构	4	2	1954
瑞士	贝兹瑙,穆勒贝格,戈斯根和莱布施塔特核电站	4	0	1957
英国	原子能公司等	12	20	1946
美国	汉福德基地(华盛顿州里奇兰)等	15	3	1943

　　2005 年对这些国家的核工业从业者,展开了系统的研究,随访时间的长短直接影响到估算低水平电离辐射与死亡率之间关系。更加有效的计算观察到的结局事件包括特定实体瘤和血液癌症的死亡风险与电离辐射的暴露之间的关系。

　　以美英法三国为例。在法国,随访始于 1968 年,因为法国国家死亡登记处仅记录了自 1968 年以来个人死亡原因的信息,并且从法国国家医学研究所获得的死因每两年更新一次。在英国,随访则从 1955 年开始,不断更新来自英格兰、威尔士和苏格兰的中央登记处获得涉核人员的死亡率信息。而在美国,1944 年就开始对核设施工作人员健康展开了调查登记,其死因可从美国国家死亡指数登记中心(从 1979 年开始)以及美国各州和其他多个国家机构获得该年之前的资料。可以通过定期检索美国国家职业安全与健康研究所进行的社会保障管理记录来确认死亡原因。由于信息是从涉核公司和国家健康登记处获得的,因此可能存在一些不能避免的信息遗失。

　　该项研究以调查从业人员健康信息的基线资料到剂量登记涉及多个方面的信息,包括个人信息和涉核工种。同时还收集了有关辐射工作时间,职称和从业设施的基本环境以及根据社会经济状况对工人进行分类的信息等。通过这些资料,收集(并定期更新)有关人员的死亡原因的信息,与剂量记录对比开展辐射健康相关研究。

　　当然,核工业工人是研究电离辐射对健康的影响的独特人群。他们在工作期间大部分时间处于低辐射水平。此外,与其他职业队列研究不同,INWORKS 中包括的所有工人都有提供个人定量辐射剂量估计值的记录。INWORKS 的工人主要暴露于外部辐射(通常为伽马射线),并使用个人剂量计定期测量剂量。为了说明核工业从业人员健康影响,这项研究的各项结果对放射工作人员从业标准制定提出了科学的依据,至今这项研究还在继续。

（二）剂量数据的汇总

从英国原子能公司的记录和美国和法国涉核公司记录中获得有关电离辐射职业暴露的个人监测数据，从而提供了由于外部暴露于光子形式的贯穿性辐射而引起的全身剂量的年度定量估计。这些剂量都是以结肠吸收剂量估计的（表16-4）。

表 16-4　INWORKS 各国剂量估计

国别	人数	未监测人数	内照射	中子	剂量 >250mSv/年
澳大利亚	2 327	0	3	1 179	0
比利时	7 201	1 389	87	297	0
加拿大	54 492	0	88	136	1
芬兰	11 966	1 247	0	80	0
法国	66 458	10	14 226	3 854	2
匈牙利	3 444	0	8	0	0
日本	114 900	0	0	0	0
韩国	9 189	0	20	0	0
立陶宛	4 986	34	0	0	96
斯洛伐克	2 776	76	945	0	119
西班牙	3 727	0	0	0	1
瑞典	30 233	290	28	76	0
瑞士	1 822	0	0	0	0
英国	121 686	345	23 253	7 485	70
美国	177 065	35 136	1 072	4 977	9

外照射吸收剂量是由于能量在 100~3 000keV（分别为 1.6~14J 和 4.8~13J）之间的光子，辐射加权因子为 1。因此，Gy 吸收剂量的估算值可以用具有相似数值的希沃特（Sv）中的等效剂量表示。

在估计中子剂量记录时，这些记录以当量剂量（即 rem 或 Sv）的剂量单位记录，仅用于构造中子监测状态的类别：工人是否记录的中子剂量为正值，以及是否因此，记录的中子剂量是否超过记录的总外部辐射剂量的 10%。

涉及放射性核素的可用方法有所不同，包括主动的生物测定结果，已确认摄取的指示（例如，身体负担的一部分或摄入量的年度限制）或指定的确定剂量。内照射污染对于辐射与健康的估计存在着诸多干扰，需要排除内照射的影响，从而更好地评估辐射与健康间的关系。

（三）实体癌死亡风险情况

基于最新的关于美国等三个国家的实体瘤研究发现，17 957 例可归因于实体癌的死亡，最常见的是肺癌，前列腺癌和结肠癌。使用最大似然法量化辐射剂量和特定部位癌症之间的关联，同时获得了皮肤癌、肺癌和胸膜肿瘤等的阳性估计值；此外，这些研究还获得了肝胆囊癌，前列腺癌，膀胱癌，肾癌和脑癌的阴性估计。为了精确的估计这些数据，采用稳定化估计值往获得更加精确的估计值。

近年来的研究包括 268 262 名男性工人和 40 035 名女性工人。在死亡人群中,有17 957 例可归因于实体癌的死亡,其中最常见的实体癌死亡类别为肺癌、前列腺癌、结肠癌、胰腺癌和胃癌。总体而言,有83% 的工人记录的剂量 >0mGy。在男性中,估计的膀胱,皮肤,结肠,肺和胃的平均累积剂量在大小上相似,而估计的肝,胰腺和脑的平均累积剂量则略低。在女性中,估计的平均累积器官特异性剂量大大低于男性,因为女性的年度职业辐射剂量往往低于男性。

大多数癌症癌由于随访年限不足,尚不能观察到有效的结果。结果根据随访后 10 年的资料采用回归估计分析发现,对归因于口腔、食管、胃、结肠、直肠、胰腺、腹膜、喉、肺、胸膜、骨骼和结缔组织,皮肤的死亡率,ERR/Gy 的估计都有统计学意义。对于归因于肝胆囊癌、前列腺癌、膀胱癌、肾癌和脑癌的死亡率估计,均没有统计学差异(表 16-5)。

表 16-5 INWORKS 超额相对危险度估计

死亡原因	最大似然估计			贝叶斯估计		
	ERR/Gy	90% CI		ERR/Gy	90% CI	
口腔	0.73	<-0.83	4.63	0.7	-0.39	1.83
食管	1.11	-0.26	3.04	0.83	-0.06	1.77
胃	1.31	-0.07	3.16	0.88	0.01	1.82
结肠	0.09	-0.71	1.17	0.42	-0.32	1.13
直肠	1.87	0.04	4.52	0.95	-0.03	2
肝胆	-0.87	<-0.87	1.06	0.37	-0.69	1.41
胰腺	0.22	<-0.89	1.77	0.5	-0.37	1.34
腹膜	4.21	0.42	11.07	1	-0.12	2.18
喉	6.44	1.36	15.28	1.08	-0.11	2.31
肺	0.51	0	1.09	0.56	0.08	1.02
胸膜间皮瘤	2.62	-0.56	7.37	0.88	-0.20	2.09
骨与结缔组织	3.51	<-0.87	12.55	0.79	-0.38	2.03
皮肤	2.53	0.15	6.01	0.98	-0.10	2.07
子宫	16.05	<-0.87	58.75	0.72	-0.49	1.99
前列腺	-0.11	-0.71	0.67	0.25	-0.38	0.87
睾丸	32.55	4.48	105.7	0.85	-0.33	2.14
膀胱	-0.17	<-0.87	1.37	0.33	-0.63	1.21
肾	-0.16	<-0.87	2.04	0.47	-0.54	1.44
脑	-0.92	<-0.92	1.14	0.42	-0.68	1.43
甲状腺	0.98	<-0.87	8.76	0.75	-0.42	1.89
其余部分	0.27	-0.58	1.38	0.5	-0.24	1.21

　　描述超额相对剂量率线性增加的模型似乎提供了一个合理的描述数据的肺癌、结肠癌和前列腺癌(三种主要癌症类型)。为了评估偏离线性的程度,研究者拟合了一个模型,该模型也包括了累积剂量平方的一个参数,这对于除甲状腺癌以外的任何癌症类型的模型拟合优度改进甚微(似然比检验 $t=5.3$, $P=0.02$)。在仅限于男性的分析中,最大似然点估计和置信区间与 INWORKS 完整队列所获得的结果非常相似。

　　使用分层泊松回归模型方法得到的特定癌症部位辐射剂量-死亡率关系的估计数表明,变异性较小,而且往往比最大似然回归方法得到的极端值较小。肺癌,是最常见的观察特异性癌症,辐射剂量和肺癌之间的联系需要分层回归方法。相比之下,对于许多不太常见的癌症类型,每戈瑞超额相对比率的后验平均估计值趋向于较少的极端值,而且基本上稳定(正如 90%CI 所反映的那样)。

　　对法国、英国和美国核工作人员中固体癌症死亡率子类别的剂量效应关联的研究中发现。在有关 INWORKS 队列的研究中,报告了所有实体癌的辐射剂量-死亡率关联分析。该分析将不同类型的实体癌合并为所有实体癌的大类。对于辐射防护和风险评估,观察到电离辐射暴露与主要死因类别(例如所有实体癌)之间的关联是很有意义的。但是,这样的分析不能推断出暴露对特定癌症类型的影响。在这种分析中隐含一个假设,即从一种癌症类型到另一种癌症类型的影响大小相似。研究者拟合了最大似然 Poisson 回归模型,以得出特定癌症类型对多种特定癌症的关联性估计。还采用了层次模型来得出关联的稳定估计。该模型假设辐射-癌症类型的关联可能随一种癌症类型而变化,其参数描述的癌症类型特定关联的模型遵循正态分布。美国国家科学院的 BEIR Ⅶ委员会指出,在对日本原子弹幸存者的分析中,特定地点辐射剂量与癌症之间的关联性变化通常与共同效应周围的随机波动相一致。

　　此外,在此之前用于描述描述特定地点剂量效应关联的参数的模型的方法已被用于先前对原子弹幸存者和其他受辐射暴露的人群之间的辐射剂量-癌症关联的分析。美国国家科学院的 BEIR Ⅶ委员会指出,在对日本原子弹幸存者的分析中,特定地点辐射剂量与癌症之间的关联性变化通常与共同效应周围的随机波动相一致。模拟和理论工作表明,分层模型往往是强大的,中度违反影响正常的假设。通过拟合层次模型获得的特定于癌症的关联的后验估计往往类似于通过对每种癌症类型(例如肺癌)拟合单独模型获得的值,或所有实体癌最大似然估计之间的中间估计一次合并一种癌症类型的模型时,合并每种癌症的最大癌症可能性以及获得的每种癌症类型的最大可能性估计值。罕见癌症类型的估计关联往往不精确,与使用稳定结果相比,使用分层模型进行稳定化的影响更大。这与这种方法的预期相符,在这种方法中,估计值的集合是稳定的,并且可能会降低均方误差。

　　与使用原子弹幸存者 LSS 队列进行的类似分析相比,分层建模结果很有可比性。根据分层回归分析估算的肺癌,前列腺癌和结肠癌(INWORKS 中最常见的癌症)的 ERR/Gy 为 -0.56(90%CI:0.08-1.02),0.25(90%CI:-0.38-0.87) 和 0.42(90%CI:-0.32-1.13) 比 LSS 的分层回归分析 0.67(95%CI:0.44,0.92);0.33(95%CI:-0.11-0.76); 和 0.49(95%CI:0.28-0.69)。在 INWORKS 的其他主要癌症中,对 INWORKS 的 ERR 进行后估算胰腺癌 ERR/Gy 为 0.50(90%CI:-0.37-1.34),胃癌 0.88(90%CI:0.01-1.82),以及食管的 0.83(90%CI-0.06-1.77) 大于 LSS 胰腺癌 0.42(95%CI:0.09-0.78);胃 0.33(95%CI:0.22-0.44) 和食管 0.56(95%CI:

0.17-0.97)。肺癌是关联调整程度最大的部位之一,这与其他研究表明肺癌对放射线敏感的研究一致,而前列腺等部位往往是关联调整程度最小的部位之一。与其他研究一致。但是,也有例外。在其他一些研究表明,辐射暴露与口腔癌和直肠癌之间的关联相对较弱,这些结果还有待继续进一步研究。

INWORKS 依靠登记的死亡信息对工人进行癌症分类。因此,在职业暴露与死亡率关联的估计中,可能存在偏见的一个原因与结果分类错误有关。死亡证明作为确定癌症发生的工具的敏感性和特异性并不完善,并且因癌症类型而异;因此,按癌症类型估算的关联性差异可能反映了结局分类错误。基于以往的研究,已经进行了大量工作来解释 INWORKS 中包括的法国、英国和美国工人使用的历史剂量计的科学性。涉及敏感性分析的先前工作表明,在一系列可能导致剂量测量误差的因素的假设范围内,基于各个剂量计量化剂量的辐射风险估计值不会受到重大影响。但是,剂量估算的局限性,特别是与内部沉积和中子有关的局限性,仍然是潜在的偏差来源。在对 INWORKS 队列中的实体癌死亡率进行的先前分析中,分析排除了曾被标记掺入放射性核素或内部监测的工人,导致每戈瑞估算 EAR 值略有增加。癌症类型之间的估计关联性差异也可能受到癌症类型不同的混杂模式的影响。尽管我们在针对癌症部位特异性比率的模型中针对国家、年龄、性别、出生队列和社会经济状况的差异进行了调整,但仍有可能混淆部位特异性关联。例如,由于国家内部设施之间在与死亡率和接触率有关的因素上的差异,可能会产生残余混杂。在先前的分析中,需要进行敏感性分析,以评估每个国家主要雇主之间的差异(外部辐射剂量除外)造成的潜在混淆。对潜在混杂因素的考虑部分取决于所检查的结果。例如,在研究中未调整的吸烟因素可能是肺癌分析中的重要混杂因素,在其他吸烟相关癌症的分析中可能不太重要,在分析病例数较少的研究中混杂的影响或与吸烟无关。与吸烟会造成混淆的模式相反,我们先前曾指出,排除肺癌后,每戈瑞实体癌的估计 ERR 的大小基本保持不变。此外,研究发现放射剂量与慢性阻塞性肺疾病之间缺乏关联,与吸烟密切相关的结果。石棉是辐射导致肺癌的潜在混杂因素,但是缺乏有关石棉暴露的个人信息。研究者检查了辐射与胸膜间皮瘤癌症之间的关联,并观察到了阳性关联(尽管不精确),并且在以往的报道中,观察到辐射剂量与归因于除肺癌和胸膜癌以外的所有实体癌的死亡率之间的关联为正(ERR=0.43/Gy;90%CI:0.08-0.82)。

对核工作人员的研究有可能提高对与低剂量和低剂量率辐射照射有关的健康影响的认识。大型核工业工人队列的跟踪工作已经进行了超过 30 年。进一步发展信息丰富的先验分布可能有助于加强对特定部位辐射剂量与癌症关联的了解。此外,随着 INWORKS 中包括的队列随访的不断更新,这些数据的国际汇总提供的信息应提供更有用的见解,以了解长期因低剂量率暴露于电离辐射而可能致癌的风险。

三、医用放射工作人员辐射流行病学调查

(一)医用放射工作人员辐射流行病学研究概况

根据 2022 年,国家医学数据网统计,我国现有的约 15.8 万放射科医师,每年要进行放射性诊疗 8 亿人次。而这部分工作人员是组成低剂量电离辐射远期效应研究中极其重要的一部分,需要长期随访观察,展开职业健康调查,做好其辐射流行病学资料收集。职业放射工作人群对于研究慢性或分次低剂量接触后的癌症风险特别重要。医疗放射工作者一般受到

很低的辐射照射,但是进行介入治疗和核医学诊疗的工作者除外。目前对低剂量率、中等剂量率照射造成的癌症风险的估计主要依据日本原子弹爆炸幸存者以及实验室动物和放射生物学数据中的风险系数,根据这些数据估计应减少原子弹爆炸幸存者相应风险值的剂量和剂量率有效系数。

虽然放射科医生和放射技术专家的估计年平均有效剂量数据急剧下降,但实施荧光透视引导程序的医生可能不是这种情况。在发达国家和发展中国家,其他专业的医生人数迅速增加,他们往往很少或根本没有接受过放射科学培训,一直在进行 X 射线成像的介入治疗。越来越多的患者接受了越来越复杂的介入治疗,因此需要更长的透视时间。尽管临床报告显示,从事 X 射线透视引导手术的医生患有白内障和脑肿瘤,但还没有长期的流行病学队列研究进行过相关的跟踪报道,当然已经有少数工作人员的剂量学数据进行了癌症风险预测,引起了研究人员的思考。在 2003 年进行了一个相对短期的死亡率随访,以评估美国放射技师从事 X 射线相关的介入程序的风险,在 88 766 名相关人员中,利用 1994—1998 年期间填写的自填问卷,查明了他们的工作历史(包括 1980 年以前、1980—1989 年期间或 1990 年或以后期间进行或协助进行介入性操作的频率),并在 2003 年期间对受试者进行了死亡率跟踪。与很少或从未进行或协助进行 X 射线介入程序的放射技师相比,定期或经常进行或协助进行此类程序的放射技师在所有原因的死亡率和所有癌症或所有循环系统疾病的死亡率方面的风险并没有显著增加,但是在每天进行或协助进行这些程序的技师中观察到的脑血管疾病死亡率有显著增加。

(二)中国 X 射线工作者辐射致癌研究

为了观察和评价职业电离辐射照射对人类的致癌危害,在 1981 年"全国医用诊断 X 射线工作者剂量与效应关系研究组"对我国 1950—1980 年间在岗的医院放射科放射工作者和在同医院、同时期的非放射科医务人员进行了 1950—1980 年间恶性肿瘤发病情况的第 1 次回顾性队列调查。而后于 1986 年和 1991 年又进行了两次随访调查,分别包括 1981—1985 年和 1986—1990 年的肿瘤发病情况。在 1996 年组织了第 4 次肿瘤发病情况的随访调查,观察时间是自 1991 年 1 月 1 日至 1995 年 12 月 31 日。该次随访调查把放射工作者和对照人员的观察分别扩展了 129 047 人年和 122 350 人年,恶性肿瘤发病数分别增加了 236 例和 229 例。并首次发现了医用诊断放射工作者肺癌和膀胱癌的相对危险明显增高。作者对这 4 次调查资料进行总结分析,覆盖了 1950—1995 年的恶性肿瘤发病情况。

结果汇总了我国本次放射工作人员的癌症风险情况:1950—1995 年间放射组共累积观察 694 886 人年,发生恶性肿瘤 836 例,对照组共观察 768 652 人年,发生恶性肿瘤 873 例。放射组恶性肿瘤的观察数(o)和相对危险(RR),以及 95% 可信限(CI)。放射组总肿瘤的相对危险明显增高($RR=1.2$,$95\%CI$:1.1-1.3,$P<0.01$)。相对危险明显增高的肿瘤有白血病、皮肤癌、女性乳腺癌、肺癌、肝癌、膀胱癌和食管癌,RR 分别为 2.2、4.1、1.3、1.2、1.2、1.8 和 2.7。甲状腺癌的发病率放射组也高于对照组($RR=1.6$,$95\%CI=0.9$-2.6,$P>0.05$)。除乳腺癌外,上述肿瘤危险增高主要发生在男性放射工作者。

在整个观察期间放射组共发生 44 例白血病,对照组发生 25 例,$RR=2.17$,$95\%CI$:1.58-2.91,$P<0.01$。所有白血病均由血象和骨髓片诊断。放射组显著增加的白血病是淋巴细胞白血病和粒细胞白血病,RR 分别是 2.49 和 2.46。放射组 9 例淋巴细胞白血病中仅有 1 例慢性淋巴细胞白血病。30 例粒细胞白血病中,急性粒细胞白血病 14 例,慢性粒细胞白

血病 16 例。2022 年,对上述队列中的中国放射工作人员的白血病作了进一步的研究,结果显示,X 射线工作者和对照组的白血病发病率分别为 6.70 和 3.39/10 万人·年。在 X 射线工作者中,累积红骨髓剂量与白血病风险(不包括慢性淋巴细胞性白血病)呈正相关(ERR = 0.66/100mGy,90% CI:0.09-1.53)。

恶性肿瘤的相对危险与开始放射工作后时间的关系:白血病的相对危险明显增高始于从事放射工作后的 5 年,5~19 年维持显著增高水平,20 年后开始下降,25 年后降至对照组水平以下。相对危险与开始受照后时间呈波形关系。女性乳腺癌危险的明显增高见于开始放射工作 25 年以后。皮肤癌、肺癌、膀胱癌危险出现有意义的增高在从事放射工作 15 年后,肝癌相对危险显著增高见于工作后的 20~24 年。而食管癌的相对危险的显著增高见于开始放射工作后的多个时间段,甚至 5 年以内(表 16-6)。

表 16-6　不同工龄的工作者癌症相对危险度

放射工龄/岁	所有癌		食管癌		肝癌		肺癌		皮肤癌		乳腺癌		膀胱癌		甲状腺癌		白血病		实体癌	
	O	RR	O	RR	O	RR	O	RR	O	RR	O	RR	O	RR	O	RR	O	RR	O	RR
<5	22	0.75	3	19.77*	2	0.58	3	1.17	0	—	0	—	0		0	—	2	1.79	20	0.71
5~	63	1.06	1	3.07	16	1.38	9	1.51			5	1.29			3	2.07	10	4.89*	53	0.93
10~	127	1.33*	3	2.37	20	0.95	13	1.13	2	4.06	9	1.46	4	1.95	3	2.05	14	4.01*	113	1.23*
15~	146	1.25*	9	3.75*	26	1.15	28	1.63*	5	7.72*	9	1.16	5	3.85*	3	2.03	8	2.10*	138	1.22*
20~	135	1.27*	9	4.18*	31	1.56*	27	1.44*	0	—	6	0.98	2	1.8	1	0.74	6	1.88	129	1.23*
25~	110	1.20*	5	2.36	23	1.41	15	0.82	6	6.27*	8	1.83	4	2.82	1	3.30	2	0.78	108	1.21*
30~	233	1.15*	9	1.43	37	1.04	56	1.1	5	4.32*	9	2.05*	6	1.8	1	0.96	2	0.49	213	1.16*
合计	836	1.19*	39	2.65*	155	1.20*	151	1.20*	18	4.05*	46	1.32*	21	1.84*	14	1.58	44	2.17*	792	1.16*

注:放射工作者与对照组比:*$P<0.05$。

2016 年对该队列中放射工作人员的剂量进行了重新评估,获取了队列中所有个体的累积结肠剂量,并对该队列中放射工作人员实体癌风险进一步作了评估。使用 Poisson 回归拟和实体癌的综合发病率的超额相对风险(ERR)和超额绝对风险(EAR)剂量反应模型。估计的 ERR/Gy 为 0.87(95% CI:0.48-1.45),50 岁时的 EAR 为 22/10⁴py-Gy(95% CI:14-32)。此次研究获得了每单位剂量实体癌的 ERR 和 EAR 估计值,这些估计值与长期暴露于低剂量率职业或环境辐射的其他人群的估计值一致。根据此次研究的 ERR 模型,估计 19.8% 的实体癌与医用 X 射线工作者接触辐射有关,这也提示今后要更加关注低剂量电离辐射导致的实体癌风险。

有关医用放射工作者的辐射致癌效应的流行病学调查已有些报道,如英国放射学医师,美国放射学医师的调查;关于美国放射线技师和日本放射线技师的调查及丹麦放疗工作人员的调查。但所有这些调查都是以死亡证书为根据分析癌的死亡率,对照人群多是本国的公众、上人或是专业人员。笔者调查的是癌症的发病率。一些死亡率低的肿瘤,如:皮肤癌、乳腺癌和甲状腺癌等能够得到较好地反映。对照是同医院、同时期的非放射工作医务人员,有较好的可比性。且调查是采用面询填表、肿瘤诊断是由病历摘录,并在下次随访时复核,所以也较为可靠。

研究中发现中国医用 X 射线工作者的自血病危险明显增高。特点是:①急性淋巴细胞白血病和急、慢性粒细胞白血病的 RR 明显增高,未见慢性淋巴细胞白血病和单核细胞白血病 RR 的增高;②白血病的 RR 与开始放射工作后的时间呈波形关系。在开始工作后 5~14 年 RR 最高;③RR 在累积剂量较高的早期和中期队列明显增高,而在剂量较低的近期队列未见增高;④20 岁之前开始 X 射线从业人员 RR 最高,其发病年龄也最早。这些特点与英国和美国放射学医师和日本原爆幸存者和英国强直性脊椎骨放疗患者白血病发病情况基本一致。

女性乳腺癌是电离辐射易于诱发的肿瘤,本调查也发现女性放射工作者乳腺癌 RR 的显著增高。队列内病例-队列研究表明累积剂量是个显著的危险因素,两个剂量组间(相差100mGy)比值 E(OR)为 1.73。说明女性放射工作者乳腺癌 RR 明显增高与职业 X 射线照射有关。

因此,分次照射的辐射致癌的作用并没有降低。但是以上结果是早期的放射工作人员的癌症风险情况,随着近年来辐射防护的规范化和放射卫生的科普,更多的放射工作人员开始注重辐射放射,这也在各省的辐射卫生健康报告和放射工作人员职业健康体检中有所体现,今后还需要更加注重辐射防护,以降低职业风险。

(三) 其他国家放射医师和放射技师辐射流行病学调查

最近对主要来自职业源的低剂量率、中剂量率照射人群的十二项流行病学研究的汇总分析表明,这些照射每剂量的癌症风险并不低于通常假设的原子弹幸存者,研究者重点关注从事诊断性放射性操作和介入的工作人员的癌症和相关风险,而不是核医学,因为后者的流行病学和剂量学研究涉及内照射到外照射的辐射估算剂量的复杂性。评估了医疗放射工作者癌症风险的临床报告和主要流行病学研究。由于个人剂量学的历史重建存在许多困难,而且大多数流行病学研究并不包括个人剂量学,以往报告的平均年度剂量来源于个人剂量计的估计,并总结了这些测量在医疗放射工作者中的时间趋势。最终确定了医疗辐射工作者在癌症风险评估和职业剂量测定方面的局限性和差距,并提出了未来研究工作的倡议(表 16-7)。

表 16-7　医疗放射工作人员流行病学队列研究

作者, 年份	研究对象	开始工作时间	随访时间	全死亡SMR	全癌症死亡 SMR	白血病SMR	皮肤癌SMR	其他癌症SMR
Berrington 等,2001	英国放射科医生,全部为男性(2 700 人)	1897—1979	1897—1997	0.92(1 042)	1.16(228)	6.15(4) 1897—1920 1.54(4) 1921—1954	7.79(6) 1897—1920 1.96(2) 1921—1954	肺癌 2.18(8) 1897—1920 Pancreas 3.23(6) 1897—1920

续表

作者,年份	研究对象	开始工作时间	随访时间	全死亡SMR	全癌症死亡SMR	白血病SMR	皮肤癌SMR	其他癌症SMR
Mohan等,2003	美国技术专家，女性106 800人，男性39 200人（146 000人）	1926—1982	1926—1997	0.76(5057)b	0.73(1137)	1.26(16)	NA	乳腺癌
				男性	男性	1926—1939		1.53(78)
				0.76(7567)	0.86(2558)	1.00(22)		1926—1939
				女性	女性	1940—1949		1.06(97)
				美国全人口	美国全人口	0.71(22)		1940—1949
						1950—1959		0.91(127)
						0.97(43)		1950—1959
						1960—1982	NA	0.83(123)
								1960—1982
Yoshinaga等,1999	日本技术专家，全部为男性（12 200人）	1918—1971	1969—1993	0.88(1097)	0.98(435)	1.75(20)	1.58(2)	
				教授和技术工人	教授和技术工人	教授和技术工人	1897—1933	
							0.00(0)	
							1934—1950	
Zielinski等,2009	加拿大辐射工作者，男23 600人，女43 900人（67 500人）	1969—1987	1969—1987	没有记录	0.54(213)	0.66(11)	NA	甲状腺癌
					男性	男性		1.74(65)
					0.57(185)	0.43(6)		1969—1987
					女性	女性		
					加拿大全人口	加拿大全人口		
合计	245 700							

结合国内外医用放射工作人员癌症死亡风险可以看出,早期的医用电离辐射的防护和

放射卫生的科普可能有一定的局限性。综合我国和其他国家对医疗放射工作人员的低剂量率、中剂量率照射人群的流行病学研究的汇总分析表明,评估医疗放射工作人员癌症风险的临床报告和主要流行病学研究。由于个人剂量学的历史重建是困难的,而且大多数流行病学研究并不包括个人剂量学,这些报告总结了这些测量在医疗放射工作人员中的时间趋势。确定了医疗放射工作者在癌症风险评估和职业剂量测定方面的局限性和差距。

四、高本底地区居民健康调查进展

人类生活的环境本身就充满着各类放射性,人体吸收的辐射剂量中约有 82% 是无法控制的,它们来自宇宙辐射源、陆地辐射源以及吸入或摄入辐射源造成的照射。近年来,国际上开展了多项研究,报道了不同的背景辐射对人体健康影响的数值。天然源(本底辐射)发出的伽马辐射主要来自原始放射性核素,主要是 ^{232}Th 和 ^{238}U 系列及其衰变产物,以及存在于地壳微量水平的 ^{40}K。它们在土壤、沙子和岩石中的浓度取决于世界上每个地区的当地地质情况。自然产生的放射性物质通常含有地球形成以来遗留下来的地球来源的放射性核素。此外,在一些被称为高水平本底辐射区的地区,一些泉水和采石场的存在增加了本底辐射的剂量率。房屋所用建筑材料的类型也会影响背景辐射的剂量率。近年来研究较多的高本底地区包括印度的喀拉拉邦、伊朗的拉姆萨尔和中国的广东阳江等地区。本书主要介绍我国广东阳江辐射高本底地区的放射流行病学研究进展。

(一) 地区简介

阳江高本地辐射与居民健康关系的研究(简称"阳江高本地研究")是我国在 1972 年开展的一项意义深远的辐射流行病学研究。选取位于广东省西南部濒临南海之滨的阳江市作为研究地区,本县的桐油区和东岸岭区的居民为高本底组,选取本县东部相邻的恩平市和台山县各一个区,作为天然放射性正常水平的对照组,两个地区各约 540km^2 和约 8 万人口。据测量,高本底地区土壤中天然放射性核素 ^{238}U、^{232}Th、^{226}Ra 和 ^{40}K 水平为对照组地区的 3~6 倍,地表 γ 辐射水平约为对照地区的 3 倍。经过估算,高本底地区居民从天然放射性内、外照射源所接受的平均年有效剂量也约为对照地区的 3 倍。其目的在于探索连续的暴露在高本地辐射环境中居民健康状况,为电离辐射导致的健康影响包括致癌效应和非致死性效应的的估计和预测提供对人群的直接观察资料,进而发展核能与辐射技术应用的需要,制定放射卫生防护标准和解决放射防护实践中的实际问题提供科学依据。

(二) 调查方法和指标

阳江高本地研究是在我国原卫生部领导下进行的,先后获得过国家科学技术委员会和国家和安全局的资助和指导,是一项综合多学科协作课题,研究过程中主要涉及调查环境辐射水平的剂量学检测估算和研究居民健康效应指标。整个研究工作进程中得到地方行政领导的支持和帮助,如牵涉地方户籍资料:居民的出生、死亡和迁徙等调查。剂量学检测估算包括天然环境辐射水平在外照射辐射水平的调查中,采用 FD71 碘化钠(NaI)闪烁辐射仪,RSS-111 高压电离室(HPIC)、荧光玻璃剂量计(RPL)和热释光剂量计(TLD)直接测量室内和野外距地面 1 米高处的电离辐射水平;环境介质中放射性水平的调查:重点是定量分析土壤中的放射性核素 ^{238}U、^{232}Th、^{226}Ra、^{40}K 的含量,根据食物和饮水中放射性核素的分析,估算当地成人居民 ^{226}Ra、^{220}Ra、^{228}Th 和 ^{40}K 的日摄入量,现场调查测定空气中氡及其子体的放射浓度和 α 潜能浓度。

（三）健康效应指标

医学组的健康效应调查要求严格确定在当地世居 40 年及 40 年以上的汉族农民家庭中的常住人员作为调查对象。在技术和行政上设立两套指挥体系，开办短训班培训调查员，在死因诊断上由专科医生会诊确定，以回顾的方式收集 1970—1978 年死亡资料，1979 年起建立肿瘤登记报告制度，进行类前瞻性调查。观察的具体指标有：①全因死亡率及其死因分析；②癌症死亡率；③期望寿命；④遗传性疾病及先天性畸形患病率（包括染色体畸变率测定和智力发育调查等）；⑤致癌和致突变的危险因素分析。

（四）剂量学研究

剂量学研究一直以来都是最为重要的部分，剂量监测过程中包括两个部分的内容，环境剂量水平的监测和人员受照剂量的估算。

高本底地区居民年平均外照射吸收剂量为 2.08mGy，对照地区为 0.75mGy，前者大约是后者的 3 倍。表 16-8 列出用闪烁辐射仪、高压电离室、荧光玻璃剂量计和热释光剂量计等测定方法分别在室内和野外测量的结果：

表 16-8　不同剂量测量方法得到的外照射电离辐射平均水平

单位：$10^{-3}Gy/$年

	铀/$(\mu g \cdot g^{-1})$	钍/$(\mu g \cdot g^{-1})$	镭/$(\mu g \cdot g^{-1})$	钾/$(\mu g \cdot g^{-1})$
高本底地区	8.2±2.6	50.2±22.4	3.2±1.3	1.9±1.3
对照地区	2.1±0.7	8.1±3.3	0.8±0.47	0.7±0.4
高本地区∶对照区	3.9	6.2	4.3	2.6

通过现场调查，测量了空气中氡及其子体的放射性浓度和 α 潜能浓度的数据列于表 16-9。

表 16-9　空气中氡放射性浓度（Bq/m^3）及其字体 α 潜能浓度（$10^{-3}J/m^3$）

地点		^{222}Rn	^{220}Rn	$C_{pot,Rn}$	$C_{pot,Th}$
高本底地区	室内	29.9	167.5	0.103	0.242
	室外	16.4	18.4	0.105	0.057
对照地区	室内	11.7	17.5	0.045	0.08
	室外	11.1	3.8	0.052	0.027
高本地区∶对照区	室内	2.6	9.6	2.3	3.0
	室外	1.5	4.8	2.0	2.1

根据对食品和饮水的放射性核素分析，估算了当地成人居民的 ^{226}Ra、^{220}Ra、^{228}Th 和 ^{40}K 日摄入量，估算结果列于表 16-10。

表 16-10 成年居民每日放射性核素摄入量

单位：Bq/d

地点	^{226}Ra	^{220}Rn	^{228}Th	^{40}K
高本底地区	0.55	1.11	0.13	74.81
对照地区	0.18	0.29	0.04	45.51
高本地区:对照区	3.1	3.8	3.3	1.6

（五）研究进展

最新的疾病相关研究集中在 1979—1998 年期间，对居住在中国广东省研究区的 31 604 名年龄在 30~74 岁之间的男女进行了跟踪调查。队列成员的死亡和迁移信息每 3~4 年通过访问研究区收集，白血病的累积外照射剂量滞后 2 年，除白血病外的癌症的累积外照射剂量滞后 10 年，根据特定村庄的室内和室外剂量以及特定性别和年龄的房屋占用因子估计每个人的累积外照射剂量。后续研究累计了 736 942 人年的风险，确定了 6 005 例死亡，其中包括 956 例癌症死亡和 4 525 例非癌症死亡。高本底地区和对照区居民自然辐射累积平均剂量分别为 84.8mGy 和 21.6mGy。白血病（15 例死亡）或癌症（不包括白血病）（941 例死亡）的死亡率与累积辐射剂量无关。除白血病以外的癌症超额相对危险度（ERR）估计为−1.01（95% CI：−2.53，0.95）。在部位特异性分析中，肝癌死亡率与累积剂量成反比，差异有统计学意义。然而值得注意的是，肝癌很难准确诊断，可能存在偏倚。非癌症死亡率也与累积辐射剂量无关。截止到目前未见阳性报道，高本底地区的累计剂量与阳江地区居民的癌症或所有非癌症疾病死亡率无关。

以天然放射性内外照射源所致个人终生累积剂量计算的全癌、全实体癌和几种主要癌症死亡的超额相对危险系数列于表 12。全部实体癌的超额相对危险系数（ERR/Sv），在整个高本底地区为−0.06（95%CI，−0.60-0.67）。而在阳东地区和阳西地区分别为 0.35（95%CI，−0.34-1.33）和−0.52（95%CI，−1.03-0.20）。

部位别癌症死亡风险与估算的个人终生累积内外照射剂量的剂量.效应关系分析，也未发现任何癌症死亡与剂量的一致性变化关系，趋势检验 P 值均大于 0.05。值得注意的是，高本底地区≥400mSv 剂量组的居民中，肝癌死亡风险明显低于 0~199mSv 剂量组，RR=0.31（95%CI，0.13-0.66），且有统计学意义。在调查地区的癌症死亡中，肝癌居首位，其次是鼻咽癌。而且这两种癌均与病毒感染有关。值得注意的是，剂量等于或大于 400mSv 剂量组的居民中，鼻咽癌死亡风险也降低，但差异无统计学意义（表 16-11）。

表 16-11 重要癌种的超额相对危险系数（ERR/Sv）

癌种	病例数	ERR/Sv	95%CI
全部癌症	1 202	−0.02	−0.57，0.73
全部实体癌	1 153	−0.06	−0.60，067
肝癌	318	−0.8	−1.14，0.31
鼻咽癌	219	−0.62	−1.49，1.16
胃癌	118	−0.34	−1.37，2.19
肺癌	119	0.33	−1.35，2.21

同时,通过分子流行病学研究发现,在探讨低剂量辐射对广东高本底辐射区和对照区人群 DNA 氧化损伤、DNA 损伤修复、抗氧化能力和凋亡的影响过程中。在高背景辐射区(阳江)和对照区(恩平)采集 50 至 59 岁男性居民的血液样本,测定超氧化物歧化酶、谷胱甘肽、过氧化氢酶、总抗氧化能力、O6- 甲基鸟嘌呤-DNA 甲基转移酶基因(MGMT)、人 8- 氧鸟嘌呤 DNA N- 糖基化酶 1 基因(hOGG1)、促凋亡基因和抗凋亡基因、氧化应激相关基因,以及 8-OHdG、TrxR、HSP27 和 MT-COX2 的浓度。高背景辐射区人群的抗氧化酶活性、DNA 修复基因相对 mRNA 表达水平、抗凋亡基因、氧化应激相关基因 HSPB1 和 MT-COX2、抗氧化指数 TrxR 均显著高于对照组,差异具有统计学意义。高背景辐射区促凋亡基因相对 mRNA 表达水平和 DNA 氧化损伤指数 8-OHdG 浓度明显低于对照区。分子流行病学研究表明,在长期的暴露在自然高本底的环境下,DNA 损伤修复能力和抗氧化能力可能会得到提高,同时可诱导细胞存活基因表达上调和凋亡基因表达下调,这一影响可能在高背景辐射区低剂量辐射的适应性反应中起重要作用,但是这一结果还有待继续随访研究。

(孙全富,高　锦)

参考文献

[1] 孙世荃,李伟林 . 中国核工业的辐射流行病学研究[J]. 中华流行病学杂志,17(6):333-336.

[2] 魏履新 . 阳江高本底辐射地区流行病学研究概述(1986~2004 年阶段)[J]. 辐射防护通讯, 2009.26(3):1-5.

[3] HAMRA G B,RICHARDSON D B,CARDIS E,et al. Cohort Profile:The International Nuclear Workers Study(INWORKS)[J]. International Journal of Epidemiology,2015,45(3): 693.

[4] LIU X,FAN Y,JIANG Y,et al. A Cohort Study on Risk Factors of Lung Cancer in Yunnan Tin Miners [J]. Chinese Journal of Lung Cancer,2013,16(4):184-190.

[5] TIRMARCHE M,HARRISON J,LAURIER D,et al. Risk of lung cancer from radon exposure: contribution of recently published studies of uranium miners [J]. Annals of the Icrp,2011.41 (3-4):368-377.

[6] SUN Z,INSKIP P D,WANG J,et al. Solid cancer incidence among Chinese medical diagnostic x-ray workers,1950-1995:Estimation of radiation-related risks [J]. International Journal of Cancer Journal International Du Cancer,2008,138(12):2875-2883.

[7] LINET M S,KIM K P,MILLER D L,et al. Historical Review of Occupational Exposures and Cancer Risks in Medical Radiation Workers [J]. Radiation Research,2011,174(6b):793-808.

[8] WEIZHANG W. Occupational exposures of Chinese medical radiation workers in 1986-2000 [J]. Radiation Protection Dosimetry,2012,117(4):440-443.

[9] SAMERDOKIENE V,ATKOCIUS V,KURTINAITIS J,et al. Occupational exposure of medical radiation workers in Lithuania,1950-2003 [J]. Radiat Prot Dosimetry,2013.130(2): 239-243.

[10] PARK E S,MOON K,HAN N K,et al. Radiation Exposure and Cancer Mortality Among Nuclear Power Plant Workers:a Meta-analysis [J]. Journal of Preventive Medicine and Public Health,2010,43(2):185-192.

[11] SEO S,LIM W Y,LEE D N,et al. Assessing the health effects associated with occupational radiation exposure in Korean radiation workers:protocol for a prospective cohort study [J]. BMJ Open,2018,8(3):e17359.

第十七章

核安全文化

学习目的
与 要 求

通过对本章的学习,使读者了解核安全文化是什么、核安全文化的特性和由来;熟悉核安全文化的作用和地位;熟悉核安全文化的组成及其特征;熟悉识别安全文化弱化征兆的方法;掌握核安全文化的培养与培育。

如果说三哩岛核事故催生了人们对纯理论、技术和工艺安全之外的,加深了以人因错误为诱导引起重大核事故的思考,切尔诺贝利核事故的发生,则更坚定了人们对此的信念。由此,对核电领域的一种全新的安全观念诞生了,这就是核安全文化。核安全文化诞生于切尔诺贝利核事故之后的同年,随着核安全文化在核电领域的推广和实施,随后在核电站运行中因人因错误而导致的事故发生率急剧下降。

第一节 核安全文化概述

在分析总结 1979 年的三哩岛核电站事故原因时,人们发现即使再好的技术与设备,也难以避免人因错误带来的灾难性事故的可能。切尔诺贝利核电站事故后,再一次验证了在严格的技术条件和严谨的建造要求下,依旧潜伏着因安全理念和执行意识的偏差而引发重特大事故的可能。为此,国际原子能机构(IAEA)旗下的国际安全咨询组(International Nuclear Safety Advisory Group,INSAG)在 1986 年提交的《切尔诺贝利事故后评审会议总结报告》中,首次使用了"安全文化"一词,1988 年,INSAG 在《核电安全的基本原则》中把安全文化的概念上升为核电安全管理的一项基本原则,表述为:实现安全的目标必须渗透到为核电厂所进行的一切活动中去。

一、核安全文化定义与特性

(一) 核安全文化定义

1991 年,INSAG 出版了《安全文化》(INSAG-4)一书,对核安全文化作出了如下定义:核安全文化(Nuclear Safety Culture)是存在于单位和个人中的种种特性和态度的总和,它建立一种超出一切之上的观念,即核电厂安全问题由于它的重要性要保证得到应有的重视。也就是各有关组织和个人以"安全第一"为根本方针,以维护公众健康和环境安全为最终目标,达成共识并付诸实践的价值观、行为准则和特性的总和。

仔细分析 INSAG 的核安全文化定义,不难发现,在言辞缜密的"安全文化"的表述中,有 3 方面的含义:①强调安全文化既是态度问题,又是体制问题,既和单位有关,又和个人有关,同时还涉及在处理所有核安全问题时所应该具有的正确理解能力和应该采取的正确行动。也就是说,它把安全文化和每个人的工作态度和思维习惯以及单位的工作作风联系在一起。②员工的工作态度和思维习惯以及单位的工作作风往往是抽象的,但这些品质却可以引出种种具体表现,作为一项基本任务,就是要寻求各种方法,利用具体表现来检验那些内在隐含的东西。③安全文化要求必须在正确履行所有安全重要职责,具有高度的警惕性、实时的见解、丰富的知识、准确无误的判断能力和高度的责任感。

除 INSAG 外,国际社会上不同的国家和组织对核安全文化的定义有不同的表述:

世界核营运者协会认可并发布了美国核电运行研究院提出的"安全文化"的定义:组织领导者设定并内化于各层级员工的价值观和行为方式,由之确定了核安全至高无上的优先地位。

美国核管制委员会的定义:由领导层和个人共同承诺核心的价值观和行为准则,为保护人和环境,它强调安全超越其他与之相比的目标。

我国国家核安全局在总结国际社会和国内发展经验的基础上,也给出了核安全文化的定义:核安全文化是指各有关组织和个人达成共识并付诸实践的价值观、行为准则和特性的总和;它以"安全第一"为根本方针,以维护公众健康和环境安全为最终目标。

(二) 核安全文化特性

核安全文化和单位、个人有关,同时还涉及所有参与处理各种安全问题的组织和人员应该具有的正确理解能力和应该采取的正确行动。核安全文化具有如下特性:

1. 安全第一的思想 核安全文化指的是从事核与辐射安全相关活动的全体工作人员的献身精神和责任心,即安全第一的思想。这种思想意味着内在的探索态度、谦逊谨慎、精益求精,以及鼓励核安全事务方面的个人责任心和整体自我完善。

2. 主动精神 除严格执行良好的工作方法以外,还要求工作人员具有高度的警惕性、实时的见解、丰富的知识、准确无误的判断能力和强烈的责任感来正确地履行所有安全重要职责。

3. 有形导出 核安全文化的特性都是无形的,对其进行评价虽然十分困难,但非常重要。为此,人们认识到无形的特性会自然地导出有形的表现,这些有形导出就成为衡量核安全文化作用的指标。

二、核安全文化的由来和作用

核安全文化的提出并不是一蹴而就的,而是经历了大大小小的核事故,人们从中归纳出事故原因,进而提出对人因错误的概念,并分析出其在事故中作用大小而提出来的。在后续执行核安全文化过程中,因其取得意想不到的效果,人们又总结出核安全文化具有的不可替代的作用。

（一）核安全文化的由来

核工业起步之初,核安全的重点在技术方面,考虑的是设计充分性,强调设计、设备和规程的质量。但由于存在管理上的漏洞,操纵员培训不充分,规程不完善等诸多原因,早期曾发生过多次核设施临界事故,特别是1979年3月28日美国三哩岛核电站的2号机组发生了严重事故(三哩岛核电站位于美国宾夕法尼亚州哈里斯堡附近,事故的起因是蒸汽发生器的给水泵跳闸,事故给水管线上的阀门由于维修人员的误操作而处于关闭状态,使蒸汽发生器的给水中断。这本是一种普通的事故,很容易排除。事故出现后,由于信号显示不全,操纵人员未能发现设备处于不正常状态,出现了多次的人为误操作,使得事态严重恶化,导致反应堆堆芯严重损坏。但由于安全壳的防护,没有造成大量放射性释放的灾难性后果。这是人类核电历史上第一次严重核事故,后果极为惨重,核工业界的直接经济损失达100亿~200亿美元,美国至今没有新的核电站登记注册)。操纵员的失误是引发这次核电严重事故的主要原因,为了防止和减少人的失误,核安全进入了以人因工程为主流方向的新阶段。人因工程是把技术因素和人的因素结合起来,共同保证核电站的安全。在核电领域提出了"控制室系统"的新概念,即操纵员、人机接口和硬、软环境组成的整体,采用系统工程的方法来进行控制室的设计,按人机工效学的原则进行仪表的选择和台盘的布置,制定了更加完善的运行规程和应急操作规程,加强了操纵员的培训。技术可靠性的提高和人因工程的推广,无疑大大地提高了核电站抵御严重事故的能力。

但仅仅过了几年,1986年4月26日又发生了苏联切尔诺贝利核电站4号机组的严重事故。尽管有技术设计的缺欠存在,但人的失误和违章是引起这次严重事故的主要原因。

在此背景下,国际原子能机构(IAEA)的国际核安全咨询组(INSAG)于1986年在《切尔诺贝利事故后审评会议总结报告》中首次引出"安全文化"一词。核安全文化一出现就引起了广泛的重视与兴趣。因为长期以来,对核电站的安全措施耗费了巨大的资金和精力,也使用了许多新方法,应该说核电站系统的可靠性、安全性得到了很大的提高。然而,事故仍时有发生,尤其是还产生了三哩岛和切尔诺贝利这样的严重事故。广义的人因问题成了长期困扰核电站安全的一大难题。而安全文化的提出,似乎为解决这个难题提供了一条途径。1988年,INSAG进一步在《核电安全的基本原则》中把安全文化的概念作为一种基本管理原则,表述为:实现安全的目标必须渗透到为核电站发电所进行的一切活动中去。上述两份报告发表后,安全文化一词在与核安全有关的文件中越来越多地被使用,但是该术语的含义有待于进一步明确,对于如何评价安全文化也缺乏指导,这引起了国际上、包括非核工业界的热烈讨论。为总结这些讨论及回答这些讨论所提出的问题,1991年INSAG出版了《安全文化》(INASG-4)一书,深入论述了安全文化这一概念:其定义和特征,对不同层次的要求,如何衡量所达到的安全文化的程度等。至此,可以说核安全文化正式诞生了。安全文化的产生对核安全的改善起到了极大的推动作用,以至于有不少专家认为:核能界目前的工作在很大程度上都是在安全文化推动下进行的,建立安全文化已成为任何国家利用核电的先决条件。

核能界对此作出的深刻的反思和总结,其结果是对安全管理的进一步重视和形成了新的安全管理理念,即安全文化,并把它作为一项基本管理原则。1996 年 IAEA 的"国际电离辐射防护和辐射源安全的基本标准"(BSS)中又将安全文化扩展到了辐射防护领域。

综上所述,安全文化的产生与核能界安全管理思想的演变和发展息息相关,是核安全管理思想发展引出的必然结果,后来经过完善、推广和发展,形成了核安全文化。

(二) 核安全文化的作用

人的失误和人的违章统称为"人因错误"。实践统计表明,设备故障固然是引发核电严重事故的原因,但在技术可靠性已得到显著提高的情况下,引发核电严重事故的主要原因是人因错误;同时大量的实践统计表明,核电站 50% 以上的安全重大事件和事故的引发因素也是人因错误。核安全文化是震惊世界的美国三哩岛和苏联切尔诺贝利两次严重事故后提出的关于核安全的新概念和新举措,其结果是对核安全管理的进一步重视和形成了新的安全管理理念,核安全文化被作为一项基本管理原则加以推广和实施,用以防止和减少人因错误。

几十年的发展表明,核安全文化对核安全产生了巨大的影响,良好的核安全文化,对核电行业的发展十分有益,其作用主要表现为以下几个方面。

1. 夯实核安全的本质内涵　根据 INSAG-4 的描述,"安全第一"的思想是核安全文化的精髓。这种思想意味着"内在的探索态度、谦虚谨慎、精益求精,以及鼓励核安全事务方面的个人责任心和整体自我完善"。核安全具有五个特性,即核技术极其复杂、事故突然发生、预后难以预料、污染不易清除和公众极度敏感。这样的特性决定了核安全在核与辐射技术利用行业发展乃至整个国家安全中发挥着至关重要的作用。可以说,核安全关乎核事业发展、公众利益、社会稳定及国家未来。因此,必须始终坚持"安全第一"的理念。而核安全文化是敬畏和维护核与辐射安全的思想、态度和作风,是所有核能与核技术利用事业从业者的良好共识与行动指南。通过培育核安全文化建立"安全第一"的核心思想,正是核安全的本质要求。

2. 保障核行业的良好发展　当前,核与辐射技术利用行业发展迅速,对核安全文化建设的需求也日益迫切。在核电领域,随着核电快速发展,对核专业人员需求量也越来越大。大量非核专业人员的加入以及运行人员流向在建核电企业,在一定程度上造成了核安全骨干人员的稀释和流失,存在核安全文化弱化的风险。在核技术利用领域,核安全文化缺失现象严重,辐射防护意识薄弱。尤其是小型核技术利用单位,安全和责任意识差,放射源丢失等辐射事故频发。在核电设备制造、核燃料循环等领域也存在核安全文化培育不足的问题,屡屡发生违规补焊、不遵照规程办事等现象。

"核安全是核能与核技术利用事业发展的生命线"。在核能与核技术利用事业发展过程中,核安全文化的缺失和弱化,为核与辐射安全问题埋下了隐患。因此,2012 年 10 月,国务院公布《核安全与放射性污染防治"十二五"规划及 2020 年远景目标》明确要求"建立核安全文化评价体系,开展核安全文化评价活动;强化核能与核技术利用相关企事业单位的安全主体责任;大力培育核安全文化,提高全员责任意识,使各部门和单位的决策层、管理层、执行层都能将确保核安全作为自觉的行动。"所以,培育核安全文化,是当前形势下核能与核技术利用事业发展的重要保障。

3. 减少核领域的人因失误　IAEA 在 INSAG-4 中指出："除了在人们称之为'上帝的旨意'以外,核电厂发生的任何问题某种程度上都源于人为的错误。然而人的才智在查出和消除潜在的问题方面是十分有效的,这一点对安全有着积极影响。正因为如此,个人承担着很重要的责任。"因此,人为因素在核与辐射安全工作中起着至关重要的作用。一方面,人与机械系统最大的区别在于"人的可靠性很差"。为了应对可能出现的人为错误,人们首先发展并使用了核安全质量保证体系。但实践证明,核安全质量保证有一定的局限性,没有考虑人的非理性"失误"与"违章",也没有解决如何使人按正确的行动去做的问题。培育核安全文化就是要弥补核安全质量保证的缺陷,在核安全重要活动中形成一种带有普遍性的、重复出现的、相对稳定的有利于核安全的行为心理状态,从而减少人为错误带来的核安全问题。另一方面,"存在决定意识,意识反过来对存在起到积极的促进作用"。人的才智也可以在查找和消除潜在问题方面发挥积极的作用。先进的核安全文化是人类在长期的核与辐射安全实践中总结创造的宝贵财富,是体现核与辐射安全实践本质特征的文化形态,是提高核与辐射监管者素质、滋养从业人员心灵的精神沃土。通过培育核安全文化,有利于更好地发挥人在核能与核技术利用中的积极作用,减少人因问题带来的影响。

核安全文化是对形成高水平核安全体制起作用的共同因素,对核领域有着举足轻重的作用,重视并加强核安全文化建设,就会带来丰硕的核安全的有形成果;忽视核安全文化建设,就必然会带来不良的严重后果。政府主管部门、营运单位、核工业企业及其他协作单位,例如研究单位和设计单位等,都必须对核安全文化加以普及和应用。

(三) 核安全文化的拓展

核安全文化的理论一经提出,受到核电领域且不仅限于核电领域的高度关注。在 IAEA 主导下实施的核安全文化实践,很好地发现和制止了可能源自人因错误的事故可能,这种无形的核安全文化的实施,带来的是切实可见的安全生产。因此,在与核电技术存在着千丝万缕联系的核与辐射技术应用领域,在 20 世纪 90 年代,就辐射防护与安全的落实,借鉴并采纳了核安全文化的理念,目前这一理念已经融入了核与辐射技术应用的全过程。由此,人们可以看出,广义的核安全文化,涵盖包括核设施与辐射技术在内的所有核与辐射领域。狭义的核安全文化,仅包括传统的核电领域。

第二节　核安全文化的组成

核安全文化由两个主要方面组成,一是体制,二是个人的响应。

1. 体制　核安全文化的提出是针对单位(组织机构)的,涉及单位内部的必要体制问题和各级管理部门的逐级责任制与工作作风问题,因此,单位必须对核安全做出具体的承诺。

2. 个人的响应　核电厂发生的任何问题在某种程度上都来源于人为的错误。然而人的才智在查出和消除潜在的问题方面是十分有效的,这一点对安全有着积极影响。因为人的行为与核安全之间有着极为密切的联系,只有当每个人都致力于核安全这一共同目标时,一方面是减少或防止人为的错误,另一方面充分发挥人的积极影响,才能获得最高水平的核安全,因此核安全文化强调个人的响应,要求每个人必须对核安全做出具体的承诺。

图 17-1 所示的是安全文化的具体组成部分,核安全文化是所有从事与核安全相关工作的人员参与的结果,它包括涉核单位的员工、运行管理人员及政府决策层人员。

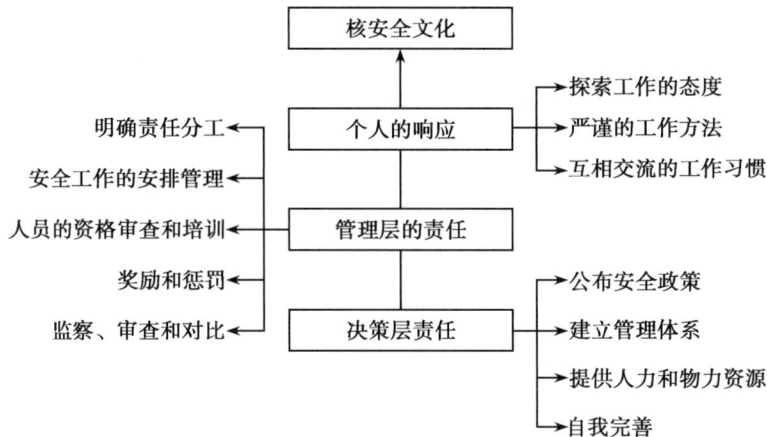

图 17-1　核安全文化的组成

核安全文化对决策层、运行管理部门和个人提出了严格的要求。

对决策层：政府的职责是审管核电厂及其他潜在的有害设施和活动的安全法规,以保护职工、公众和环境;管理部门拥有足够的人力、资金和权力履行其义务,使工作不受任何不必要的干扰,以便在全国范围内形成一种氛围,即安全是每天都要关心的事项。对管理决策层而言,他们必须通过自己的具体行动为每个工作人员创造有益于核安全的工作环境,培养他们重视核安全的工作态度和责任心。领导层对核安全的参与必须是公开的,而且有明确的态度。

运行管理部门：核安全应与营运机构为重点,因为营运机构人员的行为和核电厂安全之间的联系最为紧密。核电厂发生的任何问题在某种程度上都来源于人为的错误。核电厂营运机构以及所有其他与安全相关的单位都必须提高安全文化,以防止人为错误的发生,并从人类活动的积极方面获得好处。

个体的行为：安全文化水平的高低,也直接取决于核电厂的每一个员工,安全文化指的是"从事任何与核电厂核安全相关活动的全体工作人员的献身精神和责任心"。人的才智在查出和消除潜在的问题方面是十分有效的,这一点对安全有着积极的影响。

第三节　核安全文化特征

2017 年,国家核安全局发布了《核安全文化特征》报告,报告共分为 8 个章节,分特征、属性、良好实践举例三个层次展开。共有 8 个特征、36 个属性、154 个良好实践举例,见表 17-1。

表 17-1　核安全文化的三个层次

特征	属性	良好实践举例
1. 决策层的安全观和承诺(A)	4	15
2. 管理层的态度和表率(B)	5	19
3. 全员的参与和责任意识(C)	4	18

续表

特征	属性	良好实践举例
4. 培育学习型组织（D）	4	17
5. 构建全面有效的管理体系（E）	4	18
6. 营造适宜的工作环境（F）	5	19
7. 建立对安全问题的质疑、报告和经验反馈机制（G）	6	33
8. 创建和谐的公共关系（H）	4	15
总计	36	154

第一层是特征名称及描述。完全采用《核安全文化政策声明》中对应的原文,阐述了每条特征具体要求,各特征按顺序以 A、B…H 表示。如第一个特征,称为"决策层的安全观和承诺",代号为 A,描述为:决策层要树立正确的核安全观念。在确立发展目标、制定发展规划、构建管理体系、建立监管机制、落实安全责任等决策过程中始终坚持"安全第一"的根本方针,并就确保安全目标做出承诺。

第二层是属性。在深入理解特征内涵的基础上分解出若干特征关注点或侧重点,即属性,每条属性均分为属性标题和属性描述两部分,各属性按顺序以 A1、A2…H3、H4 表示。如特征"管理层的态度和表率"（B）分解为表率作用、安全责任、资源分配、常态检查和保守决策等 5 个属性,依次代号为 B1、B2…B5,其中属性表率作用（B1）的描述为:管理层在日常管理工作中以身作则,体现"安全第一"的根本方针。

第三层是良好实践举例。针对每条属性,结合国内外实践经验,以核电厂核安全文化实践为主要内容,列举出良好实践以供参考,便于加深对属性的理解。如特征"全员的参与和责任意识"（C）的第二个属性"遵守程序"（C2）有四个良好实践举例:①员工遵循程序;②在工作之前,员工审查程序和指令,以确认它们适用于工作,并且在工作实施前确保要求的变更已完成;③员工操作电厂设备前首先获得适当的授权,且在已批准的电厂程序或工作指令的指引下进行。④员工确保正确记录工作活动的状况。需要说明的是,良好实践举例虽以核电厂实践为基础编写,但具有普遍性,核设备、核技术利用以及核燃料循环领域可根据自身特点参照开展。

《核安全文化特征》报告明确指出:核安全文化需要内化于心,外化于形,让安全高于一切的核安全理念成为全社会的自觉行动;建立一套以安全和质量保证为核心的管理体系,健全规章制度并认真贯彻落实;加强队伍建设,完善人才培养和激励机制,形成安全意识良好、工作作风严谨、技术能力过硬的人才队伍。其八个特征具体表述为:

1. 决策层的安全观和承诺　决策层要树立正确的核安全观念。在确立发展目标、制定发展规划、构建管理体系、建立监管机制、落实安全责任等决策过程中始终坚持"安全第一"的根本方针,并就确保安全目标做出承诺。

2. 管理层的态度和表率　管理层要以身作则,充分发挥表率和示范作用,提升管理层自身安全文化素养,建立并严格执行安全管理制度,落实安全责任,授予安全岗位足够的权力,给予安全措施充分的资源保障,以审慎保守的态度处理安全相关问题。

3. 全员的参与和责任意识　全员正确理解和认识各自的核安全责任,做出安全承诺,严格执行各项安全规定,形成人人都是安全的创造者和维护者的工作氛围。

4. 培育学习型组织　各组织要制定系统的学习计划,积极开展培训、评估和改进行动,激励学习、提升员工综合技能,形成继承发扬、持续完善、戒骄戒躁、不断创新、追求卓越、自我超越的学习气氛。

5. 构建全面有效的管理体　政府应建立健全科学合理的管理体制和严格的监管机制;营运单位应建立科学合理的管理制度。确保在制定政策、设置机构、分配资源、制订计划、安排进度、控制成本等方面的任何考虑不能凌驾于安全之上。

6. 营造适宜的工作环境　设置适当的工作时间和劳动强度,提供便利的基础设施和硬件条件,建立公开公正的激励和员工晋升机制;加强沟通交流,客观公正地解决冲突矛盾,营造相互尊重、高度信任、团结协作的工作氛围。

7. 建立对安全问题的质疑、报告和经验反馈机制　倡导对安全问题严谨质疑的态度;建立机制鼓励全体员工自由报告安全相关问题并且保证不会受到歧视和报复;管理者应及时回应并合理解决员工报告的潜在问题和安全隐患;建立有效的经验反馈体系,结合案例教育,预防人因失误。

8. 创建和谐的公共关系　通过信息公开、公众参与、科普宣传等公众沟通形式,确保公众的知情权、参与权和监督权;决策层和管理层应以开放的心态多渠道倾听各种不同意见,并妥善对待和处理利益相关者的各项诉求。

第四节　核安全文化的建设、培养与发展

核安全文化的培植与成长有一个循序渐进的过程,其建设、培养与发展,遵循着自身的规律,并影响着涉核单位的安全生产。

一、建设发展阶段

IAEA 指出了核安全文化的发展进程,即核安全的实现会有三个发展阶段:从开始的被动接受,到单位的自身要求加以达到,再到人人主动加以完善,具体表现如下:

1. 初级阶段　核安全是基于法规条例的规定和要求。一方面,人们认为核安全是来自政府、主管部门和监管机构的要求,为求得企业的生存和发展,就必须抓安全;另一方面,把核安全仅仅等同为遵守和达到相关的法规条例的规定和要求。很显然,这是一种被动的、置于管理压力下的核安全。

2. 中级阶段　良好的安全绩效成为单位努力实现的目标之一。不必依靠来自外部监管的要求和压力,单位也会主动地将安全绩效作为重要的要求,列为是实现的目标之一。但是,在实现该目标的安全管理中,只是把技术和规程作为解决的办法,虽然也认识到人的行为的重要性,却还没有把人的行为问题列入其中。在这种单位,人的积极性和主观能动性尚未得到较好的发挥,因此达到一定的安全绩效后会出现停滞不前的现象。

3. 高级阶段　自觉且不间断地加以改善安全绩效。单位在实现安全目标的安全管理中,充分认识到人的行为对安全影响的重要性,把人的行为问题列入其中。并且单位不断采取各种措施,主动改进人的行为,提高人们的安全文化素养,并以此来不停顿地改善和提高单位的安全绩效。

尽管核安全文化既针对单位,又针对个人,但无疑单位是起主导作用的。这就要求单位领导层以身作则,深刻认识核安全文化的内涵、实质和特点,主动积极地适应核安全文化发展的规律,重视实践,带领广大群众,搞好单位的核安全文化建设,使得"安全第一,质量第一"深入人心,安全绩效不断得到改善。

二、识别安全文化弱化征兆的方法

单位的安全文化从开始弱化到由此引起安全事件或事故造成严重后果,二者之间存在一个时间延迟,见图 17-2,如果能够及时识别单位的安全文化开始弱化,从而发出相关的报警,即时采取有效的补救措施,就有足够的时间来避免安全上有害的后果。

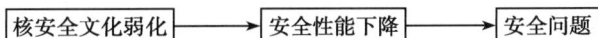

图 17-2　安全文化直接影响核安全水平示意图

通常的做法是经过经验的反馈,确定安全文化弱化的征兆,通过营运单位的自我检查和/或监管部门的检查,当确切地识别到这些弱化征兆已经出现时,即发出安全文化开始弱化的报警,在监管部门的指导下,营运单位果断地采取有效地纠正行为,扭转安全文化弱化的趋势,使之向安全文化强化的方向发展,从而导致单位安全水平的提高。

经验表明,确定单位安全文化弱化的征兆包括四个方面:组织问题、管理问题、员工问题和技术问题。它们表明单位安全文化开始弱化,如不采取积极有效措施,势必引起安全文化的恶化。

1. 组织问题　单位安全文化弱化的征兆在组织问题上的表现集中在如下方面:

(1) 解决问题不恰当:营运单位处于商业化的外部环境中,激烈的竞争使营运单位面临各方面的巨大压力,关系到企业的生存和发展。面对压力,如果营运单位采取了不恰当的解决办法,就可能表现为:反复地出现危机、纠正措施被大量的积压、纠正行为不能保证优先、问题根本原因的论证失误等等。

(2) 观念狭隘:表现为管理者们开始相信他们的安全管理是令人满意的,并因此而自满起来,内部的改革和进步停止了,有意无意地失去了各种学习的机会。

(3) 开放性差:表现为管理者们拒绝交流,设置种种障碍,规定种种限制,不愿和别人分享自己的经验,也不去利用别人的经验来改善自己的安全状况。他们把一切都划为商业秘密,阻碍互相有益的信息交流。同时,完全缺乏国际交流的主动性。

2. 管理问题

(1) 纠正行为不力:表现为安全有关的纠正措施被大量的积压、纠正行为不能保证优先,通过统计公布纠正措施的数量和纠正行为公开发布的时间周期可以检查该种表现。这是安全文化弱化的表现。

(2) 难题的解决模式不佳:通过检查和汇集从各种各样来源得到的信息,按照预定的种类加以分类,进行分析,就可能形成问题的轮廓,得到初步的结论。预定种类的选取决定于对报告过和分析过的信息的可用性的认识与总结。采用这样的模式来解决遇到的难题可以高效地收集到报告过和观察过的事件,发现重复发生的问题,识别问题的发展趋势,有利于问题根本原因的论证。如果采取了效力低的难题解决模式,势必有相反的效果,也是安全文化弱化的表现。

（3）程序的不完善：安全文件必须保证其时间性和真实性，这样才能正确反映日复一日地审评和纠正状况。安全文化的一个重要因素就是员工对工作程序本身和能够正确的应用程序充满信心。如果没有好的安全文件，是不能达到这点要求的。

（4）分析和改正问题的质量差：表现为方法不对，对问题进行了不恰当的鉴定，缺乏知识和资源，或受到时间的限制，可能导致不适当的改正行为，也是安全文化弱化的表现。其中必须强调根本原因的分析，分析正确可保证找到真实的原因，才有可能采取正确的改正行为。

（5）独立安全审评的不足或失效：对所有的安全相关的建议和纠正措施，都应当进行独立的安全审评，而且审评中应备有充分的证明文件，用经过批准的程序来鉴定方法、计算和技术的精确性与有效性。

（6）真实性不符：对于健康的安全文化，能够做到单位的配置和状态与其安全状况的说明相一致，换言之，单位的配置和状态满足其安全状况的要求，安全状况的要求不能使单位和员工处于不切实际与不够合理的状态。

（7）违章：对于健康的安全文化，在承认各国现有标准的差异、业主的基准（相似的等级、相似的企业、相似的年代）的差异、报告水平的差异的基础上，管理违章的问题。

（8）反复申请不执行管理要求：在单位中会提出申请不执行现有的管理要求，特别是在有计划的停运后重新启动之前可能提出这种申请。对于反复申请不执行现有管理要求的情况，就应审查管理要求的合适性，或应怀疑是否生产优先到了损害安全的程度。如果证明是后者，这是安全文化弱化的表现。特别要指出，营运单位管理者和监管部门要有承担"阻碍生产"的指责的魄力，任何时候，安全的要求都要优先于生产的要求。

3. 员工问题 单位安全文化弱化的征兆在员工问题上的表现集中在如下方面：

（1）过长的工作时间：健康的安全文化，依赖于员工注意力的范围适宜、质问的态度、工作中勤奋和韧性的最优发挥。而疲劳是人的上述能力下降的重要原因。要保证人们在合理的时间内，不感到压力过大地完成分配给他们的任务，即不带来降低安全性和不期望的后果。过长的工作时间是单位安全文化弱化的征兆。

（2）未受过适当培训的人数比例偏高：表现为参加培训的人数和培训后人员能力不满足要求，是单位安全文化弱化的征兆。培训在单位安全文化中占有极为重要的地位，营运单位的管理者始终要对培训问题给予应有的注意。

（3）在使用适合的、有资格的和有经验的人员方面出现失误：所有核设施必须由适合的、有资格的和有经验的人员来运行。但实际上往往做不到这点。作好选人的工作和培训的工作，就能达到这方面的要求。如果出现失误，也是单位安全文化弱化的征兆。

（4）对工作的理解差：有些人不能通过书面的和口头的描述来很好地理解对他们工作的要求、本人的职责和义务。这是单位安全文化弱化的征兆。

（5）对承包人的管理差：对承包人的使用是个普遍现象，好处是可以节约开支，但承包人可能存在缺欠或弱点，如果核设施单位管理不好，会带来安全上的不良后果。一方面可能降低工程的标准；另一方面可能对本单位工作人员带来不良影响，对他们的安全行为引起负面效应。对承包人的管理差也是单位安全文化弱化的征兆。

4. 技术问题 企业的技术状况是安全文化的直接反映。与健康安全文化不相称的表现很多，例如技术方面的记录和存档材料贫乏或缺乏管理，设备维修不及时，对安全事件的收集、监督和处理不当,自我检查和自我评价体制不健全等。这是单位安全文化弱化的征兆。

综上所述,确定了单位安全文化弱化的征兆,通过营运单位的自我检查和/或监管部门的检查,确切地识别到这些弱化征兆开始出现,早期识别就能导致早期诊断和采取有效的补救措施,营运单位果断地采取有效的纠正行为,使安全文化弱化的趋势得到控制,并向安全文化强化的方向发展,从而导致单位安全水平的提高。

三、核安全文化的培养

加强核安全文化培养,以期达到核安全目标的要求,培养的方法多种多样的,概括起来不外乎以下几个方面:

1. 安全管理　安全分类管理,安全目标管理,安全事故管理,监督与监测管理,安全信息管理,以及实施管理改进,与国际接轨。

2. 行政监督　国家审管,行业管理,责任制度,"三同时",安全机构设置,资源配置,经费保证等。

3. 技术革新　为了保证核设施安全运行,确保机组、设备正常完好的工况,除重视维护好设备外,岗位人员认真执行巡检、监盘记录、交接班规定,由独立的安全与质量监督部门派出技术人员跟踪、监督和检查,发现异常和运行事件及时报告、组织调查、分析原因,提出纠正措施。具体落实到事故预想、设备维护、人员培训和规章制度的修订工作中去,直至使安全问题得以彻底解决,实施中长期重大安全技术改造计划,保持核设施有效运转。

4. 教育培训　以人为本,激励人、塑造人、培养人。对人员资格审查,按照选择和任命程序,保证领导和工作人员具有合格水平。特别是关键岗位特殊工种,要具有令人满意的资格,并对人员进行定期培训与复训,这是必不可少的。开展核安全文化教育,将安全文化教育与安全生产活动结合起来,联系身边发生的安全运行事件,增强核安全意识,提高安全生产自觉性,弘扬团队精神,塑造并树立核企业的良好形象。把核安全文化教育与贯彻执行"安全第一,质量第一"的安全生产方针、经常性开展安全生产活动和敬业爱岗结合起来。

四、核安全文化的发展

核安全文化培育是一个长期的过程,核安全文化的建设任重而道远。每一位核电建设者都要时刻紧绷核安全之弦,第一是始终对核安全保持敬畏之心;第二要始终保持如履薄冰、如临深渊的态度。要将核安全文化作为核电从业者的一种信仰,根植于每一个人的内心,落实在态度和行为上。

1. 杜绝违章和弄虚作假,始终坚持两个"零容忍"。建立红线意识、底线思维,对违章和弄虚作假,始终保持高态势,坚决杜绝。持续强化员工遵章守规意识。

2. 核安全文化培训既要讲方法。又要重实效。核安全文化培训要下大力度,要从培训对象和方式上下功夫。要优化教员队优结构,采用分层次的授课方式,做好"理论"向"实操"的转化,提升培训的针对性。同时,培训要做到与时俱进,充分利用身边事、身边的人、身边的经验反馈等不断强化和提升培训管理水平和成效。

3. 强化管理者现场示范、观察指导作用。针对核电厂尤其是新建电厂核安全文化水平、人员规范意识处于形成阶段的特点,管理者现场示范起到至关重要的作用。通过观察指导,不断强化管理期望,进而规范员工的行为习惯,促进其向高要求、高标准看齐。通过日常和大修的观察指导,促进现场员工及承包商安全行为的规范化、标准化。

4. 注重经验反馈信息的分享和反馈。建立常态化、全天候的经验反馈管理制度,探索和建立实现集团公司、业主公司、工程公司的经验反馈快速共享机制,重点着眼于重要事件、技术改进、良好实践等方面的共享和交流,避免和减少事件重复发生,促进管理绩效共同提升。

5. 利用同行评估与对标,促进安全和管理提升。充分利用 WANO、中国核能行业协会等平台,积极主动申请同行评估和专家支持活动,以"坦诚开放、合作共赢"的心态迎接评估和各项技术支持活动,提早识别公司管理存在的薄弱环节,促进安全和管理水平提升。

6. 以企业文化促核安全文化。核安全文化是企业文化的核心,核安全文化的培育需要健康的企业文化环境。建立积极、健康、向上的企业文化,让每一位员工在工作环境中感受到被尊重、有目标、有方向、成就感、获得感,以企业文化促核安全文化提升。

7. 领导以身作则,做表率。管理者要认识到自身肩负的责任,要真正成为想干事、能干事、干成事、不出事的表率。通过管理者的以身作则,形成"安全第一"的浓厚氛围,让每一位员工真正地认识到"我"就是安全的一道屏障,而且是最后一道屏障,核安全人人有责。

8. 保守决策。保安全、守质量、决计划、策管理,建立系统化的流程和制度,针对重要投资、重要项目、重要技术问题、重要人事任免等执行"保守决策",坚持"安全第一"的根本宗旨,保证质量、计划、管理得到共同推进,确保核电工程建设和运行管理目标的顺利实现。

五、核安全文化的持续推进

诚如《核安全文化政策声明》所指出的一样,核安全文化的培育是一个长期过程,应持续不断推进。①从业人员要对自身严格要求,养成一丝不苟的良好工作习惯和质疑的工作态度,避免任何自满情绪,树立知责任、负责任的责任意识,形成学法、知法、守法的法治观念,持续提升个人的核安全文化素养。②核能与核技术利用单位要做出承诺,构建企业自身的核安全保障机构,将良好核安全文化融入生产和管理的各个环节,做到凡事有章可循,凡事有据可查,凡事有人负责,凡事有人监督;加大培育核安全文化的资源投入力度,定期对本单位的核安全文化培育状况、工作进展及安全绩效进行自评估,保证核安全文化建设在本单位得到有效落实。③核安全监管部门和政府相关部门要加强政策引导、制定鼓励核安全文化培育的相关政策,加大贯彻实施力度;继续秉持"独立、公开、法治、理性、有效"的监管理念和严慎细实的工作作风;坚持科学立法、依法行政,确保政府监管的独立、权威和有效。推行同行评估,鼓励开展核安全文化培育和实践的第三方评估活动,学习借鉴成功经验,及时识别弱项和问题,积极纠正和改进。同时倡导提升核安全文化的良好实践,开展全行业核安全文化经验交流,推广良好实践案例和成功经验,让核安全文化成为所有从业人员的职业信仰。④核安全文化是核能与核技术利用实践经验的总结,是核安全大厦的基石,是社会先进文化的组成部分,必将随着核事业与核安全事业的不断发展进一步得到弘扬、创新和发展,为确保核安全,保障公众健康和环境安全发挥作用。

第五节　培育核安全文化的良好实践

俗话说实践出真知,培植核安全文化,离不开脚踏实地的实践。

一、安全文化的特殊实践

安全文化的理念,可以在下述活动中得到充分的应用,并可以在实践中得到推动和发展。

1. 预测性风险分析　这是推行安全文化的重要目标之一,如果应用得恰当,预测性风险分析也是一个学习的过程,成为通过更好地了解和坚持质量安全要求,推广安全文化素养的一种良好工具。可以编写成"风险分析导则"供核设施单位的工作人员使用,这些导则中有的还包括典型的经验反馈例子。

2. 将错误作为学习的机会　必须考虑通过经验反馈和学习的教训作为改善运行的有价值的机会,鼓励员工要有信心,不怕谴责,要无保留地报告错误,特别是人为的错误,这样才能获得机会改善运行。表面上看,这样做的结果可能导致报告的事件数增加,但这是更高安全文化素养的表现。从长远看,真正的事件将会逐渐减少。管理者明白这一点是重要的,不要把事故的数量作为唯一的指标,瞒报和轻报事故看来压低了事故的数目,实际上孕育着更大的危害。管理者应明确地宣布安全文化不是"零错误",而是依靠公开性和经验反馈改善安全进行的学习过程。

3. 事件的深入分析　对事件应进行透彻的分析,为了论证事件的根本原因,应查明直接和间接的原因。必须研究确定纠正和预防措施,不仅要考虑直接原因和根本原因,还应检查整个防护过程的有效性,应鼓励与事件有关人员积极采用纠正和预防措施,避免类似事件重复发生。

4. 加强学习能力　学习能力是改善企业能力的核心,包括认识和判断问题的组织能力,形成和执行解决办法、监督解决办法的效果和做出调整的能力。

5. 适合安全文化的监管途径与内容　对安全的监管途径,其强调的重点在国际上是多种多样的。但不管采取何种监管途径,负责不断改善安全的组织与监管部门进行公开坦率的对话是有益的,这种对话应更多地集中在如何达到基本的安全目标上,而不仅仅是在形式上符合规范和规程。经验表明这种对话将促进探究和学习的态度,而这种态度是安全文化的关键因素。换言之,所采取的监管途径可以明显地影响不断改善方法的可能性,与监管者的沟通是一种适合安全文化的监管方式。除了与监管者的正式沟通外,非正式的沟通可以使监管者了解更多的信息,安全文化自然是讨论的内容之一。

6. 提高员工对安全文化的贡献　每一个员工应对他本身和他的同事的安全负有责任。许多经验表明鼓励员工积极参加安全工作是提高安全文化素养的重要途径。可以采取各种方式促进员工参与安全工作,如安全小组、安全会议和安全年会等。

7. 承包商的积极参加　承包商积极参加设计、建造和工程维修等能够对提高核设施单位的安全做出贡献。承包商应该而且能够积极参与核设施单位的质量和安全工作。与承包商有关的政策应包括安全文化的发展在内。承包商必须了解有关标准的要求,把质量和安全放在重要位置。加强安全和质量的培训对双方都是有利的。

8. 加强安全问题与公众的联系　在不少国家中存在反核力量,核能在公众中的形象被误解为是"不安全"的。我国虽然尚无有组织的反核力量,但在公众中也存在不少疑虑。在安全问题上加强与公众的联系,有益于消除公众中存在的疑虑,也有利于增强员工对安全的责任感,总之会促进核安全水平的提高。

9. 自身评价　为了达到安全的高标准的组织要求,营运单位应使人们常常采用评价和审计方法作为保持和发展其管理安全的能力的一个"反馈池"。自身的监督或检验是任何监督纲要的一个重要方面,每一个经理或监督人员应该鼓励发展和执行自身的监督纲要。

10. 综合安全评价　评价和审计是用内部的关键性能参考指标和外部的其他组织的指标比较来评价其安全性能。审计应该用有能力的、独立进行审计活动的人员进行。审计者由于其工作性质,而有机会观察到"最好的实践",并且依靠传播信息的方法,将这些最好的实践传播到所有有关的单位。判断什么是最好的实践可以补充传统质量保证审计的不足。

安全问题可能需要应用多个领域的方法,在有些情况下,经理可能需要得到熟习人因和行为心理的专家的指导。如果经理有一些基本心理学的知识,哪怕是最低限度的,并在考虑改善安全管理时能把心理因素考虑在内,则对提高安全文化是很有利的。把人因知识纳入日常安全工作总体中,也可能是提供一个改善安全工作的良好手段。

11. 制定安全绩效指标　在传统上,许多组织和单位采用的指标是事故、错误和安全过失数量,这些指标能提供重要的发展趋势性的信息,有积极的意义,但如果作为唯一的指标则可能产生负作用。因此,一些单位尝试采用一些更有促进意义的指标,以补充传统的指标,使指标成为推动安全工作的强大动力。

二、培育安全文化的步骤

1. 要制定安全文化导则文件,制定过程中 IAEA 出版的 NO.75-INSAG-4《安全文化》是一个可供参考的样本。文件要明确改善安全的审评政策和负责组织,安排进行安全审评培训。使经理们了解安全文化的意义和内容,向员工发布有关安全性能的信息。

2. 要使经理们了解到,为了达到良好的安全目标,员工的行为、态度和理想是十分重要的,帮助每一个人使其成为促进安全的积极因素,向员工提供有关安全性能趋势的信息,使员工认识到,进一步改善安全性能是可能的。

3. 要保持不断地向其他组织(国内外)学习的可能性,制定相应的制度来加以保证,审评和改善安全目标,注意完善各种安全措施,保持不断提高安全水平的可能性。总之,最高管理者应具有有关安全文化的知识,积极推动安全文化素养的建设。

（涂　彧）

思 考 题

1. 核安全文化与核电站企业文化有何不同?
2. 核安全文化有哪些特征? 它们在实际状态下的表现形式是怎样的?
3. 为什么说核安全文化可以促进企业的发展?
4. 核安全文化是如何强调员工主人翁作用的。

参考文献

［1］柴建设.核安全文化理论与实践［M］.北京:化学工业出版社,2012.

［2］俞尔俊.核电厂核安全基础［M］.北京:原子能出版社,2011.

［3］生态环境部核与辐射安全中心.全国注册核安全工程师执业资格考试辅导教材—核安全综合知识［M］.北京:中国环境出版集团,2024.

第十八章

非人类物种放射防护

学习目的
与 要 求

　　通过对本章的学习,使读者了解核事故对环境的影响;了解非人类物种放射性防护的历史和现状;了解非人类物种放射性防护的目标和措施。

　　电离辐射对非人类物种的影响越来越受到人们的关注。截止到现在,1986 年 4 月 26 日发生的切尔诺贝利事故是涉及电离辐射最严重的事故。大片的土地被污染,在北半球所有国家都可以检测到释放的放射性核素。事故使关注的焦点投向环境及生物效应。国际放射防护委员会(ICRP)于 2003 年专门发表了第 91 号出版物《非人类物种电离辐射评价框架》,提出了 ICRP 的环境政策和建立人类及非人类物种辐射影响评价的共同框架,并初步确定了 11 种参考动物和参考植物,这对指定国际公认的非人类物种辐射效应评价方法和环境保护政策有重要作用。2011 年 3 月 11 日日本大地震和由此引发的海啸,造成日本第一核电站发生爆炸,由此导致大量的放射性物质释放到环境中。环境中的生态系统是一个互相依存的系统,其遭受破坏后具有自我修复的能力,但它对外来破坏力的耐受是有极限的。生态系统中任何部分的破坏一旦超出其生态阈限,便会发生连锁反应,危及整个生态,并最终祸及包括人类在内的所有生命体的生存和发展。因此,生态系统的整体性与稳定性的保持非常重要,非人类物种防护不容忽视。

第一节　核事故对环境的影响

一、切尔诺贝利事故对环境的影响

在植物界,乔木比灌木对辐射更敏感,灌木又比草本植物更加敏感。抗辐射的植物往往有细胞核分子的特点,能够增强其忍耐辐射的能力,这就能够解释为何不同植物具有不同的辐射敏感性。植物从切尔诺贝利事故中吸收的剂量主要受不同放射性核素的物理特性、在事故发生时植物物种所处的生物阶段以及不同植物吸收放射性核素的组织部位等因素的影响。因为事故发生在四月底,这就增加了事故对植物的损害效应,因为这个阶段正是植物加速生长和增殖的重要阶段。β射线对关键植物组织的污染暴露使得他们比处在相同环境下的动物接收了更大的辐射剂量。树木关键部位的吸收剂量,90%来自放射性核素所释放的β射线,10%来自γ射线。

距离切尔诺贝利反应堆30km内,沉积物β射线的活性和伴随剂量足够使得植物死亡、短期不育及某些物种繁殖能力的降低。针叶树被认为是辐射敏感的植物,切尔诺贝利核反应堆西边1.5~2km的松树接收了20Gy/d的足以致死剂量的辐射。对于松树辐射损伤的第一个信号就是2~3周后松树变黄,并且死亡。1986年的夏天,辐射损伤地区扩大到了西北方向5km外,在7km范围内能够观察到严重的损伤。在接收了10~20Gy的地区,1997年后,90%的树木死亡;剂量超过20Gy地区松树消失。

1986年4月26—6月1日,树木的80%的剂量来源于外照射。事故发生后2个月,多数放射性核素转移到落叶层以及土壤表面3~5cm的处,并存在较长时间。松树接收0.5Gy的急性照射会引起可以检测到的遗传学损伤。小于0.1Gy剂量不会对树引起看得见的损伤。接受0.5~1Gy照射后,树木就表现为刺激性的第二次生长。1~5Gy,能观察到轻微的损伤,表现为1年生植物的减少,植物器官形态学的改变。这种能够看得见的效应发生在事故发生后2年内,随着时间逐渐消失。5~15Gy照射后,中度损伤被观察到,并且干扰到分生组织的生长,树干直径变小,树干扭曲,同时树种有着较低的发芽率。

尽管60%~90%最初释放的核素被植物所吸收,但是在数周到几个月后,由于雨水冲刷过程和树叶脱落使得大多数的污染转移到土壤层,这样使得土壤和无脊椎动物较长时间暴露于高射线水平,对土壤中的无脊椎动物的潜在影响非常大,因为事故发生的时期正是其辐射最敏感的阶段,冬眠之后正开始繁殖和蜕皮。

事故发生后的两个月内,反应堆周围3~7km森林落叶层内的无脊椎动物的数量减少了30%。繁殖率也受到明显的影响。30Gy的剂量对无脊椎动物的卵和较小时期的无脊椎动物产生灾难性的影响,同时使其繁殖率有所下降。在一年内,由于部分无脊椎动物向污染小的地方迁移,使得落叶层中无脊椎动物的繁殖率重新开始增加。在事故后的2.5年,落叶层中无脊椎动物各发育阶段的比例,连同每个单位地区无脊椎动物总的数量,与正常地方相比无明显的区别。然而,物种的多样性仍然较低。

与森林落叶层的无脊椎动物相比,那些生长在适于耕种的土壤层中的无脊椎动物影响较其小。在适于耕种的土壤中,蚯蚓数量有四倍的降低,但是在无脊椎动物中并没有观察到灾难性的死亡率。在土壤5cm以下的地方,并没有观察到土壤无脊椎动物数量的降低。因此,覆盖的土壤使得下面的无脊椎动物免于β射线的照射,而β射线为总照射的94%。森林落叶层中无脊椎动物所接受的辐射较那些位于耕地土壤下的无脊椎动物相比要高3~10倍。

形态特点发展的不稳定性已经在多个物种中有所记载。在切尔诺贝利数据库中,已经在四种植物,四种昆虫,两种鱼类,一种两栖动物,一种鸟类和三种哺乳动物中观察到其形态学的不对称性。

事故发生后4个月,在事故周围10km的范围内,对野生动物和被抛弃家畜的研究和尸检开始进行。50种的鸟类鉴定其外观和行为都表现正常,其中包括某些稀少物种。并没有发现鸟类死去。燕子和麻雀被发现能正常繁殖下一代,并且表现正常。

在1986年事故发生期间,处于高射线污染的小型啮齿动物数量降低了2~10个百分点。估计在事故发生后5个月内,来自γ射线的吸收剂量有12~110Gy,来自β射线的吸收剂量580~4 500Gy。动物的数量在1987年的春天已经开始恢复,其主要是由于污染较低地区动物的迁徙。在1986年和1987年,事故发生时高污染地区啮齿动物死亡率与控制地区比较增加了2~3倍。在受影响地区,在啮齿动物的胚胎剂量吸收也明显增加。然而,怀孕雌性的数量与控制地区相比并没有明显的不同。

研究表明哺乳动物是辐射最敏感的生物,并且繁殖率是比死亡率更加敏感的终末点。对于哺乳动物的急性照射,当剂量大于3Gy时就会普遍的发生哺乳动物的死亡。然而,当剂量小于0.3Gy时其繁殖率已经受到影响。对于慢性照射来说,当剂量大于0.1Gy/d时,就会发生死亡。而剂量小于0.1Gy/d时,其繁殖率已经受到影响。在水生生物中,鱼类是最敏感的动物。

由于动物的活动性可以使得辐射对动物群体的效应减低(因为动物可以从辐射高暴露区活动到低暴露区)。相比较,处于固定的土壤无脊椎动物并没有迁移的能力,相对于有迁移能力的动物来说接受更多的辐射剂量。因为土壤会吸收许多放射性核素。

有研究表明,在事故发生后两周,水生生物受到最高剂量率被报道,60%~80%的剂量来自短寿命的放射性核素。在事故发生的第二周,短寿命放射性核素对水生生物的辐射降低了1/2。由于鱼的食物链被长寿命放射性核素所污染,使得其最大剂量率的时间延迟。由于所处的营养位置不同,在鱼类之间其剂量率也明显不同。非食肉性鱼类在1986年内照射污染达到高峰剂量估计为3mGy/d,紧跟着1987年就有明显降低。然而,食肉性鱼类在1987年其剂量率明显升高,直到1988年都没有开始下降。对于事故后,1986年和1987年出生的第一代鱼类,其累计剂量最大。生活在底部的鱼类,接受了来自受污染的沉积物大量的照射,其接收总剂量最大能达到10Gy。

1990年,对幼小鲤鱼的繁殖力进行了分析。这些鱼在事故发生时生活在冷却池中。到1988年,这些鱼达到了性成熟阶段。在整个事故后的阶段,其接受了7~8Gy的总剂量。对其肌肉、肝脏和生殖器官进行生物化学分析并没有表现出与对照组有不同之处。受精卵的数量达到94%,11%发育的受精卵不正常。其雌性生育能力较对照组高40%,但是有8%被照射的雄性出现不育,见表18-1。

表 18-1　电离辐射对鱼类繁殖力的影响,数据来自 FASSET 数据库

剂量率/(μGy·h^{-1})	剂量率/(mGy·d^{-1})	生殖的影响
0~99	0~2.4	本底剂量组,正常细胞类型 正常损伤,正常繁殖
100~199	2.4~4.8	没有可用的数据
200~499	4.8~12	组织中精原细胞和精子数量的降低
500~999	12~24	产卵延迟,睾丸质量降低
1 000~1 999	24~48	平均生存时间内繁殖力降低,早发的不孕
2 000~4 999	48~120	下一代成活数量的降低 胚胎畸形数量增加 胚胎死亡率增加
5 000~9 999	120~240	存活超过一个月的数量降低 脊椎畸形增加
>10 000	>240	新生成活率降低 成年鱼不孕增加 鲑鱼产卵数降低 鱼苗的死亡率高,精子并不明显

二、福岛第一核电站事故对环境的影响

2011 年 3 月 11 日 5 时 46 分,日本东北部海域发生里氏 9.0 级大地震,并引发强烈海啸,海啸在 1h 后袭击日本东京电力公司福岛第一和第二核电站,导致福岛第一核电站发生大规模核放射物质泄漏,大量气载放射性物质外泄,经过大气输送与扩散,干、湿沉降和再悬浮等过程,最终沉积到地面和海洋。福岛核事故释放的放射性物质对城市、海洋及公共水域等造成了严重的污染。

福岛核事故向环境释放的核素主要通过气溶胶向大气释放,随着风向主要向日本东部和北部传输,^{131}I 和 ^{137}Cs 的排放速率最大值分别为 4.0×10^{15}Bq/h 和 4.0×10^{14}Bq/h,排放集中在 3 月 12 日至 4 月 4 日之间,之后反应堆基本稳定,^{131}I 和 ^{137}Cs 排放速率下降至 10^{12}Bq/h 量级以下。由于事故中释放的大量放射性物质受当时气象条件、降雨及地貌等条件的影响,排放到大气中的 ^{137}Cs 约有 20% 沉积在日本的本州岛,其余 80% 被运往北太平洋。同时,降雨现象基于沉降清除机制,会使大气中悬浮的气溶胶和悬浮颗粒物等被大量清除。

福岛核事故对大气的影响持续了 8 年,由于事故后的释放和再悬浮,地表空气和沉积物中衍生的 ^{137}Cs 的高活性水平至少持续到 2018 年底,因为沉积在地表的大部分衍生的 ^{137}Cs 仍保留在土壤表面,成为大气 ^{137}Cs 的潜在来源。地球大气层底部 1~2km 内低层大气的运动受下垫面的影响十分明显,且人为产生的气载污染物一般都排入该层大气。一些综述表明:陆生动物种群剂量率小于 1mGy/d,植物和水生动物小于 10mGy/d 时不太可能对种群有害。

对福岛地区的野生动植物进行剂量重建并预估其生态后果,可以确定的是在事故发生前30d,可以测量到细胞遗传学损伤,而植物繁殖的影响不可确认。对福岛县污染地区的低水平伽马辐射对水稻基地的污染影响的调查显示,与对照地区相比,从污染地区收获的水稻种子明显减少。在对转录组、蛋白质组和代谢组学进行生物信息学分析后,结果显示有差异表达基因和蛋白。

对福岛第一核电站事故6个月后从福岛县森林中收集的表生蚯蚓、凋落物和土壤样本中放射性铯的浓度进行测量,在0~5cm范围内森林地面上积聚的凋落物中的放射性铯浓度高于土壤,蚯蚓体的最高平均放射性铯浓度为19Bq/g,肠道内容物为108Bq/g干重,且蚯蚓体内放射性铯活度浓度随凋落物和/或土壤浓度的增加而增加,据计算,全球沉降物^{137}Cs对蚯蚓的肠道放射性含量贡献非常低,蚯蚓中的大多数^{137}Cs来自福岛事故。对事故发生地40km处的土壤进行微生物种群分析,放射性核素浓度高的土壤中的原核生物群落具有功能特征,可以使它们能够应对放射性核素的污染。

事故发生后六个月时,在福岛地区的蜘蛛体内检测出^{110m}Ag,含量为3 754Bq/kg,在土壤中是43.1Bq/kg。在事故发生后的3.5年内,对陆地环境中35种动物的调查显示,尽管银不是生命所必需的元素,但大多数八足类动物的组织中的银含量比土壤中的银含量高出两个数量级。并且在另一地点采集到的卡氏钝蛛样本显示其体内^{110m}Ag下降速度远远快于物理半衰期。这些结果表明^{110m}Ag通过食物链被动物尤其是节肢动物生物富集。在2013年和2014年,在福岛县的2个地点和远离福岛的2个控制地点捕获了野生小鼠,对其凋亡细胞数量或形态异常精子的数量进行计数并未发生显著差异。对受污染地区小鼠的染色体畸变进行分析,结果表明其畸变率明显高于未受污染地区的小鼠,因此关注长期低剂量照射对生物的影响是十分有必要的。在对日本常见的淡草蓝蝴蝶的研究显示,福岛核事故所释放的放射性核素对其造成了生理和遗传损伤,子一代表现出比亲代更严重的异常。电离辐射对鸟类繁殖种群丰度的影响远大于气候和温湿度等。此外,2011年8月的一项有关日本福岛地区鸟类的研究表明,所有鸟类的羽毛都受到严重污染,在赤木地区捕获的三只日本丛林莺中的一种在泄殖腔附近有一个明显的病变,但与核事故的相关性有待进一步研究。

2011年10月法国辐射防护与核安全研究院(IRSN)发表报告称,从2011年3月21日至7月中旬,福岛核事故大约造成2.7×10^{16}Bq的^{137}Cs释入大海,其中约82%是在4月8日前释入大海。这也是有史以来观察到的最大量人工放射性物质释入大海。

进入到海洋环境中的人工放射性核素一般会以两种方式存在,即溶解态和颗粒态,其中颗粒态可以吸附在悬浮颗粒物上,悬浮颗粒物还可以继续沉降并埋藏在海底沉积物中。这些人工放射性核素可以在不同的存在方式之间相互转化,从而对海洋生态系统造成不同程度的影响。当放射性污染发生时,通过海洋生态系统中食物链和食物网的富集作用,可能会使进入到人体的放射性物质含量大大超过人体可接受的放射性剂量范围。图18-1为放射性核素在水中的行径。

福岛核事故导致了放射性物质向海洋环境的大量释放,泄漏污水中^{137}Cs已超标1.8×10^7倍。事故发生后的一项对非人类物种的早期调查显示,对福岛地区非人类物种预估的剂量率为0.2~5Gy/d。对福岛核事故1~3年后^{137}Cs对水生生物辐射剂量率进行评价。^{137}Cs对多毛纲动物蠕虫造成的剂量率最大,为5.67μGy/h,未超过非人类生物剂量率筛选值10μGy/h。

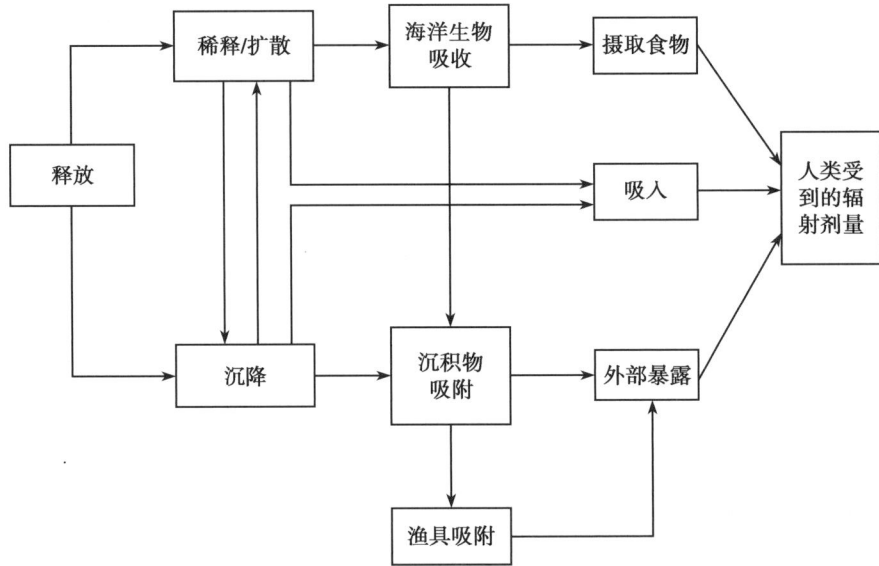

图 18-1　放射性核素在水中的行径

事故后 ^{90}Sr 对海洋鱼类的辐射剂量率比事故前本底水平高 5 个数量级,造礁珊瑚拥有很高的 ^{90}Sr 浓集因子(约 1 000L/kg)。对我国山东海域 15 个点位的海产品中 ^{134}Cs 和 ^{137}Cs 进行放射性活度浓度检测发现,在甲壳类的虾蛄、海鱼类的鲅鱼的 3 个采样点采集的样品中均检测出了人工核素 ^{137}Cs,其他类样品未检出 ^{137}Cs。甲壳类(虾蛄)和海鱼类(鲅鱼)海产品对居民待积年有效剂量分别为 3.9×10^{-6}mSv、2.7×10^{-5}mSv。在对太平洋典型生物体内 ^{137}Cs 的分布与富集的研究表明,2011 年,^{137}Cs 在鲨鱼体内的分布最高,达 1.16Bq/kg,最低是日本海的太平洋褶柔鱼,为 0.05Bq/kg。到 2012 年整体上所有海洋生物体内的 ^{137}Cs 活度降低了 1 个数量级。随着时间的推移,海洋生物体内放射性含量总体呈衰减趋势,截止到 2015 年 4 月,日本检测的所有海洋生物体内放射性含量都在基准值以下,但是有学者指出福岛事故释放的放射性核素将持续通过海洋迁移转化沉积到海底,继而通过底层食物链继续影响海洋生物。

第二节　非人类物种的放射防护

一、历史

放射防护委员会建立于 80 年前,源于纯粹的医疗背景,自然而然以人类健康为中心。人们认为如果人类得到足够的保护,那么环境也能够得到充分的保护。这个观念,仅仅起源于一个非直接的推理,缺乏任何科学的证明,已不再被现代社会、政治、法律和形势所接受。

环境放射保护常常被看成是人类放射防护框架的附属,显然这种看法是不对的。在任何情况下,人类接受的剂量往往与环境中其他生物是不同的。但是,也许是因为 ICRP 系统的严密性和广泛应用于人类放射防护,其中包括考虑到环境途径导致人类受暴露,并且

ICRP 系统的内容已经非常充分,因此能在多种情况下为环境辐射提供解决问题的方法。但是,其对不同形势下发展不同的环境保护方法仍有不足。第一,目前系统缺乏透明性。它并没有立即明确在保护人类的同时如何给环境很好的防护。因为这个系统并没有给任何直接的保护方法或者测量方法或者参考对照。第二,现行系统缺乏全面性。目前,放射性浓聚只在有人类暴露的地方受到控制。因此,原则上来说,环境中被孤立的敏感性物种可能得不到足够的放射防护。

二、现状

伴随着社会管理和决策的议程,现在社会正赋予环境放射防护以优先权,让其不再仅仅搁置于人类健康考虑的一旁。解释这种趋势的主要原因是,随着社会的发展,人们面对生产资料的匮乏,自然巨大的容量不再能够满足对外源性化学物质的稀释。人类活动的干涉影响到环境,人们过去的行为已经改变了生态微环境,并且对人类健康产生了严重的后果。一系列的实例证实,将环境与人类健康分开是很危险的。

今天,不同国家和国际的团体对环境放射防护方法的考虑主要集中在参考生物。事实上,有关低剂量参考生物的放射防护新的数据已经在不同的文献中报道。10mGy/h 作为对所有生物慢性照射不产生辐射效应的值。相比较,从正常运行的工厂中释放的射线对非人类生物产生的辐射往往超过这个值。尤其是在采矿地区,具有大量的天然放射线。目前,似乎辐射对生态系统没有明显和严重的损伤效应,这可能主要归因于核设备和工厂的正常操作。必须指出,正常操作包括工厂允许释放到环境中的剂量必须在调控的范围内。这种释放量必须非常低,对非生物元素的影响可以是忽略不计的,并且能被空气和水大量的稀释。然而,除非释放被完全抑制,从长期看来,在某个阶段稀释法将失去作用,使得放射物质在非生物物质中大量沉积。

此外,一系列非正常形势(从事件到严重的事故)的发生,将导致放射性物质在某些地方聚集。再次强调,虽然明确的生态损伤仍然值得讨论,但对生物长期的影响,已经观察到从低剂量暴露的慢性辐射到对辐射污染地区分子及原子水平的不同效应。这种效应对更高水平的生物器官和促进生态危害仍然需要进一步明确。同样,一个关键的问题是,对现在没有产生立即的影响并不代表将来不产生影响。最近,在可控条件下的实验研究表明,内照射对水蚤的后代有很少的影响,但是累加的毒性将导致连续世代的影响。更普遍地,生态系统功能的复杂性和非直线性可能导致意想不到的结果。另一方面,从各种观察的经验中值得注意,生态过程主要由大量的时间和空间相互作用影响,即使是短暂的时间和空间迭加都会导致延迟效应。因此,观察一个环境有害效应可能是由很久以前的暴露开始引起,到那时使用什么应对措施都已经太迟了。对生物和人类潜在的长期的异常效应的科学知识累积对放射防护领域具有非常特殊的意义。

在考虑事件对环境的影响时,另外一个关键点就是恢复时间。就是说,一个重要的因素不仅仅是损害的严重程度及损害的范围,同时也要考虑需要多长时间能够恢复。生态系统具有自我修复的能力。因此,当考虑一个事故总的严重程度时,恢复到正常的时间是一个非常重要的方面。然而,尽管这是表现事故特征非常重要的手段,但是除了作为修正过程的建议,在实际应用中是有限的。例如,对于一个相对短半衰期的放射性核素,最好的办法是让其自行衰减,依赖自然的恢复。然而对于一个长半衰期的核素,期望的恢复时间远远短于自然恢复的时间。

人类放射防护系统已经发展非常完善。近二十年,关于野生动植物的相同的系统逐渐形成。国际放射防护委员会正在发展一个有关于环境放射防护评估的框架。发展这样一个框架需要做相当大量的工作,能够用于计算剂量,提供辐射生物效应的信息。这样一个框架关键的要求是:评估转移到野生生物的放射活性,计算对野生动物的剂量率,危险特征。因此围绕非人类物种的辐射防护以及环境保护的相关要求,ICRP 提出了相应的参考动植物、剂量系数等相关概念及参数。但由于非人类物种种群的庞大及生活环境的多样性,这些参数并没有覆盖到方方面面,目前的知识也不足以将剂量与动植物种群中特定的辐射危害相关联,因此量化辐射对动植物的风险是十分重要的。最新有关非人类物种辐射防护的 ICRP 148 号报告提出了非人类物种氚和 α 放射性核素的辐射权重因子,以供量化低能纯 β 放射性核素和 α 放射性核素对非人类物种的辐射影响。

三、防护目标

现行的关于环境放射防护的目的通常是理想的和不具体的,比如保护环境。为了使这个目标更加具有实用性和可以实现,需要一个更加明确和可测量的保护目标。保护目标可以被设定为不同的水平,从结构目标(例如保护所有物种的所有个体)到保护功能目标(例如确保生态功能)。结构目标的完成可能就预示着功能目标的完成,但反过来可能并非如此。

2007 年 ICRP 建议书中并没有关于环境保护的简单、通用的定义,并且环境保护的概念在不同国家、不同环境都有差异。大多数存在的放射危险评估数据都是为了保护群体。关于如何去定义一个关于群体水平不能接受的危险值,已经在许多讨论中被大家所考虑,并且,提供一个能够用于放射性防护的框架的总体意见已经达成。

个体水平的保护暗示着,即使是对于暴露最多或者敏感的个体来说都是不能接收严重的辐射效应。对于个体水平的保护也提出一些问题,例如定义什么类型的效应是不能接受?个体差异如何在放射敏感性中体现?什么是局部污染水平?设定如此一个严格的目标对社会的价值?例如,采取这样一个目标可能意味着,对于位于排放点很近且具有高放射敏感性的个体,不应该用于代表任何辐射效应,这种效应可能认为是不能接受。这种保护水平仅仅适用于稀少和处于危险的物种。而不将这种保护水平用于整个环境。因此,总的来说,辐射环境保护目标不应该旨在保护物种个体。

如果,人们的目的是保护生态功能,值得争论的是,人们只需要关注在生态功能中起着至关重要作用的并且对辐射最敏感的物种。然而,这种方法可能也会引起质疑,目前人们的能力是否能够判定何为关键的物种,何为其附属的物种。质疑环境对将来挑战的应对能力。此外,这种生态效应水平似乎不能被大多数的利益相关者所接受。环境监管最常用的方法旨在保护整体水平。在这种情况下,只要个体严重受影响不威胁到群体的生存力都是可以接受的。顾名思义,保护群体将能够确保维持生态系统的功能。

最常用于所有类型环境调节的方法是去保护所有群体。有了这样的一个目标,对于某些个体严重受影响,只要这并不威胁到整个群体的活力都是能够接受的。以下就是个体严重受影响而群体水平并没有受到威胁的情况:①仅仅是最敏感的物种受影响,大多数的更加辐射耐受性个体都能足够去维持群体的活力水平。②仅仅是部分群体被暴露并且受到影响

(如生长在污染地区的植物或生活在污染地区的动物),只要剩下部分群体能够足够维持群体,总的群体水平并不处于危险,尽管这可能导致局部的退化。

可能存在这种形式,一个特别敏感的物种存在于某个场所,它并没有被考虑为一个根本的或关键的物种,同时存在于其他场所。在这种情况下,如果某种活动基于其他社会经济效益考虑被认为是被允许的目标,即使是违反了保护所有群体的目标被判定为是可以接受的。两者选其一,可能被认为,即使暴露被认为是低于判定的基准值,被提出的活动的利益是不能抵消对一个特殊群体的危险。

一种更加现实的方法就是去规定,为了达到维持生态系统功能的目标,对放射防护的暴露不应该强加一个严重的危险到大多数物种的群体中。如果生态功能被保护,将辐射最敏感的物种置于危险可能是能被接受的。同时,这可能意味着,那些基本物种,关键物种,被威胁或保护的物种,具有特殊象征意义和经济价值的物种可能在那些被假设为置于危险的物种之中,如果一个合适的评估因子能够用于基本值的推导中,这就不会是这种情况。这种规则是许多环境立法和有关化学规范的相关技术指导的形成基础。

大多数存在的值是为了保护群体。然而,这并不是意味着这些值是必须由观察群体效应而推导出来的,或者甚至是假设将整个群体暴露于一个给定的剂量率。然而,保护目标被设在保护群体水平,对群体的不同剂量率的试验评估效应很缺乏,许多测量数据都是来自个体水平。为了推导出与群体水平相关的(剂量率)值,那些直接与群体动力学相关的测量值的唯一数据应该被使用。然而,不同终点值的关联是有争论的,并且将不可避免地存在不同的解释。因此,任何基准值被推导,以一种清楚的和透明的方法并且有好的支持文件是至关重要的。

IAEA 和 NCRP 在 20 世纪 90 年代初期考虑可用数据时,都包括死亡率、繁殖率、生育力、生长率、活力和突变率。IAEA 判定,繁殖力是在生物周期中最辐射敏感的过程,因此考虑到物种的维持应该限制其终末点。而后,UNSCEAR 考虑除了生长率外的所有这些终末点。ICRP 在 2008 考虑了死亡率,发病率和降低的生育成功率和染色体的损害和突变。由 Garnier-Laplace 和 Gilbin 2006 年在推导筛选剂量率时应用 ERICA 工具所采用的方法,考虑了发病率(包括生长率,免疫系统的效应,与中枢神经系统相关的行为效应),死亡率(包括随机效应比如肿瘤形成和能改变死亡率和预期寿命的确定性效应)和繁殖能力(包括繁殖力、生育力、胚胎发育),这些都与群体水平相关。突变效应并没有被包括在内,因为突变效应检测在与个体实际的影响之间的关联并不清楚,更不用说群体了。加拿大环境部考虑繁殖力(从配子形成到胚胎发育过程)作为最有可能的限值终点。至于 Garnier-Laplace 和 Gilbin,并没有考虑自身遗传损害,因为在群体水平信号的编译是很困难的。有关的遗传效应被认为是包含在繁殖效应的检测中。

基于上面的想法,人们建议将来对环境放射防护的目标:不管是现在还是将来,保护所有物种绝大多数群体的持续性,并且能够确保生态功能。对于重要的、基本的、稀少的、被保护的重要物种,可以给予特别的关注。

四、防护措施

1. 暴露剂量估算　为非人类物种的辐射防护体系制定提供基础,获取剂量学数据。21 世纪初,美国、加拿大和欧共体等国家和地区也提出了非人类物种辐射防护的方法并开发了相应估算工具,包括 RESRAD-BIOTA、ERICA、R&D128、ECOMOD、LIETDOS-BIO、SCK-CEN、EDEN 和 EPICDOSES3D 等。有人提出非人类物种的辐射剂量数据和剂量-效应关系可以被外推至人体,随着现代医疗技术尤其是核医学及放射治疗的发展,非人类物种(如大鼠、兔等实验动物)也被广泛应用于评估新型放射性药物的吸收剂量和治疗效果,因此一些相关研究中也常会用到 Monte Carlo 计算方法对个体模型进行精确计算验证。

20 世纪 80 年代末,美国能源部就开始研究环境辐射防护的要求和导则,规定在考虑废水排放时,对本地水生生物和陆生植物的剂量限值为 10mGy/d,陆生动物为 1mGy/d。2000 年由 GRADED 方法形成了技术标准及相应的计算程序,此方法包含三个层次,如图 18-2 所示。

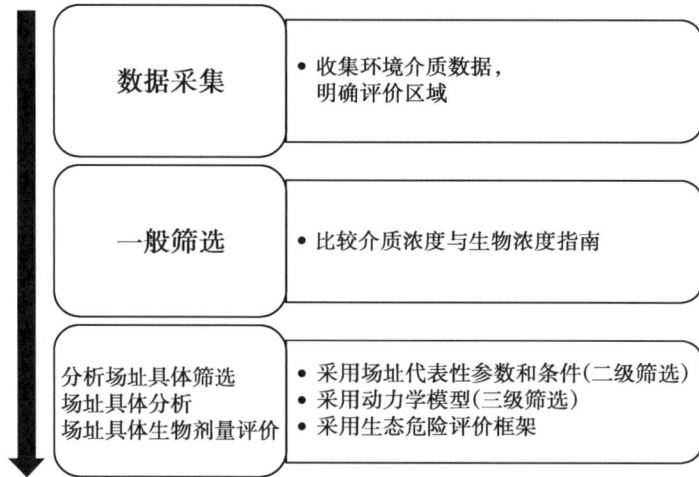

图 18-2　GRADED 分级方法

该方法具体实施分为三步:第一,采集数据,收集评价区域内的放射源、受体、照射途径、环境介质等,测量各核素在不同介质中的最大浓度和平均浓度、生物在各介质中居留的时间份额、核素在不同介质间的转移参数以及核素在生物体内的生理代谢数据;第二,进行一般筛选(一级筛选),将介质中的最大核素浓度值与辐射剂量限值导出的参考浓度(BCG)相除得到危害商,若危害商大于 1 进行第三步;第三,二级筛选,首先使用特定厂址的参数和条件,使用核素在介质中平均浓度并考虑生物在各介质中的居留份额,估算生物体所受剂量,若危害商依旧大于 1,进行第三级筛选,即应用特定厂址的生物体质量和内照射剂量相关的动力学模型,通过对与生物内照射剂量有关参数的修正来代表特定厂址和生物特征,将核素浓度与特定厂址的 BCG 进行比较,并估算生物在特定厂址所受剂量率。一二级筛选分为水生动物、滨岸动物、陆生动物和陆生植物,三级筛选中按生物外观、习性及不同生命阶段等特征将生物分为 8 个几何类别,同一类别生物中,几何和新陈代谢相关参数相同。有一部分计算软件都是基于这种分级方法进行非人类物种辐射影响评估的。由此开发的 RESRAD-BIOTA 计算软件常用于淡水、海洋、陆地和滨岸环境,用于生态系统保护为目的的总体评价,实际应用中可用其对核厂址适应性进行总体评价。

ERICA 方法起源于 FASSET 计划,参加这个计划的欧洲国家包括芬兰、德国、挪威、法国、西班牙、瑞典和英国的 15 个单位,于 2004 年春季发表了最终报告。该计划目的在于发展评价电离辐射生物和生态系统影响的方法和工具,分为环境剂量学、放射性核素在生态环境中的转移、电离辐射生物效应以及建立评价的框架四个方面。在选取参考生物方面,首先需要考虑生态系统,基于对现有放射性核素在环境中分布的知识,采用简化的区分:陆地生态包括土壤、草木层和树灌;对水生生态系统分为底层沉积物和水柱。最终在 ICRP 建议的参考生物基础上制定了 31 种参考生物,对生态系统中所有生物规定剂量限值为 $10\mu Gy/h$。在剂量限值的规定上,ERICA 方法并未像 GRADEDE 方法一样对水生动物和陆生植物与陆生动物进行了区别划分。在实际工作中,若需要进一步计算核电厂建造对厂址周边生物的辐射影响或具体生物的剂量评估可采用此方法。

20 世纪 40 年代,美国洛斯阿拉莫斯国家实验室最先提出蒙特卡罗方法。它是一种统计实验方法,把概率现象作为研究对象进行数值模拟。蒙特卡罗方法的本质是随机抽样,常用于对离散系统进行计算仿真实验。计算机技术的快速发展,推动了该方法的实现及改进,研究人员利用计算机能更快更有效率地进行蒙特卡罗模拟。蒙特卡罗方法通过产生源源不断的随机数序列来模拟粒子在物质中的输运过程,最终给出所需要的譬如粒子轨迹、辐射剂量的空间分布等结果。目前常见的蒙特卡罗仿真模拟平台有 MCNP、GEANT4、FLUKA 和 EGS,他们均可模拟粒子输运,处理一定能量范围内粒子与物质的相互作用,拥有丰富的物理模型。

近年来,蒙特卡罗方法运用规格化模型、体素模型和曲面模型等可以进行器官剂量的精确计算,研究人员依托计算机技术,运用蒙特卡罗方法及相应计算模型对非人类物种的内外照射剂量进行了模拟计算,取得了很好的成果。

2. 风险评估 人类放射防护系统已经发展得相当完善,但关于非人类物种的辐射防护系统起步较晚。国际放射防护委员会发展一个用于环境放射评价的框架,这将需要大量的工作去发展这样一个能够用于计算剂量并且提供野生生物辐射效应信息的工具。

认识到有必要提高成员国环境保护的能力,IAEA 指派生物模型组承担辐射安全环境模型的工程(EMRAS)。这个团队主要目的是比较和验证模型,以便能够应用于部分许可过程,并且能够顺应监管部门所授权的放射性核素释放。这个团队最初是评估不同有效模型的放射性核素转移和放射剂量测定的组成,并且推进应用这个模型到不同污染场所去验证预测的数据。这个工作主要的结论就是:①所使用的剂量测定方法能够给予可以比较的结果,并且有任何不同是很容易解释;②在模型转移组成中的差异将导致暴露评估的大量的不确定性。基于这个工作小组的建议,IAEA 指派这个工作小组去制定一个关于核素转移到野生生物的手册,并且进一步验证 EMRAS Ⅱ工程的有效模型。尽管 EMRAS 工作组的发现在聚焦将来的发展是很有价值的,然而他们的评估并没有评价这个模型是怎样在实际中被使用,也没有考虑风险是如何评估的。

欧共体资助防护工程来处理这些问题,通过考虑不同实用方法的实用性去适当地满足调节需要;对野生生物制定一个剂量阈值,以便于帮助判定辐射暴露的危险性。大多数用于放射防护评估方法都是使用分层结构。往往以一个简单并且保守的一系列假设相关最小数据输入,逐渐增加其复杂性和数据需求。三个常用的并且公开的有效评估模型,为一系列场所和相同评估标准采用适当的有效数据,被 Beresford 用于最初的剂量水平评估中。最初筛选层次目的是识别不需关心的地点,并且把这些场所排除在进一步考虑的范围。据设想,大多数规定场所将仅仅需要一个最初筛选层评估。然而,Beresford 评估表明,一个模型的输出可能导致这样的结论，就是一个不需要更多详细评估的场所通过不同的模型的评估可能表明他需要，这就促使使用者信心下降。筛选评估变化的原因需要更进一步的调查，以便能更好被理解，同时使评估者能更好地判定和评估获得的结果。

Bereford 等人为了他们评估，在每个他们应用的模型中利用相同(剂量率)标准去判定风险。然而，目前还没有国际公认的标准用于辐射环境评估。不同国家调节机构正使用不同的标准去评估危害。缺乏国际公认的评估法可能会损害个体评估的结果。用于推导早期标准的方法并没有明确化，严重依赖(无证)专家的评判。

用于评定化学环境应激评估的方法论也可被用到放射评估中，如生态风险评估。生态风险评估是利用生态学、环境化学及毒理学的知识，定量地确定危害对人类和生物的负效应的概率及其强度的过程，也即是对风险进行测度，给出某一危害发生的概率及其后果的性质。Garnier-Laplace 等利用欧洲用于化学危险评估的(SSD)物种敏感分布方法到辐射效应数据从而获得更加精确的筛选剂量率。该法已在 2003 年的欧洲技术指南中描述，在 PROTECT 工程中，为了获得额外野生生物效应做了很多努力。讨论期间，选择由 Garnier-Laplace 等采用 SSD 方法输入的数据受到质疑，因为被使用的数据得出的筛选水平剂量率并不能使其受到保护。Garnier-Laplace 报道的工作，处理这个是通过使用最敏感的数据输入，而不考虑终点(死亡率、发病率和繁殖率)去推导一个能用于所有类型生物和生态系统的一般的筛选剂量率。当用于评估时，采用一个一般的筛选值用于所有生物类型引起一些问题，因为被认为暴露最多的生物可能并没有必要成为最危险的生物。最终，希望得到一些筛选值，能够用于相关的生物组。然而，目前并没有足够的可用数据去使用 SSD 方法。考虑到能用的数据有限，Garnier-Laplace 试图将筛选水平值分为三个大的组，植物、无脊椎动物、脊椎动物。即使在这样一个范围，仍然没有足够的数据去有信心使用 SSD 方法。得到的值与本底剂量率相似。因此建议，随着更多的数据能够被使用，特殊筛选值的推导应该被再次执行。这就是新形成的 IAEA EMRAS Ⅱ工作组关于野生生物效应的活动之一。ICRP2008 年基于一个文献回顾并且采用专家的评判，已经定义了分类群特殊剂量率标准。

(崔凤梅)

参考文献

[1] 盛黎,周斌,孙明华,等.日本福岛核事故对我国辐射环境影响的监测与分析[J].气象,2013,39(11):1490-1499.

[2] FEATHERSTONE,STEVE. The Swallows of Fukushima [J]. Scientific American,2015,312:74-81.

[3] KATSUMI HIROSE. Fukushima Daiichi Nuclear Plant accident:Atmospheric and oceanic impacts over the five years [J]. Journal of Environmental Radioactivity. 2016,113(30):157.

[4] 张琼,王博,王亮,邢丹,张春明,乔亚华.切尔诺贝利和福岛核事故后放射性土壤修复研究进展[J].环境与可持续发展,2016,41(05):117-121.

[5] 王川,孔衍,王月兴.非人类物种放射评价方法研究[J].核电子学与探测技术,2012(09):1085-1088.

[6] LARSSON C,HUBBARD L,SUNDELL-BERGMAN S,et al. Radiological protection of the environment from the Swedish point of view [J]. Journal of radiological protection:Official journal of the Society for Radiological Protection,2002,22(3):235-247.